PRACTICAL HYPERTENSIONOLOGY

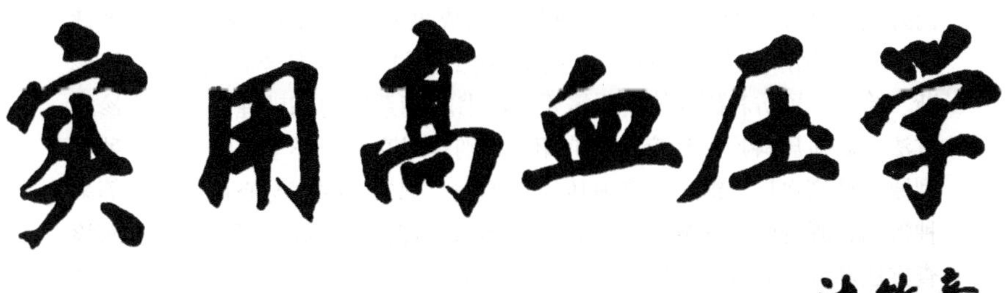

第4版

下卷

主　编　余振球　牟建军　钟久昌

科 学 出 版 社

北　京

内 容 简 介

本书在全面总结我国高血压防治成就与实际经验的基础上，对当前国内外高血压学学科各领域的新进展、新成果及新方法进行整理和合理评价，对《实用高血压学》进行了全面系统的修订，以满足今后我国高血压诊断、治疗、预防和研究的实际需要。本书围绕系统的基础理论、综合诊断方法和高血压科疾病治疗进行介绍，特别是对高血压学学科涉及的各种类型原发性高血压、继发性高血压原发疾病、靶器官损害与心血管疾病等多种疾病，既有明确的分类，又有详细的基础理论、系统诊断思路、全面检查方法和综合处理措施的介绍，强调要全面综合诊疗高血压患者存在的各种疾病；强调推进高血压分级诊疗和医院各科高血压协同诊疗，突出开展高血压防治是我国健康促进的关键环节。

本书既可作为高血压专业医师深入开展研究和教学的参考书，也可作为全国各级医疗机构、医院各科临床医师开展高血压医疗与预防工作的工具书，以及广大医学院校师生的教学参考书。

图书在版编目（CIP）数据

实用高血压学：全2卷 / 余振球，牟建军，钟久昌主编. —4版. —北京：科学出版社，2023.6

ISBN 978-7-03-074130-1

Ⅰ. ①实… Ⅱ. ①余… ②牟… ③钟… Ⅲ. ①高血压–诊疗 Ⅳ. ①R544.1

中国版本图书馆CIP数据核字（2022）第232715号

责任编辑：马晓伟　王先省　刘　川　刘天然 / 责任校对：张小霞
责任印制：赵　博 / 封面设计：吴朝洪

科学出版社出版
北京东黄城根北街16号
邮政编码：100717
http：//www.sciencep.com
北京中科印刷有限公司印刷
科学出版社发行　各地新华书店经销
*
1993年6月第　一　版　开本：889×1194　1/16
2023年6月第　四　版　印张：104 1/2　插页：8
2024年3月第五次印刷　字数：3 084 000

定价：398.00元（全2卷）

（如有印装质量问题，我社负责调换）

《实用高血压学》（第4版）编委会

主　编　余振球　牟建军　钟久昌

编　委　（按姓氏笔画排序）

于汇民　马长生　马武开　王　浩　王永梅　王增武
王聪霞　孔　羽　卢　琳　田　刚　田　野　田小园
田红燕　史雪辉　冯颖青　匡泽民　朱俊明　朱栓立
朱鼎良　刘唐威　刘德平　米玉红　米宏志　孙　刚
孙　瑜　孙永华　牟建军　李　红　李　航　李文歌
李忠艳　李南方　杨天伦　杨媛华　吴　镝　吴海英
余　静　余振球　邹云增　汪　芳　沈小梅　宋　雷
宋海庆　初少莉　张　萍　张　彬　张　薇　张延玲
张抒扬　张奉春　张新军　陆立鹤　陆召麟　陈　忠
陈可翼　陈鲁原　武力勇　金　梅　郑斯宏　郑德裕
赵仙先　赵兴胜　赵连成　赵秋平　胡　荣　钟久昌
姜永光　勇　强　骆雷鸣　袁　刚　袁　洪　格桑罗布
党爱民　柬敬柏　郭　宏　陶　军　陶　红　黄荣杰
商黔惠　谌贻璞　隋　准　惠周光　曾春雨　谢良地
蔡　军　薛军辉　戴秋艳

秘　书　石乙君　杨定燕

《实用高血压学》（第4版）编者名单

（按章节编者出现顺序排列）

余振球　首都医科大学附属北京安贞医院高血压科，贵州省高血压诊疗中心，贵州医科大学附属医院高血压科

赵　力　山西医科大学第一医院心内科

王增武　中国医学科学院阜外医院，国家心血管病中心社区防治部

万志敏　贵州医科大学附属医院高血压科

黄素兰　新疆维吾尔自治区人民医院高血压中心，常德市第一人民医院心血管内科

吴冬菊　贵州省高血压诊疗中心，贵州医科大学附属医院高血压科

陆立鹤　中山大学中山医学院，病理与病理生理学系

李　昊　西安交通大学第一附属医院重症医学科

田　刚　西安交通大学第一附属医院心血管内科

邹　雪　陆军军医大学第三附属医院心血管内科

曾春雨　陆军军医大学第三附属医院心血管病专科医院，重庆市心血管病研究所心内科

张振洲　首都医科大学附属北京朝阳医院心内科

钟久昌　首都医科大学附属北京朝阳医院心脏中心、高血压学科，北京市高血压重点实验室

王时俊　复旦大学附属中山医院中心实验室

邹云增　复旦大学附属中山医院中心实验室

赵仙先　海军军医大学第一附属医院（上海长海医院）心血管内科

冯　灿　海军军医大学第一附属医院（上海长海医院）心血管内科

金海燕　上海交通大学附属瑞金医院临床心理科

卢新政　江苏省人民医院高血压病房

余冰波　广州市第一人民医院心内科

陶　军　中山大学附属第一医院心内科，高血压中心、高血压血管病科

孙　燕　北京大学第一医院儿科

杜军保　北京大学第一医院儿科

余　静　兰州大学第二医院心血管内科，心血管内科学教研室、心血管疾病防控实验室

张延玲　澳大利亚新南威尔士大学生理药理学院

蒋　文　新疆维吾尔自治区人民医院高血压中心，新疆维吾尔自治区人民医院内科教研室

李南方　新疆维吾尔自治区人民医院高血压中心，国家卫健委高血压诊疗研究重点实验室、新疆高血压研究所

蔡　军　中国医学科学院阜外医院高血压中心

李双越　中国医学科学院阜外医院高血压中心

周晓敏　广东省人民医院心内科

于汇民　广东省人民医院，广东省人民医院南海医院

黄　辉　中山大学心血管内科

朱鼎良　上海交通大学附属瑞金医院，上海市高血压研究所

刘　丹　贵州省高血压诊疗中心，贵州医科大学附属医院高血压科

李　航　中国医学科学院北京协和医学院北京协和医院内科学系肾内科

李　威　贵州医科大学附属医院高血压科

钟　明　山东大学齐鲁医院心内科高血压专业

张　薇　山东大学齐鲁医院心内科

勇　强　北京儿童医院顺义妇幼医院
王明月　首都医科大学附属北京安贞医院综合超声科
田　菊　首都医科大学附属北京安贞医院综合超声科
董　薇　首都医科大学附属北京安贞医院核医学科
米宏志　首都医科大学附属北京安贞医院核医学科
王永梅　首都医科大学附属北京安贞医院影像科
田小园　中国医学科学院阜外医院深圳医院高血压病房
邓茜匀　中国医学科学院阜外医院深圳医院高血压病房
周　龙　四川省医学科学院，四川省人民医院心血管病研究所
赵连成　中国医学科学院阜外医院，国家心血管病中心社区防治部
孙　刚　包头医学院第二附属医院心内科
岳建伟　包头医学院第二附属医院心内科
魏晓红　包头市中心医院心内科
陈鲁原　广东省人民医院心血管内科
冯颖青　广东省人民医院高血压研究室
蔡安平　广东省人民医院高血压研究室
牟建军　西安交通大学第一附属医院心血管内科
王科科　西安交通大学第一附属医院心血管内科
胡佳文　西安交通大学第一附属医院心血管内科
严　瑜　西安交通大学第一附属医院心血管内科
高　渊　西安交通大学第一附属医院心血管内科
曹瑜梦　西安交通大学第一附属医院心血管内科
王聪霞　西安交通大学第二附属医院心内科
张新军　四川大学华西医院老年医学中心
衷敬柏　中国医学科学院西苑医院
陈可冀　国家中医心血管病临床医学研究中心，中国中医科学院
张抒扬　中国医学科学院北京协和医学院北京协和医院心内科
陶　红　首都医科大学附属北京安贞医院内分泌代谢科
汪　芳　北京医院心内科
王翔凌　北京医院心内科
裴作为　大连理工大学附属中心医院高血压心脏康复科
任金霞　中国人民解放军总医院第二医学中心心内科
骆雷鸣　中国人民解放军总医院第二医学中心心内科
党爱民　中国医学科学院阜外医院特需医疗中心
程　楠　中国医学科学院阜外医院特需医疗中心
顾莹珍　中国医学科学院阜外医院特需医疗中心
张　萍　贵州省人民医院心内科
刘　微　贵州省人民医院心内科
田红燕　西安交通大学第一附属医院周围血管科
秦　皓　西安交通大学第一附属医院周围血管科
姜永光　首都医科大学附属北京安贞医院泌尿外科
冯　涛　首都医科大学附属北京安贞医院泌尿外科
吕纳强　中国医学科学院阜外医院特需医疗中心
段小容　贵州省高血压诊疗中心，贵州医科大学附属医院高血压科
王　浩　河南省人民医院高血压科
赵海鹰　河南省高血压防治中心，河南省人民医院高血压科
王珊珊　河南省人民医院高血压科
钟　娅　贵州省高血压诊疗中心，贵州医科大学附属医院高血压科
陈隽雯　首都医科大学附属北京安贞医院急诊危重症中心
贺晓楠　首都医科大学附属北京安贞医院急诊危重症中心
米玉红　首都医科大学附属北京安贞医院急诊危重症中心
张念荣　中日友好医院肾病科
李文歌　中日友好医院肾病科
欧筱雯　福建省高血压研究所，福建医科大学附属第一医院全科医学科
韩　英　福建省高血压研究所，福建医科大学附属第一医院老年科
谢良地　福建省高血压研究所，福建医科大学附属第一医院全科医学科

沈小梅　山西医科大学第一医院高血压科

阴文杰　山西医科大学第一医院高血压科

黄荣杰　广西医科大学第一附属医院心血管内科三病区（高血压病区）

刘唐威　广西医科大学第一附属医院心血管内科三病区（高血压病区），广西心血管病研究所

曾学寨　北京医院心内科

刘德平　北京医院心内科

金　梅　首都医科大学附属北京安贞医院小儿心脏中心

上官文　首都医科大学附属北京安贞医院小儿心脏中心

刘　莉　贵州省高血压诊疗中心，贵州医科大学附属医院高血压科

李忠艳　大连医科大学附属第二医院心血管内科

王俐达　大连医科大学附属第二医院心血管内科

格桑罗布　西藏自治区人民医院，西藏高原医学研究所，西藏自治区心脏病中心

葛毅萍　青岛阜外心血管病医院心内科

张　彬　青岛阜外心血管病医院心脏中心

田　野　南方科技大学附属第二医院，深圳市第三人民医院心内科

郭　宏　哈尔滨医科大学附属第一医院心内科五病区

李治菁　贵州省高血压诊疗中心，贵州医科大学附属医院高血压科

薛军辉　空军军医大学航空航天医学系航空航天临床医学中心

赵兴胜　内蒙古自治区人民医院心血管内科

吴　云　内蒙古自治区人民医院心血管内科

田英杰　内蒙古自治区人民医院心血管内科

司胜勇　贵州省高血压诊疗中心，贵州医科大学附属医院高血压科

马　琼　西安交通大学第一附属医院心血管内科

匡泽民　首都医科大学附属北京安贞医院心脏内科医学中心-高血压中心

吴海英　中国医学科学院阜外医院高血压病房

马文君　中国医学科学院阜外医院高血压病房

赵建雯　新疆维吾尔自治区人民医院高血压中心

洪　静　新疆维吾尔自治区人民医院高血压中心，国家卫健委高血压诊疗研究重点实验室

翁春艳　中南大学湘雅三医院心内科

唐晓鸿　中南大学湘雅三医院心内科

袁　洪　中南大学湘雅三医院心内科

杨天伦　中南大学湘雅医院心内科

肖　轶　中南大学湘雅医院心内科

陈建勇　上海交通大学医学院附属新华医院耳鼻喉-头颈外科

张　华　首都医科大学附属北京同仁医院北京市耳鼻咽喉科研究所

孔　燕　上海交通大学医学院附属瑞金医院高血压科，上海市高血压研究所

初少莉　上海交通大学医学院附属瑞金医院高血压科，上海市高血压研究所

李志昭　首都医科大学附属北京地坛医院心内科

杨媛华　首都医科大学附属北京朝阳医院呼吸与危重症医学科

宋　雷　中国医学科学院阜外医院内科管委会心肌病病区

刘　凯　中国医学科学院阜外医院心血管内科

卢　琳　中国医学科学院北京协和医学院北京协和医院内分泌科

陆召麟　中国医学科学院北京协和医学院北京协和医院内分泌科

杨定燕　贵州医科大学附属医院高血压科

朱栓立　清华大学第一附属医院内分泌科

李红梅　清华大学第一附属医院内分泌科

缪思斯　贵州省高血压诊疗中心，贵州医科大学附属医院高血压科

曾之暄　华中科技大学同济医学院附属同济医院内分泌内科

袁　刚　华中科技大学同济医学院附属同济医院内分泌内科

徐潇漪　首都医科大学附属北京安贞医院肾内科

谌贻璞　首都医科大学附属北京安贞医院肾内科

褚　敏　首都医科大学宣武医院神经内科

武力勇　首都医科大学宣武医院神经内科
张奉春　中国医学科学院北京协和医学院北京协和医院风湿免疫科
陈志磊　首都医科大学附属北京潞河医院内分泌代谢与免疫性疾病中心
郑德裕　中国医学科学院阜外医院高血压中心
邢晓然　首都医科大学附属北京安贞医院心脏内科医学中心高血压中心
朱毓纯　北京大学第一医院妇产科
孙　瑜　北京大学第一医院妇产科
戴秋艳　上海交通大学医学院附属第一人民医院心内科
刘　海　襄阳市中心医院心血管内科
孙宝贵　上海远大心胸医院（原上海第一人民医院）心内科
孙永华　北京大学医学部，北京积水潭医院烧伤科
胡骁骅　北京大学医学部，北京积水潭医院烧伤科
许东奎　国家癌症中心,国家肿瘤临床医学研究中心,中国医学科学院肿瘤医院特需医疗部
惠周光　国家癌症中心,国家肿瘤临床医学研究中心,中国医学科学院肿瘤医院特需医疗部
马武开　贵州中医药大学第二附属医院风湿免疫科
曾　苹　贵州中医药大学第二附属医院风湿免疫科
王聪水　广西医科大学附属肿瘤医院心肺功能中心
彭丹丹　贵州医科大学附属医院高血压科
隋　准　北京大学人民医院内科教研室肾内科
印　清　贵州省高血压诊疗中心，贵州医科大学附属医院高血压科
沙忠心　贵州医科大学附属医院高血压科
胡　荣　首都医科大学附属北京安贞医院心脏内科医学中心
石乙君　贵州省高血压诊疗中心，贵州医科大学附属医院高血压科
周　雪　贵州医科大学附属医院高血压科
马长生　首都医科大学附属北京安贞医院心脏内科医学中心，国家心血管疾病临床医学研究中心，北京市心血管疾病防治办公室，首都医科大学心脏病学系
夏时俊　首都医科大学附属北京安贞医院心脏内科医学中心-心律失常中心
刘　畅　清华长庚医院老年医学科
黄福华　南京医科大学附属南京市第一医院心胸血管外科
鞠　帆　中国医学科学院阜外医院成人外科中心
郑斯宏　首都医科大学附属北京安贞医院心脏外科实验室
李　红　首都医科大学附属北京安贞医院急诊危重症中心
雷　轩　首都医科大学附属北京胸科医院急诊科
宋海庆　首都医科大学宣武医院神经内科
武　霄　首都医科大学宣武医院神经内科
孙　蔚　首都医科大学宣武医院神经内科
吴　镝　北京电力医院肾脏内科
耿晓东　中国人民解放军总医院第一医学中心肾脏病医学部
宋成成　北京电力医院肾脏内科
孔　羽　首都医科大学附属北京安贞医院心脏内科医学中心-心律失常中心
朱俊明　首都医科大学附属北京安贞医院心脏外科医学中心-主动脉外科中心
肖付诚　首都医科大学附属北京安贞医院心脏外科医学中心-主动脉外科中心
陈　忠　首都医科大学附属北京安贞医院血管外科
寇　镭　首都医科大学附属北京安贞医院血管外科
史雪辉　首都医科大学附属北京同仁医院眼科中心
马小青　首都医科大学附属北京同仁医院眼科中心
商黔惠　遵义医科大学第一附属医院临床医学研究所、心血管病研究所、高血压研究室
陈春艳　贵州省人民医院心内科
钟婧捷　贵州省高血压诊疗中心，贵州医科大学附属医院高血压科
赵秋平　阜外华中心血管病医院高血压病区
陈　慧　阜外华中心血管病医院高血压病区
饶　静　贵州医科大学附属医院儿童肾脏风湿科
唐一平　首都医科大学附属北京安贞医院心脏内科医学中心–高血压中心

目　录

第一编　高血压学总论

第二编　血压的调节与高血压发病机制

第三编 高血压诊断学

第四编 高血压科疾病治疗学

第一部分 健康生活方式

第二部分 抗高血压药物

第三部分 中 医 药

第四部分 相关疾病的处理

第五部分 介入与外科手术

第五编 原发性高血压的诊断与治疗

第一部分 总 论

第六编 继发性高血压的诊断与治疗

第一部分 总 论

第二部分 内分泌系统疾病

第三部分 各系统和各专科疾病

第四部分　各 种 原 因

第七编　靶器官损害与心血管疾病的诊断与治疗

第一部分　总　　论

第二部分　心　　脏

第三部分　脑

第四部分　肾　　脏

第五部分　血管和眼底

第八编　高血压分级诊疗与协同诊疗

第九编　健 康 促 进

彩图

第六编

继发性高血压的诊断与治疗

本编导读

继发性高血压是由身体的某些疾病或明确原因引起的，占高血压患者总数的10%～20%，对人体危害较大。在诊疗过程中，认真做好筛查与确诊工作，就能及时对继发性高血压原发疾病和原因做出明确诊断，给予有效处理，从而使患者的血压得到很好控制，甚至恢复正常，也使心脑肾得到理想保护。

本编为临床医师提供了清晰的继发性高血压诊断总思路、有效的筛查方法和科学的确诊流程，同时阐释了低钾血症高血压的诊断思路、基因检测技术等在继发性高血压中的应用。在编排方面，本编根据各系统、各专科疾病诊疗过程、病因明确方法等特点，对各类继发性高血压进行分类阐明。详细阐明了每一类继发性高血压的基础理论（病因、发病机制和病理生理）；结合临床特点说明采用何种实验室检查方法及如何进行结果分析，使读者能够迅速而科学地掌握和应用定性、定位、定因诊断及其相关的鉴别诊断；阐述了对各种继发性高血压有确切治疗效果的方法（药物、介入、手术等），便于读者通过不同病因类型、不同分期和不同身体状况等，掌握如何选择治疗措施以达到最佳治疗效果。

本编还对继发性高血压诊断中经常发生于临床实践，但长期一直被忽视的问题进行了讨论和总结，提出了很多新的观点和概念，为高血压科医师开拓和探索继发性高血压诊断新领域提供思想和实践启迪，以造福更多的患者。此外，本编还创新性地提出了继发性高血压治愈标准、复发诊断等概念，其意义在于帮助理解肾上腺疾病手术中是否保留残余肾上腺、新的治疗方法对患者是否有益等令大家困扰和难以决断的问题；提出了利于确诊继发性高血压的实验室检查方法，便于及时诊断少见继发性高血压原发疾病；提出了药物性高血压的明确定义、原因分类、机制、诊断和处理，提示各级医疗机构和大中型医院各科医师在临床实践中要及时关注、发现和处理具体的药物性高血压。

第一部分　总　　论

第73章　继发性高血压的鉴别诊断思路

继发性高血压是由某些确切的疾病或病因引起的血压升高，高血压是这些疾病或病因的一个症状和特征，继发性高血压如能明确病因诊断，可通过手术和（或）特异性药物治疗原发疾病，使血压变得容易控制，甚至恢复正常，延缓心血管疾病的发生和发展。查找与治疗继发性高血压原发疾病在高血压患者的诊疗中十分重要。研究确定继发性高血压的检查方法并推广应用，是进行继发性高血压筛查、确诊的重要手段。

早期探讨继发性高血压时依靠典型症状、特异性体征才能考虑是某一种疾病，然后接受一般的实验室检查即继发性高血压的筛查，再进行特异的定性、定位到定因确诊检查，从而形成继发性高血压诊断思路。现在健康体检的开展能够发现一些继发性高血压原发疾病的临床线索，如血钾低、尿潜血、腹部肾上腺占位等，提醒临床医师对患者进行继发性高血压的考虑。有的高血压患者在进行常规四肢血压测量时发现上肢血压升高而下肢血压降低或一侧肢体无脉，就很容易想到相应继发性高血压，但患者很少有典型临床症状，这就使得诊断继发性高血压的相应思路要发生变化。笔者认为继发性高血压诊断需强调两个方面：一是筛查方法，二是确诊程序。本章将分别讨论。

第一节　我国继发性高血压诊断研究成就

新中国刚刚成立时，老一辈医学家便认识到高血压对我国人民健康的危害，重视和启动高血压防治事业，包括寻找高血压治疗方法与分析高血压发生的原因，十分重视继发性高血压的筛查、确诊和处理，大大提高了我国高血压诊疗水平和血压控制的效果。

一、及时筛查确定继发性高血压

（一）多发性大动脉炎

多发性大动脉炎首先由日本眼科医师 Takayasu 于 1908 年报道，命名为“高安病”。1929 年，Brown 报道了一例男性患者。1955 年，我国张学德、张安、陈尚志、林秀芳等先后以“无脉病”报道了 4 例，之后全国各地均有少数病例报告。1959 年，戴瑞鸿总结了国内报道的 22 例患者。

1958 年开始，黄宛及刘力生逐渐注意到一组较为特殊的高血压患者，多为女性，年纪较轻（多在 20 岁左右），大多数患者有不同程度的炎症表现，多表现为重度、急进型或恶性高血压，一般抗高血压药物治疗难以奏效。对于这组患者，黄宛逐渐认识到这与所谓高血压截然不同，可能有其特殊原因，并经造影证实患者多合并肾动脉狭窄，部分亦有主动脉病变，联想到这类疾病与文献所记载“无脉病”“高安病”等应属同一种疾病。1962 年，黄宛和刘力生提出了“缩窄性大动脉炎”这个国际上首创的新概念。

（二）肾血管性高血压

肾血管性高血压的病因多种多样。1959 年，都本洁在研究以往报道的 115 例高血压与一侧肾脏病变的病种中发现，肾动脉狭窄或闭塞有 32 例，这 32 例患者都有高血压，且其中恶性高血压 14 例。中国医学科学院阜外医院曾对 76 例手术切除的肾动脉或肾标本的病理进行分类，发现大动脉炎最常见（47 例），其次为肾动脉纤维肌性结构不良（15 例）。1979 年，上海中山医院总结该院自新中国成立后 28 年内收治的肾血管病变引起高血压的患者 76 例，其中多发性大动脉炎最多见（42 例），其次为单纯肾动脉狭窄（包括局部斑块增生）（21 例）、动脉粥样硬化（4 例）。

肾血管性高血压患者常规口服抗高血压药物效果不佳，早年多采用外科手术治疗。1978 年，Gruntzig 将经皮腔内肾动脉成形术（percutaneous transluminal renal angioplasty，PTRA）应用于临床治疗肾动脉狭窄所导致的高血压。1983 年，国内董宗俊等首先报道了 PTRA 治疗肾血管性高血压，之后中国医学科学院阜外医院、南京医学院等相继报道，均取得较满意的疗效。

（三）原发性醛固酮增多症

1954 年，Conn 收治了一例有 7 年间断性抽搐、肌肉无力和软瘫病史的女性患者，伴 4 年高血压，并有多尿和夜尿增多，伴有低钾血症、高钠血症。以上情况考虑是由醛固酮增多造成的并得到证实，故将该病命名为原发性醛固酮增多症（简称原醛症）。手术切除右侧肾上腺腺瘤后血钾正常，上述症状消失。因原醛症由 Conn 首先报道，故又称为 Conn 综合征。

1957 年，上海第二医学院附属广慈医院邝安堃等诊断和治疗了我国首例原醛症患者。在此之前，薛启蓂报道了一例周期性麻痹患者，伴高血压，尸检见双侧肾上腺肿瘤，但当时没有考虑到该诊断，亦未进行相关检查。1979 年，上海市高血压研究所报道了诊治过的 77 例原醛症患者，主要表现为高血压及低血钾。

1977 年，陆以信等首次在国内发表论文《高亲和力抗血管紧张素Ⅱ抗血清的制备——五种免疫原的制备及其免疫效果的比较》，其成功进行了当时极少数实验室能做的血内微量血管紧张素Ⅱ检测。之后又确立了血清肾素活性、脑啡肽等放射免疫分析法，对原醛症的诊断做出了重大贡献。

（四）嗜铬细胞瘤

1886 年，Fränkel 首先报道了 1 例患双侧肾上腺肿瘤的 18 岁女孩，患者 3 年内屡犯心悸、头痛及呕吐，Fränkel 将此病命名为嗜铬细胞瘤（pheochromocytoma，PCC）。

1953 年，北京协和医院文士域、富寿山首先报道了 2 例 PCC 患者，分别于 1939 年、1952 年收入院。1978 年，《中华内科杂志》编委会邀请北京和天津部分医务工作者，就 PCC 的不典型表现、定位和诊断的一些问题进行座谈。

北京协和医院潘车亮等总结了 1955～2004 年的 362 例 PCC 患者，并按时间分为 3 个时期，第一时期（1955～1975 年）60 例，诊断依靠尿羟基苦杏仁酸和腹膜后注气造影，术前仅应用镇静剂，硬膜外麻醉下经开放手术切除肿瘤，围手术期死亡率 8.3%（5/60）。第二时期（1976～1994 年）105 例，诊断以尿儿茶酚胺（CA）检测和超声、CT 为主，术前应用酚苄明常规扩容准备，采用全身麻醉，开放手术死亡率降至 1.0%（1/105）。第三时期（1995～2004 年）197 例，均查尿 CA、超声和 CT，^{131}I-间碘苄胍（^{131}I-MIBG）核素扫描作为诊断该病的特异性手段，术前准备采用酚苄明和乌拉地尔，指端微循环图像判断，常规术式为全身麻醉下腹腔镜肿瘤切除术，围手术期死亡率为 0.5%（1/197）。以上内容体现了 50 年来 PCC 的诊断方法、手术方式等的进步。

（五）肾上腺髓质增生

肾上腺髓质增生是一种罕见疾病，其临床表现与 PCC 相似。1961 年，吴阶平第一次发现单纯性肾上腺增生病例，其后积累了 4 例病例。1965 年，首次在肾上腺病变的统计中列入了肾上腺髓质增生。1977 年和 1978 年，《中华医学杂志》报道了 17 例病例，其中 16 例经病理证实为肾上腺髓质嗜铬细胞瘤样增生，6 例治疗效果显著，9 例有效果，提出肾上腺髓质增生是一种独立疾病，并就其临床特点、病理变化及治疗要点进行了讨论。

（六）皮质醇增多症

1932 年，Cushing 首次报道皮质醇增多症，又称库欣综合征，早年也曾翻译为柯兴综合征，是常见的继发性高血压。1952 年，我国裘怀钊首先报道了 1 例皮质醇增多症。1954 年楼方岑、任安民报道 1 例。1968 年 2 月至 2002 年 5 月，上海交通大学医学院附属瑞金医院泌尿外科共收治库欣综合征患者 208 例，为国内报道例数较多者。

二、形成继发性高血压诊疗规范

继发性高血压原发疾病涉及病种多，诊疗有赖于临床医师扎实的临床基本功、缜密的临床思维和必要的检查治疗手段。近年来我国高血压机构的专家们在临床和科研工作中逐渐形成并推广了继发性高血压诊疗规范，大大促进了继发性高血压诊疗水平。

从 20 世纪 70 年代开始，中国医学科学院阜外医院王蕾礼在诊治高血压患者时，详细询问病史，对临床特点比较典型的继发性高血压患者进系统检查，并总结出了一套切实可行的诊治方法。她将常见继发性高血压共有的临床症状和体征进行了归纳与总结；明确了继发性高血压应做的常规实验室检查；总结性地提出了根据临床表现与常规检查确定某一继发性高血压的可疑对象并对其进行系统诊治。她还提出了经过临床判断而排除继发性高血压患者不要做过多的检查，可以用随诊观察解决问题。

2007 年，余振球提出继发性高血压的诊断思路：询问高血压患者有无常见继发性高血压原发疾病的症状；为患者完善尿常规、血浆肾素水平、醛固酮浓度等常规检查；确定了继发性高血压可疑对象先定性、再定位、最后定因的诊断流程；强调明确病变与血压升高的关系，不过度诊疗，保护患者的根本利益。

2017 年，余振球团队收集了我国 2001～2016 年术前诊断明确的 36 例肾球旁细胞瘤患者的资料，对其临床资料、实验室检查、诊断等进行分析，发现使用肾动脉造影检查和双侧肾静脉采血测肾素水平检查诊断肾球旁细胞瘤的阳性率分别为 47.05%和 21.4%，而 CT 增强扫描检查肿瘤的灵敏度为 100%[1]。余振球遂提出了肾球旁细胞瘤诊断的特殊性，采用同时定性、定位诊断。对于可疑对象，发现基础状态下血浆肾素水平明显增高，且做腹部 CT 或腹部 MRI 检查发现肾脏典型病变者，就可以做临床定性、定位诊断。采用这种方法及时给予患者明确诊断手术治疗，恢复血压。

李南方团队建立了复杂疑难高血压病因诊断和鉴别诊断平台：针对复杂疑难高血压，整合心脏、血管、内分泌、肾脏、泌尿、睡眠医学及精神心理疾病等多个系统的相关知识和医疗技术，引进、改良和创新数十项最为前沿的高血压病因诊断及鉴别诊断的新技术和新方法，集成创新，建立了涉及200余种继发性高血压的、系统性的病因诊断和鉴别诊断综合平台。该平台已经诊断各类继发性高血压数万例，解决了大量复杂疑难高血压患者的诊断治疗问题。新疆维吾尔自治区高血压研究所2008年报道住院高血压患者中继发性高血压的检出率为39.3%[2]。李南方团队结合多年继发性高血压的诊治经验，2014年编撰出版了《继发性高血压》。

王浩团队于2005年在国内率先开展PCC的定性检测（甲氧基肾上腺素、甲氧基去甲肾上腺素），在河南省人民医院高血压科建立了实验室，研究发现在住院患者中继发性高血压检出率达39%，包括近百例PCC和罕见的17α-羟化酶缺乏症、11β-羟化酶缺乏症及Liddle综合征等继发性高血压，提高了继发性高血压的检出率。王浩还提出“心理因素性高血压”的概念，并建议将其归类为继发性高血压。

上海交通大学医学院附属瑞金医院自2005年起采用本院陈绍行等建立的国人血浆醛固酮与肾素水平比值（aldosterone renin ratio，ARR），在所有住院高血压患者中进行筛查，使原醛症在高血压患者中的检出率从5.6%升高到12%。武汉同济医院心内科张惠兰等报道，在该科门诊及住院高血压患者中采用ARR筛查发现，原醛症患者占14%。

2008～2014年，上海市高血压研究所连续入选168例醛固酮瘤患者（男性83例，女性85例）开展继发性高血压的基因研究，发现*KCNJ5*体细胞突变明显比其他基因突变更常见。*KCNJ5*的T148-T149insR突变可能影响钾通道的选择性和自主醛固酮的产生。2016年我国首次报道*KCNJ5*基因和醛固酮瘤患者其他一些基因的体细胞突变。

谢良地团队于2012年在国内率先诊治并报道了1例神经源性高血压，当时由于条件不成熟，未行手术治疗。2017年，该团队再次报道了1例诊断为神经源性高血压并行手术治疗的病例。

惠汝太在国内首先开展了血、尿肾上腺素的检测，从而对继发性高血压疾病中的PCC进行渐变诊断。

第二节 继发性高血压的流行病学与特点

继发性高血压患者的血压难以控制、波动大，对患者心脑肾影响大，心血管疾病严重，因为继发性高血压原发疾病（如嗜铬细胞瘤）会产生大量的血管活性物质，对心血管系统有影响，并可产生毒性作用；另外，继发性高血压患者的血压水平是靶器官损害和心血管疾病的严重机制，本书第一编第6章“高血压科病历特点和分析”中介绍了典型的继发性高血压患者案例，第5章“高血压患者的评估”中的表1-5-5～表1-5-8介绍了继发性高血压与靶器官的关系。诊治继发性高血压的临床意义大，但是继发性高血压原发疾病病种多，各种疾病有其独特的病因、发病机制、病理生理、临床特征与诊断方法，涉及专业知识非常广泛。要求高血压专科医师既要具备专业的高血压诊疗技术水平，又要具备临床各科的诊断技术知识。继发性高血压原发疾病分布广泛，医院各科医师所诊治的疾病大多包含继发性高血压，因此要求推进医院各科高血压协同诊疗，医院各科医师需要具备诊疗高血压的技能。县级医院是高血压防治的主力，必须建立高血压专科或专业学组，指导本县域内乡村与社区医疗机构对继发性高血压原发疾病的初步筛查工作，确定可疑的对象必须转诊到县级或以上医院。

三甲医院专业高血压机构的专家要研究确定继发性高血压的诊疗规范，同时找出继发性高血压的流行特征，让各级医疗机构医师知晓自己所诊治的高血压患者中会有哪些继发性高血压原发疾病及其多少，也能初步判断对具有什么特征的高血压患者要考虑继发性高血压的可能。及时将继发性高血压患者转诊至上级医院，不仅能使患者得到及时正确诊断与处理，还能减少不适当的检查及对患者的身体损害。

一、流行病学

继发性高血压在高血压人群中究竟占多大比例目前不十分清楚，因为继发性高血压的诊断涉及医学各个领域，想要从为数众多的高血压人群中将继发性高血压患者准确、完全地筛选出来是困难的，就目前的诊断水平而言，可以说是不现实的。另外，因检查者的诊断水平、被检查人群的选择，以及检查方法的准确性和针对性等因素不同，报道的数值不一致，见第 4 章“高血压科疾病范围与分类”表 1-4-1。从表中可以看出，我国高血压患者中继发性高血压病种多，占高血压患者的比率也高；国外有关研究调查发现继发性高血压占高血压人群的比例不到 10%[3, 4]，肾实质性疾病是继发性高血压最常见的原因，所占比例为 1%～10%。近年来国内外继发性高血压确诊的比例在逐渐增加，可能与诊断技术水平提高有关。如果从今以后我国广大临床医师更重视做好继发性高血压的筛查和确诊工作，将会更多地发现各种继发性高血压原发疾病，使更多的高血压患者得到病因治疗，高血压得到控制，心脑肾得到理想保护。

继发性高血压的特性是发病年龄通常在原发性高血压发病年龄（一般在 30～55 岁）之外[5]，年轻患者多见（＜40 岁）[6]，血压波动大，血压水平中、重度升高，抗高血压药物疗效差，血压难以控制、高血压突然发病或恶化等[7]。其导致血压顽固性升高的机制很明确。血压的形成取决于动力（心脏收缩力和大动脉弹性回缩力）、阻力（外周血管阻力与血液的黏稠度）及循环血容量，上述诸因素增强都会导致血压过高。部分继发性高血压的各原发疾病会分泌大量血管活性物质（如儿茶酚胺、血管紧张素Ⅱ等），造成外周血管收缩，因此较原发性高血压更难以控制。

继发性高血压除了血压难以控制、对靶器官造成损害以外，与之伴随的低血钾、高醛固酮、皮质醇增多、高儿茶酚胺、高肾素等所导致的心血管损害可独立于高血压之外，对心脑肾等重要脏器的损害更为严重。

二、继发性高血压的分类与病因

继发性高血压原发疾病种类繁多、病变部位广泛，上至头颅（如颅脑外伤、颅脑肿瘤等），下至盆腔[如副神经节瘤（paragang lioma，PGL）等]；外至皮肤（如严重烧伤等），内至主要脏器（如肾源性等）。另外，按系统分类，继发性高血压可能涉及的科室有心内科、泌尿外科、内分泌科、颅脑外科、胸外科、腹外科及妇产科等。此外，还涉及医源性因素（如避孕药、雄性激素等药物）及职业病科（如酒精中毒、铅中毒等）。常见继发性高血压各原发疾病的具体分布见表 6-73-1。

表 6-73-1　继发性高血压的分类

1. 肾性高血压	（4）垂体疾病
（1）肾实质性疾病	（5）肢端肥大症
1）急性、慢性肾小球肾炎，肾盂肾炎，遗传性、放射性、红斑狼疮性肾炎	3. 神经源性高血压
2）多囊肾	（1）脑部肿瘤
3）肾盂积水	（2）脑炎
4）分泌肾素性肿瘤	（3）延髓型脊髓灰质炎
5）糖尿病肾病	（4）家庭性自主神经功能异常
6）结缔组织疾病	（5）副神经节瘤
（2）肾血管性疾病	4. 机械性血流障碍性高血压
1）纤维肌性结构不良致肾动脉狭窄	（1）动静脉瘘（佩吉特病、动脉导管未闭）
2）动脉粥样硬化致肾动脉狭窄	（2）主动脉瓣关闭不全
3）肾梗死	（3）主动脉缩窄
4）多发性大动脉炎累及肾动脉致肾动脉狭窄	（4）动脉粥样硬化性收缩期高血压
5）肾动脉血栓形成	5. 外源性高血压
6）肾动脉内膜剥离	（1）中毒
（3）肾外伤	1）铅中毒
1）肾周围血肿	2）铊中毒
2）肾破裂	（2）药物
2. 内分泌性高血压	1）交感神经胺类
（1）甲状腺疾病	2）单胺氧化酶抑制剂与麻黄碱或与含酪胺（包括含酪胺高的食物、干酪、红酒）的食物合用
1）甲状腺功能亢进症	3）避孕药
2）甲状腺功能减退症	4）大剂量泼尼松
（2）甲状旁腺疾病	（3）某些中草药
甲状旁腺功能亢进症	摄食甘草过量
（3）肾上腺疾病	6. 妊娠期高血压疾病
1）库欣综合征	7. 其他
2）原发性醛固酮增多症	（1）真性红细胞增多症
3）先天性肾上腺皮质增生性异常综合征	（2）烧伤
4）嗜铬细胞瘤	（3）类癌综合征
5）糖皮质激素反应性肾上腺功能亢进	（4）睡眠呼吸暂停低通气综合征

对继发性高血压的鉴别诊断非常重要，原因

在于[7]：①只有排除继发性高血压的可能，才能使原发性高血压的诊断得以成立。②继发性高血压一经确诊，多数可能通过手术等方法治愈，否则按原发性高血压的方法处理不仅浪费抗高血压药，而且严重者可危及生命。③对靶器官保护作用明确，继发性高血压治疗不仅通过降压保护心脑肾，更是通过去除病因、针对发病机制治疗，可从根本上保护心脑肾，逆转靶器官损害，预防心血管疾病的发生发展。

第三节　继发性高血压的筛查方法

所谓筛查就是既考虑到继发性高血压某种原发疾病的可能，又要找到其相应的线索，为确诊奠定基础。对筛查出来的患者要及时明确诊断，使其尽快得到病因治疗，控制血压，同时使相应疾病产生的过多内分泌物质（如血儿茶酚胺、肾素、血管紧张素、醛固酮、甲状腺激素及皮质醇等）恢复到生理水平，从而对减少靶器官损害及防治心血管疾病起到重要作用。但是针对目前我国人数众多的高血压人群，要想对每一个血压升高并超过正常的患者实施每一种继发性高血压的每项鉴别诊断措施几乎是不可能的，事实上也是不必要的。因此，我们对高血压患者做鉴别诊断时，应该有一定的思路。如前所述，一般早期继发性高血压的筛查思路如下：首先依据典型症状、特异性体征判断，再进一步接受一般实验室检查，然后进行特异的定性、定位到定因检查。随着体检的普及、广大医师对高血压诊断的重视等，越来越多继发性高血压的检出是通过常规检查或体检发现，如体检发现血钾低、腹部包块、四肢血压不对称等。由此可见，在认真搜集患者临床资料的情况下，认真分析总结以前各种实验室检查，在就诊时完成高血压患者的 13 项常规检查，并找到异常结果已经成为继发性高血压筛查的重要方法。

一、症　　状

（一）典型症状

典型症状是指继发性高血压各原发疾病本身的症状，例如，高血压患者出现肌无力、周期性四肢麻痹；明显怕热、多汗、消瘦；阵发性高血压伴头疼、心悸、皮肤苍白及多汗；血尿；睡眠时反复出现呼吸暂停或憋气现象等症状时，应想到继发性高血压的可能。各种继发性高血压的典型症状详见表 6-73-2。

表 6-73-2　常见继发性高血压的典型症状

疾病名称	发病年龄	病程	高血压程度	特异性症状	症状发作诱因	敏感抗高血压药	控制血压症状变化
原发性醛固酮增多症	30～50 岁，女性多见	病程较长	血压中等或以上程度升高	一般抗高血压药疗效不明显。头疼、口干、夜尿增多、发作性软瘫、周期性麻痹、心律失常、手足抽搐、肢端麻木等	饱餐后、高钠饮食、服用利尿剂	螺内酯	用螺内酯治疗可以减轻症状
嗜铬细胞瘤和副神经节瘤	20～50 岁，无明显性别差异	病程较长，有复发	重度升高	仅用 β 受体阻滞剂病情反而加重，对一般抗高血压药物不敏感，对 α 受体阻滞剂敏感。6H 症状：高血压（阵发性或持续性，血压波动大）、头痛、心悸、多汗、高代谢状态（怕热、多汗、体重减轻等高代谢症状和体征）、高血糖。高血压发作时还可见恶心、呕吐，便秘，面色苍白，四肢发凉，直立性低血压，腹痛及紧张、焦虑，甚至是恐惧或濒死感等神经、精神症状	改变体位、按摩或挤压双侧肾区或腹部、活动、情绪变化、排大小便、手术、麻醉、妊娠、分娩时可诱发发作	α 受体阻滞剂	部分消失

续表

疾病名称	发病年龄	病程	高血压程度	特异性症状	症状发作诱因	敏感抗高血压药	控制血压症状变化
肾实质性高血压	青少年多见[7]	较长	血压持续升高	发病前有感染史，伴有发热、水肿、血尿，或既往有肾小球肾炎病史或有反复水肿等，血压持续增高，对抗高血压药物不敏感，眼底病变重	受凉或感染疾病	利尿剂，ACEI，ARB	部分消失
肾血管性高血压	青年女性多见(＜40 岁）或中老年男性多见（＞55 岁）[8]	病程较短，进展迅速	舒张压中重度升高	血压正常者出现高血压后即迅速进展或原有高血压的中老年患者血压近期迅速恶化，舒张压中重度升高，或应用抗RAAS药物后血肌酐异常升高（超过用药前基线的 30%即为异常），甚至诱发急性肾衰竭	过度劳累或饮食不当、受凉	单侧肾血管狭窄时 ACEI 或 ARB	部分消失
库欣综合征	25～45 岁多见，女性多于男性	不定	不同程度的高血压	不同程度的高血压、满月脸、水牛背、锁骨上窝脂肪垫、悬垂腹，皮肤薄、紫纹、瘀斑、肌肉萎缩，女性月经紊乱、闭经，男性阳痿等，病理性骨折、面色红润、痤疮、毛发增多、色素沉着，异位 ACTH 综合征，多数无典型外貌	劳累或饮食不当，情绪变化	无特异性抗高血压药	无明显改变
OSAHS	中年男性多见	不定	不同程度的高血压	打鼾、肥胖（可出现在非肥胖人群中）、早上头痛、白天嗜睡	肥胖或呼吸道解剖结构异常所致	无特异性抗高血压药	无明显改变
肾球旁细胞瘤	青少年女性多见	病程短、血压高	严重高血压	发病年龄小（＜30 岁），女性多于男性，严重高血压，常伴左心室肥厚，对抗 RAAS 药物敏感、四肢无力、心律不齐、夜尿多、烦渴、低比重尿，但眼底病变轻	未知	ACEI 及 ARB	无明显改变
甲状腺功能亢进症	年轻女性多见[9]	短	轻度升高	血压升高（以收缩压升高为主、脉压大）、怕热、多汗、易饥饿、多食、心悸、心率增快、心音增强，严重者出现心房颤动、心力衰竭，腹泻、易激动、双手细微颤抖、眼征，女性月经稀少，男性阳痿	情绪激动	β 受体阻滞剂	无明显改变
甲状腺功能减退症	女性多于男性[10]	不定	轻度升高	高血压（以舒张压升高为主）、畏寒、乏力、表情淡漠、面色苍白、水肿、体重增加、唇厚舌大、皮肤粗厚、毛发稀疏、声音低沉、记忆力减退、智力低下、嗜睡、黏液性水肿、便秘、贫血	感染疾病	无特异性抗高血压药	无明显改变
主动脉缩窄	青少年或婴幼儿男性多见	不定	中重度升高	上肢血压升高，而下肢血压不高或降低。反常的上下肢血压差，下肢动脉搏动减弱或消失，有冷感和乏力感。胸背部和腰部可听到收缩期血管杂音，并在肩胛间区、胸骨旁、腋部和中上腹可能有侧支循环动脉的搏动、震颤和杂音	劳累	无特异性抗高血压药	无明显改变

续表

疾病名称	发病年龄	病程	高血压程度	特异性症状	症状发作诱因	敏感抗高血压药	控制血压症状变化
大动脉炎	女性多见（≤40岁）	不定	中重度升高	局部症状或体征出现前数周，少数患者可有全身不适，易疲劳、发热、食欲缺乏、恶心、出汗、体重下降、肌痛、关节炎和结节红斑等，局部症状和体征（头晕、疼痛、视力减退、四肢间歇性活动疲劳、动脉搏动减弱或消失，颈部、锁骨上下区、肾区等部位可闻及血管杂音，双上肢收缩压差大于10mmHg）出现后，全身症状可逐渐消失或减轻	—	无特异性抗高血压药	无明显改变

注：ACTH. 促肾上腺皮质激素；OSAHS. 阻塞性睡眠呼吸暂停低通气综合征；ACEI. 血管紧张素转换酶抑制剂；ARB. 血管紧张素Ⅱ受体阻滞剂。

据表 6-73-2 中各继发性高血压的典型症状，不难想到相应继发性高血压各原发疾病的可能，但继发性高血压种类繁多，临床医师（特别是一些非专业的医师）不可能记住每一种继发性高血压特异症状，但可记住以下特异性：①年轻患者（发病年龄<40 岁），但血压水平中、重度升高。②抗高血压药物效果差、血压难以控制。③血压波动大。④清晨或夜间高血压。⑤急进性和恶性高血压，病程进展迅速，靶器官损害严重。⑥高血压合并血尿、蛋白尿、肾功能受损及贫血等。⑦严重低血钾或伴自发性低血钾等。⑧睡眠时反复出现呼吸暂停或憋气现象，口唇、甲床发绀。⑨合并代谢综合征的高血压患者。⑩血压随治疗而降低，但仍过于不稳定；小剂量的利尿剂治疗引起的钾离子过多下降。

（二）症状的变化

症状典型，毋庸置疑诊断比较容易，但有的继发性高血压患者症状并不典型，包括：①有的只有部分症状；②有的症状轻而被忽略；③有的甚至无症状或症状出现晚。例如，笔者就曾收治过 1 例症状极不典型的原醛症患者，该患者 20 岁参军体检时就发现血压高，当时夜尿 0 次，无头晕、头疼，之后从事重体力劳动无不适，30 岁时无意间测血压 180/？ mmHg，34 岁时无意间测血压已高达 240/140mmHg，夜尿 1～2 次，进一步查血钾 2.37mmol/L，肾上腺 CT 平扫提示右侧肾上腺体部有一 2cm×1.5cm 大小的低密度影，至此该患者几乎没有任何症状，但之后仔细追问病史，患者就诊前 2 年曾出现一过性的肢体无力，就诊前 2 个月也出现过长达半个月的口干、多饮、夜尿增多等症状，只因症状出现的时间短，并未引起患者的重视。由此可见，症状并不是筛查继发性高血压的唯一入口，而仅仅只是其中的一种方法。因此广大临床医师在做到详细询问病史、注重症状筛查的同时，也应对患者进行全面的体格检查并重视常规检查，综合分析，以便及时发现症状不典型的继发性高血压患者。

二、体　　征

（一）典型体征

高血压患者最重要、最基本、最常规的测血压体位就是坐位。另外，对首诊高血压患者强调卧位血压及四肢血压测量，对伴头晕的高血压患者还应强调立位血压的测量等，在体格检查方面应注意以下几点：①检查血管搏动情况；②体型，强调腹围的测量；③皮肤出汗及毛细血管情况；④面部及下肢水肿的有无；⑤第二性征的发育情况，包括阴毛、乳房发育等；⑥心率及心脏杂音；⑦血管杂音，包括锁骨上、颈部、耳后、眼部、胸部、上腹部、腰背部；⑧眼底检查。常见继发性高血压的典型体征详见表 6-73-3。

表 6-73-3　常见继发性高血压的典型体征

疾病名称	典型体征	血压控制后体征能否消失
肾血管性高血压	血压高，舒张压中重度升高，腰部或腹部可闻及血管杂音（高调、粗糙收缩期或双期杂音）	不能
大动脉炎	动脉搏动减弱或消失，颈部、锁骨上下区、肾区等部位可闻及血管杂音，双上肢收缩压差大于 10mmHg	不能
肾实质性高血压	高血压、水肿、多囊肾者肾区可扪及肿大肾脏	部分消失
嗜铬细胞瘤和副神经节瘤	血压极高、波动极大，直立性低血压，约 15%的患者可触及腹部肿块、低热或发作时体温升高、心律失常	不能
原醛症	心律失常、腱反射减弱	不能
库欣综合征（皮质醇增多症）	满月脸、水牛背、锁骨上窝脂肪垫、悬垂腹、皮肤薄、紫纹、瘀斑、肌肉萎缩、水肿	不能
OSAHS	肥胖、打鼾，可见口唇发绀	不能
甲状腺功能亢进症	心率增快、心音增强、双手颤抖、甲状腺肿大、眼征	不能
甲状腺功能减退症	表情淡漠、嗜睡、面色苍白、黏液性水肿、体重增加、唇厚舌大、皮肤粗糙、毛发稀疏、声音低沉、心音低钝、心率减慢	不能
肾球旁细胞瘤	心律不齐	不能
主动脉缩窄	下肢动脉搏动减弱或消失	不能
	在胸背部和腰部可听到收缩期血管杂音，并在肩胛区、胸骨旁、腹部和中上腹可能有侧支循环动脉的搏动、震颤和杂音	

注：OSAHS. 阻塞性睡眠呼吸暂停低通气综合征。

（二）体征也可变化

如原醛症患者也可无明显肌无力的症状，或患者整个病程中并不出现明显体征，如前述症状中不典型原醛症的例子，患者整个患病过程并未出现典型症状。例如，睡眠呼吸暂停低通气综合征患者可有发绀的表现，但起床活动后，发绀就会有所减轻或者消失等。

三、实验室检查

（一）高血压患者的常规检查

现在越来越多的高血压患者通过 13 项常规检查发现继发性高血压原发疾病的线索，如尿常规异常、贫血、低血钾、肾功能受损甚至肾上腺肿块等。这些实验室数据常规来自两方面：①体检或患者既往看病的检查资料；②初诊高血压患者接受的 13 项常规检查。所以说实验室检查结果也应成为继发性高血压筛查的依据。高血压患者 13 项常规检查能提示继发性高血压原发疾病的线索，详见表 6-73-4。

从表 6-73-4 可以看出，通过认真查看最基本的常规检查项目，不仅可以了解高血压患者所合并最为常见的代谢异常、部分反映靶器官受损的状况，还可以提示绝大多数继发性高血压的线索，所以要充分重视患者的常规检查，避免过度检

表 6-73-4　高血压患者 13 项常规检查能提示继发性高血压原发疾病

异常检查项目	资料来源		可能提示的继发性高血压
	就诊前体检	高血压患者常规检查	
血常规异常（白细胞、红细胞、血红蛋白）	☆☆	☆☆☆	（1）白细胞计数升高（高血压进展的预测指标）→炎症性疾病 （2）红细胞计数增高→真性红细胞增多症，睡眠呼吸暂停低通气综合征 （3）血红蛋白降低（贫血）→肾实质性高血压（急慢性肾小球肾炎、慢性肾功能不全等）、甲状腺功能减退症、慢性肾小球肾炎：合并较明显的贫血、血浆白蛋白降低和氮质血症而视网膜病变不明显，蛋白尿出现在高血压之前，蛋白尿持续而血压增高不显著

续表

异常检查项目	资料来源		可能提示的继发性高血压
	就诊前体检	高血压患者常规检查	
尿常规异常（尿蛋白、红细胞、白细胞、尿比重、尿 pH）	☆☆☆	☆☆☆	蛋白尿→肾实质性高血压 蛋白尿、红细胞和管型尿，血中尿素氮和肌酐水平略增高→急性肾小球肾炎 尿中白细胞增多，也可同时有蛋白、红细胞和颗粒管型。后期尿浓缩功能差，为低比重尿→慢性肾盂肾炎急性期或慢性活性期
肾功能异常（血肌酐）	☆☆☆	☆☆☆	肌酐升高→肾实质性高血压 尿酸高→肾实质性高血压至肾功能不全时 促进蛋白质的分解、抑制蛋白质的合成致负氮平衡、尿素氮升高→库欣综合征
电解质异常（钾、钠、氯）	☆☆☆	☆☆☆	钾[低钾（2.0～3.5mmol/L）或正常低值]、钠（正常或偏高）、氯（正常或偏低）→原醛症 低钾→原醛症、Liddle 综合征、肾血管性高血压、肾实质性高血压、皮质醇增多症、肾球旁细胞瘤、急进性（又称恶性）高血压、长期服利尿剂的原发性高血压 高钾→肾实质性高血压等[肾功能严重受损（eGFR＜20ml/min）或伴中度肾功能不全（eGFR 20～60ml/min）和集合小管功能受损时]
血糖异常（血糖、餐后 2h 血糖）	☆☆☆	☆☆☆	升高→嗜铬细胞瘤和副神经节瘤、甲状腺功能亢进症、皮质醇增多症（糖代谢异常）、原醛症
血脂异常	☆☆☆	☆☆☆	促进脂肪分解，使血中自由脂肪酸浓度升高→嗜铬细胞瘤和副神经节瘤
甲状腺功能五项异常（甲状腺功能亢进、甲状腺功能减退）	☆☆	☆☆☆	TT_4↑、TT_3↑，或仅 TT_3↑、FT_3↑、FT_4↑，或 FT_4 正常、TSH↓→甲状腺功能亢进症 TT_4↓、TT_3↓、FT_3↓、FT_4↓、rT_3↓、TSH↑→甲状腺功能减退症
肾素-血管紧张素-醛固酮异常		☆☆☆	高醛固酮：醛固酮分泌增多且不被高钠负荷产生的高血容量所抑制；低肾素：肾素分泌受抑制且不因立位及低钠所刺激；→原醛症 肾素、醛固酮增高→肾血管性、肾实质性、肾球旁细胞瘤、急进型恶性高血压
心电图发现异常	☆☆☆	☆☆☆	心律失常→嗜铬细胞瘤和副神经节瘤、原醛症、甲状腺功能亢进症 U 波→原醛症、肾球旁细胞瘤
腹部 B 超	☆☆☆	☆☆☆	胆石症→嗜铬细胞瘤和副神经节瘤 发现肾上腺占位性病变→原醛症、嗜铬细胞瘤和副神经节瘤、皮质醇增多症 发现肾脏占位性病变→肾球旁细胞瘤、肾脏肿瘤
肾动脉超声		☆☆☆	肾动脉狭窄→肾血管性高血压、大动脉炎
四肢血压测量发现异常		☆☆☆	上肢血压高、下肢血压低→主动脉缩窄，一侧或一个肢体血压低→多发性大动脉炎

注：eGFR. 估算的肾小球滤过率；TT_4. 总甲状腺素；TT_3. 总三碘甲状腺原氨酸；FT_4. 游离甲状腺素；FT_3. 游离 T_3；TSH. 促甲状腺激素；rT_3. 反式三碘甲状腺原氨酸。☆☆表示资料可能来源，☆☆☆表示资料主要来源。

查及一些不必要的检查，以免造成医疗资源浪费，给患者增添经济负担同时也对其身体造成损伤。通常这些常规检查资料有以下三个来源：①患者既往看病已做的检查；②患者单位体检报告；③对初诊高血压患者的常规检查。广大医师应学会充分利用患者的检查资料。例如，笔者在门诊就曾遇到这样一例患者，患者因高血压就诊，但曾因肾结石而做过多次肾脏 CT 检查，结果从患者的肾脏 CT 片中就发现了肾上腺肿物。

24h 动态血压监测在继发性高血压原发疾病的筛查中也能给予一定的提示作用，监测提示患者夜间血压不下降，如非杓型或反杓型血压应该接受继发性高血压的筛查。在可疑的继发性高血压患者筛查中，动态血压监测可排除白大衣高血压，评估药物治疗的依从性，明确顽固性高血压的存在，评估夜间反杓型高血压及夜间心率是否有增快[7]。

（二）继发性高血压的特殊检查

对于经临床资料分析和高血压常规检查发现可疑继发性高血压原发疾病线索的患者，要采取相应疾病的特殊检查来完成继发性高血压原发疾病的定性、定位和定因诊断。这些检查详见第 24 章“常用实验室检查的评价”。对于特殊检查，应采用强调利于继发性高血压确诊的实验室检查。

以往继发性高血压诊断方案的建立、诊断水平的提高，依赖于人们观念和思路的改变，以及特殊检查技术的发明和推广应用。现在还有很多新类型的继发性高血压未被发现，很多类型的继发性高血压仍被定义为少见类型，还有一些继发性高血压的病因分类未被鉴别诊断，所以继发性高血压的鉴别还有很大发展空间。利于继发性高血压确诊的实验室检查是指根据某类继发性高血压的发病机制，在体内形成特征性的病理生理改变，产生各种临床特征，采用相应的检查手段能准确帮助发现并证实这些病理生理改变，判断该发病机制导致的血压升高。同时要排除对该病诊断没有特异性的检查，从而节约费用，减少检查对机体的伤害。

第四节　确 诊 程 序

依据从临床症状、体征和实验室常规检查等方面获得的信息对患者进行筛查并确定某一原发疾病的可疑患者后，就应进行继发性高血压相应原发疾病定性、定位与定因的确诊工作。因此，研究开发并应用继发性高血压确诊程序就显得格外重要。

一、总体确诊程序

每一种继发性高血压均有独特的确诊程序，为培养临床医师分析思路，可应用一个总体的确诊程序（表 6-73-5）。

（一）嗜铬细胞瘤和副神经节瘤的诊断程序

嗜铬细胞瘤和副神经节瘤（pheochromocytoma and paraganglioma，PPGL）包括起源于肾上腺髓质的 PPC 和起源于肾上腺外交感神经链的 PGL，二者都是具有激素分泌功能的肿瘤，主要合成和分泌 CA[11]。PPGL 是继发性高血压最严重的内分泌疾病，对患者的健康造成威胁，必须及时诊断，给予准确处理，本章以 PPGL 为例介绍继发性高血压诊断程序，因为 PPGL 的临床表现具有多样性、易变性和突发性，这给诊断带来很大困难。因此，PPGL 诊断清楚，其他的继发性高血压就迎刃而解了。

1. 可疑对象的确定　可疑典型症状，为便于记忆，提出 6 个“H”开头的英文词汇。6 个“H”包括：hypertension（高血压）、headache（头痛）、heart palpitation（心悸）、hypermetabolism（高代谢状态）、hyperglycemia（高血糖症）、hyperhidrosis（多汗）。可疑症状不典型，患者可能只有部分症状甚至无症状。

表 6-73-5　继发性高血压原发疾病确诊程序

步骤	依据	特定人群
1. 重视筛查	警惕性高，相应知识丰富	代谢综合征、顽固性高血压、波动大的高血压、心血管疾病病情重，有发热、夜尿增多、乏力等症状患者
2. 寻找依据	症状、体征、实验室检查	体检就诊者，有实验室检查结果者，所有继发性高血压有相应症状体征者
3. 确定对象	寻找到依据组合、分析	拟定某一种疾病者
4. 定性诊断	可疑对象定性检查、特殊检查结果	确定对象的患者
5. 定因诊断	继发性高血压原发疾病原因	定性诊断的患者
6. 定位诊断	影像学资料、同位素资料	定性诊断的患者

2. 定性诊断　CA 及其代谢产物的测定是 PPGL 定性诊断的主要依据，嗜铬蛋白 A、神经元特异性烯醇化酶、血浆肾素及醛固酮水平的测定也可为 PPGL 的定性诊断提供依据[11]。

（1）影响 CA 测定的因素包括含 CA 的药物如去甲肾上腺素、肾上腺素、左旋多巴及甲基多巴；影响 CA 含量的药物如拉贝洛尔、四环素、红霉素及氯丙嗪；含荧光会影响 CA 测定的药物如奎宁及哌替啶；突然停药会引起 CA 升高的药物，如可乐定；引起 CA 增高的饮品，如酒类。

（2）一次或几次血浆 CA 浓度正常不能除外 PPGL 的可能，中国医学科学院阜外医院高血压中心诊治的已被证实的45例PPGL中有3例血CA属正常范围，手术后肿瘤的病理及肿瘤组织的生化测定均证明为PPGL。

（3）一次升高的血CA不能肯定PPGL的诊断，如精神紧张、心绞痛等均可引起血CA的增高，肾功能不全可影响血CA，使血CA增高而出现假阳性，故PPGL不发作时的血CA增高比发作时血CA增高更具有诊断价值。

3. 定位诊断 CT检查在双肾上腺部位及腔静脉分段取血查CA的峰值部位的检查呈阳性结果时，不能除外PPGL的诊断，须进一步检查^{131}I-MIBG显像。MRI作为颅底和颈部病灶首选定位方法，^{18}F-FDG正电子发射断层扫描（PET）及生长抑素显像对转移性、肾上腺外的肿瘤可进行功能影像学定位[12]。

4. 定因诊断 PPGL不仅分为肾上腺髓质来源和肾上腺外交感神经链来源的，也分为恶性和良性（2017年世界卫生组织认为所有PPGL都具有转移的潜能，提出用转移性和非转移性替代良恶性之分）[11, 13]。转移性PPGL占10%～17%，可以通过淋巴系统和循环系统转移，常见的转移部位包括淋巴结、骨和内脏等[11]。

放射性^{131}I-MIBG显像对多发、恶性或转移的PPGL尤其适用，准确度高于CT检查，而当有阳性发现时再用CT显像观察其解剖部位及其与周围脏器的关系，以利于手术的定位。

（二）原发性醛固酮增多症的诊断程序

1954年，Conn诊断出原醛症，从此揭开了原醛症诊疗的序幕。上海交通大学医学院附属瑞金医院的一项回顾性研究显示，自1957年首例报道后的30年内共诊治300多例原醛症，占高血压患者的2%[14]，国外同期报道原醛症的患病比率为1%[15]。随着肾素-血管紧张素-醛固酮检测技术的推广应用，被确诊为原醛症的患者较没使用肾素-血管紧张素-醛固酮系统（RAAS）检查之前增加5～15倍[16]，国外总结出原醛症患者占高血压患者的比例达5%～15%[7]。我国二、三级医院广泛开展了原醛症的诊疗工作，在及时发现原醛症并给予病因治疗方面发挥了积极的作用，但也存在扩大化检查现象。应对原醛症患者的诊断程序进行严格规定、明确如何确保规范诊疗具有重要意义。

1. 确诊程序

（1）确定可疑对象：可疑对象的临床特点包括血压水平多呈中度升高；多不伴心率增快；多有夜尿增多及周期性麻痹史；低血钾，多低于3.0mmol/L，并出现低钾性心电图表现；眼底变化较轻，一般不出现眼底出血；尿钾多增高。

（2）筛查：临床医师对初诊的高血压患者要进行继发性高血压鉴别诊断，原醛症的筛查工作也就此开展。此项工作包括从搜集的临床资料中确定可疑对象，从高血压患者常规检查中发现相应的证据，到RAAS检查发现肾素水平低，直到ARR>30确定为筛查试验阳性。

（3）定性诊断：内分泌诊疗中原醛症的确诊试验有卡托普利试验、生理盐水试验、口服高钠饮食试验、氟氢可的松试验等。

（4）定位诊断：在确诊试验可以定性为原醛症后，才做肾上腺CT或磁共振平扫与增强来确定病变的位置。

（5）定因（分类）诊断：原醛症分为醛固酮瘤、特发性醛固酮增多症（特醛症）、原发性肾上腺皮质增生、家族性醛固酮增多症、分泌醛固酮的肾上腺皮质癌和异位醛固酮分泌瘤。由于对上述不同类型原醛症的治疗方法（手术、醛固酮受体拮抗剂、糖皮质激素治疗等）不同，故对原醛症患者一定要进行具体的病因（分类）诊断。

2. 如何规范诊疗 经过专业训练的有临床经验的高血压专科医师一般都会按规范诊疗，非专科医师、基层医师应在有经验医师的指导下完成规范诊疗。诊疗过程中的注意事项如下。

（1）低血钾要分析原因：低血钾（血钾<3.5mmol/L），高血压伴低血钾时的诊断思路如下。首先，要排除消化系统疾病，如各种功能及器质性消化系统疾病引起的呕吐或腹泻、过度饮食控制等；其次，要了解过去应用利尿剂（包括含利尿剂复合成分）药物的情况，在患者应用排钾利尿剂，没有补钾，没有和保钾利尿剂、血管紧张素转换酶抑制剂（ACEI）或血管紧张素Ⅱ受体阻滞剂（ARB）联合应用的情况下也可出现低血钾。如果排除以上两种情况，就要考虑某些疾病引起的低血钾。如各级医疗机构中诊治的患者最常见的三种情况包括原醛症、肾动脉狭窄和甲状腺功能亢进症；其他如皮质醇增多症、肾球旁细胞瘤等也会引起血钾降低。

易引起低血钾的药物，如甘草制剂能抑制 11β-羟化类固醇脱氢酶，抑制皮质醇降解，从而使血压升高、血钾降低；避孕药、盐皮质激素也可引起低钾性高血压，故用药史有助于鉴别。

（2）合理应用肾上腺 CT 检查：应在确诊试验完成并有临床意义后才能进行肾上腺 CT 检查。影像学资料应共享，患者不必每到一个医院都再做一次同样的检查。避免将肾上腺 CT 检查作为高血压患者的常规检查，或作为有某些原醛症临床特征的高血压患者的必备检查,甚至是给患者做肾上腺CT检查发现问题后再做功能检查。

二、继发性高血压诊断的本质与内涵

（一）明确病变与血压的关系

明确高血压病因既是临床医师对患者负责的表现，同时也是临床医师技术水准的体现，尤其是对可疑继发性高血压患者进一步检查发现病灶时（如肾上腺腺瘤、肾上腺增生等），不仅患者心理得到宽慰，同时也会增添医师的成就感。但如果未进一步明确病变是否与高血压有关，就盲目进行手术治疗，无疑会对患者造成很大的损伤。例如，笔者在高血压科就能见到为数不少的肾上腺增粗的高血压患者，对其行进一步低盐检查，发现患者的血浆肾素水平、醛固酮浓度等并无异常，即其增粗的肾上腺并没有功能，而在对其行低盐检查的过程中却意外发现患者对低盐特别敏感，从而更支持原发性高血压的诊断。所以在未明确病变与高血压的关系之前，不要盲目进行手术治疗。不要忽略原发性高血压的可能，继发性高血压的重要特点之一是高血压本身，这也是原发性高血压的主要特点，故对任何继发性高血压患者的鉴别诊断须考虑原发性高血压的可能，对原发性高血压的诊断必须建立在继发性高血压被排除的基础上。

（二）材料搜集认真，检查结果准确

收集临床资料（包括病史、体检）必须仔细认真，如要问清楚白昼小便的次数及每次小便的量，才能真正判断夜尿是否增多。

常规化验、生化试验数据及某些特殊检查的具体要求等必须做到客观准确，临床上应避免对试验结果造成影响的因素。如当怀疑为肾实质或肾血管性高血压时，则需在普食卧位的条件下查血浆肾素水平、血管紧张素Ⅱ水平及醛固酮浓度，以避免因低钠或立位刺激原发性高血压患者，使得血浆肾素水平、醛固酮浓度升高而影响判断。另外，需认真确定有关生化试验的正常值，为准确起见，各个实验室应自己测定正常值，这样可避免一些试剂及其他条件带来的误差。

（三）以保护患者利益为根本

1. 尽量从病史中寻找临床线索　如发现血压升高之前有无感冒、发热、咽痛及血尿、水肿等诱因；有无上述章节所述常见症状和体征；既往诊疗过程中对各类抗高血压药物的反应情况，如 ACEI 或 ARB 效果好，要想到肾动脉狭窄等肾血管性高血压的可能；α 受体阻滞剂效果好，要想到 PPGL 的可能。既往使用各种抗高血压药物均有效，只因未长期坚持治疗而出现血压波动或降压效果差时，则要想到原发性高血压的可能等。所以通过详细询问病史，就能从中发现很多相关临床线索，但患者遭受的痛苦却是最小的，从而从根本上保护患者的利益。

2. 寻找相关的临床线索　尽量详细阅读、分析患者既往的检查，寻找异常结果，总结分析相关临床线索。例如，低血钾要想到原醛症，动态改变的血钾正常低值同样也具有提示意义。这既是对患者最好的心理安慰，同时也是医师负责任的表现。

3. 检查适可而止　如果对每一位高血压患者都进行继发性高血压的全面排查，势必会造成医疗资源的严重浪费，患者也会受影响。为此，建议对临床特点比较典型的继发性高血压患者做系统检查，对其他大多数患者可行一般检查，避免过度检查和一些不必要的检查，避免不对患者的病情进行分析就直接给患者做含 X 线的检查，如头疼就直接行头颅 CT 等放射性检查，心脏不舒服就直接行冠状动脉 CT 血管造影等。避免为了诊断而在短期内重复给患者做相同的检查或一就诊就给患者做大量的检查，因为这无形之中会给患者的身体造成损伤。在临床工作中，对高血压患者进行静脉肾盂造影、放射性核素肾图、肾动脉造影、肾上腺增强 CT 等造影剂相关检查时，需要严格评估患者相关造影剂肾病的风险。造影剂肾损伤的危险因素包括基础

肾功能损伤、糖尿病、高龄、血流动力学异常（包括低血容量、低血细胞比容、充血性心力衰竭、低血压及主动脉球囊反搏等），其他还有高胆固醇血症、肝硬化、脓毒血症、冠脉搭桥术及冠脉再灌注延长等[17, 18]。上述检查将明显增加患者的心脏负担，导致患者肾功能进一步受损。例如，笔者曾收治多例因过度检查或频繁检查而造成肾功能损伤的患者，在此特举一例以示提醒。49岁的中年患者，因长期高血压、糖尿病未得到理想控制，肾功能已处于临界状态，多次复查尿常规均提示蛋白尿++～+++，考虑继发性高血压的可能，于外院行腹主动脉CTA，检查前一周查肌酐为83.4μmol/L，检查后半月内复查肌酐逐渐上升至140μmol/L、167μmol/L。

4. 检查矛盾时学会抓重点 当通过病史和化验数据提示患者肾功能已处于临界状态，但根据患者的病情又需要做多项含造影剂的检查时，应选择最有意义的检查。例如，当怀疑患者有肾动脉狭窄但同时又怀疑冠状动脉狭窄时，可以在给患者做冠状动脉造影的同时，检查其肾动脉，以尽量减少或避免对患者的身体造成损害。

5. 重视随诊观察 如患者经系统检查未发现异常而一时诊断不清时，可先控制血压并进行密切随诊，因为有的疾患在最早期不易被发现。

三、继发性高血压复发的诊断

（一）继发性高血压复发的定义与分类

根据治疗转归，可将继发性高血压分为三大类。

第一类是原发疾病（病因）可以去除，血压自动下降，甚至恢复到正常水平。即通过特定处理方式，使原发疾病达到治愈效果或导致高血压的明确原因被消除，使患者的血压下降至正常，包括：①通过手术使病因去除，如先天性心血管畸形、主动脉缩窄手术治疗后血压能降至正常等。②通过介入治疗使导致高血压的病理结构解除，如大动脉炎、动脉粥样硬化等病因引起肾动脉狭窄导致肾血管性高血压的患者接受介入治疗，使肾动脉狭窄解除，继而血压恢复正常。③通过药物治疗使原发疾病达到治愈后血压恢复正常，如急性肾小球肾炎患者发现及时，治疗措施有效，患者血压可恢复正常。④高血压原因去除后，血压也可降至正常，如妊娠期高血压随妊娠终止后12周内血压可恢复正常，子痫前期-子痫随着妊娠终止也会消失（个别孕妇在妊娠终止一段时间内也可发生子痫前期-子痫）。

第二类是原发疾病（病因）不能去除，只能长期接受相应的药物治疗，如桥本甲状腺炎、甲状腺功能减退症患者只能长期采用甲状腺素替代治疗；特醛症中的双侧肾上腺弥漫性增生患者只有长期服用醛固酮受体拮抗剂治疗，才有利于血压控制。这类疾病患者一旦停用治疗原发疾病的药物，血压就会上升至治疗前水平。

第三类是原发疾病（病因）目前还没有特异性治疗方法，只能服用抗高血压药物治疗。例如，Gordon综合征为常染色体显性遗传病，其特点表现为高血压、高血钾、高血氯、酸中毒、低肾素水平等，选用噻嗪类利尿剂治疗通常效果良好。

对于原发疾病（病因）可以去除的继发性高血压患者，若能及时接受相应的有效治疗（手术、介入、药物等），原发疾病（病因）导致的高血压可以根治。具体标准是在没有应用抗高血压药物和没有对症治疗的情况下血压恢复正常，原发疾病（病因）导致患者病理生理改变的指标恢复正常。继发性高血压复发是指原来患有继发性高血压，接受有效处理方法并达到治愈效果者，在某种诱因的作用下，再次出现该疾病病理改变及其临床表现和相关实验室检查异常结果。

根据治疗方法的不同，继发性高血压复发可分为以下几类：①手术治疗患者的复发。如PPGL手术切除术后随访5年的患者中，新肿瘤的发生率是42%，局部复发率是13%，转移复发率是45%[19]。肾球旁细胞瘤患者也有在手术治疗后复发的报道。②介入治疗后复发。如肾动脉狭窄患者行介入治疗后出现肾动脉再狭窄，导致肾血管性高血压再次发生。③内科疾病的复发。如甲状腺功能亢进症、肾小球肾炎、IgA肾病等患者，治愈后可能复发。

但以下几种情况不属于复发：①对于要长期接受相应药物治疗原发疾病的继发性高血压患者，停用治疗原发疾病的相应药物后血压升高；原发疾病无法获得特殊治疗，停用抗高血压药物后血压升高者。②特别要注意的是，有的原发性高血压患者可合并继发性高血压；或者有的继发性高血压患者由于原发疾病发现较晚，长期血压控制不佳，内分泌激素紊乱导致心脑肾特别是血管病理变化，这些病理变化就是导致高血压的发生机制。这两种继发性高血压的原发疾病进行病因治疗后患者的血压也不会降至正常，但会明显下降或应用常规剂量 1～2 种抗高血压药物治疗后血压得到有效控制，特别是患者的相关实验室检查指标恢复正常。③继发性高血压原发疾病由于术前诊断不明确或手术适应证掌握有偏差，术后血压无变化甚至仍然难以控制，特别是患者的内分泌功能异常情况也没有得到纠正，这种现象属于治疗针对性不正确导致的治疗不佳，不属于继发性高血压复发。

（二）对继发性高血压复发诊断的意义

继发性高血压各原发疾病经过治疗后复发的诊疗关系到患者原发疾病的处理，直接影响患者血压控制、心血管疾病的防治结果，应进行研究分析，重视其诊断与处理。因此，研究继发性高血压复发的诊断意义重大。

1. 利于继发性高血压的早发现、早诊断、早治疗　可以去除原发疾病（病因），使血压能得到根治的继发性高血压也应在疾病早期接受相应处理，这样才能达到最佳效果。例如，急性肾小球肾炎、IgA 肾病能早发现、早诊断并及时接受治疗，就能避免慢性肾脏病的发生。

2. 利于继发性高血压的精准治疗　对于手术可治愈的继发性高血压原发疾病（病因），一定要手术治疗；而对于药物治疗原发疾病者，一定要及时、足量、全程治疗。例如，甲状腺功能亢进症患者，抗甲状腺治疗要积极、足量和全程才能预防复发；对于只能使用抗高血压药物治疗的患者，也应针对这些疾病导致的病理生理改变选用合适的抗高血压药物并坚持长期治疗。

3. 利于开拓新的治疗方法　对于继发性高血压原发疾病的治疗，临床医师应注重采用相应的病因治疗，所以各种手术、介入和药物的开发及应用有很广阔的前景，但由于继发性高血压原发疾病患者接受这些治疗方案后的复发问题，导致人们对治疗方法的适应证与手术技巧存在争议，故应严格把握适应证和手术范围。

4. 利于重视随诊观察　正是由于继发性高血压患者经过特异性治疗后仍有复发的可能，提示各级医疗机构的各位医师对于接受根治方法治疗的继发性高血压患者，不要因为手术能使病因去除就放松警惕，一定要指导患者坚持健康生活方式，以预防疾病复发，同时能在随诊观察中及时发现与处理复发疾病，使患者的血压长期保持正常水平。

（三）如何确定继发性高血压复发

在临床工作中，因为没有明确诊断复发的标准，特别是每一类继发性高血压的治疗措施多，而且有特异性，诊断继发性高血压复发难度较大。当某一继发性高血压的某一病因分类患者接受了对该分类治疗效果欠佳的治疗方案后，原发疾病不能治愈，往往被人们认定为复发。本章以原醛症治疗后的效果为例，帮助医师认识如何分析继发性高血压的复发，以及如何做出正确诊断。

如前述，原醛症患者病因分类复杂，而且这些不同病因分类的原醛症患者所接受的处理方法各异。对于原醛症本身的处理包含继发性高血压原发疾病的各种治疗措施：①针对原醛症病因治疗；②抗高血压药物治疗；③对症治疗和心脑肾的保护。目前诊断原醛症的方法多而复杂，有些还要求严格的设备条件和复杂的技术水平，所以诊断难度大，具体的病因分类准确度难以把握。由于治疗方法的特殊性，易导致患者血压控制情况不一，对手术治疗者术后血压控制结果不一。控制不好者常被误称为“复发”，临床医师有时还会把这种复发情况与残留的肾上腺组织联系在一起分析。

对原醛症患者行肾上腺外科手术治疗时，是否保留残余肾上腺组织或只对肾上腺皮质醛固酮分泌腺瘤瘤体进行剜除而保留肾上腺组织的问题长期存在争论，而争论的焦点是原醛症复发问题。所以论证清楚原醛症患者手术后复发的有无或可能性的大小，不仅能更好地为患者提供科学的外科手术治疗方案，而且可为今后研发开拓肾上腺疾病新的治疗方法和技术提供临床依据。按照继发性高血压诊断原则，应在明确诊断继发性高血压原发疾病（病因）后，明确手术治疗适应证。这和单纯泌尿外科专家发现肾脏和肾上腺病变按照外科诊疗规范决定治疗方案是有区别的。就原醛症患者接受手术治疗来说，术前准备必须具备以下条件：①定性、定位和定因诊断明确；②有明确手术的病因类型，醛固酮瘤、原发性肾上腺增生及特醛症中的单侧肾上腺结节样增生患者可接受手术治疗；③患者能耐受手术，有接受手术的意愿。

上述有手术指征的原醛症患者在接受手术后，达到下列标准就认为手术成功：①血压恢复正常或明显下降（收缩压下降 10～20mmHg，舒张压下降 5～10mmHg）；②顽固性高血压变成容易控制的高血压；③患者原醛症症状消失或明显改善；④血钾恢复正常；⑤血浆肾素水平和醛固酮浓度恢复正常。有些原醛症患者术后血压未降，但血钾恢复正常，顽固性高血压变成容易控制的高血压，这也可考虑为手术成功。在符合上述条件又接受了手术治疗的原醛症患者中，血压再次升高或较术前升高 10～20/5～10mmHg，在术后残余肾上腺组织再次出现腺瘤或增生、血钾降低、血浆肾素水平降低和醛固酮浓度升高者，才能定为术后复发。

从目前文献来看，有手术适应证的原醛症患者无论是接受肾上腺部分切除还是全切，尚未看到符合上述复发条件的报道。有观察表明，醛固酮瘤术后血压正常及显著改善者占 80%～99%[20, 21]，血钾全部恢复正常。但有些原醛症患者手术治疗效果不佳，这可能是由于部分患者术前分型不正确[22]。对于特醛症患者，即使接受手术治疗，术后治愈率仍低，即使血压降至正常或明显缓解者，血压再次升高的比例也高。Funder 等报道特醛症患者术后高血压治愈率在 19%[23]。吴瑜璇等报道肾上腺结节摘除或部分切除术后复发率为 80%[24]。在术前用分侧肾上腺静脉取血（adrenal vein sampling，AVS）检查判定为单侧醛固酮瘤的原醛症患者中同样存在，可能与 AVS 检查结果的判定有误有关[25, 26]。一项对 1036 例原醛症患者的 meta 分析表明，接受肾上腺部分切除的患者尽管无效率高于肾上腺全切，但差异无统计学意义[27]。因此，对于有原醛症手术适应证的患者采用肾上腺全切除术的依据不充分。笔者建议，对于原醛症患者治疗方法的选择应重视对残余肾上腺组织的保留，我们应积极关注这个问题，继续做好临床观察和总结。

（余振球）

参考文献

[1] 余振球，王锦纹，马琳琳. 肾球旁细胞瘤 110 例诊断资料汇总分析和典型病例介绍[J]. 中华高血压杂志，2018，26：693-697.

[2] 李南方. “丝绸之路”血压健康的守护者——新疆自治区人民医院高血压中心、新疆高血压研究所[J]. 中华高血压杂志，2020，28（6）：595-597.

[3] Schwartz GL. Screening for adrenal-endocrine hypertension：Overview of accuracy and cost-effectiveness[J]. Endocrinol Metab Clin North Am，2011，40（2）：279-294.

[4] Tziomalos K. Secondary hypertension：Novel insights[J]. Curr Hypertens Rev，2020，16（1）：11.

[5] O'Shea PM, Griffin TP, Fitzgibbon M. Hypertension：The role of biochemistry in the diagnosis and management[J]. Clin Chim Acta，2017，465：131-143.

[6] Siddiqui MA，Mittal PK，Little BP，et al. Secondary hypertension and complications：Diagnosis and role of imaging[J]. Radiographics，2019，39（4）：1036-1055.

[7] Williams B，Mancia G，Spiering W，et al. 2018 ESC/ESH Guidelines for the management of arterial hypertension[J]. Eur Heart J，2018，39（33）：3021-3104.

[8] Rossi GP，Bisogni V，Rossitto G，et al. Practice recommendations for diagnosis and treatment of the most common forms of secondary hypertension[J]. High Blood Press Cardiovasc Prev，2020，27（6）：547-560.

[9] Rivas AM，Pena C，Kopel J，et al. Hypertension and hyperthyroidism：Association and pathogenesis[J]. Am J Med Sci，2021，361（1）：3-7.

[10] Helfand M. Screening for subclinical thyroid dysfunction in nonpregnant adults：A summary of the evidence for the U. S. Preventive Services Task Force[J]. Ann Intern Med，2004，140（2）：128-141.

[11] 中华医学会内分泌学分会肾上腺学组. 嗜铬细胞瘤和副神经节瘤诊断治疗专家共识（2020 版）[J]. 中华内分泌代谢杂志，2020，36（9）：737-750.

[12]《中国高血压防治指南》修订委员会. 中国高血压防治指南 2018 年修订版[J]. 心脑血管病防治，2019，19(1)：1-44.

[13] Zuber SM，Kantorovich V，Pacak K. Hypertension in pheochromocytoma chromocytoma：Characteristics and treatment[J]. Endocrinol Metab Clin North Am，2011，40（2）：295-311.

[14] 罗邦尧. 肾上腺疾病诊断与治疗学[M]. 上海：上海科技教育出版社，1995.

[15] Rossi GP，Bernini G，Caliumi C，et al. A prospective study of the prevalence of primary aldosteronism in 1，125 hypertensive patients[J]. J Am Coll Cardiol，2006，48（11）：2293-2300.

[16] Mulatero P，Stowasser M，Loh KC，et al. Increased diagnosis of primary aldosteronism，including surgically correctable forms，in centers from five continents[J]. J Clin Endocrinol Metab，2004，89（3）：1045-1050.

[17] Modi K, Padala SA, Gupta M. Contrast-Induced Nephropathy[J]. In StatPearls：StatPearls Publishing, 2021.

[18] 刘之荷，万辛. 造影剂肾病的分子影像学诊断和防治进展[J]. 分子影像学杂志，2021，44（4）：718-724.

[19] Plouin PF, Amar L, Dekkers OM, et al. European Society of Endocrinology Clinical Practice Guideline for long-term follow-up of patients operated on for a phaeochromocytoma or a paraganglioma[J]. Eur J Endocrinol，2016，174（5）：G1-G10.

[20] Kim RM，Lee J，Soh EY. Predictors of resolution of hypertension after adrenalectomy in patients with aldosterone-producing adenoma[J]. J Korean Med Sci，2010，25（7）：1041-1044.

[21] Tresallet C, Salepcioglu H, Godiris-Petit G, et al. Clinical outcome after laparoscopic adrenalectomy for primary hyperaldosteronism：The role of pathology[J]. Surgery，2010，148（1）：129-134.

[22] 马建强，李平，张敏，等. 原发性醛固酮增多症手术预后及影响高血压改善的相关因素分析[J]. 中华内分泌代谢杂志，2016，32（3）：201-205.

[23] Funder JW, Carey RM, Fardella C, et al. Case detection, diagnosis, and treatment of patients with primary aldosteronism：An endocrine society clinical practice guideline[J]. J Clin Endocrinol Metab，2008，93（9）：3266-3281.

[24] 吴瑜璇，祝宇. 特发性醛固酮增多症手术是否必要?[J]. 中华内分泌代谢杂志，2005，（5）：475-476

[25] Zarnegar R，Young WJ，Lee J，et al. The aldosteronoma resolution score：Predicting complete resolution of hypertension after adrenalectomy for aldosteronoma[J]. Ann Surg，2008，247（3）：511-518.

[26] Ishidoya S，Kaiho Y，Ito A，et al. Single-center outcome of laparoscopic unilateral adrenalectomy for patients with primary aldosteronism：Lateralizing disease using results of adrenal venous sampling[J]. Urology，2011，78（1）：68-73.

[27] 肖维仁，王敏捷，薛永平，等. 保留肾上腺手术与肾上腺全切除术治疗醛固酮腺瘤疗效比较的 meta 分析[J]. 解放军医学杂志，2017，42（5）：432-438.

第74章 伴低钾血症高血压的诊断与评估

钾是人体不可缺少的常量元素，血清钾的正常参考值范围为 3.5～5.5mmol/L。一般来说，血清钾＜3.5mmol/L 即为低钾血症，其中 3.0～3.4mmol/L 为轻度低钾血症，2.5～2.9mmol/L 为中度低钾血症，而＜2.5mmol/L 为重度低钾血症。在某些情况下，血清钾＜4.0mmol/L 仍然需按照低钾血症来处理。低钾血症通常情况下无症状，但可能伴有严重的不良后果[1, 2]。

临床上，伴低钾血症高血压可能是两种不同疾病状态的重叠（如高血压合并糖尿病），或者是原发性高血压患者高盐饮食、不适当使用利尿剂（并列关系），也可以是同一种疾病的多种表现（相关关系）。若低钾血症、高血压是同一种疾病，其病因十分复杂导致诊断困难，既涉及肾素-血管紧张素-醛固酮系统（RAAS），又涉及甲状腺功能等内分泌系统，还包括肾上腺、肾脏疾病，甚至部分为单基因遗传性高血压疾病，故早期明确诊断、针对病因治疗对改善预后都有着重要的意义[3]。另外，从某种意义上说，伴低钾血症高血压的诊断思路是从事高血压诊疗工作医师的“必备技能”，掌握其评估流程可以为临床决策提供依据。

第一节　钾的正常生理代谢及低钾血症概述

一、钾的正常代谢与调控

（一）钾的生理功能与作用

钾离子（K^+）是体内重要的无机阳离子，K^+ 参与了细胞内代谢，具有维持细胞内容量、渗透压和酸碱平衡，维持神经、肌肉细胞膜的应激性，维持心肌功能等作用[4]。

1. 维持细胞新陈代谢　钾参与多种新陈代谢过程，与糖原和蛋白质的合成有密切关系。细胞内一些与糖代谢有关的酶类，如磷酸化酶和含巯基酶等必须在高浓度 K^+存在时才具有活性。糖原合成时有一定量 K^+进入细胞内，分解时则释出，蛋白质合成亦需一定量的 K^+。

2. 保持细胞静息膜电位　钾是维持神经和肌细胞膜静息电位的物质基础。静息膜电位主要取决于细胞膜对 K^+的通透性和膜内外 K^+浓度差。由于安静时细胞膜基本只对 K^+有通透性，随着细胞内 K^+向膜外的被动扩散，造成内负外正的极化状态，形成静息电位。此电位对神经肌肉组织兴奋性是不可缺少的。

3. 调节细胞内外的渗透压和酸碱平衡　由于大量 K^+储存于细胞内，不仅维持了细胞内液的渗透压和酸碱平衡，也因而影响了细胞外液的渗透压和酸碱平衡。

（二）钾的来源与排泄

正常钾主要来源于每天正常膳食摄入的蔬菜和肉类，钾的排泄主要通过肾脏、消化道、汗液等途径。

成人每天的钾摄入量可波动于 50～200mmol，机体必须有完善的排钾机制，以避免钾在体内潴留引发威胁生命的高钾血症。机体每天最低排钾量在 10mmol 以上，可达细胞外液总钾量的 1/4，因此在停止钾摄入或者钾摄入过少时，很快会导致钾缺乏或者低钾血症。

（三）钾的体内分布

正常人体内的含钾量为 50～55mmol/kg，其中 90%存在于细胞内，细胞内液 K^+浓度为 140～160mmol/L；1.4%总钾量存在于细胞外液中，骨钾约占总钾量的 7.6%，跨细胞液（消化液）约 1%；细胞外液 K^+浓度为（4.2±0.3）mmol/L。

（四）钾平衡的调节

人体通过食物摄入、细胞内外钾的转移及肾脏对钾的排泄调节来维持钾的平衡；胰岛素、儿茶酚胺、醛固酮物质的分泌与代谢等因素均能引起血清钾的变化。

钾平衡有“多吃多排，少吃少排，不吃也排”的特点。机体对钾平衡的调节主要依靠两大机制，肾的调节和钾的跨细胞转移。一些特殊情况下，结肠也成为重要的排钾场所，或者经汗液排钾但通常量会很少。因此当血清钾下降时，钾仍然可排出，但会明显减少。

1. 肾对钾排泄的调节　肾排钾可大致分为三个部分：肾小球的滤过、近曲小管和髓袢对钾的重吸收、远曲小管和集合管对钾排泄的调节。钾可自由通过肾小球滤过膜，因此除非肾小球滤过率明显下降，肾小球滤过作用不会对钾的平衡产生影响。近曲小管和髓袢重吸收滤过钾量的 90%～95%，此时的吸收通常也无调节作用，即无论机体钾缺乏还是钾过多，该段肾小管对钾的重吸收率始终维持在滤过钾量的 90%～95%。面对不断变化的钾摄入量，机体主要依靠远曲小管和集合管对钾分泌和重吸收进行调节，从而维持体内钾的平衡。

（1）远曲小管、集合管调节钾平衡的机制：根据机体钾平衡状态，远曲小管、集合管既可向小管液中分泌排出钾，在极端高钾膳食情况下，分泌排出的钾量甚至可超过肾小球滤过的排钾量；也可重吸收小管液中的钾，最低使终尿中的钾排出量降至肾小球滤过量的 1%以下。

1）远曲小管、集合管的钾分泌机制：正常情况下，约有 1/3 的尿钾是由远曲小管和集合管分泌的。钾分泌由该段小管上皮的主细胞完成。主细胞基底膜面 Na^+-K^+泵（Na^+-K^+- ATP 酶）将钠泵入小管间液，而将小管间液钾泵入主细胞内，由此形成主细胞内钾浓度升高，驱使钾被动弥散入小管腔中。主细胞的管腔面胞膜对钾具有高度的通透性。影响主细胞钾分泌的因素通过以下三方面调节钾的分泌：①影响主细胞基底膜面的 Na^+-K^+泵活性；②影响管腔面胞膜对钾的通透性；③改变从血到小管腔的钾的电化学梯度。

2）集合管对钾的重吸收机制：由于正常膳食含有较丰富的钾，一般情况下远曲小管和集合管对钾平衡的主要功能是泌钾。只在摄钾量明显不足的情况下，远曲小管和集合管才显示出对钾的净吸收。该段小管对钾的重吸收主要由集合管的闰细胞执行，闰细胞管腔面分布有质子泵（H^+-K^+-ATP 酶），向小管腔中泌 H^+而重吸收钾。钾缺乏时，闰细胞肥大，腔面胞膜增生，对钾的重吸收能力也会增强。

（2）影响远曲小管、集合管排钾的调节因素

1）细胞外液的钾浓度：细胞外液钾浓度升高，可明显增加远曲小管和集合管的泌钾速率，因其对主细胞泌钾的三个调节机制都有促进作用：①细胞外液钾浓度升高可刺激 Na^+-K^+泵活性；②增大管腔面胞膜对钾的通透性；③降低肾间质液钾浓度与小管细胞内液钾浓度之差，从而也减少小管细胞内液钾向肾间质的返漏。

2）醛固酮：具有显著的促排钾功效，使 Na^+-K^+泵的活性升高，并增加主细胞腔面胞膜对钾的通透性。血钾升高可直接刺激肾上腺皮质分泌醛固酮，从而产生反馈调节作用。

3）远曲小管的原尿流速：远曲小管原尿流速增大可促进钾排泄，因加快的流速可迅速移去从小管细胞泌出的钾，降低小管腔中钾浓度，利于 K^+的进一步泌出。

4）酸碱平衡状态：H^+浓度升高可抑制主细胞的 Na^+-K^+泵，使主细胞的泌钾功能受阻。

因此，急性酸中毒时肾排钾减少，碱中毒时肾排钾增多。但慢性酸中毒患者却显示尿钾增多，其原因为慢性酸中毒可使近曲小管的水钠重吸收受抑制，从而使远曲小管的原尿流速增大，该作用可超过 H^+对远曲小管集合管主细胞 Na^+-K^+泵的抑制作用，从而出现慢性酸中毒时肾排钾反增多的现象。

2. 钾的跨细胞转移 血浆钾浓度范围虽然仅为（4.2±0.3）mmol/L，但由于它与静息膜电位及许多重要生命功能密切相关，机体对快速变动钾负荷的首要调节目标即维持血浆钾浓度的恒定，这主要依靠细胞内外钾的转移来实现。由于细胞内液含有丰富钾，并具有迅速吸纳大量钾的储备能力。因此，通过钾在细胞内外的转移可迅速、准确维持细胞外液钾浓度。调节钾跨细胞转移的基本机制被称为泵-漏机制。“泵”指的是 Na^+-K^+泵，即将钾逆浓度差摄入细胞内；“漏”指的是钾顺浓度差通过各种钾通道进入细胞外液。

影响钾的跨细胞转移的主要因素。

（1）细胞外液的钾浓度：细胞外液钾浓度升高可直接激活 Na^+-K^+泵的活性，且长期接受高钾负荷的动物，其细胞 Na^+-K^+泵活性升高，甚至可耐受足以使正常动物致死的静脉内快速给钾。

（2）酸碱平衡状态：酸中毒促进钾移出细胞内，而碱中毒作用则正好相反。每 0.1 单位的 pH 变化约引起 0.6mmol/L 的血浆钾变化。但不同类型的酸碱失衡，该值可有相当的差异。该作用不能以简单 H^+-K^+跨细胞交换解释，其可能机制是酸碱失衡引起膜对钾通透性的改变。

（3）胰岛素：胰岛素直接刺激 Na^+-K^+-ATP 酶的活性，促进细胞摄钾，且该作用不依赖于葡萄糖的摄取。血清钾浓度升高也可直接刺激胰岛素的分泌，从而促进细胞摄钾。

（4）儿茶酚胺：β 受体激活，通过 cAMP 机制激活 Na^+-K^+泵，促进细胞摄钾；而 α 受体的激活则促进钾自细胞内移出。肾上腺素可激活 α 和 β 两种受体的活性，其净作用表现为先引起短暂（1～3min）的高钾血症，继之较持续的血清钾浓度轻度下降。α 受体激动剂去氧肾上腺素则可引起持续而明显的血清钾升高，在运动和静脉输注钾时更明显。

（5）渗透压：细胞外液渗透压急性升高促进钾自细胞内移出。细胞外液高渗引起水向细胞外移动时将钾也带出；且高渗引起细胞脱水使细胞内钾浓度升高，也促进钾外移。

（6）运动：反复的肌肉收缩使细胞内钾外移，而细胞外液的钾浓度升高可促进局部血管扩张，增加血流量，利于肌肉活动。运动引起的血清钾升高通常是轻度的，但极剧烈运动时血清钾升高也可非常迅速而明显，如极限量运动时，血清钾可在 1min 内升至 7mmol/L。

（7）机体总钾量：机体总钾量不足或增高也引起机体钾跨细胞分布的改变。一般来说，机体总钾量不足时，细胞外液钾浓度下降比例大于细胞内液的钾浓度下降比例。须注意的是，从绝对量上，细胞内液钾丢失量仍明显大于细胞外液失钾量，但细胞外液钾浓度下降量更显著；反之，体内总钾量过多时，通常也表现为细胞外液钾浓度相对较明显升高。

3. 结肠的排钾功能 正常时，摄入钾的 90%由肾脏排出，约 10%由肠道排出。该部分钾主要由结肠上皮细胞以类似于远曲小管上皮主细胞泌钾的方式向肠道分泌，因此结肠泌钾量亦会受醛固酮的调控。在肾衰竭肾小球滤过率明显下降的情况下，结肠泌钾量可达摄钾量的 1/3（34%），成为重要的排钾途径。

4. 经汗液失钾途径 经汗液的排钾量通常很少，平均约为 9mmol/L。然而，炎热环境、重度的体力活动也可经皮肤丢失相当数量的 K^+。

二、低钾血症的病因概述

低钾血症的临床表现包括肌无力、口渴、多饮、夜尿增多、精神不振等，心电图可见心律失常、心动过速、U 波。这些表现取决于低钾血症发生速度、程度和细胞内外钾浓度异常的程度。慢性、轻型低钾血症，症状轻或无症状，而迅速发生的重型低钾血症往往症状很重，甚至致命[5]。

低钾血症的病因繁多，总体可归纳为三种情况，即摄入不足、分布异常及排出过多[6]。

（一）钾摄入不足

人体的钾元素大都来自食物，故正常饮食习惯都不会导致机体钾缺乏，但当出现消化道梗阻、昏迷、术后长时间禁食、神经性厌食，同时又没有静脉补钾或补钾不够时，就会出现低钾。日摄钾＜20～30mmol（800～1200mg），在 1 周左右产生轻度钾缺乏，多见于伴神经性厌食的原发性高血压患者[7]，也偶见于刻意节食减肥的原发性高血压患者。值得一提的是，肾脏具有保钾（肾小管重吸收）功能，故一定时间及程度上的钾摄入不足可由肾脏“代偿”。一般情况下，当血清钾＜3.5mmol/L 时，24h 尿钾＜25mmol/L；当血清钾＜3.0mmol/L 时，24h 尿钾＜20mmol/L；当血钾＜2.5mmol/L 时，24h 尿钾＜15mmol/L。高血压患者单纯钾摄入不足，造成的低钾血症和钾缺乏通常并不严重。

（二）钾分布异常

钾的跨细胞分布异常指由调节泵漏机制的因素导致细胞内及细胞外离子分布异常，继而导致的低钾血症，通常只引起低钾血症而并不引起钾缺乏。常见的病因：①糖原合成增强，如大量应用胰岛素纠正糖尿病酮症酸中毒时。②急性碱中毒。③使用 β 受体激动剂如雾化用沙丁胺醇，钾转移到细胞内导致低钾血症。④其他导致分布异常的情况，如钡中毒、粗制棉籽油中毒（主要毒素为棉酚），引起钾通道阻滞使钾自细胞外排出受阻。⑤还有低钾血症型周期性麻痹、甲状腺功能亢进症型周期性麻痹、快速细胞生长（如贫血治疗纠正过快）等。

（三）钾排出过多

钾的过度丢失包括经肾脏和肾脏外 2 个途径，且肾脏途径是成人低钾血症的主要原因。

1. 经肾脏途径过度失钾 临床上多见于药物（长期大量使用利尿剂、庆大霉素、两性霉素 B、阿莫西林等）、肾上腺皮质激素过多（库欣综合征、原发性醛固酮增多症或继发性醛固酮增多症）、先天性遗传性肾脏病变（Liddle 综合征、库欣综合征等）、与高渗透性利尿有关的疾病（高血糖）、肾脏重吸收功能障碍（肾小管缺陷）、低镁血症等。

低镁血症常合并钾缺失的发生，临床上若同时存在低钾血症和低镁血症，要高度警惕 Gitelman 综合征可能[8]。镁缺乏使细胞摄氧能力下降，Na^+-K^+-ATP 酶活性下降，细胞外钾不能充分转入细胞内，极易失钾。镁是 Na^+-K^+泵的激动剂，缺镁时肌细胞 Na^+-K^+泵功能低下，可在正常血钾浓度下使钾内流，导致肾脏保钾功能减退，使大量钾从尿液中丢失，出现细胞内钾缺乏，这可能也是同时发生镁钾缺乏患者单纯补钾不易纠正钾缺乏的机制。此外，髓袢升支重吸收钾有赖于 Na^+-K^+泵的活动，缺镁时此段小管的钾重吸收减少，尿钾损失增多。因此当难治性低钾血症伴低血镁时，务必在补钾的同时补镁[9]。常见肾性失钾疾病的鉴别诊断见表 6-74-1。

表 6-74-1 常见肾性失钾疾病的鉴别诊断

	原发性醛固酮增多症	Liddle 综合征	肾动脉狭窄/肾球旁细胞瘤	库欣综合征	Gitelman/Batter 综合征	肾小管酸中毒
血钾	↓	↓	↓	↓	↓	↓
血压	↑	↑	↑↑	↑	—	↑—
肾素	↓	↓	↑↑	↓	↑	—
醛固酮	↑↑	↓	↑	—	↑	↑
尿钾	↑	↑	↑	↑	↑	↑
血 pH	↑	↑	↑	↑	↑	↓

注：↑. 升高；↓. 降低；—. 正常。

2. 经肾外途径过度失钾

（1）经消化道失钾：是临床上最常见的原因，包括严重腹泻、剧烈呕吐、胃肠减压、肠瘘、绒毛膜腺瘤等大量体液丢失等情况。因消化液富含钾，且丢失消化液引起容量缺失，但这不是直接原因。由于大量钾是经肾脏随尿液排出，呕吐等大量体液丢失情况可致血容量减少，并引发继发性醛固酮（保钠、保水、排钾）增多，进而促进肾脏排钾。

（2）经皮肤失钾：见于大量出汗时，如在炎热环境下剧烈体力活动，排汗量达每日 10L 以上，累积钾缺乏量可在 7～10 天达 500mmol，为机体总钾量的 1/8～1/7。

（3）血液透析失钾：患者在血液透析过程中容易造成 K^+流失。

第二节　伴低钾血症高血压的常见原因及机制

伴低钾血症高血压的原因是多方面的：原发性高血压的低钾血症主要与高钠饮食、排钾利尿剂类抗高血压药物有关。当原发性高血压合并糖尿病时，高血糖、高胰岛素血症、糖尿病酮症酸中毒也会引起低钾血症。上述情况针对病因处理并给予补钾治疗是有效的；而继发性高血压发生低钾血症时，往往与部分特殊内分泌疾病、单基因高血压、肾脏疾病有关，需完善检查进一步评估，并明确继发性高血压的原因。

一、原发性高血压合并低钾血症（并列关系）

（一）高盐饮食

高盐摄入导致的低钾血症是血钾分布异常类型（需确定）。

由于高盐饮食摄入导致原尿中钠离子浓度升高，在远端肾小管钠离子可进入肾小管上皮细胞内，通过底端侧膜上的 Na^+-K^+泵交换，钠离子进入血液循环中引起高血压，组织间液中的钾进入肾小管上皮细胞内，然后溢出到肾小管管腔内增加钾的排泄，导致低钾血症[10]。

（二）使用利尿剂

利尿剂引起的低钾血症是临床常见的可能危及生命的药物不良反应。其临床表现无特异性，可能无症状，也可能会出现致命的心律失常[11]。高血压患者常常使用利尿剂，如氢氯噻嗪、呋塞米、吲达帕胺，中药复方制剂，如复方降压片、复方罗布麻片、北京降压 0 号或珍菊降压片等，这些均含有利尿成分，在降低血压的同时也会导致低钾血症；牛黄降压片引起腹泻可造成低钾血症。利尿剂导致低钾血症的机制包括：①利尿剂会引起远端的肾流速增加；②利尿后容量减少，继发性醛固酮分泌增多；③利尿引起的氯缺失，而氯缺失时远端肾单位的钾分泌持续增多。

使用利尿剂导致的低钾血症是经肾脏途径排出过多的失钾类型，但使用排钾利尿剂导致的低钾血症，其复杂性一方面可能是由药物引起一过性低钾血症（通常停利尿剂或者适当补充就可恢复正常），另一方面可能是继发性高血压的重要线索（通常使用利尿剂就出现，甚至是严重致命的低钾血症）。

（三）合并糖尿病

不论是糖尿病酮症酸中毒，还是非糖尿病酮症酸中毒，都属于血钾分布异常与高渗透性利尿导致肾脏失钾的混合类型低钾血症。

1. 糖尿病酮症酸中毒（DKA）　高血压合并糖尿病患者，在各种病因下出现 DKA 时极易发生低钾血症[8]。其原因为：①DKA 时由糖原和蛋白质分解引起细胞内钾释出，同时肾小球滤液中葡萄糖浓度增高，产生渗透性利尿，使钾排出增多。②DKA 发生酸中毒，钾由细胞内转移至细胞外，经肾小管与氢竞争排出。同时补充碱性溶液造成急性碱中毒，使细胞外钾进入细胞内，出现血清钾降低（细胞外液 pH 每升高 0.1，血清钾浓度下降 10%～15%）。③纠正 DKA 时给予大剂量胰岛素使糖原合成增强，钾随着葡萄糖进入细胞合成糖原，消耗大量钾。

2. 非糖尿病酮症酸中毒（non-DKA）

（1）高血糖：①由于肾小管内葡萄糖浓度增多产生渗透性利尿，导致低钾血症。②过度利尿后有效循环血量下降，刺激 RAAS，促进排钾保钠的作用，导致低钾血症。③血糖升高刺激胰岛素释放和肾上腺素大量分泌，均使细胞外钾进入细胞内，导致低钾血症。

（2）胰岛素抵抗：是高血压合并糖尿病的病理生理基础。早期普遍存在高胰岛素血症，胰岛素有合成糖原及活化细胞膜上 Na^+-K^+-ATP 酶的作用，两者均可使细胞外钾大量向细胞内转换，产生血清钾降低。

（3）胰岛素的应用：外源性胰岛素可使 K^+向细胞内转运，导致低钾血症，但最多仅能使血清钾下降 30%。

二、继发性高血压合并低钾血症（相关关系）

继发性高血压合并低钾血症，通常是肾脏途径失钾的类型。

（一）内分泌系统疾病

内分泌系统疾病与低钾血症密切相关。从垂体、甲状腺到肾上腺的相关疾病都有可能导致低钾血症。其中，以肾上腺皮质分泌的盐皮质激素过多（原发性醛固酮增多症）、部分糖皮质激素过多（库欣综合征）、甲状腺功能亢进症等情况常见。

1. 原发性醛固酮增多症（简称原醛症）　是指肾上腺皮质自主分泌过量的醛固酮，伴或不伴肾上腺增粗/结节/腺瘤，导致体内潴钠排钾，血容量增多，血浆肾素水平受抑制的临床综合征。原醛症可以出现低钾血症，主要是由于醛固酮潴钠排钾作用，导致低钾血症，是最常见的低钾血症高血压原因。但需说明的是，仅 9%～37%的原醛症患者有低钾血症，低钾血症不是诊断原醛症的必要条件。但对于高血压的同时出现无明显诱因低钾血症者，或服用利尿剂后血钾降至 3.0mmol/L、合用补钾剂或停用利尿剂仍不能纠正低血钾者，应高度怀疑原醛症[11-14]。

2. 库欣综合征（CS）　又称皮质醇增多症，过去曾称为柯兴综合征，是由多种原因引起的肾上腺皮质长期分泌过多糖皮质激素的临床症候群，也称为内源性库欣综合征。CS 高发年龄为 20～40 岁，男女发病率之比约为 1∶3。按其病因可分为促肾上腺皮质激素（ACTH）依赖型和非依赖型两种。CS 主要表现为满月脸、多血质外貌、向心性肥胖、痤疮、紫纹、高血压、继发性糖尿病和骨质疏松等。此外，长期应用大剂量糖皮质激素或长期酗酒也可引起类似库欣综合征的临床表现，称为外源性/药源性/类库欣综合征[15]，临床上要注意副癌性库欣综合征是难治性低钾血症的原因之一[16]。

3. 毒性弥漫性甲状腺肿（Graves 病，GD）　GD 是甲状腺功能亢进引起高血压的重要原因，对于年轻、心率快、使用常规抗高血压药物血压仍然控制不理想的患者，重视排查其是否患有甲状腺功能亢进，以免其病情误诊或漏诊；当然，除甲状腺功能亢进性高血压外，也存在原发性高血压合并甲状腺功能亢进情况，常因原发疾病症状而被忽略，尤其是老年患者，甲状腺功能亢进症状不典型而易被漏诊，应予以高度重视。GD 合并周期性麻痹是甲状腺功能亢进性肌病的一种类型，多见于亚洲国家，我国和日本的发病率为 1.8%～8.8%，西方国家较少见，好发于 20～40 岁的青壮年男性，男女比例约为 70∶1[17]。GD 合并周期性麻痹发作时血钾过低，以下肢对称性麻痹为多见。GD 出现低钾血症可能是由于过多的甲状腺激素刺激细胞膜 Na^+-K^+泵活性，使钾内流而出现血清钾浓度降低。

（二）单基因高血压

单基因高血压在临床上罕见，但除 Gordon 综合征外，绝大部分的单基因高血压都属于低钾血症高血压的范畴。由于类盐皮质激素合成增多，通过醛固酮合成中间产物 11-去氧皮质酮（DOC）、皮质酮及糖皮质激素等发挥类似醛固酮的作用，主要见于先天性肾上腺皮质增生症，包括 11β-羟化酶缺乏症（11β-OHD）、17α-羟化酶缺乏症、表观盐皮质激素增多症、DOC 分泌瘤等疾病[18]。单基因高血压的临床诊断及鉴别诊断要点见表 6-74-2。

表 6-74-2 单基因高血压的鉴别诊断要点

继发性高血压	发病年龄	血浆肾素水平	醛固酮	K^+浓度	遗传方式	致病基因/因素及治疗药物
糖皮质激素可抑制的醛固酮增多症	20～30 岁	↓	↑	↓	常染色体显性	*CYP11B2* 嵌合 *CYP11B1* 基因 药物：地塞米松
Liddle 综合征	<30 岁	↓	↓	↓	常染色体显性	*SCNN1B*、*SCNN1G* 药物：阿米洛利、氨苯蝶啶
表观盐皮质激素过多症	儿童或成人	↓	↓	↓	常染色体隐性	*HSD11B2*，甘草 药物：螺内酯，补钾、限钠、激素纠正低钾
妊娠	<30 岁	↓	↓	↓	常染色体显性	*MR* 基因，禁止再妊娠及禁用螺内酯
Gordon 综合征，家族性高钾性高血压或Ⅱ型假性低醛固酮	<30 岁	↓	↓/-	↑	常染色体显性	*WNK1*、*WNK4* 药物：噻嗪类利尿剂非常有效
先天性肾上腺皮质增生	儿童或青春期	↓	↓/-	↓/-	常染色体隐形	*CYP11B1* *CYP17*

1. Liddle 综合征（Liddle syndrome，LS） 典型临床表现包括早发的中重度高血压、低钾血症、低血浆肾素水平，低或正常的血浆醛固酮浓度。因临床表现酷似原醛症，故又称为假性醛固酮增多症，但血浆醛固酮浓度偏低且螺内酯治疗无效。LS 临床表现受基因外显率和其他因素影响而差异较大，约 50%的患者存在高血压而血钾正常，另有患者血压正常而血钾偏低，亦有部分患者隐匿起病，血压及血钾水平均正常。LS 多为家族性，但也存在家族史阴性的散发病例。LS 在我国发病年龄≤40 岁的年轻高血压患者中的患病率约为 1%。在临床上，对于顽固性高血压合并低钾血症，螺内酯与其他抗高血压药物联合治疗无效时，应考虑 LS，且需完善遗传咨询及基因检测[19-21]。

2. 先天性肾上腺皮质增生症（congenital adrenal hyperplasia，CAH） 是由肾上腺皮质激素合成过程限速酶缺陷导致的相应症候群。其中，11β-羟化酶缺乏症、17α-羟化酶缺乏症可明确导致血压升高，前者引起 11-去氧皮质酮和 11-去氧皮质醇分泌增多，后者可引起 11-DOC 和皮质酮分泌增多，均可导致水钠潴留和排钾，从而引起高血压和低钾血症。

（1）11β-OHD：11β-OHD 指在肾上腺皮质类固醇激素合成过程中，11β-羟化酶先天性缺乏，干扰某些类固醇激素的合成，对下丘脑和腺垂体负反馈作用消失，导致腺垂体过量分泌 ACTH，刺激肾上腺皮质增生，造成肾上腺皮质激素分泌增加，引起高血压、低钾血症、高雄激素血症等一系列表现。遗传家系筛查、性别鉴定及相关基因检测都必不可少。

（2）17α-羟化酶缺陷症：是 CAH 罕见类型，仅占 1%。17α-羟化酶缺陷症是 *CYP17A1* 基因突变导致 17α-羟化酶活性降低，引起皮质醇与性激素显著减少，盐皮质激素生成增多。临床上出现儿童及青少年期高血压、低钾血症，尤其是青春期女性第二性征未发育、原发性闭经或男性假两性畸形的患者，家族中已有此病者，更应高度怀疑。

3. 糖皮质激素可抑制的醛固酮增多症（glucocorticoid-remediable aldosteronism，GRA） GRA 是由于11β-羟化酶基因和醛固酮合成酶基因发生不等交换，产生嵌合基因所致的常染色体显性遗传疾病。患者常有高血压、低钾血症、高血浆醛固酮浓度，以及肾素水平受抑制，用小剂量地塞米松治疗可以纠正患者的高血压及低钾血症。GRA 发生低钾血症与醛固酮过多有关。

GRA 为常染色体显性遗传疾病，占全部原醛症患者的比率不足 1%，其特征与常见原醛症极为相似，极易漏诊误诊，临床工作中应仔细甄别。

4. 表观盐皮质激素过多症（apparent mineralocortieoid excess，AME） AME 又称为拟盐皮质激

素增多，是常染色体隐性遗传病，临床罕见。AME 是 11β-HSD2 缺陷激活盐皮质激素受体，导致皮质醇大量蓄积出现盐皮质激素过多症状，而本身盐皮质激素水平却没有升高；AME 因水钠潴留引起严重低肾素型高血压及低钾血症。先天性 AME 是基因突变的常染色体隐性遗传病，获得性 AME 由甘草摄入过多或继发其他疾病引起[22]；临床上检测 24h 尿液皮质醇/氢化可的松可进行筛查和诊断，11β-HSD2 基因诊断是确诊 AME 的主要依据。

5. 家族性糖皮质激素抵抗　为常染色体显性遗传病，由 *NR3C1* 基因突变导致 GC 受体失活，有高皮质醇症表现但无库欣综合征特征，糖皮质激素部分或不完全敏感，可伴有高血压、低钾血症、低肾素和低醛固酮血症、代谢性碱中毒和肾上腺增生，以及雄激素过多等临床表现[23]。基因检测和遗传咨询在疾病诊断中有极其重要的作用。

（三）肾脏疾病

1. 肾球旁细胞瘤（juxtaglomerular cell tumor，JGCT）　又称肾素瘤[24]，是一种罕见的肾脏肿瘤疾病。本病好发于青少年（<30 岁），多数出现严重高血压、低钾血症，常伴左心室肥厚，但眼底病变轻。血浆肾素水平显著增高，且不受立、卧体位的影响，醛固酮浓度亦高，血管紧张素转换酶抑制剂及血管紧张素Ⅱ受体阻滞剂等多种抗高血压药物对 JGCT 有效，出现低钾血症与高肾素/高醛固酮血症有关。有报道约 63.41%的患者血清钾<3.0mmol/L，平均为 2.83mmol/L，而肾功能正常。因此临床上对于年轻的重度高血压、高肾素、高醛固酮血症、低钾血症而肾功能正常的患者，要考虑 JGCT 可能。

2. 肾动脉狭窄（renal artery stenosis，RAS）　是由多种病因引起的一种肾血管疾病，临床上主要表现为肾血管性高血压，部分患者因 RAAS 激活，肾脏途径钾排出过多而出现低钾血症。据估计，高血压人群中 RAS 患病率为 1%～3%，老年高血压人群中为 5%～10%，在继发性高血压人群可达 20%。精准评估并及时解除 RAS，单侧病变血管重新恢复通畅以后，高血压有可能被治愈，肾功能减退可逆转[25]。RAS 主要由动脉粥样硬化及纤维肌性发育不全引起，亚洲地区的患者还可由大动脉炎导致。动脉粥样硬化是 RAS 的最常见病因，约占 RAS 患者的 80%，主要见于老年人，而后两种病因则主要见于青年人，女性居多。因此对于 40 岁以上、有动脉粥样硬化高危因素者，结合影像学检查结果，首先考虑动脉粥样硬化导致的 RAS；对于 40 岁以下、无动脉粥样硬化高危因素者，尤其是女性患者，要考虑多发性大动脉炎或肾肌纤维发育不良引起的 RAS。

3. 肾小管疾病　是指一组以肾小管功能障碍为特征的肾脏病。临床表现为肾性糖尿、氨基酸尿或低分子量蛋白尿、电解质紊乱及酸中毒，伴或不伴肾小球滤过功能异常。肾小管疾病最常见的是肾小管酸中毒（renal tubular acidosis，RTA），本质上是肾小管泌氢障碍或肾小管碳酸氢根重吸收障碍，可由遗传性因素、肾实质性疾病或药物导致的肾损害所引起。RTA 分为 4 型：Ⅰ型，远端 RTA；Ⅱ型，近端 RTA；Ⅲ型，兼有Ⅰ型和Ⅱ型 RTA 特点；Ⅳ型，高血钾型 RTA。除Ⅳ型外，其他 RTA 均因肾小管重吸收功能缺陷而出现低钾血症。Ⅰ型又称远曲小管性酸中毒[26-27]，因集合管质子泵功能障碍使 H^+排泄和 K^+重吸收受阻，致酸潴留而导致钾的丢失。药物损害（如两性霉素 B[28]）可导致小管上皮对 H^+的通透性增加，加重酸中毒；Ⅱ型又称近曲小管性酸中毒，为近曲小管重吸收 K^+障碍所致。若再合并其他物质的重吸收障碍，则称为 Fanconi 综合征，除尿钾和 HCO_3^- 丢失过多外，还出现糖尿、氨基酸尿、磷酸盐尿等。

也有部分 RTA 患者血压正常，或是原发性高血压合并 RTA，当然更多的是肾功能不全高血压并发出现 RTA 的结果。

第三节　伴低钾血症高血压的评估内容与流程

低钾血症是一种临床常见的电解质紊乱，也是高血压患者常见住院原因，但很多医师由于缺乏临床思维，处理这类患者的流程和结果很散乱，有些医师则为患者做大量辅助检查，因此正确的临床诊疗思路对伴低钾血症高血压有着十分重要的意义。

一、评 估 内 容

低钾血症病因复杂，在临床上主要因钾摄入减少、钾分布异常、丢失增多（肾脏和肾外）引起。但上述机制对应的疾病谱非常广泛，临床医师一定要仔细了解患者的情况并进行判断。日常摄入不足和肾外失钾这两种情况比较容易判断，但肾性途径失钾和向细胞内转移失钾（分布异常）是诊断和评估的难点与重点，见图 6-74-1。

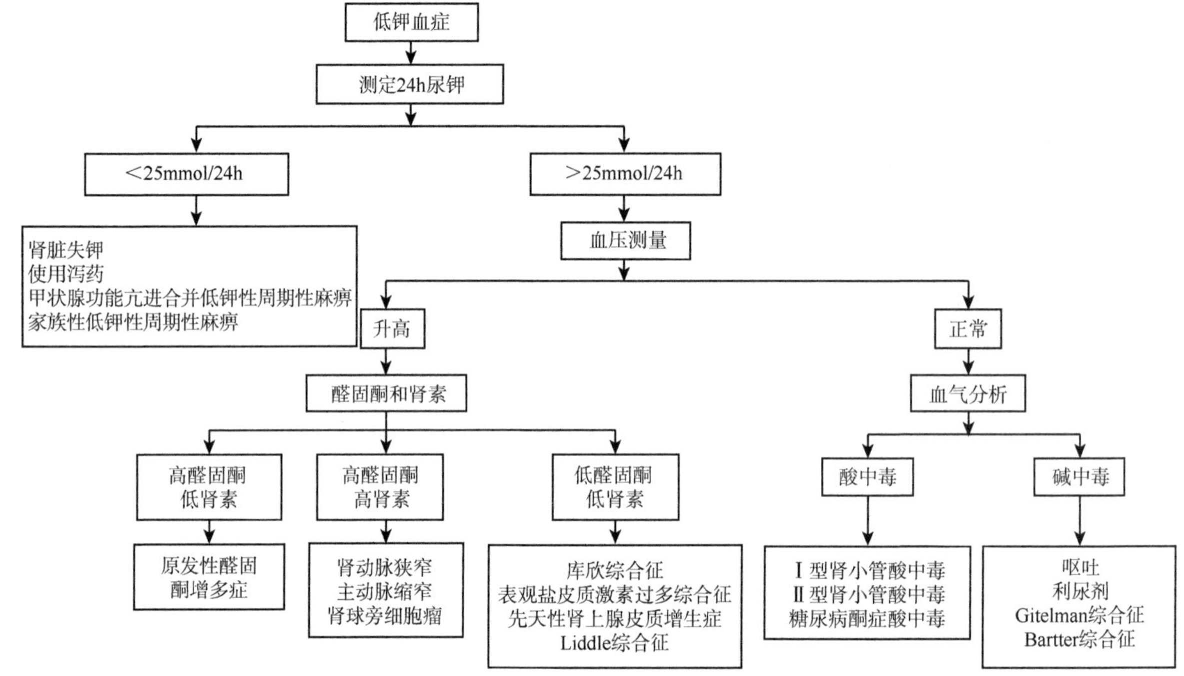

图 6-74-1　低钾血症鉴别诊断流程

从上述流程可以看出，不管是否使用利尿剂，临床上遇见高血压、低钾血症患者，务必要注意排除常见继发性高血压。若 24h 尿钾＞25mmol（血清钾＜3.5mmol/L）或尿钾浓度＞20mmol/L（血清钾＜3.0mmol/L）考虑肾脏途径失钾，需完善血浆醛固酮浓度和肾素水平来筛查高血压的病因；血浆醛固酮浓度和肾素水平的检测十分关键，不同水平对应不同继发性高血压疾病，要注意鉴别清楚；高血压合并低钾血症，结合 24h 尿钾，以及血醛固酮浓度/肾素水平，按图索骥来甄别继发性高血压的病因。需注意的是，不管低钾血症患者是否合并高血压，都需要进行血气分析检测：如果是低氯性碱中毒，要排除 Gitelman 综合征、Bartter 综合征可能，而高氯性碱中毒时要排除 RTA 可能。根据临床实践及近年的研究进展[1]，笔者认为，高血压患者不管是什么原因导致低钾血症，都需要进行仔细的鉴别诊断，现总结其诊断思路如下。

（一）临床评估

1. 病情评估　对于伴低钾血症的高血压，首先要评估患者是轻度失钾还是重度失钾，这是判断其严重程度的主要依据；其次要进一步判断患者是急性失钾还是慢性失钾，这是决定是否需要紧急处理的主要依据。

2. 病史采集　和低钾血症有关的病史采集包括以下内容。

（1）有无钾摄入减少的病史：如昏迷、消化道梗阻、长期厌食、禁食等。

（2）有无经胃肠道及皮肤丢失钾的病史：如呕吐、腹泻、胃肠引流、大面积烧伤、高热等。

（3）有无使用特殊药物史：如利尿剂、泻药、减肥药、糖皮质激素、胰岛素、大量输注葡萄糖、补钠或者钠摄入过多、长期服用复方甘草片等；同时要注意有无过多、过快补液而未及时补钾，有无治疗贫血等情况。

（4）有无慢性肾脏疾病或恶性高血压、肝硬化腹水、心力衰竭等病史。

如果上述情况均无，则接下来需结合检查结果，重点排查肾脏疾病和内分泌疾病引起的肾脏失钾，筛查继发性高血压病因。

3. 体格检查　观察患者有无向心性肥胖、皮肤紫纹，这提示皮质醇增多症；有无心率增快、甲状腺肿大及突眼，这提示 Graves 病；若患者缺乏第二性征，要考虑 17α-羟化酶缺乏症。

（二）辅助检查

首先需要说明的是，测定血钾可取血浆或血清，但血清钾通常会比血浆钾高约 0.4mmol/L，这主要是由凝血过程中血小板释放一定量的 K^+ 所致；另外，当白细胞大于 50×10^9/L 时，血标本常温下保存 1h 以上，K^+会被白细胞大量摄取，从而导致假性低钾血症，因此临床需除外上述情况。

建议患者每次检测血钾的同时常规查肾功能（肾小球滤过率），而 24h 尿钾、动脉血气分析、血浆肾素水平-醛固酮浓度检测是伴低钾血症高血压病因筛查的核心。

1. 评估尿钾排泄　测量 24h 尿液中的钾排泄量是评估尿钾排泄量的最佳方法。通过测定 24h 尿钾，可以区分是肾钾流失（利尿剂治疗、原醛症）还是肾外失钾（胃肠道流失、跨细胞钾移位）。24h 尿钾排出量和尿钾浓度：如果血清钾浓度＜3.5mmol/L，24h 尿钾＞25mmol 或尿钾浓度＞20mmol/L，提示肾脏失钾。

2. 评估酸碱状态　某些原因的低钾血症与代谢性碱中毒或代谢性酸中毒有关，因此患者需要常规做动脉血气分析来评估其酸碱状态。

3. 评估皮质功能　RAAS 活性和皮质醇水平是反映肾上腺皮质功能的主要指标，儿茶酚胺及其代谢产物是反映肾上腺髓质功能的主要指标。当然其重点应根据血浆醛固酮浓度和肾素水平进行鉴别。按照肾素水平划分，高血压与低钾血症的关系见图 6-74-2。

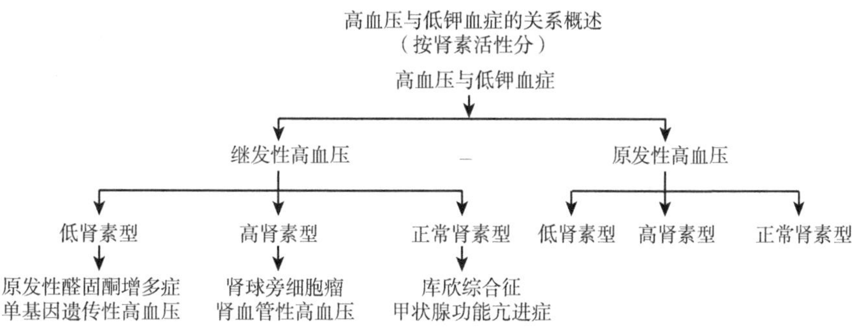

图 6-74-2　高血压与低钾血症的关系图

（三）病因分析

对于高血压伴低钾血症患者，重在通过“低钾”这一线索来明确高血压的病因[29]。不同类型高血压发生低钾血症的原因各异，原发性高血压发生低钾血症时，根据病因予以补钾治疗；而继发性高血压的低钾血症往往是诊断的依据或者鉴别诊断的提示[30]。临床上，通过先判断是否为真正低钾血症高血压，再判断失钾的严重程度及其紧急状态，接下来最重要的是明确高血压与低钾血症的关系，并进一步判断低钾血症的原因（病因诊断及鉴别诊断，明确病因部位及性质）。

因此，笔者建议，对于伴低钾血症高血压患者，按照以下三步进行评估：①评估摄入不足/分布异常/排出过多；②明确是肾脏失钾还是肾外失钾疾病；③根据血浆肾素水平、醛固酮浓度、皮质醇水平鉴别病因。

二、评估流程

除了依照常规诊断程序排查常见的低钾血症疾病外，还要开阔思路排除少见的伴低钾血症继发性高血压病因。结合临床实践，作者总结伴低钾血症高血压的病因分析与诊断流程，见图 6-74-3。

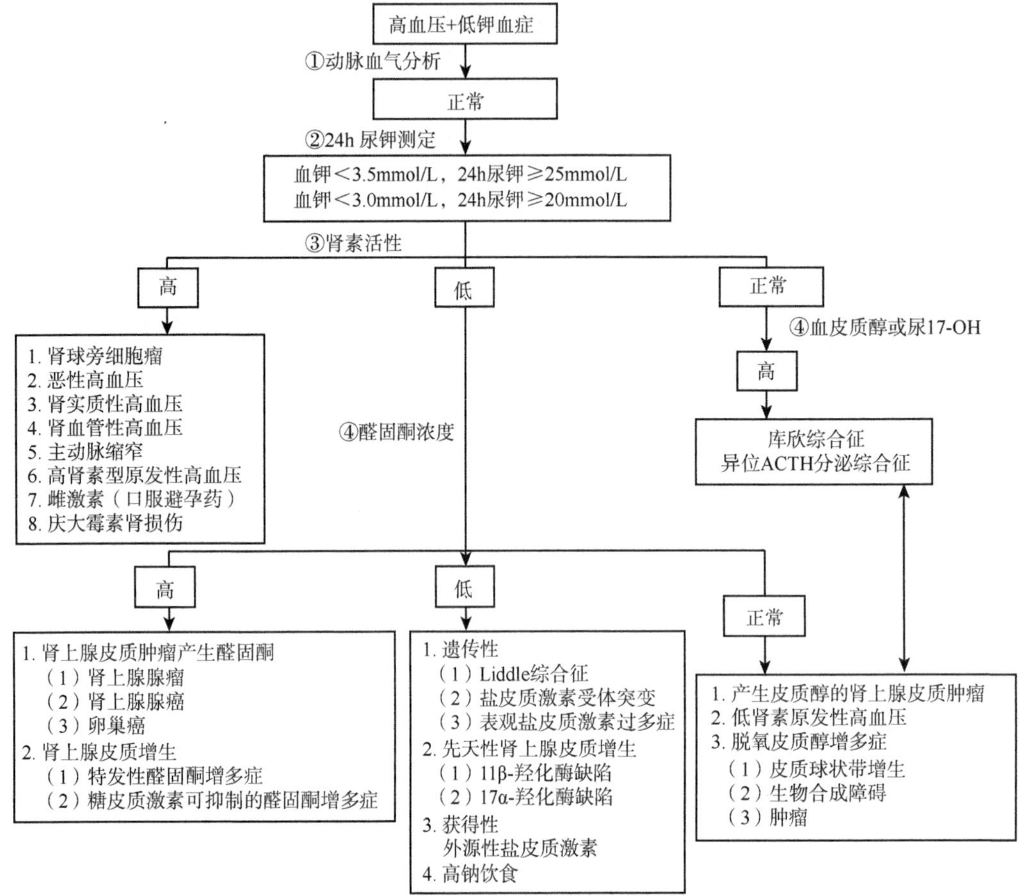

图 6-74-3　伴低钾血症高血压的鉴别诊断流程

从图 6-74-3 可看出，如为肾外失钾，考虑多为原发性高血压合并低钾血症；如为肾脏失钾，要考虑继发性高血压伴低钾血症可能。而肾脏失钾又包括血压正常、偏低及升高，伴血浆肾素水平降低、正常及升高几种类型的组合，本节主要分析和高血压有关的几种情况，见图 6-74-4。

1. 醛固酮浓度正常或降低，血浆肾素水平降低　主要是低肾素低钾血症继发性高血压。患者若在儿童期发生高血压，且有家族遗传史，要考虑 Liddle 综合征可能；患者若有女性性幼稚征、原发性闭经及男性假性畸形，要考虑 17α-羟化酶缺乏症。

2. 醛固酮浓度正常或降低，血浆肾素水平升高　血浆皮质醇升高，昼夜节律消失，结合患者有向心性肥胖、满月脸、皮肤紫纹等临床表现，考虑库欣综合征，进一步完善垂体磁共振成像排除垂体微腺瘤，还要行肾上腺 CT 检查排除肾上腺皮质腺瘤及肾上腺皮质癌，并且完善其他相关检查，排除异位 ACTH 综合征（如小细胞性肺癌、支气管类癌、胸腺癌、胰腺癌等）。

3. 醛固酮浓度升高，血浆肾素水平降低　主要是低肾素低钾血症继发性高血压。若血浆醛固酮/肾素水平的比值大于 30，要考虑原醛症的可能，需行卡托普利试验或生理盐水负荷试验确诊，进一步完善肾上腺 CT 排除醛固酮腺瘤。

4. 醛固酮升高，肾素升高　主要是高肾素低钾血症继发性高血压（继发性醛固酮增多症），如 JGCT 或 RAS，应完善肾脏 CT 及肾动脉彩超检查。

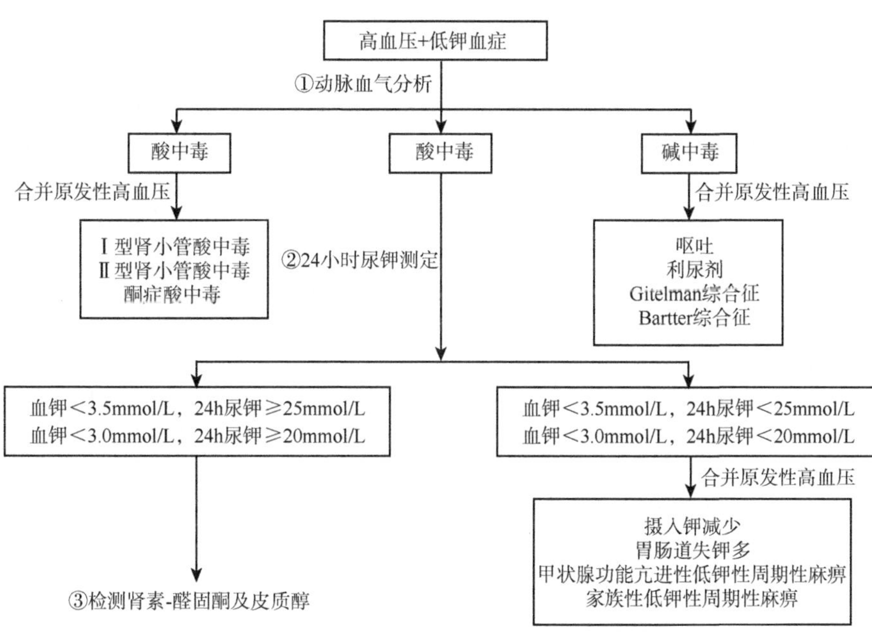

图 6-74-4　伴低钾血症高血压的病因分析及鉴别诊断流程

（匡泽民）

参 考 文 献

[1] Grams ME，Hoenig MP，Hoorn EJ. Evaluation of hypokalemia[J]. JAMA，2021，325（12）：1216-1217.

[2] Kardalas E，Paschou SA，Anagnostis P，et al. Hypokalemia：A clinical update[J]. Endocr Connect，2018，7（4）：R135-R146.

[3] 丁霞，何青. 高血压合并低钾血症疾病的病因综述[J]. 中华全科医师杂志，2015，14（1）：70-73.

[4] Kovesdy CP，Appel LJ，Grams ME，et al. Potassium homeostasis in health and disease：Ascientific workshop cosponsored by the National Kidney Foundationand the American Society of Hypertension[J]. J Am Soc Hypertens，2017，11（12）：783-800.

[5] 林善琰. 钾代谢紊乱[M]//林兆耆. 实用内科学. 9 版. 北京：人民卫生出版社，1994：580-584.

[6] Kogika MM，de Morais HA. A quick reference on hypokalemia[J]. Vet Clin North Am Small Anim Pract，2017，47（2）：229-234.

[7] Funayama M，Mimura Y，Takata T，et al. Hypokalemia in patients with anorexia nervosa during refeeding is associated with binge-purge behavior，lower body mass index，and hypoalbuminemia[J]. J Eat Disord，2021，9（1）：95.

[8] Usman A，Mustafa N，Dujaili JA，et al. Prevention of hypokalemia-induced adverse cardiovascular effects in diabetic ketoacidosis：A novel role of the pH-adjusted potassium level[J]. Pol Arch Intern Med，2020，130（12）：1118-1121.

[9] Sangey E，Chudasama K，Mwinyi A. The combined effect of hypomagnesemia and hypokalemia inducing nephrogenic diabetes insipidus in a patient with type 1 diabetes mellitus[J]. Clin Case Rep，2021，9（7）：e04564.

[10] Singh RB，Singh NK. Potassium metabolism and therapy in hypertension[J]. Acta Cardiol，1987，42（2）：103-113.

[11] Lin Z，Wong L，Cheung B. Diuretic-induced hypokalaemia：An updated review[J]. Postgrad Med J，2021

[12] Hundemer GL，Imsirovic H，Vaidya A，et al. Screening rates for primary aldosteronism among individuals with hypertension plus hypokalemia：A population-based retrospective cohort study[J]. Hypertension，2021，79（1）：178-186.

[13] 解放军肾脏病研究所学术委员会. 高血压低钾血症[J]. 肾脏病与透析肾移植杂志，2007，16（2）：196-200.

[14] Okosieme OE，Suruliram P，Brade L，et al. Diuretic-induced hypokalaemia in patients with hypertension[J]. Int J Clin Pract，2006，60（12）：1673-1674.

[15] Mahmood MM，John K. Hypokalaemia：Common but not always benign. Severe，persistent hypokalaemia secondary to ectopic ACTH from a carcinoid tumour[J]. BMJ Case Rep，2012，2012：bcr-2012-007193.

[16] Gerhardt L，Sabath L，Müller B，et al. Paraneoplastic Cushing's syndromeas cause of refractory hypokalemia[J]. Dtsch Med Wochenschr，2020，145（11）：783-786.

[17] Campana MS，Riofrio M，Jadav RS，et al. An unusual presentation of thyrotoxicosis：Leg weaknessand

hypokalemia in a 21-year-old male[J]. Case Rep Endocrinol，2021，2021：1776538.

[18] Lu YT，Fan P，Zhang D，et al. Overview of monogenic forms of hypertension combined with hypokalemia[J]. Front Pediatr，2020，8：543309.

[19] 张梓洁，王创畅，李荣. 高血压合并低钾血症两例报道及诊断思路分析[J]. 中国全科医学，2019，22（2）：234-237.

[20] Kuang ZM，Wang Y，Wang JJ，et al. The importance of genetic counseling and genetic screening：A case report of a 16-year-old boy with resistant hypertension and severe hypokalemia[J]. J Am Soc Hypertens，2017，11（3）：136-139.

[21] Pichurin PN，Schwartz GL. Genetict esting helps to confirm the diagnosis and initiate appropriate treatment，a case of Liddle syndrome[J]. J Am Soc Hypertens，2017，11（3）：134-135.

[22] Awad N，Makar G，Burroughs V，et al. Licorice-induced apparent mineralocorticoid excess causing persistent hypertension and hypokalemia[J]. Acta Endocrinol（Buchar），2020，16（4）：508-510.

[23] Lin L，Wu X，Hou Y，et al. A novel mutationin the glucocorticoid receptor gene causing resistant hypertension：A case report[J]. Am J Hypertens，2019，32（11）：1126-1128.

[24] Zimmermann Y，Tawadros C，Andrejevic-Blant S，et al. A rare cause of hypertension with hypokalemia：A case of reninoma[J]. Nephrol Ther，2021，17（7）：538-542.

[25] Ruby ST，Burch A，White WB. Unilateral renal artery stenosis seen initially as severeand symptomatic hypokalemia. Pathophysiologic assessment and effects of surgical revascularization[J]. Arch Surg，1993，128（3）：346-348.

[26] Basok AB，Haviv YS，Rogachev B，et al. Renal tubular acidosis type Ⅰ with prominent hypokalemia and nephrolithiasis as a presentation of sjögren's/systemic lupus erythematosus disease[J]. Case Rep Nephrol Dial，2021，11（2）：247-253.

[27] Kallistrou E，Architha NN，Pal SK，et al. Severe hypokalemia secondary to transient distal renaltubular acidosisina previously healthy woman[J]. Cureus，2021，13（1）：e12765.

[28] Parida S，Ananta Nagabhushanam Padala SR，Chilakapati S，et al. Severe hypokalemia precipitate dunder anesthesia due to conventional amphotericin b in a patient with invasive aspergillosis[J]. Ann Card Anaesth，2021，24（4）：509-510.

[29] 常桂丽，陈歆，初少莉. 高血压伴不明原因低钾血症的相关因素分析[J]. 世界临床药物，2019，40（5）：351-355.

[30] 常桂娟，洪静，李南方. 低钾血症和高血压的关系[J]. 现代诊断与治疗，2004，15（6）：382-384.

第75章 单基因遗传性高血压的诊断与治疗

现阶段，基因检测在高血压诊治中的应用主要体现在三个方面：①明确继发性高血压病因，通过基因测序技术对单基因遗传性高血压进行早期基因诊断、鉴别诊断、分子分型、分子水平风险评估，以及个体化治疗、家系筛查、遗传咨询、遗传阻断。②通过基因检测发现药物反应性、不良反应与基因变异的关系，指导临床高血压用药。③通过寻找与高血压发病、病程、预后等临床过程相关的遗传角度的生物标志物，指导高血压诊断、评估、治疗和预防。本章主要介绍几种临床相对常见的单基因遗传性高血压的诊断与治疗，以期帮助广大医师在高血压研究、诊疗和预防中更好地为患者服务。

第一节　单基因遗传性高血压概述

20 世纪 70 年代，随着基因测序技术的出现和完善，揭示人类遗传密码，从分子水平了解疾病的本质成为可能。基因检测就是基于这一技术，对基因组 DNA 上的遗传序列信息进行检测。这一应用，开启了“人类基因组计划”，并引领了“精准医学”时代的到来。

2015 年 1 月，美国总统奥巴马在国情咨文演讲中宣布了“精准医学计划”，在全球范围内掀起一股热潮。精准医学强调基因组测序技术与生物信息、大数据、云计算等前沿科学技术的交叉应用，强调对大样本人群与特定疾病类型进行各种组学领域生物标志物的分析与鉴定、验证与应用，从而精确寻找到疾病的原因和治疗的靶点，最终实现对于疾病和特定患者进行个性化的诊断、治疗和预防。而基因检测不仅是其中的基础，也是目前研究相对成熟、临床应用最普及的领域。

单基因遗传性高血压是一类特殊类型的继发性高血压疾病，是指由单个基因突变引起的高血压，符合孟德尔遗传定律，患者发病年龄早，往往表现为顽固性高血压，心脑肾等重要靶器官损害常常严重，须依靠基因测序技术才能完成诊断。随着医学研究和诊断检测技术的进展，我们对单基因遗传性高血压的认识不断深入，目前已明确的单基因遗传性高血压有近 20 种，其中包含 40 余种亚型，也包含了以高血压为主要临床表现的内分泌瘤。根据受影响基因的功能，可将单基因遗传性高血压分为三类：第一类是基因突变直接影响远端肾小管的远曲小管和（或）集合管细胞的钠转运系统，增加水钠吸收，包括Liddle综合征、Gordon综合征、表观盐皮质激素增多症等；第二类是基因突变导致肾上腺类固醇合成异常，进而造成远端肾单位的盐皮质激素受体异常激活，远端肾小管钠转运失调，包括家族性醛固酮增多症、先天性肾上腺皮质增生症等；第三类是各种神经内分泌肿瘤，在肿瘤综合征基础上合并了高血压表现，包括遗传性副神经节瘤/嗜铬细胞瘤综合征等。

2019年3月，《中华心血管病杂志》发布了《单基因遗传性心血管疾病基因诊断指南》[1]，这是国内第一部具有精准医学意义的心血管疾病临床实践规范，第一次对单基因遗传性高血压做了比较系统的论述，从"指南"的证据水平高度提出了针对此类疾病的规范化建议。该指南中罗列了临床相对常见的单基因遗传性高血压的种类及其致病基因、遗传模式等（表6-75-1）。

表6-75-1 临床相对常见的单基因遗传性高血压及其遗传特征[1]

疾病	基因名称	基因ID	遗传模式	占比AD
Liddle综合征	*SCNN1B*	600760	AD	
	SCNN1G	600761	AD	
Gordon综合征	*WNK4*	601844	AD	9%
	WNK1	605232	AD	9%
	CUL3	603136	AD	29%
	KLHL3	605775	AD，极少AR	48%
表观盐皮质激素增多症	*HSD11B2*	614232	AR	
家族性全身性糖皮质激素抵抗	*NR3C1*	138040	AD	
先天性肾上腺皮质增生症	*CYP11B1*	1584	AR	
	CYP17A1	1586	AR	
家族性醛固酮增多症	*CYP11B2*与*CYP11B1*融合	1585及1584	AD	
	CLCN2	1181	AD	
	KCNJ5	3762	AD	
	CACNA1H	8912	AD	
副神经节瘤/嗜铬细胞瘤	*VHL*	7428	AD	7%～10%
	RET	5979	AD	5%～6%
	NF1	4673	AD	3%
	SDHB	6390	AD	8%～10%
	SDHC	6391	AD	1%～2%
	SDHD	6392	AD，父源表达[a]	5%～7%
	MAX	4149	AD	1%～2%
	TMEM127	55654	AD	1%～2%
	EPAS1	2034	不详，存在合子突变后致病	6%～12%
	SDHA	6389	AD	＜1%
	FH	2271	AD	1%～2%
	SDHAF2	54949	AD	＜1%

注：AD为常染色体显性遗传；AR为常染色体隐性遗传。

a受遗传印记影响，只有父源等位基因能够表达。

一般来说，当高血压患者出现以下临床特征时，需要警惕单基因遗传性高血压：①发病年龄较小，一般 20～40 岁时发病。②临床表现为顽固性高血压，使用多种抗高血压药仍效果欠佳。③高血压靶器官损害通常较严重。④家族聚集性发病，但部分患者可为散发性基因突变。各项常见临床生化检验指标只能作为辅助手段，最终的确诊需依靠“金标准”——基因检测，并且基因检测已经从实验室走向临床。图 6-75-1 简要总结了相对常见的单基因遗传性高血压的鉴别诊断流程[2]。

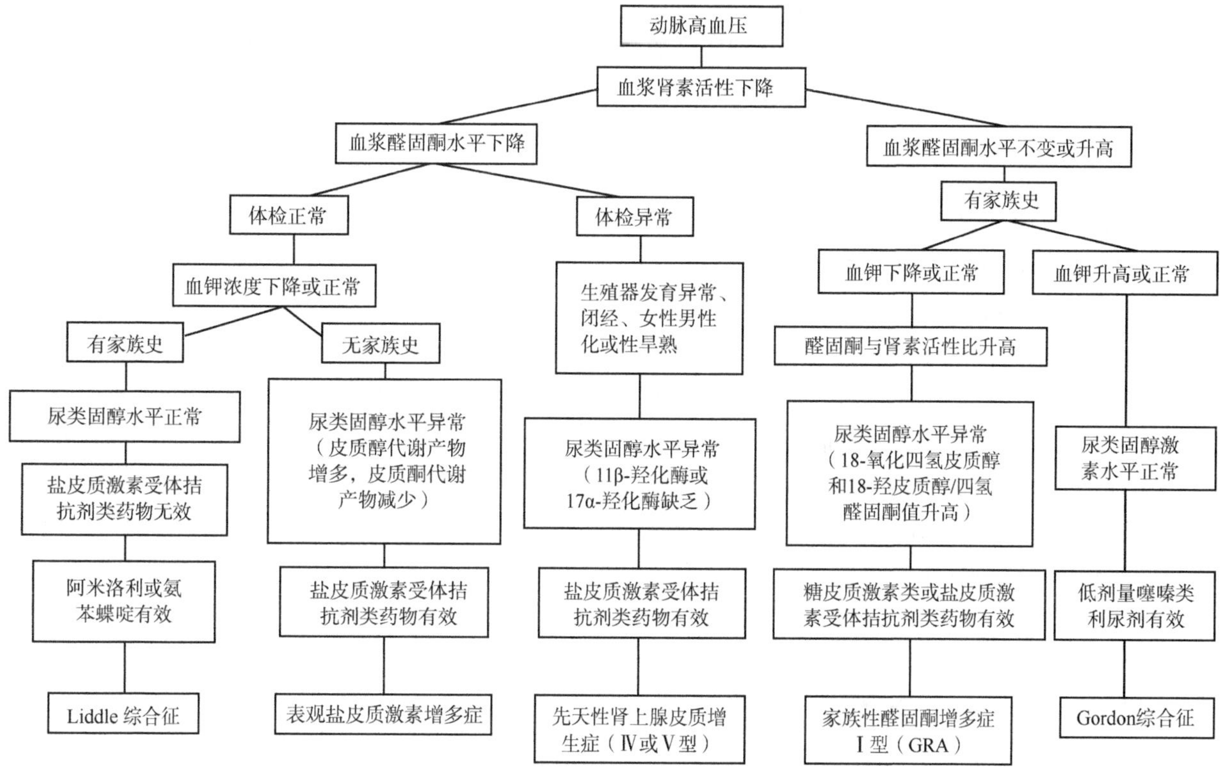

图 6-75-1　几种相对常见的单基因遗传性高血压的鉴别诊断流程[2]

GRA. 糖皮质激素可抑制性醛固酮增多症

第二节　单基因遗传性高血压的诊疗

下面分别介绍几种临床相对常见的单基因遗传性高血压。

一、Liddle 综合征

Liddle 综合征为常染色体显性遗传病，由 Liddle 等于 1963 年首次详细描述并命名。Liddle 综合征的典型临床表现为早发的中重度高血压、低血钾、代谢性碱中毒、低血浆肾素水平。其临床表型受基因外显率和环境的影响差异较大，部分患者存在高血压而血钾正常，另有患者血压正常而血钾偏低，亦有部分隐匿起病的患者血压及血钾均可正常。Liddle 综合征患者较普通原发性高血压患者，常更易、更早出现脑卒中、心肌梗死、心力衰竭及肾衰竭等并发症。Liddle 综合征多为家族性，也存在家族史阴性的散发病例。随着国内对本病的研究不断积累，其流行病学特征也逐渐清晰，目前报道在 40 岁以下发病的中国年轻高血压患者中 Liddle 综合征的检出率约为 0.9%，发病年龄低于 30 岁以下者检出率可达 1.7%，Liddle 综合征是各种单基因遗传性高血压中最常见的疾病[3]。

Liddle 综合征的发病机制为肾小管上皮钠通道（epithelial Na^+ channel，ENaC）的 β、γ 亚单位基因 *SCNN1B*、*SCNN1G* 发生突变，目前研究显示两种基因的致病突变均集中于第 13 号外显子[4]。ENaC 为位于肾脏远曲小管、集合管上皮细胞膜上的阿米洛利敏感性钠通道，负责将肾小管管腔液中的 Na^+

顺电化学梯度吸收到上皮细胞，再由基底侧的 Na^+-K^+ 泵（Na^+-K^+-ATP 酶）进入细胞间隙，进而重吸收入血液，并由此调控 Na^+的重吸收。ENaC 由α、β和γ三个亚基组成，分别由 *SCNN1A*、*SCNN1B* 和 *SCNN1G* 基因编码。其中α亚基为基本结构单位，发挥通道的基本作用；β与γ亚基为活性调节单位，负责上调或下调通道的活性。β与γ亚基胞质内的C端有一富含脯氨酸（P）的高度保守序列 PPPXY，该序列可以和 ENaC 的负性调节蛋白泛素连接酶 Nedd4-1 及 Nedd4-2 结合，导致 ENaC 经网格蛋白有被小窝被胞饮分解代谢，从而失去钠重吸收功能。编码β、γ亚基的 *SCNN1B*、*SCNN1G* 基因发生错义、无义或移码突变，可导致 PPPXY 序列缺失或提前终止，由此 ENaC 不能与 Nedd4 结合，不能被胞饮降解，反而持续在上皮细胞管腔面表达（图 6-75-2）[5]，导致钠盐重吸收增加，血容量扩张，血压升高，血浆肾素水平和醛固酮的分泌受到反馈抑制，使钾重吸收减少，血钾降低，出现 Liddle 综合征的一系列临床症状。

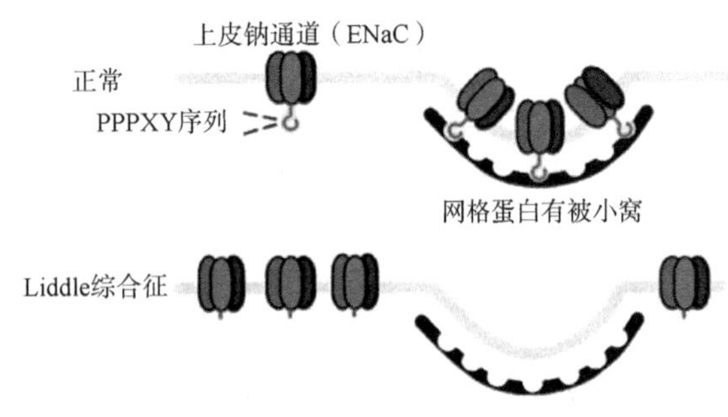

图 6-75-2 Liddle 综合征发病机制示意图

正常人中，远端肾小管 ENaC 的 PPPXY 序列正常，ENaC 可经网格蛋白有被小窝被正常吞噬、清除。而在 Liddle 综合征患者中，PPPXY 序列丢失，正常吞噬、清除作用不能发生，导致 ENaC 过度表达，在肾小管上皮细胞表现出过度的钠重吸收能力，引起高血压、低血钾。

Liddle 综合征的初步诊断需结合临床症状、实验室检查，低血钾、代谢性碱中毒、血浆肾素水平和醛固酮浓度低、螺内酯治疗无效、家族史阳性等特征提示 Liddle 综合征可能。明确诊断 Liddle 综合征依赖 *SCNN1B* 和 *SCNN1G* 基因筛查。Liddle 综合征与原发性醛固酮增多症（简称原醛症）的鉴别点如下。①醛固酮浓度测定：多数 Liddle 综合征患者血浆醛固酮浓度偏低，而原醛症患者血浆醛固酮及 24h 尿醛固酮浓度均明显升高。②影像学检查：部分原醛症患者腹部 CT 或 MRI 检查可提示肾上腺腺瘤或增生。③螺内酯疗效：螺内酯治疗在原醛症患者中多可显示效果，而对 Liddle 综合征患者无效。④家族史：大多数 Liddle 综合征患者家族史阳性，而原醛症患者则多为散发。在临床实践中，Liddle 综合征与原醛症仅靠临床表现难以鉴别，明确诊断主要依赖基因筛查。

Liddle 综合征需要严格限盐。在药物治疗上，ENaC 阻断剂如氨苯蝶啶、阿米洛利可有效控制血压和纠正低血钾，此类药物可通过直接抑制 ENaC 减少 Na^+重吸收。氨苯蝶啶使用剂量为 100～300mg/d，阿米洛利使用剂量为 5～20mg/d。不同个体对氨苯蝶啶、阿米洛利敏感性不同，故两种药物均可尝试，而配合药物治疗的限盐措施亦相当必要。治疗过程中，需要定期监测血压及血钾水平，根据血压及血钾情况来调整治疗方案和药物剂量。

二、Gordon 综合征

Gordon 综合征又称假性醛固酮减少症Ⅱ型（pseudohypoaldosteronism Ⅱ，PHA Ⅱ）或家族性高钾性高血压，主要为常染色体显性遗传病，其特征表现为高血压、高血钾、高血氯、酸中毒、低肾素水平。1970 年，Gordon 等[6]报道 1 例 10 岁女性患儿，身材发育矮小、门齿缺失、下肢乏力、智力障碍，其血压明显偏高，伴高血钾、高血氯，血浆肾素水平极低，肾动脉造影检查、肾活检及尿浓缩功能均正常。Gordon 综合征患者也可出现脑卒中、心力衰竭、肾衰竭等高血压并发症。患者血钾水平多在 5.6～8.0mmol/L，当出现严重高血钾时，可出现相应心电图表现，也可表现为心律失常、肌无力或麻痹。

Wilson 等于 2001 年发现 Gordon 综合征是由丝氨酸苏氨酸激酶家族（WNK 家族）中的 *WNK1* 和 *WNK4* 基因突变所致[7]。WNK 家族蛋白位于远曲肾小管和集合管上皮细胞，调控细胞钾通道。WNK4 抑制位于远曲肾小管上皮细胞膜的钠-氯共转运体（Na^+-Cl^- cotransporter，NCC），WNK1 抑制 WNK4，亦即阻止 WNK4 对 NCC 的抑制作用，从而调控钾-氢交换及钠氯吸收。在病理情况下，*WNK1* 基因发生突变使 WNK1 蛋白酶表达和功能增强，WNK4 功能下调，导致 NCC 及 ENaC 活性增强，钠氯吸收增加，不能建立排泄 K^+和 H^+的电位差。因此，临床表现为高血钾（＞5.2～5.3mmol/L）、代谢性酸中毒、低肾素水平（分泌受抑制），而血浆醛固酮浓度升高或正常。诱发高血钾的机制可能包括两方面：①在集合管，ENaC 重吸收钠为排钾的钾通道提供动力，当远曲小管 NCC 活性增强时，钠氯重吸收增加，集合管的 ENaC 只能重吸收很少量的 Na^+，钾通道排钾动力下降。②*WNK4* 和 *WNK1* 基因突变可增强抑制内流钾通道蛋白（ROM-K）的功能，导致排钾减少，并造成高血钾。

Gordon 综合征一般儿童期发病，可见智力发育障碍、身材矮小、齿发育异常（侧门齿缺失、发育不良、双尖牙缺如），多伴严重高血钾、代谢性酸中毒。临床检查肾功能的指标如血肌酐、内生肌酐清除率正常。高血压患者合并高血钾是提示本病的重要线索，有必要多次化验血钾。患者血浆肾素水平明显降低，血浆醛固酮浓度多为正常水平。注意实验室检查必须在未进行治疗前进行，用药的患者停药 3～4 周。Gordon 综合征需注意与其他慢性高血钾疾病相鉴别，如慢性肾功能不全、艾迪生（Addison）病、假性醛固酮减少症等。在鉴别诊断时，尤其需要注意结合肾小球滤过率、血浆肾素水平及醛固酮浓度等相关特征。Gordon 综合征的确诊亦需依赖 *WNK1*、*WNK4*、*KLHL3*、*CUL3* 等基因致病突变的检出。

在治疗上，噻嗪类利尿剂对 Gordon 综合征通常效果良好，优于呋塞米，可使患者血压、血钾、血浆肾素水平、醛固酮浓度恢复正常，亦可使高血氯、酸中毒等得到纠正。不同的基因突变者有不同的治疗反应性，*WNK4* 基因突变者对小剂量噻嗪类利尿剂的敏感性超过原发性高血压患者 6 倍；*WNK1* 基因突变者则对噻嗪类利尿剂并不特别敏感。在治疗中，注意从小剂量开始，密切监测血压和血钾水平并依其调整治疗剂量，注意防止低血钾。限钠饮食有疗效，一般预后好。停药后病情容易反复，再用药后仍有效果。

三、表观盐皮质激素增多症

表观盐皮质激素增多症（apparent mineralocorticoid excess，AME）为常染色体隐性遗传病，由 16 号染色体编码 11β-羟基类固醇脱氢酶 2（11β-HSD2）的 *HSD11B2* 基因突变所致。11β-HSD2 广泛分布于盐皮质类固醇激素靶组织，如肾皮质特别是远曲小管和集合管、直肠和乙状结肠、唾液腺和汗腺，在胎盘、肾上腺亦存在。生理条件下，人体内糖皮质激素（皮质醇）和醛固酮对盐皮质激素受体具有同样的亲和力，循环中皮质醇水平比醛固酮高 1000 倍，但由于肾脏内存在 11β-HSD2，可对皮质醇起灭活作用，将皮质醇转化成不能激活盐皮质激素受体的皮质酮，因此盐皮质激素受体不被激活，体内盐皮质激素受体几乎全部由醛固酮占据。而病理条件下，当编码该酶的 *HSD11B2* 基因发生突变时，酶活性缺乏，皮质醇未能及时灭活，大量蓄积的皮质醇占据远端肾小管的盐皮质激素受体，激活转录因子及血清糖皮质类固醇激素，使泛素连接酶 Nedd4-2 磷酸化，磷酸化的 Nedd4-2 不能与 ENaC 结合进而灭活 ENaC，导致 ENaC 活性升高，钠重吸收增加，血容量增加，并出现高血压、低血钾等类似醛固酮增多的临床表现。中国医学科学院阜外医院报道了 1 例 17 岁男性患者，临床表现为高血压、低血钾，血浆肾素水平正常，醛固酮浓度偏低，基因测序证实为 *HSD11B2* 基因 c.343_348del 与 c.1099_1101del 的双杂合突变[8]。

AME 于 1977 年由 Ulic 等首次报道，以低肾素型高血压、低醛固酮浓度、代谢性碱中毒、高钠血症、低钾血症为临床特征[9]。迄今已发现 30 多种 *HSD11B2* 基因突变，其对 11β-HSD2 酶活性的影响程度与临床表现轻重程度密切相关。多数 *HSD11B2* 基因纯合突变导致先天性 11β-HSD2 酶无活性，儿童期即表现为重度盐敏感性高血压，烦渴多尿，低血钾性碱中毒和肌无力，此类称为 AME Ⅰ型（儿童型），出生时可表现为体重低、发育迟缓，严重者在幼年或青春期即死亡。当 *HSD11B2* 基因突变导致 11β-HSD2 酶活性降低时，多在成年期发病，表现为轻中度高血压，血钾多正常，此类称为 AME Ⅱ型（成人型）。低钾性肾病可导致肾钙质沉积、多囊肾、肾源性糖尿病，该类患者的肾功能不全并不少见。严重的高血压可导致心室肥厚、视网膜病变。由于发生脑卒中、脑出血等而死亡的患者大于 10%。AME 患者无类似库欣综合征的表现。诊断主要依据血浆及尿中皮质醇的代谢水平，确诊主要依据 *HSD11B2* 的基因诊断。

本病的治疗主要是控制血压和纠正电解质紊乱。盐皮质激素受体拮抗剂可有效阻断皮质醇或醛固酮与盐皮质激素受体结合。此外，注意对症补钾和限盐饮食以改善病情。

四、家族性醛固酮增多症

FH根据遗传基础可以分为4种类型（FH-Ⅰ、FH-Ⅱ、FH-Ⅲ和FH-Ⅳ），均表现为醛固酮合成增加。醛固酮浓度升高导致醛固酮受体过度激活，从而使NCC和ENaC活性升高[10]。

（一）糖皮质激素可抑制性醛固酮增多症

糖皮质激素可抑制性醛固酮增多症（glucocorticoid-remediable aldosteronism，GRA）为常染色体显性遗传病，亦称为家族性醛固酮增多症Ⅰ型（FH-Ⅰ）。正常情况下，在肾上腺皮质球状带，醛固酮合成酶受血管紧张素Ⅱ调控合成醛固酮，在束状带，11β-羟化酶受促肾上腺皮质激素（adrenocorticotropic hormone，ACTH）调控合成糖皮质激素。而GRA是由于在减数分裂期间，两条8号染色单体联会时配对不精确和不等交叉，造成8号染色体在醛固酮合成酶基因（*CYP11B2*）和11β-羟化酶基因（*CYP11B1*）之间相互嵌合，形成一个新的“融合基因”，即由*CYP11B1*的启动子区（调控区）和*CYP11B2*的编码区嵌合而成，该嵌合基因不受血管紧张素Ⅱ和血钾调控而受ACTH调控，在束状带合成具有醛固酮作用的蛋白质而致病（图6-75-3）。本病临床特征为早发（确诊年龄多小于20岁）、家族性、盐敏感性中重度高血压，血浆醛固酮浓度可明显升高或正常，而血浆肾素分泌受抑制，临床上常被疑诊为原醛症。当有临床征象而CT等影像学检查并未发现肾上腺皮质增生或肿瘤时，应怀疑本病。本病的另一特征是早发脑血管意外，多为颅内血管瘤破裂的出血性脑卒中，死亡率较高。地塞米松抑制试验阳性及24h尿18-羟皮质醇＞正常值上限的2倍或＞10nmol/L时可考虑本病。DNA印迹法或长距离PCR法检测*CYP11B1*/ *CYP11B2*的嵌合基因可明确诊断。

在治疗上，可应用小剂量糖皮质激素，联合醛固酮受体拮抗剂（螺内酯、依普利酮）控制血压。

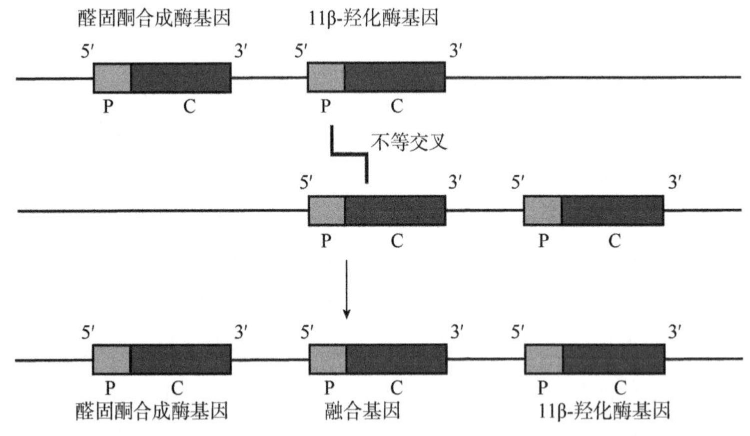

图6-75-3 融合基因示意图

减数分裂期，两条8号染色体联会时发生不等交叉，11β-羟化酶基因的启动子区域融合至醛固酮合成酶基因上游，调控醛固酮合成[5]

（二）家族性醛固酮增多症Ⅱ型

1992年，Stowasser等描述了一种新的常染色体显性遗传的家族性醛固酮增多症，其特征为家族性、早发的醛固酮增多症，肾上腺皮质增生或肾上腺瘤，但醛固酮增多等生化及临床表型不能被地塞米松抑制，基因检测亦没有发现融合基因，故命名为家族性醛固酮增多症Ⅱ型（FH-Ⅱ）。2018年才由Scholl等最终确定其致病基因为*CLCN2*，该基因编码一种电压门控氯通道，该通道表达于肾上腺球状带，并调控细胞膜的超极化[11]。*CLCN2*发生功能获得性突变，引起编码的氯通道开放率增加，导致肾上腺皮质细胞去极化，诱导醛固酮合成酶增加。肾上腺切除可治愈或显著缓解高血压。

（三）家族性醛固酮增多症Ⅲ型

家族性醛固酮增多症Ⅲ型是 2008 年新发现的家族性醛固酮增多症类型，是由编码内向整流钾通道（Kir3.4）的基因（*KCNJ5*）突变导致。该基因突变导致 Kir3.4 的选择性丧失，钠电导增加，肾上腺皮质球状带细胞去极化，电压门控钙通道激活，Ca^{2+}内流增加，胞内 Ca^{2+}信号通路过度激活，导致醛固酮持续合成增加及肾上腺增生。存在该基因突变的患者临床表现与 FH-Ⅱ相似，遗传模式为常染色体显性遗传。患者常常表现为顽固性高血压，临床表型复杂且症状较重，对阿米洛利和螺内酯治疗反应性差，地塞米松试验后血压及醛固酮浓度反常性升高，此类患者大部分在 7 岁之前即诊断为原醛症。然而，近些年报道的 FH-Ⅲ家系也存在症状较轻的病例，与家族携带突变的位点有关。

（四）家族性醛固酮增多症Ⅳ型

2015 年，Scholl 等对 40 名临床诊断为原醛症的儿童队列进行全外显子测序，在其中 5 名非亲缘关系的患者中发现了 *CACNA1H* 基因的杂合突变。进一步的家系分析证实了其致病性，并揭示了其不完全显性特征[12]。*CACNA1H* 基因编码电压门控 T 型钙通道。家族性醛固酮增多症Ⅳ型（FH-Ⅳ）致病机制为 *CACNA1H* 基因发生功能获得性突变，导致 Ca^{2+}内流增多，进而上调 *CYP11B2* 转录，使醛固酮合成酶表达增多，醛固酮合成增加。本病为常染色体显性遗传病，典型临床表现为原醛症、重度高血压，通常不合并肾上腺形态的改变，但可能表现为异位醛固酮分泌瘤（或癌），多为儿童及青少年时期起病。药物治疗可考虑盐皮质激素受体拮抗剂，或同时联用其他抗高血压药物。对于早发的原醛症、重度高血压患者，需注意询问其家族史，并警惕本病，确诊本病需依赖基因测序结果。

五、先天性肾上腺皮质增生症

先天性肾上腺皮质增生症（congenital adrenal hyperplasia，CAH）是一组由肾上腺皮质激素合成过程中限速酶缺陷造成的常染色体隐性遗传病。编码肾上腺皮质激素合成过程中某种酶的基因突变导致糖/盐皮质激素减少，旁路途径活跃，导致相应的症候群。酶缺陷导致前体物质脱氧皮质酮增加，脱氧皮质酮通过激活盐皮质激素受体，导致高血压[13]。糖皮质激素减少，可引起促肾上腺皮质激素释放激素增加，使 ACTH 水平升高，导致肾上腺皮质增生。常见的酶缺陷包括 21-羟化酶、11β-羟化酶、17α-羟化酶等多种，而以高血压就诊的患者中 11β-羟化酶、17α-羟化酶缺乏多见。

（一）11β-羟化酶缺乏症

11β-羟化酶缺乏症（11β-OHD）由 *CYP11B1* 基因突变导致，以高血压、低血浆肾素水平、低血钾、高雄激素血症所致的男性性早熟和女性假两性畸形等为临床特征，占 CAH 的 5%～8%。11β-羟化酶缺乏导致脱氧皮质酮堆积，雄激素分泌增多。11β-OHD 根据临床表型分为经典型和非经典型，其中经典型发病率较非经典型高，且患者病情更重。经典型 11β-OHD 的女性患者表现为假两性畸形，外生殖器不易辨认，因而女婴出生时常常被误认为男婴，但内生殖器正常。男性和女性患者均表现为第二性征发育过早，儿童期身高增长快速但成年期身材偏矮，约 2/3 的患者存在高血压。与经典型不同，非经典型 11β-OHD 的女性通常外生殖器正常，但随着年龄增长，可能会出现多毛和月经失调。非经典型 11β-OHD 的男性除了身材偏矮通常无典型特征或症状。本病可通过对 *CYP11B1* 进行基因检测发现纯合致病突变或复合杂合突变可确诊。糖皮质激素是治疗 11β-OHD 的主要药物，剂量应维持在能充分抑制雄性激素、控制男性化症状、保持正常生长的最小剂量。

（二）17α-羟化酶缺乏症

17α-羟化酶缺乏症（17α-OHD）由 *CYP17A1* 基因突变导致。17α-羟化酶缺乏后醛固酮、脱氧皮质酮分泌增多，性激素分泌不足，血浆皮质醇水平下降，促性腺激素分泌增加，临床可见青春期第二性征发育不良、原发性闭经、无阴毛和腋毛生长、骨龄落后、早发高血压等。生化检查提示血肾素水平降低、低血钾。外源性糖皮质激素（氢化可的松 10～20mg，每日 2 次）可通过抑制过多的 ACTH 和脱氧皮质酮形成有效治疗皮质醇缺乏，使血压易于控制。限盐、应用小剂量螺内酯可纠正低钾，钙拮抗剂降压有效，血管紧张素转换酶抑制剂无效。

六、家族性全身性糖皮质激素抵抗

家族性全身性糖皮质激素抵抗（familial generalized glucocorticoid resistance，FGGR）又称为 Chrousos 综合征，由编码糖皮质激素受体的基因（*NR3C1*）突变引起糖皮质激素受体失活所致[14]。糖皮质激素由肾上腺皮质束状带细胞合成和分泌，正常人体肾上腺每天可分泌 15～25mg 皮质醇。不同个体对激素反应并不一致，有少数患者表现为对糖皮质激素反应性明显降低甚至全无反应，即糖皮质激素抵抗。本病根据突变类型表现为常染色体显性或隐性遗传，功能缺陷的糖皮质激素受体对皮质醇的敏感性降低，通过下游反馈通路使 ACTH 增多，增加皮质醇的合成，因而远端肾小管细胞的皮质醇增多，无法被 11β-HSD2 完全降解，残留的胞内皮质醇参与激活盐皮质激素受体，同时 ACTH 增多导致具有盐皮质激素作用的前体物质（脱氧皮质酮、皮质酮）增多，激活盐皮质激素受体，导致高血压。

本病的明显临床特征是血浆皮质醇水平显著升高，但无明显库欣综合征临床表现。本病患者雄激素增多，表现为女性男性化、男性假性早熟，并且常伴随盐皮质激素过多所致的高血压、低钾血症、代谢性碱中毒等。小剂量地塞米松（0.75～1mg/d）治疗可通过抑制 ACTH 缓解症状。

七、遗传性副神经节瘤/嗜铬细胞瘤综合征

遗传性副神经节瘤（paraganglioma，PGL）/嗜铬细胞瘤（pheochromocytoma，PCC）综合征以起源于神经内分泌组织的 PGL 和起源于肾上腺髓质的 PCC 为特征。其中，交感神经性 PGL 能够分泌一种或多种儿茶酚胺，包括肾上腺素、去甲肾上腺素和多巴胺；副交感神经性 PGL 通常为非分泌性，常位于颅底、颈部。与散发病例相比，遗传性 PGL/PCC 综合征通常为多灶性疾病，且起病较早。PCC 也可见于其他综合征，如多发性内分泌腺瘤病 2 型、VHL（von Hippel- Lindau）综合征、1 型神经纤维瘤病等。本病呈常染色体显性遗传，随年龄的增长其外显率也升高，并且肿瘤发生的部位、恶性风险与突变基因相关，如 *SDHB* 基因突变所致的 PGL 恶性风险较高。

95%的颅底和颈部 PGL 为非分泌性，其表现主要为占位效应。颈动脉体 PGL 通常为无症状性的颈部肿块，部分患者可出现脑神经和交感神经压迫症状；迷走神经 PGL 可表现为颈部肿块、声音嘶哑、吞咽障碍、发音障碍、疼痛及咳嗽等；颈静脉鼓室 PGL 可出现搏动性耳鸣、听力丧失及低位脑神经异常等，耳镜检查可见鼓膜后蓝色搏动性肿块。肾上腺外交感神经 PGL 和 PCC 由于具有儿茶酚胺高分泌性，可表现为持续性或阵发性血压升高、头痛、心悸、苍白、大汗淋漓和焦虑等，也可出现恶心呕吐、劳累和体重减轻等。

目前共报道 12 种胚系基因突变，包括 *SDHB*、*SDHC*、*SDHD*、*SDHA*、*SDHAF2*、*VHL*、*RET*、*NF1*、*MAX*、*TMEM127*、*EPAS1*、*FH* 等。其中 *SDHB* 基因突变最为常见，突变率约为 10%，且是恶性 PGL/PCC 的高危因素。*RET* 基因突变导致多发性内分泌腺瘤病 2 型，*VHL* 基因突变导致 VHL 综合征，*NF1* 基因突变导致 1 型神经纤维瘤病。患者一旦确诊 PGL/PCC，均应建议到有条件的正规实验室进行基因检测，对于转移性 PGL/PCC 患者，尤其应检测 *SDHB* 基因[15]。

在治疗方面，明确 PGL/PCC 的定性、定位诊断后，建议尽早手术切除。近年来经腹腔镜行肾上腺肿瘤微创切除术已得到广泛使用，取得了很好的效果，并可减少手术创伤。术前应做好充分的药物治疗准备（以 α 受体阻滞剂为主），以避免围手术期出现血压大幅度波动。

对于无法手术切除的转移性 PGL/PCC 患者，目前尚有替代治疗方案。若评估 ^{131}I-间位碘代苄胍（^{131}I-metaiodobenzylguanidine，^{131}I-MIBG）核素显像阳性，可考虑 ^{131}I-MIBG 治疗，目前国内指南推荐的常用剂量为每次 200mCi，2～3 次/年，累计治疗剂量 800～1000mCi。对于能高度表达生长抑素受体的转移性 PGL/PCC 患者，肽类受体介导的放射性核素治疗是一种用于治疗转移性神经内分泌肿瘤的新方法，其中 ^{177}Lu-Dotatate 具有较好的前景[15]。

第三节　总结与展望

目前，随着基因检测的逐渐普及和广泛应用，在单基因遗传性高血压方面，基因检测是其诊断的金标准，一旦明确诊断并给予针对性治疗，往往可从根本上扭转患者的临床结局，医务工作者应在临床工作中提高对此类疾病的认识，了解并应用基因检测，完成早期诊断、鉴别诊断、分子分型等目标。

除了对单基因遗传性疾病的患病个体进行精准诊断和治疗，近年来，遗传阻断和家系管理也是临床和科研工作者的重要方向。遗传阻断是指采用多种遗传学研究手段，结合基因测序技术，在分娩前对胎儿是否携带突变基因进行诊断，阻止遗传病患儿出生，从而预防遗传病向下一代传递的重要措施。目前已开展的遗传阻断方法包括产前诊断和胚胎植入前诊断。

产前诊断主要指传统孕中期羊水穿刺，用羊水细胞进行基因检测。其技术相对传统，缺点是诊断时机较晚，一旦发现胎儿携带致病基因突变，孕妇及其家庭将面临是否在孕中期进行引产的痛苦选择。植入前遗传学诊断（preimplantation genetic diagnosis，PGD）又称为“第三代试管婴儿”，是指在人工辅助生殖过程中，对胚胎进行植入前遗传学分析，选择无遗传学疾病的胚胎植入子宫，从而获得正常胎儿的诊断方法。此技术建立在试管婴儿基础上，可以直接筛除携带致病突变的胚胎，挑选正常的胚胎植入子宫，以有效避免遗传病患儿的出生，并避免引产给孕妇带来的身心创伤。该技术应用前景广阔，可在避免给孕妇带来较大痛苦的情况下，从根本上杜绝单基因遗传性疾病的代际传递，使患者、家族及其后代受益。

基因检测技术的推广，既有广阔前景，同时也面临一些挑战。

首先是数据解读。基因检测获得的数据量很大，如何处理分析这些信息，确定其和临床表现、诊断、干预的关系是关键问题。而且基因型和临床表型往往存在异质性，并非简单的一一对应关系。解决这一问题，尚需大标本量、结合各组学多因素分析的进一步研究。

其次是数据保护和隐私。基因检测会不同程度地揭示患者的遗传信息，从医师、社会角度加强和规范化对患者遗传信息的保护，需要更加成熟的遗传信息管理措施和政策规范。

最后是认识问题。患者和医师团队对基因检测的认识不足，影响了这项技术的临床推广和应用。只有通过广泛的宣教和培训、行业规范的制定，才能真正为患者带来个体化的预防、诊断、治疗方案。

（刘　凯　宋　雷）

参考文献

[1] 中华医学会心血管病学分会精准心血管病学学组，中国医疗保健国际交流促进会精准心血管病分会，中华心血管病杂志编辑委员会. 单基因遗传性心血管疾病基因诊断指南[J]. 中华心血管病杂志，2019，47：175-196.

[2] Simonetti GD，Mohaupt MG，Bianchetti MG. Monogenic forms of hypertension[J]. Eur J Pediatr，2012，171：1433-1439.

[3] Liu K，Qin F，Sun X，et al. Analysis of the genes involved in Mendelian forms of low-renin hypertension in Chinese early-onset hypertensive patients[J]. J Hypertens，2018，36：502-509.

[4] Cui Y，Tong A，Jiang J，et al. Liddle syndrome：Clinical and genetic profiles[J]. J Clin Hypertens（Greenwich），2017，19：524-529.

[5] Gayed PM. Why some people prefer pickle juice：The research of Dr. Richard P. Lifton[J]. Yale J Biol Med，2007，80：159-163.

[6] Gordon RD，Geddes RA，Pawsey CG，et al. Hypertension and severe hyperkalaemia associated with suppression of renin and aldosterone and completely reversed by dietary sodium restriction[J]. Australas Ann Med，1970，19：287-294.

[7] Wilson FH，Disse-Nicodeme S，Choate KA，et al. Human hypertension caused by mutations in WNK kinases[J]. Science，2001，293：1107-1112.

[8] Fan P，Lu YT，Yang KQ，et al. Apparent mineralocorticoid excess caused by novel compound heterozygous mutations in HSD11B2 and characterized by early-onset hypertension and hypokalemia[J]. Endocrine，2020，70：607-615.

[9] Funder JW. Apparent mineralocorticoid excess[J]. J Steroid Biochem Mol Biol，2017，165：151-153.

[10] Seidel E，Schewe J，Scholl UI. Genetic causes of primary aldosteronism[J]. Exp Mol Med，2019，51：131.

[11] Scholl UI, Stölting G, Schewe J, et al. CLCN2 chloride channel mutations in familial hyperaldosteronism type Ⅱ [J]. Nat Genet, 2018, 50: 349-354.

[12] Scholl UI, Stolting G, Nelson-Williams C, et al. Recurrent gain of function mutation in calcium channel CACNA1H causes early-onset hypertension with primary aldosteronism[J]. Elife, 2015, 4: e06315.

[13] Marumudi E, Khadgawat R, Surana V, et al. Diagnosis and management of classical congenital adrenal hyperplasia[J]. Steroids, 2013, 78: 741-746.

[14] Charmandari E, Kino T, Chrousos GP. Primary generalized familial and sporadic glucocorticoid resistance (Chrousos syndrome) and hypersensitivity[J]. Endocr Dev, 2013, 24: 67-85.

[15] 中华医学会内分泌学分会. 嗜铬细胞瘤和副神经节瘤诊断治疗专家共识（2020 版）[J]. 中华内分泌代谢杂志, 2020, 36: 737-750.

第二部分　内分泌系统疾病

第76章

原发性醛固酮增多症与高血压

原发性醛固酮增多症（简称原醛症）是指肾上腺皮质病变自主分泌过多的醛固酮，导致潴钠排钾、血容量增多、血浆肾素分泌受到抑制，从而引起低血浆肾素水平、高浓度醛固酮，部分患者伴有低血钾。典型表现为高血压和低钾症候群，也可表现为头痛、心悸、乏力、夜尿增多等不适。发病年龄多在30～50岁，女性患者多于男性。

原醛症长期被认为是高血压的少见病因，现在由于人们的重视，特别是原醛症新诊断标准的推出，以及血浆肾素水平、醛固酮浓度测定成为常规检查，原醛症的检出率得到提高。由于长期高血压的刺激和大量醛固酮入血，患者就诊时往往可出现严重靶器官损害甚至发生心血管疾病。因此，早期诊断、早期治疗对于原醛症患者尤为重要。

第一节　基础理论

原醛症病理生理十分明确，是由于大量醛固酮入血导致水钠潴留，循环血量增加，使血压升高。因不同类型的原醛症患者接受的治疗方法不同，为了达到有效治疗，明确原醛症的病因分类并做出正确诊断至关重要。既往报道，患者从发现高血压到确诊原醛症平均间隔 10 年[1]，从事高血压诊疗的临床医师要处理原醛症，必须要充分认识和掌握原醛症病因分类、病理和发病机制、诊断与治疗等方面，本章将对此进行介绍。

一、病因与发病机制

（一）病因分类及其病理

中华医学会内分泌学分会编写的《原发性醛固酮增多症诊断治疗的专家共识（2020 版）》根据病因类型不同将原醛症分为六型，本章采用该分类方式；不同类型原醛症的病理描述参考《内科学》（第 3 版）[2, 3]。

1. 醛固酮瘤（APA） 又称 Conn 综合征，占原醛症患者的 35%。以单一腺瘤最多见，双侧腺瘤或单侧多发型腺瘤占这一类型原醛症患者的 10%。肿瘤体积一般较小，直径多在 1～2cm；包膜完整，边界清楚，富含脂质，切面呈金黄色。光镜下显示为肾上腺皮质球状带细胞、网状带细胞或致密细胞，以及大小不同的球状带和束状带细胞的杂交细胞，有些腺瘤的同侧和对侧肾上腺往往正常或伴结节性增生。

2. 特发性醛固酮增多症（IHA） 为双侧肾上腺皮质球状带增生，可为弥漫性或局灶性，约占原醛症患者的 60%。增生的皮质可见微结节和大结节。立位试验时（站立 4h）患者对肾素-血管紧张素系统的反应增强，醛固酮分泌不呈自主性。其中，单侧肾上腺结节样增生性原醛症，约占原醛症患者的 10%。其虽为增生，但为单侧，因而治疗原则与 APA 相同，即需手术治疗且效果良好。

3. 原发性肾上腺皮质增生 约占原醛症患者的 2%，病理特征与 IHA 相似，表现为双侧肾上腺结节样增生；其临床表现与 APA 相仿。患者使用螺内酯治疗反应良好，行单侧或部分肾上腺切除效果显著。

4. 家族性醛固酮增多症（FH） 分为Ⅰ型、Ⅱ型、Ⅲ型和Ⅳ型，均为常染色体显性遗传，患者起病年龄小，常有家族史，临床表现主要为严重高血压和低血钾。

FH-Ⅰ型在 1966 年由 Sutherland 等[4]首先报道，肾上腺呈大、小结节性增生，也被称为糖皮质激素可抑制性醛固酮增多症（glucocorticoid-remediable aldosteronism，GRA），不足原醛症患者的 1%。其醛固酮浓度变化与促肾上腺皮质激素（ACTH）的昼夜节律平行，使用生理替代性的糖皮质激素治疗数周后，可使醛固酮分泌量、血压、血钾达到正常范围。Stowasser 等[5]在 1992 年报道了 FH-Ⅱ型，其不足原醛症患者的 6%；2008 年 Geller 等首次描述了 FH-Ⅲ型家系，2011 年 Choi 等[6]明确了其致病基因，该型不足原醛症患者的 1%；2015 年 Scholl 等[7]首次报道了 FH-Ⅳ型，其发病率不足原醛症患者的 1%。

5. 分泌醛固酮的肾上腺皮质癌 少见，约占原醛症患者的 1%，肿瘤体积大，直径多在 3cm 以上，瘤体常显示出血、坏死。肿瘤在分泌大量醛固酮的同时往往还分泌糖皮质激素和雄激素。

6. 异位醛固酮分泌瘤 极少见，可发生在肾内的肾上腺残余组织或卵巢。

（二）发病机制

近年来已经明确大多数 APA 的发生与体细胞突变有关[8]，先后报道了 *KCNJ5*、*CACNA1D*、*ATP1A1* 和 *ATP2B3* 等基因突变。在我国 APA 患者中 *KCNJ5* 突变最常见（77%），其次为 *ATP1A1*（2%），*ATP2B3* 和 *CACNA1D*（各占 0.5%）[9]。这些基因突变导致离子通道和酶的功能改变，使得胞内离子浓度升高，钙信号激活，从而促进醛固酮产生。随后有研究发现 *CTNNB1* 基因突变也与 APA 有关，但 CTNNB1 介导 APA 形成的机制尚未阐明。

对 IHA 发病机制的研究相对较少，目前尚不清楚其具体发病机制。随着“醛固酮合成细胞簇”（aldosteroneproducing cell cluster，APCC）概念的提出，Omata 等观察到所有 IHA 患者的肾上腺都含有至少 1 个 CYP11B2 阳性的 APCC，平均每个肾上腺有（6.9±4.1）个 APCC。

FH-Ⅰ型有显著的家族发病倾向，Lifton 等[10]阐明了其发病机制，即由醛固酮合成酶基因和

11β-羟化酶基因形成的融合基因在肾上腺束状带异位表达，使得醛固酮合成受到 ATCH 的调节，从而导致醛固酮分泌增多，且增多的醛固酮可受外源性糖皮质激素抑制。

早期发现 FH-Ⅱ型的发病机制与染色体 7p22 有关，但一直未明确致病基因。2018 年，Scholl 等[11]发现 FH-Ⅱ型存在 *CLCN2* 基因突变，*CLCN2* 突变使氯离子外流增加，导致肾上腺皮质细胞的细胞膜去极化，从而激活电压门控钙通道，使钙内流增加，促进醛固酮合成酶基因表达增加，导致醛固酮产生增多。

FH-Ⅲ型与 *KCNJ5* 突变有关，*KCNJ5* 突变后，细胞膜对钠离子通透性增加，钠离子内流增加，膜去极化，激活电压门控钙通道，最终使醛固酮产生增多[6]。FH-Ⅳ型由编码 T 型电压门控钙通道的 *CACNA1H* 基因突变导致（位于 16p13 号染色体上），最终使得细胞内钙离子浓度增加，醛固酮产生增多[7]。

二、流行病学

（一）原发性醛固酮增多症患者的高血压患病比率

随着检查方法的不断改进和准确度的提高，原醛症在高血压患者中的患病比率从不到 1%增加至 5%～10%[2, 12]；已成为继发性高血压的常见原因之一[13]。国外报道在 1 级、2 级和 3 级高血压患者中原醛症的患病比率分别为 2%、8%和 13%[14]；在新诊断的高血压患者（高血压病史＜1 年）中原醛症的患病比率可高达 11.2%；而在顽固性高血压患者中原醛症的患病比率更高，为 17%～23%[15]。国内数据显示，在新近诊断的高血压患者中，原醛症的患病比率至少有 4%，加上可能诊断为原醛症的患者（原醛症筛查试验阳性，未行确诊试验）约为 7%[16]；而在顽固性高血压患者中原醛症的患病比率为 7.1%[17]。

原醛症患者主要表现为中、重度高血压。国内研究对原醛症患者分析发现，3.6%的患者为 1 级高血压，20.9%为 2 级高血压，75.5%为 3 级高血压[18]。

（二）原发性醛固酮增多症患者的心血管疾病患病比率

原醛症患者与原发性高血压患者相比，靶器官损害更为严重，心血管疾病发生风险更高。一项 meta 分析表明原醛症患者较原发性高血压患者发生脑卒中的风险增加了 2.58 倍，冠心病风险增加了 1.77 倍，心房颤动风险增加了 2.05 倍，左心室肥厚风险增加了 2.99 倍，糖尿病风险增加了 1.33 倍，代谢综合征风险增加了 1.53 倍[19]。

过去认为高血压和低血钾是原醛症患者的典型临床特征，但有专家发现，在原醛症患者中低血钾仅占 9%～37%，低血钾已不再是原醛症的良好筛查指标[2]。但伴低血钾的原醛症患者靶器官损害程度高于不伴低血钾的原醛症患者，详见第 5 章“高血压患者的评估”表 1-5-6。不伴低血钾的高血压患者，最常见的继发性高血压原因是原醛症，血钾越低，原醛症的患病比率越高[20]。

原醛症患者常伴有糖代谢异常（包括空腹血糖受损、糖耐量异常和糖尿病），其发生率高于原发性高血压。国外有文献报道在原醛症患者中糖耐量异常者占 26.4%，发生糖尿病者占 17.2%，其中 8.83%新诊断为 2 型糖尿病[21]。我国学者发现 30.5%的原醛症患者存在糖代谢异常。此外，有研究表明，2 型糖尿病患者更容易合并原醛症[22]。Murase 等[23]发现 2 型糖尿病合并高血压患者中原醛症患病比率至少为 11.3%。许卫国等[24]在 2 型糖尿病合并顽固型高血压患者中原醛症患病比率为 15.1%。

三、病理生理

（一）血压改变

肾上腺皮质病变分泌过多的醛固酮，引起血压升高和血钾降低，主要原因如下：①过多的醛固酮促进肾远曲小管和集合管对水和钠离子的重吸收，导致水钠潴留，细胞外液扩张，血容量增加。同时，血管壁肿胀，外周阻力增加，从而引起血压升高。②细胞外液中钠离子浓度升高后，钠离子向细胞内转移，血管壁细胞内的钠离子增加，可使管壁对去甲肾上腺素的反应增强。

原醛症患者通常存在血压节律异常，主要原

因：①醛固酮持续分泌，导致水钠潴留，血容量增加，全天血压维持在较高水平，夜间血压下降不明显[25]。②夜间交感神经活性异常激活而副交感神经的活性抑制不足[26]。

（二）靶器官损害和心血管疾病

醛固酮能促进肾远曲小管和集合管钠钾交换，导致尿钾排泄增多，引起低血钾。长期低血钾使原醛症患者发生心律失常的风险增加；同时低血钾会造成肾小管间质损害，长期作用可引起不可逆的纤维病变，加重肾脏损害。

醛固酮能与心脏成纤维细胞、血管内皮细胞及平滑肌细胞上的盐皮质激素受体结合，诱导氧化应激、炎症反应、纤维化和重构，使得心脏、血管结构和功能发生改变；另外，醛固酮也能增加Ⅰ型和Ⅲ型胶原的合成，促进细胞外基质沉积和动脉粥样硬化发生发展。因此，与血压相匹配的原发性高血压患者相比，原醛症患者表现出更明显的左心室肥厚、背向散射增大（心肌纤维化的标志）、颈动脉内膜中层增厚和颈股脉搏波传导速度加快[27, 28]。

高浓度醛固酮本身可以导致胰岛B细胞功能受损和靶组织对胰岛素敏感性下降，加上低血钾还可抑制胰岛素分泌，从而导致糖代谢紊乱[29]。

第二节 诊　　断

明确原醛症的诊断，是高血压患者系统规范诊疗的一部分，但不能因为诊断原醛症而过度检查，也不能在检查时忽略患者已存在的严重心血管疾病，这是非常危险的。临床医师应熟练掌握原醛症患者的临床特点，对就诊的高血压患者进行13项常规检查。如果提示血浆肾素水平降低和血浆醛固酮浓度（plasma aldosterone concentration，PAC）升高，则高度怀疑原醛症，应按照先定性、后定位、再定因的顺序完善检查，明确诊断。

一、临 床 特 点

（一）血压特点

高血压是原醛症患者最早和最常见的症状。开始血压多为中度升高，随着病程延长，血压逐渐升高，以舒张压升高明显；少数表现为恶性高血压；个别表现为正常血压[30]，但可能与患者之前血压相比是升高的。原醛症患者常规抗高血压药物治疗的效果比原发性高血压患者差，个别患者呈顽固性高血压。患者血压节律异常较原发性高血压变化更为显著，夜间血压下降率总体不足10%，血压曲线呈杓型者仅占27.5%[31]。

（二）症状特点

1. 低血钾症候群　低血钾患者可表现为肌无力或周期性麻痹，血钾越低，肌肉受累越重，麻痹多累及下肢，只有严重时才累及四肢，罕见呼吸吞咽困难。常见诱因为劳累或服用排钾利尿剂或饱餐后。在低血钾严重时，由于神经肌肉应激性降低，有的患者可出现肢端麻木。

2. 头痛　是原醛症患者容量增多引起颅内压升高所致，为持续性胀痛。与单纯原发性高血压相比，既没有早晨6：00～8：00和下午6：00～8：00明显的规律变化，也不随节假日休息头痛症状消失或减轻。

3. 夜尿增多　是由于大多数原醛症患者白昼醛固酮分泌增加，导致白昼水钠潴留、尿减少；但白昼代谢所产生的水和白昼所饮用的水在体内没有排出，夜间醛固酮分泌减少后，白昼积攒的水和钠自然排出体外，所以原醛症患者出现夜尿增加。另外，原醛症患者易发生肾功能受损，也会出现夜尿增加。慢性失钾致肾小球上皮细胞呈空泡变形，浓缩功能减退，伴多尿，尤其夜尿多，激发口渴、多饮。

4. 其他　患者可出现手足搐搦，这是因为原醛症患者分泌过多醛固酮，导致肾小管排钾增加；尿钾的大量丢失使得细胞内钾离子减少，细胞外液氢离子浓度减少，pH升高，游离钙减少；另外，醛固酮还能促进尿镁排出，从而引起手足搐搦。

儿童患者由于长期缺钾等代谢紊乱，可出现生长发育迟缓。

二、实验室检查

（一）常规检查

常规检查是指高血压患者就诊时需要接受的

检查，这些检查可以发现一些线索，为原醛症筛查提供依据。

1. 血、尿液电解质检查 检查结果显示血钾浓度降低和 24h 尿钾升高。尿钾会随着进食含钾食物的增加而排泄增加，但不进食含钾食物时尿钾也会排泄。因此，24h 尿钾结果的判读一定要根据当时的血钾水平。例如，血钾≥3.5mmol/L，尿钾≥50mmol/24h；血钾在 3.0～3.4mmol/L，尿钾≥25mmol/24h；血钾＜3.0mmol/L，尿钾≥20mmol/24h 时，才能说明尿钾排泄增加。

对于低血钾患者，首先要考虑胃肠道疾病、饮食因素；其次要明确使用排钾利尿剂是否补钾；再次要想到能引起低血钾的疾病如肾动脉狭窄、甲状腺功能亢进症等；最后才能确认低血钾与原醛症相关。

2. 血糖检查 由于胰岛素的释放减少和作用减弱，患者出现糖耐量低下、空腹血糖受损甚至糖尿病等。

3. 血浆肾素水平和 PAC 测定 影响血浆肾素水平和 PAC 的因素较多，在抽血检查前应做好准备，尽量避免这些因素，以减少对结果的影响。抽血测量前应做好以下准备[2]。

（1）纠正电解质紊乱：将血钾纠正至正常范围，维持正常钠盐摄入。

（2）停药的原则：①停用对血浆肾素水平和 PAC 影响大的药物，如醛固酮受体拮抗剂（螺内酯、依普利酮）、保钾利尿剂（阿米洛利、氨苯蝶啶）、排钾利尿剂（氢氯噻嗪、呋塞米）及甘草提炼物停用至少 4 周；如血管紧张素转换酶抑制剂（ACEI）、血管紧张素Ⅱ受体阻滞剂（ARB）和二氢吡啶类钙拮抗剂停用至少 2 周。②在停药期间，为保证患者安全，建议使用 α 受体阻滞剂及非二氢吡啶类钙拮抗剂。③如患者因冠心病或心律失常等原因长期服用 β 受体阻滞剂，建议临床医师根据患者情况决定是否停药。④口服避孕药及人工激素替代治疗可能会降低直接肾素浓度（direct renin concentration，DRC），一般无须停服避孕药物，除非有更好的避孕措施。

4. 心电图 原醛症患者心电图可表现为以下几种情况。①心电图呈低血钾图形：Q-T 间期延长，T 波增宽、降低或倒置，U 波明显，T、U 波相连，呈驼峰状。②心律失常：较常见者为阵发性室上性心动过速，最严重时可发生心室颤动。

（二）筛查试验

最早期原醛症诊断是依据患者有高血压的同时存在低血钾，所以有低血钾就要考虑到原醛症。但研究表明，有半数以上原醛症患者并无低血钾，因此血钾正常者也不能排除原醛症，同样低血钾也可能由其他原因引起。总之，筛查原醛症患者不要受到血钾水平的限制。

1. 确定筛查对象 对具有下述情况的患者应进行原醛症的筛查[2]：①持续性高血压（＞150/100mmHg）者；使用 3 种常规抗高血压药物（包括利尿剂）无法控制血压（＞140/90mmHg）的患者；使用≥4 种抗高血压药物才能控制血压（＜140/90mmHg）的患者和新诊断的高血压患者。②高血压合并自发性或利尿剂所致低血钾的患者。③高血压合并肾上腺意外瘤的患者。④有早发性高血压家族史或早发（＜40 岁）脑血管意外家族史的高血压患者。⑤原醛症患者中存在高血压的一级亲属。⑥高血压合并阻塞性睡眠呼吸暂停低通气综合征的患者。笔者建议对高血压患者均应进行原醛症的筛查，实际上，详尽的临床资料收集、常规检查结果的判断就是最好的筛查。

2. 筛查指标与标准[2] 目前血浆醛固酮与肾素水平比值（ARR）检测已被证实是最佳的检出试验，所以 ARR 被推荐为最有价值和最可信的原醛症筛查指标。当检测的血浆肾素活性和 PAC 单位分别是 ng/（ml·h）和 ng/dl 时，ARR 的切点为 30，当检测的 DRC 和 PAC 单位分别是 mU/L 和 ng/dl 时，ARR 的切点为 3.7。但 ARR 影响因素较多，抽血检查前和计算 ARR 时应考虑到这些因素，包括：①年龄。年龄＞65 岁，血浆肾素水平较醛固酮浓度降低明显，以致 ARR 升高。②性别。女性经前期及排卵期 ARR 较同年龄男性高，特别对于黄体期的女性患者，如检测的是 DRC，可能导致 ARR 假阳性。③最近饮食情况。低钠或高钠饮食会导致 ARR 假阴性或假阳性，因此在测定 ARR 时，应维持正常钠盐摄入，可通过测定尿钠浓度来反映。④采血时间、体位因素。⑤药物因素。⑥采血方法。⑦血钾水平。⑧血肌酐水平（肾功能不全会导致 ARR 假阳性）。

（三）确诊试验

ARR 高于切点值的患者，应高度怀疑为原醛症，必须进行确诊试验检查，才能最终做出原醛症的诊断。国内有研究提出，醛固酮＞20ng/dl，DRC＜2.5mU/L、伴低血钾的高血压患者无须进行确诊试验即可确诊为原醛症[32]。中华医学会内分泌学分会编写的《原发性醛固酮增多症诊断治疗的专家共识（2020 版）》推荐 4 种原醛症确诊试验[2]，可供临床医师在工作中参考，见表 6-76-1。鉴于目前国内实际情况，常用的是前两种。

表 6-76-1 原醛症确诊试验

试验	方法	结果判断	点评
生理盐水试验	试验前必须卧床休息 1h，4h 静脉滴注 2L 0.9%生理盐水，试验在早上 8：00～9：00 开始，整个过程需监测血压和心率变化，在输注前及输注后分别采血测血浆肾素活性、血醛固酮、皮质醇及血钾	生理盐水试验后血醛固酮＞10ng/dl 原醛症诊断明确，＜5ng/dl 排除原醛症	生理盐水试验是目前国内比较常用的原醛症确诊试验，但由于血容量急剧增加会诱发高血压危象及心力衰竭，因此血压难以控制、心功能不全及低钾血症的患者不应进行此项检查。对于生理盐水试验的切点，国内外不同研究也有不同报道。目前比较公认的标准为生理盐水试验后血醛固酮＞10ng/dl 原醛症诊断明确，如在 5～10ng/dl，则必须根据患者临床表现、实验室检查及影像学表现综合评价。近年文章报道，坐位生理盐水试验较卧位生理盐水试验诊断原醛症敏感度更高
卡托普利试验	坐位或站位 1h 后口服 50mg 卡托普利，服药前及服药后 1h、2h 测定血浆肾素活性、醛固酮、皮质醇。试验期间患者需始终保持坐位	正常人卡托普利抑制试验后血醛固酮浓度下降＞30%，而原醛症患者血醛固酮不受抑制。国内学者提出卡托普利试验后 2h 醛固酮最佳诊断切点为 11ng/（min·L），敏感度和特异度均为 90%	卡托普利试验安全性更好，试验过程中不会造成血压突然上升或下降，同时由于卡托普利试验的结果与每日摄盐水平无关，对时间及花费要求更少，可行性更好，可以在门诊患者中进行。但卡托普利试验相对其他三项试验敏感度及特异度较低，并存在一定的假阴性可能，给临床诊断带来困扰。建议可在心功能不全、严重低血钾症及难以控制的高血压患者中进行此项检查，以降低试验所致风险
口服高钠饮食	3 天内将每日钠摄入量提高至＞200mmol（相当于氯化钠 6g），同时补钾治疗使血钾维持在正常范围，收集第 3～4 天 24h 尿液，测定尿醛固酮	尿醛固酮＜10μg/24h 排除原醛症，＞12μg/24h（梅奥医学中心）或 14μg/24h（克利夫兰医学中心）原醛症诊断明确	高钠饮食试验不宜在以下人群中进行：严重高血压、肾功能不全、心功能不全、心律失常、严重低钾血症患者
氟氢可的松试验	氟氢可的松 0.1mg q6h×4d，同时补钾治疗（血钾达到 4mmol/L）、高钠饮食（每日三餐分别补充 30mmol，每天尿钠排出至少 3mmol/kg），第 4 天上午 10：00 采血测血浆醛固酮、血浆肾素活性，上午 7：00 及 10：00 采血测血皮质醇	第 4 天上午 10：00 血浆醛固酮＞6ng/dl 原醛症诊断明确	氟氢可的松抑制试验是确诊原醛症最敏感的试验，但由于操作烦琐、准备时间较长等原因，目前在临床很少开展

（四）定位和病因分类检查

当原醛症的定性诊断明确后，需进一步行定位和病因分类检查，因不同病因分类的原醛症患者治疗方法明显不同，常用的定位诊断方法有以下五类[2, 33]。

1. 肾上腺 CT 扫描 肾上腺高分辨率 CT 检查是原醛症定位诊断的首选方法，常表现为以下几种情况：①APA 常见的 CT 征象为一侧较小的低密度腺瘤，通常直径＜2cm。②IHA 患者 CT 则可表现为双侧增粗或双侧结节样增粗，少数表现正常。③单侧肾上腺结节样增生，密度类似正常肾上腺或稍低。④皮质癌则更多表现为占位病变，直径＞4cm，且边缘不规则，此时应进一步检查。

2. 肾上腺静脉采血（adrenal venous sampling,

AVS）　影像学检查在鉴别醛固酮分泌增加是单侧来源还是双侧来源、确定 APA 有无功能和确定 IHA 等方面有一定局限性。而 AVS 检查最关键的是能确定原醛症有无优势分泌以确定治疗方式。

治疗方式的选择和疾病的转归及预后非常重要，AVS 检查后，对有优势分泌的单侧腺瘤或结节增生患者，手术治疗可使患者的低血钾恢复正常，血压明显下降甚至完全正常。但当患者年龄小于 35 岁、醛固酮大量分泌且肾上腺 CT 检查显示单侧腺瘤、合并自发性低血钾时可直接手术，不需要 AVS 检查。肾上腺手术高风险人群或明显拒绝手术者可先不做。

另外，由于 AVS 检查属有创检查，需特殊设备，且操作复杂，对从事人员技术要求高。因此，操作前应严格掌握 AVS 的适应证。

3. 血浆 18-羟皮质酮或血浆 18-羟皮质醇水平测定　APA 及原发性肾上腺皮质增生患者的血浆 18-羟皮质酮（18-hydroxy corticosterone，18-OHB）、血浆 18-羟皮质醇（18-hydroxy cortisol，18-OHF）水平明显高于 IHA 和原发性高血压患者，且血浆 18-OHB 水平多高于 100ng/dl，而 IHA 和原发性高血压患者低于此水平。因此，可用于 APA、原发性肾上腺皮质增生与 IHA 的鉴别。

4. 地塞米松抑制试验　主要用于诊断 FH-Ⅰ型患者。高度怀疑的 FH-Ⅰ型患者可于午夜和早晨 6：00 分别给予 1mg、0.5mg 的地塞米松，8：00 时直立位取血测 PAC，＜50ng/L 遂诊断为 GRA；或每日口服 2mg 地塞米松，数日后醛固酮降至正常，10 天后血压和血钾得以控制，其后即可转为 0.5mg 进行治疗。

另外，利用 1mg 地塞米松抑制后 ACTH 兴奋试验可区分单侧及双侧原醛症，ACTH 120min 醛固酮为 77.9ng/dl，其诊断单侧原醛症敏感度及特异度分别为 76.8%及 87.2%，阳性预测值为 89.6%，阴性预测值为 72.3%。

5. 体位试验　对于 CT 检查提示单侧肾上腺占位且无法成功进行 AVS 检查的患者，可行体位试验来鉴别诊断。在原醛症的亚型中，大多数 IHA 患者醛固酮的分泌可能受到血管紧张素Ⅱ（AngⅡ）的调节，故 PAC 可以随体位的升高而升高；而 APA 患者中醛固酮几乎不受 AngⅡ的调节或随着 ACTH 的分泌节律变化而减少。但也有 10%的 APA 患者，在直立时 PAC 升高。

第三节　治疗与随访

原醛症的治疗不仅是为了降低血压和恢复正常血钾，更重要的是保护靶器官，减少心血管疾病的发生。对原醛症患者的处理原则与具体措施归纳见表 6-76-2[34]。然而由于原醛症患者往往未能得到及时诊治，在长期高血压和高 PAC 对心血管作用下，患者可能已存在严重靶器官损害甚至发生心血管疾病，所以对患者进行随访是必要的。

表 6-76-2　原醛症患者的处理原则与具体措施[34]

1. 原醛症的治疗
手术治疗
醛固酮受体拮抗剂
糖皮质激素
阻断肾远曲小管上皮细胞钠通道的药物
ACEI 或 ARB
2. 抗高血压治疗
治疗原醛症的各种措施
兼有治疗原醛症效果的抗高血压药物
阻断肾远曲小管上皮细胞钠通道的药物
ACEI 或 ARB
其他抗高血压药物
健康生活方式
3. 对症治疗与心脑肾保护
补钾治疗
对血糖异常治疗
对症治疗
心脑肾保护
4. 随访
非手术治疗者的随访
手术治疗者的随访

一、原发性醛固酮增多症的治疗

原醛症患者应根据不同的病因和患者对药物的反应选择不同的治疗方法[2]。对有手术适应证的患者应首选手术切除肾上腺肿瘤；而没有手术适应证或暂时不愿或不能手术的患者，可予以药物治疗。分泌醛固酮的肾上腺皮质癌发展迅速，转移较早，应尽早切除原发肿瘤。如已发生转移，应尽可能切除原发病灶和转移灶，术后加用米托坦治疗。术后早期，由于对侧肾上腺抑制尚未解除，建议高钠饮食。对于药物治疗的患者，需定期复查肾功能、电解质，并监测血压，根据血钾、血压等指标调整药物剂量。

（一）手术

明确诊断为 APA、原发性肾上腺皮质增生和单侧肾上腺结节样增生性原醛症的患者应首选手术治疗。经腹腔镜或机器人辅助腹腔镜手术切除肾上腺病变，可使原醛症患者的手术创伤大大减轻，术后恢复时间明显缩短；在腹腔镜手术条件和技术还不成熟的医院，可采用开放手术切除。

Meyer 等[35]报道了 APA 和单侧肾上腺结节样增生性原醛症患者术后的血压改善情况，35%～60%的患者血压降至正常范围，不需服用抗高血压药物，所有患者血钾恢复正常。张旭等[36]报道了 130 例原醛症患者行腹腔镜手术切除治疗，其中有 11 例 IAH 患者、119 例 APA 患者，术后 2 个月 68%的原醛症患者血压恢复正常。汤坤龙等[37]报道 205 例 APA 患者在腹腔镜术后 2 个月内有 82%的患者血压恢复正常。其他类型的原醛症患者即使接受肾上腺切除甚至是双侧肾上腺切除，血压控制仍不理想。因此，术前诊断一定要明确。

对残余肾上腺组织切除与否尚存在争论。主张切除者认为，原醛症患者病侧肾上腺会存在多发性病灶，而只单纯切除肿瘤或结节，可能存在遗留部分或包膜，造成术后复发。主张保留者的观点有三方面：①原醛症患者会有双侧病变，只是某一侧先发生病变而接受手术治疗，对侧如果在病变表现明显且需要手术时，在先手术侧还保留部分残余肾上腺组织，医师决定手术就容易些。②目前 AVS 检查尚未普及和推广应用，有的患者还是通过临床资料、确诊试验及影像学检查资料进行定性与定位诊断，无法保证手术切除的绝对正确。③为防止发生低醛固酮血症，因此具体采用全切还是保留残余肾上腺组织，要由有经验的高血压科和内分泌科医师提出建议，外科手术专家在术前决策，手术过程中依具体情况来判断。整个过程与手术后的残余肾上腺保留情况一定要让患者及其家属知晓，以便之后随诊时给临床医师提供调整治疗的依据。

手术前要控制高血压、纠正低血钾和明确心脑肾的情况。患者如果低血钾严重，在服用螺内酯的同时可口服和（或）静脉补钾。一般术前准备时间为 2～4 周，对于血压控制不能达到正常者，要联合其他抗高血压药物。查清患者是否有心血管疾病并给予处理，以保证患者的安全，特别对于老年患者。

术后患者就可停用螺内酯，逐渐停用静脉补钾，除非患者血钾＜3.0mmol/L，但应监测血钾、钠、氯与肾功能。术后几周内，由于对侧肾上腺抑制作用尚未解除，应提高钠盐补充，如果有明显低醛固酮血症的临床表现与实验室检查的结果，需暂时服用氟氢可的松行替代治疗。

（二）醛固酮受体拮抗剂

螺内酯是治疗 IHA 的首选药物。对于暂时无法手术、不愿接受手术或术后部分缓解甚至无缓解的患者来说，螺内酯也可作为首选的治疗药物。螺内酯起始治疗剂量为 20mg/d，依据病情逐渐增加剂量，最大剂量可达到 100mg/d。开始服药后或每次调整剂量后需监测血钾，根据血钾水平进一步调整螺内酯剂量。对于单用螺内酯降压效果不好，或螺内酯剂量难以增加者，可加用其他抗高血压药物。研究表明，术后仍存在低血浆肾素水平的原醛症患者发生心血管事件的风险高于原发性高血压患者[38]，建议使用大剂量螺内酯解除肾素抑制，但长期大量使用会引起一系列药物的不良反应。

螺内酯的不良反应：①导致男性乳房发育并呈明显剂量相关性；②高钾血症。为避免高钾血症的发生，肾功能不全 CKD 3 期[肾小球滤过率（GFR）＜60ml/（min・1.73m^2）]患者慎用，肾功能不全 CKD 4 期及以上者禁止服用。

依普利酮是一种选择性醛固酮受体拮抗剂，不拮抗雄激素和孕激素受体，不会导致严重的内分泌紊乱。研究报道 IHA 患者长期使用依普利酮可在有效控制血压的同时尽可能避免诸如男性乳房发育等不良反应[39]。依普利酮起始剂量为 25mg/d，由于其半衰期短，建议每天给药 2 次。为避免高钾血症的发生，肾功能不全 CKD 3 期[GFR＜60ml/（min・1.73m^2）]患者慎用，肾功能不全 CKD 4 期及以上者禁止服用。

（三）糖皮质激素

糖皮质激素主要通过抑制垂体 ACTH 分泌减少醛固酮，为 FH-Ⅰ型患者的首选治疗。建议服用长效或中效糖皮质激素，地塞米松起始剂量为 0.125～0.25mg/d；泼尼松起始剂量为 2.5～5mg/d，这两种药物均在睡前服用。

过量糖皮质激素治疗会导致医源性库欣综合征，影响儿童生长发育，建议使用最少剂量糖皮质激素使患者血压或血钾维持在正常范围，如血压控制不佳，可联合使用醛固酮受体拮抗剂或其他类型抗高血压药物。

另外，阻断肾远曲小管上皮细胞钠通道的药物和 ACEI/ARB 对过量醛固酮所致病理生理过程有一定的控制作用，可起到降低血压和升高血钾的作用。

笔者[40]归纳了几种常见病因原醛症的治疗，见表 6-76-3，为治疗原醛症提供了思路。

表 6-76-3　几种常见病因原醛症的治疗

	醛固酮瘤	单侧肾上腺结节样增生	特发性醛固酮增多症（双侧肾上腺皮质球状带增生）	家族性醛固酮增多症Ⅰ型（糖皮质激素可治性醛固酮增多症）
手术治疗	首选治疗	首选治疗	—	—
依确诊试验诊断	＜40 岁、对侧肾上腺无异常、临床典型	＜40 岁、对侧肾上腺无异常、临床典型	—	—
依 AVS 检查结果诊断	≥40 岁或对侧有增生或双侧肾上腺瘤	≥40 岁或对侧有增生或双侧肾上腺瘤	—	—
醛固酮受体拮抗剂（包括螺内酯和依普利酮）	二线治疗（如果患者不能或不愿手术，则只能依靠这类药物治疗，手术后血生化指标未完全改善者要加用，治疗效果不佳者尽量动员手术）	二线治疗（如果患者不能或不愿手术，则只能依靠这类药物治疗，手术后血生化指标未完全改善者要加用，治疗效果不佳者尽量动员手术）	首选治疗	血压控制不好时可选用
糖皮质激素	—	—	—	首选治疗

二、降压治疗

对于合并原发性高血压的原醛症患者、术后血压未降至正常或单用醛固酮受体拮抗剂血压控制不理想患者的治疗要突出以下两方面：一是按原发性高血压长期治疗。医师要在手术前后向患者说明，帮助患者做好心理准备，医患互相沟通积极配合。二是选用的抗高血压药物可针对过量醛固酮的病理生理作用。例如，阿米洛利、氨苯蝶啶是对肾远曲小管上皮细胞钠通道有阻断作用的药物，所以对原醛症患者都有一定治疗效果；作为保钾利尿剂，它们能缓解原醛症患者的高血压、低血钾症状，而不存在螺内酯所致激素相关不良反应；但由于其作用相对较弱，并不作为一线用药。ACEI、ARB 可能对部分 AngⅡ敏感的 IHA 有一定治疗效果。因醛固酮的合成需要钙的参与，钙拮抗剂可使部分原醛症患者血压和血钾正常。

β 受体阻滞剂、α 受体阻滞剂等主要用于降低血压，当患者单用螺内酯治疗血压控制不佳时，可联合使用多种不同作用机制的抗高血压药物。

三、对症治疗与心脑肾的保护

原醛症患者在没有针对病因治疗之前，应根据患者具体情况选择不同的补钾途径。同时，熟练掌握补钾原则，避免发生高血钾。如果切除病灶使原醛症达到根治，则可以不补钾。如果是非手术治疗的原醛症患者，选用醛固酮受体拮抗剂一般可使血钾正常，但低血钾和正常低值者也要补钾。

糖耐量异常的原醛症患者，行肾上腺切除术后，糖代谢异常可得到不同程度的改善。Sindelka 等[41]发现原醛症术后患者 PAC 下降，胰岛素敏感性增加，胰岛素抵抗状态可以得到改善。梁伟等[42]发现原醛症患者术后血糖水平有所下降，胰岛素分泌增加，特别是早期胰岛素分泌明显改善。因此，对于糖代谢异常的患者，影像学检查高度怀疑APA、原发性肾上腺皮质增生或单侧肾上腺结节样增生性原醛症，或有手术适应证的原醛症患者新发糖代谢异常时，手术切除肾上腺能改善血糖水平。

正如前述，原醛症患者由于其病理生理机制或没有及时得到病因治疗，靶器官可受到损害，导致各种心血管疾病发生发展，所以对于原醛症患者一定注意心血管疾病的筛查与确诊，并给予及时有效的处理。

四、预后与随访

（一）预后

原醛症患者的预后关键取决于病因分类的诊断和治疗是否正确。例如，APA 患者手术切除分泌醛固酮的腺瘤后，术后血压正常及显著改善者达80%～99%[43, 44]，一般 1 个月内血压达到最大降幅并稳定，最多不超过 12 个月，低血钾很快得到纠正。术前伴有严重心血管疾病的原醛症患者，即便术后血压正常，也应按心血管疾病进行治疗。

如术后血压无变化，其可能原因：同时合并原发性高血压；原醛症患者长期高血压和内分泌激素紊乱，造成明显的血管病变、肾脏损害。这些患者术后血钾恢复正常，且对一般的抗高血压药物治疗反应明显。另外，个别患者术前病因分类不确切或临床医师手术适应证掌握不严格，术后血压无变化。这种情况会出现血钾不能恢复正常，高血压仍难以控制。IHA 及 FH-Ⅰ型患者均需长期药物治疗以纠正高血压、低血钾，即使接受双侧肾上腺切除，血压也不能降至正常。

（二）随访

原醛症的治疗包括手术和药物，有适应证的患者在接受手术治疗后大部分可以得到治愈或血压明显改善，小部分治疗效果不佳，原因同上。因此，手术治疗并不能一劳永逸。接受长期药物治疗的原醛症患者，需定期随访，观察药物的疗效和不良反应，以便最大限度控制血压，保护心脑肾。

一项研究将 754 例接受肾上腺手术治疗的 APA 患者、1613 例接受醛固酮受体拮抗剂治疗的原醛症患者与年龄、性别相匹配的 3016 例原发性高血压患者相比，在平均随访 5.2 年后发现，接受醛固酮受体拮抗剂治疗的原醛症患者罹患新发糖尿病的风险较原发性高血压增加 16%，而接受肾上腺切除术的 APA 患者较原发性高血压组糖尿病风险降低40%[45]。持续高血糖是心血管疾病的独立危险因素，可与高血压、高浓度醛固酮协同作用，使得靶器官损害的严重程度明显增加，且血压更难以控制，微血管损害更易发生。因此，对原醛症患者的随访是必要的。随访的内容包括以下四方面：①观察手术后的血压、血钾情况；②观察原醛症患者药物治疗的效果和不良反应；③观察抗高血压药物治疗的效果和不良反应；④观察靶器官损害和心血管疾病情况及药物治疗效果与不良反应。

（余振球）

参考文献

[1] 张惠兰，刘振江，邵娇梅，等. 血浆醛固酮/肾素活性比值在诊断原发性醛固酮增多症患者的价值[J]. 中华心血管病杂志，2006，（10）：873-876.

[2] 中华医学会内分泌学分会. 原发性醛固酮增多症诊断治疗的专家共识（2020 版）[J]. 中华内分泌代谢杂志，2020，36（9）：727-736.

[3] 宁光. 醛固酮增多症[M]//王辰，王建安. 内科学. 3 版. 北京：人民卫生出版社，2015：1017-1022.

[4] Sutherland DJ，Ruse JL，Laidlaw JC. Hypertension，increased aldosterone secretion and low plasma renin activity relieved by dexamethasone[J]. Can Med Assoc J，1966，95（22）：1109-1119.

[5] Stowasser M，Gordon RD，Tunny TJ，et al. Familial hyperaldosteronism type Ⅱ：Five families with a new variety of primary aldosteronism[J]. Clin Exp Pharmacol Physiol，1992，19（5）：319-322.

[6] Choi M，Scholl UI，Yue P，et al. K^+ channel mutations in adrenal aldosterone-producing adenomas and hereditary hypertension[J]. Science，2011，331（6018）：768-772.

[7] Scholl UI，Stolting G，Nelson-Williams C，et al. Recurrent gain of function mutation in calcium channel CACNA1H causes early-onset hypertension with primary aldosteronism[J]. Elife，2015，4：e6315.

[8] Seidel E，Schewe J，Scholl UI. Genetic causes of primary aldosteronism[J]. Exp Mol Med，2019，51（11）：1-12.

[9] Zheng FF，Zhu LM，Nie AF，et al. Clinical characteristics of somatic mutations in Chinese patients with aldosterone-

producing adenoma[J]. Hypertension，2015，65（3）：622-628.

[10] Lifton RP，Dluhy RG，Powers M，et al. A chimaeric 11 beta-hydroxylase/aldosterone synthase gene causes glucocorticoid-remediable aldosteronism and human hypertension[J]. Nature，1992，355（6357）：262-265.

[11] Scholl UI，Stolting G，Schewe J，et al. CLCN2 chloride channel mutations in familial hyperaldosteronism type Ⅱ[J]. Nat Genet，2018，50（3）：349-354.

[12] Funder JW，Carey RM，Mantero F，et al. The management of primary aldosteronism：case detection，diagnosis，and treatment：An endocrine society clinical practice guideline[J]. J Clin Endocrinol Metab，2016，101（5）：1889-1916.

[13] 周亮，朱育春，魏强. 从外科角度探讨原发性醛固酮增多症的规范化诊疗[J]. 中华泌尿外科杂志，2019，40（4）：253-256.

[14] Mosso L，Carvajal C，Gonzalez A，et al. Primary aldosteronism and hypertensive disease[J]. Hypertension，2003，42（2）：161-165.

[15] Calhoun DA. Is there an unrecognized epidemic of primary aldosteronism? Pro[J]. Hypertension，2007，50（3）：447-453.

[16] Sang X，Jiang Y，Wang W，et al. Prevalence of and risk factors for primary aldosteronism among patients with resistant hypertension in China[J]. J Hypertens，2013，31（7）：1465-1471.

[17] Xu Z，Yang J，Hu J，et al. Primary aldosteronism in patients in China with recently detected hypertension[J]. J Am Coll Cardiol，2020，75（16）：1913-1922.

[18] 李南方，李红建，王红梅，等. 330 例原发性醛固酮增多症患者的临床分析[J]. 中华内分泌代谢杂志，2011，（9）：752-754.

[19] Monticone S，D'Ascenzo F，Moretti C，et al. Cardiovascular events and target organ damage in primary aldosteronism compared with essential hypertension：A systematic review and meta-analysis[J]. Lancet Diabetes Endocrinol，2018，6（1）：41-50.

[20] Burrello J，Monticone S，Losano I，et al. Prevalence of hypokalemia and primary aldosteronism in 5100 patients referred to a tertiary hypertension unit[J]. Hypertension，2020，75（4）：1025-1033.

[21] Hanslik G，Wallaschofski H，Dietz A，et al. Increased prevalence of diabetes mellitus and the metabolic syndrome in patients with primary aldosteronism of the German Conn's Registry[J]. Eur J Endocrinol，2015，173（5）：665-675.

[22] 王红梅，王新国，张德莲，等. 原发性醛固酮增多症患者糖代谢紊乱情况分析[J]. 中华高血压杂志，2011，19（7）：668-672.

[23] Murase K，Nagaishi R，Takenoshita H，et al. Prevalence and clinical characteristics of primary aldosteronism in Japanese patients with type 2 diabetes mellitus and hypertension[J]. Endocr J，2013，60（8）：967-976.

[24] 许卫国，李红梅，宋丹丹，等. 2 型糖尿病伴难治性高血压中原发性醛固酮增多症的患病情况[J]. 广东医学，2012，33（22）：3400-3402.

[25] Di Murro A，Petramala L，Cotesta D，et al. Renin-angiotensin-aldosterone system in patients with sleep apnoea：prevalence of primary aldosteronism[J]. J Renin Angiotensin Aldosterone Syst，2010，11（3）：165-172.

[26] Kontak AC，Wang Z，Arbique D，et al. Reversible sympathetic overactivity in hypertensive patients with primary aldosteronism[J]. J Clin Endocrinol Metab，2010，95（10）：4756-4761.

[27] Seccia TM，Letizia C，Muiesan ML，et al. Atrial fibrillation as presenting sign of primary aldosteronism：Results of the Prospective Appraisal on the Prevalence of Primary Aldosteronism in Hypertensive（PAPPHY）Study[J]. J Hypertens，2020，38（2）：332-339.

[28] 姚克铖，邹秀兰，曾令海，等. 原发性醛固酮增多症与心血管风险相关指标的系统评价[J]. 临床心血管病杂志，2016，32（11）：1122-1128.

[29] 李晓禹，宋颖，胡金波，等. 原发性醛固酮增多症患者的糖脂代谢特征及发生机制[J]. 中华糖尿病杂志，2021，13（1）：94-97.

[30] 汪静，谢君辉. 血压正常的原发性醛固酮增多症一例并文献复习[J]. 中华全科医师杂志，2019，18（12）：1164-1165.

[31] 鲍颖芳，李库林，吴小庆，等. 原发性醛固酮增多症 24h 动态血压特点[J]. 实用临床医药杂志，2013，17（24）：131-133.

[32] Wang K，Hu J，Yang J，et al. Development and validation of criteria for sparing confirmatory tests in diagnosing primary aldosteronism[J]. J Clin Endocrinol Metab，2020，105（7）：dgaa282.

[33] 王梦卉，李南方，张德莲，等. 不同体位肾素活性变化值对原发性醛固酮增多症鉴别诊断的价值[J]. 中华诊断学电子杂志，2016，4（4）：257-261.

[34] 余振球. 中国高血压分级诊疗实践[M]. 北京：科学出版社，2021.

[35] Meyer A，Brabant G，Behrend M. Long-term follow-up after adrenalectomy for primary aldosteronism[J]. World J Surg，2005，29（2）：155-159.

[36] 张旭，何华，陈忠，等. 腹膜后腹腔镜手术治疗原发性醛固酮增多症 130 例[J]. 中华外科杂志，2004，42（18）：8-10.

[37] 汤坤龙，杨长海，李黎明. 后腹腔镜手术治疗腺瘤型原

发性醛固酮增多症 205 例临床分析[J]. 中华全科医师杂志，2011，10（8）：583-585.

[38] Hundemer GL，Curhan GC，Yozamp N，et al. Cardiometabolic outcomes and mortality in medically treated primary aldosteronism：A retrospective cohort study[J]. Lancet Diabetes Endocrinol，2018，6(1)：51-59.

[39] Karagiannis A，Tziomalos K，Papageorgiou A，et al. Spironolactone versus eplerenone for the treatment of idiopathic hyperaldosteronism[J]. Expert Opin Pharmacother，2008，9（4）：509-515.

[40] 余振球. 原发性醛固酮增多症的分级诊疗（二）[J]. 中国乡村医药，2018，25（17）：30-31.

[41] Sindelka G，Widimsky J，Haas T，et al. Insulin action in primary hyperaldosteronism before and after surgical or pharmacological treatment[J]. Exp Clin Endocrinol Diabetes，2000，108（1）：21-25.

[42] 梁伟，曾正陪，李汉忠，等. 原发性醛固酮增多症患者术前术后胰岛 B 细胞功能变化的研究[J]. 中国实用内科杂志，2006，（22）：1780-1783.

[43] Kim RM，Lee J，Soh EY. Predictors of resolution of hypertension after adrenalectomy in patients with aldosterone-producing adenoma[J]. J Korean Med Sci，2010，25（7）：1041-1044.

[44] Tresallet C，Salepcioglu H，Godiris-Petit G，et al. Clinical outcome after laparoscopic adrenalectomy for primary hyperaldosteronism：The role of pathology[J]. Surgery，2010，148（1）：129-134.

[45] Wu VC，Chueh SJ，Chen L，et al. Risk of new-onset diabetes mellitus in primary aldosteronism：A population study over 5 years[J]. J Hypertens，2017，35（8）：1698-1708.

第77章 嗜铬细胞瘤和副神经节瘤与高血压

嗜铬细胞瘤和副神经节瘤（pheochromocytoma and paraganglioma，PPGL）起源于神经管中神经嵴的嗜铬细胞，这些细胞主要分布在肾上腺髓质，少数分布在副神经节。嗜铬细胞瘤具有神经内分泌功能，分泌大量的儿茶酚胺（CA），引起一系列高 CA 血症的临床表现，如血压变化、多系统代谢紊乱等，是继发性高血压病因之一，可导致严重的靶器官损害和心血管疾病，甚至引起高血压危象，威胁患者的生命安全。嗜铬细胞瘤（pheoch romocytoma，PCC）起源于肾上腺髓质的嗜铬细胞，副神经节瘤（paraganglioma，PGL）起源于肾上腺外交感神经链的嗜铬细胞，二者合称为 PPGL。由于 PPGL 患者的临床表现多样，其发现与诊断对临床医师具有很大的挑战性。本章将从流行病学、病因与发病机制等基础理论，临床表现与诊断，治疗与随诊等方面进行阐述，以加深临床医师对 PPGL 的认识，提高对 PPGL 患者的诊疗水平。

第一节 基础理论

一、流行病学与病因

（一）流行病学

1886 年，Fränkel[1]首次报道了第一例嗜铬细胞瘤患者，尸检证实该患者患双侧肾上腺肿瘤。1912年病理学家Pick[2]正式将这类肿瘤命名为“嗜铬细胞瘤”（pheochromocytoma）。1953年北京协和医院文士域、富寿山首先报道了2例PCC患者，第一例PCC患者为14岁男性，因头痛、高热、头晕及晕厥于1939年入院，住院期间有阵发性高血压发作，股部可扪及肿块，右侧肾周围充气造影见右肾上端有一密度浓厚、轮廓光滑的肿块，压迫及检查可诱导发作，临床诊断为PCC，患者的血压波动曲线见图6-77-1[3]。

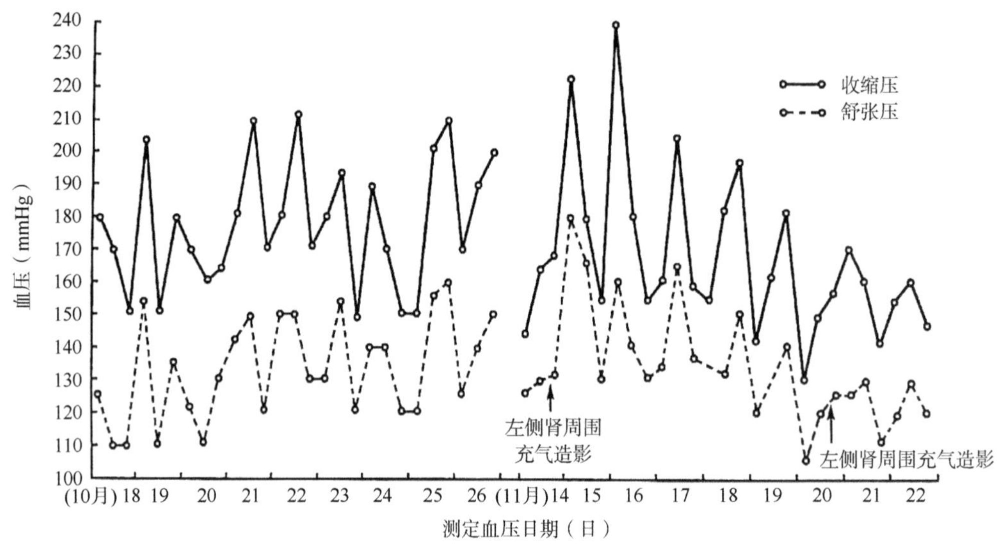

图6-77-1 患者血压波动曲线

目前我国没有大规模的PPGL流行病学研究报道，在国外报道的数据中发现PPGL的患病比率在上升。1981～1997年的尸检报告[4]发现PCC的检出率是0.05%。丹麦进行的基于人群的研究报道，PPGL的年龄标准化发病率从1977年的每年1.4/100万，上升到2015年的每年6.6/100万[5]。荷兰一项病理学研究显示，PPGL的年龄标准化发病率从1995年的每年3.7/100万增加到2015年的每年5.7/100万，这与影像学技术的发展和PPGL检测技术水平的提高有关。

在高血压患者中PPGL的患病比率为0.2%～0.6%[6]；在肾上腺意外瘤患者中PCC的患病比率为5%[7]，这类PCC患者可没有高血压症状[8]。PPGL可出现在任何年龄段，但发病高峰年龄为30～50岁，男女发病率基本相同，并有相关遗传综合征家族史[9]。家族遗传综合征的PPGL患者发病较早且呈多发性病灶[10]。在儿童中PPGL平均发病年龄为11～13岁，男女比例2∶1；且70%的PPGL儿童是由于遗传性疾病而发病。在高血压儿童中PPGL的患病比率为1.7%。

（二）病因

PPGL的发生与致病基因突变有关，从20世纪90年代以来，学者们不断发现PPGL的基因型，见图6-77-2。

目前研究显示有20余种易感基因的突变可导致PPGL[12]。约50%的PPGL患者有基因突变，其中35%～40%为胚系突变，15%～25%为肿瘤体系突变，50%～70%的儿童PPGL与基因胚系突变有关[9]。易感基因包括*SDH*、*VHL*、*RET*和*NF1*、*TMEM127*、*EGLN1*、*MAX*、*FH*等[12-14]。PPGL的发病是由这些基因突变后主要激活两条细胞内信号通道引起的：①假性缺氧通道，通过激活低氧诱导因子，促进与缺氧有关的生长因子表达，从而刺激肿瘤生长。②激酶信号通路，通过激活丝裂原活化蛋白激酶、雷帕霉素靶蛋白的丝氨酸/苏氨酸蛋白激酶信号转导通路和蛋白质翻译激活的基因促进肿瘤生长[9]。

在PPGL患者中，还发现多种血管活性物质和细胞因子与PPGL发病机制有关，包括内皮素、肾上腺髓质素（adrenomedullin，ADM）、尾升压素Ⅱ（urotensin Ⅱ，UⅡ）、血管内皮生长因子（VEGF）、转化生长因子-α、肿瘤坏死因子-α和血管紧张素Ⅱ（AngⅡ）[15]等。研究发现ADM参与机体血压调节，能与PPGL上的特异性受体结合，抑制PPGL的增殖；UⅡ是体内最强的血管收缩肽，与特异性受体结合后有促进细胞增殖的作用。其受体分布于肾上腺皮质、髓质及 PPGL 组织中，因此可促进 PPGL 细胞增殖；VEGF 在体外可刺激 PPGL 原代培养的细胞增殖。研究观察到 PPGL 细胞具有不易凋亡的特点，血管紧张素Ⅱ受体 AT_1、AT_2、AT_4 和 MAS 的 mRNA 在人正常肾上腺皮质、髓质和 PPGL 组织中均有表达，而在良性 PPGL 中 AT_1、AT_2 和 MAS 的 mRNA 水平与患者术前的 AngⅡ浓度呈显著的负相关。

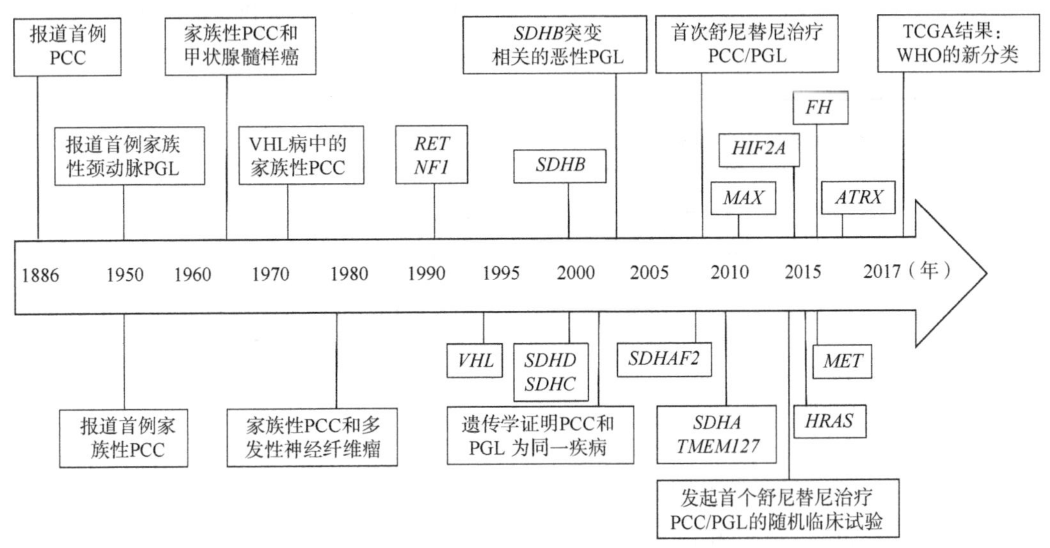

图 6-77-2　对 PPGL 基因型的认识时间顺序[11]

二、病理与病理生理

（一）病理[16]

肉眼观：瘤体一般直径在 2～6cm，平均重约 100g。单侧单发多见，且右侧大于左侧。包膜完整，切面呈灰白或粉红色，可伴有出血、坏死、钙化及囊性变；经过固定液固定后显棕黄色或棕黑色。

镜下：①光镜。瘤细胞大多为角形细胞，少数为梭形或柱状细胞，并有一定程度的多形性，可出现瘤巨细胞。瘤细胞胞质可见大量嗜铬颗粒及核内假包涵体；瘤细胞呈索、团状排列；间质富含血管，常为血窦。可伴有脂褐素、神经黑素和黑色素沉着，淀粉样变、梭形细胞、透明细胞和嗜酸性变少见。②电镜。胞质内含有被界膜包绕、具有一定电子密度的神经内分泌颗粒。

（二）病理生理

由于 PPGL 释放不同的 CA 激素，作用于不同类型的受体表现形式不同。CA 是一种含有儿茶酚和氨基的神经类物质，是肾上腺素能神经元合成和分泌的激素，通常包括肾上腺素（E）、去甲肾上腺素（NE）及多巴胺（DA）。CA 合成的原料来自血液中的酪氨酸，酪氨酸在胞质内酪氨酸羟化酶和多巴脱羧酶的作用下形成 DA，DA 被转运至囊泡内，经多巴胺 β-羟化酶催化生成 NE；在肾上腺髓质嗜铬细胞和主动脉旁嗜铬细胞内含有苯乙醇胺氮位甲基移位酶（phenylethanolamine-*N*-methyltransferase，PNMT），PNMT 可将 NE 甲基化为 E。

肾上腺素能受体可分为 α 和 β 受体，前者主要有 α_1 和 α_2 两种亚型受体，β 受体可进一步分为 β_1、β_2 和 β_3 三种亚型受体。肾上腺素能受体的组织分布及激动效应见表 6-77-1[17]。CA 对不同肾上腺素受体作用的比较见表 6-77-2[18]。

表 6-77-1　肾上腺素能受体组织分布及效应

受体	组织分布	效应
α_1	平滑肌（血管、尿道）	收缩
	肠平滑肌	松弛
	肝脏	糖原分解、糖原异生
	心脏	增强心肌收缩力，心律失常
α_2	胰岛 B 细胞	减少胰岛素的分泌
	血小板	聚集
	神经末梢	减少去甲肾上腺素的分泌
	血管平滑肌	收缩
β_1	心脏	增加收缩力、收缩频率和房室结传导

续表

受体	组织分布	效应
	肾球旁细胞	增加肾素的分泌
$β_2$	平滑肌（血管、支气管、胃肠、尿道）	松弛
	骨骼肌	糖原分解、钾摄取
	肝脏	糖原分解、糖原异生

表 6-77-2　儿茶酚胺对不同肾上腺素能受体的作用

儿茶酚胺	作用		
	α受体	$β_1$受体	$β_2$受体
去甲肾上腺素	+++	++	+/–
肾上腺素	++++	+++	+++
多巴胺	+	++	+/–

注：+表示激动作用，–表示抑制作用。

DA 能激活分布在肾脏、肠系膜和冠状动脉的 D_1 受体，激活腺苷酸环化酶，使细胞内环磷酸腺苷（cAMP）水平提高，血管舒张；DA 还可以激活心脏 $β_1$ 受体，升高心肌收缩压、增加心排血量，但是大量的 DA 激活 α 受体能引起血管明显的收缩。

肾上腺髓质嗜铬细胞以分泌 NE 为主，伴有 E 分泌，极少数只分泌 E；肾上腺髓质外嗜铬细胞内的 PNMT 需要高浓度皮质醇才能激活，因此主动脉旁嗜铬体及 PGL 只能分泌 NE，不能分泌 E。

三、分类与分期

（一）分类

来源于肾上腺髓质中嗜铬细胞的肿瘤称为 PCC，占 PPGL 的 80%～85%。来源于副神经节的嗜铬细胞的肿瘤称为副神经节瘤（PGL），占 PPGL 的 20%～25%，其可分为副交感神经 PGL 和交感神经 PGL。交感神经 PGL 主要位于胸部、腹部和盆腔等交感神经链，头颈部 PGL 来自副交感神经节，通常不分泌 CA。

PPGL 有良恶性之分，2017 年世界卫生组织（WHO）认为所有的 PPGL 均有转移的潜能[19]，提出了“非转移性和转移性 PPGL”替代“良性和恶性 PPGL”的诊断。10%～17%的 PPGL 会发生转移，转移性 PPGL 中肾上腺髓质占 5%～20%，交感神经副神经节占 13%～35%[9]，常见转移部位为区域及远处淋巴结、骨、肝和肺。

诊断恶性或转移性 PPGL 的标准不同于其他系统疾病或器官肿瘤，只有在非嗜铬细胞组织中发现转移 PPGL 才称为恶性或转移性 PPGL。组织学中的血管侵犯、细胞异型性、局部侵犯乃至局部复发等都不能作为恶性 PPGL 的证据，分子标志物或遗传标志物也不能明确 PPGL 的良恶性[20]。

（二）分期

美国癌症联合会（American Joint Committee on Cancer，AJCC）发布的第 8 版 TNM 分期系统首次纳入 PPGL，根据 PPGL 原发肿瘤的直径大小、区域淋巴结的转移及远处转移的情况制定了 PPGL 的 TNM 分期，见表 6-77-3[21]。根据 TNM 分期将 PPGL 分为Ⅰ～Ⅳ期。

表 6-77-3　AJCC 关于 PPGL 的 TNM 分期

T：原发肿瘤
Tx：原发肿瘤不能评估
T1：嗜铬细胞瘤最大直径<5cm，无肾上腺外侵犯
T2：嗜铬细胞瘤直径>5cm 或交感神经副神经节瘤，无肾上腺外侵犯
T3：任何大小的肿瘤侵犯周围组织（如肝脏、胰腺、脾脏、肾脏）
N：区域淋巴结
Nx：区域淋巴结无法评估
N0：无淋巴结转移
N1：区域淋巴结转移
M：远处转移
M0：无远处转移
M1：远处转移
M1a：远处转移仅累及骨
M1b：远处转移仅累及远处淋巴结/肝脏或肺
M1c：远处转移累及骨加上多个其他部位

在 AJCC 关于 PPGL 的分期中未将副交感神经 PGL 纳入 TNM 的系统分期范围内，因为分泌 CA 的副交感神经 PGL 比较少见；恶性或转移性副交感神经 PGL 也很少见。一项芬兰的回顾性研究发现 64 例头颈部 PGL 中仅有 3 例恶性患者[22]。

第二节　诊　　断

典型 PPGL 患者有 6H 表现，即高血压（hypertension）、头痛（headache）、心脏不适感（heart consciousness）、高代谢状态（hypermetabolism）、高血糖（hyperglycemia）、多汗（hyperhidrosis）。其中头痛、心悸、多汗称为典型三联征，但只有部分 PPGL 患者同时具有这三种症状，大多数 PPGL 患者只出现三联征中的一种或任意两种症状。一项 PCC 患者的临床表现荟萃分析显示，典型三联征中的头痛、心悸和多汗分别发生在 60%、59%和 52%的患者中[23]。一项纳入 92 例 PPGL 患者的研究报告显示，头痛、心悸和多汗仅分别占所有临床表现的 37%、53%和 41%[24]。PPGL 患者的症状也可不典型，只有部分症状甚至无症状，典型 PPGL 患者更易获得早期诊断和治疗，但是不典型症状者通常会延误治疗，所以临床医师要综合分析，提高 PPGL 患者的诊断率。

一、临 床 表 现

大多数 PPGL 不仅合成和分泌大量 CA，还能合成和分泌 P 物质、血管活性肠肽等肽类物质，从而导致 PPGL 患者的临床表现复杂多样。遗传性 PPGL 患者除了高 CA 血症的相关临床表现外，还有其他症状，容易造成漏诊、延误患者治疗。

（一）高儿茶酚胺血症表现

由于 CA 分泌类型、释放模式、个体敏感性的不同，如连续性或阵发性的释放、释放的比例、释放量不同，导致 PPGL 患者表现不同。

1. 血压变化 高血压是 PPGL 患者最主要的临床表现。PPGL 患者的血压变化可有阵发性高血压（40%～50%）、持续性高血压（50%～60%）、持续性高血压的基础上阵发性发作（50%）、低血压和正常血压；多数表现为顽固性高血压[9]。PPGL 患者的血压在高血压和低血压之间波动，血压波动大是 PPGL 患者最显著的临床特点，是独立于高血压之外的心血管疾病危险因素[25]。

（1）阵发性高血压：是 PPGL 患者的特征性表现，发作时血压骤升，收缩压可达 200～300mmHg，舒张压 130～180mmHg。阵发性高血压发作时常伴头痛、多汗、心悸三联征，对诊断有重要意义。

（2）低血压：约 70%的 PPGL 患者合并直立性低血压[9]，可能是由于维持站立位血压的反射性血管张力降低。PPGL 患者可发生低血压，严重者可导致休克，发生的可能原因如下：①肿瘤瘤体突然出血、坏死导致 CA 停止释放。②大量 CA 释放导致心功能不全，心排血量减少；大量 CA 释放使血管平滑肌收缩，组织缺氧、微血管通透性增加，血浆外溢，血容量减少。③PPGL 分泌的肾上腺激素激活 β 受体，使周围血管扩张。④PPGL 分泌的其他肽类物质，如血管活性肠肽、肾上腺髓质素。

（3）高血压危象：PPGL 高血压危象患者血压波动幅度大，在高血压和低血压之间波动，可导致心血管疾病。高血压危象可自发出现，也可因某种诱因产生，常见的诱因有情绪激动、体位改变、创伤、应激、挤压肿瘤、药物及某些食物（如巧克力、酒、熏肉、久置的奶酪和酸奶、花生、豆类及豆制品、果蔬等）消化过程中能产生大量酪胺，酪胺能促进去甲肾上腺素释放。常见的引起 CA 释放的药物见表 6-77-4，临床医师应注意避免这类药物的使用。

表 6-77-4 常见的引起儿茶酚胺释放的药物

分类	举例
激素类	糖皮质激素、胰高血糖素
三环类抗抑郁药物	阿米替林、去甲替林、丙米嗪、氯米帕明
单胺氧化酶抑制剂	司来吉兰、苯乙肼
去甲肾上腺素再摄取抑制剂	利血平
选择性 5-羟色胺再摄取抑制剂	氟西汀、度洛西汀、帕罗西汀
抗精神病药物	氟哌利多、舒必利
某些抗病毒药物	利奈唑胺
止吐药	甲氧氯普胺、丙氯拉嗪
组胺	
促儿茶酚胺分泌的血管活性药物	血管紧张素Ⅱ、血管升压素、安非他命、伪麻黄碱
某些肌肉松弛剂	琥珀酰胆碱、筒箭毒碱、阿曲库铵、泮库溴铵

2. 多系统的相关临床表现

（1）心血管系统：一项回顾性分析显示在 145 例 PPGL 患者中有 28 例出现了心血管疾病，发生率为 19.3%。除了由长期高血压作用导致的心肌肥厚外，还有由 CA 的大量释放引起的心脏毒性表现。由于 CA 大量释放，心肌耗氧量增加，引起冠状动脉痉挛、心肌缺血；CA 可通过使心肌细胞钙内流增加引起钙负荷加重，导致心肌细胞死亡；高浓度

CA 可使心肌细胞结构破坏，造成心肌细胞坏死，引起 CA 心肌病。CA 心肌病在 PPGL 患者中的发生率为 11%[26]，且有不同的表现形式，如扩张型心肌病、Takotsubo 心肌病等；CA 心肌病易并发左室肥厚及扩大、心力衰竭、肺水肿、严重心律失常、阿-斯综合征、心肌梗死和脑卒中，甚至发生心源性猝死。

（2）消化系统：PPGL 患者可有腹痛、腹泻、恶心、呕吐及便秘等各种消化道症状[24, 27]，是由于 CA 抑制肠道平滑肌的收缩，肠蠕动减弱，并增加括约肌的张力导致胃排空延迟。当大量分泌 CA 时，胃肠道黏膜血管强烈收缩导致缺血性肠炎[28]、增殖性及闭塞性动脉内膜炎，严重者可发生肠坏死、出血、穿孔，患者可出现急腹症的临床表现。

（3）血液系统：在大量肾上腺素的作用下，血容量减少，血细胞重新分布，周围血细胞增多，有时红细胞也会增多。

（4）神经系统：PPGL 患者可有头痛、失眠、烦躁、紧张焦虑的表现，严重时可发生严重的脑血管病。

（5）泌尿系统：病程长、病情重 PPGL 患者由于高血压的作用可出现蛋白尿，甚至发生肾衰竭；膀胱 PPGL 患者排尿时可引发高血压，常伴有血尿。

3. 代谢紊乱 PPGL 患者由于 CA 的大量释放，基础代谢增高，常出现多汗、体重下降。CA 可加速肝糖原的分解、抑制胰岛素的分泌，导致糖、脂代谢紊乱。少数 PPGL 患者可有低血钾，因为 CA 可激活肾素-血管紧张素-醛固酮系统（RAAS），促进肾素、醛固酮的分泌，导致继发性醛固酮增多症，也可使 K^+进入细胞内。

（二）肽类激素所致相关临床表现

神经嵴细胞的发育与其他内分泌腺体的发育关系密切，PPGL 除了分泌 CA 外，还能分泌多种肽类激素。PPGL 分泌的肽类激素及其所致相关临床表现见表 6-77-5[29]。

表 6-77-5 PPGL 分泌的肽类激素及其所致相关表现

肽类激素	表现
肾素	血管收缩
甲状旁腺激素	高钙血症
Y 神经肽	血管收缩、面色苍白
胃动素	腹泻
白细胞介素-6	发热
内皮素	血管收缩
血管紧张素转换酶	高血压
肾上腺髓质素	血管扩张、低血压
舒血管肠肽	面部潮红、腹泻、低血压
心房钠尿肽	多尿、低血压
P 物质	面部潮红

（三）嗜铬细胞瘤和副神经节瘤其他临床表现

研究表明 PPGL 的发病与基因突变有关，家族遗传性 PPGL 占 10%～30%[30, 31]，为常染色体显性遗传病。不同基因型突变的 PPGL 患者表现不同，且除了有 PPGL 的相关临床表现外，还有其他系统肿瘤的临床表现。

RET、*VHL*、*NF1* 突变分别可导致多发性内分泌腺瘤（multiple endocrine neoplasia，MEN）2 型综合征、希佩尔-林道（von Hippel-Lindau，VHL）综合征和神经纤维瘤病 1 型。*SDHD* 基因突变导致家族遗传性 PPGL 的临床肿瘤特点见表 6-77-6[9]。

表 6-77-6 家族遗传性 PPGL 的临床肿瘤特点

分型	基因	PPGL 部位	伴发其他肿瘤	多发性	转移性
PGL-1 型	*SDHD*	头颈部 PGL（85%），胸、腹部 PGL（20%～25%），肾上腺 PCC（10%～25%）	GIST、PA、PTC、RCC	55%～60%	＜4%
PGL-2 型	*SDHAF2*	头颈部 PGL（100%）	PA	罕见	不详
PGL-3 型	*SDHC*	头颈部 PGL，胸、腹部 PGL（罕见）	GIST、PA、RCC	15%～20%	不详
PGL-4 型	*SDHB*	头颈部 PGL（20%～30%），胸、腹部 PGL（50%），肾上腺 PCC（20%～25%）	GIST、PA、PTC、RCC	20%～25%	＜30%
PGL-5 型	*SDHA*	腹部 PGL	GIST、PA	罕见	不详

注：GIST. 胃肠道间质瘤；PA. 垂体瘤；PTC. 甲状腺乳头状癌；RCC. 肾细胞癌。

二、辅 助 检 查

对怀疑是 PPGL 的患者，临床工作中应采用先定性、再定位的思路进行诊断。辅助检查中实验室检查可帮助定性诊断，影像学检查可帮助定位诊断。

（一）实验室检查

根据高血压患者诊疗规范，就诊的高血压患者需完善 13 项常规检查。13 项常规检查能判断 PPGL 患者的基本病情，但不能定性诊断。对于怀疑 PPGL 的患者，应进行 CA 及其代谢产物测定，其中 CA 代谢产物 MNs 的测定是目前 PPGL 患者首选的实验室检查指标。

1. CA 及其代谢产物的测定　CA 及其代谢产物水平的测定是 PPGL 定性诊断的主要依据。从囊泡中释放的 NE 和 E 经过儿茶酚-*O*-甲基转移酶（catechol-*O*-methyl transferase，COMT）的作用合成中间产物甲氧基去甲肾上腺素（NMN）、甲氧基肾上腺素（MN），合称为 MNs；进入代谢途径的 NE 和 E 经过单胺氧化酶（MAO）和 COMT 的代谢形成香草扁桃酸（VMA）和高香草酸（HVA），MNs 可经 MAO 代谢形成 VMA。3-羟甲基酪氨酸（3-MT）是 DA 经 COMT 形成的中间产物。CA 及其代谢产物的测定方法和检查结果的评价见第 24 章“常用实验室检查的评价”相关内容。

2014 年美国内分泌学会临床实践指南提出了 PPGL 生化表型，血 MN、NMN 和 3-MT 水平显著升高的 PPGL 分别为肾上腺素型、去甲肾上腺素型及多巴胺型[32]。这不仅有利于对 PPGL 的定性诊断，也能提示定位诊断及治疗。有研究报道，肾上腺素型的肿瘤更多在肾上腺髓质，多巴胺型病变更多在肾上腺外，去甲肾上腺素型无法用于对肿瘤的定位诊断[33]。

2. 其他检查

（1）嗜铬粒蛋白 A（chromogranin A，CGA）：是一种酸性可溶性蛋白，存在于神经内分泌细胞中，常用于神经内分泌肿瘤的检查。CGA 诊断 PPGL 患者的敏感度为 83%，特异度为 96%[9]。CGA 的测定不受抗高血压药物和影响儿茶酚胺合成分泌的代谢物质及其活性影响，但服用质子泵抑制剂者和严重肾衰竭患者的 CGA 测定会受到影响[34, 35]。

（2）神经元特异性烯醇化酶（NSE）：是一种糖酵解酶，存在于神经元和神经内分泌细胞中。NSE 可用于评估转移性 PPGL 患者病情，有研究发现进展期转移性 PPGL 患者血清 NSE 水平升高，而稳定期转移性 PPGL 患者血清 NSE 水平未见明显升高[36]。

（二）影像学检查

对于 PPGL 患者行实验室检查测定相关指标定性诊断后，应进行影像学检查定位诊断，以便于选择后续的治疗方式。

1. 彩色多普勒超声　是高血压患者的 13 项常规检查之一，属于无创检查手段，具有简便快捷等特点，但是受很多因素干扰，如患者肥胖、肺部气体、肠道气体等。有文献报道超声与 CT 检查的诊断准确率没有差异，但是超声检查漏诊的 PPGL 患者通过 CT 检查均可做出正确诊断[37]。另外肾上腺解剖位置、PPGL 肿瘤瘤体大小也影响超声检查的结果。彩色多普勒超声检查对直径 1cm 以上肾上腺 PPGL 的阳性率较高，还能对肾上腺外如心脏等处的肿瘤进行定位检查，可以作为 PPGL 患者的初筛检查。

2. CT 和 MRI　均属于无创检查。《嗜铬细胞瘤和副神经节瘤诊断治疗专家共识（2020 版）》推荐 CT 检查作为 PPGL 肿瘤定位的首选影像学检查；推荐 MRI 检查用于以下情况：①有 CT 检查禁忌证的 PPGL 患者，如对 CT 造影剂过敏、体内有金属异物者等；②特殊人群如儿童、孕妇；③已知种系突变和需要减少放射性暴露的患者等；④探查颅底和颈部副神经节瘤的患者；⑤转移性 PPGL 患者。增强 CT 检查对 PPGL 患者的敏感度是 85%～98%，特异度为 70%；MRI 检查的敏感度为 85%～100%，特异度为 67%[9]。

CT 检查有很好的空间分辨率，尤其是胸、腹和盆腔等组织，且不受气体等干扰。PPGL 肿瘤在 CT 和 MRI 检查中出现囊性、坏死等相关表现。

3. 分子功能影像学检查　《嗜铬细胞瘤和副神经节瘤诊断治疗专家共识（2020 版）》建议转移性 PPGL 患者可以应用间碘苄胍（^{123}I-MIBG）显像、生长抑素受体显像及 PET/CT 等功能影像学检查进行 PPGL 肿瘤功能和解剖定位。^{123}I-MIBG 显像是发现肾上腺外 PPGL 的功能性和解剖性定位的重要检查方法，敏感度为 78%～83%，特异度为 100%[9]。^{123}I-MIBG 显影阳性则可诊断 PPGL，不能手术治疗的转移性 PPGL 患者可进行 ^{123}I-MIBG 放射治疗。放射性核素功能影像学检查方法和结果评价见第 29 章“核医学检查的评价”。

（三）遗传学检查

随着对PPGL的认识不断深入，发现PPGL的发生与致病基因突变有关，目前已经发现了20多种致病基因。PPGL患者均应行基因检测，转移性PPGL患者应检测*SDHB*基因。不同致病基因突变导致的PPGL的位置、性质及CA生化表型不同，因此应选择不同的基因检测；有PPGL家族史和遗传性PPGL的患者可选择检测相同的致病基因。PPGL的基因筛查流程见图6-77-3[9]。

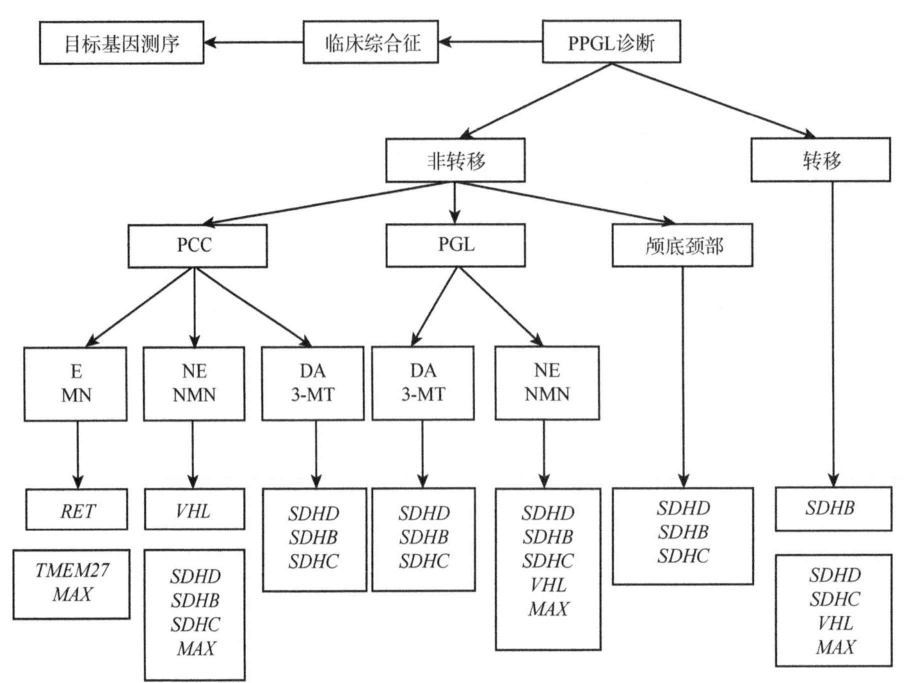

图6-77-3 PPGL的基因筛查流程

E. 肾上腺素；MN. 甲氧基肾上腺素；NE. 去甲肾上腺素；NMN. 甲氧基去甲肾上腺素；DA. 多巴胺；3-MT. 3-甲氧基酪氨酸

三、诊断流程

PPGL是继发性高血压原发疾病的一种，诊断流程同其他继发性高血压，即先进行定性诊断，再进行定位诊断。随着对CA生化代谢的深入认识、实验室对CA及其产物检测水平的提高，以及影像学检查设备的优化，PPGL患者的检出率不断增加。

PPGL患者的临床表现复杂多变，《嗜铬细胞瘤和副神经节瘤诊断治疗专家共识（2020版）》[9]推荐以下人群进行PPGL的筛查：①有PPGL高CA血症相关临床表现的患者，尤其是阵发性高血压伴头痛、心悸、多汗典型三联征的患者。②服用DA受体拮抗剂、单胺氧化酶抑制剂等药物或应激诱发PPGL的患者。③肾上腺意外瘤伴或不伴高血压的患者。④有PPGL家族史或PPGL相关的遗传综合征家族史的患者；⑤有既往史的PPGL患者。对以上人群进行CA及其代谢产物测定的定性检查、影像学的定位检查和基因检测，其诊断流程见图6-77-4。

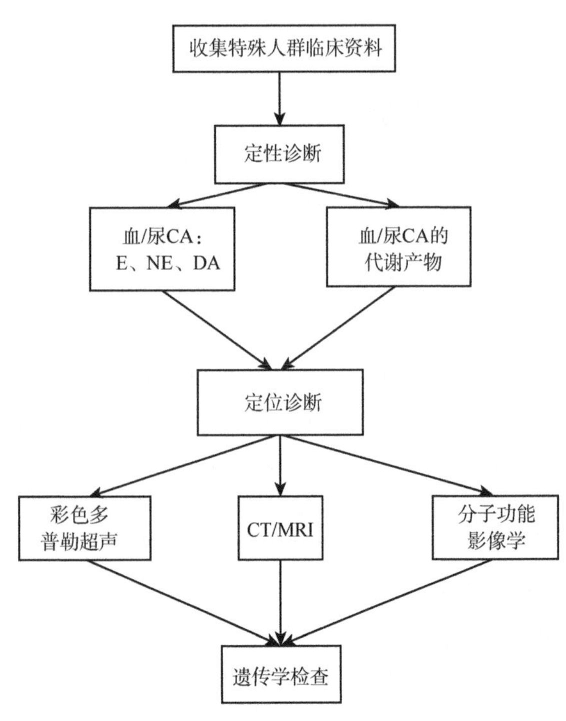

图6-77-4 PPGL患者的诊断流程

第三节　治疗与随访

当 PPGL 患者定性、定位诊断明确后，应及早手术治疗，充分的术前准备是手术成功的关键。20 世纪 70 至 90 年代，由于还未完善术前药物治疗，PCC 患者围手术期死亡率高达 45%[38]。然而，通过术前规范的药物治疗控制血压，减少 CA 对机体的不利影响，可使死亡率降低到 2%[39]。对于高血压患者来说，当高度怀疑或已诊断为 PPGL，但由于疾病和身体等原因暂时不能接受手术时，应给予有效抗高血压药物治疗，做好高血压发作时的治疗对靶器官保护至关重要。手术是唯一可以治愈 PPGL 的方法，但术后有复发的情况[40]。所有 PPGL 患者都具有转移的潜能。因此，对于包括手术治疗在内的所有 PPGL 患者随诊均是必需的。

一、嗜铬细胞瘤和副神经节瘤危象的处理

PPGL 危象是指 PPGL 患者急性发作时大量 CA 释放导致患者血流动力学不稳定、终末期器官损害或功能障碍的急性发作，包括高血压危象、CA 心肌病和其他器官功能障碍急性发作[41]。当 PPGL 患者高血压发作时，靶器官严重损害甚至出现心血管疾病危及患者生命，应积极抢救；对出现的靶器官损害和心血管疾病积极处理。Whitelaw 等[42]对 PPGL 危象提出 A 型危象和 B 型危象的分类，A 型危象的患者血流动力学不稳定但没有持续低血压的局限性危象，伴一个或多个终末期器官功能障碍或损害；B 型危象的患者具有持续性低血压、休克和多器官功能障碍的严重危象。

（一）控制血压

1. 药物选择

（1）酚妥拉明（phentolamine）：是一种短效的非选择性 α 受体阻滞剂，对 α_1 和 α_2 受体具有相似的亲和力，作用迅速。常用于 PPGL 患者高血压危象发作或 PPGL 患者手术中控制血压。酚妥拉明半衰期短，需反复多次静脉注射或持续静脉滴注。当 PPGL 患者高血压危象发作时，以 1mg/min 的速度静脉注射 2.5～5mg 酚妥拉明，可 5min 重复 1 次[42]，同时密切观察血压，当血压降至 160/100mmHg 时停止静脉注射；然后以 10～15mg 溶于 5%葡萄糖生理盐水 500ml 静脉滴注。

（2）乌拉地尔（urapidil）[9]：是一种非选择性 α 受体阻滞剂，阻断突触后 α_1 受体和外周 α_2 受体，但以前者为主，还可通过激活中枢 5-羟色胺 1A 受体，降低延髓心血管调节中枢的交感反馈作用，因此在降压时对心率无明显影响。PPGL 高血压危象患者发作时可静脉滴注乌拉地尔，根据血压水平调整剂量。

（3）硝普钠（sodium nitroprusside）：是一种强有力的血管扩张剂，直接作用于血管平滑肌，同时扩张动脉和静脉，作用迅速，降低前后负荷，使血压下降，可用于 PPGL 高血压危象发作或 PPGL 患者手术中血压持续升高。由于硝普钠见光易分解，故需要避光输注且临用临配。对于存在 PPGL 危象的患者，可将 50～100mg 硝普钠稀释溶解于 500ml 的 5%葡萄糖中，以 0.25～10μg/（kg·min）的速度静脉滴注[42]，可用输液泵控制浓度和速度，同时严密监测血压，根据血压水平调整药物剂量。由于硝普钠的半衰期短，停止滴注 3～5min 后作用消失，在考虑停药时一定要待血压平稳后逐渐减量至停药，改用其他抗高血压药物一定要衔接得当。硝普钠在体内代谢可产生氰化物，较长时间连续用药可致氰化物中毒，故孕妇禁用，以免流产或导致胎儿死亡；同时应监测氰化物的血药浓度。

2. 应用原则　PPGL 患者高血压发作时病情不稳定，通常使用静脉制剂，当患者的血压控制平稳后，尽快衔接 α 受体阻滞剂口服制剂或其他抗高血压药物控制患者的血压。

（二）液体疗法

PPGL 危象患者交感神经过度兴奋收缩血管，导致低血容量，强化静脉输液复苏治疗可预防严重的低血压。应先使用晶体注射液，其间严密监测患者的输液速度[42]。

（三）对症治疗

PPGL 患者急性发作可诱发 CA 心肌病、心肌梗死、肺水肿、急性左心衰竭，严重时可导致心源性猝死，临床医师在遇到 PPGL 患者急性发作时，要考虑到多器官系统功能衰竭，并及时给予相应的处理。

二、手术治疗

（一）术前准备

PPGL 患者术前准备充分是手术治疗的关键，《嗜铬细胞瘤和副神经节瘤诊断治疗专家共识（2020 版）》[9]推荐术前准备充分的标准如下：①PPGL 患者的血流动力学稳定，持续性高血压患者的血压＜140/90mmHg，阵发性高血压患者的发作频率减少、程度减轻，无明显的直立性低血压。②血容量恢复。③高代谢症候群及糖代谢异常改善。④术前药物准备的时间存在个体差异，一般为 2～4 周，伴严重并发症的患者术前准备的时间相应延长。临床上常用以下药物或方式控制患者的血压、血流动力学和改善症状，保障 PPGL 患者手术的安全和成功。

1. α 受体阻滞剂

（1）酚苄明（phenoxybenzamine）：是非选择性 α 受体阻滞剂，但对 α_1 受体的阻断作用比 α_2 受体强近百倍，口服后吸收缓慢，半衰期为 12h，作用时间长，控制血压较平稳，故常用于术前准备。初始剂量为 5～10mg，每日 2 次，视血压控制情况逐渐加量，可每 2～3 天增加 10～20mg，平均剂量 0.5～1mg/（kg·d），大多数患者需服 40～80mg/d 才可控制血压，少数患者需要服用大剂量。酚苄明至少服用至术前 2 周。酚苄明属于非选择性 α 受体阻滞剂，不良反应主要有直立性低血压、心动过速、鼻黏膜充血致鼻塞等，服药过程中应监测卧位、立位血压和心率的变化，并嘱患者起立动作要放慢，以防跌倒。

（2）其他 α 受体阻滞剂：哌唑嗪（prazosin）、特拉唑嗪（terazosin）、多沙唑嗪（doxazosin，cardura）均为 α_1 受体阻滞剂。哌唑嗪的初始剂量为 0.5～1mg，每天 2～3 次，可以逐渐增加至 6～15mg。特拉唑嗪常用剂量为 2～10mg。多沙唑嗪的初始剂量为 1mg/d，每天 1 次，最大剂量为每天 16mg[43]。患者在服用首次剂量后均很快发生严重的直立性低血压，故应嘱患者卧床休息以避免跌倒或睡前服用，必要时逐渐增加剂量。

2. β 受体阻滞剂[9] PPGL 患者使用 α 受体阻滞剂阻断 α 受体的相关效应后，可使 β 肾上腺素能受体效应相对增强，致心动过速，心肌收缩力增强，心肌耗氧量增加。β 受体阻滞剂可阻断心肌上的 β 受体，减慢心率、减少心排血量，使血压下降。但不应在未使用 α 受体阻滞剂的情况下单独使用 β 受体阻滞剂，因为可能会导致严重的肺水肿、心力衰竭或诱发高血压危象等。临床上常用于治疗 PPGL 的 β 受体阻滞剂有以下几类。

（1）普萘洛尔（propranolol）：为非选择性 β 受体阻滞剂，可阻断心脏 β_1 受体及支气管和血管平滑肌 β_2 受体，初始剂量为 10mg，2～3 次/天，可逐渐增加剂量以达到控制心率的目的。

（2）阿替洛尔（atenolol）：为选择性 β_1 受体阻滞剂，因无明显抑制心肌收缩力的作用，故优于普萘洛尔。常用剂量 25～50mg，2 次/天。

（3）美托洛尔（metoprolol）：是选择性 β_1 受体阻滞剂，可减慢心率，减少心排血量，常用剂量为 50mg，2～3 次/天。

（4）艾司洛尔（esmolol）：是一种短效的选择性 β_1 受体阻滞剂，作用快而短暂，半衰期为 9min，可静脉滴注，以迅速减慢心率。

拉贝洛尔属于 α 和 β 受体阻滞剂，但是不推荐用于 PPGL 患者的术前药物治疗[44]。拉贝洛尔具有选择性 α_1 受体和非选择性 β 受体的阻断作用，阻断 β 受体的效果强于 α_1 受体，有报道 PCC 患者服用拉贝洛尔出现高血压危象的报道[45, 46]。

3. 抑制 CA 合成的药物 α-甲基酪氨酸（α-methyl-para-tyrosine）是酪氨酸羟化酶的竞争性抑制剂，属于 CA 合成抑制剂。α-甲基酪氨酸易通过血脑屏障，可减少外周及大脑中 CA 合成，可与 α 受体阻滞剂短期联合使用以控制血压，并减少围手术期血流动力学波动。不良反应为嗜睡、抑郁、消化道症状，少数老年患者可有锥体外系症状如帕金森综合征等，减量或停药后上述症状可很快消失[47]。目前国内尚无用此药治疗 PPGL 的经验报道。

4. 其他抗高血压药物治疗

（1）钙拮抗剂（CCB）：CCB 与 α 受体阻滞剂联用可进一步改善 PPGL 患者的血压控制。CCB 通过阻断血管平滑肌的钙离子流入，降低血管的收缩反应、降低外周血管阻力，并降低血压。CCB 不会引起药物性直立性低血压和反射性心动过速；还可以预防 CA 介导的冠状动脉痉挛和心肌炎，发挥保护 PCC 患者心脏的作用[48]。最常用的 CCB 是尼卡地平、硝苯地平和氨氯地平，具体用法用量见表 6-77-7。

表 6-77-7　《成人嗜铬细胞瘤手术麻醉管理专家共识》推荐的术前用药

药物	初始剂量	最大剂量
α 受体阻滞剂（术前至少 10～14 日开始使用）		
酚苄明	10mg，每日 2 次	1mg/（kg·d）
多沙唑嗪	2mg/d	32mg/d
β 受体阻滞剂（给予 α 受体阻滞剂治疗后至少 3～4 日开始使用）		
普萘洛尔	20mg，每日 3 次	40mg，每日 3 次
美托洛尔	12.5mg，每日 2 次	25mg，每日 2 次
阿替洛尔	25mg/d	50mg/d
钙拮抗剂（必要时与 α 受体阻滞剂合用）		
尼卡地平	30mg，每日 2 次	60mg，每日 2 次
硝苯地平	30mg/d	60mg/d
氨氯地平	5mg/d	10mg/d

（2）血管紧张素转换酶抑制剂（ACEI）：PPGL 患者 CA 的大量释放引起交感神经兴奋或直立性低血压等而激活 RAAS。ACEI 可通过抑制过度激活的 RAAS 降低血压，可作为术前联合降压的选择。

5. 补充血容量　当 PPGL 患者血压基本控制后，患者可进食正常或高钠饮食，必要时可在手术前静脉输注血浆或胶体溶液，使血容量恢复正常，防止 PPGL 患者在手术过程中出现 CA 的大量分泌和血流动力学紊乱。当血容量恢复正常后，直立性低血压可明显改善。

（二）手术方法

手术切除是 PPGL 最有效的治疗方法。手术方法分为开放手术和腹腔镜手术，后者又分为经腹和经腹膜后两种手术路径。目前，腹腔镜手术已经成为肾上腺 PCC 和 PGL 的首选治疗方法[49]。即使是直径＞6cm 的 PPGL，腹腔镜手术仍然可能完成。《嗜铬细胞瘤和副神经节瘤诊断治疗专家共识（2020 版）》建议对肿瘤直径＞6cm 或侵袭性 PPGL 进行开放手术以确保完整切除肿瘤，术中防止肿瘤破裂，并避免局部复发或种植复发。对 PGL 建议行开放手术，因为 PGL 具有较高的恶性风险，并且肿瘤通常位于腹腔镜切除困难的解剖区域。然而，对于无侵袭潜质且局部较小的 PGL 也可以行腹腔镜手术[50, 51]。

机器人辅助腹腔镜手术拥有和腹腔镜相似的成功率，同时还有创伤更小、可减轻术后疼痛及减少术后住院天数的优势。对于早期的、再发的或局部转移的 PCC，通过手术仍然有治愈可能。减瘤手术可以缓解广泛转移引起的症状和肿瘤体积过大引发的急性并发症，但是长期效果有限。研究表明大约只有 8.3%的患者在经历姑息性减瘤术后可以停用抗高血压药物超过 6 个月[52]。如果肿瘤造成了立即的致命风险或影响了关键脏器的功能，那么即使不能治愈，减瘤手术也是唯一有效的选择。

肾上腺髓质增生症患者的临床表现与 PPGL 患者相同，可有阵发性或持续性高血压伴心悸、出汗、面色苍白等症状。手术切除增生的肾上腺是主要治疗方法。肾上腺髓质增生症患者在术前仍要服用 α 受体阻滞剂等药物控制血压，降低手术的风险。对于肾上腺髓质增生患者的手术切除范围存在争议，吴阶平[53]提出对明显增生的一侧肾上腺髓质行全切除，另一侧肾上腺切除 2/3 部分，因为大部分是双侧病变。王亮等[54]提出对于肾上腺髓质双侧病变患者，建议根据放射性核素功能显像结果进行分期手术；对不具备放射性核素功能显像检查条件的医院，应根据影像学检查结果，对增生较重的一侧先行肾上腺全切除，然后根据术后血压及内分泌检查结果，确定对侧手术时机及切除范围；建议一侧肾上腺全切术后，观察 3 个月，如血压及内分泌检查仍有异常，再行对侧肾上腺大部切除术。高学军等[55]认为影像学诊断为单侧肾上腺髓质增生者切除患侧肾上腺；对于双侧肾上腺增生者切除病变较重侧，并辅以抗高血压药物治疗，观察治疗效果，对症状不改善的患者可行对侧部分切除术。

对于肾上腺髓质增生患者，需要内分泌科医师和泌尿外科医师评估患者的病情后选择手术方式。

三、抗高血压药物治疗与靶器官保护

部分 PPGL 患者因疾病或身体原因不能手术而需要长期服用抗高血压药物，临床医师可根据患者具体情况选择合适的抗高血压药物，达到有效降压的目的。对于此类患者还应注意靶器官保护，减少心血管疾病发生。

α 受体阻滞剂能通过选择性作用于 α 受体，拮抗血液中 E 和 NE 而发挥作用。但酚妥拉明半衰期短，不推荐长期用于 PPGL 患者的治疗；酚苄明为长效 α 受体阻滞剂，可持续用于 PPGL 患者的治疗。乌拉地尔在降压的同时一般不会引起反射性心动过速。在使用α受体阻滞剂过程中，如患者出现心动过速，可联合应用β受体阻滞剂。但β受体阻滞剂不可单独用于PPGL患者，以免发生急性肺水肿。

CCB 能有效扩张冠状动脉，增加冠状动脉容量，提高心肌对缺氧的耐受；当患者合并冠心病时，可选用CCB。ACEI 能抑制 Ang Ⅰ转化为 Ang Ⅱ，降低外周阻力，并通过抑制醛固酮分泌减少血容量；因此，对于合并肾脏疾病患者，在无药物禁忌证的情况下可联合使用 ACEI，不仅能达到降压的效果，还能有效保护靶器官。如患者合并肺水肿，可使用利尿剂，使用过程中注意监测血钾变化。

四、嗜铬细胞瘤和副神经节瘤的预后及随访

（一）预访

PPGL 患者的预后与年龄、有无转移和有无家族史及治疗早晚等有关。经手术成功切除肿瘤后，大多数患者由 PPGL 引起的高血压可以得到治愈，术后一般 1 周内 CA 恢复正常，75%的患者在 1 个月内血压恢复正常，25%的血压仍持续增高的患者其血压水平也较术前降低，并且用一般的抗高血压药物可获得满意的疗效[56]。

（二）随诊

转移性 PPGL 可以在患者就诊时或切除原发性肿瘤后的随诊中发现。不同研究报道转移性 PPGL 患者的生存率差异很大，从 12%到 84%。一项荟萃分析表明，转移性 PPGL 患者的 5 年和 10 年死亡率分别为 37% 和 29%[57]。一些专家推荐终身筛查预防复发，因为一些肿瘤完全切除的患者 10 年复发率高达 16%，术后 6 个月应进行再次生化检测，随后进行每年 1 次的检测。每 6～12 个月应对高危群体和遗传性 PPGL 患者复查 1 次临床和生化指标，并终身随诊。对于儿童、青年及有 PPGL 家族史的患者，除检查有无复发以外，还应除外 MEN 的可能。

（余振球　陶　红）

参考文献

[1] Fränkel F. Ein Fall von doppelseitigem，völlig latent verlaufenen Nebennierentumor und gleichzeitiger Nephritis mit Veränderungen am Circulationsapparat und Retinitis[J]. Arch Pathol Anat Physiol Klin，1886，103：244-263.

[2] Pick L. Das Ganglioma embryonale sympathicum（Sympathoma embryonale）[J]. Berl Klin Wschr，1912，49：16-22.

[3] 余振球. 马琳琳. 我国高血压防治简史[M]//余振球，惠汝太，李南方，等. 中国高血压防治历史. 北京：科学出版社，2010：3-33.

[4] McNeil AR，Blok BH，Koelmeyer TD，et al. Phaeochromocytomas discovered during coronial autopsies in Sydney，Melbourne and Auckland[J]. Aust N Z J Med，2000，30（6）：648-652.

[5] Ebbehoj A，Stochholm K，Jacobsen SF，et al. Incidence and clinical presentation of pheochromocytoma and sympathetic paraganglioma：A population-based study[J]. J Clin Endocrinol Metab，2021，106（5）：e2251-e2261.

[6] Jain A，Baracco R，Kapur G. Pheochromocytoma and paraganglioma-an update on diagnosis，evaluation，and management[J]. Pediatr Nephrol，2020，35（4）：581-594.

[7] Mantero F，Terzolo M，Arnaldi G，et al. A survey on adrenal incidentaloma in Italy. Study Group on Adrenal Tumors of the Italian Society of Endocrinology[J]. J Clin Endocrinol Metab，2000，85（2）：637-644.

[8] Geroula A，Deutschbein T，Langton K，et al. Pheochromocytoma and paraganglioma：Clinical feature-based disease probability in relation to catecholamine biochemistry and reason for disease suspicion[J]. Eur J Endocrinol，2019，181（4）：409-420.

[9] 中华医学会内分泌学分会肾上腺学组. 嗜铬细胞瘤和副神经节瘤诊断治疗专家共识（2020 版）[J]. 中华内分泌代谢杂志，2020，36（9）：737-750.

[10] Bravo EL，Tagle R. Pheochromocytoma：State-of-the-art and future prospects[J]. Endocr Rev，2003，24（4）：539-553.

[11] Castro-Vega LJ，Lepoutre-Lussey C，Gimenez-Roqueplo AP，et al. Rethinking pheochromocytomas and paragangliomas from a genomic perspective[J]. Oncogene，2016，35（9）：1080-1089.

[12] Fishbein L，Leshchiner I，Walter V，et al. Comprehensive molecular characterization of pheochromocytoma and paraganglioma[J]. Cancer Cell，2017，31（2）：181-193.

[13] Bausch B，Schiavi F，Ni Y，et al. Clinical characterization of the pheochromocytoma and paraganglioma suscep-

tibility genes SDHA，TMEM127，MAX，and SDHAF2 for gene-informed prevention[J]. JAMA Oncol，2017，3（9）：1204-1212.

[14] Menara M，Oudijk L，Badoual C，et al. SDHD immuno-histochemistry：A new tool to validate SDHx mutations in pheochromocytoma/paraganglioma[J]. J Clin Endocrinol Metab，2015，100（2）：E287-E291.

[15] 曾正陪. 嗜铬细胞瘤的诊断及其发病机制研究[J]. 中华内分泌代谢杂志，2005（5）：395-397.

[16] 文继舫. 内分泌系统疾病[M]//陈杰，周桥. 病理学，3 版. 北京：人民卫生出版社，2015：388-405.

[17] 臧伟进. 传出神经系统药理概论[M]//杨宝峰，陈建国. 药理学，9 版. 北京：人民卫生出版社，2018：38-50.

[18] 陈立. 肾上腺素受体激动药[M]//杨宝峰，陈建国，药理学. 9 版. 北京：人民卫生出版社，2018：77-86.

[19] Lloyd RV，Osamura RY，Klöppel G，et al. WHO classification of tumours：Pathology and genetics of tumours of endocrine organs. 4th ed[M]. Lyon：IARC Press，2017.

[20] Lam AK. Update on adrenal tumours in 2017 World Health Organization（WHO）of endocrine tumours[J]. Endocr Pathol，2017，28（3）：213-227.

[21] Jimenez C，Libutti S，Landry C，et al. Adrenal-neuroendocrine tumors. 8th ed[M]//Amin MB，Edge S，Greene F，et al. AJCC Cancer Staging Manual. New York：Springer，2017：919-927.

[22] Anttila T，Hayry V，Nicoli T，et al. A two-decade experience of head and neck paragangliomas in a whole population-based single centre cohort[J]. Eur Arch Otorhinolaryngol，2015，272（8）：2045-2053.

[23] Soltani A，Pourian M，Davani BM. Does this patient have pheochromocytoma? A systematic review of clinical signs and symptoms[J]. J Diabetes Metab Disord，2015，15：6.

[24] Falhammar H，Kjellman M，Calissendorff J. Initial clinical presentation and spectrum of pheochromocytoma：A study of 94 cases from a single center[J]. Endocr Connect，2018，7（1）：186-192.

[25] Pappachan JM，Tun NN，Arunagirinathan G，et al. Pheochromocytomas and hypertension[J]. Curr Hypertens Rep，2018，20（1）：3.

[26] Giavarini A，Chedid A，Bobrie G，et al. Acute catecholamine cardiomyopathy in patients with phaeochromocytoma or functional paraganglioma[J]. Heart，2013，99（19）：1438-1444.

[27] Mason LD，Prentice WM，Whitelaw BC. An unusual case of severe constipation due to metastatic pheochromocytoma[J]. J Pain Symptom Manage，2009，37（6）：e5-e7.

[28] Tan F，Thai AC，Cheah WK，et al. Unusual presentation of pheochromocytoma with ischemic sigmoid colitis and stenosis[J]. South Med J，2009，102（10）：1068-1070.

[29] 王浩. 嗜铬细胞瘤与高血压[M]//余振球，祝之明，谢良地，等. 高血压科疾病规范诊疗. 北京：科学出版社，2013：532-533.

[30] Neumann HP，Bausch B，McWhinney SR，et al. Germ-line mutations in nonsyndromic pheochromocytoma[J]. N Engl J Med，2002，346（19）：1459-1466.

[31] Amar L，Bertherat J，Baudin E，et al. Genetic testing in pheochromocytoma or functional paraganglioma[J]. J Clin Oncol，2005，23（34）：8812-8818.

[32] Lenders JW，Duh QY，Eisenhofer G，et al. Pheochromocytoma and paraganglioma：An endocrine society clinical practice guideline[J]. J Clin Endocrinol Metab，2014，99（6）：1915-1942.

[33] Zelinka T，Eisenhofer G，Pacak K. Pheochromocytoma as a catecholamine producing tumor：Implications for clinical practice[J]. Stress，2007，10（2）：195-203.

[34] Marotta V，Zatelli MC，Sciammarella C，et al. Chromogranin A as circulating marker for diagnosis and management of neuroendocrine neoplasms：more flaws than fame[J]. Endocr Relat Cancer，2018，25（1）：R11-R29.

[35] Di Giacinto P，Rota F，Rizza L，et al. Chromogranin A：From laboratory to clinical aspects of patients with neuroendocrine tumors[J]. Int J Endocrinol，2018，2018：8126087.

[36] 高洪波，邸玉青，刘海春，等. 神经元特异性烯醇化酶在恶性嗜铬细胞瘤患者病情评估中的应用价值[J]. 大连医科大学学报，2017，39（3）：263-265.

[37] 林振湖，林礼务，薛恩生，等. 彩色多普勒超声对肾上腺肿瘤的诊断价值[J]. 中华医学超声杂志（电子版），2006，（6）：339-341.

[38] Plouin PF，Duclos JM，Soppelsa F，et al. Factors associated with perioperative morbidity and mortality in patients with pheochromocytoma：analysis of 165 operations at a single center[J]. J Clin Endocrinol Metab，2001，86（4）：1480-1486.

[39] Farrugia FA，Charalampopoulos A. Pheochromocytoma[J]. Endocr Regul，2019，53（3）：191-212.

[40] 杨菊红. 散发性嗜铬细胞瘤患者的术后复发率及推荐随访时间：一项系统评价及荟萃分析[J]. 国际内分泌代谢杂志，2021，41（2）：95.

[41] Newell KA，Prinz RA，Pickleman J，et al. Pheochromocytoma multisystem crisis. A surgical emergency[J]. Arch Surg，1988，123（8）：956-959.

[42] Whitelaw BC，Prague JK，Mustafa OG，et al. Phaeochromocytoma[corrected] crisis[J]. Clin Endocrinol（Oxf），2014，80（1）：13-22.

[43] Fang F, Ding L, He Q, et al. Preoperative management of pheochromocytoma and paraganglioma[J]. Front Endocrinol（Lausanne）, 2020, 11: 586795.

[44] Lenders J, Kerstens MN, Amar L, et al. Genetics, diagnosis, management and future directions of research of phaeochromocytoma and paraganglioma: A position statement and consensus of the Working Group on Endocrine Hypertension of the European Society of Hypertension[J]. J Hypertens, 2020, 38（8）: 1443-1456.

[45] Briggs RS, Birtwell AJ, Pohl JE. Hypertensive response to labetalol in phaeochromocytoma[J]. Lancet, 1978, 1（8072）: 1045, 1046.

[46] Feek CM, Earnshaw PM. Hypertensive response to labetalol in phaeochromocytoma[J]. Br Med J, 1980, 281（6236）: 387.

[47] Naruse M, Satoh F, Tanabe A, et al. Efficacy and safety of metyrosine in pheochromocytoma/paraganglioma: A multi-center trial in Japan[J]. Endocr J, 2018, 65（3）: 359-371.

[48] Bravo EL. Pheochromocytoma[J]. Cardiol Rev, 2002, 10（1）: 44-50.

[49] Lenders JW, Eisenhofer G, Mannelli M, et al. Phaeochromocytoma[J]. Lancet, 2005, 366（9486）: 665-675.

[50] Taieb D, Pacak K. Molecular imaging and theranostic approaches in pheochromocytoma and paraganglioma[J]. Cell Tissue Res, 2018, 372（2）: 393-401.

[51] Kostek M, Aygun N, Uludag M. Laparoscopic approach to the adrenal masses: Single-center experience of five years[J]. Sisli Etfal Hastan Tip Bul, 2020, 54（1）: 52-57.

[52] Ellis RJ, Patel D, Prodanov T, et al. Response after surgical resection of metastatic pheochromocytoma and paraganglioma: Can postoperative biochemical remission be predicted[J]. J Am Coll Surg, 2013, 217（3）: 489-496.

[53] 吴阶平. 泌尿外科[M]. 济南：山东科技出版社，1993.

[54] 王亮，汤坤龙，李黎明，等. 肾上腺髓质增生诊治二例报道[J]. 中华内分泌外科杂志，2015，9（6）：522-523.

[55] 高学军，于潇，金讯波，等. 腹腔镜肾上腺切除术治疗肾上腺髓质增生症[J]. 泌尿外科杂志（电子版），2012，4（3）：30-32.

[56] Zelinka T, Strauch B, Pecen L, et al. Diurnal blood pressure variation in pheochromocytoma, primary aldosteronism and Cushing's syndrome[J]. J Hum Hypertens, 2004, 18（2）: 107-111.

[57] Hamidi O, Young WJ, Gruber L, et al. Outcomes of patients with metastatic phaeochromocytoma and paraganglioma: A systematic review and meta-analysis[J]. Clin Endocrinol（Oxf）, 2017, 87（5）: 440-450.

第78章 库欣综合征与高血压

库欣综合征又称为皮质醇增多综合征，是由肾上腺皮质长期过量分泌皮质醇而引起的一组复杂的临床综合征，其中高血压是库欣综合征患者的常见症状，约80%的库欣综合征患者有程度不等的血压升高，所以库欣综合征是继发性高血压的重要病因之一。

第一节　基础理论

一、皮质醇的生物合成、分泌、代谢和生理效应

（一）皮质醇的生物合成、分泌和代谢[1, 2]

肾上腺皮质分三层，由外及内分别是球状带、束状带和网状带。肾上腺皮质以胆固醇为原料，经多步酶促反应，合成多种肾上腺皮质激素，球状带的主要产物是醛固酮，其是最重要的盐皮质激素。束状带的主要产物是皮质醇，皮质醇属于糖皮质激素。此外，网状带可合成较大量的性激素前体物质（如去氢表雄酮和雄烯二酮），这些前体物质直接分泌入血，正常情况下只有很少量的睾酮和雌激素作为终末产物分泌入血。

皮质醇的生物合成步骤简述见图 6-78-1。

皮质醇合成后即可分泌入血，在肾上腺皮质细胞内几乎没有储存。皮质醇的合成和分泌受下丘脑-垂体-肾上腺（hypothalamic-pituitary-adrenal，HPA）轴的调控。也就是说，皮质醇的分泌直接受腺垂体细胞分泌的促肾上腺皮质激素（ACTH）的调控，而 ACTH 的释放受下丘脑分泌的促肾上腺皮质激素释放激素（corticotropin-releasing hormone，CRH）的调控。此外，下丘脑分泌的精氨酸升压素（arginine vasopressin，AVP）对 CRH 有协同作用，促进 ACTH 分泌。

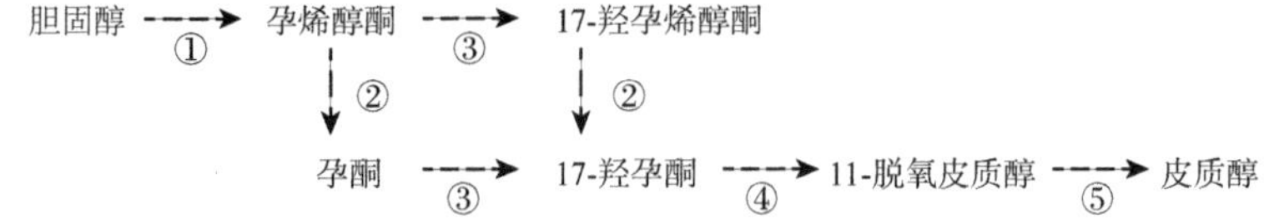

图 6-78-1 皮质醇合成路径

参与的合成酶：①胆固醇裂链酶；②3β-羟基类固醇脱氢酶；③17α-羟化酶；④21α-羟化酶；⑤11β-羟化酶

HPA 轴的激素分泌活动是一个整体，CRH、ACTH 和皮质醇的分泌是同步的。而这些激素分泌均受到中枢神经系统的调控。HPA 轴分泌有三个特征：①呈脉冲式分泌。其分泌脉冲的数量和强度具有昼夜节律变化，这种昼夜节律变化与睡眠-觉醒周期一致。晚上入睡后，CRH、ACTH 和皮质醇的脉冲数和幅度逐步增多增强，直至睡醒。清醒后脉冲数和强度都下降。所以血皮质醇的峰值在早上 8：00 左右，其谷值在半夜 0：00 左右。②对应激的快速反应。各种应激状态如高热、外伤、手术及较大的精神创伤都可通过中枢神经系统和免疫系统激活 HPA 轴，CRH-ACTH-皮质醇分泌在数分钟内迅速上升，如果应激持续，HPA 轴分泌的昼夜节律消失。③负反馈调节：血皮质醇升高可抑制 CRH 和 ACTH 的分泌。

皮质醇分泌入血后，大部分和血浆蛋白结合，为结合型，无生物活性；少部分以游离的形式存在，为游离型，有生物活性。结合型皮质醇，也就是总皮质醇，约占血中皮质醇总量的 90%，其中 80%和皮质醇结合球蛋白（cortisol binding globulin，CBG）结合，20%与血浆白蛋白结合。结合型和游离型可以相互转化，所以结合型是皮质醇的储存形式，可以延长皮质醇在外周血中的存在时间。游离型皮质醇在外周血中的生物半衰期约为 60min。

血液循环中的皮质醇，一部分作用于靶细胞，发挥生物作用后被灭活，一部分未发挥生物作用即被灭活。皮质醇的代谢灭活主要发生在肝脏，也有一部分发生在肾脏，有几种方式：双键还原为单键；酮基还原为羟基；和葡萄糖醛酸根或硫酸根结合为酯类；在 11β-羟基类固醇脱氢酶 2（11βHSD2）作用下转化为没有生物活性的皮质素。皮质醇大约有 1%以游离的形式从尿中排出。

（二）皮质醇的作用机制和生理效应[3]

皮质醇的生理效应非常广泛，其靶细胞遍及全身。皮质醇的生理效应是通过它和靶细胞的特异性受体糖皮质激素受体（glucocorticoid receptor，GR）结合而引发的。因为皮质醇是类脂质，以扩散的方式透过细胞膜进入靶细胞。GR 位于靶细胞的胞质内，在未和皮质醇结合前处于非活化状态，它和两种热休克蛋白（heat shock protein，HSP）——HSP90 和 HSP70 及免疫亲和素以复合体形式存在。当 GR 和皮质醇（或其他糖皮质激素）结合后引起构象改变而与 HSP 解离，之后 GR 和皮质醇复合物进入细胞核，形成同源二聚体，与 DNA 上的特异糖皮质激素反应元件（glucocorticoid response element，GRE）结合，活化 DNA 转录因子，促进某种活性蛋白质的合成或影响细胞内外离子的转移，从而引发一系列的生理效应，不同的靶细胞产生不同的生物效应。

皮质醇具有广泛的生理效应，是维持机体内外环境稳定和维持生命所必需的激素，对糖、蛋白质、脂肪和水盐代谢，以及各脏器、各系统、各组织都有作用，主要表现在以下几方面。

1. 糖代谢 皮质醇通过刺激肝脏糖原异生及抑制外周组织对葡萄糖的利用使血糖维持在一定水平，以保证脑、心等重要器官的需求。

2. 脂肪代谢 一方面，皮质醇促进脂肪分解，为组织提供脂肪酸；另一方面，皮质醇又促进血糖转化为脂肪储存。两者保持动态平衡。皮质醇促进脂肪分解是通过腺苷单磷酸（AMP）活化蛋白激酶的下调介导的，由于受体分布的不平衡，四肢对皮质醇更敏感，脂肪分解增多；而面部、腹部对皮质醇不敏感，脂肪分解少，出现脂肪堆积，因此高皮质醇血症时出现特征性的向心性肥胖[4]。

3. 蛋白质代谢 皮质醇可促进蛋白质分解，抑制蛋白质合成。因而，在皮质醇分泌过多时，会引起负氮平衡，可表现为四肢肌肉萎缩、皮肤变薄、皮肤紫纹，容易出现皮下瘀斑和瘀点等。

4. 水盐代谢 皮质醇具有弱盐皮质激素作用，潴钠排钾并增加自由水的清除，协助醛固酮保持水盐平衡。皮质醇过多时可表现为水肿。

5. 心血管系统　在生理情况下，皮质醇可增加血管对血管紧张素Ⅱ及儿茶酚胺的反应性，对儿茶酚胺具有允许作用，以维持正常血压，还可增加心排血量，故高皮质醇血症时可表现为高血压。

6. 免疫系统和炎症　皮质醇可发挥抗炎作用和免疫抑制作用，通过调控各种细胞因子抑制 T 细胞和 B 细胞功能，从而抑制各种炎症细胞的聚集。因此高皮质醇血症患者易出现感染，如合并机会性感染而危及生命。

7. 其他内分泌系统　皮质醇可对腺垂体分泌的其他激素，以及性腺、甲状腺等其他靶腺都有不同程度的抑制作用，男性表现为性腺功能减退，女性表现为月经稀少甚至闭经，男性和女性的生育能力均受影响。在高皮质醇血症的作用下，可表现为促甲状腺激素水平降低，可能伴随甲状腺激素水平降低。

8. 中枢神经系统　高皮质醇血症对人的情绪、行为等精神状态有明显影响。患者易出现情绪低落、记忆力下降和认知障碍等异常，严重的患者也可表现为抑郁症状和（或）躁狂症状。

二、库欣综合征的病因分类和发病机制

库欣综合征的病因可根据 ACTH 水平是否增高分为 ACTH 依赖性和 ACTH 非依赖性两类[2]。ACTH 依赖性是指垂体或垂体以外的神经内分泌肿瘤分泌大量有生物活性的 ACTH，或同时有 CRH 的异位分泌，促使双侧肾上腺皮质增生和分泌过量皮质醇，所以这两种病因导致的皮质醇过多是由 ACTH 分泌过多引起的。ACTH 依赖性约占库欣综合征患者总数的 80%。ACTH 非依赖性约占 20%，由肾上腺皮质自主分泌过量皮质醇引起，包括肾上腺分泌皮质醇的皮质腺瘤或皮质腺癌、原发性双侧大结节性肾上腺增生症（primary bilateral macronodular adrenal hyperplasia，PBMAH）和原发性色素结节性肾上腺皮质病（primary pigmented nodular adrenocortical disease，PPNAD）。

（一）垂体性库欣综合征

垂体性库欣综合征又称库欣病，由垂体分泌过量 ACTH 而引起。垂体性库欣综合征患者约占库欣综合征患者总数的 70%，男女之比为 1：（3～8），可发生在任何年龄，以 25～45 岁多见。

垂体分泌过量 ACTH 的原因包括垂体 ACTH 腺瘤和极为罕见的垂体 ACTH 腺癌。

垂体 ACTH 腺瘤的特点：微腺瘤（直径＜1cm）的比例高达 90%以上，向周边组织浸润的倾向明显大于其他垂体瘤。有罕见的垂体 ACTH 侵袭性腺瘤发展为垂体 ACTH 腺癌，向颅内甚至远处转移。多数学者认为，垂体 ACTH 腺瘤分泌 ACTH 有相对自主性，因为有 80%的垂体性库欣综合征患者皮质醇分泌可以被大剂量地塞米松抑制，而静脉注射 CRH 后，此类患者的 ACTH/皮质醇水平的上升反应高于正常人。

（二）异位 ACTH 综合征

异位ACTH综合征占库欣综合征病因的10%～20%。异位分泌 ACTH 的神经内分泌肿瘤可根据临床表现分为显性和隐性两种。显性肿瘤瘤体大，恶性程度高，生长速度快，肿瘤较易被影像学检查发现。其合并机会性感染和重症低钾血症等并发症比例高，需要尽快治疗原发病灶。隐性肿瘤瘤体小，有时隐匿，恶性程度低，生长慢。这类患者有足够的时间发展为典型的库欣综合征表现，但常常因找不到分泌 ACTH 肿瘤的责任病灶而难以与垂体性库欣综合征相鉴别。

异位分泌 ACTH 的肿瘤最常见的是支气管肺类癌，其次为胸腺类癌、胰腺神经内分泌肿瘤、小细胞性肺癌、甲状腺髓样癌、嗜铬细胞瘤和胃肠道神经内分泌肿瘤等。据文献报道，几乎所有脏器组织都有可能异位合成和分泌 ACTH/CRH。

垂体以外的肿瘤组织为什么能合成和分泌 ACTH？研究证明，人体所有真核细胞内都存在 ACTH 基因。垂体以外组织细胞内 ACTH 基因一般不表达，仅有少数部位如胃窦部、胎盘等有微量表达。在肿瘤细胞内，由于某种基因突变，阿黑皮素原（proopiomelanocortin，POMC）基因表达增多，但释放入血的主要产物是 ACTH 的前体分子 POMC 或含 ACTH 片段的大分子中间产物，只有少量有生物活性的 ACTH。只有在分泌足够量的有生物活性的 ACTH 时，才会出现高皮质醇血症的临床表现。

（三）肾上腺皮质肿瘤

分泌皮质醇的肾上腺皮质肿瘤有良性和恶性的腺癌，腺瘤约占库欣综合征病因的20%，腺癌占2%～3%。

肾上腺腺瘤多数直径2～3cm，重量10～40g，呈圆形或椭圆形，有完整包膜。腺瘤一般为单侧，两侧发病率大致相等，偶有双侧腺瘤。腺癌体积比较大，重量一般在100g以上，形态不规则，瘤体内常有出血、坏死灶。肿瘤周围血管常有癌栓。肾上腺皮质癌常常很早就向远处转移，肝、肺、骨及淋巴结是常见的转移部位。

分泌皮质醇的肾上腺腺瘤常由单一细胞株发育而来，只分泌皮质醇。分泌皮质醇的肾上腺皮质腺癌还分泌一定量的肾上腺来源的性激素前体。

（四）双侧肾上腺结节增生[5]

垂体性库欣综合征和异位ACTH综合征患者，由于ACTH的长期刺激，可以发生双侧肾上腺皮质增生，在增生的基础上可有结节，结节可大可小。这里主要讨论ACTH非依赖性双侧肾上腺结节增生。

有两种ACTH非依赖性双侧肾上腺皮质结节增生，一种是PBMAH，另一种是PPNAD。这两种都是库欣综合征中的少见病种，PBMAH占库欣综合征病因的1%以下，PPNAD更罕见。

自20世纪90年代起，ACTH非依赖性肾上腺大结节增生（ACTH independent macronodular hyperplasia，AIMAH）已被确定为库欣综合征的一个病因，90年代初报道的病例还很少，后来报道的病例逐渐增多，并成为研究的热点。近年来，越来越多的文献将AIMAH称为PBMAH。PBMAH表现为双侧肾上腺皮质大结节增生，结节很大且相互融合成分叶状。皮质醇分泌不受CRH和ACTH的刺激，也不受外源性糖皮质激素的抑制。近年来的研究发现，PBMAH肾上腺结节细胞膜上存在某些肽类激素的受体，这些受体在正常肾上腺细胞或其他库欣综合征的肾上腺皮质细胞膜上是不存在的。譬如，有些PBMAH患者血皮质醇水平与进餐有关，进餐后血皮质醇水平上升，2～3h后下降，后来研究发现这些患者的肾上腺皮质增生细胞膜上存在抑胃肽（gastric inhibitory peptide，GIP）受体，进餐后GIP分泌增多，GIP和肾上腺皮质细胞膜上GIP受体结合，刺激皮质醇的分泌。除GIP受体外，有些患者的肾上腺皮质细胞膜上还发现有AVP受体，或血管紧张素Ⅰ受体、黄体生成素/人绒毛膜促性腺激素受体等。这一发现可能具有潜在的临床治疗意义。此外，分子生物学研究提示PBAMH与cAMP/PKA通路的激活密切相关，无论是不同下游信号通路的改变还是异常表达的G蛋白偶联受体，都可导致皮质醇分泌，这与肾上腺皮质细胞增生有关。越来越多的病例表明胚系*ARMC5*基因突变是一种常见的导致PBMAH的遗传缺陷。

PPNAD又称为原发性肾上腺皮质结节性发育不良，是一种罕见的库欣综合征病因。其中50%是散发病例，而另外50%是家族性，常为卡尼（Carney）综合征的一部分。卡尼综合征是一种常染色体显性遗传性疾病，常表现为心房黏液瘤、皮肤黏膜黏液瘤、皮肤色斑和其他内分泌疾病。PPNAD是卡尼综合征合并的内分泌疾病中最多见的，其他还可能有引起肢端肥大症的垂体生长激素腺瘤、性腺肿瘤等。卡尼综合征患者多有家族史，其发病与*PRKAR1A*、*PDE11A*、*PDE8B*和*MYH8*等多个基因突变导致cAMP/PKA通路的激活有关。

PPNAD表现为双侧肾上腺皮质小结节增生。结节很小，在CT影像上可能正常，或只看到数个念珠样膨大，肾上腺重量不会增加。在组织切片上，结节没有胞膜，结节之间的肾上腺皮质是萎缩的；光镜下，结节细胞较大，呈圆形，胞质呈嗜酸性，细胞质中有粗大的棕色颗粒。皮质醇分泌不受外源性ACTH影响。在小剂量和大剂量地塞米松抑制试验时，24h尿游离皮质醇在最后一天反而上升，称为反常升高。研究证明，PPNAD结节细胞中GR存在过度表达，可能导致皮质醇水平在地塞米松抑制试验中表现为反常升高。

第二节　诊断与治疗

一、库欣综合征时高血压的特点及发生机制

库欣综合征患者约80%有不同程度的高血压[6, 7]。多数研究认为不同病因导致的库欣综合征的高血压患病率无明显差异。北京协和医院的资料显示，

184 例术后病理诊断明确的库欣综合征患者中高血压的患病率为 89.7%。垂体性库欣综合征和肾上腺腺瘤及增生患者的高血压患病率分别为 89.9%和 88.7%[8]。但也有研究显示，ACTH 非依赖性库欣综合征患者的高血压患病率（74%）高于垂体 ACTH 腺瘤患者（51.4%）[9]。血压升高的严重程度和病程有关，发病初期血压可有一定程度升高。随着病程的延长，高血压的发病率升高，严重程度也随之增加。只有少数患者早期即出现严重高血压，并以此为首发症状就医。

长期高血压可导致心、脑、肾、眼等靶器官损害和心血管疾病[10]，根据北京协和医院的调查，库欣综合征患者合并眼底病变的比例为 37.2%，合并心脏病变（左心室肥厚、心肌梗死、心绞痛、冠脉血管重建术和心力衰竭）的比例为 33.5%，合并肾脏病变的比例为 9.7%，合并脑血管病变的比例为 1.2%。高血压靶器官损害和心血管疾病的发生与库欣综合征患者进行手术治疗时的年龄和最高收缩压水平独立相关[8]。库欣综合征患者发生心血管疾病的风险为一般人群的 5 倍[11]，40%的库欣综合征患者死于心血管疾病。经过适当治疗，库欣综合征治愈后，血压可下降，有些甚至可降至正常。

库欣综合征患者出现高血压的发病机制比较复杂，根据现有研究，有以下几种机制。

（一）水盐平衡

1. 水钠潴留　在生理状态下，皮质醇对水盐平衡影响甚小。但是，当皮质醇水平异常升高时，皮质醇可以与肾脏的Ⅰ型盐皮质激素受体（mineralocorticoid receptor，MR）结合而起到醛固酮样的效应。MR 对皮质醇和醛固酮具有相同的亲和力。在脂肪等组织中，灭活皮质醇的 11βHSD2 较少，皮质醇主要与 GR 结合。在肾脏组织中，11βHSD2 大量表达，MR 主要与醛固酮结合。当发生库欣综合征时，皮质醇水平升高，超过 11βHSD2 的灭活能力，过多的皮质醇与 MR 结合，导致类似盐皮质激素作用的潴钠排钾。另外，库欣综合征患者脱氧皮质酮和皮质酮增加，这些激素发挥较弱的盐皮质激素样作用，导致血容量增加，患者出现高血压，伴或不伴低血钾。

MR 拮抗剂螺内酯的使用并不能完全纠正库欣综合征患者的高血压，GR 介导的通路可能也可促进高血压的发生。上皮钠通道（epithelial sodium channel，ENaC）是钠离子高度特异的通道蛋白，可介导肾脏钠盐的重吸收，调节水钠平衡，在血压调节方面发挥重要作用。GR 通路激活可以增加肾脏连接小管和集合管的 ENaC 激活[12]，促进高血压的发生。

2. 体内液体的改变　皮质醇能使细胞内液移向细胞外，因此在没有水盐平衡异常的情况下增加了细胞外液和血浆容量。这种作用仅在高血压形成的早期有一定意义，当外周血管阻力增加后，此种效应被克服。

（二）肾素-血管紧张素-醛固酮系统

皮质醇通过几个途径激活并维持肾素-血管紧张素-醛固酮系统（RAAS）的活性，进而导致血压升高。

皮质醇直接作用于肝细胞，使血管紧张素原的生成增多。库欣综合征时，这种作用能使血管紧张素水平升高 40%。

对于正常人，当给予大剂量糖皮质激素时，血浆肾素水平降低，这是水钠潴留和血容量增加的结果，然而库欣综合征患者血浆肾素水平并不一定降低，甚至可能升高。引起肾素水平升高的原因还未完全明了，血浆血管紧张素原浓度升高可能是其部分原因。

肺内血管紧张素转换酶活性有一部分是靠皮质醇维持的。在糖皮质激素缺乏时，此酶浓度有所下降，因此皮质醇过量可能直接或间接使酶的活性增强。

库欣综合征患者的血管紧张素Ⅱ和醛固酮浓度多保持在正常范围内。皮质醇导致盐皮质激素功能增强的作用，是通过血管紧张素Ⅱ1 型受体表达量增加及血管紧张素Ⅱ刺激血管平滑肌收缩效应增强而实现的。

虽然 RAAS 参与了库欣综合征患者高血压的发生，但在实验性糖皮质激素高血压时，应用血管紧张素Ⅱ受体阻滞剂（ARB）或血管紧张素转换酶抑制剂（ACEI）可使血压在短时间内迅速下降，但并不能使血压完全恢复到正常状态。长期使用糖皮质激素的患者使用卡托普利可以降压，却不能完全预防高血压。因此，RAAS 是库欣综合征患者动脉血压升高的部分原因。

（三）肾功能

皮质醇能在总体肾血流量不变的前提下增加肾小球滤过率，长期作用的结果是导致肾小球硬化和蛋白尿，并可能参与高血压的形成。

（四）血管反应和血管活性物质

1. 血管反应 在正常人中，皮质醇能增加血管对肾上腺素能活性物质的反应性，这一点对生理状态下血压的维持有重要意义。在实验性高血压时，地塞米松能加强去甲肾上腺素的缩血管效应。去甲肾上腺素在苯乙醇胺 *N*-甲基转移酶的作用下转化为肾上腺素，苯乙醇胺 *N*-甲基转移酶的生成需要皮质醇的存在[13]，因此皮质醇可以增加外周血管对儿茶酚胺的反应性。

2. 其他血管活性物质 库欣综合征患者体内缩血管物质内皮素-1 水平升高，血浆膜式钠钙交换体减少，可导致血管收缩增强。

有假说提出，皮质醇过量能抑制舒血管性前列腺素的合成，从而导致血压升高。但目前还不能证明，前列腺素的改变是高皮质醇血症性高血压的一个独立发病因素。高皮质醇血症还会对舒血管因子一氧化氮产生不良影响[14]，抑制心房钠尿肽的排钠、排水和舒血管作用。

3. 交感肾上腺系统 生理状态下，皮质醇只在一定程度上参与交感肾上腺功能的调节，迄今未发现皮质醇性高血压时交感神经系统有过度激活或有儿茶酚胺生成的增加。还有研究提示库欣综合征患者心脏的交感神经活性下降。

（五）阻塞性睡眠呼吸暂停低通气综合征

库欣综合征患者合并阻塞性睡眠呼吸暂停低通气综合征的比例较高，约为 1/3，也可出现于体形较瘦的患者。阻塞性睡眠呼吸暂停低通气综合征可导致血压升高，还可导致顽固性高血压。

二、库欣综合征的临床表现和诊断

（一）库欣综合征的临床表现

库欣综合征的复杂临床表现主要由皮质醇增加引起，少量由 ACTH 分泌过多（如色素沉着）或雄激素分泌过多（如女性男性化）引起。皮质醇分泌过多引起的临床表现如下。

（1）向心性肥胖，包括满月脸、水牛背、锁骨上窝脂肪垫、悬垂腹等，是过多皮质醇引起四肢脂肪分解代谢增加，而躯干部分脂肪堆积所致。

（2）皮质醇过多使蛋白质分解过多、合成过少，出现负氮平衡，表现为皮肤薄、紫纹、瘀斑及伤口不易愈合等，肌肉萎缩加重肌无力。

（3）糖代谢异常，半数以上患者有糖尿病或糖耐量受损。

（4）皮质醇可诱导血管内脂肪分解，血脂升高[15]。库欣综合征患者中发生高脂血症的比例在 40%～70%。

（5）皮肤色素沉着，POMC 在裂解生成 ACTH 的同时也产生促黑素，ACTH 依赖性库欣综合征患者 ACTH 水平升高，促黑素水平也相应升高，皮肤出现色素沉着。如合并卡尼综合征，可出现皮肤色素沉着、雀斑样痣和蓝痣等。

（6）水盐代谢紊乱引起高血压、高血容量、低血钾、水肿等。库欣综合征患者的血钾水平与皮质醇水平呈负相关，而与 ACTH 水平无显著相关性[16]。另外，异位 ACTH 综合征患者低血钾的发生率更高，血钾更低[17]。

（7）高皮质醇血症的直接作用及合并的高血压、高血糖、血脂异常和高凝倾向，使得库欣综合征患者合并心脏肥大、心力衰竭、脑卒中、静脉血栓形成等十分常见。

（8）皮质醇对生长激素和下丘脑-垂体-性腺轴的抑制可引起儿童身高增长缓慢，青春期发育受影响；引起女性月经紊乱、闭经、性欲下降；引起男性阳痿、性功能下降等。

（9）皮质醇过多引起不同程度的精神症状，如可表现为记忆力减退，或合并双相情感障碍等[18]。

（10）皮质醇过多使骨钙动员增加、肠钙吸收减少和骨基质形成减少，使患者出现严重骨质疏松，很容易发生病理性骨折，同时使尿钙排泄增加，容易导致泌尿系统结石。

（11）皮质醇分泌过多，使机体对炎症抵抗力下降，容易出现各种感染，较常见的有牙周炎、泌尿系统感染等，陈旧性结核者易重新活动，而且结核的症状常常不明显。严重患者可出现机会性感染甚至危及生命。

（12）消化系统症状：库欣综合征患者发生消化性溃疡，严重者发生出血穿孔。

（13）使用外源性糖皮质激素患者可出现眼压升高、白内障和中心性浆液性脉络膜视网膜病变[19]。内源性库欣综合征患者则常有球结膜水肿、球后脂肪堆积，导致突眼的表现。

（二）库欣综合征的诊断

库欣综合征的诊断有两个要点：第一，是否能诊断库欣综合征？也就是库欣综合征的定性诊断。第二，库欣综合征的病因是什么？也就是库欣综合征的病因诊断或定位诊断。

1. 库欣综合征的定性诊断

（1）临床表现：大约 80%的库欣综合征患者有典型或比较典型的库欣综合征的临床表现，如向心性肥胖。与腹型肥胖不同，向心性肥胖表现为满月脸、水牛背、锁骨上脂肪垫、腹部肥胖堆积而四肢（包括臀部）皮下脂肪少，且肌肉萎缩。其次是皮肤薄，严重者可出现宽大的火焰状皮肤紫纹，皮肤易出现瘀斑。还表现为高血压、糖耐量异常和糖尿病等。

随着医学的发展，尤其是肾上腺意外瘤的发现，库欣综合征的早期诊断成为临床医师关注的热点之一[20]。这些患者常常没有典型的库欣综合征的临床表现，而只有肥胖和（或）血压偏高和（或）血糖异常。

不论是否有库欣综合征的临床表现，库欣综合征的确诊必须有实验室检查的依据以鉴别单纯性肥胖和代谢综合征、多囊性卵巢综合征、外源性库欣综合征和抑郁症等。

（2）诊断库欣综合征的实验室检查依据[7]：①血皮质醇（F）昼夜节律消失，尤其是午夜 0：00 皮质醇≥1.8μg/dl（50nmol/L）。午夜 0：00 皮质醇受患者入睡情况和取血过程刺激等影响较大。②24h 尿游离皮质醇（urinary free cortisol，UFC）高于正常，24h UFC 水平升高诊断库欣综合征的准确率约为 98%。③小剂量地塞米松抑制试验，包括过夜地塞米松试验和经典小剂量地塞米松抑制试验，如不被抑制，即服用地塞米松后血皮质醇≥1.8μg/dl（50nmol/L），诊断敏感度在 90%以上。④午夜唾液皮质醇高于正常（＞4.3nmol/L）。⑤胰岛素诱发低血糖试验时血皮质醇水平无明显上升。

其中①②③是目前常用的方法，此三项都应满足。④是目前较新的方法，操作方便，可避免采血的应激。⑤仅用于疑难病例的鉴别。

2. 库欣综合征的病因鉴别[21]　主要依靠实验室指标来鉴别 ACTH 依赖性与非依赖性库欣综合征、垂体性库欣综合征与异位 ACTH 综合征。

（1）血 ACTH 测定：对鉴别 ACTH 依赖性和非依赖性有重要意义。ACTH 非依赖性库欣综合征患者清晨（8：00）血 ACTH 水平降低，通常＜10pg/ml；ACTH 非依赖性库欣综合征患者清晨血 ACTH 通常＞20pg/ml；如果 ACTH 在 10～20pg/ml，则需要更多的依据来鉴别库欣综合征的病因。

（2）大剂量地塞米松抑制试验

1）肾上腺性库欣综合征：不能抑制至对照值的 50%以下。

2）垂体性库欣综合征：80%可被抑制至对照值的 50%以下。

3）异位 ACTH 综合征：大多数不被抑制，但有些病例（如支气管类癌患者）可被抑制至 50%以下。

（3）CRH 兴奋试验：目前被认为是鉴别垂体性库欣综合征和异位 ACTH 综合征的最佳无创试验。

1）垂体性库欣综合征：CRH 刺激后血 ACTH 和皮质醇水平均明显上升。

2）异位 ACTH 综合征：CRH 刺激后血 ACTH 和皮质醇水平上升不明显。

（4）双侧岩下窦静脉插管取血测 ACTH 水平：经股静脉插管，同时取岩下窦静脉和外周静脉血，测 ACTH 水平比值。基线状态下，岩下窦静脉 ACTH 与外周血 ACTH 比值≥2，CRH 或去氨加压素刺激后岩下窦静脉 ACTH 与外周血 ACTH 比值≥3 支持垂体 ACTH 腺瘤，反之则考虑异位 ACTH 综合征可能性大。

此方法是目前国际上公认的鉴别两种 ACTH 依赖性库欣综合征（垂体 ACTH 腺瘤和异位 ACTH 综合征）的最佳方法，敏感度和特异度均在 95%以上，但其属有创操作，需要复杂的设备和介入科医师掌握熟练的技术。

总体来说，对 ACTH 依赖性和非依赖性库欣综合征的鉴别诊断已不困难，但对于垂体性库欣综合征和异位 ACTH 综合征的鉴别还面临很大挑战。

3. 库欣综合征的定位诊断——影像学诊断[21]

（1）肾上腺影像学：彩色多普勒超声、CT、MRI检查都能发现肾上腺是否有占位性病变，其中CT、MRI检查分辨率优于彩色多普勒超声检查，肾上腺腺瘤较易发现，PBMAH也容易发现，但需与其他肾上腺病变（如结核）相鉴别。PPNAD结节很小，在CT影像上可表现无异常。

（2）垂体影像学：增强鞍区MRI检查是发现垂体瘤的重要手段。垂体ACTH瘤中大腺瘤（直径＞1cm）大约不到10%，90%以上为微腺瘤，且直径＜6mm的占多数，有些直径仅1～2mm。所以MRI检查未发现肿瘤并不能排除垂体瘤。动态增强MRI检查可进一步提高检出率。

（3）异位ACTH综合征的影像学：异位ACTH综合征可以发生在身体的任何部位，在临床怀疑为异位ACTH综合征时，要做不同部位多种影像学检查，包括胸部、腹部、盆腔等各种部位的CT、MRI检查，^{111}In标记奥曲肽显像、^{18}F-FDG-PET/CT、^{68}Ga-DOTATE-PET/CT等检查也有一定帮助，但这些影像学检查的敏感性均有限。

如果使用多种影像学检查仍不能定位，有必要对患者进行长期随访。

三、库欣综合征的治疗

不同病因的库欣综合征治疗方法不同。

（一）库欣综合征的病因治疗

1. 垂体性库欣综合征

（1）经鼻蝶窦垂体手术是垂体性库欣综合征治疗的首选[22]。

由于此法技术难度大，需由有经验的神经外科医师进行。垂体ACTH微腺瘤首次手术治愈率为80%～90%，大腺瘤治愈率为60%～70%，但复发率较高，为20%～30%。术后未缓解或复发后二次垂体手术的难度更大。

（2）垂体放射治疗是垂体性库欣综合征治疗的第二选择[23]。

常规的直线加速器疗效约50%，γ刀和质子刀的疗效最佳，可达70%～80%，但疗效是逐步显现的，需观察3～5年。

（3）药物治疗：可作为辅助治疗，用于因禁忌不能手术、手术前的准备或手术后效果不佳者，或放射治疗后等待疗效者。酮康唑是抑制肾上腺类固醇激素合成的药物，但对肝脏毒性较大，使用期间要密切监测肝功能。米托坦除了可抑制类固醇激素的合成，还具有破坏肾上腺细胞的作用，可使肾上腺皮质受到一定程度的破坏而达到治疗目的。米非司酮是糖皮质激素受体阻断剂，用于库欣综合征的治疗时需大剂量使用，还需密切监测血钾，以免出现低血钾而导致严重后果。生长抑素类似物如帕瑞肽可以降低垂体ACTH腺瘤的ACTH分泌，还能缩小肿瘤，但也可能导致血糖升高、胆囊结石等不良反应。

（4）肾上腺切除：如上述治疗都不能解除高皮质醇血症的临床表现，应考虑做双侧肾上腺切除或一侧全切，一侧大部切。

2. 异位ACTH综合征 发现异位ACTH分泌肿瘤是治疗成功的关键。

手术切除是异位ACTH综合征治疗的首选，如果肿瘤无转移，完整切除ACTH分泌肿瘤可以取得很好的疗效。如果肿瘤已有转移，可尽量切除原发肿瘤和转移瘤，术后加放射治疗，可取得较好疗效。对于那些肿瘤已有远处重要脏器转移者，只能采用放射治疗或化学治疗等姑息疗法。

3. 肾上腺皮质腺瘤 手术摘除腺瘤可以获得完全缓解。腹腔镜手术治疗肾上腺肿瘤已成首选[24, 25]。

由于这类患者腺瘤以外的同侧肾上腺及对侧肾上腺都呈萎缩状态，术后会出现明显的肾上腺皮质功能低下。如果不补充适量糖皮质激素，患者很可能出现肾上腺危象。一般在手术当天静脉滴注较大剂量氢化可的松，术后可逐渐减量，到出院时可用氢化可的松或者泼尼松，每日2～3片，出院后逐渐减量，一般在6～12个月后停药。

4. 肾上腺皮质腺癌 恶性程度高、生长快速，且近期就可能远处转移，所以治疗难度大。但若能在转移前早期完整切除肿瘤，有报道存活期能达3年以上。若无明确远处转移灶，手术治疗仍为首选。米托坦治疗有一定效果，可用于不能手术或不能完全手术切除的肾上腺皮质腺癌，还可用于根治性手术后的辅助治疗，以降低腺癌复发风险。

5. PBMAH 患者临床表现差别较大，有的很轻，符合亚临床库欣综合征，有的有典型的库欣综合征表现。对于轻型患者，先进行右肾上腺全切，如能缓解，左侧暂不切。对于有明显临床表现者，应考虑双侧肾上腺全切，术后可能需要终身皮质激素替代治疗。

6. PPNAD 患者临床表现一般较轻，可以先行一侧肾上腺全切，观察疗效。如未能缓解，再切另一侧，如已明显缓解，可长期随访，是否要进行对侧肾上腺切除，可视情况而定。

（二）高血压的治疗

库欣综合征合并高血压患者发生心血管疾病风险高，因此控制高血压的同时，要积极处理合并的心血管危险因素，降低心血管事件发生风险。这类患者的血压控制目标是＜130/80mmHg[26]。

首选 ACEI/ARB 类抗高血压药物[26]。高皮质醇血症引起血管紧张素Ⅱ1 型受体的表达增加，血管紧张素Ⅱ的作用增强，减弱血管紧张素Ⅱ作用的 ACEI/ARB 类抗高血压药物对这类患者的降压效果较好。

盐皮质激素受体途径介导了库欣综合征中高血压的发生。如患者使用 ACEI/ARB 类药物后血压不能达标，且合并低血钾，可选择盐皮质激素受体拮抗剂（如螺内酯）联合降压治疗[26]；如不合并低血钾，可选择与钙拮抗剂联合[26]，皮质醇诱导的血浆膜式钠钙交换体表达下调可能是库欣综合征发生高血压的机制之一。

α 受体阻滞剂、β 受体阻滞剂和利尿剂也均可作为库欣综合征合并高血压的降压治疗药物。一些新的抗高血压药物如促一氧化氮生成剂、血管升压素拮抗剂、中性内肽酶抑制剂和醛固酮合成酶抑制剂等尚未进入临床使用。

除了要让血压控制达标，对于这类患者抗高血压药物的选择还需要考虑合并的靶器官损害和心血管疾病情况。例如，β 受体阻滞剂可以降低心肌耗氧量，减少心绞痛发作，特别适用于合并冠心病心绞痛的患者。ACEI/ARB 类药物具有心脏保护作用，可以改善心力衰竭患者的预后，特别适用于合并心力衰竭的患者。

总之，库欣综合征患者高血压的治疗选择，既要考虑高皮质醇血症导致的病理生理变化，还要综合考虑患者的临床合并情况。

（卢 琳 陆召麟）

参考文献

[1] Jacobson L. Hypothalamic-pituitary-cortical axis regulation[J]. Endocrinol Metab Clin N Am，2005，34：271-292.

[2] Orth DN，Kovacs WJ. The adrenal cortex[M]//Williams Text Book of Endocrinology. 10th ed. Philadelphia：Lippincott Williams and Wilkins，2004.

[3] Nussey SS，Whitehead SA. Endocrinology：An integrated approach[M]. London：Taylor & Francis，2001.

[4] Kola B，Christ-Crain M，Lolli F，et al. Changes in adenosine 5′-monophosphate-activated protein kinase as a mechanism of visceral obesity in Cushing's syndrome[J]. J Clin Endocrinol Metab，2008，93（12）：4969-4973.

[5] Lacroix A，Bourdeau I. Bilateral adrenal Cushing's syndrome：Macronodular adrenal hyperplasia and primary pigmented nodular adrenocortical disease[J]. Endocrinol Metab Clin N Am，2005，34：441-458.

[6] Dluhy RG，Williams GH. Endocrine hypertention[M]//Williams Text Book of Endocrinology. 10th ed. Philadelphia：Lippincott Williams and Wilkins，2004.

[7] Findling JW，Raff H. Screening and diagnosis of Cushing's syndrome[J]. Endocrinol Metab Clin N Am，2005，34：385-402.

[8] 张波，陶红，陆召麟，等. 库欣综合征高血压临床特点的研究[J]. 中华内分泌代谢杂志，2002，18（1）：5-8.

[9] Hirsch，D，Shimon I，Manisterski Y，et al. Cushing's syndrome：Comparison between Cushing's disease and adrenal Cushing's[J]. Endocrine，2018，62（3）：712-720.

[10] Fallo F，Budano S，Sonino N，et al. Left ventricular structural characteristics in Cushing's syndrome[J]. J Hum Hypertens，1994，8：509-513.

[11] Bolland MJ，Holdaway IM，Berkeley JE，et al. Mortality and morbidity in Cushing's syndrome in New Zealand[J]. Clin Endocrinol（Oxf），2011，75：436-442.

[12] Gaeggeler HP，Gonzalez-Rodriguez E，Jaeger NF，et al. Mineralocorticoid versus glucocorticoid receptor occupancy mediating aldosterone stimulated sodium transport in a novel renal cell line[J]. J Am Soc Nephrol，2005，16：878-891.

[13] Zuckerman-Levin N，Tiosano D，Eisenhofer G，et al. The importance of adrenocortical glucocorticoids for adrenomedullary and physiological response to stress：A study in isolated glucocorticoid deficiency[J]. J Clin Endocrinol Metab，2001. 86（12）：5920-5924.

[14] Kelm M. The L-arginine-nitric oxide pathway in hypertension[J]. Curr Hypertens Rep，2003，5（1）：80-86.

[15] van Raalte DH，Ouwens DM，Diamant M. Novel insights into glucocorticoid-mediated diabetogenic effects：

Towards expansion of therapeutic options[J]. Eur J Clin Invest，2009，39（2）：81-93.

[16] Fan L，Zhuang Y，Wang Y，et al. Association of hypokalemia with cortisol and ACTH levels in Cushing's disease[J]. Ann N Y Acad Sci，2020，1463（1）：60-66.

[17] Sathyakumar S，Paul TV，Asha HS，et al. Ectopic Cushing syndrome：A 10-year experience from a tertiary care center in southern india[J]. Endocr Pract，2017. 23（8）：907-914.

[18] Sonino N，Fava GA. Psychiatric disorders associated with Cushing's syndrome. Epidemiology，pathophysiology and treatment[J]. CNS Drugs，2001，15（5）：361-373.

[19] Khaw KW，Jalaludin MY，Suhaimi H，et al. Endogenous Cushing syndrome from an ectopic adrenocorticotropic hormone production as a rare cause of ocular hypertension[J]. J Aapos，2010，14（4）：356-357.

[20] Terzolo M，Bovio S，Reimondo G，et al. Subclinical Cushing's syndrome binadrenal incidentalomas[J]. Endocrinol Metab Clin N Am，2005，34：423-439.

[21] Lindsay JR，Nieman LK. Differential diagnosis and imaging in Cushing's syndrome[J]. Endocrinol Metab Clin N Am，2005，34：403-421.

[22] Utz AL，Swearingen B，Biller BMK. Pituitary surgery and postoperative management in Cushing's syndrome[J]. Endocrinol Metab Clin N Am，2005，34：459-478.

[23] Vance Ml. Pituitary radiotherapy[J]. Endocrinol Metab Clin N Am，2005，34：479-487.

[24] Grumbach MM，Biller BMK，Braunstein GD，et al. Management of the clinically in apparent adrenal mass（incidentaloma）[J]. Ann Intern Med，2003，138：424-429.

[25] Young WF，Thompson GB. Laparoscopic adrenalectomy for patients who have Cushing's syndrome[J]. Endocrinol Metab Clin N Am，2005，34：489-499.

[26]《中国高血压防治指南》修订委员会，高血压联盟（中国），中华医学会心血管病学分会，等. 中国高血压防治指南（2018年修订版）[J]. 中国心血管杂志，2019，24（1）：24-56.

第79章 肾球旁细胞瘤与高血压

肾球旁细胞瘤（juxtaglomerular cell tumor，JGCT）是由肾小球入球小动脉平滑肌细胞分化而来的一种肾脏内分泌肿瘤，典型临床表现为“三高一低”，即严重的高血压、高血浆肾素水平、高醛固酮浓度和低血钾症候群。该病于 1967 年由 Robertson 等[1]首次报道，将其描述为一种肾小球旁器的特殊血管外皮瘤，3 个月后 Kihara 等[2]报道第 2 例，并将其命名为肾球旁细胞瘤（JGCT），因此又称为 Robertson-Kihara 综合征。

JGCT 还称为肾素瘤、肾素分泌瘤、原发性肾素增多症，可发生于各年龄段人群，年龄最大的 74 岁，最小的 6 岁[3, 4]，JGCT 多见于 20～30 岁的年轻人，男女患病比例为 1∶2。JGCT 患者由于血压水平高，血管活性物质分泌增多，短期内会出现严重靶器官损害和心血管疾病。

JGCT 一直被称为罕见疾病，现由于将血钾和血浆肾素水平的检查列入高血压患者常规检查，发现低血钾、高肾素水平的高血压患者明显增加。因此，实际存在的 JGCT 病例数要比目前报道的多。只有及时发现 JGCT，对患者给予病因治疗，控制血压和减少体内过多的血管活性物质，纠正低血钾，才能减少患者靶器官损害和心血管疾病的发生。本章对 JGCT 患者的临床病理特征、诊断方法、治疗及预后等进行系统论述，特别是对近 20 年来国内外 JGCT 患者诊断情况进行收集整理分析，以期为提高 JGCT 诊疗水平及开拓继发性高血压原发疾病诊断思路提供新的方法。

第一节 基础理论

1985 年，法国 Corvol 等[5]对 3 万例新发高血压患者进行筛查，发现 JGCT 在高血压患者中的患病率为 0.023%。1995 年 Haab 及其同事[6]报道了 15 年间在 3 万例高血压患者中仅有 8 例 JGCT（0.026%）。既往继发性高血压诊断历史证明，有的继发性高血压也是从罕见或少见病例的报道开始，到被人们重视，注重筛查线索，研究解决确诊的诊断技术方法，再将这些知识与方法在各级医疗机构的高血压诊断工作中普及，发现大量患者后，才成为常见的继发性高血压。

一、病因与发病机制

（一）病因

JGCT 病因未明，有研究发现大量肾素 mRNA 在 JGCT 表达，某些特征性序列可能与肾素基因的组织特异性表达有关。也有研究表明 JGCT 可能与染色体异常有关，表现为 4 号、10 号染色体增加，而 9 号染色体和 X 染色体及大部分染色体臂 11q 缺失。然而，导致这些染色体和基因发生变化的确切机制尚不明确[7, 8]。

（二）发病机制[9]

肾素-血管紧张素-醛固酮系统（RAAS）过度激活是引起高血压的重要机制。肾入球小动脉行至近肾小体血管极处，血管壁中膜的平滑肌细胞转变为上皮样细胞，即为球旁细胞，又称颗粒细胞。肾球旁细胞可合成、储存肾素并通过胞吐作用使肾素进入血液循环，激活肝脏产生的血管紧张素原，生成血管紧张素Ⅰ（Ang Ⅰ），然后经血管紧张素转换酶的作用生成血管紧张素Ⅱ（AngⅡ），AngⅡ促进肾上腺皮质球状带合成和释放醛固酮，从而影响外周血管阻力和循环血容量，调节机体血压、血容量和电解质平衡。

JGCT 持续分泌肾素，过度激活 RAAS，使 AngⅡ大量生成。AngⅡ是一种强有力的血管收缩物质，其作用如下：①直接作用于血管平滑肌血管紧张素Ⅱ1 型受体（AT_1R），使微动脉收缩。②作用于交感缩血管纤维末梢突触前膜中的 AT_1R，促进去甲肾上腺素释放。③作用于中枢神经系统的一些神经元，使中枢压力感受性反射的敏感性降低，交感缩血管中枢紧张性增强；并促进神经垂体释放血管升压素（VP）和缩宫素（OT）。增强促肾上腺皮质激素释放激素的作用。④促进肾上腺皮质球状带合成和释放醛固酮。醛固酮作用于远端肾小管中的盐皮质激素受体，促进对水和钠离子的重吸收，参与机体的水盐调节，增加循环血容量，最终导致外周血管收缩，细胞外液扩张，血容量增加，血压升高。

醛固酮有潴钠排钾的作用，高醛固酮持续作用于肾小管致大量 K^+丢失，细胞内液 pH 下降，细胞外液 pH 上升呈碱血症（即代谢性碱中毒）。碱中毒时细胞外液游离钙减少，加上醛固酮促进尿镁排出，可导致肢端麻木和手足搐搦。

二、病理与病理生理

（一）病理

1. 肉眼观特点 JGCT 是血管外皮细胞瘤的一种特殊类型，始于肾脏皮质，与周围神经组织分界清楚。其多发于单侧肾，为孤立小结节，呈类圆形，界限清楚，有纤维包膜，肿瘤直径 0.2～15cm，切面灰白色或灰黄色，可伴出血、坏死、囊性变[10]。

2. 镜下特点 光镜下肿瘤细胞特点[11]：①瘤细胞可呈片状、器官样、梁索状、洋葱皮样、血管外皮瘤样、乳头状排列；部分病例报道瘤组织内可见小管状结构。②瘤细胞体积较小，均匀一致，呈卵圆形、多角形或短梭形，胞界不清，胞质丰富，嗜酸性；部分病例可见胞质透亮的瘤细胞，胞界清楚。③细胞核圆形、椭圆形或梭形，大小较一致，染色质细、淡染，核仁不明显；少部分可见到核异型及分裂象，可伴瘤巨细胞。④瘤组织内常见肥大细胞浸润，也可见嗜酸性粒细胞、淋巴细胞及浆细胞。⑤肿瘤间质血管丰富，常为玻璃样变性的厚壁血管，也可为不规则分支的薄壁血管。⑥肿瘤细胞过碘酸希夫（PAS）或 Bowie 染色阳性。部分肾脏切除 JGCT 标本病理见图 6-79-1（彩图 6-79-1）。

3. 免疫组化特点 JGCT 镜下特点可能与肾细胞癌、血管外皮瘤、血管球瘤等疾病表现相似，免疫组化对于明确诊断有重要价值。JGCT 不同程度地表达 CD34、波形蛋白、平滑肌肌动蛋白、肌动蛋白、钙调蛋白、突触蛋白（Syn）、神经元特异性烯醇化酶，Ki-67 阳性率 1%～10%[11]，JGCT 与其他各疾病免疫组化特点见表 6-79-1。

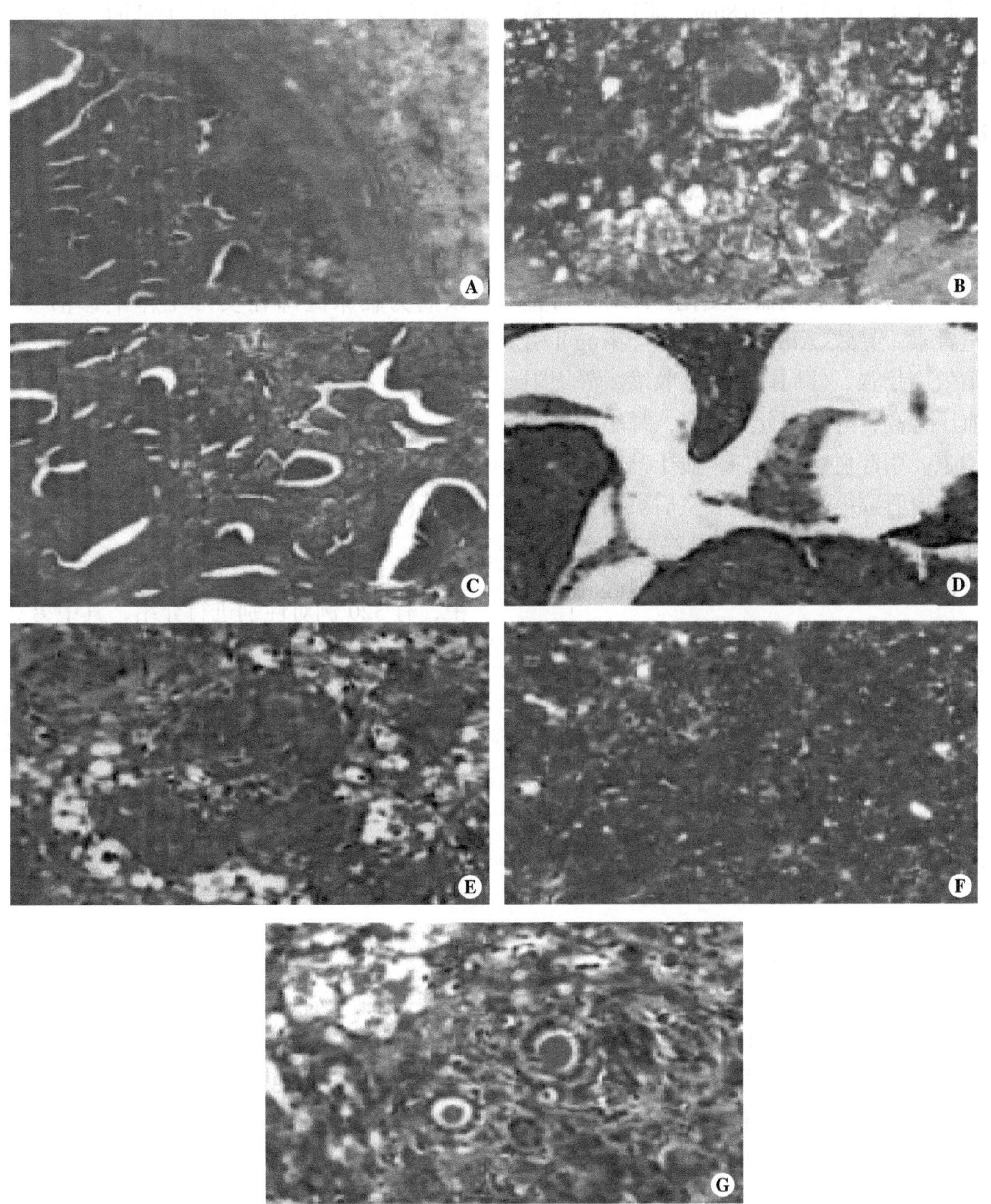

图 6-79-1　部分肾脏切除 JGCT 标本病理图[11]

A.肿瘤边界清楚，有厚的纤维包膜（HE×40）；B.肿瘤细胞多呈片状分布。富含薄壁血管和血窦样结构，瘤细胞围绕薄壁血管及血窦分布（HE×100）；C.局部片状瘤细胞间可见不规则的鹿角样裂隙（HE×100）；D.部分裂隙内可见泡沫样细胞聚集（HE×400）；E.部分瘤细胞呈小簇状、洋葱皮样分布（HE×400）；F.瘤细胞大小一致，核淡染（HE×400）；G.瘤细胞间可见类似肾小管状结构

表 6-79-1　各疾病免疫组化特点

疾病	免疫组化	疾病	免疫组化
肾球旁细胞瘤	肌动蛋白、CD34 阳性，细胞角蛋白、HMB-45 阴性	血管外皮瘤	CD34 阴性
肾细胞癌	细胞角蛋白阳性	血管球瘤	肌动蛋白、CD34 均阳性
血管平滑肌脂肪瘤	HMB-45 阳性		

4. 电镜下特点 JGCT在电镜下的最大特点是细胞中出现分泌颗粒。分泌颗粒可分为两型[12]：①圆形小体，基质均匀，直径0.2～0.8μm，部分或完全被单层膜所包绕。②菱形结晶，大小2μm×（0.2～3）μm×0.2μm，有界膜。瘤细胞中圆形颗粒是成熟颗粒；而菱形结晶被认为是成熟颗粒的前身，诊断价值更大。

（二）病理生理[13]

肾脏低灌流、低钠血症和交感神经系统兴奋等都可以激活肾素分泌，影响血压变化。JGCT可直接分泌大量肾素，导致AngⅡ大量生成。AngⅡ引起血管收缩效应增强，外周血管过度收缩，外周阻力增加，血压升高；醛固酮分泌增多，肾小管保钠排钾作用增强，引起血容量增加，血压升高，血钾降低。过度的血管收缩会加重左心室后负荷，水钠潴留引起的血容量增加可使已经升高的心室充盈压进一步升高。大量肾素释放入血，可引起高血压危象。

AngⅡ长期刺激具有生长激素样作用，促进心室肌细胞肥大和纤维化、血管增生及动脉粥样硬化等病理过程。醛固酮也可作用于成纤维细胞，刺激蛋白质和胶原合成，引起心房、心室肌和大血管平滑肌肥厚；还可阻止心肌摄取去甲肾上腺素，使去甲肾上腺素游离浓度增加，诱发冠状动脉痉挛和心律失常。

第二节 临床特点与诊断

长期以来，JGCT一直被认为是罕见病、少见病，大多数专家对JGCT仅进行个案报道，所以临床资料和检查资料有限，没有系统的归纳总结。2018年，余振球等[14]收集整理了2001～2016年我国发表的JGCT病例，并总结出了对JGCT的诊断思路。为了总结整理JGCT患者的临床特点和各种检查结果，笔者团队通过关键词“肾素瘤”和“肾球旁细胞瘤”从PubMed和万方中文数据库收集了2001～2021年关于JGCT的病例资料共353例。其中国内报道243例，美国、英国、德国、加拿大、荷兰、韩国、日本等20多个国家报道了110例。我们对收集的353例JGCT患者的临床资料与各种实验室检查结果进行整理分析，总结出各自特点，以期为临床医师在实际工作中诊治JGCT提供思路。

一、临床特点

（一）基本情况

1. 患病率 国内外报道的353例JGCT患者中，有320例对性别进行介绍，其中男女患病人数及其比例详见表6-79-2。

表6-79-2 国内外320例JGCT患者男女患病人数及其比例

	男（人数）	女（人数）	男女人数比
国内	78	154	1∶2.0
国外	26	62	1∶2.4
合计	104（32.5%）	216（67.5%）	1∶2.1

从表6-79-2可见国内外JGCT患者中均为女性多于男性，女性216例（67.5%），男性104例（32.5%）；国外男女人数差异比国内更明显。

2. 年龄 353例JGCT患者中，196例有具体的年龄数值介绍，其中年龄特点详见表6-79-3。

表6-79-3 国内外196例JGCT患者各年龄段分布

	年龄段（岁）							
	1～10	10～20	20～30	30～40	40～50	50～60	60～70	70～80
国外	1	23	38	14	3	3	2	1
国内	1	14	49	30	11	1	2	3
合计	2（1.0%）	37（18.9%）	87（44.4%）	44（22.4%）	14（7.1%）	4（2.0%）	4（2.0%）	4（2.0%）

从表6-79-3可见，JGCT患者分布各年龄段中20～30岁最为多见，有87例（44.4%）。

（二）血压特点与分级

1. 血压特点 高血压是JGCT患者最早出现、最突出的临床表现，多为重度、顽固性高血压。由于个体差异，或疾病处于不同阶段，血压高低程度可能不同。往往联合使用多种抗高血压药物，若血压控制不满意，需要使用血管紧张素转换酶抑制剂（ACEI）/血管紧张素Ⅱ受体阻滞剂（ARB）在内的多种药物联合治疗才能有效降压。余振球等[14]报道一例患者每天口服缬沙坦 80mg、硝苯地平控释片 30mg、美托洛尔缓释片 23.75mg。该患者 24h 平均血压 124/77mmHg，白昼平均血压 124/75mmHg，夜间平均血压 124/80mmHg；24h 平均心率 73 次/分，白昼平均心率 78 次/分，夜间平均心率 65 次/分。调整为每天只服硝苯地平控释片 30mg、美托洛尔缓释片 23.75mg 后，24h 平均血压 147/100mmHg，白昼平均血压 151/102mmHg，夜间平均血压 138/93mmHg，说明该患者对 ARB 敏感。

JGCT 患者就诊时常伴有靶器官损害甚至发生心血管疾病。对国内报道的 110 例 JGCT 患者病例资料的汇总分析发现患者存在眼底病变、高血压肾病、高血压脑病、脑出血及罕见的可逆性后部白质脑病综合征[14]。

2. 血压分级　国内外报道的 353 例 JGCT 患者中，339 例（96.0%）有高血压，收缩压在 140～245mmHg，舒张压在 95～200mmHg。其中有详细血压数值介绍的有 192 例，根据《中国高血压防治指南（2018 年修订版）》规定，1 级高血压 11 例，2 级高血压 29 例，3 级高血压 152 例，国内外 JGCT 患者血压分级详见表 6-79-4。

表 6-79-4　国内外 JGCT 患者血压分级

	1 级	2 级	3 级
国内	5	18	106
国外	6	11	46
合计	11（5.7%）	29（15.1%）	152（79.2%）

从表 6-79-4 可见，JGCT 患者中有 152 例（79.2%）为 3 级高血压。

（三）症状特点

在 353 例 JGCT 患者中有头痛 89 例（25.2%）、头晕 48 例（13.6%）、四肢乏力及感觉异常 32 例（9.1%）、恶心 22 例（6.2%）、呕吐 17 例（4.8%）、多尿 18 例（5.1%）、夜尿增多 13 例（3.7%）、视物模糊 10 例（2.8%）、心悸 10 例（2.8%）、胸闷 6 例（1.7%）、晕厥 6 例（1.7%）、肌肉疼痛 5 例（1.4%）、四肢抽搐 5 例（1.4%）、口渴 4 例（1.1%）、腰痛 3 例（0.8%）、腹痛 3 例（0.8%）、水肿 2 例（0.6%）和鼻出血 1 例（0.3%）。

二、实验室检查

对于高血压、低血钾患者，临床上应通过详细询问病史，排除引起低血钾的原因如患有消化系统疾病、饮食不当，或使用排钾利尿剂而没有补钾等，完善高血压患者 13 项常规检查，对血浆肾素水平、醛固酮浓度进行分析。如果血浆肾素水平不低，原发性醛固酮增多症（简称原醛症）暂不考虑；如果血浆肾素水平高，行肾脏 CT 检查，尤其是动态增强扫描，有助于 JGCT 的诊断。本部分先介绍 353 例 JGCT 患者的实验室检查，分析总结后提出临床工作中 JGCT 患者要接受的合理的实验室检查。

（一）实验室检查结果汇总分析

1. 国内外 JGCT 患者接受的实验室检查　353 例 JGCT 患者接受的实验室检查及其结果详见表 6-79-5。

表 6-79-5　353 例 JGCT 患者接受的实验室检查及其结果

临床特征及检查	国内（N=243）				国外（N=110）			
	检查人数	检查者占总数比例	异常结果人数	异常结果患者占检查者比例	检查人数	检查者占总数比例	异常结果人数	异常结果患者占检查者比例
血压	243	100.0%	高血压 234 例	96.3%	110	100.0%	高血压 105 例	95.5%
血钾	195	80.2%	低血钾 147 例	75.4%	91	82.7%	低血钾 75 例	82.4%
血浆肾素水平	141	58.0%	高肾素 138 例	97.9%	80	72.7%	高肾素 79 例	98.8%
醛固酮浓度	143	58.8%	高醛固酮 134 例	93.7%	73	66.4%	高醛固酮 60 例	82.2%
分侧肾静脉取血肾素水平测定	35	14.4%	15 例阳性	42.9%	23	20.9%	12 例阳性	52.2%

续表

临床特征及检查	国内（N=243）				国外（N=110）			
	检查人数	检查者占总数比例	异常结果人数	异常结果患者占检查者比例	检查人数	检查者占总数比例	异常结果人数	异常结果患者占检查者比例
肾动脉造影	20	8.2%	10 例阳性	50.0%	22	20.0%	12 例阳性	54.5%
肾脏 B 超	120	49.4%	112 例阳性	93.3%	34	30.9%	32 例阳性	94.1%
肾脏 CT	195	80.2%	192 例 CT 平扫阳性	98.5%	96	87.3%	86 例 CT 平扫阳性	89.6%
肾脏 MRI	64	26.3%	均为阳性	100.0%	47	42.7%	均为阳性	100.0%

从表 6-79-5 可见，国内和国外 JGCT 患者都测量了血压，高血压的比例分别为 95.9%和 95.5%；检查血钾的患者分别占 80.2%和 82.7%，低血钾的比例分别为 75.4%和 82.4%；检查血浆肾素水平的患者分别占 58.0%和 72.7%，高血浆肾素水平的比例分别为 97.9%和 98.8%；检查醛固酮浓度的患者分别占 58.8%和 66.4%，高醛固酮浓度的比例分别为 93.7%和 82.2%；进行分侧肾静脉取血肾素水平测定的患者分别占 14.0%和 20.9%，但其阳性率仅分别为 44.1%和 52.2%；进行肾动脉造影检查的患者比例分别为 8.2%和 20.0%，其阳性率分别为 50.0%和 54.5%。

国内外 JGCT 患者接受肾脏 B 超检查的比例分别为 49.4%和 30.9%，其阳性率均高于 93%；接受肾脏 CT 检查的比例分别为 80.2%和 87.3%，阳性率分别为 98.5%和 89.6%；接受肾脏 MRI 检查的比例分别为 26.3%和 42.7%，其阳性率均为 100%。

从上述结果看出：①利于 JGCT 诊断的实验室检查项目为血钾水平、血浆肾素水平和醛固酮浓度测定，以及肾脏 B 超、CT 和 MRI 检查。②对 JGCT 诊断不敏感的实验室检查为分侧肾静脉取血肾素水平测定和肾动脉造影检查。③过去 JGCT 患者诊断率低与接受血浆肾素水平、醛固酮浓度测定患者少有关。

2. 国内外术前确诊 JGCT 患者接受的实验室检查 353 例 JGCT 患者中在术前确诊的有 129 例（国内有 82 例，国外有 47 例）。国内外术前确诊 JGCT 患者接受的实验室检查及其结果详见表 6-79-6、表 6-79-7。

表 6-79-6 国内术前确诊 JGCT 患者接受的实验室检查及其结果（N=82）

临床特征及检查	2001～2010 年（N=23）				2011～2021 年（N=59）			
	检查人数	检查者占总数比例	异常结果人数	异常结果患者占检查者比例	检查人数	检查者占总数比例	异常结果人数	异常结果患者占检查者比例
血压	23	100.0%	高血压 23 例	100.0%	59	100.0%	高血压 59 例	100.0%
血钾	23	100.0%	低血钾 21 例	91.3%	55	93.2%	低血钾 54 例	98.2%
血浆肾素水平	20	87.0%	高肾素 19 例	95.0%	54	91.5%	高肾素 53 例	98.1%
醛固酮浓度	20	87.0%	高醛固酮 16 例	80.0%	51	86.4%	高醛固酮 49 例	96.1%
分侧肾静脉取血肾素水平测定	5	21.7%	2 例阳性	40.0%	25	42.4%	13 例阳性	52.0%
肾动脉造影	6	26.1%	4 例肿瘤部位提示缺血区	66.7%	4	6.8%	2 例肿瘤部位提示缺血区	50.0%
肾脏 B 超	15	65.2%	14 例阳性	93.3%	35	59.3%	35 例阳性	100.0%
肾脏 CT	22	95.7%	均为阳性	100.0%	57	96.6%	56 例平扫阳性	98.2%
肾脏 MRI	2	8.7%	均为阳性	100.0%	38	64.4%	均为阳性	100.0%

表 6-79-7 国外术前确诊 JGCT 患者接受的实验室检查及其结果（N=47）

临床特征及检查	2001～2010 年（N=6）				2011～2021 年（N=41）			
	检查人数	检查者占总数比例	异常结果人数	异常结果患者占检查者比例	检查人数	检查者占总数比例	异常结果人数	异常结果患者占检查者比例
血压	6	100.0%	高血压 6 例	100.0%	41	100.0%	高血压 41 例	100.0%
血钾	5	83.3%	低血钾 4 例	80.0%	35	85.4%	低血钾 32 例	91.4%

续表

临床特征及检查	2001～2010 年（N=6）				2011～2021 年（N=41）			
	检查人数	检查者占总数比例	异常结果人数	异常结果患者占检查者比例	检查人数	检查者占总数比例	异常结果人数	异常结果患者占检查者比例
血浆肾素水平	6	100.0%	高肾素 6 例	100.0%	35	85.4%	高肾素 35 例	100.0%
醛固酮浓度	4	66.7%	高醛固酮 4 例	100.0%	30	73.2%	高醛固酮 26 例	86.7%
分侧肾静脉取血肾素水平测定	4	66.7%	2 例阳性	50.0%	14	34.1%	10 例阳性	71.4%
肾动脉造影	3	50.0%	2 例肿瘤部分提示缺血区	66.7%	15	36.6%	6 例肿瘤部位提示缺血区	40.0%
肾脏 B 超	2	33.3%	2 例阳性	100.0%	11	26.8%	10 例阳性	90.9%
肾脏 CT	6	100.0%	均为阳性	100.0%	37	90.2%	31 例阳性	83.8%
肾脏 MRI	3	50.0%	均为阳性	100.0%	29	70.7%	均为阳性	100.0%

从表 6-79-6 可见国内术前确诊为 JGCT 的患者，在 2001～2010 年与 2011～2021 年两个时间段内接受血钾检查的患者比例均在 90%以上，阳性率也均高于 90%；接受血浆肾素水平、醛固酮浓度检查的患者比例都在 85%以上，其阳性率均≥80%。2011～2021 年接受分侧肾静脉取血肾素水平测定的患者比例高于 2001～2010 年，分别为 42.4%和 21.7%，但阳性率都比较低，分别为 52.0%和 40.0%。2011～2021 年接受肾动脉造影检查的患者比例低于 2001～2010 年，分别为 6.8%和 26.1%，阳性率也均低，分别为 50.0%和 66.7%。

2011～2021 年术前确诊接受肾脏 B 超检查的患者比例低于 2001～2010 年，分别为 59.3%和 65.2%；而 2011～2021 年接受肾脏 CT、MRI 检查的患者比例较 2001～2010 年有所增加，检查肾脏 CT 的患者比例从 95.7%增加至 96.6%，检查肾脏 MRI 的患者比例从 8.7%增加至 64.4%。这三种检查方式阳性率均高于 93%。

从表 6-79-7 可见，国外术前确诊 JGCT 患者接受实验室检查趋势与国内相似，但国外 2011～2021 年接受分侧肾静脉取血肾素水平测定的患者比例低于 2001～2010 年。

从上述结果看出：①术前确诊的 JGCT 患者大多数进行了血钾水平、血浆肾素水平及醛固酮浓度检查，肾脏 B 超、CT 及 MRI 检查对术前确诊 JGCT 患者意义重大。②术前确诊 JGCT 的患者仍进行的分侧肾静脉取血肾素水平测定和肾动脉造影检查阳性率均不高。

3. 国内外术后病理检查确诊 JGCT 患者接受的实验室检查　国内外 JGCT 患者术后通过病理检查确诊的有 224 例，其中国内有 161 例，术前接受的实验室检查及其结果详见表 6-79-8；国外有 63 例，术前接受的实验室检查及其结果详见表 6-79-9。

表 6-79-8　国内术后病理检查确诊 JGCT 患者接受的实验室检查及其结果（N=161）

临床特征及检查	2001～2010 年（N=49）				2011～2021 年（N=112）			
	检查人数	检查者占总数比例	异常结果人数	异常结果患者占检查者比例	检查人数	检查者占总数比例	异常结果人数	异常结果患者占检查者比例
血压	49	100.0%	高血压 47 例	95.9%	112	100.0%	高血压 105 例	93.8%
血钾	33	67.3%	低血钾 27 例	81.8%	82	73.2%	低血钾 51 例	62.2%
血浆肾素水平	22	44.9%	高肾素 19 例	86.4%	50	44.6%	高肾素 49 例	98.0%
醛固酮浓度	21	42.9%	高醛固酮 20 例	95.2%	55	49.1%	高醛固酮 50 例	90.9%
分侧肾静脉取血肾素水平测定	0	0	0	0	5	4.5%	0	0
肾动脉造影	5	10.2%	3 例肿瘤部位提示缺血区	60.0%	4	3.6%	1 例肿瘤部位提示缺血区	25.0%

续表

临床特征及检查	2001～2010年（N=49）				2011～2021年（N=112）			
	检查人数	检查者占总数比例	异常结果人数	异常结果患者占检查者比例	检查人数	检查者占总数比例	异常结果人数	异常结果患者占检查者比例
肾脏B超	25	51.0%	均为阳性	100.0%	56	50.0%	46例阳性	82.1%
肾脏CT	40	81.6%	均为阳性	100.0%	81	72.3%	均为阳性	100.0%
肾脏MRI	2	4.1%	均为阳性	100.0%	24	21.4%	均为阳性	100.0%

表6-79-9 国外术后病理检查确诊JGCT患者接受的实验室检查及其结果（N=63）

临床特征及检查	2001～2010年（N=14）				2011～2021年（N=49）			
	检查人数	检查者占总数比例	异常结果人数	异常结果患者占检查者比例	检查人数	检查者占总数比例	异常结果人数	异常结果患者占检查者比例
血压	14	100.0%	高血压13例	92.9%	49	100.0%	高血压45例	91.8%
血钾	11	78.6%	低血钾11例	100.0%	39	79.6%	低血钾28例	71.8%
血浆肾素水平	10	71.4%	高肾素9例	90.0%	29	59.2%	高肾素29例	100.0%
醛固酮浓度	9	64.3%	高醛固酮7例	77.8%	30	61.2%	高醛固酮23例	76.7%
分侧肾静脉取血肾素水平测定	0	0	0	0	5	10.2%	0	0
肾动脉造影	1	7.1%	1例肿瘤部位见缺血区	100.0%	3	6.1%	1例肿瘤部位见缺血区	33.3%
肾脏B超	5	35.7%	均为阳性	100.0%	15	30.6%	14例阳性	93.3%
肾脏CT	11	78.6%	均为阳性	100.0%	41	83.7%	39例CT平扫阳性	95.1%
肾脏MRI	5	35.7%	均为阳性	100.0%	10	20.4%	均为阳性	100.0%

从表6-79-8可见国内术后病理检查确诊为JGCT的患者，在2001～2010年与2011～2021年两个时间段内接受血钾、血浆肾素水平、醛固酮浓度检查的比例分别为67.3%、44.9%、42.9%和73.2%、44.6%、49.1%，患者检查的比例均不高，但阳性率均很高。这两个时间段内进行分侧肾静脉取血肾素水平测定、肾动脉造影检查的患者比例均小于11%。术后病理确诊为JGCT的患者50%及以上接受肾脏B超检查，阳性率也在80%以上。2001～2010年和2011～2021年进行肾脏CT检查的患者比例分别为81.6%和72.3%，这两个时间段进行肾脏MRI检查的患者比例分别为4.1%和21.4%，阳性率均为100%。

从表6-79-9可见，国外术后确诊JGCT的患者接受实验室检查趋势与国内相似。

从上述结果看出：①术后确诊患者术前接受利于确诊JGCT的实验室检查的比例不高，但其阳性率高。②接受分侧肾静脉取血肾素水平测定和肾动脉造影检查随时间推移患者检查的比例没有明显变化。

（二）各种实验室检查对肾球旁细胞瘤诊断的评价[14]

在JGCT患者接受的实验室检查中血钾、血浆肾素水平、醛固酮浓度、肾脏B超、肾脏CT及肾脏MRI检查阳性率很高；分侧肾静脉取血肾素水平测定、肾动脉造影检查阳性率很低，但是术后诊断的患者术前接受意义大的实验室检查的比例低；接受无用检查者虽然不多，但是随着时间的推移并无减少。正是JGCT检查的不合理应用，导致JGCT发现和报道病例少。所以应正确评价JGCT的实验室检查，帮助临床医师合理应用，从而提高JGCT的诊断率，让患者接受有效治疗。

1. 利于确诊的实验室检查

（1）血钾：JGCT患者由于大量的醛固酮引起排钾增多，血液内钾离子减少。JCGT患者抽血生化检查可发现低血钾。

（2）血浆肾素水平、醛固酮浓度：JGCT自身分泌大量的肾素，激活RAAS，使醛固酮浓度升高。卧立位血浆肾素水平和醛固酮浓度有明显升高，可达到正常值的 2～10 倍及以上，但血浆醛固酮与肾素水平比值可<30[11]。

（3）肾脏 B 超：JGCT 的 B 超表现多为低回声实性病变，少部分呈等回声或高回声改变。但由于 JCGT 瘤体较小，或结构与肾实质区别不大，B 超检查难以发现。肾脏 B 超属于无创检查，价格低，操作简单，可作为 JGCT 的筛查手段。

（4）肾脏 CT：JGCT 与肾实质密度相近，在 CT 平扫上表现为稍低至等密度，不易分辨，不突出于肾实质时易漏诊；少数患者肿块内部尚可见出血、坏死液化、钙化，CT 易明确诊断。对怀疑 JGCT 患者应行动态增强 CT。

动态增强 CT 检测肿瘤的敏感度为 100%，是目前容易进行且阳性率最高、假阴性率最低的主要检查方法。静脉注入造影剂后，肿瘤在动脉早期无明显强化，静脉期或延迟期可有轻中度强化，静脉期肿瘤 CT 值高于动脉早期，因此静脉期及延迟期肿瘤显示较清楚，见第 6 章“高血压科病历特点和分析”图 1-6-2。利用这一特征可与肾细胞癌相鉴别，见图 6-79-2。

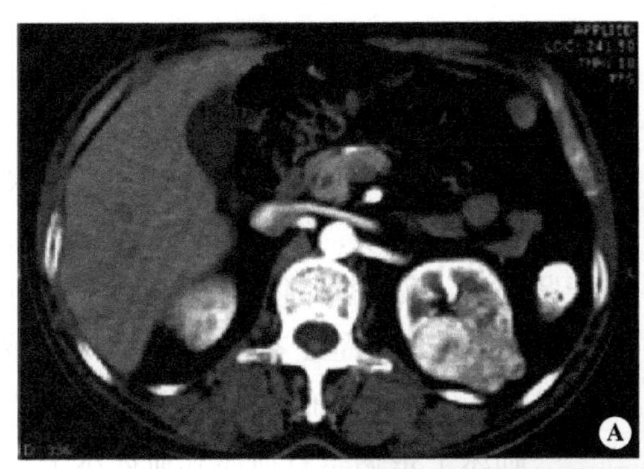

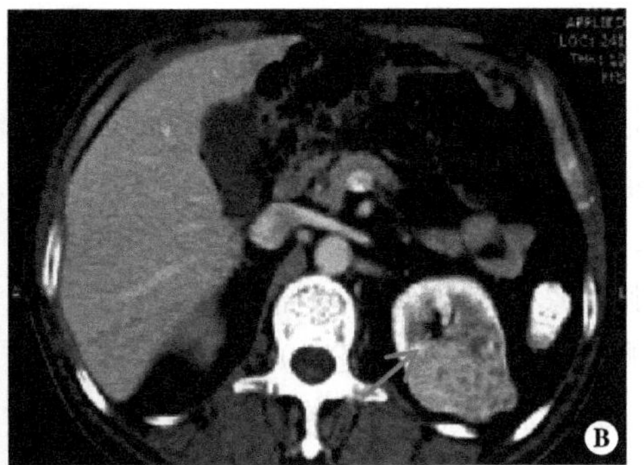

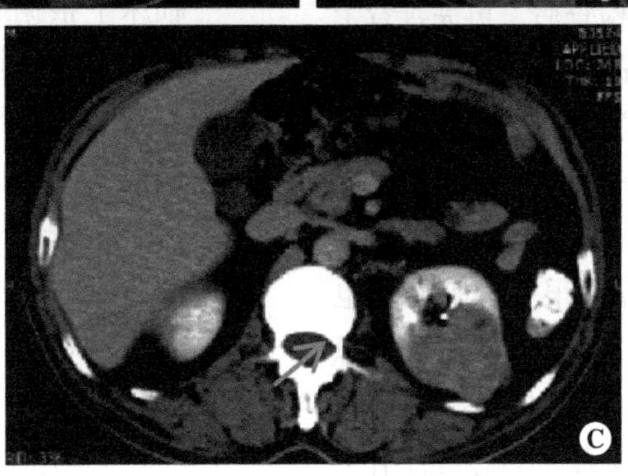

图 6-79-2　肾细胞癌全腹部 CT 增强扫描[15]

A. 动脉期；B. 静脉期；C. 延迟期

（5）肾脏 MRI：JGCT 在 T_1 加权成像（T_1-weighted imaging，T_1WI）上为等信号软组织肿块，在 T_2 加权成像（T_2-weighted imaging，T_2WI）上为高信号软组织肿块。MRI 对 JGCT 等肾脏占位性病变的发现有实际意义，且阳性率很高。特别是对于肾功能损害或有血液系统疾病等不能接受肾脏 CT 增强检查者，肾脏 MRI 可以作为定性和定位诊断。

2. 不利于确诊的实验室检查

（1）分侧肾静脉取血肾素水平测定：当 JGCT 的瘤体直径较小或肾脏 CT 上难以与其他肾脏肿瘤相鉴别时，通过比较肾静脉及其分支中肾素水平，能快速对肿瘤定位及定性。但从 2001～2021 年病例资料来看，国内和国外 JGCT 确诊患者的阳性率分别只有 42.9%和 52.2%。

阳性率低可能和肿瘤位置多接近皮质表面有关，肿瘤释放的肾素经肾包膜静脉进入血液循环，导致患侧和对侧肾静脉肾素水平都升高。分侧肾静脉取血需要熟练的操作者，取血操作不当会导致其结果阴性；此外，患侧有丰富的侧支循环、对侧有实质病变、肾内动脉分支病变插管位置不够深、多支肾静脉及取血时分泌肾素暂时性减少均可导致其结果阴性[16-18]。

同时分侧肾静脉取血肾素水平测定是有创检查，技术难度大，难以满足广大特殊高血压患者的使用。目前其既不用于 JGCT 的定性诊断，更无法作为具体的定位诊断。

（2）肾动脉造影：提示肿瘤部位为肾脏缺血区，其原因可能是肿瘤肾素释放导致周围血管收缩，从而肿瘤表现为缺乏血运，但此法敏感度低。肾动脉造影发现有占位改变者比例较小，不能提示本病诊断的特征性变化，且属于有创检查，所以不作为常规检查应用，只有进一步明确肾动脉狭窄时才应用。

三、诊断与鉴别诊断

（一）肾球旁细胞瘤的特殊性

一般对继发性高血压诊断的程序是先确定可疑对象，也就是对继发性高血压的筛查，对可疑对象要进行定性、定位、定因诊断。例如，对于怀疑嗜铬细胞瘤的患者，发现儿茶酚胺增加是定性诊断，再用放射性间碘苄胍显像和 CT 确定病变部位。又如，怀疑原发性醛固酮增多症（简称原醛症）的患者，如果血浆肾素水平低或血浆醛固酮与肾素水平比值高，行卡托普利试验等确诊试验进行定性检查后，再完善肾上腺 CT 进行定位诊断，最后进行病因分型诊断[19]。

对 JGCT 要采用定性和定位同时诊断，高血浆肾素水平对于 JGCT 患者来说无特异性，许多其他疾病也会造成血浆高肾素水平；另外，肾脏影像学检查发现病变特异性不大，肾癌等很多肾脏疾病也会有同样的影像学改变。因此，对于可疑 JGCT 患者，发现基础状态下血浆肾素水平明显增高，且腹部 CT 或腹部 MRI 检查发现病变者，才能同时给予临床定性、定位诊断。虽有术前通过穿刺活检确诊 JGCT 的报道，但在未明确肿瘤性质之前，为患者行肿瘤穿刺活检术危险性大。

（二）肾球旁细胞瘤的鉴别诊断

JGCT 患者的鉴别诊断常见以下几种疾病。

1. 肾动脉狭窄 由于患侧肾脏缺血、肾小球内压下降导致肾素释放增多，出现继发性醛固酮增多，尿钾排泄增加，但血浆醛固酮浓度升高和血钾降低不明显；亦表现为顽固性高血压、低血钾；体格检查时部分患者在腹部或腰部听诊时可闻及血管杂音；肾动脉造影检查可明确诊断。

2. 原醛症 临床表现与 JGCT 类似。但血浆肾素活性降低，影像学检查可见肾上腺区占位性病变，对醛固酮受体拮抗剂敏感。

3. 高肾素型原发性高血压[20] 高肾素型原发性高血压患者外周血浆肾素水平高，但升高程度不如 JGCT；对低钠饮食、呋塞米、立位刺激均有明显反应，测血浆肾素水平怀疑 JGCT 的患者在抽血检查前应避免这些因素的干扰。高肾素型原发性高血压患者肾脏 CT、MRI 检查往往无阳性发现。

4. 肾癌 部分肾癌可引起血浆肾素水平升高，但升高水平明显低于 JGCT，动态增强 CT 在动脉早期有明显强化，在静脉期和延迟期强化明显减弱，表现为快进快出的特点。

（三）肾球旁细胞瘤的临床分类

JGCT 患者中约 2/3 有低血钾，通常在 2～3mmol/L，且即使大剂量补钾，血钾水平仅勉强维持在正常值低限，低血钾与高醛固酮浓度持续作用于肾小管，促进尿钾的排泄有关，还可能与病史长短及病情严重程度有关[20]。但有少数文献报道 JGCT 患者可无低血钾或高血压[21]。

临床上根据患者血压和血钾水平，将 JGCT 划分为典型、非典型和静止型三类。典型者最为常见，同时具备高血压和低钾血症；非典型者约占 1/3，呈不同程度的高血压，而血钾正常；静止型者少见，二者均不具备但病理证实为 JGCT[22]。也有文献报道使用 ACEI/ARB 降压治疗可能会掩盖 JGCT 所引起的低血钾，因此临床上容易漏诊或误诊。

第三节 治疗与随访

对于继发性高血压，在通过规范诊疗明确原发疾病后，能手术治疗者应尽快手术，尽早使相应疾病产生的内分泌物质恢复到生理水平，降低靶器官损害程度。但继发性高血压手术治疗后并不能一劳永逸，如嗜铬细胞瘤病理提示为良性病变，但在随访过程中仍有可能复发或恶化。因此，对于继发性高血压患者来说随诊是必要的。

一、治　疗

（一）针对肿瘤瘤体的治疗

1. 手术治疗

（1）术前诊断要明确：国内外术后病理检查确

诊 JGCT 的 224 例患者中，有 204 例患者介绍术前诊断疾病（国内有 150 例，国外有 54 例）。术前诊断疾病主要为肾脏肿块，其次为肾脏恶性肿瘤（包括肾癌、肾盂癌、肾乳头癌和肾母细胞瘤）和肾脏良性肿瘤，详见表 6-79-10。

表 6-79-10　术后确诊 JGCT 的患者中 204 例术前确诊疾病情况分析

疾病种类	国内（人数）	国外（人数）	合计
肾脏肿块	90	42	132（64.7%）
肾脏恶性肿瘤	36	6	42（20.6%）
肾脏良性肿瘤	17	4	21（10.3%）
肾腺瘤	2		2（1.0%）
嗜铬细胞瘤	2		2（1.0%）
错构瘤	2		2（1.0%）
未知性质	1	2	3（1.5%）
合计	150	54	204

术后确诊的 224 例 JGCT 患者中有 151 例介绍手术方式（国内有 121 例，国外有 30 例）；术前确诊的 129 例 JGCT 患者中有 113 例介绍手术方式（国内有 75 例，国外有 38 例）。手术方式有肾部分切除术、肿瘤剜除术和根治性肾切除术，国内外术后确诊患者的术前诊断疾病与术前确诊患者接受的手术方式见表 6-79-11。

从表 6-79-11 可见，术前确诊为 JGCT 患者接受的手术方式主要是肾部分切除术，其次为肿瘤剜除术，最后是根治性肾切除术。而术后病理检查确诊 JGCT 患者主要接受肾部分切除术，其次为根治性肾切除术。术前确诊为肾脏肿块的 JGCT 患者主要接受肾部分切除术，而术前确诊为肾癌的 JGCT 患者主要接受根治性肾切除术。这表明术前明确诊断对患者手术方式的选择意义重大。

表 6-79-11　国内外术后确诊患者的术前诊断疾病与术前确诊患者接受的手术方式

	国内				国外			
	肿瘤剜除术	肾部分切除术	根治性肾切除术	合计	肿瘤剜除术	肾部分切除术	根治性肾切除术	合计
术前确诊	22（29.3%）	47（62.7%）	6（8.0%）	75	7（18.4）	21（55.3%）	10（26.3%）	38
术后确诊	15（12.4%）	78（64.5%）	28（23.1%）	121	4（13.3%）	15（50.0%）	11（36.7%）	30
①肾脏肿块	9（11.5%）	58（74.4%）	11（14.1%）	78	4（21.1%）	11（57.9%）	4（21.1%）	19
②肾脏恶性肿瘤	4（14.8%）	9（33.3%）	14（51.9%）	27			6（100.0%）	6
③肾脏良性肿瘤		9（75.0%）	3（25.0%）	12		2（66.7%）	1（33.3%）	3
④肾腺瘤			1（100.0%）	1				
⑤嗜铬细胞瘤	2（100.0%）			2				
⑥错构瘤		1（100.0%）		1				
⑦未知性质		1（100.0%）		1		2（100.0%）		2

JGCT 与其他肿瘤同时存在，如合并嗜铬细胞瘤、肾上腺腺瘤时，更应在术前明确诊断，才能为患者选择最佳的手术方式。Paragliola 等[23]介绍了一例 24 岁男性患者，其在 20 岁时因甲状腺癌接受了甲状腺全切除术和淋巴结清扫术。随访期间，观察到患者有严重高血压和低钾血症；化验检查显示高肾素水平和轻度醛固酮浓度升高；尿液检查显示儿茶酚胺、肾上腺素和香草扁桃酸增多；超声检查显示肾动脉阻力轻度增加；腹部 MRI 检查显示肾上腺双侧增生伴多个肿块，右肾结节性病变。行双侧肾上腺切除术和右肾切除术后病理检查提示嗜铬细胞瘤和 JGCT。对于这类患者，应严格按照高血压患者诊疗规范中继发性高血压诊断思路和程序进行诊断，否则可能导致误诊或漏诊。

例如，一例高血压患者在妊娠过程中通过 B 超检查发现一侧肾上腺有肿块。终止妊娠后到某三甲医院就诊，追问病史有高肾素水平、低血钾，行肾上腺 MRI 检查提示右侧肾上腺腺瘤；左侧肾脏发现了一个小而清晰的实性肿块，在 T_1WI 上为等信号，在 T_2WI 上为高信号，动脉期肿块无明显强化，静脉期轻度强化，诊断为功能性肾上腺皮质腺瘤、原发性醛固酮增多症和潜在恶性左肾肿瘤。先进行了肾上腺肿瘤切除术，病理结果符合肾上腺腺瘤的诊断。术后患者血压未恢复正常，2 个月后行肾动脉造影检查，无肾动脉狭窄存在，证实肾脏存在肿块。手术切除后病理诊断为 JGCT，术后血压降至正常，血钾未说明。在该患者的诊治过程中存在几个误区：①未对患者进行血浆肾素水平、醛固酮浓度检查，直接认为高血压与肾上腺肿瘤有关。②肾脏肿瘤中约 85%为肾细胞癌[24]，而肾上腺肿瘤恶性可能不到 10%。因此，高血压无论是由肾上腺肿块引起，还是由肾脏肿瘤引起，在无法同时进行手术的情况下应先切除肾脏肿瘤，然后再按肾上腺肿块的性质诊断。③手术切除肾上腺肿块后血压未受到控制，就要考虑血压可能与肾脏肿瘤分泌血管活性物质有关，而肾脏肿瘤切除术前也未检测血浆肾素水平、醛固酮浓度。

（2）适应证：对于 JGCT 患者，最好是严格按照定性、定位和定因明确诊断后进行手术切除[14]；对于高度怀疑为 JGCT 者，要完成血浆肾素水平检测，结果提示肾素水平高，同时腹部影像学检查证实肾脏有占位性病变时，可按照 JGCT 准备手术。至于发现肾脏占位病变，泌尿外科医师根据适应证进行手术，但这种指征不是作为继发性高血压原发疾病的手术指征，所以术后血压是否正常不能给予肯定的结论。

（3）方法：手术是治疗 JGCT 患者最有效的方式，常见的手术方式包括根治性肾切除术或保留肾单位手术。术者可根据肿瘤大小、位置、肾功能情况及自身对手术方法的熟练程度选择[25]。

2017 年美国泌尿外科学会（American Urological Association，AUA）规定，当肿瘤直径、活检结果结合影像学特征提示肿瘤恶性程度较高时，或对于愿意积极治疗的患者，应考虑根治性肾切除术。凡符合以下所有标准者，首选根治性肾切除术：①肿瘤解剖学评分高度复杂，即使经验丰富的医师也无法控制手术风险。②无慢性肾脏病（CKD）或蛋白尿患者。③对侧肾功能正常，且 eGFR＞45ml/（min・1.71m^2）。除此之外，均应考虑肾部分切除术。

保留肾单位手术可获得良好的预后，包括肾部分切除术和肿瘤剜除术。肾部分切除术可以获得根治性肾切除术相似的肿瘤学治疗结果，可以将 CKD 进展的风险降至最低，是 CT1a 期肾脏肿瘤的治疗首选，也是年轻或多发肾脏肿瘤或有将来可能导致肾功能不全的伴发病（如中重度高血压）患者优先考虑的术式，但需完整切除距离 JGCT 至少 0.5cm 的正常肾组织。对一些均匀的、包膜完整的肾脏肿瘤，可以考虑肿瘤剜除术，以最大限度地保留肾单位。

（4）注意事项：为降低切除肿瘤后所导致低血压的风险及全麻药物与 ACEI/ARB 类药物协同作用可能导致的顽固性低血压，对于此类患者手术当日停用 ACEI/ARB 类抗高血压药物。

2. 射频消融（radio frequency ablation，RFA）[26] 广泛用于治疗其他肾脏肿瘤，包括肾细胞癌、肾母细胞瘤、腺瘤和血管乳肌瘤。RFA 是一种保留肾单位的手术，对于小的或深部的 JGCT，RFA 可以是一种替代方案。

RFA 对小病变或深部病变具有优势。原因如下：对于小病变，图像引导允许快速、精确的定位，从而产生适当的针植入角度和令人满意的消融范围；对于深部病变，它可以通过较少的组织损伤来保持更好的肾功能。更重要的是，与手术相比，RFA 具有减少并发症、减轻术后疼痛、缩短住院时间等优势，疗效明确、安全性高。对于危险部位的结节和＞4cm 的肿瘤，RFA 疗效欠佳。对于肾门附近的结节，RFA 具有较高的肾盂损伤、出血或感染及由散热器效应导致不完全消融的风险。

（二）药物治疗

1. 降压治疗 对于 JGCT 患者，术前血压很高或有明显心血管疾病不能耐受手术时，应做好准备，其中合理应用抗高血压药物就是最好的术前准备。另外对于暂时不愿意或无法手术的 JGCT 患者，也要给予有效的抗高血压药物治疗。药物治疗的原则是使用含 ACEI/ARB 在内的多种抗高血压药物联合治疗（如钙拮抗剂），α 受体阻滞剂有明显的扩血管作用，β 受体阻滞剂能抑制交感神经兴奋，从而抑制肾素的分泌，利尿剂能减少血容量，减少高醛固酮造成的水钠潴留。

有研究表明第二代肾素抑制剂阿利吉仑（aliskiren）治疗 JGCT，能获得较好的疗效，在外科手术前能有效缓解症状，但长期使用会降低疗效，并可能诱发反应性肾素释放[27, 28]。

2. 对症补钾治疗 积极治疗继发性高血压原发疾病的同时应注意补钾，以免继续失钾。补钾方法有静脉补钾和口服补钾。静脉补钾适用于不能口服或缺钾严重又需短时间内抢救的患者；口服补钾具有安全便捷的特点，但口服氯化钾易引起胃肠道反应，如出现恶心、呕吐、腹部不适和腹泻等症状，可稀释加入和减少用量，或改用刺激性较小的钾盐，如 10%枸橼酸钾。

补钾时需注意[29]：①浓度不宜过高。静脉滴注的氯化钾浓度太高可刺激静脉引起疼痛甚至静脉痉挛和血栓形成。②输注速度不宜过快。钾离子进入细胞内的速度很慢，过快输注会引起医源性高钾血症。③尿量必须在 30ml/h 以上，否则可引起血钾过高。④低血钾伴有低血钙，应注意补钙。因为低血钙症状往往被低血钾的症状所掩盖，低血钾纠正后，可出现低血钙性搐搦。⑤短期内大量补钾或长期补钾时，需定期观察，测定血清钾及心电图以免发生高血钾。

3. 靶器官保护药物　有些抗高血压药物在降压的同时还具有保护靶器官的作用，如 ACEI/ARB 类药物能阻断 RAAS，起到松弛血管平滑肌、扩张血管、增加盐排泄、抑制细胞肥大、抑制交感神经兴奋与醛固酮释放、降低血压而不改变心率或心排血量等作用。β 受体阻滞剂能抑制交感神经兴奋，降低 RAAS 活性。除了抗高血压药物能保护靶器官外，作为肾素抑制剂的阿利吉仑也能保护靶器官，特别是对于高 RAAS 活性导致的高血压。有研究表明肾素抑制剂特别是阿利吉仑能有效改善心肌重构及心室肥厚，调控细胞凋亡，减轻氧化应激[30]；也能抑制血管还原型辅酶Ⅱ氧化酶的活性，减少细胞内活性氧的产生，从而减轻血管内皮细胞的损伤[31]；也能调节动脉粥样硬化斑块的稳定性，稳定斑块及改善肾脏炎症和纤维化[32]。

二、随　访

JGCT 患者通常在肿瘤切除后血压会明显下降，血钾恢复正常，血浆醛固酮浓度及血浆肾素水平显著下降，临床上由高血压、低血钾导致的头晕、头痛、乏力等症状明显得到缓解。研究的 353 例患者中，有随诊资料的患者为 236 例（国内有 170 例，国外有 66 例），国内外 JGCT 患者随诊特点详见表 6-79-12。

表 6-79-12　国内外 JGCT 患者术后随诊特点

	国内（N=170）		合计	国外（N=66）		合计
	正常	异常		正常	异常	
术后血压	168（98.8%）	2（1.2%）	170	65（98.5%）	1（1.5%）	66
术后血钾	135（99.3%）	1（0.7%）	136	43（100.0%）	0	43
术后肾素水平	87（98.9%）	1（1.1%）	88	48（100.0%）	0	48
术后醛固酮浓度	83（98.8%）	1（1.2%）	84	23（95.8%）	1（4.6%）	24

从表 6-79-12 可见，国内外术后随诊的患者中绝大多数血压、血钾、血浆肾素水平和醛固酮浓度能恢复至正常范围；仅 1.2%（国内）和 1.5%（国外）的患者术后血压未降至正常范围。

术后血压未降至正常可能与 JGCT 患者释放大量活性物质，激活 RAAS，使交感神经兴奋有关。大量活性物质释放，短期内靶器官损害严重，患者如未及时接受治疗，靶器官损害不可逆转；又由于交感神经的兴奋是高血压的启动机制，去除引起交感神经兴奋的因素后血压可仍未降至正常。另外，也可能与合并原发性高血压有关。

绝大多数 JGCT 病例报道为良性肿瘤，少数报道为恶性。Duan 等[33]报道了一例 52 岁 JGCT 患者在肿瘤切除 6 年后发生了肺转移，随诊数年仍健康生存；刘丽娜等[34]观察到 JGCT 患者镜下多达 3 个/10 高倍视野核分裂象，随诊>30 个月无复发和转移，有报道表明 JGCT 患者术后发生转移的组织学无细胞异型、核分裂、侵犯包膜等，而组织学有细胞异型、核分裂、侵犯包膜的病例在随诊期内并无出现复发转移[11]，提示包膜浸润或侵入血管并非诊断恶性的指标，常规的组织学指标对于判断预后的意义不明确。良恶性鉴别在国内外暂无明确标准，其恶性潜质也许与组织侵犯血管、肿瘤体积较大及相对提前的年龄有关。因此，对于 JGCT 患者的随诊是必要的，随诊过程中再次出现高血压、低血钾的患者应高度警惕复发或转移可能。

（杨定燕　余振球）

参 考 文 献

[1] Robertson PW, Klidjian A, Harding LK, et al.

Hypertension due to a renin-secreting renal tumour[J]. Am J Med, 1967, 43（6）: 963-976.

[2] Kihara I, Kitamura S, Hoshino T, et al. A hitherto unreported vascular tumor of the kidney: A proposal of "juxtaglomerular cell tumor" [J]. Acta Pathol Jpn, 1968, 18（2）: 197-206.

[3] Wang F, Shi C, Cui Y, et al. Juxtaglomerular cell tumor: Clinical and immunohistochemical features[J]. J Clin Hypertens（Greenwich）, 2017, 19（8）: 807-812.

[4] Wong L, Hsu TH, Perlroth MG, et al. Reninoma: Case report and literature review[J]. J Hypertens, 2008, 26（2）: 368-373.

[5] Corvol P, Menard J. Renin inhibition: Immunological procedures and renin inhibitor peptides[J]. Fundam Clin Pharmacol, 1989, 3（4）: 347-362.

[6] Haab F, Duclos JM, Guyenne T, et al. Renin secreting tumors: Diagnosis, conservative surgical approach and long-term results[J]. J Urol, 1995, 153（6）: 1781-1784.

[7] Brandal P, Busund LT, Heim S. Chromosome abnormallities in juxtaglomerular cell tumors[J]. Cancer, 2005, 104（3）: 504-510.

[8] Kuroda N, Maris S, Monzon FA, et al. Juxtaglomerular cell tumor: A morphological, immunohistochemical and genetic study of six cases[J]. Hum Pathol, 2013, 44（1）: 47-54.

[9] 王庭槐. 生理学. 9版[M]. 北京：人民卫生出版社，2018.

[10] 郭慧，谭丽珊，吴立琦. 肾球旁细胞瘤三例临床病理分析并文献复习[J]. 实用肿瘤杂志，2018，33（3）：270-274.

[11] 朱小燕，阎国钢. 肾球旁细胞瘤临床病理观察及文献复习[J]. 中国医刊，2016，51（2）：104-107.

[12] 张景义，白玉勤，李锁严，等. 肾小球旁器细胞瘤病理诊断思路探讨[J]. 中国全科医学，2006，（22）：1872-1873.

[13] 王建枝，钱睿哲. 病理生理学. 9版[M]. 北京：人民卫生出版社，2018.

[14] 余振球，王锦纹，马琳琳. 肾球旁细胞瘤110例诊断资料汇总分析和典型病例介绍[J]. 中华高血压杂志，2018，26（7）：693-697.

[15] 杜鹏. 少脂肪肾血管平滑肌脂肪瘤与肾细胞癌CT成像差异的探讨[J]. 中国现代医生，2020，58（25）：114-117.

[16] Poutasse EF, Marks LS, Wisoff CP, et al. Renal vein renin determinations in hypertension: Falsely negative tests[J]. J Urol, 1973, 110（4）: 371-374.

[17] Kaufman JJ. Renovascular hypertension: The UCLA experience[J]. J Urol, 1979, 121（2）: 139-144.

[18] Ernst CB, Bookstein JJ, Montie J, et al. Renal vein renin ratios and collateral vessels in renovascular hypertension[J]. Arch Surg, 1972, 104（4）: 496-502.

[19] 余振球. 加强对肾球旁细胞瘤的诊断与处理[J]. 中华高血压杂志，2018，26（07）：601，602.

[20] 陈家伦. 临床内分泌学[M]. 上海：上海科学技术出版社，2011.

[21] 张旭辉，王东文，曹晓明. 无低血钾肾球旁细胞瘤（1例报告及文献复习）[J]. 山西医科大学学报，2009，40（8）：762-763.

[22] 董德鑫，李汉忠，严维刚，等. 肾球旁细胞器瘤的临床分型与诊治探讨[J]. 中华泌尿外科杂志，2010，31（8）：533-535.

[23] Paragliola RM, Capoluongo E, Torino F, et al. A rare case of juvenile hypertension: Coexistence of type 2 multiple endocrine neoplasia-related bilateral pheochromocytoma and reninoma in a young patient with ACE gene polymorphism[J]. BMC Endocr Disord, 2015, 15: 30

[24] Lipworth L, Morgans AK, Edwards TL, et al. Renal cell cancer histological subtype distribution differs by race and sex[J]. BJU Int, 2016, 117（2）: 260-265.

[25] 夏庆华. 2017AUA指南解读：肾肿瘤和局限性肾癌[J]. 泌尿外科杂志（电子版），2017，9（4）：61-62.

[26] Zhang R, Xu M, Xie XY. The Role of real-time contrast-enhanced ultrasound in guiding radiofrequency ablation of reninoma: Case report and literature review[J]. Front Oncol, 2021, 11: 585257.

[27] Rosei CA, Giacomelli L, Salvetti M, et al. Advantages of renin inhibition in a patient with reninoma[J]. Int J Cardiol, 2015, 187: 240-242.

[28] Chao CT, Wu VC. Aliskiren for reninoma[J]. Nephrology（Carlton）, 2012, 17（3）: 308-309.

[29] 吴文芳，杜兰云，董结兰. 低钾血症的病因和治疗进展[J]. 临床合理用药杂志，2018，11（1）：174-175.

[30] Westermann D, Riad A, Lettau O, et al. Renin inhibition improves cardiac function and remodeling after myocardial infarction independent of blood pressure[J]. Hypertension, 2008, 52（6）: 1068-1075.

[31] Poss J, Werner C, Lorenz D, et al. The renin inhibitor aliskiren upregulates pro-angiogenic cells and reduces atherogenesis in mice[J]. Basic Res Cardiol, 2010, 105（6）: 725-735.

[32] Sun CY, Cherng WJ, Jian HZ, et al. Aliskiren reduced renal fibrosis in mice with chronic ischemic kidney injury—beyond the direct renin inhibition[J]. Hypertens Res, 2012, 35（3）: 304-311.

[33] Duan X, Bruneval P, Hammadeh R, et al. Metastatic juxtaglomerular cell tumor in a 52-year-old man[J]. Am J Surg Pathol, 2004, 28（8）: 1098-1102.

[34] 刘丽娜，陈光勇，王鹏，等. 四例肾球旁细胞瘤的临床病理学观察[J]. 中华肿瘤杂志，2005，27（5）：302-305.

第80章

甲状腺疾病和高血压

在继发性高血压中，除了肾性高血压外，内分泌性高血压最常见[1]。内分泌疾病可引起高血压（表 6-80-1）中，有学者统计，甲状腺疾病引起的高血压占所有高血压患者总数的 1%[2]。与高血压有关的甲状腺疾病包括甲状腺功能亢进症、甲状腺功能减退症和多发性内分泌肿瘤综合征。前两者都可引起高血压，并且经治疗甲状腺疾病并使功能恢复正常后，一部分高血压可自行恢复正常。多发性内分泌肿瘤综合征中的嗜铬细胞瘤和甲状旁腺功能亢进症也可引起高血压。因此，在高血压的诊治过程中，甲状腺功能的检测越来越受到临床医师的重视，已成为高血压患者的常规检查[3]。高血压医师掌握甲状腺疾病的病理生理特点、临床表现、诊断与处理是做好继发性高血压诊疗的前提之一。

表 6-80-1　内分泌相关高血压病因和估计患病率[2, 4]

病因	估计患病率（%）
1. 甲状腺功能减退症	1.0～3.0
2. 甲状腺功能亢进症	2.0
3. 嗜铬细胞瘤	＜0.5
4. 原发性醛固酮增多症	1.5～12
5. 先天性肾上腺皮质增生症	＜0.5
6. 库欣综合征	＜0.5
7. 盐皮质激素增多症	＜0.5
8. 甲状旁腺功能亢进症	＜0.5
9. 继发性醛固酮增多症	＜0.5
10. 肢端肥大症	＜0.5

第一节　基础理论

甲状腺疾病很常见，已经成为仅次于糖尿病的内分泌科第二大疾病。在这里只讨论和高血压相关的甲状腺疾病，包括甲状腺功能减退症、甲状腺功能亢进症。多发性内分泌腺瘤综合征将在第 81 章“多发性内分泌腺疾病与高血压”中介绍。

一、流行病学

甲状腺功能减退症的患病率和发病率在不同

的国家有所不同。Taylor 等[4]统计的全球甲状腺功能减退症和甲状腺功能亢进症的患病率资料表明，甲状腺功能减退症的患病率接近 5%，亚临床甲状腺功能减退症的患病率达 7.5%。人群中甲状腺功能亢进症的患病率为 2%，以女性居多；亚临床甲状腺功能亢进症的患病率在不同的报道中为 1%～5%，在 65 岁以上的人群中可达 6%。

NHANES Ⅲ的资料[5]显示，美国人群中甲状腺功能减退症的患病率为 3.7%。平均诊断年龄为 60 岁，患病率随年龄增长而上升。80 岁或以上人群患病危险比 12～49 岁人群高 5 倍。女性患病率比男性高 4 倍。据 Canaris 等[6]估计，在美国有 7%～10%的老年女性患有亚临床甲状腺功能减退症。

我国甲状腺疾病的流行病学调查不多。中国医科大学的研究结果表明，在 78 470 例调查对象≥18 岁且当地居住≥5 年的样本中，甲状腺功能减退症的患病率为 1.02%，亚临床甲状腺功能减退症的患病率为 12.93%，甲状腺功能亢进症的患病率为 0.78%，亚临床甲状腺功能亢进症的患病率为 0.44%。

甲状腺疾病患者中高血压的患病比率报道不一，尤其是甲状腺功能减退症。Endo 等 1979 年报道甲状腺功能减退症患者的高血压患病比率在 9%～60%。Talwalkar 等 2019 年报道，显性甲状腺功能减退症患者的高血压患病比率为 33%，亚临床甲状腺功能减退症患者的高血压患病比率为 61%。亚临床甲状腺功能减退症患者的高血压患病比率高于显性甲状腺功能减退症。甲状腺功能亢进症患者的高血压患病比率很高，为 20%～68%。

二、病因与发病机制

甲状腺功能异常，无论是甲状腺功能减退症还是亢进症，都可能增加高血压的风险[1]。三碘甲状腺原氨酸（triiodothyronine，T_3）是甲状腺激素的生物活性形式，由甲状腺素（thyroxine，T_4）在甲状腺以外的所有组织，特别是肾、肝和骨骼肌中进行 5′-脱碘形成。游离 T_3（free triiodothyronine，FT_3）通过改变氧气消耗、底物需求和组织产热来影响基础代谢率。甲状腺激素在细胞水平对心血管系统有直接和间接的作用。在甲状腺功能亢进症中，随着 FT_3 扩张外周循环的阻力小动脉，系统血管阻力降低，导致有效动脉充盈下降，随后激活肾素-血管紧张素-醛固酮系统（RAAS），引起血压升高。

甲状腺功能减退症对血流动力学的影响与甲状腺功能亢进症相反，但其临床表现不明显，心动过缓是最常见的征象，并伴有轻度高血压和脉压减小。心动过缓、心室充盈减少和心脏收缩力下降共同导致心排血量减低，系统性血管阻力增加，心室舒张和充盈变缓；代谢率降低导致外周血氧需求下降，因此心力衰竭是甲状腺功能减退症的罕见临床表现。有大约 30%的显性甲状腺功能减退症患者出现舒张压升高，心脏收缩力和心排血量下降导致脉压变小。

（一）甲状腺激素

甲状腺由两叶峡部相连的内分泌腺体构成，它位于喉管前面、喉结下方。促甲状腺激素（thyroid stimulating hormone，TSH）激活甲状腺产生 T_4。正常甲状腺产生的 T_4 大约占 80%，T_3 大约占 20%，其余 80%大部分来自肝脏等器官经由 T_4 脱碘酶代谢而来，但 T_3 的作用是 T_4 的 4 倍。两种甲状腺激素的产生受经典的内分泌反馈环调节。T_3 和 T_4 水平低时刺激下丘脑释放促甲状腺激素释放激素（thyrotropin-releasing hormone，TRH），TRH 随后刺激垂体产生 TSH。TSH 在 TRH 升高后快速释放，决定了甲状腺激素水平的正常生理设定点。

甲状腺激素对正常的代谢功能是必需的。在儿童，这些激素对正常生长发育，尤其是中枢神经系统和骨骼发育起决定性作用。新生儿如果缺乏甲状腺激素，会导致不可逆的智力低下，并伴有广泛的脑异常。在成人，甲状腺激素通过影响几乎所有器官系统的功能维持代谢的动态稳定。甲状腺可调节呼吸、心脏和神经系统功能，在调节体温、肌肉强度、月经周期、体重和胆固醇水平等方面也发挥重要作用。成人的甲状腺功能异常会导致代谢和身体各系统的功能紊乱。

（二）甲状腺功能减退症引起高血压的机制

甲状腺功能减退症引起舒张期高血压的机制被认为可能是外周血管阻力增加和心排血量降低。甲状腺功能减退人群的特征是显著的容量变化，引发容量依赖的低血浆肾素水平机制的血压升高。甲状腺功能减退症患者存在内皮功能受损、全身血管阻力增加和细胞外容量增加，从而导致舒张期血压升高。其发病机制简述如下[7]。

1. 周围血管阻力增加　T_3 是有代谢活性的甲状腺激素，对血管平滑肌细胞具有舒张作用。甲状腺功能减退和 T_3 缺乏常伴有周围血管收缩。甲状腺功能减退症患者动脉僵硬度增加。动脉僵硬度是动脉硬化和动脉壁弹性变化的重要决定因素，可发生在动脉粥样硬化之前或早期。应用甲状腺激素替代治疗后部分高血压患者血压可以恢复到正常水平，这说明甲状腺功能减退症是继发性高血压的原因。在甲状腺功能减退症患者中应用替代治疗，甲状腺功能恢复正常一段时间后，患者的动脉僵硬度和颈动脉内膜中层厚度都有明显改善，低密度脂蛋白胆固醇（LDL-C）水平有所下降。

2. 肾功能异常　甲状腺和肾功能是相互关联的。甲状腺激素缺乏常伴有肾功能的下降。甲状腺功能减退后发生的肾脏疾病是由 T_3 缺乏对心血管系统的影响引起的。充分的甲状腺激素分泌可增加肾脏的重量，而甲状腺功能减退可降低肾脏与体重比值。由于心排血量下降，自由水清除减少，肾小球滤过率下降，导致稀释性低钠血症，后者常伴有肾脏排水能力下降。所有以上改变都可通过应用甲状腺激素替代治疗逆转。

3. 容量变化　RAAS 在血压调节中起重要作用。血浆肾素水平在缺钠和低血压时升高，而 β 受体阻滞剂能降低肾素水平。在甲状腺功能减退状态下，肾素的释放是最少的，部分原因是肾 β 肾上腺素能活性降低，是一种低肾素高血压状态。甲状腺功能减退症人群的特征是显著的容量变化，引发容量依赖的低血浆肾素水平的血压升高。

4. 激素变化　甲状腺激素通过增加 β 受体的数量增强 β 肾上腺素能效应，对 α 受体有抑制作用。甲状腺功能减退时，血管床中 α_1 受体密度增加，β 受体密度减少。α_1 受体的作用主要涉及平滑肌细胞收缩，引起血管收缩，而 β 受体减少可引起心排血量降低，肾脏分泌肾素增加，脂肪分解和骨骼肌的合成代谢下降。除肾素外，肾上腺分泌的其他激素也增加，导致高血压。另外，甲状腺功能减退症患者血浆抗利尿激素水平升高，提示其可能在水潴留中发挥作用。

5. 内皮功能异常　血管内皮产生多种血管活性因子，其中包括一氧化氮（NO）和内皮源性超极化因子（endothelium-derived hyperpolarizing factor，EDHF）。甲状腺激素在血管系统中的作用是通过 RAAS 介导的，RAAS 是一种可以产生血管紧张素Ⅱ（AngⅡ）的局部系统。AngⅡ通过结合血管紧张素Ⅱ1 型受体（AT_1R）和血管紧张素Ⅱ2 型受体（AT_2R）表现出生物学作用。T_3 通常通过降低血 AT_1R mRNA 的表达来发挥血管舒张的局部作用。通过内皮中的 NO 弥散到平滑肌细胞的机制，血管内皮可调节平滑肌细胞的舒缩功能，使平滑肌舒张。在亚临床甲状腺功能减退患者中，轻度的慢性炎症导致 NO 生成减少，NO 的利用率降低，氧化应激增加。亚临床甲状腺功能减退患者的颈动脉内膜中层厚度增加。内皮细胞功能异常导致的血管平滑肌细胞收缩和动脉内膜中层厚度增加都可升高血压。

（三）甲状腺功能亢进症引起高血压的机制

甲状腺功能亢进症可引起心排血量增加，收缩压升高，肾素、血管紧张素和醛固酮水平升高。治疗甲状腺功能亢进症可治愈某些患者的高血压。甲状腺功能亢进症已经被证实是单纯收缩期高血压的继发病因[8]。甲状腺功能亢进症患者因心率增加，全身血管阻力降低和心排血量增加使收缩期血压升高。甲状腺毒症（thyrotoxicosis）患者往往存在心动过速，每搏输出量增加使心排血量增加和收缩期血压升高。大约 1/3 的甲状腺功能亢进症患者存在高血压，甲状腺功能正常后血压可恢复正常。亚临床甲状腺功能亢进症可引起左心室肥厚，导致高血压。

T_3 通过改变周围组织的耗氧量、代谢需求和组织产热影响人的基础代谢率。在甲状腺功能亢进症患者中，T_3 可扩张阻力血管，降低全身血管阻力。全身血管阻力的下降刺激了肾素的分泌和钠的重吸收，导致血容量扩增 5.5%，增加了心脏的静脉回流。红细胞生成素的刺激也导致血容量增加。甲状腺功能亢进症患者心率和心肌收缩力也有变化，心率加快 4～58 次/分，静息和睡眠心率都加快；心排血量增加＞1L/min，甚至比非甲状腺功能亢进者高出 300%。这些血流动力学的总体变化是收缩期血压升高、脉压增大、动脉僵硬度增加。甲状腺功能亢进症其他并发症包括房性心律失常（尤其是心房颤动）、肺动脉高压、左心室肥厚和心力衰竭，使甲状腺功能亢进症患者心血管疾病死亡风险显著增加。

第二节　临床特点与诊断

高血压的临床特点和诊断见相关章节。本部分简述甲状腺功能异常（包括甲状腺功能亢进症及甲状腺功能减退症）的临床特点和诊断[9]。

一、甲状腺功能减退症

甲状腺功能减退症是由多种原因引起的甲状腺激素合成、分泌或生物效应不足所致的一种全身代谢减低综合征，主要表现为代谢率减低和交感神经兴奋性下降。甲状腺功能减退症的临床表现往往不典型。其临床体征常是轻微和隐匿的，如疲劳、皮肤发凉和动作缓慢，不太引人注意。甲状腺功能减退症的其他临床表现包括皮肤干燥，毛发稀疏脱落，重者可出现黏液性水肿，还有体重增加、便秘、畏寒、讲话慢、声音嘶哑、面肿、舌大、抑郁、淡漠、不育、心动过缓和低体温、贫血等，常伴有高胆固醇血症、甘油三酯和肌酐激酶升高。体格检查可发现以上体征，甲状腺检查可发现一些患者有桥本甲状腺炎的表现。

甲状腺功能检查[10]：原发性甲状腺功能减退症患者 TSH 水平升高，血清总 T_4（TT_4）和游离 T_4（FT_4）水平均降低，血清总 T_3（TT_3）、游离 T_3（FT_3）早期正常，晚期减少。因为 T_3 主要来源于外周组织 T_4 的转换，所以不作为诊断原发性甲状腺功能减退症的必备指标。亚临床甲状腺功能减退症仅有 TSH 增加，TT_4 和 FT_4 正常。可借助放射性核素甲状腺显像和甲状腺超声确定病因。显性甲状腺功能减退症患者由于缺乏 T_4 反馈，TSH 水平大于 20mIU/L，而较轻的或亚临床甲状腺功能减退症患者 TSH 水平在 3～20mIU/L，且 T_3 和 T_4 水平正常。TSH 是筛查甲状腺功能异常的理想初始检查，在临床实践中，许多和甲状腺疾病相关的疾病都需要检测 TSH 水平，包括高血压、贫血、心房颤动、高胆固醇血症、混合型血脂异常、糖尿病、肥胖、体重增加或下降和肌病。

动态血压监测（ABPM）显示，甲状腺功能减退患者的收缩期和舒张期血压水平明显高于甲状腺正常患者。左甲状腺素治疗后可显著降低白昼收缩压和舒张压值。Kotsis 等研究了甲状腺功能减退和甲状腺功能正常的受试者之间 ABPM 结果发现，甲状腺功能减退人群的 24h 收缩压、24h 脉压和 24h 收缩压变异性明显高于甲状腺功能正常者。ABPM 研究还表明，在显性甲状腺功能减退症患者中，非杓型血压的比例显著增加 50%，而对照组为 17%。

甲状腺功能减退症的诊断：①一般根据既往史，如甲状腺手术、甲状腺功能亢进症碘-131 治疗，以及自身免疫性甲状腺功能亢进症（如 Graves 病）、桥本甲状腺炎病史和家族史等。②甲状腺功能减退症的症状和体征。③血清激素：血清 TSH 和 TT_4、FT_4 是诊断甲状腺功能减退症的第一线指标。原发性甲状腺功能减退症患者 TSH 水平升高，TT_4 和 FT_4 水平均降低。

甲状腺功能减退症的分类很复杂，在这里不再详细描述。但根据甲状腺功能减退症的程度，临床上将甲状腺功能减退症分为显性甲状腺功能减退症和亚临床甲状腺功能减退症。亚临床甲状腺功能减退症患者胆固醇水平升高，这与 TSH 水平升高相关联；C 反应蛋白（CRP）水平升高，其为心脏病的危险因素。亚临床甲状腺功能减退症女性动脉粥样硬化、冠心病和心肌梗死的危险均增加。亚临床甲状腺功能减退症的患病率较高，且高血压的患病率较高，应引起重视。

二、甲状腺功能亢进症

甲状腺功能亢进症是指甲状腺本身持续过量分泌甲状腺激素。而甲状腺毒症是甲状腺激素过量的典型生理表现，不涉及甲状腺本身功能，也包括甲状腺炎引起的甲状腺破坏性甲状腺激素过量释放。为了描述方便，这里应用甲状腺功能亢进症描述以上两个概念。

甲状腺功能亢进症的临床表现包括心悸、出汗、食欲正常或增加而体重下降、大便次数增加、怕热和失眠等。体格检查发现心动过速、房性心律失常（包括心房颤动）、脉压加大、手颤、眼睑回缩、结膜充血和突眼。许多老年人仅表现为快速性心律失常和体重下降，被称为淡漠性或隐蔽性甲状腺功能亢进症。

甲状腺功能检查[10]：TSH 低于 0.1mIU/L 或测不到，FT_4 水平升高和（或）FT_3 水平升高可诊断为甲状腺功能亢进症。如果 TSH 水平降低，T_3 和 T_4 正常，则诊断为亚临床甲状腺功能亢进症。

显性甲状腺功能亢进症的诊断[10]：①临床高代谢的症状和体征。②甲状腺体征，甲状腺肿和（或）甲状腺结节。少数病例无甲状腺体征。③血清激素，TT_4、FT_4、TT_3、FT_3 水平增高，TSH 水平降低（一般<0.1mIU/L）。T_3 型甲状腺功能亢进症时仅有 TT_3、FT_3 水平升高。TSH 低于正常范围下限而 TT_3 和 TT_4 正常者，不伴或伴有轻微的甲状腺功能亢进症状。

第三节　治　　疗

甲状腺功能减退症和甲状腺功能亢进症伴高血压的治疗应考虑病因治疗和高血压的降压治疗。甲状腺疾病可发生于任何年龄人群，但以老年人发病率居高。这些患者的高血压是多因素的，除了甲状腺疾病的影响，还有其他高血压危险因素。因此，即便纠正了甲状腺功能异常，一部分患者的高血压也不会完全恢复正常，需要继续降压治疗。

一、甲状腺疾病引起高血压的治疗

高血压的治疗还要遵循基本原则。甲状腺疾病引起的高血压通常可在甲状腺功能正常后恢复，是可逆的[11]。一项研究表明，约 50%的甲状腺功能减退高血压患者在接受激素替代治疗后血压降低。但在某些情况下仍然需要药物治疗控制血压。甲状腺功能亢进症患者，控制血压首选 β 受体阻滞剂，但对 β 受体阻滞剂有禁忌证或不能耐受时推荐应用血管紧张素Ⅱ受体阻滞剂（ARB）、血管紧张素转换酶抑制剂（ACEI）或钙拮抗剂。甲状腺功能减退症患者的高血压一般是低肾素型的[7]，对钙拮抗剂和利尿剂有较好的降压反应；对于甲状腺功能减退症患者，低钠饮食可进一步改善血压控制。

纠正甲状腺功能异常后仍然有高血压的患者，应继续基础治疗和药物治疗。高血压的药物治疗不再赘述，这里重点介绍高血压的非药物治疗即基础治疗。所谓基础治疗是指要在此治疗的基础上其他治疗才有效和更有效。所有慢性疾病都需要基础治疗。基础治疗是医师参与、患者主导的改变生活方式的治疗。高血压的基础治疗包括戒烟限酒、限盐、运动、减肥和减少负面情绪。其中减肥非常重要。西方专家认为，肥胖和超重对健康的危害可能已经超过吸烟。当然这是基于西方人群吸烟率 20%的观点。减肥和控制体重意义大致相同，但也有区别。有些人外表看似不胖，体重也不超标，但高血压、糖尿病缠身，呈腹部肥胖、四肢纤细外观。有临床医师认为，判断影响心血管疾病危险的最简单方法是看腹部脂肪。正是这些多余的脂肪细胞产生了许多对身体有害的细胞因子，在体内引起一种慢性炎症状态，引起高血压、糖尿病、胰岛素抵抗、动脉粥样硬化等。在临床实践中，一些肥胖或超重患者即便是通过药物有效控制血压、血糖和血脂等指标，心血管疾病风险并未明显下降，寿命也并未明显延长。其实有些患者通过控制饮食和适当增加体力活动有效减脂，可以停止药物治疗，身体一般状况和生活质量均可得到明显提高。

二、甲状腺疾病的治疗

尽管甲状腺疾病是常见病，但甲状腺疾病的分类和诊治专业性很强，其他专业的医师很难熟练掌握甲状腺疾病的诊疗及长期随访工作。因此建议上述甲状腺疾病患者最好转诊到相应专科进行系统治疗，这里只做简要介绍。

（一）甲状腺功能减退症的治疗

显性（临床）甲状腺功能减退症首选的治疗方法是甲状腺素替代治疗，多选用左甲状腺素。治疗必须个体化，因为左甲状腺素小剂量的变化会使患者变为甲状腺功能亢进或甲状腺功能减退状态。如果没有残余的甲状腺功能，每日的替代剂量一般是 1.6μg/kg（一般为 75～125μg）。在许多患者残余甲状腺组织破坏前使用小剂量即可。在治疗 Graves 病后发生甲状腺功能减退的患者，往往有基础的自主功能，替代剂量应减小（一般为 50～100μg）[9]。

60 岁以下且没有心脏疾病的成年患者可以每日 50～100μg 左甲状腺素开始治疗，每日 1 次，餐前口服，每 1～2 周增加 25μg 直至达到治疗目标。但老年患者、冠心病患者和病程较长的患者可从每日 12.5～25μg 开始，每 2 周增加 12.5μg 直到每日大约 1μg/kg 的剂量，以防诱发和加重心肌缺血。

根据TSH的水平调整剂量。治疗的目标是TSH达到正常范围，理论水平是达到参考值范围（不同实验室的参考值范围不同）。近年来一些学者提出应当将血清TSH的上限控制在<3.0mIU/L。妊娠妇女应将TSH控制在2.5mIU/L以下，FT_4在正常范围高限水平。TSH的反应是逐渐的，应在用药2个月后或改变左甲状腺素的剂量后检测TSH水平。左甲状腺素替代治疗的临床效果往往出现较慢。在TSH水平恢复正常3～6个月后，患者的症状才能完全缓解。如果TSH水平高，每次增加左甲状腺素的剂量12.5μg或25μg；如果TSH水平降低，每次减少相同的剂量。任何原因的TSH水平降低如T_4过度治疗，都会增加患者心房颤动和骨密度下降的危险。一旦达到完全替代，TSH水平稳定，可6～12个月复查1次。

亚临床甲状腺功能减退症患者，如果TSH低于10mIU/L，则不提倡应用替代治疗。但TSH升高伴甲状腺过氧化物酶抗体阳性的患者可进展为显性甲状腺功能减退症，因此给予小剂量的左甲状腺素（25～50μg/d）降低TSH水平。如果不治疗，则应每年监测甲状腺功能。

（二）甲状腺功能亢进症的治疗

甲状腺功能亢进症如果能寻找到病因，则针对病因治疗。Graves病可应用放射性碘进行治疗。多发结节性甲状腺肿应用手术方法做次全切较好。亚急性甲状腺炎导致的甲状腺功能亢进症只应用β受体阻滞剂对症治疗。

如果不能针对病因治疗，则抑制甲状腺激素的合成和释放，或者减少或破坏甲状腺组织，以阻断激素的分泌。常用的治疗方法包括抗甲状腺药物、放射性碘剂和外科手术治疗。在欧洲多采用抗甲状腺药物治疗，而美国应用放射性碘剂治疗较多。一般而言，18～20岁及以下患者和许多40岁以下的患者及大多数妊娠妇女，首选的方法是应用抗甲状腺药物治疗[9]。其缺点是时间长，需要患者具有良好的依从性。对大多数40岁以上的患者和20岁以上应用抗甲状腺药物治疗失败的患者可选择碘-131放射治疗。在1950年以前外科手术治疗是治疗甲状腺功能亢进症的主要方法，由于放射性碘治疗可引起很多人甲状腺功能减退，现在又开始采用甲状腺切除术治疗甲状腺功能亢进。甲状腺功能亢进症的治疗方法选择应个体化，对初次发病和较年轻的患者应首先选择抗甲状腺药物治疗。对药物治疗不耐受，出现白细胞减少或肝功能损伤的患者可采用放射性碘治疗或手术治疗。国际上不同国家优先采用的治疗方法有所不同，日本和欧洲国家多选择药物治疗，而美国则多采用放射性碘治疗。但近年来越来越多的美国内分泌科医师选择抗甲状腺药物治疗，并在容易复发的甲状腺功能亢进症患者中以小剂量用药维持治疗作为一种治疗方法。

药物治疗通常采用硫脲嘧啶类药物，临床选用顺序常为甲巯咪唑（他巴唑，MMI）、丙硫氧嘧啶（PTU）、卡比马唑和甲硫氧嘧啶。PTU和甲硫氧嘧啶药效较其他小10倍，使用时应加大剂量。

对亚临床甲状腺功能亢进症的治疗意见尚不一致。但最近有些学者认为，亚临床甲状腺功能亢进症和亚临床甲状腺功能减退症不同，其需要治疗。甲状腺功能亢进症不仅是一个临床诊断，也是一个实验室诊断。在没有出现明显的甲状腺功能亢进症状之前就可出现T_4、T_3水平升高和TSH水平降低或仅有TSH水平降低。有研究认为，应用抗甲状腺药物将TSH恢复到正常水平的受益大于风险[12]。这些实验室指标的升高就可成为治疗的适应证，尤其是老年人或伴心脏病的患者。亚临床甲状腺功能亢进症经抗甲状腺治疗后，心率减慢，房性和室性早搏减少，左心室肥厚减轻。TSH水平在0.1mIU/L或以下的患者，考虑采用上述三种治疗方法之一进行治疗。2007版《中国甲状腺疾病诊治指南》中提出，原则上是对完全TSH抑制者给予抗甲状腺药物或者病因治疗；对部分TSH抑制者暂不处理，观察TSH的变化。对甲状腺切除术后甲状腺功能减退和碘-131治疗后的甲状腺功能减退进行甲状腺激素替代治疗时，要及时适当地调整甲状腺激素用量，将TSH维持在正常范围；分化型甲状腺癌行抑制治疗者，应权衡肿瘤复发和亚临床甲状腺功能亢进症的利弊，决定甲状腺激素的替代剂量；绝经后妇女已有骨质疏松者应给予抗甲状腺药物治疗。有甲状腺功能亢进症状者，如发生心房颤动或体重减轻等，也应考虑抗甲状腺药物治疗。甲状腺有单个或多结节者，因其转化为临床甲状腺功能亢进的危险较高，需要治疗。

（朱栓立　李红梅）

参考文献

[1] Koch CA, Wofford RM, Ayala AR, et al. Overview of endocrine hypertension//Adrenal Physiology and Diseases in Endotext. com. http://www. endotext. org/adrenal/adrenal26/adrenal26. htm[EB/OL]. 2009.

[2] Rivas AM, Pena C, Kopel J, et al. Hypertension and hyperthyroidism: Association and pathogenesis[J]. Am J Med Sci, 2020, 361: 3-7.

[3] Berta E, Lengyel I, Halmi S, et al. Hypertension in thyroid disorders[J]. Front Endocrinol, 10 (2019): 482.

[4] Taylor PN, Albrecht D, Scholz A, et al. Global epidemiology of hyperthyroidism and hypothyroidism[J]. Nat Rev Endocrinol, 14. 5 (2018): 301-316.

[5] Aoki Y, Belin RM, Clickner R, et al. Serum TSH and total T_4 in the United States population and their association with participant characteristics: National Health and Nutrition Examination Survey (NHANES 1999-2002) [J]. Thyroid, 2007, 17: 1211-1223.

[6] Canaris GJ, Manowitz NR, Mayor G, et al. The Colorado thyroid disease prevalence study[J]. Arch Intern Med, 2000, 160: 526-530.

[7] Stabouli S, Papakatsika S, Kotsis V. Hypothyroidism and hypertension[J]. Expert Rev Cardiovasc Ther, 2010, 8 (11): 1559-1565.

[8] Prisant LM, Gujral JS, Mulloy AL. Hyperthyroidism: A secondary cause of isolated systolic hypertension[J]. J Clin Hypertens, 2006, 8: 596-599.

[9] Mcdermott MT. Hypothyroidism[M]// Cooper DS, Sipas J. Medical Management of Thyroid Disease. 3rd ed. Boca Raton: Taylor & Francis, 2019: 129-153.

[10] Demers LM, Spencer CA. Laboratory medicine practice guidelines: Laboratory support for the diagnosis and monitoring of thyroid disease[J]. Thyroid, 2003, 13: 3-126.

[11] Klein I, Ojamaa K. Thyroid hormone and the cardiovascular system[J]. N Engl J Med, 2001, 344: 501-509.

[12] Sgarbi JA, Villaca FG, Garbeline B, et al. The effects of early antithyroid therapy for endogenous subclinical hyperthyroidism in clinical and heart abnormalities[J]. J Clin Endocrinol Metab, 2003, 88: 1672-1677.

第81章 多发性内分泌腺疾病与高血压

高血压可能与内分泌腺疾病导致的内分泌功能紊乱有关。同一个患者可同时或相继发生两种或两种以上内分泌腺疾病，如以多个内分泌腺肿瘤或增生为特征的多发性内分泌肿瘤，以及多个内分泌腺体发生自身免疫性疾病的自身免疫性多内分泌腺病综合征。在发现单个内分泌腺疾病时要考虑到其他内分泌腺疾病存在的可能性，尤其对于内分泌腺疾病治疗后改善但血压仍不易控制者。

第一节　多发性内分泌肿瘤与高血压

多发性内分泌肿瘤（MEN）是罕见的常染色体显性遗传性疾病，系单基因突变导致多个内分泌腺体先后或同时受累，患病率为1/5万～1/3万[1]。根据受累基因及其所致临床表现不同，主要分为MEN1、MEN2、MEN3和MEN4等4种类型。MEN1系定位于染色体11q13的*MEN1*基因失活突变所致，特点为先后或同时发生甲状旁腺腺瘤/增生导致的甲状旁腺功能亢进症、垂体腺瘤和胰腺神经内分泌肿瘤。患者还可能发生其他内分泌肿瘤（如肾上腺皮质腺瘤、胸腺或支气管类癌）和非内分泌肿瘤（如脑膜瘤、面部血管纤维瘤、胶原瘤、皮肤脂肪瘤）。MEN2和MEN3系定位于染色体10q11.2的*RET*基因突变所致。MEN2既往称为MEN2A，主要表现为甲状腺髓样癌、甲状旁腺腺瘤/增生导致的甲状旁腺功能亢进症和嗜铬细胞瘤。MEN3既往称为MEN2B，主要表现为早发甲状腺髓样癌、多发性黏膜神经瘤、马方综合征样体型和嗜铬细胞瘤等。MEN4更为罕见，系定位于染色体12q13的*CDKN1B*基因突变所致，主要表现为甲状旁腺功能亢进症和垂体腺瘤。每种类型以特定的内分泌腺体肿瘤的发生为特征，详见表6-81-1。

表 6-81-1　多发性内分泌肿瘤分型及其肿瘤组分和相关基因异常

类型	染色体位置与突变基因	主要肿瘤
MEN1	11q13，*MEN1*	甲状旁腺腺瘤/增生
		胰腺神经内分泌肿瘤
		胃泌素瘤
		胰岛素瘤
		无功能瘤
		胰高血糖素瘤
		血管活性肠肽瘤
		垂体腺瘤
		泌乳素瘤
		生长激素瘤
		促肾上腺皮质激素瘤
		无功能瘤
		其他肿瘤
		肾上腺皮质腺瘤/腺癌
		嗜铬细胞瘤
		支气管肺/胸腺 NET
		胃 NET
		脂肪瘤
		血管纤维瘤
		胶原瘤
		脑膜瘤
MEN2/MEN2A	10q11.2，*RET*	甲状腺髓样癌
		嗜铬细胞瘤
		甲状旁腺腺瘤/增生
MEN3/MEN2B	10q11.2，*RET*	早发甲状腺髓样癌
		嗜铬细胞瘤
		多发性黏膜神经瘤
		马方综合征样体型
		巨结肠
MEN4	12q13，*CDKN1B*	甲状旁腺腺瘤/增生
		垂体腺瘤
		生殖器官肿瘤
		肾上腺+肾脏肿瘤

注：NET. 神经内分泌肿瘤。

各种类型 MEN 发生的肿瘤，因肿瘤异常分泌相关激素增多，可导致高血压。如肾上腺皮质肿瘤分泌过多皮质醇、醛固酮，肾上腺髓质肿瘤分泌过多儿茶酚胺，即促肾上腺皮质激素（ACTH）非依赖性库欣综合征、原发性醛固酮增多症和嗜铬细胞瘤，垂体腺瘤或胃肠胰腺神经内分泌肿瘤分泌 ACTH 导致库欣综合征或异位 ACTH 综合征，高血压是这些疾病的常见临床表现。上述内容在相应章节有详细介绍，本部分主要介绍 MEN 中的原发性甲状旁腺功能亢进症、生长激素分泌性垂体腺瘤和促甲状腺激素分泌性垂体腺瘤与高血压的关系。

一、原发性甲状旁腺功能亢进症

甲状旁腺功能亢进症（简称甲旁亢），是由甲状旁腺合成与分泌过多甲状旁腺激素（PTH）所致。甲旁亢分为原发性、继发性和三发性三种类型。原发性甲旁亢（primary hyperparathyroidism，PHPT）是由甲状旁腺本身的病变（肿瘤或增生）造成 PTH 合成与分泌过多导致反复发作肾结石、消化性溃疡、广泛的骨吸收和精神改变等一系列临床表现，并且发生高血压的风险增加。继发性甲旁亢是由于各种原因导致长期低血钙慢性刺激甲状旁腺，甲状旁腺代偿性分泌过多 PTH。三发性甲旁亢是在继发性甲旁亢的基础上，甲状旁腺持续而强烈地受到低血钙的刺激，部分增生组织转变为腺瘤并功能亢进，自主分泌过多 PTH。

MEN 患者可因甲状旁腺腺瘤或增生，以及极少数的甲状旁腺癌，发生 PHPT。

（一）甲状旁腺激素的生理功能

1. PTH 的合成、分泌与降解　PTH 在甲状旁腺细胞内被合成：含 115 个氨基酸的前甲状旁腺激素原裂解 N 端，形成含 90 个氨基酸的甲状旁腺激素原，随后形成含 84 个氨基酸的 PTH。

PTH 的分泌主要受血钙、血磷、1, 25-双羟维生素 D_3 和成纤维细胞生长因子 23（fibroblast growth factor 23，FGF23）的调节。血钙浓度降低 0.025mmol/L 即可使甲状旁腺细胞表面的钙敏感受体失活，在数秒内刺激 PTH 分泌；在数分钟到 1h 内抑制 PTH 的细胞内降解；在数小时到数天内使 PTH 基因表达上调；在数天到数周内促进甲状旁腺细胞增殖。同样轻微的血钙浓度升高可以使 PTH 浓度迅速降低。血磷浓度升高可刺激 PTH 的合成与分泌，这在一定程度上是由伴随的低血钙介导的，但晚期肾衰竭患者对高血磷的敏感性增加，高血磷还可促进甲状旁腺细胞的增殖。1, 25-双羟维生素 D_3

与甲状旁腺细胞上的受体结合抑制PTH的合成，还可通过增加钙敏感受体的表达影响甲状旁腺功能。FGF23可促进尿磷排泄，抑制PTH合成与分泌。

PTH在肝脏和肾脏裂解为N端片段和C端片段，并从肾脏排出。全段PTH的血浆半衰期为2～4min，C端片段的半衰期为全段PTH的5～10倍。

2. PTH的生物作用 PTH通过结合并激活PTH受体发挥生物作用。PTH受体主要包括PTH1型和2型受体。过去人们认为PTH裂解的C端片段没有活性，但有证据表明，PTH的C端片段能与新型PTH受体特异性结合，并具有降低血钙的作用。PTH新型受体存在于多种组织，在骨组织中表达最多[2]。

PTH的主要作用是调节机体钙磷稳态，这一作用涉及多个组织器官。①骨骼：PTH刺激骨原细胞分化为成骨细胞，促进骨形成。骨原细胞受刺激后释放细胞因子激活破骨细胞，导致骨吸收从而刺激钙释放。②肾脏：PTH促进肾小管对钙的重吸收。PTH与FGF23协同作用抑制近端肾小管管腔膜上的钠-磷共转运体活性，抑制近端小管对磷的重吸收。③肠道：PTH水平升高1天或以上，可刺激肾小管细胞内的25-羟维生素D_3转化为1, 25-双羟维生素D_3，促进肠道钙吸收增加。

PTH还作用于肝脏、脂肪组织、神经肌肉组织和心血管系统等，其水平过高可导致糖耐量受损、脂肪代谢异常、神经肌肉异常、高血压和左心室肥厚等。

（二）原发性甲状旁腺功能亢进症与高血压

甲旁亢患者发生高血压的风险增加，且血压水平与PTH水平有关。有学者研究发现，甲旁亢合并高血压患者行甲状旁腺切除术后，血压明显下降，而未行手术治疗的患者血压无明显变化[3-5]。但也有研究显示，甲状旁腺切除术对甲旁亢合并高血压患者的血压无明显影响[6]。

目前认为，甲旁亢导致血压升高的可能机制主要包括以下几个方面。

（1）PTH可作用于血管平滑肌细胞的L型钙通道，还可通过蛋白激酶A（PKA）和蛋白激酶C（PKC）途径刺激内皮型一氧化氮合酶（NOS）生成增加，导致血管舒张。但PTH使血管扩张所需的浓度（1～100nmol/L）显著高于正常循环水平。相反，甲旁亢患者可表现为血管钙化和动脉硬化。有研究显示，轻度甲旁亢患者的颈动脉内膜中层厚度较对照组显著增加（0.96mm *vs* 0.91mm）[7]，且动脉僵硬程度与PTH的升高程度有关[7-9]。对肾功能不全患者的研究显示，血管钙化与甲旁亢相关，甲状旁腺切除术后血管钙化进展减慢[10]。与没有血管钙化的血液透析患者相比，有血管钙化患者的血清PTH水平更高（189pg/ml *vs* 145pg/ml）[11]。体外试验表明，PTH可刺激血管内皮生长因子的表达，加速血管粥样硬化和血管重构[12]。在慢性肾脏病患者中，高磷血症、高钙血症与高浓度的PTH刺激血管平滑肌细胞转变为成骨样细胞，并导致局部炎症[13, 14]，可引起血管中膜和内膜钙化。血管中膜钙化降低血管扩张能力，内膜钙化促进动脉粥样硬化，进一步导致血管僵硬度增加，脉压增大。

（2）PTH可影响醛固酮的分泌。醛固酮是重要的盐皮质激素，具有保钠保水排钾、调节血压的作用，由肾上腺皮质球状带在血管紧张素Ⅱ的刺激下合成并分泌。血管紧张素Ⅱ本身是一种缩血管因子，在血管紧张素转换酶的作用下由血管紧张素Ⅰ转化而成。血管紧张素Ⅰ则是在肾素的作用下由血管紧张素原转化而来。1980年，Barkan等就报道了1例醛固酮浓度升高的PHPT患者，其升高的醛固酮浓度不被高钠饮食抑制，但在甲状旁腺腺瘤切除术后降低，同时高血压、低血钾得到纠正。之后进行了多项针对PTH与醛固酮或肾素-血管紧张素-醛固酮系统（RAAS）活性之间关系的研究，发现PHPT患者的醛固酮浓度升高，且与PTH浓度呈正相关，行甲状旁腺切除术后，这种相关性消失。但是，也有研究没有观察到二者在PHPT患者中的相关性。PTH影响醛固酮分泌的机制尚未明确。动物实验表明，PTH可通过刺激肾脏入球小动脉球旁细胞引起血浆肾素水平升高[15]。Wiederkehr等[16]认为PTH可刺激肾上腺皮质球状带细胞质中的钙离子进入线粒体，钙离子参与细胞能量代谢，调节还原型烟酰胺腺嘌呤二核苷酸磷酸的浓度，进而促进醛固酮的合成。Mazzocchi等[17]报道，PTH与肾上腺细胞表面的PTH受体结合后，可激活cAMP/PKA、磷脂酶C（PLC）/PKC等信号转导通路，促进醛固酮的分泌。人体试验表明，PTH可刺激血管紧张素Ⅱ

生成并增强醛固酮对血管紧张素Ⅱ的反应[18]。还有研究发现 PTH 受体在醛固酮瘤或增生的肾上腺球状带细胞上表达，PTH 可能能够促进分泌醛固酮的肿瘤生长[19]。以上机制可能导致 PTH 直接或间接增加醛固酮的分泌，促进动脉硬化的发生，对高血压的发生有促进作用。

（三）原发性甲状旁腺功能亢进症的临床表现与诊断

1. PHPT 的临床表现　PHPT 可见于 MEN1、MEN2、MEN4 等类型；是 MEN1 最常见的特征，大约 95%的 MEN1 患者出现 PHPT，且是 75%～90%MEN1 患者的首发表现。

很多 PHPT 患者没有明显症状，仅有高钙血症的生化证据，有时高钙血症还表现为间歇性。这些患者中有些人会逐渐出现 PHPT 的临床表现，有些人经过仔细询问可能有疲乏、无力、厌食、轻度认知或神经肌肉功能障碍等非特异性症状。

在越来越多的患者中仅发现有 PTH 水平升高，而血清总钙和离子钙水平正常[20, 21]。随访过程中，有些患者会出现肾结石、高钙尿症及骨折等临床表现，但并非都会出现高钙血症。

部分患者可能表现为 PTH 分泌增加与高钙血症导致的典型表现，以及其他临床表现。①高钙血症导致的症状：多尿、多饮、便秘、不适等。②骨病：PHPT 骨病的典型表现是纤维囊性骨炎，目前临床很少见，主要临床症状是骨痛。无症状 PHPT 患者的骨密度可能降低，骨丢失的程度与甲旁亢的严重程度相关。PHPT 患者发生骨折的风险增加。③结石：15%～20%的 PHPT 患者会出现肾结石。PHPT 患者的结石大多由草酸钙构成，但弱碱性尿液可能有利于磷酸钙结石沉积。④肾脏表现：PHPT 患者还可能出现无症状性高钙尿症、肾钙沉着症、慢性肾功能不全、肾小管功能异常（以浓缩功能下降为主）等亚临床肾脏表现。⑤神经肌肉症状：PHPT 患者出现肌无力和疲劳的比例较高，甚至出现以Ⅱ型肌纤维萎缩为特征的神经肌肉综合征。PHPT 患者更常出现嗜睡、情绪低落、社交互动减少和认知功能障碍等神经精神症状。⑥心血管疾病：PHPT 患者常合并心律失常、心室肥厚、血管/心脏瓣膜钙化等表现。⑦代谢异常：PHPT 患者发生糖耐量受损和 2 型糖尿病的概率比正常人高。典型症状性 PHPT 患者中报道过很多高尿酸血症和痛风、假痛风（焦磷酸盐结晶进入关节），这些异常在如今的 PHPT 病例中很少见。

PHPT 患者常见高血压，患病率为 40%～65%，即使是病情较轻的患者和血钙正常的患者也可发生高血压。PHPT 患者的血压常呈中等至严重升高，舒张压在 110mmHg 以上。甲状旁腺切除术可以在一定程度上降低血压，甚至部分患者血压可恢复正常。

MEN 相关的甲旁亢与一般的散发性甲旁亢在以下方面有不同的表现。①尽管不同的研究显示诊断的平均年龄不同，但总体而言，MEN 患者 PHPT 的诊断年龄比散发性甲旁亢的诊断年龄要小得多。②散发性甲旁亢在女性中患病率更高（男女比例约为 1∶3），而 MEN1 相关的甲旁亢的男女性别分布大致相当。③MEN1 患者的血清钙和 PTH 水平比散发性甲旁亢患者低[22, 23]，但骨密度降低似乎更为严重，大约 50%的 MEN1 相关的甲旁亢患者在 35 岁时出现骨质减少[24]。④MEN1 患者常表现为四个甲状旁腺同时或相继出现肿瘤，导致甲旁亢。甲状旁腺癌在 MEN1 中很少见（<1%）。

2. PHPT 的诊断　包括定性诊断和定位诊断。

（1）PHPT 的定性诊断

1）临床表现：反复发作的尿路结石、骨痛、骨折或骨畸形等，但不是所有患者都有典型表现。

2）血清钙：一般检测血清总钙浓度，但可能存在假阴性结果。有研究纳入 60 例血清总钙浓度正常的 PHPT 患者，其中 12 例患者血清离子钙浓度升高[25]。因此，结合血清离子钙的测定对 PHPT 的诊断更具有意义。但血清离子钙浓度检测对血清白蛋白浓度和酸碱平衡都正常的患者，诊断无症状性 PHPT 的作用不大。

3）血清 PTH：检测全段 PTH 或 PTH 1-84。80%～90%的 PHPT 患者血清 PTH 浓度升高，多在正常值上限的 2 倍以内。10%～20%的 PHPT 患者 PTH 浓度轻微升高或正常，但可能存在高钙血症，此时 PTH“正常”实为“不恰当的升高”。还有些 PHPT 患者血清全段 PTH 浓度处于正常低值甚至检测不到，可能存在生物活性 PTH 片段，而用常规方法检测全段 PTH 检测不出。

4）24h 尿钙：PHPT 和家族性低尿钙性高钙血症患者均可能存在高钙血症，但 PTH 水平轻微升高或正常，24h 尿钙检查有助于鉴别。若 24h 尿钙水平升高（＞200～200mg/d），则基本可排除家族性低尿钙性高钙血症。

5）血清 25-羟维生素 D_3：维生素 D 缺乏可导致继发性甲旁亢，PHPT 患者因 PTH 促进 1α-羟化酶的活性，可合并 25-羟维生素 D_3 缺乏。若患者存在维生素 D 缺乏但血清钙浓度处于正常高值且尿钙浓度正常，则可怀疑 PHPT 伴维生素 D 缺乏。

6）基因检测：一般 PHPT 患者不需要基因检测；多内分泌腺体受累或有家族遗传史提示多发性内分泌肿瘤可能，需行基因检测。

（2）定位诊断：仅在决定需要手术治疗后进行定位诊断，可进行超声、CT、MRI 和锝-99m-甲氧基异丁基异腈（technetium-99m-methoxyisobutylisonitrile，^{99m}Tc-MIBI）扫描等进行定位。一项研究纳入了 288 例甲旁亢患者，比较术前定位检查结果显示，术前定位影像学检查中敏感度和特异度最高的是 MIBI 扫描，发现了 67%的异常腺体，没有假阳性结果；超声的真阳性和假阳性的比例分别为 48% 和 21%。

术中使用快速 PTH 检测可能有助于识别功能亢进的甲状旁腺组织。双侧颈部探查结合术中 PTH 检测，可能提示异位和（或）已知病灶以外的甲旁亢。

（四）原发性甲状旁腺功能亢进症的治疗

1. PHPT 原发病的治疗 手术切除功能亢进的甲状旁腺病灶是 MEN1 相关 PHPT 的首选治疗方法，但手术适应证、手术时机和手术切除的范围还存在争议。对于有症状的 MEN1 相关 PHPT：严重高钙血症（＞3.00mmol/L）和（或）靶器官损伤的证据，如肾结石、高尿钙[＞9mmol/（L・24h）或 400mg/24h]、肌酐清除率＜60ml/min、骨密度降低（*T* 值＜–2.5）和（或）既往脆性骨折，建议手术治疗[26]。多推荐甲状旁腺次全切除术（切除 3～3.5 个腺体）或甲状旁腺全切除术，同时进行或不进行甲状旁腺组织自体移植。由于 MEN 相关 PHPT 通常四个甲状旁腺都有多发性腺瘤或增生，选择性单个甲状旁腺切除术、单侧清除和甲状旁腺次全切除术（即切除＜3～3.5 个腺体）是否能改善患者预后尚存在很大的争议。

全甲状旁腺切除术或次全切除术发生持续或复发 PHPT 的风险最低。全甲状旁腺切除术发生永久性甲状旁腺功能减退的风险最高，在 13%～67%[27, 28]。发生永久性甲状旁腺功能低下时需要长期服用活性维生素 D 制剂（即骨化三醇或阿法骨化醇）。因此，自体移植甲状旁腺组织到前臂的全甲状旁腺切除术被认为是一种替代方法。但由于细胞活力降低，移植物失败率及永久性甲状旁腺功能减退的发生率较高。此外，移植组织中还可观察到甲旁亢复发，可能需要再次手术切除。因此，大多数中心推荐甲状旁腺次全切除术（至少 3.5 个腺体）或甲状旁腺全切除术并长期口服骨化三醇或阿法骨化醇治疗。手术干预的时间和手术切除的范围应由多学科团队来考虑。

因禁忌无法手术或手术未能治愈的 PHPT 患者可以使用西那卡塞，这是一种拟钙剂，是钙敏感受体的变构调节剂，可降低或恢复 MEN1 患者的血浆钙和 PTH 水平。

对于无症状的 MEN1 患者（包括仅表现出轻度生化特征的儿童和年轻人）的最佳治疗仍有待确定。一些中心提倡早期治疗以减少对骨骼健康的影响，而另一些中心则支持保守治疗，包括定期评估患者的症状和（或）相关并发症的发生。

2. PHPT 合并高血压的治疗

（1）甲状旁腺切除术：对血压水平的影响，各研究的结果不一致。2009 年，Heyliger 等[29]的研究表明，患者行甲状旁腺切除术后收缩压和舒张压降低超过 10mmHg。同期 Bollerslev 等[30]对 116 例无症状 PHPT 患者进行随访，发现进行甲状旁腺切除术或观察 1 年后，两组的平均动脉压和舒张压均下降，但差异无统计学意义。Graff-Baker 等[31]的研究结果可能更有说服力：接受甲状旁腺切除术的患者术后需要的总体抗高血压药物减少，加用新抗高血压药的可能性也较低。但是，高血压不应作为甲状旁腺切除术的指征。

（2）抗高血压药物：目前尚无指南或专家共识指导 PHPT 患者抗高血压药物的使用。

PHPT 患者使用噻嗪类利尿剂的安全性尚有争议。噻嗪类利尿剂可以减少肾尿钙的排出，可加重 PHPT 患者的高钙血症。

二氢吡啶类钙拮抗剂（CCB）应用于甲旁亢患者的研究未得出一致结果。Fardella 等发现 PHPT 患者细胞内钙水平与血浆 PTH 浓度相关，舌下含服 10mg 硝苯地平后可降低细胞内钙离子浓度，原发性高血压患者细胞内钙离子浓度的下降可以导致血压水平的下降。Zaheer 等对没有 PHPT 和（或）慢性肾脏病的高血压患者进行分析，发现使用二氢吡啶类 CCB 的患者具有较高水平的甲状旁腺激素[32]。

血管紧张素Ⅱ1 型受体和盐皮质激素受体在甲状旁腺组织中均有表达，二者的激活可能导致 PTH 水平升高。在没有 PHPT 的患者中，血管紧张素转换酶抑制剂（ACEI）和血管紧张素Ⅱ受体阻滞剂（ARB）的使用可能与 PTH 降低有关[33, 34]。对盐皮质激素受体拮抗剂的研究则结果不一，有研究显示盐皮质激素受体拮抗剂与低 PTH 相关[34]，也有研究显示盐皮质激素受体拮抗剂不影响 PHPT 患者的甲状旁腺激素水平[35]。

二、生长激素分泌性垂体腺瘤

生长激素（growth hormone，GH）分泌过多在骨骺闭合之前可引起巨人症，在骨骺闭合之后可导致肢端肥大症。同一患者可兼有巨人症和肢端肥大症。GH 分泌过多主要由垂体腺瘤引起，少数由垂体外疾病所致。

（一）生长激素的生理功能

1. GH 的合成与分泌　人类染色体 17q22 上具有 5 个不同的 GH 基因。垂体 GH 基因编码 2 种选择性剪接的 mRNA 产物，产生 2 种分子量大小不同的 GH。胎盘合体滋养细胞表达 1 种 GH 变体和其他 3 种人绒毛膜 GH 基因。

GH 主要由垂体 GH 细胞产生，也在非垂体组织包括结肠和乳腺中产生。

GH 的分泌受多种因素的调控。下丘脑产生的生长激素释放激素（GHRH）和生长抑素与 GH 细胞表面的特异性受体结合，分别刺激和抑制 GH 的分泌。胰岛素样生长因子-1（IGF-1）介导 GH 的大部分外周作用，并负反馈抑制 GH 的分泌。口服雌激素可降低 IGF-1 的水平，从而促进 GH 的分泌。肝脏是循环 IGF-1 的主要来源，因此肝脏疾病及影响肝脏功能和营养摄入的全身性疾病会导致反馈性 GH 分泌升高。营养因子影响 GH 的分泌。禁食和营养不良时，抑制 GH 分泌的底物，如葡萄糖、脂肪酸和胰岛素减少，则 GH 分泌增加。另外，多巴胺、α 受体激动剂、β 受体阻滞剂及糖皮质激素等均可影响 GH 的分泌。

GH 呈脉冲式分泌。研究显示，GH 每天约有 10 次分泌脉冲，总共持续约 90min，间隔约 128min[36]。一般情况下，GH 夜间分泌较多，分泌速率在进入深度睡眠后 1h 内达峰值。24h GH 分泌总量女性高于男性。新生儿和青春期 GH 分泌较多，在青春期达峰速，之后分泌速度每 7 年下降约 50%。运动可使血清 GH 浓度增加。GH 在血清中的半衰期约为 14min。

2. GH 的生物作用　IGF-1 介导 GH 的大部分外周作用。GH 与位于肝脏的 GH 受体结合，通过 JAK/STAT 通路的磷酸化级联反应诱导细胞内信号转导，刺激肝脏合成和分泌 IGF-1。GH 受体是一种分子量为 70kDa 蛋白，属于细胞因子/红细胞生成素超家族的共同受体类，主要位于肝脏。

GH 的生物作用主要包括促进生长和调节代谢两大类：通过直接和间接（刺激 IGF-1 合成与分泌）作用于长骨骺板刺激儿童生长；在禁食和进食状态下，与胰岛素密切相互作用，调节脂肪、葡萄糖和蛋白质等的代谢。

GH 通过促进脂肪分解和脂肪酸氧化来促进脂肪代谢。GH 促进脂肪分解是通过 β 肾上腺素能途径增强激素敏感性脂肪酶的活性而实现的。GH 还能促进低密度脂蛋白清除、激活肝脏低密度脂蛋白受体的表达。禁食状态下，GH 分泌增多，脂肪被利用，蛋白质被储存。

GH 通过直接或拮抗胰岛素作用调节葡萄糖代谢。GH 可增强细胞对葡萄糖的摄取和利用，即具有类胰岛素作用。在 1 型糖尿病患者中，GH 分泌增强，当血糖水平改善时，GH 分泌减少。在全身水平上，GH 抑制葡萄糖的氧化和利用，同时促进肝脏葡萄糖的产生，支持非氧化性葡萄糖的使用。GH 是一种重要的反调节激素，可以防止低血糖的发生。

蛋白质合成代谢是 IGF-1 介导的 GH 的一个重要作用。在体外，GH 直接刺激氨基酸的摄取和蛋白质的合成。在体内，注射 GH 几小时后蛋白质合成急剧增加。使用同位素对人体进行的全身研究也表明，GH 减少蛋白质氧化并刺激蛋白质合成[37]。GH 的蛋白质保留效应与游离脂肪酸并行利用的增加有关，在禁食期间，使用药物减少游离脂肪酸会增加蛋白质的分解率。

（二）生长激素分泌性垂体腺瘤与高血压

GH 分泌过多导致血压升高。肢端肥大症患者在治疗前 IGF-1 水平较高，提示发生高血压的风险升高[38]。对于非肢端肥大症患者，IGF-1 浓度高于正常时，血压水平也随着 IGF-1 浓度的升高而升高；当 IGF-1 浓度在正常范围内时，血压水平则随着 IGF-1 浓度的升高而下降[39]。

GH 分泌过多导致高血压的机制尚未完全阐明，可能是由于长期 GH/IGF-1 水平过高，作用于机体各系统，导致细胞外液容量增加，外周血管阻力增加，并发生睡眠呼吸暂停低通气综合征。

（1）细胞外液容量增加：在肢端肥大症大鼠模型中，GH 具有不依赖于醛固酮的抗利尿作用[40]。大鼠分别服用抑制髓袢 Na^+-K^+-$2Cl^-$转运体通道的利尿剂呋塞米或抑制集合管上皮钠通道（ENaC）的利尿剂阿米洛利，结果显示，服用阿米洛利的大鼠尿钠量较高，故推测 GH 的抗利尿作用是通过 ENaC 介导的[40]。同样使用阿米洛利和呋塞米的人体试验也证实了 ENaC 在肢端肥大症患者中的活性增加[41]。GH 过量可直接刺激醛固酮的分泌，而不依赖于肾素。另外，一项涉及 RAAS 基因多态性的研究强调了醛固酮合酶 CYP11B2 的作用：CYP11B2 –344CC 基因型的肢端肥大症患者比 CT/TT 基因型患者更容易受到高血压的影响，收缩压显著升高[42]。GH/IGF-1 还可通过抑制心房钠尿肽分泌、引起高胰岛素血症等影响肾脏钠的重吸收。GH/IGF-1 通过这些直接作用和间接作用引起细胞外液容量增加，促进高血压的发生与发展。

（2）外周血管阻力增加：肢端肥大症患者的血管壁肥厚和 IGF-1 水平呈正相关。体外试验显示，IGF-1 和胰岛素能够刺激血管平滑肌细胞产生血管紧张素原，提示血管肥厚可能与刺激 RAAS 有关。肢端肥大症患者内皮细胞 NOS 表达减少，NO 浓度下降，且 NO 浓度与 GH/IGF-1 水平和肢端肥大症的持续时间呈负相关，这可导致内皮依赖性血管舒张功能受损。另外，虽然尚没有证据表明肢端肥大症患者交感神经张力增加，但有研究显示与对照组相比，肢端肥大症患者 24h 儿茶酚胺分泌量相似，但失去了昼夜节律。这些因素导致外周血管阻力增加，也可以解释肢端肥大症患者舒张压相对收缩压升高更明显。

（3）睡眠呼吸暂停：GH/IGF-1 长期作用导致呼吸系统解剖改变，特别是颅面区骨和软组织过度生长与水钠潴留导致的水肿，可引起睡眠呼吸暂停低通气综合征。睡眠呼吸暂停低通气综合征患者睡眠时气流减少，引起反复的低氧和高碳酸血症，导致夜间血压不下降或下降幅度小。

（三）生长激素分泌性垂体腺瘤的临床表现与诊断

1. GH 分泌性垂体腺瘤的临床表现 多达 60% 的 MEN1 患者最终会发生 GH 分泌过多，发病年龄通常在 30～50 岁。GH 分泌过多极少见于 40 岁以下的 MEN1 患者，但也有报道发生在年仅 5 岁的儿童[43]。GH 分泌过多也是 MEN4 的特征。

GH 分泌过多可引起巨人症和肢端肥大症，临床表现有所不同。发生的高血压与一般的原发性高血压有一些不同的特点。

（1）巨人症：身材高大，生长加速。通常伴轻至中度肥胖，身高异常增长通常在体重快速增加之前或同时发生。手足较大、面部粗犷伴额部隆起和凸颌，过度出汗等。

青少年期女性常伴有闭经，伴或不伴溢乳，青少年期男性常伴有肿瘤压迫症状。

患者还可有糖耐量减低或糖尿病，可发生心脏形态和功能改变。

（2）肢端肥大症：其中垂体大腺瘤占比较高（＞65%），患者头痛常常很严重，部分患者伴视野缺损及脑神经麻痹。

GH 分泌过多对肢端和软组织生长及代谢功能的影响在数年内悄然发生，患者起病隐匿，常导致诊断延迟，平均延迟近 10 年，尤其是女性患者[44]。在 1981～1994 年和 1995～2006 年观察到的肢端肥大症特征的比较中，诊断的延迟时间非常相似（分别为 5.9 年与 5.2 年）。

1）进行性肢端和软组织过度生长：前额头骨凸起、颅骨大脑脊，粗糙油性皮肤，鼻子增大，鼻翼肥大，嘴唇增大，上颌增大，下颌过度生长伴下颌前突，牙列稀疏，下颌错颌覆盖，巨舌，声音加深低沉。

2）骨与关节变化：约 70%的患者会发生关节病，大多数患者表现为关节肿胀、活动度过高和软骨增厚，这些症状在完全缓解后常可持续存在。

局部关节周围纤维组织增厚可导致关节僵硬或畸形和神经卡压。膝关节、髋关节、肩关节、腰骶关节、肘关节和踝关节可发生单关节炎或多关节炎，但很少发生关节积液。脊柱受累包括骨质增生、椎间盘间隙扩大和椎体前后段长度增加，可能导致背部后凸。神经增粗和手腕组织肿胀可能导致腕管综合征。

3）内脏增大：舌、骨、唾液腺、甲状腺、心、肝、脾肿大是全身脏器肿大的结果。

4）心血管疾病：左心室肥厚、心脏瓣膜病、心肌病、心力衰竭等。

5）睡眠呼吸暂停：巨舌和咽喉软组织增大等会导致 40%～50%的患者发生阻塞性睡眠呼吸暂停低通气综合征。

6）代谢：未控制的肢端肥大症与高胰岛素血症、胰岛素抵抗、糖耐量受损、糖尿病有关。一些患者有高甘油三酯血症、高钙尿症、高磷血症。

7）肿瘤：肢端肥大症可能与结肠癌、胃与食管腺癌、甲状腺癌等发生风险增高有关。

（3）高血压的特点：早期报告显示，高血压见于 43%的活动性肢端肥大症患者[45]。近期文献显示肢端肥大症患者的高血压患病率为 11%～54.7%[46]。

肢端肥大症患者的高血压多呈轻度升高，且较容易控制；高血压常是舒张压升高更明显的模式；非杓型高血压的患病率较高（近 50%）[47]。

2. GH 分泌性垂体腺瘤的诊断　出现 GH 分泌过多的临床表现者或影像学检查发现垂体肿块者应进行 GH 分泌性垂体腺瘤的筛查。

（1）GH/IGF-1 测定：几乎所有巨人症/肢端肥大症患者 GH/IGF-1 浓度均有所升高。由于 GH 分泌的脉冲性，且易受进食、运动或睡眠等影响在短时间内发生波动，而 IGF-1 反映的是检测前 1 日或更长时间的 GH 分泌情况，因此 IGF-1 是较 GH 更佳的检测指标。有典型的临床表现，加上血清 IGF-1 浓度升高，巨人症/肢端肥大症可确诊。在血糖正常的情况下，IGF-1 浓度正常可排除巨人症/肢端肥大症。IGF-1 浓度可疑升高时，应进行口服葡萄糖生长激素抑制试验来进一步确证。

（2）口服葡萄糖生长激素抑制试验：口服 75g 葡萄糖前及服糖后 30min、60min、90min、120min 测定血清 GH。在健康受试者中，血清 GH 水平在口服葡萄糖后最初下降，之后随着血糖下降而升高。对于巨人症/肢端肥大症患者，口服葡萄糖不能抑制 GH；在大约 1/3 的患者中，GH 水平可能升高、保持不变或轻度下降。巨人症/肢端肥大症的诊断标准为 GH 谷值浓度＞1ng/ml。

（3）垂体 MRI：明确 GH 分泌过多后，行垂体 MRI 检查识别过量 GH 的来源。如垂体 MRI 正常，则应行其他部位的影像学检查查找有无异位 GH 分泌。

（四）生长激素分泌性垂体腺瘤的治疗

1. GH分泌性垂体腺瘤原发疾病的治疗　主要包括手术、放疗和药物治疗 3 种方式。治疗方案因人而异，取决于 GH 过量的具体特征。可以同时使用一种以上治疗方式。

（1）手术：经蝶窦手术是垂体 GH 分泌性微腺瘤或大腺瘤的首选治疗方法，可能达到治愈的效果。主要的手术并发症是尿崩症和腺垂体功能减退等。

（2）放疗：鞍区放疗在某些情况下是有益的辅助治疗，但对于儿童，具有疗效延迟和常见腺垂体功能减退的后遗症，因此对儿童进行放疗应谨慎权衡利弊。

放疗后应终身连续评估垂体功能。

（3）药物治疗：手术未完全控制过量 GH 分泌或者不适合手术的患者需要使用药物治疗。

多巴胺受体激动剂溴隐亭是过去最常用的降低 GH 水平的药物。

生长抑素类似物是目前最常用的治疗药物之一，包括奥曲肽、兰瑞肽和帕瑞肽，可有效治疗成人肢端肥大症。

GH 受体拮抗剂培维索孟在成人肢端肥大症中显示出很好的有效性，在儿童患者中的使用证据也在逐渐增多。

应用可抑制 GH 和催乳素的新型生长抑素合成类似物（生长抑素类似物和多巴胺受体激动剂的复合制剂）可能比现有疗法更有益。

2. 合并高血压的治疗　关于肢端肥大症患者生化指标（GH/IGF-1）的控制对高血压的影响，不同的研究结果有所不同。有研究显示，肢端肥大症生化指标未控制的患者，高血压患病率高于指标控制的患者[48]。也有研究显示肢端肥大症的治疗不影响血压水平及主要心血管不良事件的发生[49]。但目前多认为，控制肢端肥大症患者过高的 GH 和 IGF-1 水平，可以改善患者的高血压水平[50]，阻止心血管疾病的进展[51]。

推荐肢端肥大症患者使用的抗高血压药与普通高血压患者相比，无明显不同。有研究纳入肢端肥大症高血压患者，采用心脏 MRI 评估心脏指数，发现与其他抗高血压药相比，ACEI/ARB 能改善患者的心脏指数[52]。

肢端肥大症患者发生睡眠呼吸暂停的风险高，而睡眠呼吸暂停又可加重高血压，因此建议有效改善患者的睡眠呼吸暂停。

三、促甲状腺激素分泌性垂体腺瘤

促甲状腺激素（TSH）分泌性垂体腺瘤具有自主分泌有生物学活性 TSH 的能力，是甲状腺功能亢进的罕见原因。1979～1992 年，Mindermann 和 Wilson 通过免疫组化分析肿瘤类型，发现分泌 TSH 的腺瘤在垂体腺瘤中总体患病率为 19/2225（0.85%）。同一组研究人员发现在 1989～1991 年的垂体腺瘤患者中 TSH 分泌性垂体腺瘤的患病率为 2.8%。后来的研究表明发病率在增高，TSH 分泌性垂体腺瘤占手术切除垂体腺瘤患者的 4%[53]。但尚不清楚是发病率的增加，还是检测手段的进步导致检出率增加。

（一）促甲状腺激素的生理功能

1. TSH 的合成与分泌 TSH 由腺垂体促甲状腺激素细胞合成和分泌，是一种分子量为 28kDa 的糖蛋白，包含 α 亚单位和 β 亚单位。α 亚单位与黄体生成素、卵泡刺激素和绒毛膜促性腺激素的 α 亚单位相同；β 亚单位则为 TSH 独有。

TSH 呈脉冲式分泌模式，夜间分泌水平较高（比白天高 50%～100%），正常人全天分泌的 TSH 在 75～150mU。

两种甲状腺激素——甲状腺素（T_4）和三碘甲状腺原氨酸（T_3）能够影响 TSH 的分泌：血清浓度极小幅度地升高，即可抑制 TSH 的分泌；反过来，血清浓度极小幅度地降低，即可使 TSH 分泌增加。T_4 和 T_3 主要通过抑制 TSH 亚单位基因转录抑制 TSH 的合成。但是，在许多严重的非甲状腺疾病患者中，会出现血清 T_3 浓度的下降，但 TSH 分泌几乎不受影响。这可能是因为，下丘脑和垂体中与核受体结合的 T_3 更多是由血清中的 T_4 所生成的。甲状腺激素对 TSH 分泌的抑制取决于初始 TSH 浓度及给予甲状腺激素的浓度，另外，T_3 对 TSH 分泌的抑制作用比 T_4 强 2 倍。

促甲状腺激素释放激素（TRH）通过磷脂酶 C-磷酸肌醇途径刺激 TSH 的分泌，增加 TSH 的合成和糖基化，增强 TSH 的生物学活性。TRH 的脉冲式分泌模式可能是 TSH 脉冲式分泌的原因。

另外，生长抑素、多巴胺和糖皮质激素等也可影响 TSH 的分泌，但整体影响可能较小。

2. TSH 的生物作用 TSH 的主要作用是刺激甲状腺激素的合成与分泌。TSH 与特异性质膜受体结合，激活腺苷酸环化酶，使环磷酸腺苷的合成增加，从而激活蛋白激酶，刺激甲状腺激素合成与分泌的各个步骤。TSH 还可刺激甲状腺组织内的中间代谢和许多基因表达，导致甲状腺肿大。

甲状腺激素在婴儿的脑部和躯体发育与成人的代谢活动中起着关键性作用。

甲状腺激素介导骨骼的发育。未经治疗的先天性甲状腺功能减退症和患有甲状腺激素抵抗的婴儿会出现骨骺发育异常、骨骺发育延迟及生长不良。甲状腺激素与其核受体结合，可增强儿茶酚胺的作用，导致骨丢失。

甲状腺激素调节代谢，导致体重轻度变化。甲状腺激素促进进食和脂肪酸氧化；促进葡萄糖摄取；介导线粒体氧化代谢；还可以通过与其他代谢性核受体相互作用来调节代谢。

心脏是甲状腺激素作用的主要靶器官之一。值得注意的是，在心肌细胞发挥作用的是 T_3 而不是 T_4。T_3 与肾上腺素能神经系统相互作用，导致 β 受体密度增加、刺激性鸟苷酸结合蛋白表达增加、腺苷酸环化酶催化亚基的心脏特异性异构体下调等，产生类似于 β 肾上腺素能刺激所产生的表现。T_3 对心脏的作用不依赖于 β 受体刺激。

（二）促甲状腺激素分泌性垂体腺瘤与高血压

垂体腺瘤分泌过多 TSH，导致甲状腺激素水平过高，可导致高血压。

甲状腺激素可增强心肌收缩力，加快心率，导致左室射血分数和心排血量增加，从而升高血压。

甲状腺功能亢进时，心肌肌质网钙依赖性腺苷三磷酸酶表达增加，其抑制剂受磷蛋白的表达下降，全身血管阻力下降。但是，T_3 对血管平滑肌的直接作用可以使外周血管阻力下降，由此引起的平均动脉血压的降低会激活肾脏入球小动脉球旁细胞，刺激肾素的合成与分泌，进一步导致血管紧张素Ⅱ和醛固酮浓度的增加。T_3 还可以直接刺激肝脏和心脏肾素的合成与分泌，并促进肾脏中 β 受体表达，进一步增加肾素的合成与分泌。

甲状腺激素分泌过多可导致内皮素-1 及其受体水平升高。内皮素-1 可直接影响血管张力而诱发高血压，还可导致水钠潴留。甲状腺激素上调红细胞生成素的合成，使红细胞生成增加，血管内血容量增加。甲状腺激素水平过高还可导致动脉僵硬。

甲状腺激素可通过影响心脏动力、血容量和外周血管阻力等各个方面导致高血压。

（三）促甲状腺激素分泌性垂体腺瘤的临床表现与诊断

1. TSH 分泌性垂体腺瘤的临床表现　大多数患者会出现甲状腺异常的症状和体征，包括甲状腺肿/结节和甲状腺功能亢进症（心悸、心律失常、体重减轻、震颤和紧张等），周期性麻痹虽然罕见，但也有相关报道[54, 55]。

患者可出现高血压，且以收缩压升高为主，脉压增大。随着 TSH 分泌性垂体腺瘤的治疗和甲状腺功能的恢复，大部分患者的血压下降，部分患者完全恢复正常。

由于大多数 TSH 分泌性垂体腺瘤在出现临床表现时已经是大腺瘤，患者可能表现为肿瘤生长引起的症状，包括视野异常、脑神经麻痹或头痛。

约 30%的 TSH 肿瘤可同时分泌 GH 或催乳素[56]，因此患者可能出现肢端肥大症或高催乳素血症的特征。同时分泌 TSH 与 GH 的垂体腺瘤患者，男女比例相当；同时分泌 TSH 和催乳素的垂体腺瘤患者，男女比例约为 1∶5。

2. TSH 分泌性垂体腺瘤的诊断　TSH 分泌性垂体腺瘤具有侵袭性，但大多数是良性的。

（1）检测血清 T_4、T_3 和 TSH 水平：血清 T_4、T_3 水平升高，TSH 水平不受抑制（升高或在高 T_4、T_3 水平下未降低）提示 TSH 分泌性垂体腺瘤可能。有研究分析 TSH 分泌性垂体腺瘤患者的检测报告，发现 58%的患者 TSH 水平明显升高，其余患者 TSH 水平正常但不适当的升高。

（2）检测 TSH α 亚单位浓度：血清 α 亚单位的升高相对大于血清 TSH 浓度的升高。50%～85%的 TSH 分泌性垂体腺瘤患者血清 α 亚单位水平升高。如果血清 α 亚单位水平正常，则 TSH 分泌性垂体腺瘤的可能性不大，但也不能完全排除。

（3）TRH 兴奋试验：甲状腺激素抵抗患者可有血清游离 T_4、T_3 水平升高，TSH 不受抑制，需与 TSH 分泌性腺瘤相鉴别。在 TSH 分泌性腺瘤中，TRH 刺激后 TSH 反应性升高不明显；而在甲状腺激素抵抗患者和正常受试者中，TSH 水平通常会因 TRH 刺激而升高。同时测定各时间点的 α 亚基有助于鉴别。

（4）T_3 抑制试验：TSH 分泌性腺瘤因其分泌 TSH 的自主性，给予 T_3 不会完全抑制 TSH 水平，可帮助鉴别甲状腺功能减退和甲状腺激素不敏感导致的 TSH 水平升高。

（5）甲状腺激素核受体 β 基因突变分析：TSH 分泌性腺瘤患者多不存在突变；如存在突变，则支持甲状腺激素抵抗综合征的诊断。

（6）测定 IGF-1 和催乳素水平，以排查是否同时合并肢端肥大症和（或）高催乳素血症。

（7）垂体 MRI 检查：实验室检查提示 TSH 分泌性肿瘤，若 MRI 发现垂体大腺瘤，则考虑为 TSH 分泌性垂体腺瘤可能性很大，尤其是存在 TSH α 亚单位升高时。若发现垂体微腺瘤，则不一定为 TSH 分泌性垂体腺瘤，垂体微腺瘤可在约 10%的正常人中出现。

（8）奥曲肽扫描可以帮助 TSH 分泌性肿瘤定位，有学者报道在鼻咽[57, 58]及犁骨与蝶骨交界处[59]发生异位 TSH 分泌性腺瘤的病例。

也有少数 TSH 分泌性垂体腺瘤同时伴有分化型甲状腺癌的报道[60]。

（四）促甲状腺激素分泌性垂体腺瘤的治疗

1. TSH 分泌性垂体腺瘤原发疾病的治疗

（1）手术治疗：TSH 分泌性垂体腺瘤患者首选经蝶窦切除垂体腺瘤。大多数微腺瘤（≤1cm）患者和 50%～60%的大腺瘤患者可经手术治愈，大约一半的大腺瘤患者还有残留病灶，需额外处理。

在垂体手术前，应使用药物治疗使甲状腺功能恢复正常。

（2）药物治疗：垂体手术前和不愿或不能进行垂体手术的患者，以及手术后残留病灶的患者，建议给予药物治疗。生长抑素类似物如奥曲肽是常使用的药物，通常使用 1～3 个月，使甲状腺功能恢复正常。

如不能耐受生长抑素类似物，可使用多巴胺受体激动剂如溴隐亭或卡麦角林，尤其是同时分泌催乳素的患者。还可使用 β 受体阻滞剂改善甲状腺功能亢进引起的症状和体征。

不应单独使用抗甲状腺治疗，包括同位素治疗和抗甲状腺药物治疗，减少甲状腺激素的分泌可刺激 TSH 分泌的增加和肿瘤的生长。但如使用其他药物不能使患者甲状腺功能恢复正常，则可在垂体手术前短期使用硫脲类药物。

（3）放疗：垂体放疗可有效缩减肿瘤的大小，并减低 TSH 分泌量及游离 T_4、T_3 浓度，可用于垂体手术后不耐受或不愿意长期药物治疗的患者。

2. 合并高血压的治疗 TSH 分泌性腺瘤的治疗和甲状腺功能的恢复可降低高血压患者的血压，部分可完全逆转。

对于生活方式改善后血压仍高的患者，应考虑服用抗高血压药物治疗。T_3 作用于心脏产生的某些临床表现与 β 肾上腺素能刺激所致表现相似，β 受体阻滞剂通过阻断靶器官的交感神经肾上腺素能受体活性，抑制儿茶酚胺升高的作用，可以改善甲状腺功能亢进的多种症状。另外，β 受体阻滞剂还能抑制外周组织 T_4 转换为 T_3，阻断甲状腺激素对心肌的毒性作用，故 β 受体阻滞剂适用于这类患者。

如果使用 β 受体阻滞剂后血压仍高，可联合使用其他种类抗高血压药物。

第二节　自身免疫性多内分泌腺综合征与高血压

大多数自身免疫性内分泌疾病（如 1 型糖尿病、自身免疫性甲状腺疾病）是孤立的。当同一患者发生两种或两种以上的内分泌腺自身免疫性疾病时，要考虑自身免疫性多内分泌腺疾综合征（autoimmune polyendocrine syndrome，APS）。APS 主要分为两型。APS Ⅰ型（APS-Ⅰ）是一种罕见的常染色体隐性遗传病，由 *AIRE* 基因缺陷引起。相比之下，APS Ⅱ型（APS-Ⅱ）更为常见，但定义不明确，包括重叠的疾病组。APS-Ⅱ的一个统一特征是与位于染色体 6p21.3 的人类白细胞抗原（human leukocyte antigen，HLA）区域的多态性基因有很强的相关性。除了 HLA 外，许多其他基因位点也可能导致 APS-Ⅱ易感性。

APS-Ⅰ最常见的组分是皮肤黏膜念珠菌病、甲状旁腺功能减退症和肾上腺皮质功能减退症，性腺功能减退和牙釉质发育不良也是常见的症状，较少见的表现包括脱发、白癜风、肠道吸收不良、1 型糖尿病、恶性贫血、慢性活动性肝炎和甲状腺功能减退。APS-Ⅱ患者则出现以下 2 种或 2 种以上自身免疫性疾病：1 型糖尿病、自身免疫性甲状腺疾病、肾上腺皮质功能减退症、原发性性腺功能减退、重症肌无力和乳糜泻，白癜风、脱发、浆膜炎和恶性贫血在 APS-Ⅱ患者及其家庭成员中发生率也增加。APS-Ⅰ与 APS-Ⅱ的特征对比见表 6-81-2。

表 6-81-2　APS 不同亚型的特征对比

特征	APS-Ⅰ	APS-Ⅱ
遗传模型	常染色体隐性遗传（仅影响兄弟姐妹）	多基因（受多代影响）
相关基因	*AIRE* 基因突变	*HLA-DR3* 和 *HLA-DR4*
性别	男女比例大致相当	女性占多数
发病年龄	婴儿期	高峰 20～60 岁
临床特征	皮肤黏膜念珠菌病	1 型糖尿病
	甲状旁腺功能减退症	自身免疫性甲状腺疾病
	肾上腺皮质功能减退症	肾上腺皮质功能减退症
	性腺功能减退	原发性性腺功能减退
	牙釉质发育不良	重症肌无力
	脱发	乳糜泻
	白癜风	白癜风
	1 型糖尿病	脱发
	恶性贫血	浆膜炎
	慢性活动性肝炎	恶性贫血
	甲状腺功能减退症	

APS 患者的器官功能障碍随着时间的推移而发展，可包括一段中间功能时期，特征可能是刺激激素（如促甲状腺激素、促肾上腺皮质激素）水平升高，而某些激素（三碘甲状腺原氨酸、甲状腺素

和皮质醇）水平正常。一旦腺体的大部分被破坏，就会出现明显的临床表现。

APS 主要导致内分泌腺体的破坏与功能的下降，一般不引起高血压。但自身免疫性甲状腺疾病可以表现为甲状腺功能亢进，也可以表现为甲状腺功能减退，而无论甲状腺功能亢进还是减退，都与高血压的发生有关。相关内容已在有关章节详细介绍，这里不再赘述。

（缪思斯　卢　琳）

参考文献

[1] Yamazaki M，Suzuki S，Kosugi S，et al. Delay in the diagnosis of multiple endocrine neoplasia type 1：Typical symptoms are frequently overlooked[J]. Endocr J，2012，59（9）：797-807.

[2] D'Amour P. Acute and chronic regulation of circulating PTH：Significance in health and in disease[J]. Clin Biochem，2012，45（12）：964-969.

[3] Nelson JA，Alsayed M，Milas M. The role of parathyroidectomy in treating hypertension and other cardiac manifestations of primary hyperparathyroidism[J]. Gland Surg，2020，9（1）：136-141.

[4] Tuna MM，Caliskan M，Unal M，et al. Normocalcemic hyperparathyroidism is associated with complications similar to those of hypercalcemic hyperparathyroidism[J]. J Bone Miner Metab，2016，34（3）：331-335.

[5] Maniero C，Fassina A，Seccia TM，et al. Mild hyperpara-thyroidism：A novel surgically correctable feature of primary aldosteronism[J]. J Hypertens，2012，30（2）：390-395.

[6] Rydberg E，Birgander M，Bondeson AG，et al. Effect of successful parathyroidectomy on 24-hour ambulatory blood pressure in patients with primary hyperparathyroidism[J]. Int J Cardiol，2010，142（1）：15-21.

[7] Walker MD，Fleischer J，Rundek T，et al. Carotid vascular abnormalities in primary hyperparathyroidism[J]. J Clin Endocrinol Metab，2009，94（10）：3849-3856.

[8] Smith JC，Page MD，John R，et al. Augmentation of central arterial pressure in mild primary hyperparathyroidism[J]. J Clin Endocrinol Metab，2000，85（10）：3515-3519.

[9] Rubin MR，Maurer MS，McMahon DJ，et al. Arterial stiffness in mild primary hyperparathyroidism[J]. J Clin Endocrinol Metab，2005，90（6）：3326-3330.

[10] Goldsmith DJ，Covic A，Sambrook PA，et al. Vascular calcification in long-term haemodialysis patients in a single unit：A retrospective analysis[J]. Nephron，1997，77（1）：37-43.

[11] Ishimura E，Okuno S，Kitatani K，et al. Significant association between the presence of peripheral vascular calcification and lower serum magnesium in hemodialysis patients[J]. Clin Nephrol，2007，68（4）：222-227.

[12] Rashid G，Bernheim J，Green J，et al. Parathyroid hormone stimulates the endothelial expression of vascular endothelial growth factor[J]. Eur J Clin Invest，2008，38（11）：798-803.

[13] Cianciolo G，Galassi A，Capelli I，et al. Klotho-FGF23，cardiovascular disease，and vascular calcification：black or white[J]. Curr Vasc Pharmacol，2018，16（2）：143-156.

[14] Shanahan CM，Crouthamel MH，Kapustin A，et al. Arterial calcification in chronic kidney disease：Key roles for calcium and phosphate[J]. Circ Res，2011，109（6）：697-711.

[15] Helwig JJ，Musso MJ，Judes C，et al. Parathyroid hormone and calcium：Interactions in the control of renin secretion in the isolated，nonfiltering rat kidney[J]. Endocrinology，1991，129（3）：1233-1242.

[16] Wiederkehr A，Szanda G，Akhmedov D，et al. Mitochondrial matrix calcium is an activating signal for hormone secretion[J]. Cell Metab，2011，13（5）：601-611.

[17] Mazzocchi G，Aragona F，Malendowicz LK，et al. PTH and PTH-related peptide enhance steroid secretion from human adrenocortical cells[J]. Am J Physiol Endocrinol Metab，2001，280（2）：E209-213.

[18] Fallo F，Rocco S，Pagotto U，et al. Aldosterone and pressor responses to angiotensin Ⅱ in primary hyperparathyroidism[J]. J Hypertens Suppl，1989，7（6）：S192，S193.

[19] Rizk-Rabin M，Assie G，Rene-Corail F，et al. Differential expression of parathyroid hormone-related protein in adrenocortical tumors：Autocrine/paracrine effects on the growth and signaling pathways in H295R cells[J]. Cancer Epidemiol Biomarkers Prev，2008，17（9）：2275-2285.

[20] Silverberg SJ，Lewiecki EM，Mosekilde L，et al. Presentation of asymptomatic primary hyperparathyroidism：Proceedings of the third international workshop[J]. J Clin Endocrinol Metab，2009，94（2）：351-365.

[21] Eastell R，Brandi ML，Costa AG，et al. Diagnosis of asymptomatic primary hyperparathyroidism：Proceedings of the Fourth International Workshop[J]. J Clin Endocrinol Metab，2014，99（10）：3570-3579.

[22] Twigt BA，Scholten A，Valk GD，et al. Differences between sporadic and MEN related primary hyperparathyroidism；clinical expression，preoperative workup，operative strategy and follow-up[J]. Orphanet J Rare Dis，2013，8：50.

[23] Eller-Vainicher C, Chiodini I, Battista C, et al. Sporadic and MEN1-related primary hyperparathyroidism: Differences in clinical expression and severity[J]. J Bone Miner Res, 2009, 24（8）: 1404-1410.
[24] Burgess JR, David R, Greenaway TM, et al. Osteoporosis in multiple endocrine neoplasia type 1: Severity, clinical significance, relationship to primary hyperparathyroidism, and response to parathyroidectomy[J]. Arch Surg, 1999, 134（10）: 1119-1123.
[25] Glendenning P, Gutteridge DH, Retallack RW, et al. High prevalence of normal total calcium and intact PTH in 60 patients with proven primary hyperparathyroidism: A challenge to current diagnostic criteria[J]. Aust N Z J Med, 1998, 28（2）: 173-178.
[26] Thakker RV, Newey PJ, Walls GV, et al. Clinical practice guidelines for multiple endocrine neoplasia type 1（MEN1）[J]. J Clin Endocrinol Metab, 2012, 97（9）: 2990-3011.
[27] Schreinemakers JM, Pieterman CR, Scholten A, et al. The optimal surgical treatment for primary hyperparathyroidism in MEN1 patients: A systematic review[J]. World J Surg, 2011, 35（9）: 1993-2005.
[28] Elaraj DM, Skarulis MC, Libutti SK, et al. Results of initial operation for hyperparathyroidism in patients with multiple endocrine neoplasia type 1[J]. Surgery, 2003, 134（6）: 858-864; discussion 864-855.
[29] Heyliger A, Tangpricha V, Weber C, et al. Parathyroidectomy decreases systolic and diastolic blood pressure in hypertensive patients with primary hyperparathyroidism[J]. Surgery, 2009, 146（6）: 1042-1047.
[30] Bollerslev J, Rosen T, Mollerup CL, et al. Effect of surgery on cardiovascular risk factors in mild primary hyperparathyroidism[J]. J Clin Endocrinol Metab, 2009, 94（7）: 2255-2261.
[31] Graff-Baker AN, Bridges LT, Chen Q, et al. Parathyroidectomy for patients with primary hyperparathyroidism and associations with hypertension[J]. JAMA Surg, 2020, 155（1）: 32-39.
[32] Zaheer S, de Boer I, Allison M, et al. Parathyroid hormone and the use of diuretics and calcium-channel blockers: The multi-ethnic study of atherosclerosis[J]. J Bone Miner Res, 2016, 31（6）: 1137-1145.
[33] Brown J, de Boer IH, Robinson-Cohen C, et al. Aldosterone, parathyroid hormone, and the use of renin-angiotensin-aldosterone system inhibitors: The multi-ethnic study of atherosclerosis[J]. J Clin Endocrinol Metab, 2015, 100（2）: 490-499.
[34] Brown JM, Williams JS, Luther JM, et al. Human interventions to characterize novel relationships between the renin-angiotensin-aldosterone system and parathyroid hormone[J]. Hypertension, 2014, 63（2）: 273-280.
[35] Tomaschitz A, Verheyen N, Meinitzer A, et al. Effect of eplerenone on parathyroid hormone levels in patients with primary hyperparathyroidism: Results from the EPATH randomized, placebo-controlled trial[J]. J Hypertens, 2016, 34（7）: 1347-1356.
[36] Toogood AA, Nass RM, Pezzoli SS, et al. Preservation of growth hormone pulsatility despite pituitary pathology, surgery, and irradiation[J]. J Clin Endocrinol Metab, 1997, 82（7）: 2215-2221.
[37] Banerjee C, Snelling B, Hanft S, et al. Bilateral cerebral infarction in the setting of pituitary apoplexy: A case presentation and literature review[J]. Pituitary, 2015, 18（3）: 352-358.
[38] Arosio M, Reimondo G, Malchiodi E, et al. Predictors of morbidity and mortality in acromegaly: An Italian survey[J]. Eur J Endocrinol, 2012, 167（2）: 189-198.
[39] Schutte AE, Volpe M, Tocci G, et al. Revisiting the relationship between blood pressure and insulin-like growth factor-1[J]. Hypertension, 2014, 63（5）: 1070-1077.
[40] Kamenicky P, Viengchareun S, Blanchard A, et al. Epithelial sodium channel is a key mediator of growth hormone-induced sodium retention in acromegaly[J]. Endocrinology, 2008, 149（7）: 3294-3305.
[41] Kamenicky P, Blanchard A, Frank M, et al. Body fluid expansion in acromegaly is related to enhanced epithelial sodium channel（ENaC）activity[J]. J Clin Endocrinol Metab, 2011, 96（7）: 2127-2135.
[42] Mulatero P, Veglio F, Maffei P, et al. CYP11B2-344T/C gene polymorphism and blood pressure in patients with acromegaly[J]. J Clin Endocrinol Metab, 2006, 91（12）: 5008-5012.
[43] Stratakis CA, Schussheim DH, Freedman SM, et al. Pituitary macroadenoma in a 5-year-old: An early expression of multiple endocrine neoplasia type 1[J]. J Clin Endocrinol Metab, 2000, 85（12）: 4776-4780.
[44] Petrossians P, Daly AF, Natchev E, et al. Acromegaly at diagnosis in 3173 patients from the Liege Acromegaly Survey（LAS）Database[J]. Endocr Relat Cancer, 2017, 24（10）: 505-518.
[45] Lopez-Velasco R, Escobar-Morreale HF, Vega B, et al. Cardiac involvement in acromegaly: Specific myocardiopathy or consequence of systemic hypertension [J]. J Clin Endocrinol Metab, 1997, 82（4）: 1047-1053.
[46] Puglisi S, Terzolo M. Hypertension and acromegaly[J]. Endocrinol Metab Clin North Am, 2019, 48（4）: 779-793.
[47] Sardella C, Urbani C, Lombardi M, et al. The beneficial

effect of acromegaly control on blood pressure values in normotensive patients[J]. Clin Endocrinol（Oxf）, 2014, 81（4）: 573-581.

[48] Carmichael JD, Broder MS, Cherepanov D, et al. Long-term treatment outcomes of acromegaly patients presenting biochemically-uncontrolled at a tertiary pituitary center[J]. BMC Endocr Disord, 2017, 17（1）: 49.

[49] Sardella C, Cappellani D, Urbani C, et al. Disease activity and lifestyle influence comorbidities and cardiovascular events in patients with acromegaly[J]. Eur J Endocrinol, 2016, 175（5）: 443-453.

[50] Ramos-Levi AM, Marazuela M. Cardiovascular comorbidities in acromegaly: An update on their diagnosis and management[J]. Endocrine, 2017, 55（2）: 346-359.

[51] Gonzalez B, Vargas G, de Los Monteros ALE, et al. Persistence of diabetes and hypertension after multimodal treatment of acromegaly[J]. J Clin Endocrinol Metab, 2018, 103（6）: 2369-2375.

[52] Thomas JDJ, Dattani A, Zemrak F, et al. Renin-angiotensin system blockade improves cardiac indices in acromegaly patients[J]. Exp Clin Endocrinol Diabetes, 2017, 125（6）: 365-367.

[53] Yamada S, Fukuhara N, Horiguchi K, et al. Clinicopathological characteristics and therapeutic outcomes in thyrotropin-secreting pituitary adenomas: A single-center study of 90 cases[J]. J Neurosurg, 2014, 121（6）: 1462-1473.

[54] Alings AM, Fliers E, de Herder WW, et al. A thyrotropin-secreting pituitary adenoma as a cause of thyrotoxic periodic paralysis[J]. J Endocrinol Invest, 1998, 21（10）: 703-706.

[55] Pappa T, Papanastasiou L, Markou A, et al. Thyrotoxic periodic paralysis as the first manifestation of a thyrotropin-secreting pituitary adenoma[J]. Hormones（Athens）, 2010, 9（1）: 82-86.

[56] Beck-Peccoz P, Lania A, Beckers A, et al. 2013 European thyroid association guidelines for the diagnosis and treatment of thyrotropin-secreting pituitary tumors[J]. Eur Thyroid J, 2013, 2（2）: 76-82.

[57] Cooper DS, Wenig BM. Hyperthyroidism caused by an ectopic TSH-secreting pituitary tumor[J]. Thyroid, 1996, 6（4）: 337-343.

[58] Song M, Wang H, Song L, et al. Ectopic TSH-secreting pituitary tumor: A case report and review of prior cases[J]. BMC Cancer, 2014, 14: 544.

[59] Pasquini E, Faustini-Fustini M, Sciarretta V, et al. Ectopic TSH-secreting pituitary adenoma of the vomerosphenoidal junction[J]. Eur J Endocrinol, 2003, 148（2）: 253-257.

[60] Unluturk U, Sriphrapradang C, Erdogan MF, et al. Management of differentiated thyroid cancer in the presence of resistance to thyroid hormone and TSH-secreting adenomas: A report of four cases and review of the literature[J]. J Clin Endocrinol Metab, 2013, 98（6）: 2210-2217.

第82章

不常见的内分泌疾病与高血压

一系列少见的内分泌疾病也是导致高血压的重要原因，但因其发病率低，临床表现多样且不典型，导致相关疾病得不到及时的诊断和合适的治疗。近年来随着临床诊疗技术的提高，特别是基因检测技术的普及，许多罕见病的确诊成为可能。本章拟对不常见的可导致高血压的相关内分泌疾病进行简要介绍。

第一节　先天性肾上腺皮质增生症性高血压

肾上腺皮质分为球状带、束状带、网状带，它们分别以胆固醇为原料，在多种酶的参与下，形成肾上腺皮质各种激素的中间产物，最终分别合成醛固酮、皮质醇及极少量的性激素（不同的生物活性物质）（图 6-82-1）。某种酶的先天性缺乏就会造成激素形成过程的紊乱，使有的激素增多、有的减少，如皮质醇合成减少，对垂体促肾上腺皮质激素（ACTH）反馈调节减弱，则 ACTH 分泌增加，致使肾上腺增生，称为先天性肾上腺皮质增生症。其可导致一系列的临床症状，其中能引起高血压的只有 11β-羟化酶缺乏症和 17α-羟化酶缺乏症。17α-羟化酶与 17，20-裂解酶是位于同一蛋白酶上的复合物，二者缺乏常同时存在，它们不仅存在于肾上腺皮质中，也存在于性腺中，对睾酮的形成起重要作用[1, 2]。两酶的缺乏使睾丸形成的睾酮减少，是造成性分化异常的关键所在（肾上腺皮质分泌睾酮量极少，对性分化不起作用）。11β-羟化酶只存在于肾上腺，不存在于性腺中。该酶缺乏，可使肾上腺分泌雄激素增多。先天性肾上腺皮质增生症为一组常染色体隐性遗传病，临床上除高血压外，同时具有性和性征变化是其独具的特点。

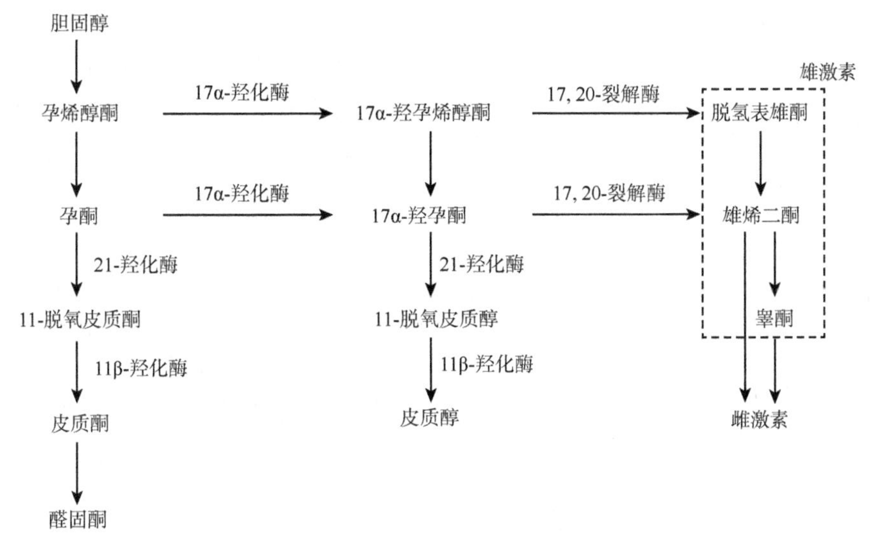

图 6-82-1　肾上腺皮质各类激素合成示意图

一、11β-羟化酶缺乏症

11β-羟化酶缺乏症在先天性肾上腺皮质增生中较少见，占 5%～7%，在新生儿中患病率为 1/10 万，以高血压、低血钾及女性男性化、男性性早熟为主要临床特征[3]。本病属于常染色体隐性遗传病，由位于染色体 8q21—q22 的 *CYP11B1* 基因突变引起[4]。

（一）病理生理特点

由于 11β-羟化酶的缺乏，11-脱氧皮质酮不能进一步被羟化成皮质酮，11-脱氧皮质醇不能被羟化成皮质醇，致使 11-脱氧皮质酮和 11-脱氧皮质醇生成增多（是产生高血钠、低血钾的基础），而皮质酮和皮质醇生成减少。11-脱氧皮质酮、11-脱氧皮质醇的羟化障碍，终致 17α-羟孕酮增加，使雄激素增加。

皮质醇减少，皮质酮及醛固酮合成亦减少。皮质醇减少，则负反馈减弱，ACTH 分泌增加使肾上腺皮质增生，从而使 11-脱氧皮质酮增加，雄激素也进一步增加。

由于 11-脱氧皮质醇及其代谢产物均具有和四氢皮质醇相同的侧链，在 17α 位上都有羟基，故尿 17-羟皮质类固醇、17-酮类固醇增加。

总之，由 11β-羟化酶缺乏导致：

11-脱氧皮质酮↑→皮质酮↓→醛固酮↓。

11-脱氧皮质醇↑→皮质醇↓→ACTH↑。

ACTH↑→肾上腺皮质增生→11-脱氧皮质醇↑→睾酮↑。

（二）临床表现

1. 11-脱氧皮质酮和 11-脱氧皮质醇增多症状群　因二者均具有潴钠排钾作用，故其增多可致高血压、低血钾。约 2/3 经典型患者可表现为高血压，特点是年幼即有高血压出现，血压多为中等程度增高，少数也可更高，血钾多为 2.0～3.0mmol/L，也可小于 2.0mmol/L，临床上可出现发作性麻痹[5]。非经典型患者常常血压正常。需要注意的是极少数患者可能有低血压、盐耗表现，机制尚不清楚[6]。

2. 皮质醇降低综合征　一是出现慢性肾上腺皮质功能低下的表现，如乏力、消瘦、食欲缺乏、抵抗力低下等；二是负反馈减低性 ACTH 增加，由于 ACTH 肽链中 N 端 13 个氨基酸结构与促黑素相同，发生皮肤色素沉着，但不如典型的艾迪生病皮肤色素沉着明显，牙龈、唇、舌黏膜较少有色素沉着。

3. 雄激素（主要是睾酮）增多综合征　女性患者表现为女性男性化，如阴蒂增粗、大阴唇增厚、喉结明显、声音低沉、乳房不发育、月经量少，但性腺仍为卵巢，性染色体为 46XX。男性患者则表现为性早熟，儿童时期阴茎增长迅速，可呈巨大阴茎。

（三）诊断与鉴别诊断

1. 诊断

（1）年幼、年轻患者有高血压、低血钾、女性男性化或男性性早熟的表现。

（2）初步筛查包括 11-脱氧皮质酮、11-脱氧皮质醇、雄烯二酮、睾酮、硫酸脱氢表雄酮增高，皮质醇、皮质酮、血浆肾素水平及醛固酮浓度下降。

（3）确诊：需进行 *CYP11B1* 基因胚系突变检测。

2. 鉴别诊断 高血压伴低血钾需与醛固酮增多症、肾球旁细胞瘤等相鉴别，本病除血浆醛固酮浓度、肾素水平不增高外，更以性征异常变化为特征，故病史询问及体检极重要。此外，性征变化需与 17α-羟化酶缺乏症相鉴别。后者以雄激素、雌激素减少为特征，男性表现为两性畸形，女性表现为性幼稚、原发性闭经等症。女性男性化亦可见于 21α-羟化酶缺乏症患者，但无高血压、低血钾的表现。11β-羟化酶缺乏症与其他非醛固酮介导的盐皮质激素效应导致高血压的不常见肾上腺疾病的鉴别要点见表 6-82-1。

（四）治疗

糖皮质激素的应用：补充糖皮质激素的目的是加强对 ACTH 的反馈调节，ACTH 水平下降后，肾上腺皮质增生减轻，11-脱氧皮质酮及 11-脱氧皮质醇减少，使高血压、低血钾得以缓解，同时睾酮分泌减少，雄激素亢奋的症状群减轻；此外，也补充皮质醇不足，以改善慢性肾上腺皮质功能低下所致综合征。通常可选用氢化可的松（10～25mg/m^2）补充糖皮质激素并抑制 ACTH 分泌，可以使高血压、低血钾得到改善。对于部分患者，氢化可的松不能很好改善病情，可酌情使用地塞米松，以更好地抑制 ACTH。

若血压不能完全控制，可联合降压治疗，选择螺内酯、依普利酮、氨苯蝶啶和阿米洛利等保钾利尿剂。

外生殖器矫形术：阴蒂肥大经激素治疗疗效不满意者可行阴蒂切除术。

二、17α-羟化酶缺乏症

17α-羟化酶缺乏症较 11β-羟化酶缺乏症更为少见，在新生儿中患病率<1/100 万，随着基因检测的开展，近年来我国逐渐有零星的病例报道。17α-羟化酶缺乏症是一种常染色体隐性遗传病，由位于染色体 10q24.3 的 *CYP17A1* 基因突变引起[4]。

（一）病理生理特点

由于 17α-羟化酶缺乏，孕烯醇酮转化为 17α-羟孕烯醇酮减少，孕酮转化为 17α-羟孕酮减少，致使孕烯醇酮及孕酮增加，进一步使 11-脱氧皮质酮增加，后者具有潴钠排钾作用。

由于 17α-羟孕酮减少，皮质醇合成不足，ACTH 增加。

由于 17α-羟孕烯醇酮和 17α-羟孕酮不足，脱氢表雄酮和雄烯二酮减少，最后睾酮及雌激素皆减少，而促性腺激素增加。

潴钠增加，使肾素-血管紧张素-醛固酮系统（RAAS）受抑制。

性激素的前身亦为胆固醇，睾丸中由于与 17α-羟化酶并存的 17, 20-裂解酶的缺乏，使激素中间产物出现脱氢障碍，最后睾酮形成减少。同理，卵巢中激素形成亦减少。

（二）临床表现

1. 11-脱氧皮质酮及皮质酮增加的表现 11-脱氧皮质酮和皮质酮均有潴钠排钾作用，其增加临床上可出现高血压、低血钾。其程度类似于 11β-羟化酶缺乏症中的血压、血钾变化，个别患者可呈恶性高血压[7]。

2. 皮质醇降低的表现 同 11β-羟化酶缺乏症。

3. 性分化异常 女性由于雌激素分泌减少，表现为性幼稚和原发性闭经，男性则表现为假两性畸形，即性腺为睾丸，而内生殖道、外生殖器及第二性征表现为女性型，如女性外阴，阴道呈盲端，体形修长，乳房不发育，喉结不明显，无阴毛、腋毛，称为无毛女人。假两性畸形的形成是由于基因型为 46XY 者，正常情况下性腺分化为睾丸，在胚胎早期睾丸即有分泌睾酮及副中肾管抑制因子（另一种激素）的功能，睾酮使中肾管发育成附睾、输精管、射精管及精囊腺，使泄殖腔发育成阴茎及阴囊，副中肾管抑制因子使副中肾管退化而不发育成女性生殖道和生殖器。当 17α-羟化酶缺乏时，睾酮明显减少（主要是睾丸所分泌的睾酮减少，对性分化异常起决定作用），中肾管不能发育成男生殖器、生殖道，而副中肾管抑制因子减少，副中肾管不能退化而发育成女性生殖道、生殖器。

（三）诊断与鉴别诊断

1. 诊断

（1）年幼、年轻的高血压患者，伴有低血钾。

（2）有性分化异常即男性女性化或女性性幼稚等。

（3）初步筛查：包括血浆肾素、醛固酮、皮质醇、睾酮或雌激素水平降低，而 11-脱氧皮质酮、皮质酮水平升高。

（4）确诊需进行 *CYP17A1* 基因胚系突变检测。

2. 鉴别诊断　与高血压伴低血钾的其他原因相鉴别，如原发性醛固酮增多症、肾球旁细胞瘤、11β-羟化酶缺乏症等。鉴别的关键之一是病史的询问和体检，如儿童期开始就有高血压的女性患者（男性假两性畸形者社会性别多为女性）。原发无月经，乳房不发育，则必须进一步检查确定诊断。17β-羟化酶缺乏症与其他非醛固酮介导的盐皮质激素效应导致高血压的不常见肾上腺疾病的鉴别要点见表 6-82-1。

（四）治疗

1. 糖皮质激素的应用　多选用地塞米松 0.75～1.5mg/d，治疗早期阶段皮质酮、脱氧皮质酮等具潴钠作用的激素分泌迅速减少，可引起过度排钠、利尿，出现低血压、低钠血症，而 RAAS 长期被抑制尚未恢复对低血钠及低血容量的反应能力，故此时可改成氢化可的松或醋酸可的松。本病经 1～2 个月治疗后血压逐步下降，若血压下降效果不满意，加用螺内酯多有效。

2. 性发育异常的治疗　对于 46XY 者，应极力寻找并切除发育不良的睾丸（位于腹腔、腹股沟或大阴唇内），以防恶变，不论 46XY 者还是 46XX 者，皆可考虑补充适量女性激素，以促进第二性征发育，保持较好的女性形象；对 46XX 者可进行人工周期治疗，能使其定期行经。

第二节　脱氧皮质酮分泌性肿瘤

11-脱氧皮质酮过量分泌有很强的盐皮质激素作用。过量脱氧皮质酮的主要生理效应为高血压、低血钾。此外，脱氧皮质酮在肾上腺外组织中的代谢产物 19-nor-脱氧皮质酮也可能参与高血压的发生[8]。

脱氧皮质酮分泌性肿瘤是一种临床上罕见的肾上腺皮质源性肿瘤，患者常以高血压、低血钾就诊，此时肿瘤多已较大，多为恶性，少数患者为良性。恶性肿瘤常易转移至肝、骨和同侧肾脏，预后较差。部分病例的肿瘤也可分泌雄激素和雌激素，导致女性男性化或男性女性化。

诊断：依据高血压、低血钾表现，RAAS 常被抑制，血浆脱氧皮质酮水平明显增高，皮质酮明显增多，皮质醇正常，B 超、CT 和 MRI 等影像学检查可协助肿瘤定位。本病与其他非醛固酮介导的盐皮质激素效应导致高血压的不常见肾上腺疾病的鉴别要点见表 6-82-1。

治疗：手术切除肿瘤为主要治疗原则，术前可使用螺内酯纠正高血压、低血钾，若癌肿不能被切除，可选用抗肾上腺药物如酮康唑、米托坦和皮质类固醇联合治疗，以控制转移的癌肿分泌脱氧皮质酮，改善症状。

第三节　表观盐皮质激素过多综合征

表观盐皮质激素过多综合征（AME）是由于先天性或继发性 11β-羟基类固醇脱氢酶 2（11βHSD2）的功能缺失，导致具有潜在盐皮质激素活性的皮质醇无法在肾脏转化为无活性的皮质素，引起的一种以高血压、低血钾、低血浆肾素水平和低醛固酮浓度为主要特点的临床综合征[9]。

经典型 AME 多是 *HSD11B2* 的双等位基因致病性突变导致，是一种罕见的常染色体隐性遗传病。主要临床表现为幼年早发的高血压、低钾血症、身材矮小、低体重、多饮和多尿。

非经典型 AME 常常是在有 *HSD11B2* 基因及其启动子的其他变异（如单核苷酸多态性、杂合子突变、表观遗传修饰）的基础上，使用或接触具有 11βHSD2 抑制作用的物质（如甘草酸类、棉酚、邻苯二甲酚等）或生活中嗜盐导致的。临床可表现为血压升高和低钾血症，较经典型 AME 温和。

诊断：对临床表现为高血压、低血钾、代谢性碱中毒、低血浆肾素水平、低醛固酮浓度、血皮质醇正常的患者需进一步完善筛查，需留取24h尿测定尿皮质醇与皮质素比值，特征性结果为比值超过正常值10倍。经典型AME可通过*HSD11B2*基因胚系突变检测确诊。本病与其他非醛固酮介导的盐皮质激素效应导致高血压的不常见肾上腺疾病的鉴别要点见表6-82-1。

治疗：首选盐皮质激素受体拮抗剂控制血压。部分患者可给予小剂量地塞米松或倍他米松抑制内源性ACTH及皮质醇。生活干预上建议患者低钠高钾饮食。

第四节 原发性皮质醇抵抗

原发性皮质醇抵抗是一种罕见的遗传性疾病。其病因主要在于糖皮质激素受体和类固醇-受体复合物的基因缺陷。患者表现为皮质醇分泌增多，并具有升高的血浆皮质醇水平，而无库欣综合征依据[10]。

原发性皮质醇抵抗的主要临床表现为高血压、低血钾、代谢性碱中毒、血浆脱氧皮质酮升高及肾上腺来源的雄激素水平升高。

诊断：对于高血压、低血钾及伴血浆肾素水平、醛固酮浓度降低的患者（主要是儿童），需要进一步完善筛查。筛查项目及特征性结果为血皮质醇水平升高，ACTH不被抑制，脱氧皮质酮、11-脱氧皮质醇、雄烯二酮、睾酮和硫酸脱氢表雄酮通常都应高于正常。确诊需进行糖皮质激素受体基因*NR3C1*胚系突变检测。本病与其他非醛固酮介导的盐皮质激素效应导致高血压的不常见肾上腺疾病的鉴别要点见表6-82-1。

治疗：主要目的是抑制内源性ACTH、皮质醇及雄激素的产生，可使用无盐皮质激素受体激动效应的糖皮质激素（如地塞米松1～3mg，每晚1次）。

表6-82-1 非醛固酮介导的盐皮质激素效应导致高血压的不常见肾上腺疾病鉴别要点

疾病名	24h尿游离皮质醇	24h尿皮质醇与皮质素比值	脱氧皮质酮	11-脱氧皮质醇	雄烯二酮	硫酸脱氢表雄酮	突变基因
11β-羟化酶缺乏症	↓	N	↑	↑	↑	↑	*CYP11B1*
17α-羟化酶缺乏症	↓	N	↑	↓	↓	↓	*CYP17A1*
脱氧皮质酮分泌性肿瘤	N	N	↑↑	N	N	N	—
表观盐皮质激素过多综合征	N	↑↑	↓	N	N	N	*HSD11B2**
原发性皮质醇抵抗	↑↑	N	↑	↑	↑	↑	*NR3C1*

注：↓下降；N. 正常；↑. 升高；↑↑. 明显升高；—. 缺乏资料。
*经典型多见。

第五节 肾素瘤性高血压

分泌肾素的肿瘤包括：①肾球旁细胞瘤，于1967年由Robertson首先报道，临床上较罕见；②肾母细胞瘤（Wilms瘤），又称肾胚胎细胞瘤；③肾外产生肾素的肿瘤。

一、肾球旁细胞瘤

肾球旁细胞瘤临床上较少见，青年发病多见，3级高血压为最突出的表现，血压可高达250/150mmHg，伴明显的低血钾、碱血症及高肾素、高醛固酮血症，临床症状与原发性醛固酮增多症相似，而后者以高醛固酮、低肾素血症为特点。

影像学检查如彩色多普勒超声、CT或MRI检查可能于肾内找到肿瘤病灶，肿瘤直径可达7～8cm，亦可很小。

分侧肾静脉取血进行肾素水平测定：尤适用于肿瘤小不易由影像学检查显示者，可行肾静脉插管，两侧分别分段取血，进行肾素水平测定，肾素明显增高侧（双侧肾素浓度比>1.5：1即有意义）可行手术探查，摘取肿瘤，肿瘤摘除后血压往往很快下降。

二、肾母细胞瘤

肾母细胞瘤的主要发病人群为儿童或少年，血压多为中危险度（2级）增高，肾素水平轻中度增高，肿瘤较大，肾动脉造影可见肾影增大，彩色多普勒超声、CT 等检查易找到肿瘤。

三、肾外产生肾素的肿瘤

肾外产生肾素的肿瘤如肾上腺皮质癌、肺癌、胰腺癌、某些生殖腺癌等，多为中年发病，血压及血浆肾素水平呈轻中度增高，有原发肿瘤的临床表现。

切除肿瘤是主要治疗原则，高血压亦可得以缓解。

第六节　Liddle 综合征

Liddle 综合征又称假性醛固酮增多症，1963 年 Liddle 首先报道了姐弟俩发病的病例。本病为一种罕见的常染色体显性遗传病，因肾小管远端阿米洛利敏感性上皮钠通道(ENaC)的 β 或 γ 亚单位缺陷，致使钠重吸收增强，钾的排泄增多，形成高血钠、低血钾，高血钠使 RAAS 发生明显抑制。

Liddle 综合征临床上常常青少年期起病，有家族性发病倾向。其以高血压、低血钾为主要表现，血压可持续增高，亦可发作性增高，或持续增高阵发加剧，类似嗜铬细胞瘤的表现。采用醛固酮受体拮抗剂螺内酯不能控制血压，其他抗高血压药疗效差，而用肾小管钠回吸收抑制剂氨苯蝶啶能纠正高血压、低血钾。

诊断：对于以高血压、低血钾、碱血症、低血浆肾素水平、低醛固酮血症为特征，有相关家族史的患者，需进一步完善筛查并与表观盐皮质激素过多综合征相鉴别。其他鉴别点在于 Liddle 综合征用螺内酯及地塞米松治疗效果欠佳，24h 尿皮质醇与皮质素比值正常。另外本病还可通过对编码 ENaC 的基因 *SCNN1B* 及 *SCNN1G* 进行胚系突变检测予以确诊。

治疗：通过给予阿米洛利或氨苯蝶啶结合限钠饮食试验性治疗，Liddle 综合征患者可获得很好的血压控制。

第七节　Gordon 综合征

Gordon 综合征又称为假性醛固酮减少症Ⅱ型，是一种罕见的常染色体显性遗传病。本病主要是由于肾脏远曲小管噻嗪类敏感的钠-氯共转运体（Na^{+}-Cl^{-}cotransporter，NCC）的抑制性调节因子丝氨酸/苏氨酸激酶 WNK4 发生失活型突变，导致 NCC 持续激活，钠离子重吸收增多，钾离子排泄减少，RAAS 受到抑制。其他一些参与 WNK4 泛素化及降解的蛋白质的突变也可导致本病[11]。

Gordon 综合征常有家族聚集性，发病年龄差异较大。临床以高血压及高血钾为主要特征，高血压常为轻度血压升高。其他临床特征包括身材矮小、智力低下、牙齿发育异常。诊断性使用 NNC 抑制剂氢氯噻嗪可以纠正高血压及高血钾。

诊断：有典型的高血压伴高血钾的临床特征，低血浆肾素水平、醛固酮浓度偏低或正常、代谢性酸中毒表现，以及有家族史患者需进一步通过胚系基因突变检测明确诊断。检测基因包括编码 WNK4 的 *WNK1* 和 *WNK4* 基因，编码 WNK4 泛素化及降解相关蛋白质的 *CUL3* 和 *KLHL3* 基因。

治疗：主要通过 NNC 抑制剂氢氯噻嗪达到控制高血压及高血钾的治疗目的。

第八节　其他内分泌、代谢性高血压

一、Fabry 病性高血压

Fabry 病又称为弥散性躯体性血管角化瘤，为一种罕见的 X 连锁遗传性糖脂贮积病，由于先天性细胞内溶酶体 α-半乳糖苷酶 A（α-galactosidase A，α-Gal A）缺乏，不能催化神经鞘脂类化合物（多为三己糖神经酰胺）的己糖苷末端的裂解和利用，使血和尿中的三己糖神经酰胺增加，在血中大量堆积并堆积于多种器官的中小血管壁上，造成相应器官的损伤[12]。本病于 1894 年由 Fabry 最先报道而得名。

Fabry 病属多器官受累的疾病，其临床特征总结如下。

（1）发病特征：男性发病（女性可见不完全型），儿童期发病，10 岁以后症状较明显，有家族性。

（2）皮肤表现：首先可出现手、足间歇性烧灼样疼痛，局部皮温升高。以后有皮下血管瘤出现，分布于胸、背、腹部、阴部及大腿部，口腔黏膜亦可受累。瘤呈结节状，色潮红、紫红或黑色。

（3）眼征：角膜混浊，视网膜静脉曲张。

（4）肾病变：蛋白尿，红、白细胞尿，肾功能不良终致肾衰竭。

（5）心血管症状群：多于晚期出现高血压、心肌肥厚及心力衰竭等，高血压机制尚不明确，可能与血管本身损害有关。

（6）消化道症状：恶心、呕吐、腹泻、腹胀和腹痛，也可表现为吸收不良或便秘。

（7）其他症状：淋巴结肿大、尿崩症、肢端肥大等。

诊断：测定血、尿中三己糖神经酰胺增加，α-Gal A 活性的缺乏，结合临床表现，尤其是有特异性的血管瘤对诊断亦有重要提示意义。必要时需完善病理检查及 *GLA* 相关基因突变检测予以确诊。

治疗：酶替代治疗，利用基因重组技术体外合成的 α-Gal A 替代治疗，可减少三己糖神经酰胺的沉积，改善相关器官损伤及患者预后；对症治疗，针对相应器官受累情况予以对症处理。

二、Hutchinson-Gilford 早衰综合征并发高血压

Hutchinson-Gilford 早衰综合征（Hutchinson-Gilford progeria syndrome，HGPS）是一种罕见的遗传性疾病，以儿童发育过程中的消瘦、脱发、高血压和动脉硬化等早衰现象为特征。目前认为，本病是由编码核纤层蛋白 A 的基因 *LMNA* 突变，导致异常的早衰蛋白（progerin）产生所致，可能为一种常染色体隐性遗传病，可导致内分泌异常及先天性代谢障碍，如生长激素分泌异常及肾上腺功能改变、胰岛素抵抗、糖耐量异常等[13]。

临床有以下特点。

（1）出生时正常，以后生长极缓慢、身材矮小、出齿迟缓或残缺、囟门早闭。

（2）畸形的小老头貌：面部皱纹多、脱发、秃头、眼裂宽、突眼、面颊瘦小、鼻子尖、耳大，似去毛鸟头，3～5 岁即呈老人外貌。

（3）出现动脉硬化、高血压，可有冠心病、心绞痛以至心肌梗死、脑卒中，高血压可能与动脉硬化有关。

（4）皮下脂肪菲薄，四肢纤细，呈骑乘样肢体位，关节相对粗大。

（5）其他：血脂增高，骨质疏松，声音高亢，性成熟不完全，但智力尚正常。

诊断：临床表现典型者不难诊断，必要时可完善 *LMNA* 基因检测明确。高血压亦无须进行更多的鉴别，但身材矮小要与其他原因所致的侏儒、先天性营养不良、外胚叶发育不良等相鉴别。

治疗：既往因无特殊治疗，预后较差，多于 20 岁以前死亡。2020 年，国外批准洛那法尼（lonafarnib）用于本病治疗。

（曾之晅　袁　刚）

参考文献

[1] Edward G，Biglieri EG. 17alpha-Hydroxylase Deficiency Implication on Steroidogenesis[M]//Biglieri EG，Melby JC. Endocrine Hypertension. New York：Raven Press，1990：125-135.

[2] 杨钢. 性分化机制及性分化异常[M]//杨钢. 内分泌生理与病理生理学. 天津：天津科学技术出版社，1996：573-576.

[3] Young WF Jr. Endocrine Hypertension[M]//Melmed S，Polonsky KS，Larsen PR，et al. Williams Textbook of Endocrinology. 13th ed. Philadelphia：Elsevier Health Sciences，2016：556-588.

[4] Young WF Jr，Calhoun DA，Lenders JWM，et al. Screening for endocrine hypertension：An endocrine society scientific statement[J]. Endocr Rev，2017，2：103-122.

[5] Davies E，MacKenzie SM，Freel EM，et al. Altered corticosteroid biosynthesis in essential hypertension：A digenic phenomenon[J]. Mol Cell Endocrinol，2009，300：185-191.

[6] Zachmann M，Tassinari D，Prader A. Clinical and biochemical variability of congenital adrenal hyperplasia due to 11beta-hydroxylase deficiency，a study of 25 patients[J]. J Clin Endocrinol Metab，1983，56：222-229.

[7] Morimoto L，Maeda R，Izumi M，et al. An autopsy case of 17alpha-hydroxylase deficiency with malignant hypertension[J]. J Clin Endocrinol Metab，1983，56：915-919

[8] Mely JC. 19-Nor-deoxycorticosterone（19-Nor-DOC）in Genetic and Experimental Hypertension in Rats and in Human Hypertension[M]//Biglieri EG，Melby JC. Endocrine Hypertension. New York：Raven Press，1990：183-192.

[9] Carvajal CA，Alejandra TC，Andrea V，et al. Classic and nonclassic apparent mineralocorticoid excess syndrome[J]. J Clin Endocrinol Metab，2019，105：e924-e936.

[10] Charmandari E，Kino T，Chrousos GP. Primary generalized familial and sporadic glucocorticoid resistance（Chrousos syndrome）and hypersensitivity[J]. Endocr Dev，2013，24：67-85.

[11] Padmanabhan S，Dominiczak AF. Genomics of hypertension：the road to precision medicine[J]. Nat Rev Cardiol，2021，18：235-250.

[12] 中华人民共和国国家卫生健康委员会. 罕见病诊疗指南（2019 年版）[EB/OL]. [2021-12-25]. http://www.nhc.gov.cn/yzygj/s7659/201902/61d06b4916c348e0810ce1fceb844333/files/e2113203d0bf45d181168d855426ca7c.pdf.

[13] Pereira S，Bourgeois P，Navarro C，et al. HGPS and related premature aging disorders：From genomic identification to the first therapeutic approaches[J]. Mech Ageing Dev，2008，129：449-459.

第三部分 各系统和各专科疾病

第83章 肾脏疾病与高血压

肾性高血压包括肾实质性高血压、肾血管性高血压（如肾动脉狭窄）及肾内分泌性高血压（如肾球旁细胞瘤）。肾性高血压在继发性高血压中患病比例最高，且易出现心脑血管并发症。因此，对肾性高血压的诊断与治疗是肾内科、高血压科医师值得重视的问题。肾球旁细胞瘤已在第 79 章“肾球旁细胞瘤与高血压”进行介绍，本章重点阐述肾实质性高血压及肾血管性高血压的诊断与治疗。

第一节 肾实质性高血压

在全部高血压患者中，肾实质性疾病继发高血压（即肾实质性高血压）占 5%～10%，而在继发性高血压中则居首位，所以做好肾实质性高血压的诊断与治疗是高血压防治工作中的重要组成部分。

一、病　　因

许多肾实质性疾病都能引起高血压，但不同肾实质性疾病患者高血压患病率有所不同（表 6-83-1）。高血压患病率除与疾病性质相关外，也与病理改变及肾功能状态相关。就原发、继发肾小球疾病而言，病理表现呈增殖性和（或）硬化性病变者高血压患病率高；无论哪种肾脏病，当其发展至肾功能不全时，高血压患病率均显著增加[1-4]。

表 6-83-1　常引起高血压的肾实质性疾病[1-4]

单侧肾脏疾病	膜性肾病（40%～50%）
反流性肾病（20%～50%）	IgA 肾病（40%～50%）
慢性肾盂肾炎（10%～30%）	系膜增生性肾小球肾炎（30%～40%）
肾盂积水（10%～20%）	微小病变性肾小球病（20%～30%）
其他	继发性肾小球疾病
节段性肾发育不良（常见）	糖尿病肾病（65%～70%）
放射性肾炎（约 50%）	狼疮性肾炎（Ⅳ、Ⅵ型常见）
肾梗死（常见）	慢性间质性肾炎（约 35%）
肾结核（约 4%）	结节性多动脉炎肾损害（常见）
双侧肾脏疾病	硬皮病肾损害（常见）
原发性肾小球疾病	溶血性尿毒症综合征（约 70%）
毛细血管内增生性肾小球肾炎（约 80%）	成人型多囊肾（60%～75%）
新月体肾小球肾炎（60%～70%）	**终末期肾脏病**
局灶节段性肾小球硬化（约 80%）	慢性肾衰竭（80%～90%）
膜增生性肾小球肾炎（60%～80%）	肾移植后（第一年 50%～60%）

注：括号内百分数为高血压患病率。

二、发 病 机 制

血压靠血容量及外周血管阻力两大因素维系。在肾实质性高血压中，单纯的容积性高血压或单纯的阻力性高血压均少见，绝大多数患者是两者并存的（图 6-83-1）。但是，与原发性高血压相比，肾实质性高血压中容积因素权重常较高。

（一）导致血容量增加的机制

肾实质性疾病时肾组织受损，肾单位减少，肾小球滤过率下降，容易发生水钠潴留，增高血容量。除此以外，下列神经体液因素也能促进高血容量发生[1-4]。

1. 肾素-血管紧张素-醛固酮系统活化　肾实质疾病时缺血可导致肾素-血管紧张素-醛固酮系统（RAAS，包括循环及肾脏局部的 RAAS）活化。血管紧张素Ⅱ（AngⅡ）能与近端、远端肾小管及集合管上血管紧张素Ⅱ1 型受体（AT_1R）结合，醛固酮也能与远端肾小管及集合管上的醛固酮受体结合，增加 Na^+重吸收。

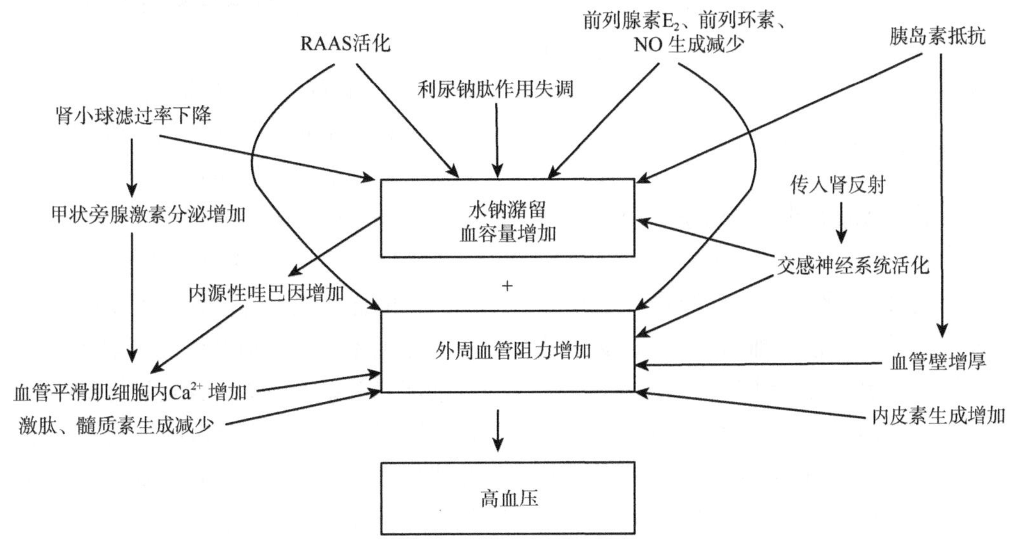

图 6-83-1　肾实质性高血压的发病机制

2. 交感神经系统活化 肾实质性疾病时交感神经能通过传入肾反射，释放去甲肾上腺素等介质，它们能与近端肾小管上α受体结合，增加Na^+重吸收。

3. 花生四烯酸代谢紊乱 花生四烯酸（AA）的环氧合酶代谢产物前列腺素E_2（PGE_2）能与其髓袢升支厚壁段上的受体EP3结合，抑制Na^+重吸收；前列环素（PGI_2）也有类似作用。AA的细胞色素P450代谢途径产物5, 6-环氧二十碳三烯酸（5, 6-epoxyeicosatrienoic acid，5, 6-EET）也能作用于近端肾小管及皮质集合管，抑制Na^+转运。肾实质性疾病时AA代谢紊乱，上述代谢产物生成减少，即能促进水钠潴留。

4. 一氧化氮生成减少 一氧化氮（NO）能参与肾脏压力-排钠效应，减少肾小管Na^+重吸收。所以肾实质性疾病致NO生成减少时，极易发生水钠潴留。

5. 利尿钠肽作用失调 水钠潴留将刺激心房肌细胞分泌心房钠尿肽（ANP）及心室肌细胞分泌脑钠肽（BNP），这些利尿钠肽将与它们在肾脏上的受体（ANP的受体NPRa分布于肾小球及内髓质集合管，BNP的受体NPRb分布于肾小球、远端肾小管及内外髓质集合管）结合，发挥排钠效应。肾实质性疾病时肾单位受损，利尿钠肽效应减弱，水钠潴留加重。

6. 体内胰岛素蓄积 肾实质性疾病发生肾衰竭时，体内胰岛素降解减少（体内30%～40%胰岛素在近端肾小管降解），血中胰岛素水平增高；同时，机体出现胰岛素抵抗，也易导致高胰岛素血症。胰岛素能刺激钠泵（Na^+-K^+-ATP酶），增加近端肾小管Na^+重吸收，扩张血容量。

上述因素导致的水钠潴留均能增加血容量，促使容积性高血压发生。

（二）导致外周血管阻力增加的机制

1. RAAS活化 AngⅡ能与血管壁上AT_1R结合，发挥缩血管效应，导致外周血管阻力增加。

2. 交感神经系统活化 交感神经系统活化释放的去甲肾上腺素等介质能与血管壁上α受体结合，刺激血管收缩，增加血管阻力。

3. 内皮素合成增加 肾实质性疾病时肾脏内皮素-1（ET-1）合成增加，ET-1通过自分泌、旁分泌及内分泌途径，与血管壁上内皮素A型受体（ETaR）结合，导致肾及外周血管收缩，增加外周血管阻力。

4. AA代谢紊乱 AA经过环氧合酶作用生成的各种产物，与其血管壁上的相应受体结合，能发挥不同的血管活性效应。已知PGE_2与其受体EP2、EP4结合，PGI_2与其受体IP结合，均能发挥扩血管效应；而前列腺素H_2（PGH_2，又称前列腺素内过氧化物，为AA环氧合酶代谢的中间产物）及血栓素A_2（TXA_2）均能与TXA_2受体TP结合，发挥缩血管效应。肾实质性疾病时AA代谢紊乱，缩血管产物增多和（或）扩血管产物减少均可导致血管收缩，外周血管阻力增加。

5. 内源性哇巴因释放 肾实质性疾病导致细胞外容积膨胀时，能反馈性刺激下丘脑组织释放哇巴因。循环中增多的哇巴因将抑制血管平滑肌细胞钠泵，导致Na^+-Ca^{2+}交换减少（Na^+-K^+-ATP酶受抑，胞内Na^+浓度增高，Na^+依赖性Ca^{2+}流出减弱）及电压门控钙通道去极化，使胞质内Ca^{2+}增加，促进血管收缩，增加外周血管阻力。

6. 体内胰岛素蓄积 肾衰竭患者常出现高胰岛素血症，胰岛素能刺激血管平滑肌细胞使其肥大，增强血管应答性，并使管壁增厚、管腔变窄，血管阻力增加。

7. 甲状旁腺功能亢进症 肾功能不全致肾小球磷滤过减少时，高磷血症即能刺激甲状旁腺激素分泌，以促进磷从肾小管排泌，严重时将形成甲状旁腺功能亢进症。甲状旁腺激素能导致血管平滑肌细胞胞质内Ca^{2+}浓度增加，增强血管收缩，增加外周血管阻力。

8. 其他扩血管活性物质生成减少 肾脏还能产生NO、激肽（远端肾小管上皮细胞产生激肽释放酶，进而将血浆中激肽原转换为激肽）及肾脏髓质素（medullipin）等扩血管活性物质。肾实质性疾病时扩血管活性物质生成减少，拮抗血管收缩能力减弱，外周血管阻力易增加。

上述因素导致的血管收缩、外周血管阻力增加，均能促使阻力性高血压发生[1-4]。

在机体内这些神经体液因素还相互作用，构成复杂网络关系。例如，AngⅡ与交感神经之间存在密切联系。AngⅡ能通过中枢增加交感神经活性，并能作用于交感神经末梢，促进儿茶酚胺释放，增强交感神经作用；交感神经能收缩肾脏血管，减少肾脏血流，刺激球旁细胞合成肾素，进一步活化

RAAS。又如，近年发现 AngⅡ和 ET-1 间也存在密切联系，AngⅡ能增强前内皮素原-1（prepro ET-1）mRNA 转录，并提高内皮素转换酶活性，增加 ET-1 合成；ET-1 也能通过提高血管紧张素转换酶活性，促进 AngⅡ生成，而且二者还共用一个 AngⅡ/ET-1 双重受体。此外，缩血管活性物质与扩血管活性物质间也存在相互作用，如 ET-1 能促进 ANP、NO、前列腺素分泌，前列腺素能抑制肾素分泌及交感神经活性等。神经体液因素之间的这种复杂网络关系，在研究它们的致高血压作用时，必须予以注意[1-5]。

三、临床表现

高血压的各种症状于肾实质性高血压中同样存在，此处不再赘述。下面仅对肾实质性高血压表现的某些特殊方面进行简要介绍。

与同等水平的原发性高血压比较，肾实质性高血压的眼底病变更重，更易发生心脑血管并发症；而且肾实质性疾病（尤其是 IgA 肾病）的高血压比原发性高血压更易进展成恶性高血压，其发生率约高 1 倍。恶性高血压是一种血栓性微血管病，其中约 1/4 病例可出现非典型溶血性尿毒症临床表现（如血小板减低、微血管内溶血，甚至补体旁路激活）。所以，肾实质性高血压预后比原发性高血压差[1-3, 6-9]。

在此，还需特别强调肾实质性高血压对基础肾脏病，尤其是慢性肾小球疾病进展的影响。慢性肾小球疾病时肾小球前小动脉呈舒张状态，系统高血压容易传入肾小球，造成肾小球内高压、高灌注及高滤过，此“三高”即能加速残存肾小球硬化（从局灶节段性硬化至球性硬化）；同时，长期高血压又能导致肾脏小动脉硬化，使小动脉壁增厚、管腔变窄，肾小球缺血，直至进展到肾小球硬化（缺血性硬化）。而且肾脏缺血又会进一步激活肾脏局部 RAAS，形成恶性循环，加重高血压。所以未能很好控制的肾实质性高血压将明显加速肾实质性疾病进展，损伤肾功能[1-3, 6-9]。

尿蛋白量多的肾小球疾病，高血压加速肾损害进展更明显，因为二者都可增加肾小球滤过。美国学者还研究了人种的影响，发现黑种人更易发生高血压肾损害。因此，尿蛋白量多的患者及黑种人患者更需严格控制高血压[1-3, 6-9]。

四、治　疗

治疗高血压的根本目标是保护心脑肾等靶器官和降低总死亡率。在改善生活方式的基础上，应根据高血压患者病情实施抗高血压药物治疗，同时还要干预可纠正的危险因素、靶器官损害和并存疾病，以期获得最大治疗效益[10]。

肾实质性高血压治疗同样要遵循上述原则。由于肾实质性高血压能反过来作用于肾脏，加速肾病进展，形成恶性循环，所以治疗时要特别强调肾脏保护，要有效延缓肾损害进展，这就需要明确如下问题。

（一）高血压的降压目标值

根据各时期新出现的循证医学证据，高血压患者的降压目标值在不断进行修订，而且不同指南的建议也不尽相同。表 6-83-2 对 2018 年后各有关高血压指南推荐的慢性肾脏病（CKD）降压目标值进行了总结，并将推荐的≥65 岁老年人降压目标值总结于表 6-83-3。现在 CKD 高血压老年患者越来越多，为他们进行高血压治疗时，一定要充分考虑老年人的特殊性，实施个体化治疗。

表 6-83-2　各高血压指南推荐的 CKD 高血压降压目标值

年份	高血压防治指南	CKD 高血压降压目标值
2017*	美国 ACC/AHA 等[11]	＜130/80mmHg
2018	欧洲 ESC/ESH[12]	＜140/90mmHg，宜接近 130/80mmHg
2018*	中国[10]	＜140/90mmHg，高危患者＜130/80mmHg
2020	国际 ISH[13]	＜130/80mmHg，老年人＜140/90mmHg
2021	国际 KDIGO[14]	收缩压＜120mmHg#
2022	国际 WHO[15]	收缩压＜130mmHg

* 2017 年 ACC 等制订的指南发表于 2018 年；2018 年《中国高血压防治指南》修订委员会等修订的指南发表于 2019 年。

\# KDIGO 强调本指南使用的血压数据是用标准化诊室血压测量方法获得的，常规诊室测量方法不适用。

表 6-83-3　各高血压指南推荐的老年人降压目标值

年份	高血压防治指南	≥65 岁老年人降压目标值
2017*	美国 ACC 等[11]	收缩压降至≤130mmHg
2018	欧洲 ESC/ESH[12]	收缩压降至 130～139mmHg，不应＜130mmHg；舒张压降至＜80mmHg
2018*	中国[10]	将血压降至≤150/90mmHg，能耐受者可降至≤140/90mmHg

续表

年份	高血压防治指南	≥65 岁老年人降压目标值
2020	国际 ISH[13]	血压＜140/80mmHg
2021	国际 KDIGO[14]	老年 CKD 患者收缩压降至＜120mmHg#
2022	国际 WHO[15]	血压＜140/90mmHg

* 2017 年 ACC 等制订的指南发表于 2018 年；2018 年《中国高血压防治指南》修订委员会等修订的指南发表于 2019 年。

KDIGO 强调本指南使用的血压数据是用标准化诊室血压测量方法获得的，常规诊室测量方法不适用。

面对上述各种指南推荐的不同降压目标值，应如何应用？①对于呈现蛋白尿或（和）肾功能不全的 CKD 高血压患者，宜将血压降至＜130/80mmHg[10, 11, 13, 15]。②对老年 CKD 高血压患者需根据病情调高降压目标值，能耐受者宜将血压降至＜140/80～90mmHg[10, 12, 13, 15]。③需要缓慢降压达标，除高血压急症和亚急症外，对大多数高血压患者，应根据病情在 4～12 周将血压逐渐降至目标水平[10, 12, 13]。④降压治疗中要密切监测不良反应及患者耐受性，尤其需要避免如下不良反应：直立性低血压及其引起的晕倒跌伤；急性肾损害（血压过快或过度下降时，肾小球灌注减少可引起肾前性急性肾损伤，尤易发生于原有 CKD 的患者及 75 岁以上老人）；脑供血不足和缺血性脑卒中（易发生于原有重度颈动脉粥样硬化及管腔狭窄的老年患者）[11, 12, 14]。⑤对于不能耐受和（或）出现明显不良反应的患者，不应强求将血压降至指南所定目标值，而应个体化调整。此外还需知晓，临床循证医学试验常已把虚弱、易跌倒、有认知障碍、合并症多的高血压患者排除，所以这些循证试验结果并不能完全代表真实世界情况。在真实世界中上述被排除的患者都需要治疗，他们尤易出现各种不良反应，故对他们更需特别关注[11, 12, 14]。

2012 年改善全球肾脏病预后组织（Kidney Disease：Improving Global Outcomes，KDIGO）制订的 CKD 血压管理临床实践指南规定：尿白蛋白排泄率（UAE）＜30mg/d 的 CKD 患者血压应控制在＜140/90mmHg；UAE 为 30～300mg/d 或更高时血压应控制在＜130/80mmHg。指南认为，当血压降至上述目标值时，即能有效延缓 CKD 患者的肾损害进展[16]。当时制订的降压目标值主要是参考 MDRD 试验[17]、AASK 试验[18]及 REIN-2 试验[19]提供的循证证据，这 3 个临床试验纳入的对象都是 CKD 高血压患者，治疗目标都是延缓肾损害进展。

而 2021 年 KDIGO 修订的 CKD 血压管理临床实践指南却规定：当用标准化诊室血压测量（standardized office BP measurement）方法测量血压时，CKD 高血压患者应将收缩压控制在＜120mmHg，且无论有无蛋白尿及是否为老年人，此目标值不变。指南认为，上述强化降压治疗能够有效降低具有心血管风险的高血压患者（包括 CKD 高血压患者）心血管事件的发生率及全因死亡率[14]。此指南的降压目标值及治疗目的均与 2012 年的指南存在很大差别。2021 年的指南在很大程度上是以 SPRINT 试验[20]提供的循证证据进行修订的，值得注意的是，SPRINT 试验是以具有心血管风险的高血压患者为研究对象，CKD 患者仅占其中约 1/4（2646/9361），该试验是以有效降低心血管事件发生率及全因死亡率而非延缓肾损害进展为主要终点。事实上，由于 SPRINT 试验的观察时间相对较短（中位随访时间 3.26 年），进入复合肾脏终点（包括估算肾小球滤过率下降≥50%，进行维持性透析治疗或肾移植）的事件发生率较低，故此试验并未能证实上述强化降压具有肯定的延缓肾损害进展的效果[11, 14]。

所以，在应用 2021 年 KDIGO 指南时必须注意：①要如 SPRINT 试验一样，需用标准化诊室血压测量方法测量血压，包括有人值守或无人值守的自动化诊室血压测量（attended or unattended automated office BP measurement）[14]。常规的非标准化诊室血压测量结果常高于标准化诊室血压测量值，且无法用某个校正因子将两种测量值进行换算，因此仍在采用常规诊室血压测量方法的患者，则不能应用本指南制定的强化降压目标[14]。②正如前述，2021 年指南的强化治疗是以降低高血压患者（包括 CKD 高血压患者）的心血管事件发生率及全因死亡率为主要目标，此强化降压对肾脏的长期影响尚未确定[11, 14]。③此强化治疗有可能增加低血压、晕厥、电解质紊乱及急性肾损害等不良反应的发生，所以实施时一定要严格遵从前述注意事项（缓慢降压及密切观察），防止严重不良反应发生，对确实不能适应收缩压降至＜120mmHg 的个体应该提高降压目标值[14]。

（二）合理选用抗高血压药物

在治疗肾实质性高血压时，首要任务是将血压降至目标值，凡能有效降压、把血压降至目标值的药物均可应用。本书第四编第二部分已对各种抗高血压药进行了详述，此处不再赘述。不过，在将它们应用于肾实质性高血压治疗时需要注意：①肾功能不全对药代动力学的影响，对于主要经肾排泄的药物（或其活性代谢产物），要根据肾功能状态调整药物剂量或给药间隔时间。②药物（或其活性代谢产物）是否能被透析清除（与药物蛋白结合率及表观分布容积相关），能被透析清除者需要在透析后服药。

此外，在将血压降至目标值的前提下，不同抗高血压药物的肾脏保护作用强弱仍有差异，此时宜首选肾脏保护作用强的药物。目前公认能阻断肾素-血管紧张素系统（RAS）的抗高血压药物对肾脏保护作用最强，故下文对几种抗 RAS 药物做一简述。

1. 血管紧张素转换酶抑制剂（ACEI） 对肾实质性高血压的改善及肾脏保护（减少尿蛋白及延缓肾损害进展）效应，在 20 世纪末及 21 世纪初即已被许多临床循证医学试验证实，如卡托普利试验（Lewis 等于 1993 年完成，用卡托普利治疗 1 型糖尿病伴肾病）[21]、AIPRI 试验（1996 年完成，用贝那普利治疗 CKD）[22]、REIN 试验（1999 年完成，用雷米普利治疗 CKD）[23-25]、AASK 试验（2001 年完成，用雷米普利治疗高血压肾硬化症）[26]及 ESPIRAL 试验（2001 年完成，用福辛普利治疗 CKD）[27]等。2006 年我国即已对 ACEI 在肾脏病中的应用制订了专家共识[28]。

ACEI 能通过两种效应延缓肾损害进展，即血流动力学效应及非血流动力学效应。血流动力学效应是指改善肾小球内高压、高灌注及高滤过而发挥的效应：① ACEI 能抑制 AngⅡ合成，并抑制缓激肽降解，减少血管收缩；而且 AngⅡ合成受抑后，能进一步减少醛固酮合成，减少水钠潴留。如此即能从减少血管阻力及血容量两方面改善系统高血压，系统高血压改善即能间接改善肾小球内“三高”。②ACEI 还能直接扩张肾小球出入球小动脉，且扩张出球小动脉作用强于扩张入球小动脉作用，故又能直接改善肾小球内“三高”。早在 20 世纪 80 年代初即已证实，肾小球内“三高”能加速残存肾单位的肾小球硬化，所以改善球内“三高”即能有效延缓肾损害进展[1-4]。

非血流动力学效应主要包括：①改善肾小球滤过膜选择通透性。AngⅡ能使肾小球滤过膜上小孔变大，导致滤过膜选择通透性变差，ACEI 阻断了 AngⅡ产生，故能改善肾小球滤过膜选择通透性，使尿蛋白（尤其中、大分子尿蛋白）排泄减少。②保护肾小球足细胞。AngⅡ能使足突隔膜上裂隙素（nephrin）丢失，使足细胞从基底膜上剥脱，损伤足细胞功能，ACEI 阻断了 AngⅡ产生，故能保护足细胞。③减少肾小球内细胞外基质（ECM）蓄积。AngⅡ能刺激肾小球细胞增加 ECM 合成及减少 ECM 降解（AngⅡ通过刺激纤溶酶原激活物抑制物 PAI-1 生成，而使纤溶酶及基质金属蛋白酶生成减少，进而抑制 ECM 降解），ACEI 阻断了 AngⅡ生成，故能拮抗上述作用，从而减少 ECM 蓄积，延缓肾小球硬化进展[1-4]。

有学者把降低系统高血压进而改善肾小球内“三高”、延缓肾损害进展的机制称为“血压依赖性效应”，而把与降低系统高血压无关的其他保护机制（如直接扩张出球小动脉作用、改善肾小球滤过膜选择通透性作用、保护足细胞作用及减少 ECM 蓄积作用）统称为“非血压依赖性效应”。虽然抗高血压药均具有血压依赖性肾脏保护效应，但是除抗 RAS 药物外，其他药物均无上述非血压依赖性保护效应，因此抗 RAS 药物的肾脏保护作用最强，且血压正常的 CKD 患者也能应用其保护肾脏[1-4]。

2. 血管紧张素Ⅱ受体阻滞剂（ARB） 在治疗肾实质性高血压上的疗效，同 ACEI 一样，也已被许多临床循证医学试验证实，如治疗 2 型糖尿病Ⅳ期肾损害的 RENAAL 试验（用氯沙坦进行治疗，于 2001 年完成，）[29]及 IDNT 试验（用厄贝沙坦治疗，于 2001 年完成）[30]，以及治疗 2 型糖尿病Ⅲ期肾损害的 IRMA2 试验（用厄贝沙坦治疗，于 2001 年完成）[31]及 MARVAL 试验（用缬沙坦治疗，于 2002 年完成）[32]。

在降压作用上，ARB 主要通过阻断 AngⅡ与血管紧张素Ⅱ1 型受体（AT_1R）结合发挥效应（舒张血管，抑制醛固酮生成，排钠利尿）。ARB 阻断 AngⅡ与 AT_1R 结合后，将促使 AngⅡ更多地与血管紧张素Ⅱ2 型受体（AT_2R）结合，AT_2R 介导的效应正好与

AT_1R 相反，也能发挥降压作用[1-4]。

在不良反应上，ARB 常比 ACEI 轻。ACEI 具有抑制缓激肽降解的作用，能使血液中缓激肽、前列腺素及 P 物质增多，这些物质能刺激呼吸道，诱发干咳，增加血管通透性，诱发血管神经性水肿，而 ARB 无抑制缓激肽作用，故很少出现上述不良反应[1-4]。

在应用 ACEI 或 ARB 治疗肾实质性高血压时，应注意如下事项：①要遵循用 ACEI 及 ARB 的一般原则，即从少量开始，无副作用再逐渐加量，对老年人尤应如此。老年人可能存在肾动脉粥样硬化和不同程度的肾动脉狭窄，故对拮抗 RAS 药物治疗很敏感，用药不当易造成血压过快和（或）过度下降，诱发低血压及急性肾损害[1-4]。②在用药期间要避免血容量不足，包括脱水（如过度利尿）及肾脏有效血容量不足（如并存心力衰竭或肾病综合征）。在 ACEI 或 ARB 致出球小动脉扩张的基础上，再出现肾小球灌入减少，肾小球滤过率必会过度下降，导致血清肌酐（SCr）水平异常上升（上升超过 30%），出现急性肾损害[1-4]。③ACEI 及 ARB 的降压疗效会受钠摄入量影响，因此应用 ACEI 及 ARB 时应限制钠盐摄入量（无水肿患者每天摄入氯化钠＜5g），否则会影响降压效果[10, 14]。④早年曾认为 CKD 患者 SCr＞265μmol/L（3mg/dl）即不宜应用 ACEI 及 ARB，而后此“禁忌”已被突破，且证实此时应用 ACEI 或 ARB 仍有延缓肾损害进展的效果。我国侯凡凡等[33]于 2006 年完成的 ESBARI 试验即证实了这一点。不过，肾功能不全至此程度时肾脏排钾能力已很差，应用具有保钾作用的 ACEI 或 ARB，一定要高度警惕高钾血症发生[1-4]。⑤不推荐 ACEI 与 ARB 联合治疗，因 ONTARGET 研究发现替米沙坦和雷米普利合用在减少心血管事件方面并未显示出较单药应用的优势，却增加了低血压、晕厥、腹泻及肾功能损害的发生[34]。近年发布的美国、欧洲、KDIGO 及 WHO 高血压防治指南均重申不推荐 ACEI 与 ARB 联合治疗[11, 12, 14, 15]。

3. 血管紧张素受体-脑啡肽酶抑制剂（angiotensin receptor-neprilysin inhibitor，ARNI） 是 RAS 和利尿钠肽的双重抑制剂，目前已批准上市的药物为沙库巴曲缬沙坦（sacubitril/valsartan，LCZ696），它除能有效治疗心力衰竭外，也具有良好的降血压作用[35-37]。

沙库巴曲是一种前体药，在体内被酯酶裂解后形成活性代谢产物 LBQ657，发挥脑啡肽酶抑制效应。脑啡肽酶受抑制将导致 ANP、BNP 及 C 型利尿钠肽（CNP）的降解减少、血浓度增加，增强它们的舒张血管、排钠利尿效应，从而降低血压；而且这些利尿钠肽还能抑制交感神经及 RAAS 活性，协助降压。但与此同时，LBQ657 也能抑制脑啡肽酶对 AngⅡ的降解，使 AngⅡ血浓度增加，在很大程度上抵消了它的降压效果，所以临床没有用沙库巴曲单药进行降压治疗。沙库巴曲缬沙坦是两药按 1∶1 摩尔比组成的共结晶体，其中的缬沙坦不但能阻断体内原有的 AngⅡ与 AT_1R 结合，发挥降压作用（参见前述），而且还能阻断用沙库巴曲后增加的 AngⅡ与 AT_1R 结合，从而增强沙库巴曲的降压效应。两药作用互补，从而获得最佳降压效果[35-37]。

已将利尿钠肽与五类常用抗高血压药物的降压作用机制总结于表 6-83-4。

表 6-83-4　利尿钠肽与其他五类抗高血压药物的作用比较[35, 36]

药物	扩血管	利尿	RAAS 抑制	SNS 抑制
利尿钠肽	+	+	+	+
利尿剂	−	+	−	−
ACEI/ARB	+	−	+	−
钙拮抗剂	+	−	−	−
β 受体阻滞剂	+	−	−	+

注：SNS. 交感神经系统。

2010 年后已有不少用沙库巴曲缬沙坦治疗轻中度或重度高血压的临床研究发表，包括原发性高血压、盐敏感性高血压、老年收缩期高血压、CKD 高血压及伴肥胖的高血压等，结果均显示沙库巴曲缬沙坦的降压效果优于对照组（包括用奥美沙坦、缬沙坦、氨氯地平单药或安慰剂）[35, 38]。用 PubMed 数据库进行搜索发现，2019～2021 年至少已发表 8 篇用沙库巴曲缬沙坦治疗高血压的 meta 分析论著，它们也得出一致结论：沙库巴曲缬沙坦的降压疗效优于 ARB，而且与 ARB 相比并未增加不良反应（如咳嗽、血管神经性水肿、高血钾及急性肾损害）[39-46]。尽管如此，在已发表的论著中，用沙库巴曲缬沙坦治疗 CKD 高血压的研究[47, 48] 及其治疗高血压时对肾脏影响的研究[47-49]仍很少，而且不少上述临床研究的治疗及观察时间较短，无法为本药的远期疗效及安全性提供证据。这些不足都有待今后的进一步研究解决。

4. 直接肾素抑制剂（direct renin inhibitor，DRI）　是 21 世纪初开发的一类新型抗高血压药物，其中阿利吉仑（aliskiren）已应用于临床。DRI 能与肾素分子的活性位点结合，抑制肾素的催化活性，使血管紧张素原不能被裂解生成血管紧张素Ⅰ，从而减少血中 AngⅡ及醛固酮浓度，发挥降压效应[50]。

阿利吉仑已于 2007 年被美国食品药品监督管理局（Food and Drug Administration，FDA）批准治疗高血压，其单药治疗即有良好降压疗效，若与利尿剂或钙拮抗剂（CCB）联合应用，其降压效果会进一步提高[51-54]。在肾脏保护作用上，已有不少临床试验显示，与安慰剂比较，其单药治疗即能减少糖尿病肾病及非糖尿病肾病患者的尿白蛋白或尿蛋白排泄，但是无论阿利吉仑单药还是联合治疗，至今在改善肾脏“硬终点”（血清 SCr 倍增或进入终末肾脏病）上均未显示出肯定效应，这是一个需要进一步研究的问题[52, 55-57]。

阿利吉仑单药治疗的耐受性及安全性均较好，不良反应发生率低，与安慰剂相当[51, 52]。如前述，阿利吉仑与利尿剂和（或）CCB 联合治疗，能显著提高降压效果，但是必须注意，阿利吉仑不应与 ACEI 或 ARB 联合应用，这种联合治疗虽能增强降压及减少尿白蛋白的疗效，但是却显著增加了发生高钾血症及低血压的风险。这些严重不良反应首先被 ALTITUDE 试验发现[58]，而后又被 meta 分析证实[59, 60]，目前已受到广泛重视，不推荐抗 RAS 类药物（DRI、ACEI 及 ARB）联合治疗已被写入许多高血压防治指南[11, 12, 14]。

（三）抗高血压药物配伍应用原则

肾实质性高血压常需 3～4 种抗高血压药物并用才能有效降压，目前多采用如下流程及原则来进行抗高血压药物的配伍。

首选 ACEI 或 ARB 配合小剂量利尿剂应用。小剂量利尿剂排钠，能增强 ACEI 及 ARB 降压疗效；对高血容量患者适量利水，也能帮助降低血压。利尿剂一定不能过量，如果出现血容量不足，正如前述，SCr 将会异常增高（超过基线的 30%）[4]。肾功能不全患者还要参考 SCr 水平选用利尿剂：SCr＜159μmol/L（1.8mg/dl）时，可用噻嗪类或噻嗪样利尿剂（后者包括吲达帕胺等）；而 SCr＞159μmol/L（1.8mg/dl）时，只能用袢利尿剂，因为此时噻嗪类或噻嗪样利尿剂已无疗效[4, 10]。

如果上面两种抗高血压药物不能将血压降至达标，则再加用 CCB，此类药能通过阻断血管平滑肌细胞的钙通道舒张血管而降压。CCB 包括二氢吡啶类及非二氢吡啶类两类，临床上常用前者，降压效果欠佳时二氢吡啶类 CCB 可逐渐加量至中等剂量[4]。有些高血压防治指南强调 ACEI 或 ARB 应先联合二氢吡啶类 CCB，如无效则再联合利尿剂[13]，但是其他指南包括我国高血压防治指南[10]并未如此强调。笔者认为 ACEI 或 ARB 先联合二氢吡啶类 CCB 或先联合利尿剂皆可，这里之所以推荐先联用利尿剂，是因为肾实质性高血压的发病机制中容量因素占有较大权重，如果患者并无容量增加，那么先联合二氢吡啶类 CCB 同样合理。

如果上述三种抗高血压药物联合治疗血压仍不能达标，就应根据患者心率选择另一种配伍药物。心率较快者宜加用 β 受体阻滞剂或 α 及 β 受体阻滞剂；心率偏慢（低于 60 次/分）者可选用其他抗高血压药物，包括 α 受体阻滞剂、中枢性降压药及外周血管扩张药等[4]。理论上讲，上述药物联合治疗效果不佳时，也可将联合治疗中 ACEI 或 ARB 换成 DRI，但是目前仍缺乏循证证据，国内更缺乏应用经验。

第二节　肾血管性高血压与缺血性肾病

肾动脉狭窄可引起肾血管性高血压和（或）缺血性肾病[4, 61, 62]。此节将着重讨论肾血管性高血压，因其与缺血性肾病关系密切，故对后者也进行相应介绍。

一、病　　因

肾动脉狭窄主要由动脉粥样硬化引起，称为动脉粥样硬化性肾动脉狭窄（atherosclerotic renal artery stenosis，ARAS），约占肾动脉狭窄的 90%，ARAS 常见于患全身动脉粥样硬化的老年人，男性居多[4, 62-64]；其次为肾动脉纤维肌发育不良，约占肾动脉狭窄的 10%，常发生于青中年，女性占优势（占 80%～

90%）[2, 62-65]；而由大动脉炎引起的肾动脉狭窄少见，仅占<1%，主要见于我国及亚洲地区国家的年轻女性，近些年中南美洲及欧洲也有报道[4, 62-66]。

二、发病机制与病理生理

（一）肾血管性高血压

1. 两种肾血管性高血压动物模型的病理生理变化 1934 年 Goldblatt 及其同事首先用钳夹肾动脉的方法成功诱发出动物肾血管性高血压。此后两种模型均制作成功：一种为“两肾一夹”模型，即在动物双肾中，钳夹一肾肾动脉致高血压；另一种为“一肾一夹”模型，即先切除动物一肾，再将残肾肾动脉钳夹致高血压。结果发现两种模型在维持高血压上机制不同，“两肾一夹”模型高血压在较长时间均呈肾素依赖性，阻断 RAS 能使血压明显下降（患肾缺血，刺激球旁细胞分泌肾素，RAS 活化，导致肾素依赖性高血压；此时对侧健肾血流灌注增多，激活压力-排钠机制，增强肾脏水钠排泄以维持机体正常血容量）；而“一肾一夹”模型高血压主要呈容积依赖性，阻断 RAS 对降压并无作用（初始肾素分泌增加，RAS 活化，升高血压；但是此模型并无上述健肾，无法增加水钠排泄，所以血容量增加；高血容量致容积依赖性高血压，同时反馈抑制肾素分泌，使血浆肾素及血管紧张素水平恢复正常）[4, 61, 62]。

2. 肾血管性高血压不同发病阶段的病理生理变化 在利用模型动物研究肾血管性高血压的发病机制时，研究者发现在肾血管性高血压不同时期致高血压的因素也有所不同。肾血管性高血压至少分为如下三个阶段：①急性期。钳夹肾动脉后数分钟血压即升高，从而进入急性期，此时由于肾脏缺血导致 RAS 活化，血压升高。因此，此期高血压呈肾素依赖性，阻断 RAS 能使血压降至正常。②过渡期。数天后即开始进入过渡期，此时 RAS 水平逐渐下降，而水钠潴留及血容量扩张却逐渐发生。此期阻断 RAS 仍有一定降压反应，但疗效已显著减弱。③慢性期。数天至数周后进入慢性期，该期高血压靠水钠潴留及血容量扩张机制维持，属容积依赖性高血压。血容量扩张进一步反馈抑制了肾素分泌，RAS 水平已正常，此时阻断 RAS 已无降压反应[4, 61, 62]。

肾血管性高血压这三期的进展速度在不同种类动物及不同实验模型中不同。“两肾一夹”动物模型保留了一侧健肾，此健肾受高血压作用也会逐渐受损（即出现高血压肾硬化症），但是进展慢，能够较长时间代偿缺血肾受损的利钠作用，故该模型这三期发展速度较慢，高血压能较长时间呈肾素依赖性。而“一肾一夹”模型动物，无对侧健肾代偿利钠，高血压能很快从肾素依赖性转入容积依赖性[4, 61, 62]。

3. 人体肾血管性高血压的病理生理变化 人体肾血管性高血压的肾动脉狭窄状态有与上述两种动物模型相似之处，即单侧肾动脉狭窄类似于“两肾一夹”模型，而双侧肾动脉狭窄及孤立肾肾动脉狭窄则类似于“一肾一夹”模型[4, 61, 62]。

这两种情况下人体肾血管性高血压的发生机制是否也与动物模型完全相同？研究发现，单侧肾动脉狭窄患者的高血压呈肾素依赖性，其维持高血压机制与“两肾一夹”动物模型相似；而双侧肾动脉狭窄患者的情况却与“一肾一夹”模型有所不同，其高血压并非典型容积依赖性，而是高肾素及高容积两致病因素并存。对此差别的解释是，人体双侧肾动脉狭窄并不可能对称进展，总是一先一后发生，故疾病早期类似于“两肾一夹”模型，以高肾素因素为主，而后对侧肾动脉狭窄发生，才逐渐过渡到“一肾一夹”模型状态，高容积因素渐明显，因此在相当长的时间内，高肾素及高容积两因素同时致病。总之，人体的肾动脉狭窄常缓慢发生，其影响因素比上述动物模型多，两者之间存在着某些差异（表 6-83-5）[4, 61, 62]。

（二）缺血性肾病

肾脏血流灌注减少超过其自身调节能力（如肾内血流重新分布、肾小球滤过减少及肾小管重吸收增强等），即能导致肾组织缺血，久之出现缺血性肾小球病变，从缺血性基底膜皱缩到肾小球缺血性硬化；缺血还能刺激肾组织释放多种血管活性物质（如 AngⅡ、ET、NO 及前列腺素等）及致炎症、致纤维化细胞因子（如白细胞介素-1、肿瘤坏死因子-α、转化生长因子-β 及 PAI-1 等），最终导致肾间质纤维化[1-3]。

表 6-83-5　人体与动物模型肾血管性高血压的比较

	肾素	血浆容量	ACEI 对血压影响
动物模型			
"两肾一夹"模型	高	正常	降低
"一肾一夹"模型	正常	高	无变化
人体			
单侧肾动脉狭窄	高	正常	降低
双侧肾动脉狭窄	高/正常	正常/高	降低

三、病 理 表 现

（一）肾动脉病变

肾动脉粥样硬化常伴全身动脉粥样硬化（如冠心病、脑卒中、主动脉粥样硬化及外周动脉粥样硬化等）。肾动脉粥样硬化斑块常位于肾动脉开口处（它可能是主动脉粥样硬化斑块向肾动脉的直接延伸）或近 1/3 段。肾动脉单侧或双侧受累，有报道约 17%的单侧 ARAS 能在 5 年内进展成双侧[4, 61-64]。

纤维肌发育不良最常侵犯动脉壁中层，致平滑肌细胞增生及纤维化，但也可侵犯内膜层、外膜层或多层同时受累。中层纤维肌发育不良的肾动脉常呈"串珠样"外观（动脉壁形成一串环状狭窄，狭窄环之间动脉呈瘤样扩张）。该病变常发生在肾动脉的中至远段，并可延伸至分支。右侧肾动脉受累显著较左侧肾动脉多，双侧肾动脉受累在成人病例中仅占 25%～35%。此病变也可出现于肾外动脉（如脑动脉、颈动脉、冠状动脉、肠系膜动脉及肢体动脉），多部位动脉受累者占 30%～48%[4, 61-65]。

大动脉炎常累及全身多处动脉（常出现无脉症及两侧血压不对称等表现），肾动脉是最常受累部位之一（在我国及其他亚洲国家约 1/2 的大动脉炎累及肾动脉[67]），而且常双侧肾动脉受累。病变常侵犯动脉全层，呈广泛纤维化，致管腔重度狭窄。肾动脉各段均可受累，但开口处往往更重[4, 61-66]。

（二）肾实质病变

肾动脉狭窄导致的肾实质病变与高血压肾硬化症相似，均由慢性肾缺血引起。早期肾小球呈缺血性皱缩（基底膜皱缩，毛细血管丛缩小，肾小囊腔扩张），晚期呈缺血性硬化（基底膜皱缩，毛细血管丛塌陷，管腔闭塞，细胞消失），肾小管萎缩及基底膜增厚皱缩，肾间质灶状炎症细胞浸润及纤维化[4, 61, 62, 68]。

四、临 床 表 现

肾动脉粥样硬化虽然有时仅表现为肾血管性高血压或缺血性肾病，但是多数情况下两者并存；肾动脉纤维肌发育不良一般仅表现为肾血管性高血压，只有严重的内膜纤维肌发育不良才发生缺血性肾脏病；大动脉炎往往同时导致肾血管性高血压及缺血性肾病[4, 61, 62]。

轻度肾动脉狭窄可毫无临床症状，仅重度肾动脉狭窄（超过 70%管腔）才能引起肾血管性高血压和（或）缺血性肾病。

（一）肾血管性高血压

在轻至中度高血压患者中肾血管性高血压占 0.6%～3.0%，而在顽固性高血压患者中可超过 20%[61]。临床表现具有如下特点：①发病早，在 30 岁以前甚至儿童时期出现高血压（主要见于纤维肌发育不良）；或发病晚，在 50～60 岁后才出现高血压，或者原来控制良好的高血压在中老年后难以控制（增加抗高血压药物种类及剂量血压都难以达标），甚至迅速恶化出现高血压危象（主要见于 ARAS）。②肾血管性高血压患者的血压昼夜节律常紊乱，夜间杓型曲线消失。③患者血清肾素水平常增高（特别是单侧肾动脉狭窄及疾病较早期），所以肾血管性高血压不用 RAS 拮抗剂如 ACEI 或 ARB 治疗，血压很难控制，而用药剂量一旦偏大，又很易造成降压过度和（或）急性肾损害，此时血清 SCr 水平将上升超过基线的 30%。此外，约 15%的患者可因继发性醛固酮增多而出现低钾血症，甚至低钾性碱中毒。④易发生闪烁性肺水肿（flash pulmonary edema），此肺水肿瞬间发生并迅速消退。⑤患者腹部或腰胁部听诊有时可闻及血管杂音（高调、粗糙收缩期或双期杂音）。此外，与原发性高血压比较，肾血管性高血压更易出现靶器官损害[4, 61, 62, 69-71]。

（二）缺血性肾病

缺血性肾病主要见于 ARAS，西方的尸解资料统计，在 64～75 岁老年人中此病发病率为 18%，而在 75 岁以上老年人中高达 42%[72]。缺血性肾病的主要临床表现为肾功能缓慢进行性减退，由于肾小管对缺血敏感，故其功能减退常在先（出现夜尿多、尿比重及渗透压减低等远端肾小管浓缩功能障碍），而后肾小球功能才受损（患者肾小球滤过率下降，进而 SCr 增高）。患者的尿化验改变轻微（轻度蛋白尿，常＜1g/d，少量红细胞及管型）。另外，影像学检查显示患侧肾脏缩小，两肾大小常不对称（详见下述）[4, 62, 68, 72]。

五、辅助检查

（一）诊断肾动脉狭窄的检查

诊断肾动脉狭窄现常采用超声、CT 血管成像（CTA）、磁共振血管成像（MRA）作为筛查试验，筛查后高度疑诊时，再做经皮经腔肾动脉造影确定诊断[4, 61, 62]。历史上还曾经用卡托普利肾闪烁核素显像进行筛查试验，但可靠性差，现在指南已不推荐应用[73, 74]。

1. 超声检查 超声检查能准确测定双肾大小，肾动脉狭窄患者肾脏体积常渐进性缩小，单侧狭窄或两侧狭窄程度不一致时，两肾体积常不对称。彩色多普勒超声检查还能观察肾动脉主干及肾内血流变化，前者包括血流收缩期峰值速度（PSV＞180～200cm/s 对于狭窄程度＞60%的肾动脉狭窄具有诊断意义）及肾动脉-腹主动脉血流速度比值（RAR＞3.5 对狭窄程度＞60%的肾动脉狭窄具有诊断意义），后者包括血流加速时间（AT＞70ms 对肾动脉狭窄诊断有意义）及阻力指数（RI，两肾相差＞5%对肾动脉狭窄诊断有意义）。彩色多普勒超声是一个很好的诊断肾动脉狭窄的初筛检查，但是其诊断可靠性与检查医师的经验高度相关，由有经验的医师执行检查时，此检查诊断肾动脉狭窄（狭窄程度＞60%）的敏感度及特异度可分别高达 90%及 96%。此外，诊断的可靠性也与患者的某些状况相关，肥胖、肠胀气及不会配合憋气的患者肾动脉显像常较差，会影响检查结果而造成漏诊。总体上讲，多普勒超声检查对发现肾动脉开口及近段狭窄较敏感，因此用其诊断 ARAS 会比诊断纤维肌发育不良的肾动脉狭窄可靠[4, 61, 62, 75-77]。

近年有学者应用含微泡的半乳糖悬液造影剂做彩超检查，增加了血流信号清晰度，能一定程度上提高检查准确性[78]。另外，近年还有学者应用多普勒微探头进行血管内多普勒超声检查，该微探头能插入肾动脉不同分支，更准确地测定肾内血流变化（如阻力指数等）[79, 80]。

2. CTA 和 MRA 这两项检查均能清楚显示肾动脉及肾实质影像，并可三维成像，对诊断肾动脉狭窄敏感度及特异度均高（均可高达 95%以上），不过它们显示的肾动脉狭窄程度均有夸张，不能用其图像来判断狭窄度。另外，MRA 显示远端肾动脉及分支狭窄效果较差，而 CTA 显示却清晰，故在诊断纤维肌发育不良的肾动脉狭窄时 CTA 优于 MRA。需注意已放置肾动脉金属支架的患者不能应用 MRA 检查[4, 61, 62]。

CTA 需要静脉注射碘造影剂（通常需注射 100～125ml），可能引起过敏反应及碘造影剂肾损害，因此过敏体质者要慎用，已有肾功能不全[SCr＜221μmol/L（＜2.5mg/dl）]的患者造影前后要做水化处理，且造影后要密切观察 SCr 变化，SCr＞221μmol/L（2.5mg/dl）的患者，则不应再用碘造影剂做 CTA[4, 61, 62]。近年已有学者用二氧化碳替代碘造影剂做 CTA 检查，但是技术尚欠成熟，目前尚未应用于肾动脉狭窄诊断[62, 81]。

MRA 需要静脉注射钆造影剂，原认为钆造影剂不良反应小、无肾毒性，但是现在发现它在肾功能不全时应用，安全性并不优于碘造影剂。首先，它同样有肾毒性，能导致肾损害；此外，钆造影剂在体内蓄积还可能诱发"肾源性纤维性皮肤病"（致皮肤纤维化），或"肾源性系统性纤维化"（体内重要脏器纤维化）。因此肾功能不全时也应慎用或不用钆造影剂，目前对此尚无明确规定，笔者认为在估算肾小球滤过率＜30ml/（min·1.73m^2）时不用钆造影剂应该合理[62, 82-86]。近年已有用无造影剂的高分辨率 MRA 做血管检查，或用超顺磁性氧化铁（ferumoxytol）替代钆造影剂做 MRA 的研究，很希望它们能尽早用于肾动脉狭窄的诊断[61, 62, 86]。

3. 经皮经腔肾动脉造影 经皮经动脉腔插管做主动脉-肾动脉造影（若不做此造影，肾动脉开口处病变将可能遗漏）及选择性肾动脉造影，能准确显示肾动脉狭窄部位、范围、程度及侧支循环形成情况，是诊断肾动脉狭窄的"金标准"。但是，该检查属有创性检查并需要用碘造影剂，故仍有应用局限性。插管检查可能导致假性动脉瘤、血肿、胆固醇结晶栓塞等并发症，发生率虽不高，但后果严重，故操作必须规范。另外，为避免造影剂肾病发生，宜选用非离子型等渗或低渗造影剂，尽量减少用量（有经验的医师操作时，仅用 20ml 左右的碘造影剂），并在造影前后做水化处理。造影剂肾病较易发生于高龄、糖尿病及肾功能不全患者，对这些患者要格外小心[4, 61, 62]。

（二）其他检查

1. 跨病变压差测定　常在做经皮经腔肾动脉造影时进行，是一种血流动力学检查，能帮助判断肾动脉狭窄是否具有血流动力学意义，因为只有具有血流动力学意义的肾动脉狭窄行血管成形术才能发挥治疗效益。经皮经腔肾动脉造影能准确判断肾动脉狭窄程度，一般认为，轻度狭窄（＜50%）不具有血流动力学意义，不必做血管成形术；重度狭窄（＞70%）具有血流动力学意义，有必要做血管成形术；中度狭窄（50%～70%）介乎二者间，是否具有血流动力学意义就必须通过跨病变压差测定来判断。当收缩期峰值压差＞20mmHg、平均压差＞10mmHg 及血流储备分数＜0.8 时，提示此狭窄已经造成血流动力学异常，应考虑血管成形术治疗[61-63, 87-90]。

2. 血氧水平依赖性磁共振成像（blood oxygen level-dependent magnetic resonance imaging，BOLD MRI）　基本原理：去氧血红蛋白具有顺磁性，能作为内源性生物造影剂产生磁共振图像。而氧合血红蛋白具有抗磁性，组织局部这两种血红蛋白比例的变化，就能导致 MRI 信号强度改变。按此原理，临床上即能用 BOLD MRI 检查来判断肾动脉狭窄患者肾皮质及肾髓质的组织氧合状态、氧张力及血流供应。从理论上讲，重度狭窄的肾动脉狭窄患者如果肾脏 BOLD MRI 检查显示肾组织缺氧不重，那么血管成形术治疗应能获益；反之，BOLD MRI 显示肾组织广泛重度缺氧，则血管成形术治疗恐已难改善肾功能，因为动物实验显示此时的肾脏损害已不可逆（肾间质重度纤维化及微血管消失）。目前上述推论尚缺少高质量的临床试验证据，需要今后在实践中进行验证[91-93]。

为预估血管重建治疗对肾血管性高血压的降压疗效，还曾进行外周血及双侧肾静脉血的肾素水平测定，结果表明若外周血肾素水平高和（或）患侧肾静脉血肾素水平较对侧高（＞1.5∶1），血管重建治疗后降压效果好，但是临床实践显示此预测的准确性差（敏感度及特异度只有 40%左右），指南现已不推荐应用[73, 74]。

六、治　　疗

治疗肾动脉狭窄的主要目的是减少肾血管性高血压，降低心脑血管事件发生率及死亡率，并尽量延缓肾损害进展[61]。

（一）治疗方法

1. 药物治疗　此处主要介绍抗高血压药物治疗。前文已述，高肾素血症是导致肾血管性高血压的重要因素，因此主张首选拮抗 RAS 的药物（包括 ACEI、ARB）进行治疗。但是 ACEI 或 ARB 必须从小剂量开始应用，逐渐加量，以免血压下降过度及急性肾损害（SCr 异常升高，超过用药前基线的 30%）发生。一般认为，ACEI 或 ARB 类药物仅适用于单侧肾动脉狭窄患者，双侧肾动脉狭窄患者用药出现上述不良反应的风险高，故应禁用。与肾实质性高血压治疗相似，血压控制不佳时，应加用钙拮抗剂和（或）利尿剂（宜选用氢氯噻嗪 12.5mg，要避免过度利尿激活肾素），并可进一步联合其他抗高血压药物（参阅本章第一节）[4, 61, 62, 94]。关于肾血管性高血压的降压目标值，指南并无明确规定，CORAL 研究[95]制定的降压目标值是＜140/90mmHg，合并慢性肾脏病或糖尿病时应降至＜130/80mmHg，可以作为参考。

2. 经皮经腔肾血管成形术（percutaneous transluminal renal angioplasty，PTRA）**治疗**　是为了改善肾脏血流供应，降低肾血管性高血压，防止或延缓缺血性肾病进展。在进行 PTRA 前一定要进行认真评估，判断是否具有治疗适应证。前文已述，肾动脉管腔狭窄程度＞70%，或狭窄程度在 50%～70%，而跨病变压差测定显示收缩期峰值压差＞20mmHg、平均压差＞10mmHg 及血流储备分数＜0.8，是进行血管成形术的适应证[61-63]。另外，从缺血性肾病的角度考虑，现在认为若已出现如下情况，进行血管重建对挽救肾功能已无意义：①SCr＞265μmol/L（3mg/dl），或核素分肾功能检查患肾肾小球滤过率＜10ml/min。②肾脏长径＜8cm。③彩色多普勒超声检测肾内血流阻力指数＞80。因此血管成形术应在出现上述情况前进行[4]。

对纤维肌发育不良及大动脉炎进行治疗，单做PTRA即可（详见下述），但是对ARAS（尤其病变在肾动脉开口处时）进行治疗，若仅做PTRA则术后再狭窄发生率高，因此对ARAS的治疗现在主张球囊扩张后立即放置血管支架，以减少术后再狭窄发生。3%～10%的PTRA患者可能出现手术并发症，如肾动脉夹层、肾动脉穿孔或破裂、血栓形成、胆固醇结晶栓塞及造影剂肾病等，应予以注意[4, 61, 62, 94]。

3. 外科血管重建治疗 包括动脉内膜剥脱术、主动脉-肾动脉旁路移植术、脾-肾动脉或肝-肾动脉吻合术、肾动脉狭窄段切除及移植物置换术及自身肾移植等，使患肾重新获得血供。可能的并发症包括出血、血栓形成、胆固醇结晶栓塞及急性肾损害等[4, 61, 62]。外科血管重建治疗的主要适应证为PTRA禁忌（如合并动脉瘤或主-髂动脉闭塞病）、PTRA治疗失败（如出现再狭窄）及预计PTRA疗效不佳（如肾动脉开口处重度狭窄）。对造影剂过敏而不能做PTRA的患者也应考虑行外科血管重建[4, 61, 62, 72, 94]。

（二）不同病因的治疗选择

1. 纤维肌发育不良 用PTRA疗效好，而且无须放置支架。文献报道，治疗后肾血管性高血压的完全治愈率（血压恢复正常，无须服用抗高血压药物）及改善率（抗高血压药物数量及剂量减少）均能分别达到35%～45%，所以PTRA已成为治疗纤维肌发育不良的第一选择。然而，仍有1/3患者做一次PTRA不能完全成功，尤其是肾动脉存在多处狭窄、外观呈串珠样的患者，可能需要重复治疗[4, 61, 62]。

2. ARAS 20世纪末一直主张，ARAS所致肾血管性高血压应给予PTRA及血管支架治疗，但是21世纪初进行的ASTRAL研究[96]及CORAL研究[95]显示，用抗高血压药物治疗及用PTRA加支架治疗患者在到达试验终点上并无差别，因此现已改变观点，认为对ARAS导致的肾血管性高血压应首先采用抗高血压药物治疗，只有药物无法控制的顽固性高血压才进行PTRA及血管支架治疗[4, 61, 62]。

3. 大动脉炎 炎症急性活动期应给予糖皮质激素及免疫抑制剂等药物治疗，只有药物控制活动后方可考虑PTRA或外科手术治疗。一般主张优先考虑PTRA治疗，但是大动脉炎侵犯管壁全层形成纤维瘢痕，管腔狭窄程度重，血管狭窄长度长，所以PTRA的操作难度远比治疗ARSA大。此外，还需要注意治疗大动脉炎不主张在球囊扩张后放置血管支架。资料显示，与单纯的PTRA治疗相比，放置支架后患者的2年血管通畅率低，再狭窄率及再次介入治疗率高。对于肾动脉狭窄重或管腔闭塞不宜进行PTRA治疗的患者，只要病变远端的肾动脉流出道通畅，无严重的肾功能损害，即可考虑进行外科血管重建治疗[96, 97]。

（徐潇漪　谌贻璞）

参考文献

[1] Smith MC，Rahman M，Dunn MJ. Hypertension associated with renal parenchymal disease[M]//Schrier RW. Diseases of the Kidney and Urinary Tract. 7th ed，Vol Ⅱ. Philadelphia：Lippincott Williams & Wilkins，2001：1363-1397.

[2] Izzo Jr JL，Campese VM. Hypertension and renal disease[M]//Brenner BM. The Kidney. 7th ed，Vol 2. Philadelphia：Saunders，2004：2109-2138.

[3] Elliott WJ，Peixoto AJ，Bakris GL. Primary and secondary hypertension[M]//Yu ASL，Chertow GM，Luyckx VA，et al. Brenner & Rector's the Kidney. 11th ed，Vol 1. Philadelphia：Elsevier，2020：1542-1551.

[4] 谌贻璞. 肾脏疾病与高血压[M]//余振球，赵连友，惠汝太，等. 实用高血压学. 3版. 北京：科学出版社，2007：1286-1308.

[5] 程虹，谌贻璞. 内皮素-1与肾素-血管紧张素-醛固酮系统的相互作用[J]. 肾脏病与透析肾移植，2003，12：371-374.

[6] Bayer G，von Tokarski F，Thoreau B，et al. Etiology and outcomes of thrombotic microangiopathies[J]. Clin J Am Soc Nephrol，2019，14（4）：557-566.

[7] Timmermans S，Abdul-Hamid MA，Vanderlocht J，et al. Patients with hypertension-associated thrombotic microangiopathy may present with complement abnormalities[J]. Kidney Int，2017，91（6）：1420-1425.

[8] Faria B，Canão P，Cai Q，et al. Arteriolar C4d in IgA nephropathy：A cohort study[J]. Am J Kidney Dis，2020，76（5）：669-678.

[9] Bakris GL，Ritz E. The Message for World Kidney Day 2009：Hypertension and kidney disease：A marriage that should be prevented[J]. Clin J Am Soc Nephrol，2009，4：517-519.

[10] 《中国高血压防治指南》修订委员会，高血压联盟（中国），中华医学会心血管病学分会，等. 中国高血压防治指南（2018年修订版）[J]. 中国心血管杂志，2019，24（1）：1-46.

[11] Whelton PK, Carey RM, Aronow WS, et al. 2017 ACC/AHA/AAPA/ABC/ACPM/AGS/APhA/ASH/ASPC/NMA/PCNA Guideline for the prevention, detection, evaluation, and management of high blood pressure in adults. A report of the American College of Cardiology/American Heart Association Task Force on clinical practice guidelines[J]. J Am Coll Cardiol, 2018, 71(19): e127-e248.

[12] Williams B, Mancia G, Spiering W, et al. 2018 ESC/ESH guidelines for the management of arterial hypertension[J]. Eur Heart J, 2018, 39(33): 3021-3104.

[13] Unger T, Borghi C, Charchar F, et al. 2020 International Society of Hypertension Global Hypertension Practice Guidelines[J]. Hypertension, 2020, 75(6): 1334-1357.

[14] Kidney Disease: Improving Global Outcomes (KDIGO) Blood Pressure Work Group. KDIGO 2021 clinical practice guideline for the management of blood pressure in chronic kidney disease[J]. Kidney Int, 2021, 99(3S): S1-S87.

[15] Al-Makki A, DiPette D, Whelton PK, et al. Hypertension pharmacological treatment in adults: A World Health Organization guideline executive summary[J]. Hypertension, 2022, 79: 293-301.

[16] Kidney Disease: Improving Global Outcomes (KDIGO) Blood Pressure Work Group. KDIGO clinical practice guideline for the management of blood pressure in chronic kidney disease[J]. Kidney Int Suppl, 2012, 2: 337-414.

[17] Klahr S, Levey AS, Beck GJ, et al. The effects of dietary protein restriction and blood-pressure control on the progression of chronic renal disease. Modification of Diet in Renal Disease Study Group[J]. N Engl J Med, 1994, 330: 877-884.

[18] Wright JT Jr, Bakris G, Greene T, et al. Effect of blood pressure lowering and antihypertensive drug class on progression of hypertensive kidney disease: Results from the AASK trial[J]. JAMA, 2002, 288: 2421-2431.

[19] Ruggenenti P, Perna A, Loriga G, et al. Blood-pressure control for renoprotection in patients with non-diabetic chronic renal disease(REIN-2): Multicentre, randomised controlled trial[J]. Lancet, 2005, 365: 939-946.

[20] The SPRINT Research Group. A randomized trial of intensive versus standard blood-pressure control[J]. N Engl J Med, 2015, 373(22): 2103-2116.

[21] Lewis EJ, Hunsicker, LG, Bain RP, et al. The effect of angiotensin-converting-enzyme inhibition on diabetic nephropathy[J]. New Engl J Med, 1993, 329: 1456-1462.

[22] Maschio G, Alberti D, Janin G, et al. Effect of the angiotensin-converting-enzyme inhibitor benazepril on the progression of chronic renal insufficiency. The Angiotensin-Converting-Enzyme Inhibition in Progressive Renal Insufficiency Study Group[J]. N Engl J Med, 1996, 334(15): 939-945.

[23] The GISEN Group. Randomised placebo-controlled trial of effect of ramipril on decline in glomerular filtration rate and risk of terminal renal failure in proteinuric, non-diabetic nephropathy[J]. Lancet, 1997, 349(9069): 1857-1863.

[24] Ruggenenti P, Perna A, Gherardi G, et al. Renal function and requirement for dialysis in chronic nephropathy patients on long-term ramipril: REIN follow-up trial[J]. Lancet, 1998, 352(9136): 1252-1256.

[25] Ruggenenti P, Perna A, Gherardi G, et al. Renoprotective properties of ACE-inhibition in non-diabetic nephropathies with non-nephrotic proteinuria[J]. Lancet, 1999, 354(9176): 359-364.

[26] Agodoa LY, Appel L, Bakris GL, et al. Effect of ramipril vs amlodipine on renal outcomes in hypertensive nephrosclerosis: A randomized controlled trial[J]. JAMA, 2001, 285(21): 2719-2728.

[27] Marin R, Ruilope LM, Aljama P, et al. A random comparison of fosinopril and nifedipine GITS in patients with primary renal disease[J]. J Hypertens, 2001, 19(10): 1871-1876.

[28] 《血管紧张素转换酶抑制剂在肾脏病中正确应用》专家协会组. 血管紧张素转换酶抑制剂在肾脏病中正确应用的专家共识[J]. 中华肾脏病杂志, 2006, 22(1): 57-58.

[29] Brenner BM, Cooper ME, de Zeeuw D, et al. Effects of losartan on renal and cardiovascular outcomes in patients with type 2 diabetes and nephropathy[J]. N Engl J Med, 2001, 345(12): 861-869.

[30] Lewis EJ, Hunsicker LG, Clarke WR et al. Renoprotective effect of the angiotensin-receptor antagonist irbesartan in patients with nephropathy due to type 2 diabetes[J]. N Engl J Med, 2001, 345(12): 851-860.

[31] Parving HH, Lehnert H, Brochner-Mortensen J, et al. The effect of irbesartan on the development of diabetic nephropathy in patients with type 2 diabetes[J]. N Engl J Med, 2001, 345(12): 870-878.

[32] Viberti G, Wheeldon NM. Microalbuminuria reduction with valsartan in patients with type 2 diabetes mellitus: A blood pressure-independent effect[J]. Circulation, 2002, 106(6): 672-678.

[33] Hou FF, Zhang X, Zhang GH, et al. Efficacy and safety of benazepril for advanced chronic renal insufficiency[J]. New Engl J Med, 2006, 354: 131-140.

[34] The ONTARGET Investigators. Telmisartan, ramipril, or both in patients at high risk for vascular events[J]. N Engl

J Med，2008，358：1547-1559.

[35] 中国医疗保健国际交流促进会高血压分会，中国医师协会心血管分会，中国高血压联盟，等. 沙库巴曲缬沙坦在高血压患者临床应用的中国专家建议[J]. 中华高血压杂志，2021，29（2）：108-113.

[36] Patel P, Chen HH. Natriuretic peptides as a novel target in resistant hypertension[J]. Curr Hypertens Rep，2015，17（3）：18.

[37] Yamamoto K，Rakugi H. Angiotensin receptor-neprilysin inhibitors：Comprehensive review and implications in hypertension treatment[J]. Hypertens Res，2021，44（10）：1239-1250.

[38] 张跃，李宁，邱健，等. 血管紧张素受体脑啡肽酶抑制剂沙库巴曲缬沙坦治疗高血压的研究进展[J]. 中华高血压杂志，2021，29（6）：519-524.

[39] Malik AH，Aronow WS. Efficacy of sacubitil/valsartan in hypertesion[J]. Am J Ther，2019. Online Ahead of Print.

[40] Li Q，Li L，Wang F，et al. Effect and safety of LCZ696 in the treatment of hypertension：A meta-analysis of 9 RCT studies[J]. Medicine（Baltimore），2019，98（28）：e16093.

[41] De Vecchis R，Soreca S，Ariano C. Anti-hypertensive effect of sacubitril/valsartan：A meta-analysis of randomized controlled trials[J]. Cardiol Res，2019，10（1）：24-33.

[42] De Vecchis R，Ariano C，Soreca S. Antihypertensive effect of sacubitril/valsartan：A meta-analysis[J]. Minerva Cardioangiol，2019，67（3）：214-222.

[43] Geng Q，Yan R，Wang Z，et al. Effects of LCZ696 on blood pressure in patients with hypertension：A meta-analysis of randomized controlled trials[J]. Cardiology，2020，145（9）：589-598.

[44] Chua SK，Lai WT，Chen LC，et al. The antihy-pertensive effects and safety of LCZ696 in patients with hypertension：A systemic review and meta-analysis of randomized controlled trials[J]. J Clin Med，2021，10（13）：2824.

[45] Yang S，Zhang H，Yang P，et al. Efficacy and safety of LCZ696 for short-term management of essential hypertension compared with ARBs：A meta-analysis of randomized controlled trials[J]. J Cardiovasc Pharmacol，2021，77（5）：650-659.

[46] Zheng L，Xia B，Zhang X，et al. A meta-analysis on the effect and safety of LCZ696 in the treatment of hypertension[J]. Cardiol Res Pract，2021，2021：8867578.

[47] Haynes R，Judge PK，Staplin N，et al. Effects of sacubitril/valsartan versus irbesartan in patients with chronic kidney disease[J]. Circulation，2018，138（15）：1505-1514.

[48] Ito S，Satoh M，Tamaki Y，et al. Safety and efficacy of LCZ696，a first-in-class angiotensin receptor neprilysin inhibitor，in Japanese patients with hypertension and renal dysfunction[J]. Hypertens Res，2015，38（4）：269-275.

[49] Ruilope LM，Dukat A，Böhm M，et al. Blood-pressure reduction with LCZ696，a novel dual-acting inhibitor of the angiotensin Ⅱ receptor and neprilysin：A randomised，double-blind，placebo-controlled，active comparator study[J]. Lancet，2010，375（9722）：1255-1266.

[50] Wood JM，Maibaum J，Rahuel J，et al. Structure-based design of aliskiren，a novel orally effective renin inhibitor[J]. Biochem Biophys Res Commun，2003，308（4）：698-705.

[51] Angeli F，Reboldi G，Mazzotta G，et al. Safety and efficacy of aliskiren in the treatment of hypertension and associated clinical conditions[J]. Curr Drug Saf，2012，7（1）：76-85.

[52] Zhao Q，Shen J，Lu J，et al. Clinical efficacy，safety and tolerability of Aliskiren monotherapy（AM）：An umbrella review of systematic reviews[J]. BMC Cardiovasc Disord，2020，20（1）：179.

[53] Villamil A，Chrysant SG，Calhoun D，et al. Renin inhibition with aliskiren provides additive antihypertensive efficacy when used in combination with hydrochlorothiazide[J]. J Hypertens，2007，25：217-226.

[54] Brown MJ，McInnes GT，Papst CC，et al. Aliskiren and the calcium channel blocker amlodipine combination as an initial treatment strategy for hypertension control（ACCELERATE）：A randomised，parallel-group trial[J]. Lancet，2011，377（9762）：312-320.

[55] Louvis N，Coulson J. Renoprotection by direct renin inhibition：A systematic review and meta-analysis[J]. Curr Vasc Pharmacol，2018，16（2）：157-167.

[56] Heerspink HJ，Persson F，Brenner BM，et al. Renal outcomes with aliskiren in patients with type 2 diabetes：A prespecified secondary analysis of the ALTITUDE randomised controlled trial[J]. Lancet Diabetes Endocrinol. 2016，4（4）：309-317.

[57] Heerspink HJ，Ninomiya T，Persson F，et al. Is a reduction in albuminuria associated with renal and cardiovascular protection? A post hoc analysis of the ALTITUDE trial[J]. Diabetes Obes Metab，2016，18（2）：169-177.

[58] Parving HH，Brenner BM，McMurray JJ，et al. Cardiorenal end points in a trial of aliskiren for type 2 diabetes[J]. N Engl J Med，2012，367（23）：2204-2213.

[59] Harel Z，Gilbert C，Wald R，et al. The effect of combination treatment with aliskiren and blockers of the renin-angiotensin system on hyperkalaemia and acute kidney injury：Systematic review and meta-analysis[J]. BMJ，2012，344：e42.

[60] Makani H，Bangalore S，Desouza KA，et al. Efficacy and safety of dual blockade of the renin-angiotensin system：

Meta-analysis of randomised trials[J]. BMJ，2013，346：f360.

[61] Textor SC. Renovascular hypertension and ischemic nephropathy[M]//Alan SL，Chertow GM，Luyckx VA，et al. Brenner & Rector's the Kidney. 11th ed. Philadelphia：Elsevier，2020：1580-1621.

[62] Greco BA，Umanath K. Renovascular hypertension and ischemic nephropathy[M]//Feehally J，Floege J，Tonelli M，et al. Comprehensive Clinical Nephrology. 6th ed. Edinburgh：Elsevier，2018：482-501.

[63] Safian RD. Renal artery stenosis[J]. Prog Cardiovasc Dis，2021，65：60-70.

[64] Tanemoto M. Diagnosis and therapy of atheromatous renal artery stenosis[J]. Clin Exp Nephrol，2013，17（6）：765-770.

[65] van Twist DJL，de Leeuw PW，Kroon AA. Renal artery fibromuscular dysplasia and its effect on the kidney[J]. Hypertens Res，2018，41（9）：639-648.

[66] Chaudhry MA，Latif F. Takayasu's arteritis and its role in causing renal artery stenosis[J]. Am J Med Sci，2013，346（4）：314-318.

[67] Chen Z，Li J，Yang Y，et al. The renal artery is involved in Chinese Takayasu's arteritis patients[J]. Kidney Int.，2018，93（1）：245-251.

[68] 谌贻璞. 老年人缺血性肾脏病的诊断与治疗[J]. 中华老年医学杂志，2001，20：468-469.

[69] Herrmann SM，Textor SC. Renovascular hypertension[J]. Endocrinol Metab Clin North Am，2019，48（4）：765-778.

[70] Boutari C，Georgianou E，Sachinidis A，et al. Renovascular hypertension：Novel insights[J]. Curr Hypertens Rev，2020，16（1）：24-29.

[71] Colbert GB，Abra G，Lerma EV. Update and review of renal artery stenosis[J]. Dis Mon，2021，67（6）：101118.

[72] Garcia-Donaire JA，Alcazar JM. Ischemia nephropathy：Detection and therapeutic intervention[J]. Kidney Int，2005，68（Suppl 99）：S131-S136.

[73] Aboyans V，Ricco JB，Bartelink，Bartelink MLEL. 2017 ESC guidelines on the diagnosis and treatment of peripheral arterial diseases，in collaboration with the European Society for Vascular Surgery（ESVS）[J]. Eur J Vasc Endovasc Surg，2018，55（3）：305-368.

[74] Hirsch AT，Haskal ZJ，Hertzer NR，et al. ACC/AHA 2005 practice guidelines for the management of patients with peripheral arterial disease（lower extremity，renal，mesenteric，and abdominal aortic）：executive summary a collaborative report from the American Association for Vascular Surgery/ Society for Vascular Surgery，Society for Cardiovascular Angiography and Interventions，Society for Vascular Medicine and Biology，Society of Interventional Radiology，and the ACC/AHA Task Force on Practice Guidelines（Writing Committee to Develop Guidelines for the Management of Patients With Peripheral Arterial Disease）[J]. J Am Coll Cardiol，2006，47（6）：1239-1312.

[75] Granata A，Fiorini F，Andrulli S，et al. Doppler ultrasound and renal artery stenosis：An overview[J]. J Ultrasound，2009，12（4）：133-143.

[76] Ripollés T，Aliaga R，Morote V，et al. Utility of intrarenal Doppler ultrasound in the diagnosis of renal artery stenosis[J]. Eur J Radiol，2001，40（1）：54-63.

[77] Zachrisson K，Herlitz H，Lönn L，et al. Duplex ultrasound for identifying renal artery stenosis：Direct criteria re-evaluated[J]. Acta Radiol，2017，58（2）：176-182.

[78] Ciccone MM，Cortese F，Fiorella A，et al. The clinical role of contrast-enhanced ultrasound in the evaluation of renal artery stenosis and diagnostic superiority as compared to traditional echo-color-Doppler flow imaging[J]. Int Angiol，2011，30（2）：135-139.

[79] Slovut DP，Lookstein R，Bacharach JM，et al. Correlation between noninvasive and endovascular Doppler in patients with atherosclerotic renal artery stenosis：A pilot study[J]. Catheter Cardiovasc Interv，2006，67（3）：426-433.

[80] Duong MH，Mackenzie TA，Zwolak RM，et al. Correlation of invasive Doppler flow wire with renal duplex ultrasonography in the evaluation of renal artery stenosis：The Renal Artery Stenosis Invasive Doppler（RAIDER）study[J]. J Vasc Surg，2007，45（2）：284-288.

[81] Shaw DR，Kessel DO. The current status of the use of carbon dioxide in diagnostic and interventional angiographic procedures[J]. Cardiovasc Intervent Radiol，2006，29（3）：323-331.

[82] Boyden TF，Gurm HS. Does gadolinium-based angiography protect against contrast-induced nephropathy? A systematic review of the literature[J]. Catheter Cardiovasc Interv，2008，71（5）：687-693.

[83] Perazella MA. Current status of Gadolinium toxicity in patient with kidney disease[J]. Clin J Am Soc Nephrol，2009，4（2）：461-469.

[84] 程虹，谌贻璞. 与含钆造影剂相关的肾源性系统纤维化[J]. 中国医师进修杂志，2008，31（8）：1-3.

[85] Rudnick MR，Wahba IM，Leonberg-Yoo AK，et al. Risks and options with Gadolinium-based contrast agents in patients with CKD：A review[J]. Am J Kidney Dis，2021，77（4）：517-528.

[86] Hope MD，Hope TA，Zhu C，et al. Vascular imaging with ferumoxytol as a contrast agent[J]. Am J Roentgenol，201，205（3）：W366-W373.

[87] White CW. Catheter-based therapy for atherosclerotic renal artery stenosis[J]. Circulation，2006，113：1464-1473.

[88] De Bruyne B，Manharan G，Pijls NHJ，et al. Assessment of renal artery stenosis severity by pressure gradient measurements[J]. J Am Coll Cardiol，2006，48：1851-1855.

[89] Subramanian R，White CJ，Rosenfield K，et al. Renal fractional flow reserve：A hemodynamic evaluation of moderate renal artery stenoses[J]. Catheter Cardiovasc Interv，2005，64：480-486.

[90] 郭曦，李彭，刘光锐，等. 血流储备分数在肾动脉狭窄腔内修复术中的应用价值[J]. 中华心血管病杂志，2015，43（5）：413-417.

[91] Gloviczki ML，Saad A，Textor SC. Blood oxygen level dependent magnetic resonance imaging（BOLD MRI）analysis in atherosclerotic renal artery stenosis[J]. Curr Opin Nephrol Hypertens，2013，22（5）：519-524.

[92] Gloviczki ML，Lerman LO，Textor SC. Blood oxygen level-dependent（BOLD）MRI in renovascular hypertension[J]. Curr Hypertens Rep，2011，13：370-377.

[93] 赵龙，刘家祎，程虹，等. 肾动脉狭窄患者血氧水平依赖磁共振成像研究[J]. 心肺血管病杂志，2017，36（4）：293-303.

[94] 中国医疗保健国际交流促进会血管疾病高血压分会专家共识起草组. 肾动脉狭窄的诊断和处理中国专家共识[J]. 中国循环杂志，2017，32（9）：835-844.

[95] Cooper CJ，Murphy TP，Cutlip DE，et al. Stenting and medical therapy for atherosclerotic renal artery stenosis[J]. N Engl J Med，2014，370：13-22.

[96] ASTRAL Investigators；Wheatley K，Ives N，Gray R，et al. Revascularization versus medical therapy for renal-artery stenosis[J]. N Engl J Med，2009，361（20）：1953-1962.

[97] 李康，齐婉婷. 刘暴. 肾动脉型大动脉炎的外科治疗[J]. 中国医学科学院学报，2020，42（5）：691-695.

第84章 神经系统疾病与高血压

在我国患者中高血压导致的神经系统受累往往较重，特别是脑卒中等各种脑血管疾病。因此，临床医师特别是高血压科医师会特别注意脑血管疾病相关问题。然而，神经系统疾病也可以引起高血压，如颅内压增高、垂体瘤等，但却常常被临床医师忽略。神经源性高血压易被忽视，加上诊断困难，所以报道的病例数不多。累及自主神经系统的疾病，如阵发性交感神经过度兴奋综合征、家族性致死性失眠、帕金森病等可能对血压产生一定影响。因此，高血压科医师必须要重视神经系统疾病引起的高血压及对血压的影响。

第一节　各种疾病引起的高血压

一、颅内压增高

颅内压增高是神经外科常见临床病理综合征，是在病理状态下，颅内压持续在 2.0kPa（200mmH_2O）以上，是颅脑损伤、脑肿瘤、脑出血、脑积水和颅内炎症等所共有的征象，由上述疾病导致颅腔内容物体积增大，从而引起的相应综合征，称为颅内压增高。颅内压增高会引发脑疝危象，可使患者因呼吸循环衰竭而死亡[1]。

（一）基础理论

1. 病因、病理和病理生理

（1）脑内体积增加：是指脑组织水分增加导致的体积增大，即脑水肿，是颅内压增高的最常见原因。根据脑组织水肿的机制不同可分为以下两种。①血管源性脑水肿：临床最常见，为血脑屏障破坏所致，以脑组织间隙的水分增加为主。常见于脑损伤、炎症、脑卒中及脑肿瘤等。②细胞毒性脑水肿：由缺氧、缺血、中毒等原因所致的细胞膜结构受损，水分积聚在细胞内，常见于窒息、一氧化碳中毒、尿毒症、肝性脑病、药物和食物中毒等。

（2）颅内占位性病变：为颅腔内额外增加的颅内容物。病变可为占据颅内空间位置的肿块，如肿瘤（原发或者转移）、血肿、脓肿及肉芽肿等。此外，部分病变周围也可形成局限性水肿，或病变阻塞脑脊液通路，进一步使颅内压增高。

（3）颅内血容量增加：见于引起血管床扩张和脑静脉回流受阻的各种疾病，如各种原因造成血液中二氧化碳蓄积、严重颅脑外伤所致脑血管扩张、严重胸腹挤压伤所致上腔静脉压力剧增及颅内静脉系统血栓形成等。

（4）脑脊液增加（脑积水）：可由脑脊液分泌增多、吸收障碍或循环受阻引起。分泌增多见于脉络丛乳头状瘤、颅内某些炎症；吸收障碍见于蛛网膜下腔出血后红细胞阻塞蛛网膜颗粒等；循环受阻除了可由发育畸形（导水管狭窄或闭锁、枕大孔附近畸形等）引起外，也可由肿瘤压迫或炎症、出血后粘连、阻塞脑脊液循环通路所致。

（5）颅腔狭小：见于颅缝过早闭合导致颅腔狭小的狭颅症等。

2. 发病机制 颅腔内容物体积增加超出颅内压调节代偿的范围后颅内压增高，脑血管进行自我调节的功能减退，为了保证足够的脑供血，通过神经调节使全身血管收缩，从而出现高血压。

（二）诊断与治疗

1. 诊断 根据颅内压增高的速度将颅内压增高分为急性和慢性两类。急性颅内压增高头痛极剧烈，视盘水肿不一定出现，多无单侧或双侧展神经麻痹，意识障碍和生命体征改变出现早而明显，甚至出现去大脑强直，多有癫痫发作，脑疝发生快，有时数小时即可出现。常见病因多为蛛网膜下腔出血、脑出血、脑膜炎及脑炎等。慢性颅内压增高，头痛呈持续钝痛，阵发性加剧，夜间痛醒，视盘水肿典型，单侧或双侧展神经麻痹较常见，意识障碍及生命体征改变不一定出现，可有癫痫发作，脑疝发生缓慢甚至不发生。其多见于颅内肿瘤、炎症及出血后粘连。患者在颅内压升高早期常出现血压升高。

通过全面而详细地询问病史和认真的神经系统检查，可发现许多颅内疾病在引起颅内压增高之前已有一些局灶性症状与体征，由此可做出初步诊断。

2. 治疗 一般处理：密切观察神志、瞳孔、血压、呼吸、脉搏及体温的变化，以及时掌握病情发展的动态。病因治疗：颅内占位性病变，首先应考虑做病变切除术。若有脑积水，可行脑脊液分流术，颅内压增高已引起急性脑病时，应分秒必争进行紧急抢救或手术处理。降低颅内压治疗：常用的口服药物有氢氯噻嗪、乙酰唑胺及氨苯蝶啶、呋塞米（速尿）及甘油盐水，常用的可供注射的制剂有甘露醇、山梨醇溶液、呋塞米、人血清白蛋白及激素。冬眠低温疗法或亚低温疗法：有利于降低脑的新陈代谢率，减少脑组织的耗氧量，防止脑水肿的发生与发展，对降低颅内压亦起一定作用。

二、垂 体 瘤

垂体瘤是最常见的中枢神经系统肿瘤之一。流行病学研究发现，一般人群中垂体瘤的发病率高达16.7%。垂体瘤中32%～66%为泌乳素瘤，8%～16%为生长激素瘤，2%～6%为促肾上腺皮质激素瘤，1%为促甲状腺激素瘤，15%～54%为无功能瘤[2]。

（一）基础理论

1. 病因、病理和病理生理 下丘脑调节功能失调，垂体细胞自身缺陷；正常垂体组织遭受破坏；肾上腺皮质激素瘤患者皮质醇分泌增多。

2. 发病机制 下丘脑调节功能失调，垂体细胞自身缺陷导致神经激素分泌过多，引起激素分泌过多症状，其中包括血压升高；正常垂体组织遭受破坏，导致神经激素分泌减少，引起激素分泌过少症状；促肾上腺皮质激素瘤患者皮质醇分泌增多，典型的临床表现包括向心性肥胖（满月脸、水牛背）、多血质、皮肤紫纹、高血压等[3]。

（二）诊断与治疗

1. 诊断 激素分泌过多症状，如生长激素过多引起肢端肥大症；激素分泌过少症状，当无功能肿瘤增大，正常垂体组织遭受破坏时，因促性腺激素分泌减少而闭经、不育或阳痿。肿瘤压迫垂体周围组织的症候群如神经纤维刺激征，呈持续性头痛。视神经、视交叉及视神经束被肿瘤压迫，患者出现视力减退、视野缺损和眼底改变。

临床表现为激素分泌异常症候群、肿瘤压迫垂体周围组织的症候群、垂体卒中和其他腺垂体功能减退表现，头颅磁共振成像（MRI）检查显示有肿瘤存在即可诊断垂体瘤。

2. 治疗　垂体瘤的治疗主要包括手术、药物及放射治疗三种。应该根据患者垂体瘤的大小、激素分泌的情况、并发症及共患疾病的情况、患者的年龄、是否有生育要求及患者的经济情况制定个体化的治疗方案。近年来，相较于显微镜下经鼻蝶窦入路手术，内镜下经鼻蝶窦入路手术由于视野佳、创伤小、患者依从性好、平均住院时间短而逐渐成为治疗的首选[4]。内镜下经鼻扩大术可更加安全有效地切除侵袭性垂体瘤[5]。垂体瘤的一线药物治疗：泌乳素瘤一线用药为多巴胺受体激动剂，主要有溴隐亭和卡麦角林；生长激素瘤首选药物为生长抑素类似物，包括奥曲肽和兰瑞肽，以及这些药物的短效或长效衍生物；促肾上腺皮质激素瘤，可以用帕瑞肽降低尿游离皮质醇水平，有效改善高皮质醇血症的症状[6]。

三、焦　虑　症

焦虑症又称焦虑障碍，是一种神经障碍性疾病，以广泛和持续的焦虑或反复发作的惊恐不安为主要特征，表现为无实质内容或与现实处境不符的焦虑或恐惧，常伴头晕、胸闷、心悸、呼吸急促、尿频、多汗及震颤等自主神经症状。焦虑障碍在人群中常见，包括社交性焦虑障碍、惊恐障碍、强迫性障碍、广泛性焦虑障碍和创伤后应激障碍等多种，且临床表现多样。高血压合并焦虑症由免疫系统、内分泌及神经系统共同作用引发，心理、生物及社会因素之间相互作用在疾病发生、进展及转归过程中发挥着非常重要的作用[7]。

（一）基础理论

1. 病因、病理和病理生理　焦虑症存在身心两方面的病理过程，是生物-心理-社会因素等综合作用的结果。病因包括生物因素（遗传、神经生化及脑区改变）及心理因素。人体血压的稳定是神经调节和体液调节共同作用的结果。焦虑状态会使交感神经兴奋增加，而迷走神经呈现抑制状态，交感神经兴奋促进儿茶酚胺类激素的释放，引起小动脉痉挛收缩、心率增快和血压升高。下丘脑-垂体-肾上腺轴是人体应激反应的重要组成部分，参与多种机体活动。焦虑、抑郁等不良情绪影响下丘脑-垂体-肾上腺轴激素分泌，不良情绪刺激下丘脑分泌促肾上腺皮质激素释放激素，进而刺激腺垂体分泌促肾上腺皮质激素（ACTH），从而使糖皮质激素分泌增加。过多的糖皮质激素可通过影响α受体表达来增加血管平滑肌对儿茶酚胺的敏感性，使心肌收缩力增强，心率增快和心排血量增加，进而引发高血压[8]。同时，肾上腺皮质激素释放增多引起糖脂代谢紊乱、胰岛素抵抗、内皮功能受损和动脉粥样硬化的发生，这些因素都会促进高血压的发生和发展[9]。

2. 发病机制　焦虑引起血压升高，其可能的机制有以下几方面。

（1）引起下丘脑功能失调，垂体-肾上腺皮质轴活动增加，类固醇激素分泌增加，水钠潴留，血压升高。

（2）严重压力会造成交感神经系统激活，进而导致心排血量增加，动脉血压升高；儿茶酚胺、肾素和肾上腺皮质激素、血管紧张素Ⅱ产生增多，血管收缩，内皮系统受损，血小板激活，血流黏滞度增加，血管紧张增加阻力等，从而引起血压升高及波动。

（二）诊断与治疗

1. 诊断　患者多在缺乏相应客观刺激的情况下出现内心不安状态，表现为顾虑重重、紧张恐惧、失眠、头痛和多汗等累及多系统的自主神经功能失调。高血压一般易受情绪影响，血压忽高忽低，波动很大。急性焦虑发作时，患者往往伴有心慌、气短及面色苍白等表现。

主要根据病史、家族史、临床症状、病程及体格检查、量表测查和实验室辅助检查结果，由专科医师诊断。其中最主要的是临床症状和病程。早期筛查或自我诊断可以采用一些简单的焦虑自评量表（self-rating anxiety scale，SAS）测评，如果分数较高，建议到精神科或心理科做进一步检查。按照《中国精神障碍分类与诊断标准第 3 版（CCMD-3）》，焦虑症性神经症的一个亚型，首先须符合神经症的特点，即具有一定的人格基础，起病常受心理社会因素的影响；症状没有可证实的器质性病变作基础，与患者的现实处境不相称，但患者对存在的症状感到痛苦和无能为力，自知力完整，病程多迁延。

（1）惊恐发作（急性焦虑）：除了具备神经症的特征以外，还必须以惊恐发作为主要临床相。排除其他精神障碍，如恐惧症、抑郁症或躯体形式障碍等继发的惊恐发作；排除躯体疾病如癫痫、心脏病发作、嗜铬细胞瘤、甲状腺功能亢进症或自发性低血糖等继发的惊恐发作。轻型症状特点符合以下四点，重型症状加上第五点：①发作无明显诱因、无相关的特定情景，发作不可预测。②在发作间歇期，除惊恐再发作外，无明显症状。③发作时表现为强烈的恐惧、焦虑及明显的自主神经症状，并常有濒死恐惧、失控感等痛苦体验。④发作突然开始，迅速达到高峰，发作时意识清醒，事后能回忆。⑤患者因难以忍受又无法解脱而感到痛苦。病程标准在 1 个月之内至少有 3 次上述发作，或在首次发作后继发惊恐再发作的焦虑持续 1 个月。

（2）广泛性焦虑（慢性焦虑）：除具备神经症的特征外，还必须以持续的广泛性焦虑为主要临床相。排除甲状腺功能亢进症、高血压、冠心病等躯体疾病的继发性焦虑；排除兴奋药过量、催眠镇静药物或抗焦虑药的戒断反应；排除强迫症、恐惧症、抑郁症，或精神分裂症等伴发的焦虑。轻型表现符合以下两点，重型表现加上第三点：①经常或持续的无明确对象和固定内容的恐惧或提心吊胆。②伴自主神经症状或运动性不安。③社会功能受损，患者因难以忍受又无法解脱而感到痛苦。病程标准符合上述症状至少 6 个月。本病的临床表现和嗜铬细胞瘤导致的继发性高血压非常相似，有时被误诊，需要详细检查鉴别。

2. 治疗

（1）药物治疗：根据患者病情、身体情况、经济情况等因素综合考虑。一般建议服药 1～2 年。停药及加量请咨询医师，不可自行调整药物治疗方案。在服药期间，注意和医师保持联系，出现不良反应或其他问题及时解决。常用药物：①苯二氮䓬类（又称为安定类）药物，如劳拉西泮（罗拉）及阿普唑仑。②抗抑郁药，因为焦虑的病因会导致机体神经-内分泌系统出现紊乱，神经递质失衡，而抗抑郁药可使失衡的神经递质趋向正常，从而使焦虑症状消失，情绪恢复正常。广泛性焦虑常用治疗药物是帕罗西汀（赛乐特）、艾司西酞普兰（来士普）、文拉法辛（博乐欣、怡诺思）等。惊恐发作常用治疗药物是帕罗西汀、艾司西酞普兰及氯米帕明等。

（2）心理治疗：是指临床医师通过言语或非言语沟通，建立起良好的医患关系，应用有关心理学和医学的专业知识，引导和帮助患者改变行为习惯及认知应对方式等。药物治疗是治标，心理治疗是治本，两者缺一不可。

四、神经源性高血压

微血管压迫脑干导致神经源性高血压，高血压患者合并三叉神经痛、耳聋、耳鸣、面肌痉挛或舌咽神经痛等一个或多个症状，对抗高血压药物不敏感或使用多种抗高血压药物仍不能将血压控制在目标水平时应考虑本病。影像学检查示延髓头端腹外侧区（左侧多见）被搏动性的动脉所压迫，施行微血管减压术后，大部分患者血压可恢复正常，通常将这一类患者的高血压称为神经源性高血压[10]。

（一）基础理论

1. 病因、病理和病理生理 颅底血管搏动性压迫左侧延髓会造成高血压，此种高血压可由一侧延髓减压而降低。延髓左侧腹外侧的网状结构中的神经元是自主调节和控制血压的关键区域，在这些位于下橄榄核的神经元中存在肾上腺素的合成酶，而且有许多来自孤束核的纤维支配这些神经元。孤束核接受来自动脉压力感受器、化学感受器及其他心血管系统的传入信息，这些信息通过第Ⅸ、Ⅹ脑神经传导，以左侧为主。来自左心室和心房的心肌感受器传至孤束核的传入冲动主要通过左侧迷走神经传导，而血管对神经的机械性损害可能阻断这种传导，从而使孤束核接受的传入冲动减少，最终导致高血压的发生。

2. 发病机制 血压的升高有许多调节机制，其中交感神经兴奋性增高是重要的调节机制。延髓头端腹外侧区是脑干的心血管控制中枢，含有 C1 细胞群，这些细胞在调节心血管功能活动和血压方面起着至关重要的作用。随着年龄的增长，血管变长呈袢状，动脉壁变性，动脉伸长、扩张，使延髓与动脉袢及颅底桥静脉的位置发生改变，导致延髓的血管性压迫。这种异常的搏动性血管压迫在第Ⅴ、Ⅶ、Ⅷ、Ⅸ、Ⅹ脑神经和延髓头端腹外侧区产生三叉神经痛、面肌痉挛、耳鸣、眩晕、舌咽神经痛或高血压等症状。

（二）诊断与治疗

1. 诊断　患者多表现为三叉神经痛、面肌痉挛、耳鸣、眩晕、舌咽神经痛及高血压等。特殊的磁共振血管成像提示颅底血管搏动性压迫左侧延髓。

2. 治疗　显微血管减压术已成为治疗三叉神经痛、舌咽神经痛、面肌痉挛等合并高血压患者的主要治疗方案，术中准确地判断责任血管是手术成功的关键[11, 12]。对于无明显责任血管者，可行神经血管梳理手术，进一步改变神经与血管的关系，可获得良好效果。

第二节　各种疾病对血压的影响

一、阵发性交感神经过度兴奋综合征

阵发性交感神经过度兴奋综合征（paroxysmal sympathetic hyperactivity，PSH）是一种突发的以交感神经兴奋性增加为特征的临床综合征，主要发生于中重度脑损伤患者，表现为心动过速、血压升高、呼吸急促、发热、大汗及姿势异常或肌张力障碍，以上症状多同时出现，反复发生，持续数周或数月不等[13]。

（一）基础理论

1. 病因、病理和病理生理　病因多为颅脑损伤，少部分与脑积水、脑肿瘤、低血糖、感染及一些不明原因有关。传统理论认为，本病发生时脑损伤使交感神经兴奋中枢脱离更高级中枢的控制，即皮质抑制中枢（如脑岛和扣带回）与下丘脑、间脑和脑干（交感神经兴奋中枢）的联系断开。交感神经对本病起驱动作用。发作期血浆中儿茶酚胺（肾上腺素、去甲肾上腺素及多巴胺）与 ACTH 的水平明显升高。

2. 发病机制（重点为发生高血压的机制）　目前，PSH 的发病机制尚未完全明确，认为主要发病机制如下。

（1）断连机制：认为交感神经的活动是由不同部位的神经系统共同调控的。其中间脑和脑干（低位中枢）对交感神经起兴奋性的调节作用，而大脑皮质（高位中枢）则对交感神经起抑制作用。脑损伤时，由于高位调节中枢（大脑皮质）受损或高低位中枢之间的联系被破坏，交感神经调节脱离控制，从而产生交感风暴。

（2）兴奋抑制比（excitatory inhibitory ratio，EIR）模型学说[14]：认为间脑/脑干可抑制脊髓传入的刺激反射，当间脑/脑干受到损伤时，微小的刺激也可能引发剧烈的痛觉过敏反射，这些异常的痛觉反射反复累积，就会导致交感神经的异常兴奋和肌肉异常运动。可以说，该学说是对传统断连机制的有效补充。

（3）内囊损伤[15]：由于 PSH 患者存在不同程度的脑白质束弥漫性损伤，中枢自主神经传出中断，而内囊后肢的损伤就是其中一条被中断的通路，可能在其发病机制中发挥着重要作用。

（4）神经内分泌机制[16]：一直以来人们都认为 PSH 发作时的症状与儿茶酚胺大量分泌相关。PSH 发作时患者血中 ACTH 与儿茶酚胺的水平显著升高，而发作间期两者无明显差别，从而推测 PSH 患者由于脑垂体损伤或功能不足，ACTH 分泌减少继而引发促皮质激素释放激素的大量分泌。这项研究也在一定程度上证实了神经内分泌机制是 PSH 发病的重要机制。

（二）诊断与治疗

1. 诊断　本病主要表现为交感神经功能增强（如心率增快、血压升高、发热、大汗及呼吸频率增快）和姿势异常或肌张力障碍。

PSH 为一项发生于重度颅脑损伤患者的临床综合征，出现阵发性交感神经功能增强：①体温≥38.5℃；②心率≥130 次/分；③呼吸频率≥20 次/分；④收缩压≥140mmHg；⑤躁动；⑥出汗；⑦肌张力障碍（如僵硬或去大脑强直）。诊断 PSH 一般需要出现以上 7 项中的 5 项，且至少每天发作 1 次，持续 3 天并排除其他疾病。需要与其他可以导致发热、肌强直及儿茶酚胺释放的疾病相鉴别，主要包括继发性癫痫、中枢性高热及感染性发热等。

2. 治疗　药物治疗是 PSH 治疗的重要手段，目的是在急性发作期控制症状，减少器官功能损害；非急性发作期减少发作频率及次数，缩短病程，改善患者的预后。药物治疗主要是通过阻滞交感神经的传出冲动、减少儿茶酚胺的释放及缓解肌肉收缩三方面来起作用。目前的药物治疗按照急性发作期和非急性发作期给予不同推荐级别。非急性发作期一线用药为非选择性 β 受体阻滞剂普萘洛尔、α_2 受体激动剂可乐定及右美托咪定；二线用药为多巴胺受体激动剂溴隐亭、γ-氨基丁酸（GABA）衍生物巴氯芬及 GABA 衍生物加巴喷丁；三线用药为阿片类受体激动剂吗啡及芬太尼。急性发作期一线用药为非选择性 β 受体阻滞剂普萘洛尔、苯二氮䓬类药物咪达唑仑及氯硝西泮；二线用药为神经肌肉阻滞剂维库溴铵。

预防 PSH 的发作同样重要，治疗中应尽量减少可能导致发作的刺激因素，如保持安静、减轻疼痛、穿刺、翻身、拍背及吸痰时动作轻柔。对气道廓清能力差的患者建议早期气管切开，同时注意压疮、坠积性肺炎及导管相关性感染等并发症的预防。由于 PSH 发作时能量代谢高度亢进，故营养支持十分关键，临床中可采用间接测热法评估患者的准确能量需求，保证充足的热量供给。高压氧可以增加血氧含量，减轻脑水肿，改善脑代谢，有研究显示辅助给予高压氧治疗可以改善 PSH 患者的预后[17]。

二、家族性致死性失眠

家族性致死性失眠（fatal familial insomnia，FFI）是朊蛋白病的一种，是常染色体显性遗传性疾病，主要症状包括睡眠相关症状、神经精神症状和进行性交感神经症状，属于罕见病，发病率大约为每年 1/100 万[18]。

（一）基础理论

1. 病因、病理和病理生理 FFI 的病因为位于 20 号染色体短臂上的朊蛋白基因 *D178N* 突变，同时密码子 129 为甲硫氨酸[19]。其病理特征是严重的神经元丢失和致病性朊蛋白在神经元和非神经细胞中异常聚集，并伴有胶质细胞增生，选择性丘脑变性是最突出的病理特征，以丘脑腹前核和背内侧核受累最严重，可见神经元明显丢失[20]。研究证实，死后尸检也可以出现皮质和基底节区中度萎缩。此外，延髓下橄榄核、小脑皮质有时也有神经元脱失和胶质细胞增生，小脑浦肯野细胞轻度减少。大脑灰质的改变取决于病程的长短，部分患者有大脑皮质海绵状变性及老年斑；病程短的病例可能为轻中度，甚至不存在。一般而言，中枢神经系统其他部位，如基底节、脑干及脊髓不被侵犯。

2. 发病机制 FFI 是遗传性朊蛋白病的一种类型，属于常染色体显性遗传病。其发病机制是基因突变导致正常的朊蛋白转化为异常的朊蛋白，促使抗蛋白酶型朊蛋白在神经系统沉积，选择性地在边缘丘脑和大脑皮质累积，引起神经元细胞的丢失。高血压的发病与交感神经活动增强有关。

（二）诊断与治疗

1. 诊断 FFI 呈亚急性或急性发病，快速进展病程。FFI 最突出的症状为睡眠障碍，而且伴随一系列神经精神症状，包括自主神经功能障碍、运动症状、认知功能下降及精神行为异常等。本病高血压无特异性，伴随疾病发生，发病前无高血压病史。

FFI 的核心临床特征主要包括以下几种。①器质性睡眠障碍：失眠、深睡眠丧失、片段睡眠及快速眼动（rapid eye movement，REM）睡眠减少或丧失，喉部喘鸣，睡眠呼吸紊乱及不自主运动。②快速进展性痴呆：快速进展的痴呆伴或不伴有共济失调、锥体束征或锥体外系症状/体征和精神症状。③进行性交感神经症状：高血压、出汗、心动过速及呼吸不规则。

器质性睡眠症状和 1～2 组核心临床特征同时存在可以诊断可能的 FFI；在满足可能的 FFI 基础上，如出现快速进展的痴呆或失眠的阳性家族史、多导睡眠图阳性结果或单光子发射计算机断层成像/正电子发射计算机断层成像（PET）显示丘脑葡萄糖摄取减低这三条提示特征中的一条，即可诊断很可能的 FFI；确诊需通过朊蛋白基因检测，结果显示朊蛋白基因 *D178N* 突变且伴有密码子 129 甲硫氨酸多态性。本病需与克雅病、自身免疫性脑炎及副肿瘤综合征等相鉴别。本病多伴有抑郁焦虑状态，产生的高血压症状应与焦虑状态引起的高血压等相鉴别[21]

2. 治疗 到目前为止仍然没有针对本病的特定有效的具体治疗方法和预防性干预措施，病死率达 100%。患者如血压持续升高，应给予抗高血压药物对症处理。

三、帕金森病

帕金森病（Parkinson's disease，PD）是一种常见的神经系统变性疾病，最主要的病理改变是中脑黑质多巴胺能神经元的变性死亡，由此引起纹状体多巴胺含量显著减少而致病。我国 65 岁以上人群 PD 的患病率约为 1.7%[22]。

（一）基础理论

1. 病因、病理和病理生理　本病最主要的病理改变是中脑黑质多巴胺能神经元的变性死亡，由此引起纹状体多巴胺含量显著减少而致病。

2. 发病机制　PD 以中脑黑质致密部多巴胺能神经元变性丢失为主要病理表现。有研究认为 PD 的路易小体也出现在自主神经中枢、舌咽神经和迷走神经运动背核、胃黏膜下神经丛等导致自主神经功能紊乱，从而引起血压波动。

（二）诊断与治疗

1. 诊断　PD 起病隐匿，进展缓慢。首发症状通常是一侧肢体的震颤或活动笨拙，进而累及对侧肢体。主要临床表现为静止性震颤、运动迟缓、肌强直和姿势平衡障碍。PD 患者存在自主神经功能衰竭，大多伴随血压紊乱的情况，如神经源性直立性低血压、仰卧位高血压和餐后低血压。仰卧位高血压常见于约一半的神经源性低血压，因为这类患者的血压缓冲机制受损，在反复低血压的基础上可导致肾素-血管紧张素系统慢性激活。仰卧位高血压常伴随夜间血压节律紊乱，甚至夜间血压升高。

PD 的诊断主要依靠病史、临床症状及体征。本病呈隐匿起病、逐渐进展的病程，单侧受累进而发展至对侧，表现为静止性震颤和行动迟缓，排除非典型 PD 样症状即可做出临床诊断。对左旋多巴制剂治疗有效则更加支持诊断。多巴胺转运体功能显像可显示多巴胺转运体数量减少，多巴摄取功能 PET 显像可显示多巴胺递质合成减少。PD 引起的高血压多为仰卧位高血压伴直立位低血压[23]。

2. 治疗　药物治疗是 PD 最主要的治疗手段。左旋多巴制剂仍是最有效的药物。手术治疗是药物治疗的一种有效补充。康复治疗、心理治疗及良好的护理也能在一定程度上改善症状。目前应用的治疗手段主要作用是改善症状，尚不能延缓病情进展。因为 PD 合并高血压时存在较大的血压变异，应优先治疗直立性低血压，同时重视高血压带来的靶器官损害和远期心血管风险，推荐神经内科医师和心血管科医师多学科诊疗模式协作管理 PD 患者血压。

（褚　敏　武力勇）

参考文献

[1] 贾建平. 神经病学[M]. 7 版. 北京：人民卫生出版社，2013.

[2] Theodros D，Patel M，Ruzevick J，et al. Pituitary adenomas：Historical perspective，surgical management and future directions[J]. CNS Oncology，2015，4：411-429.

[3] Sun X，Lu L，Feng M，et al. Cushing syndrome caused by ectopic adrenocorticotropic hormone-secreting pituitary adenomas：Case report and literature review[J]. World Neurosurgery，2020，142：75-86.

[4] Elshazly K，Kshettry V，Farrell C，et al. Clinical outcomes after endoscopic endonasal resection of giant pituitary adenomas[J]. World Neurosurg，2018，114：e447-e456.

[5] Cappabianca P，Cavallo L，de Divitiis O，et al. Endoscopic endonasal extended approaches for the management of large pituitary adenomas[J]. Neurosurg Clin N Am，2015，26：323-331.

[6] Mehta G，Lonser R. Management of hormone-secreting pituitary adenomas[J]. Neuro Oncol，2017，19：762-773.

[7] Johnson HM. Anxiety and hypertension：Is there a link? A literature review of the comorbidity relationship between anxiety and hypertension[J]. Curr Hypertens Rep，2019，21：66.

[8] Ismail Z，Mohamad M，Isa M，et al. Factors associated with anxiety among elderly hypertensive in primary care setting[J]. J Ment Health，2015，24：29-32.

[9] Porzezińska-Furtak J，Krzyżanowska-Świniarska B，Miazgowski T，et al. Hypothalamic-pituitary-adrenal axis activity，personality traits，and BCL1 and N363S polymorphisms of the glucocorticoid receptor gene in metabolically obese normal-weight women[J]. Endocrine，2014，47：315-321.

[10] Jannetta PJ，Gendell HM. Clinical observations on etiology of essential hypertension[J]. Surg Forum，1979，30：431-432.

[11] van Ouwerkerk WJR，Samii M，Ammirati M. Essential hypertension in patients with hemifacial spasm or trigeminal neuralgia[M]//Frowein RA，Brock M，Klinger M. Advances in Neurosurgery：Head Injuries. Berlin：Springer，1989.

[12] Levy EI, Scarrow AM, Jannetta PJ. Microvascular decompression in the treatment of hypertension: Review and update[J]. Surg Neurol, 2001, 55: 2-10.

[13] Perkes I, Baguley IJ, Nott MT, et al. A review of paroxysmal sympathetic hyperactivity after acquired brain injury[J]. Ann Neurol, 2010, 68: 126-135.

[14] Baguley IJ. The excitatory: Inhibitory ratio model (EIR model): An integrative explanation of acute autonomic overactivity syndromes[J]. Med Hypotheses, 2008, 70: 26-35.

[15] Hinson HE, Puybasset L, Weiss N, et al. Neuroanatomical basis of paroxysmal sympathetic hyperactivity: A diffusion tensor imaging analysis[J]. Brain Inj, 2015, 29: 1-7.

[16] Fernandez-Ortega JF, Baguley IJ, Gates TA, et al. Catecholamines and paroxysmal sympathetic hyperactivity after traumatic brain injury[J]. J Neurotrauma, 2016, 34(1): 109-114.

[17] Rabinstein A, Benarroch EE. Treatment of paroxysmal sympathetic hyperactivity[J]. Curr Treat Options Neurol, 2008, 10: 151-157.

[18] Khan Z, Bollu PC. Fatal familial insomnia[M]//StatPearls [Internet]. Treasure Island (FL): StatPearls Publishing, 2022.

[19] Monari L, Chen SG, Brown P, et al. Fatal familial insomnia and familial Creutzfeldt-Jakob disease: Different prion proteins determined by a DNA polymorphism[J]. Proc Natl Acad Sci U S A, 1994, 91: 2839-2842.

[20] Gambetti P, Parchi P, Petersen RB, et al. Fatal familial insomnia and familial creutzfeldt-Jakob disease: Clinical, pathological and molecular features[J]. Brain Pathol, 2010, 5: 43-51.

[21] Wu LY, Zhan SQ, Huang ZY, et al. Expert consensus on clinical diagnostic criteria for fatal familial insomnia[J]. Chin Med J, 2018, 131: 5.

[22] Qi S, Yin P, Wang L, et al. Prevalence of Parkinson's disease: A community-based study in China[J]. Mov Disord, 2021, 36(12): 2940-2944.

[23] Postuma R, Berg D, Stern M, et al. MDS clinical diagnostic criteria for Parkinson's disease[J]. Mov Disord, 2015, 30: 1591-1601.

第85章

先天性心血管畸形与高血压

部分先天性心血管畸形伴有血压异常，表现为高血压或脉压的变化，其中最具代表性的是主动脉缩窄。血压升高常是此类患儿的就诊主诉，进而通过影像学检查确诊心血管畸形，所以监测血压有助于心血管畸形的筛查，而血压控制的好坏影响着远期预后，是此类疾病治疗中的重要组成部分。因此，本章将可引起高血压的先天性心血管畸形简略叙述。

第一节　伴血压升高的先天性心血管畸形

一、各病的解剖、病理生理特点与临床表现

（一）主动脉缩窄

主动脉缩窄（coarctation of aorta，COA）占先天性心血管畸形的5%～8%。缩窄段多数位于主动脉弓左锁骨下动脉开口远端，靠近动脉导管或导管韧带连接处，少数患儿狭窄可发生于左锁骨下动脉开口近端或降主动脉膈肌水平，可局限性存在，也可累及一段较长的范围。根据缩窄部位与动脉导管的关系，可分为导管前型和导管后型（图6-85-1）。导管前型又称婴儿型，缩窄部位在导管韧带近心端，狭窄段较长，均合并其他畸形如动脉导管未闭、室间隔缺损、主动脉瓣二叶畸形、二尖瓣狭窄等；导管后型又称成人型，缩窄位于动脉导管韧带远心端，狭窄段较局限，常为单一畸形，侧支循环丰富，病情较轻。但此分类不绝对，有不少婴儿患“成人型”，也有成人患“婴儿型”，重要的是需判定下部躯干的血流主要是由左心室排血经升主动脉供给（成人型），还是由肺动脉经未闭动脉导管供给（婴儿型）。

主动脉缩窄分为先天性及获得性。先天性主动脉缩窄的形成既受动脉导管、主动脉弓胚胎发育异常的影响，也兼有主动脉血流减少的影响。获得性主动脉狭窄主要包括大动脉炎、动脉粥样硬化及主动脉夹层剥离等所致的主动脉狭窄。主动脉狭窄只

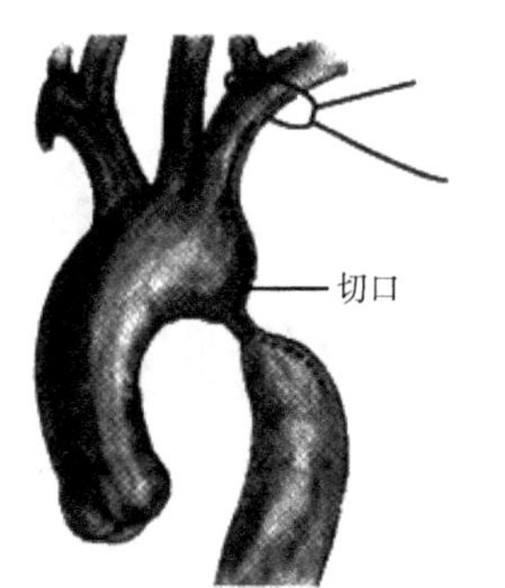

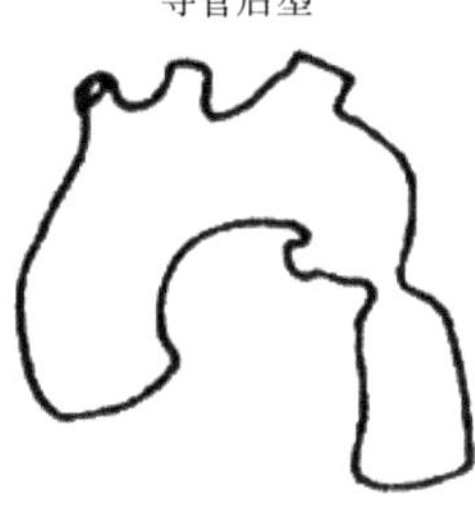

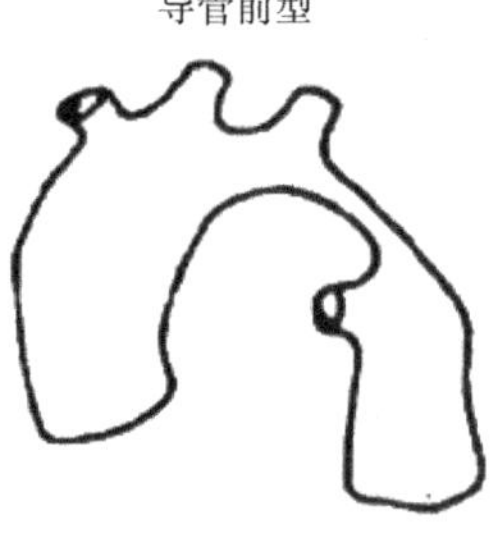

图 6-85-1 主动脉缩窄解剖示意图

有位于主动脉弓、降主动脉和腹主动脉上段才会引发临床上的显性高血压。对于升主动脉狭窄引发的高血压，采用临床上常规的血压测量方法难以发现，而肾动脉开口水平远端的腹主动脉狭窄一般不会导致高血压。

主动脉缩窄的主要病理生理改变为缩窄前主动脉及其分支高血压，合并升主动脉扩张；缩窄后主动脉及其分支低血压，并常合并狭窄后降主动脉扩张。当不合并动脉导管未闭时，无分流存在，上下肢动脉血氧保持正常。当合并缩窄前动脉导管未闭时，可导致主动脉与肺动脉之间的左向右分流。当合并缩窄后动脉导管未闭时，则有自肺动脉至降主动脉的右向左分流，导致下肢差异性发绀。如缩窄位于左颈总及左锁骨下动脉之间，则后者亦由肺动脉供血，从而形成头部及右上肢皮肤颜色正常而左上肢及躯干以下青紫的差异性发绀。由于肾脏长期缺血，引发水钠潴留和肾素-血管紧张素-醛固酮系统（RAAS）激活产生过多的肾素，进一步加重上肢高血压，晚期发生肾小动脉硬化，导致不可逆性高血压，即使手术矫正畸形解除主动脉缩窄，高血压也不可能恢复正常。故近年多主张早期手术，即便为“成人型”，也尽可能 5 岁以前手术，以避免晚期不可逆性高血压，提高治愈率[1]。

婴儿主动脉缩窄可表现为心力衰竭或生长困难，严重的病例体格检查可见患儿烦躁不安、呼吸困难或心动过速。主动脉缩窄在儿童期可无症状，偶尔可有腿部无力或疼痛，可于胸骨左缘第 3、4 肋间听到一个短的收缩期杂音，向背及颈部传导。部分患儿可于靠近缩窄部位的肩胛间区闻及收缩期杂音，如果胸骨右缘第 3 肋间可听到轻度主动脉瓣狭窄的典型收缩期杂音及心尖部收缩期喷射性喀喇音，提示合并主动脉瓣畸形。但最具特征性的表现为血压的改变。

主动脉缩窄患儿的血压可表现为单侧上肢或双上肢收缩期高血压，下肢血压低于上肢，股动脉及足部动脉搏动减弱或消失。未合并心内畸形的小儿上肢收缩期血压可高达 170mmHg 或以上，舒张压也略有上升，脉压增大。降主动脉收缩期血压降低，舒张期血压增高，脉压减小，上下肢血压差在收缩期为 30～70mmHg，舒张期为 0～30mmHg。有研究对 65 名 1 岁以上主动脉缩窄患儿进行测量比较，发现所有患儿均存在上下肢血压差，上肢平均血压为（145±12）mmHg，下肢平均血压为（70±10）mmHg。虽然股动脉及足部动脉搏动消失也是重要体征，但仅 40%患儿股动脉搏动完全消失，44%患儿股动脉搏动微弱，16%患儿股动脉搏动正常。心排血量正常的婴儿，肱动脉及桡动脉极易触及，但股动脉及足背动脉搏动微弱或消失。而有些患儿上、下肢脉搏可以无差别，二者皆可微弱触及或完全消失，应用潮红法或超声多普勒检查技术来测定血压，可见上肢血压升高及下肢血压降低，主要表现为收缩压及平均动脉压存在差别，而舒张压近似。上肢血压可因左锁骨下动脉与主动脉缩窄部位的相对关系而不同，一般情况右上肢血压是增高的，但在极少见情况下，当迷走右锁骨下动脉起源于缩窄远端时，右上肢血压可以降低。严重心力衰竭时，左心室心排血量减低，血流减少使得缩窄部位产生较小的压差，上下肢血压差别不明显。但当患儿经抗心力衰竭治疗，心功能明显好转后，压差将变得明显，此时必须重新测量血压，否则将导致误诊或漏诊，延误诊断及治疗，以致造成不可挽救的后果。

主动脉缩窄的临床表现取决于缩窄的部位和程度。当头颈部血压增高时可引起头痛、头晕和头部血管跳动等症状，下肢供血不足时可导致下肢无力、麻木、发凉和疼痛等，患者最常见的体征是上肢血压高，下肢血压低，听诊胸骨左缘第 2、3 肋间及胸骨上窝处可听到收缩期的喷射性杂音，杂音向颈部传导，合并主动脉瓣二叶瓣畸形时，可听到主动脉瓣关闭不全的舒张期杂音。主动脉弓缩窄的胸部 X 线片可见左室弓延长、纵隔左上部出现“3”字征为典型改变。通过详细询问病史和体格检查，结合辅助检查，就可以明确诊断。

目前被广泛应用的辅助检查主要有彩色多普勒超声、多排螺旋 X 射线计算机断层扫描（CT）及主动脉造影检查。彩色多普勒超声检查可通过无创无辐射手段明确狭窄部位，是首选的筛查方法。对于听诊发现心脏杂音的患者，除做胸前超声检查外，一定要常规进行胸骨上窝的超声探查，通过胸骨上窝探查可显示升主动脉、主动脉弓及分支、降主动脉起始段，发现缩窄部位、程度，以明确有无主动脉弓部的异常。对发现有主动脉弓部异常的患者应同时检查胸降主动脉和腹主动脉。主动脉缩窄的超声诊断一定要明确缩窄的部位、程度和长度，动脉导管是否存在及与缩窄部位的关系，是否合并其他心脏血管的畸形等。还要与主动脉瓣上狭窄及主动脉瓣粥样硬化所致狭窄相鉴别。另外，本病为先天性心脏病，产前诊断极为重要，采用彩色多普勒超声进行胎儿主动脉闭锁或缩窄检查是可行的。但彩色多普勒超声于胸骨上窝探查主动脉弓部比较困难，易受胸骨和气体的干扰，且视野小，而且主动脉弓缩窄多是复合畸形，要求操作者不仅能发现心内畸形，还要从多个切面评估主动脉狭窄情况，有明显的操作者依赖性，所以彩色多普勒超声用于术前诊断仍有一定的局限性。多排螺旋 CT 可以通过造影剂对比显影及后期软件成像，明确缩窄发生的部位、程度和范围，并能准确测量缩窄的管腔内径、病变长度，清晰显示缩窄远端主动脉情况，观察动脉导管闭合情况，显示缩窄与主动脉的关系；另外还可观察头臂干有无受累，以及与主动脉离断相鉴别。对于非婴儿期的患者，多排螺旋 CT 越来越多地代替血管造影成为手术前确诊和手术后复查的手段。主动脉造影是主动脉缩窄诊断的“金标准”，不仅可清楚显示主动脉缩窄的部位、长度及合并畸形，而且能同时进行右心导管检查以评估肺动脉压力阻力，为手术提供更多信息，对于拟行球囊扩张术及支架置入术治疗的主动脉狭窄患儿为优选诊断方法，但因其有创性及辐射暴露问题，不宜作为常规筛查手段。

（二）动脉导管未闭

胚胎发育时，动脉导管由左侧第 6 主动脉弓的背侧部分演变而来，连接左右肺动脉分叉处及主动脉弓远端，通常距左锁骨下动脉起源处远端 5～10mm 处。动脉导管长度不等，在胎儿出生前其直径可达 10mm，接近于降主动脉。

在胎儿出生后动脉导管应该关闭，其关闭过程分两个阶段。首先，动脉导管壁中层平滑肌收缩，使导管变短，壁的厚度增加使得管腔狭窄形成功能性关闭。一般发生于足月儿生后 10～15h。之后，在出生后的 2～3 周，由内皮形成皱襞，内膜下层增生及断裂并发生小灶性出血及坏死，产生结缔组织及纤维化而使管腔永久性闭合。由各种病理情况导致导管不能关闭而持续开放即为动脉导管未闭，为最常见的先天性血管畸形之一，约占先天性血管畸形的 10%，其解剖生理示意见图 6-85-2，血管造影见图 6-85-3。

动脉导管未闭病理生理变化的基础为大动脉水平的左向右分流。决定分流大小的主要因素有三点：动脉导管的直径、主动脉与肺动脉之间的压差，以及体循环与肺循环之间的血管阻力。因为心室收缩期由左心室排至主动脉的血液有一部分经过动脉导管分流入肺动脉，经肺静脉回流至左心房及左心室的血量增加，左心室搏出量增加。

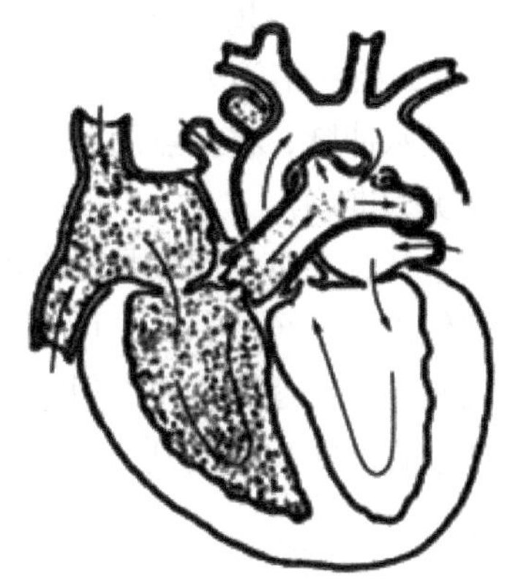

图 6-85-2　动脉导管未闭解剖生理示意图

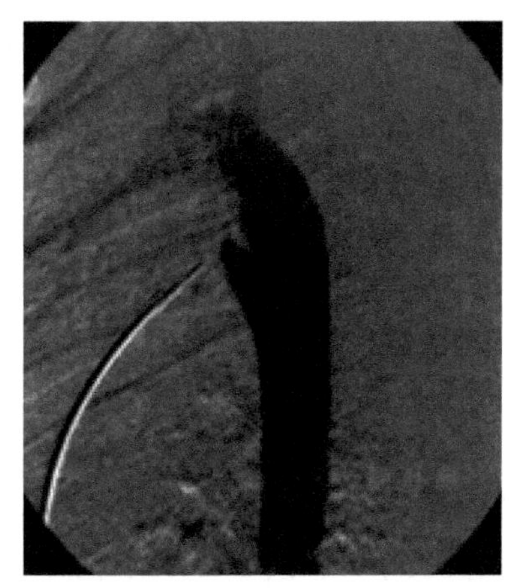

图 6-85-3 动脉导管未闭的血管造影

左心室急剧射血时，动脉收缩压可略有增加，当舒张时主动脉舒张压仍高于肺动脉舒张压，故在舒张期血液继续由主动脉流向肺动脉，以致舒张压降低，结果为脉压升高，末梢脉搏加强，呈水冲脉。

动脉导管未闭的临床表现取决于导管的粗细。细小的动脉导管未闭可以无症状，粗大的动脉导管未闭则可引起喂养困难、多汗、呼吸加快、反复呼吸道感染和生长发育迟滞等症状，严重者可出现左心衰竭及肺水肿。动脉导管未闭典型的体征为胸骨左缘第 2、3 肋间粗糙连续性机械样杂音，杂音强弱取决于分流量大小，心尖部常可听到收缩早中期及舒张中期Ⅱ级杂音，提示相对性二尖瓣关闭不全及狭窄。在有心力衰竭或肺动脉高压时，因舒张期主动脉、肺动脉的压差减小，可变为仅有收缩期心脏杂音[2]。

在典型有较大左向右分流的病例，由于左心的容量负荷增加，可表现出收缩压略增高，而舒张期因动脉导管的左向右分流，舒张压降低，其结果为脉压增大，通常＞40mmHg，测量血压时的特点为舒张压降低，K5 始终不消失；触诊肱动脉、桡动脉或股动脉时呈水冲脉，将此点用于新生儿或小婴儿较测量血压更为准确。

根据典型杂音，心脏彩超较易诊断本病。采用超声心动图评估需要干预的患儿，可进一步行主动脉造影明确动脉导管形态及大小，但需注意与其他能引起连续性杂音的疾病相鉴别。

（三）主肺动脉窗

主肺动脉窗是一种比较少见的先天性血管畸形，占所有先天性血管畸形的 0.2%左右，表现为升主动脉近端与肺动脉之间存在缺损，根据缺损的部位及程度不同而分成三型[3]。

Ⅰ型：缺损位于半月瓣和主肺动脉分叉之间，接近圆形，最常见。

Ⅱ型：缺损位于较远端，边缘常包含肺动脉分叉，可合并右肺动脉起源于主动脉，呈螺旋形。

Ⅲ型：缺损较大，可表现为升主动脉与肺动脉间隔全部缺损。

其病理生理变化与动脉导管未闭近似，但由于缺损较大，早期可发生肺动脉高压，以致左向右分流受影响。在少数未发生肺动脉高压患儿可于胸骨左侧听到一连续性杂音，部位一般略低于动脉导管未闭，但当发生肺动脉高压后杂音变短，或仅为收缩期杂音，肺动脉第二心音亢进[4]。由于大多数主肺动脉窗合并肺动脉高压，故此时舒张压下降不明显，脉压增大不太显著，末梢血管征不够典型，但若肺动脉血管阻力正常，且间隔缺损较大，左向右分流量大，则与动脉导管未闭不易鉴别。

本病临床表现主要取决于主动脉至肺动脉分流血量的多寡，以及是否发生继发性肺动脉高压及其程度。由于缺损一般较未闭动脉导管口径大，而且其分流的位置离心脏近，许多患者在婴儿或幼儿期即死于充血性心力衰竭，幸存者可有心悸、气急、乏力、反复呼吸道感染和发育不良等症状，一般较动脉导管未闭更重。当伴有重度肺动脉高压产生逆向分流时，出现全身性发绀（而非动脉导管未闭肺动脉高压时的下半身发绀）。主动脉造影时造影剂可自主动脉根部直接进入主肺动脉，可明确诊断本病。右心导管检查可见主肺动脉血氧含量明显高于右心室，右心室和肺动脉压力一般均有某种程度的增高，如导管自主肺动脉进入升主动脉，可帮助确诊。由于主肺动脉窗的病理生理和临床表现与动脉导管未闭十分相似，在临床中确有部分患者被误诊为动脉导管未闭，开胸后才明确诊断。此外，本病应与心前区有类似杂音的其他病症（主动脉窦瘤破入右侧心腔、冠状动脉右侧心腔瘘等）相鉴别。

（四）先天性主动脉瓣关闭不全

先天性主动脉瓣关闭不全单独存在极为少见，占先天性血管畸形的 0.05%，可伴有其他先天性心血管畸形，如主动脉瓣狭窄、主动脉缩窄、高位室间隔缺损及心内膜弹力纤维增生症等。先天性主动脉瓣关闭不全常见于主动脉瓣畸形，如单瓣、二瓣化、四瓣畸形及主动脉瓣穿孔，以二瓣畸形最常见，也可有三瓣，但其中一瓣发育不良。

其病理生理基础为左心室舒张期主动脉内血液反流至左心室。反流量与主动脉瓣口反流面积、主动脉与左心室舒张压差及舒张期时长相关。反流的血液会导致心排血量增加，升主动脉扩张，其容量为正常的 2 倍，左心室后负荷减低。其血压可表现为主动脉压力急剧上升及下降且舒张压降低使脉压增大及形成水冲脉。

本病轻度患者可无症状，较重者可有劳力性呼吸困难及左心衰竭，重度者可有卧位型心绞痛发作。查体可在主动脉瓣第二听诊区闻及叹气样舒张期杂音，向心尖传导，主动脉瓣区第二心音减弱或消失，重者可有水冲脉等周围血管征。X 线检查可见左心室或后期的全心扩大，主动脉弓突出并明显搏动。超声心动图可观察到主动脉瓣关闭不全及舒张期反流、主动脉根部内径及左心室增大等表现，是本病的主要诊断方法。

（五）其他

其他少见畸形如主动脉左心室通道、主动脉右心室通道也可以导致前述在主动脉水平的左向右分流或类似主动脉瓣关闭不全的病理生理改变，从而产生收缩压增高及脉压增大的血压特征，但此类畸形少见，此处不详细介绍。

二、先天性心血管畸形血压升高的发病机制

（一）机械性因素

血压取决于心排血量和外周血管阻力的共同作用，这两种变量的改变引起了血压波动。先天性心血管畸形患儿血压升高的发病机制与二者也都相关。对于存在主动脉水平左向右分流的心脏畸形，因部分体循环血液经异常通道进入肺循环，左心室回心血量增多，容量负荷增加，故左心排血量增加，收缩压增高。主动脉瓣关闭不全虽然不存在分流，但舒张期反流入左心室的血液使收缩期左心室排血量增多，同样引起一过性收缩压增高。而主动脉缩窄所致的高血压则与血管阻力增加有关，缩窄部位血流受阻引起缩窄前血容量增加，血压升高，缩窄部位后则血流减少导致血压降低。

（二）内分泌因素

主动脉缩窄患儿缩窄后血流减少，造成肾缺血而导致肾素分泌增加，血管紧张素生成增加，进而使小动脉收缩，外周血管阻力升高。若主动脉缩窄畸形未及时矫治，还可导致肾小动脉长期挛缩而形成肾小动脉硬化，肾血流不可逆性减少，使得血压持续升高，且这种变化不可逆转，即使在血管畸形经手术矫正、缩窄处梗阻解除之后，血压也不可下降至正常，而发展成为慢性高血压。

三、高血压的诊断与治疗

（一）有关诊断问题

早期明确诊断是患儿能否得到及时正确治疗的关键，在诊断上应注意下面几个问题。

儿科心血管医师和高血压科医师在发现患儿有高血压时，应考虑是否存在先天性血管畸形。必须按小儿心脏病学的要求进行全面细致的体格检查，最重要的是进行心脏的物理检查及正规的四肢血压测量，如果发现有病理性杂音，则有极大可能为先天性血管畸形，须常规进行上下肢血压测量，至少要测量三个肢体的血压，即右上肢、左上肢及右下肢血压。当婴儿太小且不合作而不易测量时，可应用超声多普勒测量血压。当患儿病情危重，血压下降不能反映真实情况时，应先抢救治疗，待病情好转后再重复测量血压，可能会发现血压异常。

先天性心血管畸形本身常需要进行外科手术或经皮穿刺导管介入性治疗，其并存的高血压也只能在畸形矫治后才降至正常。因此，对本病的诊断要求较高，不仅要确定畸形的种类、部位、分型，还要明确解剖学及病理生理的异常程度，二维超声心动图及彩色多普勒超声可以明确大部分诊断。但是，为了提供更细致的解剖学及血流动力学情况，必要时应进行侵入性诊断——左、右心导管检查及

选择性心血管造影，以获得最细致与准确的诊断资料（图 6-85-4）。根据临床检查结果决定是否手术治疗及手术方式。

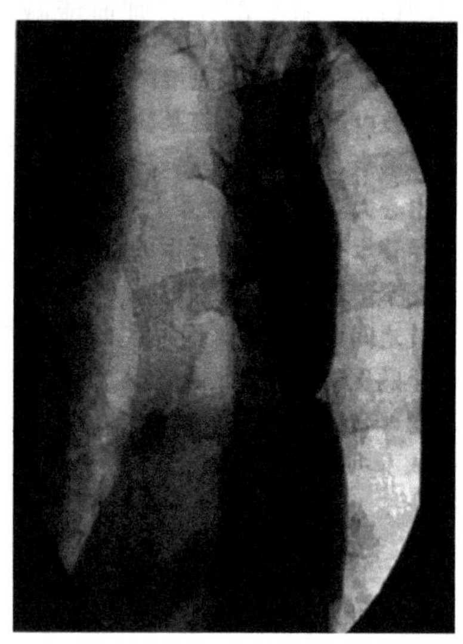

图 6-85-4 先天性主动脉缩窄影像

应注意鉴别诊断，尤其是当有严重高血压时应注意与引发高血压的其他原因相鉴别，如肾脏畸形、肾炎、多发性大动脉炎等，这样才能针对病因进行治疗。

（二）有关治疗问题

诊断和治疗是密切相关的，前面已述及明确诊断对治疗的重要性，下面将从治疗的角度加以讨论。

手术是解决心血管畸形的传统方法，也是解除高血压的根本途径，因此明确诊断后，如有适应证应及时进行手术，以免引起不可逆性高血压（如主动脉缩窄）或严重病理性肺动脉高压（如动脉导管未闭）。有学者主张，即使患儿已过婴儿期，一般的主动脉缩窄也应在 5 岁以前手术，在婴儿期或新生儿期的患儿，如有手术适应证亦应及时进行手术治疗，避免延误手术时机。

当患儿有严重高血压，尤其是有高血压危象，引起高血压脑病或充血性心力衰竭时，应及时进行抢救，降压、治疗心力衰竭，尤其是对于高血压脑病应全面治疗，争取在病情较稳定的情况下进行必要的检查及手术，以提高检查的安全性及手术的成功率。

（三）主动脉缩窄及动脉导管未闭的介入治疗

1. 主动脉缩窄的介入治疗 主动脉缩窄处的主动脉管腔横截面积小于正常的 50%或压差≥50mmHg 时，应外科手术治疗或介入治疗。对于婴幼儿，导管前型缩窄由于出生后不久即可发生心力衰竭，应及早手术，另外，若出现难以控制的心力衰竭，经药物准备后，可立即行手术治疗。由于出生后 2 个月内主动脉缩窄有继续纤维化和发展的趋势，对于无症状的患儿，一般不选择在此阶段手术。对于儿童，建议 5 岁以内手术，若超过 5～10 岁未行手术治疗，成年后高血压的发病率将显著升高。成人手术年龄以不超过 20 岁为宜[5]。

自 1982 年首次报道主动脉缩窄球囊血管成形术以来，此技术不仅应用于先天性主动脉缩窄，还应用于手术后主动脉再狭窄。球囊扩张可撕裂狭窄血管的内膜及中层，一般撕裂血管周径的 25%，撕裂损伤应限于狭窄局部。如果选择球囊过大，撕裂损伤可累及狭窄血管上下方，发生血管破裂及动脉瘤等并发症。因此选择球囊时应注意：通常采用的球囊与缩窄部位直径比值为 2.5～4；如无主动脉弓发育不良，选用球囊直径不大于缩窄段近端主动脉的直径；如伴有主动脉弓发育不良，则球囊直径不宜超过降主动脉横膈水平的直径。采用单球囊不能满足需要时，可应用双球囊进行球囊扩张。选择球囊的长度通常为 3～4cm[6]。理想情况下，婴儿及儿童球囊扩张术后狭窄前后压差可较术前下降 70%。需要注意的是，如果主动脉缩窄较严重，则导管在缩窄部位放置时间不宜过长，以免引起升主动脉血流受阻，使缩窄段以上血压明显升高，通常撤去导管后保留长导丝于升主动脉内备用。另外在球囊扩张术后，应避免使用导丝或导管在缩窄部进行探查，因为导丝及导管容易通过创伤处引起夹层动脉瘤或血管壁穿孔，重则引起大出血。

支架置入术是较新的经导管治疗主动脉缩窄的方法，有人认为支架置入术可减少球囊扩张后血管弹性回缩引起的再狭窄，也有助于减少晚发动脉瘤的形成。但由于所用动脉鞘较粗，目前支架置入术只应用于较大儿童及成人。图 6-85-5 为先天性主动脉缩窄介入治疗手术前后改变。

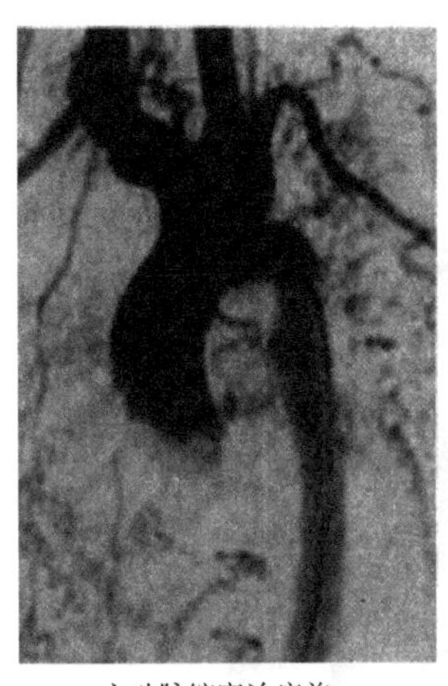
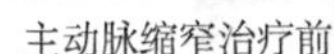
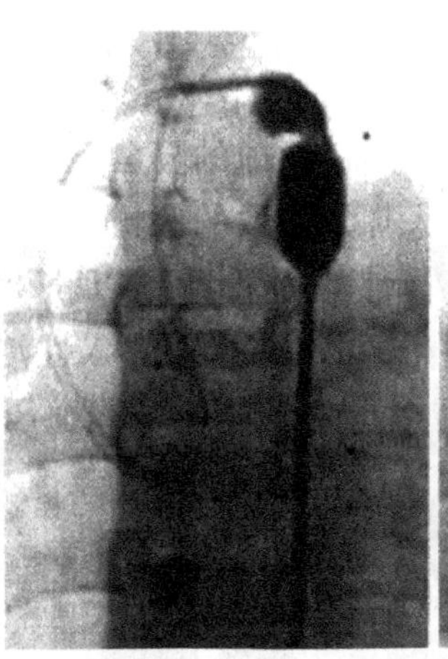
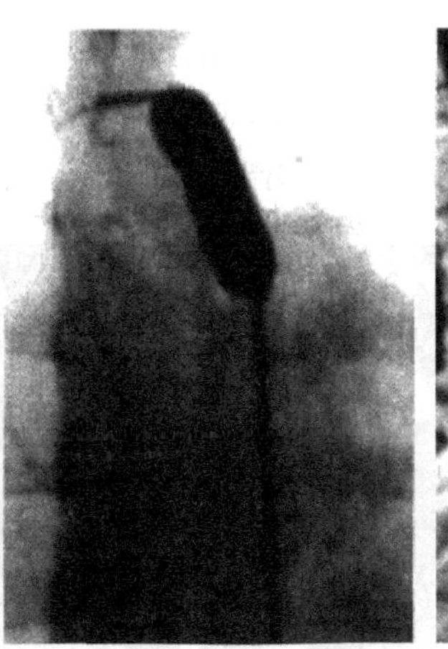
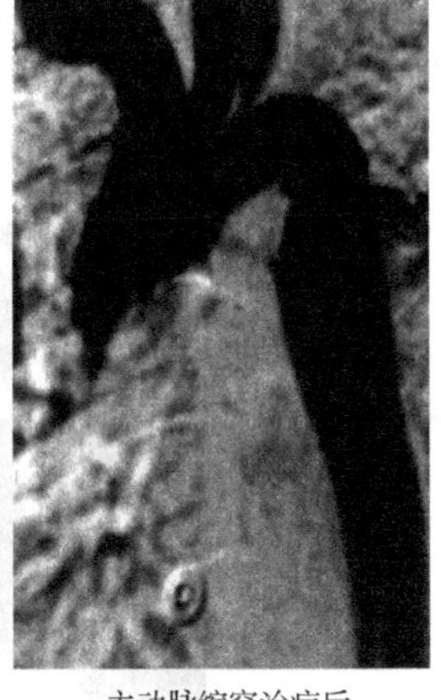

主动脉缩窄治疗前　主动脉缩窄治疗中　主动脉缩窄治疗后

图 6-85-5　先天性主动脉缩窄介入治疗手术前后

2. 动脉导管未闭的介入治疗　自 1967 年 Porstmann 首次采用泡沫海绵封堵未闭动脉导管以来，经过较长时间的探索和研究，经历了 Porstmann 栓塞法、Rashkind 双面伞法、Sideris 纽扣法、Cook 及 PFM 弹簧圈法的演变，直至目前在临床应用最广泛且操作简单的是 Amplatzer 蘑菇伞法[7]。经过众多临床医师和工程师的共同努力，解决了最初几种方法所需动脉鞘较粗、对动脉损伤大、小年龄组的应用受到限制，以及操作困难、并发症多、适用范围窄等问题。目前介入治疗已经成为大部分动脉导管未闭的首选治疗方案。

Amplatzer 动脉导管封堵器是一种可自膨胀的蘑菇形、由镍钛记忆合金丝编织而成的装置，适用于体重≥4kg 的动脉导管未闭患儿。在选择封堵器时，以所测动脉导管最窄处直径为基准，成人及儿童选择的封堵器直径增加 2～3mm 即可，婴幼儿的封堵器直径则至少增加 4mm。年龄越小动脉导管弹性越好，婴儿时期极其粗大的动脉导管形状多为长管状，选择封堵器直径应 2 倍于动脉导管直径，但同时应考虑到主动脉端大小，使主动脉端的伞尽量在动脉导管漏斗内，不要突出至主动脉管腔内造成主动脉缩窄。小于 2mm 的动脉导管可以选择可控弹簧圈或 Amplatzer Duct Occluder Ⅱ（ADO Ⅱ）封堵器封堵。首都医科大学附属北京安贞医院小儿心脏中心的经验显示，应用 ADO Ⅱ介入治疗小型动脉导管未闭手术效果安全可靠，即刻封堵成功率 98.3%，技术成功率 100%，且血管损伤小、并发症少，更适于细长管型、串珠型、不规则型动脉导管未闭及外科结扎术后残余分流的介入治疗[8]。

第二节　先天性心血管畸形术后高血压

一、术后高血压发病机制

主动脉缩窄患儿手术矫治良好并不意味着根治。患儿即使在新生儿期得到有效手术干预，也有 20%～40%在术后 10～20 年出现远期高血压，约 70%在术后 30 年内出现高血压。另有 1/3 患者术后随访发现在安静状态下血压正常，但运动后会出现高血压[9]。因此主动脉缩窄术后远期高血压的监测及防治对提高远期生存率和生活质量至关重要。

主动脉弓缩窄术后远期高血压的病因复杂，发病机制不完全明确，可能是主动脉壁先天性异常、术后残余主动脉压差、RAAS 和压力感受器反馈性调节共同作用的结果，可能存在的影响因素有以下几方面。

1. 术后主动脉弓形态　主动脉缩窄术后的主动脉弓形态可表现为尖顶形（哥特式）、矩形（城垛式）和圆顶形（罗马式）三种[10]（图 6-85-6）。

术后静息高血压患者中，主动脉弓形态为尖顶形者占 45.5%，矩形和圆顶形者分别占 27.8%和 4.6%[11]，提示术后主动脉弓越接近生理状态高血压的发生率越低。血流动力学研究发现，当血液从心脏搏出，经升主动脉至降主动脉过程中，前向的入射压力波在血管转角和分叉处产生反向折返波，二者叠加可形成由主动脉向外周动脉逐渐增强的压力波，尖顶形主动脉弓前后的主动脉血管成锐角，会使得入射压力波提前折返并显著增强，造成升主动脉内收缩压升高。另外，血流流经锐角处的剪切力发生变化，会造成内膜中层增厚，血管硬化及弹性降低，血管顺应性下降进而加重高血压。

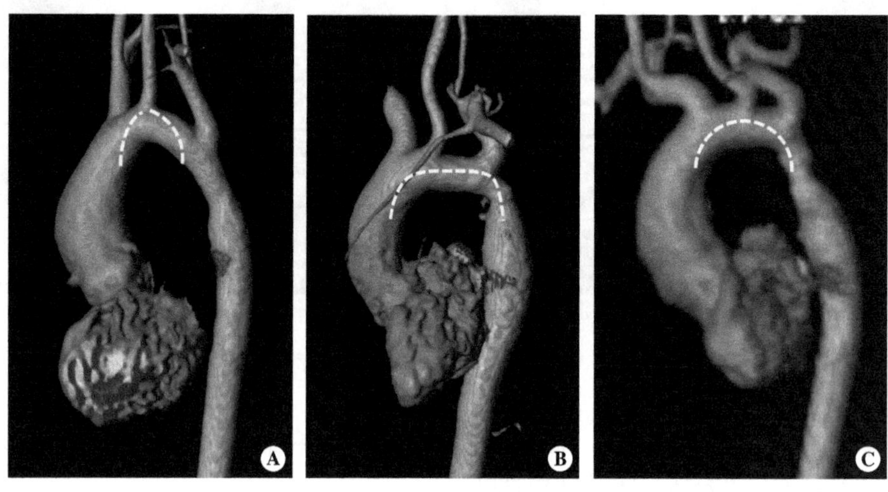

图 6-85-6 术后主动脉弓形态[10]

2. 术后残余狭窄或再缩窄 主动脉弓本身的发育不良，或者术中组织切除不彻底，或者创口缝合处缝线引起异物增生反应等原因均可造成术后残余狭窄。而患者年龄小、体重低及术中应用人工材料（牛心包等）则易引起再缩窄[12]。术后残余狭窄及再缩窄可使左室后负荷增加，引起高血压及上下肢血压差，约占术后远期高血压病例的 13%。

3. 动脉血管壁功能异常 早期常认为，主动脉缩窄经手术矫治梗阻解除后，左心室及狭窄前血管的压力负荷明显下降，超负荷诱发的心室血管顺应性下降也会缓解。但越来越多的研究发现，主动脉弓缩窄对患儿动脉血管壁的损伤可能是不可逆的，如主动脉壁内膜纤维化，细胞外基质弹力纤维排列紊乱、胶原含量增加，中层增厚甚至囊性中层坏死等，而且这种损害即使在手术畸形矫治、梗阻解除后仍可持续存在。故有学者提出，主动脉弓缩窄是一种以心肌和血管持续性改变为特征的慢性心血管疾病。临床随诊发现，主动脉缩窄术后，患者颈动脉内膜中层的厚度、僵硬指数及弹性模量仍增加，前臂脉搏波传导速度加快，均提示血管硬化，高血压风险增高。而造成动脉血管壁损伤的可能因素包括血流剪切力变化[13]、机械牵张力（包括轴向张力[14]和周向张力[15]）的作用、局部血管缺血缺氧性改变[16]等。有学者认为动脉血管内皮反应性降低可能与术后高血压的发生相关，另有学者认为内皮功能损伤是高血压的结果而非原因，目前关于内皮反应性和术后高血压的关系尚存在争议。

4. 血压调控相关的自主神经系统功能异常 压力感受器的反射调控是自主神经调控血压的常见方式，颈动脉窦及主动脉弓部位的压力感受器在其中起重要作用。主动脉缩窄患儿狭窄前部位的高血压会持续刺激颈动脉窦及主动脉弓的压力感受器，从而使得其敏感性降低，压力调定点上移[17]。也有研究发现主动脉缩窄术后患者未发生心脏自主神经活动的变化，但外周交感神经兴奋性增强[18]，这或许也在术后高血压中起一定作用。

5. 手术时机及方式的影响 一般观点认为，患者接受手术干预时机越晚，狭窄前血管在高血压状态下暴露时间越长，动脉血管壁的损伤就会越重，另外，狭窄后血流减少导致肾脏灌注不足时间越久，肾脏损伤也会越重，从而越容易引发高血压，但后续的研究发现即使手术年龄已趋幼龄化，主动脉弓缩窄术后远期高血压的发生率也并未相应下降[19]。在手术方式的选择上，术中使用人工补片会降低主动脉的弹性，易引起远期高血压，而端端吻合术则较少引起高血压[20]。

二、术后高血压的防治

在进行主动脉缩窄手术时，应尽可能采用自身动脉进行扩大端端吻合，减少吻合口的张力，从而防止残余狭窄和再缩窄的发生。对于主动脉发育不良患者，在重建主动脉弓时应尽可能增加弓的曲率，避免尖顶形主动脉弓的形成[21]，减少术后高血压的发生。

主动脉弓缩窄术后患儿需要定期测量血压，24h 动态血压监测可以帮助发现隐蔽性高血压，是早期和准确诊断术后高血压的金标准。Milne 等[22]证实可通过超声颈动脉壁追踪法监测中心动脉压，该方法无创且易于操作，可获取中心动脉压的具体信息及其与外周血压之间的差异，从而帮助早期准确诊断高血压。术后远期高血压的治疗包括手术干预、生活方式干预及药物治疗。对于由术后存在残余狭窄或再狭窄导致高血压的患儿，经影像学评估后可进行再次手术、球囊扩张或支架治疗，对于解除狭窄后仍持续存在的顽固性高血压患者，必要时可行去肾交感神经术治疗。对于术后无解剖异常的高血压患儿，可行生活方式干预或药物治疗。生活方式干预包括低盐低糖、低饱和脂肪酸、包含较多水果、蔬菜、低脂奶制品的健康饮食；每周 3～5 天，每天 30～60min 的有氧或抗阻力运动；养成良好的睡眠习惯等。药物治疗不仅可控制血压，还可改善动脉血管僵硬度、血管内皮功能和心室顺应性。常用药物包括血管紧张素转换酶抑制剂（ACEI）、血管紧张素Ⅱ受体阻滞剂（ARB）、长效二氢吡啶类钙拮抗剂、噻嗪类利尿剂、β 受体阻滞剂、α 受体阻滞剂、直接血管扩张剂或中枢性抗高血压药等，具体药物选择可参考第 61 章“儿童高血压”。目前主动脉缩窄术后高血压患儿的降压目标没有一个特定值，需要进一步的研究来提高我们对中心血流动力学、主动脉弓的个体生理特性及其心血管后果的理解，从而针对术后高血压制定准确的诊断标准及严格的管理方案。

（金　梅　上官文）

参考文献

[1] 杨心蕊，蒋祖明. 主动脉缩窄的治疗现状及进展[J]. 临床儿科杂志，2012，（7）：693-696.

[2] 李奋，周爱卿，蒋世良，等. 动脉导管未闭封堵的临床研究[J]. 临床儿科杂志，2006，（11）：924-926，929.

[3] 朱海龙，易定华，孙国成，等. 小婴儿主肺动脉窗合并主动脉弓离断及右肺动脉起源于主动脉的一期纠治[J]. 实用医学杂志，2013，（1）：80-82.

[4] 於其宾，沈向东，郭少先，等. 主肺动脉窗及合并心脏畸形的外科手术治疗经验总结[J]. 中国循环杂志，2012，（2）：126-129.

[5] 马宁，蒋世良，徐仲英，等. 先天性主动脉缩窄的介入治疗[J]. 中华放射学杂志，2004，38（6）：596-400.

[6] 中国医师协会儿科医师分会先天性心脏病专家委员会，中华医学会儿科学分会心血管学组. 儿童常见先天性心脏病介入治疗专家共识[J]. 中华儿科杂志，2015，53（1）：17-24.

[7] 刘洋，张刚成，尚小珂，等. 动脉导管未闭 1251 例经导管介入治疗并发症分析[J]. 中国介入心脏病学杂志，2014，22（12）：796-800.

[8] 梁永梅，金梅，王霄芳，等. 应用二代动脉导管封堵器 ADO Ⅱ介入治疗儿童小型动脉导管未闭疗效评价[J]. 心肺血管病杂志，2019，38（12）：1240-1243.

[9] Dijkema EJ, Leiner T, Grotenhuis HB. Diagnosis, imaging and clinical management of aortic coarctation[J]. Heart, 2017, 103（15）: 1148-1155.

[10] Vigneswaran TV, Sinha MD, Israel Valverde, et al. Hypertension in coarctation of the aorta: Challenges in diagnosis in children[J]. Pediatr Cardiol, 2018, 39: 1-10.

[11] Ou P, Mousseaux E, Celermajer DS, et al. Aortic arch shape deformation following coarctation surgery: Effect on blood pressure response[J]. J Thorac Cardiovasc Surg, 2006, 132（5）: 1105-1111.

[12] Luitingh TL, Lee M, Jones B, et al. A cross-sectional study of the prevalence of exercise-induced hypertension in children following repair of coarctation of the aorta[J]. Heart Lung Circ, 2018, 27（18）: 30131-30138.

[13] Barker AJ, Markl M, Fedak PWM. Assessing wall stresses in bicuspid aortic valve-associated aortopathy: Forecasting the perfect storm[J]. J Thorac Cardiovasc Surg, 2018, 156（2）: 471-472.

[14] Kwak BR, Back M, Bochaton-Piallat ML, et al. Biomechanical factors in atherosclerosis: Mechanisms and clinical implication[J]. Eur Heart J, 2014, 35（43）: 3013-3020.

[15] Xiao YM, Hayman D, Khalafvand SS, et al. Artery buckling stimulates cell proliferation and NF-κB signaling[J]. Am J Physiol Heart Circ Physiol, 2014, 307（4）: H542-H551.

[16] Seipelt RG, Backer CL, Mavroudis C, et al. Topical VEGF enhances healing of thoracic aortic anastomosis for coarctation in a rabbit model[J]. Circulation, 2003, 108: 150-154.

[17] O'Sullivan J. Late hypertension in patients with repaired aortic coarctation[J]. Curr Hypertens Rep, 2014, 16（3）: 421.

[18] Lee M, Hemmes RA, Mynard J, et al. Elevated

sympathetic activity, endothelial dysfunction, and late hypertension after repair of coarctation of the aorta[J]. Int J Cardiol, 2017, 15（243）: 185-190.

[19] Ou P, Bonnet D, Auriacombe L, et al. Late systemic hypertension and aortic arch geometry after successful repair of coarctation of the aorta[J]. Eur Heart J, 2004, 25（20）: 1853-1859.

[20] Kenny D, Polson JW, Martin RP, et al. Hypertension and coarctation of the aorta: An inevitable consequence of developmental pathophysiology[J]. Hypertens Res, 2011, 34（5）: 543-547.

[21] 穆宏伟，祝忠群. 主动脉缩窄术后远期高血压的研究进展[J]. 国际心血管病杂志，2019，46（1）: 4-7.

[22] Milne L, Keehn L, Guilcher A, et al. Central aortic blood pressure from ultrasound wall-tracking of the carotid artery in children: Comparison with invasive measurements and radial tonometry[J]. Hypertension, 2015, 65（5）: 1141-1146.

第86章 结缔组织病与高血压

结缔组织发源于胚胎期中胚层，由胚胎间叶组织演变而来，逐渐分化为人体固有结缔组织、软骨及骨等。凡上述组织发生病变均可以称之为结缔组织病（connective tissue disease，CTD）。本类疾病所包括的范围广泛，由遗传、环境和免疫因素等引起。本章讨论的是由自身免疫引起的CTD，它是一组系统性、慢性炎症性疾病，又称弥漫性结缔组织病。这组疾病患者血清中出现自身抗体，临床呈多系统损害，包括系统性红斑狼疮（systemic lupus erythematosus，SLE）、类风湿关节炎（rheumatoid arthritis，RA）、系统性硬化症（systemic sclerosis，SSc）、多肌炎（polymyositis，PM）或皮肌炎（dermatomyositis，DM）、干燥综合征（Sjögren syndrome，SS）、混合性结缔组织病（mixed connective tissue disease，MCTD）和原发性血管炎如大动脉炎（Takayasu arteritis，TA）、变应性血管炎（hypersensitivity angiitis）、嗜酸性肉芽肿性多血管炎（eosinophilic granulomatosis with polyangiitis，EGPA）、肉芽肿性多血管炎（granulomatous with polyangiitis，GPA）、巨细胞动脉炎（giant cell arteritis，GCA）及结节性多动脉炎（polyarteritis nodosa，PAN）等。

我国18岁及以上人群高血压患病率为27.9%，而在各种CTD患者中高血压患病率分别为，SLE 45%[1]，有儿童SLE达68%的报道[2]；SSc 24%[3]；PAN 25%[4]。此外在有些队列研究中女性SLE患者高血压患病率高达74%[1, 5-8]；PAN患者中35%会出现继发性高血压[9]；SSc相关肺动脉高压患者占肺动脉高压人群的15%～30%[10]。TA累及肾动脉则多出现顽固性高血压。北京协和医院的资料统计 SLE 中伴高血压者达 34.7%[11]。可见，CTD 中高血压患病率明显高于普通人群，这些高血压主要继发于 CTD 血管性病变。本章主要讨论 CTD 继发高血压的相关内容。

第一节 结缔组织病病理与发病机制

CTD 基本病理为结缔组织有广泛的、不同程度的炎症性损害。其特点为黏液样水肿、类纤维素蛋白变性、肉芽肿形成、炎症细胞浸润，晚期呈透明性或硬化等变化，常伴有血管炎。不同部位动脉、静脉和毛细血管均可有不同程度病理改变。这些血管炎性改变可以发生在肾脏、心脏、肺脏、脑等器官，而肾脏受累是造成高血压的基本原因。在 CTD 中较易引起继发性高血压的疾病分别为 SLE、SSc 和 PAN，这都和疾病累及肾脏有关。下面着重描述这三种疾病的血管及肾脏病理改变。

一、血管炎病理与发病机制

（一）病理

1. SLE 主要累及小动脉和微小动脉，一般不影响中等以上的动脉。病变主要表现为血管壁坏死、细胞浸润和血管壁内纤维素样蛋白沉积，这些沉积物为含有脱氧核糖核酸（deoxyribonucleic acid，DNA）、抗 DNA 抗体和各种补体成分的免疫复合物。慢性期血管呈纤维性增厚和管腔狭窄，可有微小血栓形成。在脾脏，这类血管病变表现为同心性动脉周围纤维化，形成特征性“洋葱皮样”病变，即所谓 Malpighian 小体。

2. SSc 血管改变为广泛性细小动脉内膜炎，伴广泛性小动脉痉挛，内膜有不同程度增生、肥厚、管壁纤维化、管腔缩小或完全闭塞。SSc 的毛细血管受影响也是突出表现，90%的 SSc 患者毛细血管床有毛细血管扩张、扭曲的特征性改变，特别是在甲皱（通过显微镜可观察到），这可能是由小动脉病变引起的。

3. PAN 血管病变以中小动脉为主，其次为小静脉，病变累及血管壁各层，节段性病变为其特点，病变性质为坏死性血管炎。初期，动脉血管壁中层呈类纤维变性或透明样变性，内膜下水肿纤维素析出、内膜细胞脱落，后逐渐出现中层肌纤维肿胀、内膜水肿、管腔狭窄，接着发生类纤维素性坏死、多种炎症细胞浸润，并累及内膜和外膜，造成内弹力层断裂、内膜增厚、外膜破坏、肌层变性，形成动脉瘤、血栓，使管腔狭窄并闭塞，进而形成肉芽肿及瘢痕，这些病变可以波及毗邻小静脉。

以上所列三种疾病的血管病理改变说明，尽管 CTD 引起血管病变的性质、部位和程度不同，但血管受累是相当突出的。

（二）发病机制

CTD 血管炎的发生，在免疫学上大多系由免疫复合物Ⅲ型变态反应引起，部分由细胞介导Ⅳ型变态反应所致。目前血管炎的发生机制尚未清楚，但是已有研究表明遗传因素对血管炎的发生十分重要[12]，但是遗传因素并不能完全解释疾病的遗传易感性和病理过程。表观遗传学证据可在一定程度上解释遗传因素环境相互作用对疾病发生的影响[13]。

1. 免疫复合物Ⅲ型变态反应 CTD 的多种自身抗体和其相应抗原结合成免疫复合物进入循环，循环免疫复合物沉积在血管壁，补体与之结合后即被激活，除释放膜活化复合物损伤细胞膜外尚释放趋化因子，使多形核白细胞聚集于局部，释放溶酶体酶，损伤血管壁，随着原发病的进展，血管炎日趋严重。大多数系统性血管炎，包括 SLE、PAN 及肉芽肿性血管炎都属于Ⅲ型变态反应。

2. 细胞介导Ⅳ型变态反应 这一反应的发生是 T 淋巴细胞被特异性抗原激活，分泌细胞因子导致局部有吞噬细胞聚集所致，反应过程不需要抗体及补体参与。肉芽肿性血管炎可能与此有关。

二、肾脏疾病病理

（一）狼疮肾炎

狼疮肾炎（lupus nephritis，LN）有多种病理分型方法，下面介绍国际肾脏病学会（International Society of Nephrology，ISN）和肾脏病理学会（Renal

Pathology Society，RPS）2003 年 LN 分型标准，共分六型[14]。

Ⅰ型　轻微病变型 LN，光镜下肾小球正常，免疫荧光染色和电镜下均见免疫复合物沉积。世界卫生组织 1982 年和 1995 年分型中Ⅰa 亚型临床极少见，因此新分型不再分亚型，而且只要免疫荧光染色可见免疫沉积物即可，并不强调电镜下肾小球是否存在致密物沉积。

Ⅱ型　系膜增殖性 LN，表现为不同程度系膜细胞增殖（大于或等于 3 个/系膜区）和系膜基质增多，伴系膜区免疫复合物沉积，光镜下无上皮侧和内皮下沉积，免疫荧光和电镜下少数病例外周袢可见散在孤立性沉积物。如果光镜下见到肾小球内皮下沉积物、肾小球球性或节段性瘢痕（往往是毛细血管内增殖、坏死或新月体性病变所致），应根据病变范围分为Ⅲ或Ⅳ型。Ⅱ型中也不再分亚型。

Ⅲ型　局灶性 LN，病变累及小于 50%的肾小球，病变包括活动性和硬化性病变，活动性病变常表现为节段性内皮细胞增殖，可伴袢坏死和新月体形成，内皮下沉积物往往是节段性分布。在判断肾小球病变范围时，活动性（A）和硬化性（C）病变均应考虑。节段性病变常伴局灶或弥漫系膜增殖和系膜区沉积物。Ⅲ型病变以节段性病变为主，很少出现球性病变，而类似于微型血管炎的节段坏死性肾小球肾炎（不伴内皮细胞增殖）在临床极少见。

Ⅲ型 LN 的病理报告中应包括活动性和慢性化指数，此外在做诊断时还需对活动性、慢性化病变，袢坏死和新月体形成累及肾小球的比率，以及小管间质和血管病变加以描述，从而有利于对临床预后进行判断。Ⅲ型 LN 的特殊类型即Ⅲ型合并Ⅴ型 LN 诊断的确立，要求膜性病变累及肾小球袢≥50%，受累肾小球数也必须在半数以上（光镜或免疫荧光下观察）。

Ⅳ型　弥漫性 LN，累及≥50%的肾小球。受累肾小球病变可呈节段性（袢受累<50%）或球性（袢受累≥50%）分布。根据肾小球病变是球性还是节段性，又分为两个亚型：弥漫节段性 LN（Ⅳ-S），即>50%的肾小球受累为节段性病变；弥漫球性 LN（Ⅳ-G），即>50%的肾小球受累为球性病变。Ⅳ-S 典型病变包括节段内皮细胞增殖致使袢腔狭小，伴或不伴袢坏死，也可伴节段性瘢痕病变。Ⅳ-G 典型病变表现为弥漫性和球性毛细血管内、外及系膜毛细血管内增殖性病变，或伴广泛的白金耳样病变。Ⅳ-G 可存在任何活动性病变：核碎裂、袢坏死和新月体形成。少数病例表现为广泛内皮下沉积物，少或无增殖性病变。

Ⅳ型 LN 报告也应包括活动性和慢性化指数，伴活动性、慢性化病变，袢坏死和新月体形成的肾小球数，小管间质和血管病变。Ⅳ型合并Ⅴ型 LN 诊断的确立，要求膜性病变累及肾小球袢≥50%，受累肾小球数也必须在半数以上（光镜或免疫荧光下观察）。

Ⅴ型　膜性 LN，表现为球性或节段性上皮侧免疫性沉积物，常同时伴系膜区沉积及不同程度系膜细胞增殖。电镜和免疫荧光下观察可见内皮下散在免疫复合物沉积。如果光镜下见到内皮下沉积物，根据沉积范围，应考虑Ⅲ型合并Ⅴ型或Ⅳ型合并Ⅴ型 LN 的诊断。弥漫膜性病变（光镜和免疫荧光下观察到>50%的肾小球受累，受累的肾小球>50%袢出现病变），同时伴Ⅲ型或Ⅳ型的活动性病变，则应在诊断Ⅴ型的同时对Ⅲ型或Ⅳ型分别加以诊断。Ⅴ型 LN 的慢性化病变主要包括节段和球性硬化，无增殖性病变。如果肾小球硬化病变的性质提示它的形成与增殖、袢坏死或新月体有关，则应考虑Ⅲ型合并Ⅴ型或Ⅳ型合并Ⅴ型的可能。

Ⅵ型　终末硬化性 LN，诊断要求肾小球球性硬化≥90%，不伴任何活动性病变。

在 LN 病理学中，苏木素小体被认为是 LN 唯一具有特征性意义的改变，此外电镜检查内皮下电子致密物质沉积也有一定意义。在内皮下系膜区和肾小管周围的毛细血管内，还可见到“指纹”沉积物。肾小球硬化可能是以上各型 LN 肾小球病变的共同转归，一旦出现纤维性新月体形成、肾小球硬化及间质浸润和肾小管萎缩的病理改变，则提示预后不良，肾衰竭发生率就会增高。

（二）系统性硬化症

SSc 的肾脏病理变化以叶间动脉、弓形动脉及小叶间动脉为著，其中最主要的是小叶间动脉，表现为血管内膜增生、中层变薄、外膜纤维化，肾小球系膜增殖，内皮细胞肿胀及增殖，可有纤维蛋白血栓使肾小球毛细血管闭塞，肾小球基膜不规则增厚及劈裂，增殖的系膜基质伸入其间，肾小管呈弥漫性缺血性萎缩。免疫荧光检查可见肾内小动脉壁及肾小球毛细血管壁内有免疫球蛋白，主要是IgM及补体沉积。死于急性肾衰竭的患者，其肾脏有许多小的梗死灶。

（三）结节性多动脉炎

PAN肾脏病理变化有两种类型。①肾动脉炎伴肾梗死：肾动脉炎，包括弓形动脉、叶间动脉及小动脉炎症性改变，进一步发展则导致管腔闭塞、瘢痕形成，也有因节段性管壁炎症而形成小动脉瘤样改变。这些动脉炎性损伤，可以在同一肾内出现，造成肾梗死。肾内动脉瘤破裂可造成肾周血肿或腹膜后出血。②肾小球肾炎：约1/3 PAN患者有肾小球肾炎，为弥漫或节段性增殖改变，偶可有膜生殖性肾炎改变。IgG、IgM、补体C3和纤维蛋白沿原受累小叶向血管壁呈颗粒状沉积。这两种肾脏病理改变可同时存在于同一肾脏。

第二节 结缔组织病继发高血压的机制

CTD伴发高血压的发病机制是多方面的，以累及肾脏、继发肾性高血压为主，同时诸多其他因素也起一定作用，如长期大量使用糖皮质激素、低蛋白血症引起水钠潴留、中枢神经系统受累使血压调节紊乱、肥胖和某些自身抗体等。

一、肾脏病变与高血压

不同CTD在病程中出现肾脏损害，如蛋白尿、血尿、管型尿和氮质血症，直至肾衰竭。有的CTD以肾脏受累表现为首发症状，随着疾病发展，肾脏损害日益加重。78%（北京协和医院资料为67%）的SLE患者在疾病过程中有蛋白尿，肾脏活检病理国外及北京协和医院资料均为100%有肾脏受累的病理改变，最终死于肾功能不全的患者占40%～58%（北京协和医院资料为51%）。SSc患者出现肾脏受累达45%，活检显示80%有肾血管受累，42.5%死于肾衰竭及恶性高血压。在PAN患者中，肾脏是最常受累的器官（达80%）。因此，肾衰竭也是最常见的死亡原因。肾脏是调节血压的一个重要器官，肾脏受累则引起高血压。Ostrov等[2]报道，在SLE中有临床肾脏受累的患者与临床无肾脏受累患者发生高血压的比例分别是89%和31%。

肾脏主要通过肾素-血管紧张素-醛固酮系统（RAAS）控制血容量和外周血管阻力来调节人体血压和水电解质平衡，维持机体内环境恒定。各种CTD肾血管炎到一定阶段时，可能会产生下列改变。

（一）肾脏缺血

当肾血管炎时，因管腔狭窄造成肾血流量下降而缺血，肾血管壁张力降低，刺激肾小球小动脉壁压力感受器使肾素释放增加，再通过RAAS使血压升高，这是造成肾血管性高血压的基本原因。

（二）肾小球及肾小管病变

肾小球发生病变时其滤过率下降，肾小管病变时电解质排泄及重吸收发生紊乱，这些都可造成流经致密斑的电解质浓度改变。当流经致密斑的钠浓度降低时，通过致密斑化学受体促使肾素分泌增加，可通过RAAS使血压升高。

一旦血压升高，又会反过来影响肾脏功能，使肾脏病变进一步加重，使血压更趋升高，形成恶性循环。

二、糖皮质激素与高血压

糖皮质激素是由肾上腺皮质网状带所分泌，生理剂量下对水盐代谢影响较小，主要对糖、蛋白质和脂肪三大代谢物起调节作用。当达到治疗剂量时则有抗炎和免疫调节作用，但同时也引起水盐代谢及糖、蛋白质和脂肪代谢失调，导致库欣综合征，产生肥胖、糖尿病、高血压等一系列表现。糖皮质激素目前仍是治疗CTD较常用药物，尤其是当内脏（肾脏）受累时往往使用剂量较大，持续时间亦长，因此也是造成CTD继发高血压的一个因素。其造成高血压的机制可能有以下几点。

（1）糖皮质激素类醛固酮作用。超出生理剂量（以泼尼松为例，约5mg/d）的糖皮质激素，特别是大剂量时[以泼尼松为例，1mg/（kg・d）]，其醛固酮样作用增加，促进肾脏对水钠重吸收和对钾的排泄，造成水钠潴留，致使体内血容量、细胞外液量及心排血量都增加，而高钠还可以使周围血管阻力增加，并造成肾髓质血管收缩、血流速下降和进一步的钠潴留。这种利钠效应障碍是导致高血压的因素之一[15]。

（2）糖皮质激素对交感神经的影响。糖皮质激素使交感神经处于紧张状态，促进交感神经介质合成，从而增加血管对儿茶酚胺的反应性，使外周血管阻力增加，同时也使中枢交感神经兴奋性增强[16]。

（3）糖皮质激素刺激肾素合成。肾上腺糖皮质激素有促使肾素合成的作用。

（4）糖皮质激素引起继发性糖尿病。糖皮质激素使代谢紊乱，糖异生增加，出现继发性糖尿病，而长期糖尿病使中小动脉硬化，由于外周血管阻力增加，毛细血管间肾小球硬化症使肾功能进一步受损，肾血流下降，通过 RAAS 作用引起高血压。

（5）糖皮质激素致库欣综合征。糖皮质激素对三大代谢物调节紊乱导致库欣综合征，出现肥胖。肥胖本身即是高血压病危险因素之一，其机制不明，可能是因为肥胖往往合并高胰岛素血症，导致钠潴留。肥胖者往往进食热量过高，过多糖类可引起交感神经兴奋，导致高血压。

三、低蛋白血症与高血压

CTD 出现低蛋白血症有以下三种原因。

（1）肾脏丢失蛋白。肾脏损害的一个重要临床表现是大量血浆蛋白通过肾脏丢失，造成低蛋白血症，由于白蛋白分子量较小而丢失量更大，因此临床上常见低白蛋白血症。

（2）免疫功能紊乱导致球蛋白水平升高。自身免疫病的另一特点是机体免疫功能紊乱，使多种免疫球蛋白增加、白蛋白生成减少，相应出现低白蛋白血症。

（3）肝脏病变导致白蛋白合成减少。CTD 还可严重损害肝脏功能，使得白蛋白生成减少，同样导致低白蛋白血症。

低白蛋白血症使血浆胶体渗透压下降，水钠渗透到组织间隙，形成水钠潴留，致使有效循环血容量降低，从而反射性地引起肾交感神经兴奋，导致肾小球入球小动脉收缩、肾血流量下降，这一方面刺激肾血管压力感受器，另一方面使肾小球滤过率降低，导致流经致密斑的电解质浓度下降，又刺激致密斑化学受体，这两个受体通过对 RAAS 的作用引起血压升高。

四、自身抗体与高血压

自身免疫病常有自身抗体出现，其在疾病中扮演重要角色，在 CTD 继发高血压中也起一定作用。目前，国内外资料普遍认为，在众多抗体中，抗磷脂抗体（antiphospholipid antibody，APL）与高血压关系最为密切[17]。有研究报道抗心磷脂抗体及抗 β2 糖蛋白 1（β2-GP1）抗体阳性者更容易患肺动脉高压、肾脏疾病、血栓性疾病及缺血梗死性疾病[18]。这也说明 CTD 高血压与自身免疫有关。APL 可引起血管病变、血管内膜增生、肾素原酶增加、肾脏灌注减少，还可使动脉硬化[19]，从而导致高血压。

此外，血管炎发生于中枢神经系统则造成脑病，出现脑水肿、脑梗死、弥漫性脑病。这些中枢神经系统病变，有的可以影响到中枢神经调节血压的部位而导致高血压。CTD 引起肝脏损伤，除影响白蛋白合成外，还直接使肾素、醛固酮等调节血压的生物活性物质灭活功能下降，也是高血压的一个危险因素。其他药物如非甾体抗炎药，尤其是吡罗昔康和吲哚美辛可使平均动脉压升高 5mmHg，而环孢素通过血管收缩作用，尤其是肾血管收缩作用诱发高血压。

综上所述，以上诸多因素与 RAAS 有关，虽然对 RAAS 研究已久，但是对 RAAS 在高血压发生机制方面的作用仍不清楚，可能存在新的通路[20]。但实际临床上，有一部分肾脏受损的高血压患者血浆肾素水平并不高，提示除 RAAS 外还有许多其他因素参与了调节血压平衡的过程，值得深入探讨。

第三节　结缔组织病及其继发高血压的诊断

高血压诊断确立在临床上并不难，由 CTD 继发的高血压，其诊断标准同原发性高血压。关键问题：第一，须鉴别高血压是原发的还是继发的；第二，如果是继发于 CTD 的高血压，应判定患的是哪种 CTD；第三，如确立了 CTD，则需判定是什么因素引起高血压，以及这些因素能否去除。因此，诊断和鉴别诊断的难点在于对 CTD 的诊断，这关系到对原发性和继发性高血压治疗及预后的评估。

一、结缔组织病的诊断

尽管各种 CTD 临床表现各有特点，但其共同点常常具有某些相同征象和出现多系统损伤，如皮疹、关节炎、发热、多发性浆膜腔积液，以及肾脏、肺脏、心脏、肝脏等脏器受损。这些征象和系统损伤多是无法用原发性高血压做出满意解释的。除此之外，CTD 常会出现多种自身抗体，原发性高血压则无自身抗体出现。为及时正确认识引起高血压的原发 CTD，现将最易引起继发性高血压的几种 CTD 诊断简述如下。

（一）系统性红斑狼疮临床表现及诊断

1. 肾脏的临床表现 LN 表现各异，晚期肾功能下降、血尿素氮和肌酐升高、血肌酐清除率下降。早期可能仅表现为蛋白尿、镜下血尿、白细胞尿和管型尿等，也可有肾小管功能受损的表现，而高血压的出现常是肾脏病变的重要临床表现之一。以上情况可单独存在，也可同时具备两种以上变化。国外报道 SLE 发病时血肌酐不正常者占 27%，第 1 年有蛋白尿者占 54%，镜下血尿者占 35%，白细胞尿者占 30%，管型尿者占 23%，同时有血尿和脓尿者占 20%，高血压者占 45%。据北京协和医院资料统计，发病过程中有蛋白尿者占 67%，管型尿者占 21%，血肌酐不正常者占 28%。肾脏病变轻重与 SLE 生存期有直接关系。Ellen 等分析了 1103 例 SLE 患者生存期的影响因素，总生存期从确诊 SLE 算起分别为 1 年者占 90%，5 年者占 77%，10 年者占 71%；而尿蛋白大于“++”者中生存期为 1 年者占 82%，5 年者占 66%，10 年者占 56%；血肌酐大于 3mg/dl 者中生存期为 1 年者占 48%，5 年者占 29%，10 年者占 12%，均低于总生存期。

2. 肾外系统表现 SLE 是一弥漫性慢性炎症性疾病，除肾脏最易受累外，几乎可累及全身其他各个器官，临床表现多种多样。

关节受累是 SLE 最常见的表现，可以在多系统损害发生之前出现，表现有疼痛、肿胀或积液，一般是非畸形性的。75%确诊 SLE 的患者有关节症状，95%在 SLE 病程中出现关节症状。

皮肤黏膜病变、脱发是 SLE 中第二类常见表现，可见于 85%的患者。典型的蝶形红斑、盘状红斑具有诊断意义，黏膜溃疡及日光性皮炎对诊断也有一定价值，脱发可见于 67%的 SLE 活动期患者。

多发性浆膜腔积液也是一类常见表现，其中胸腔积液和心包积液对诊断更有意义。

SLE 患者可有 50%左右有神经系统受累，表现多种多样，如精神异常、器质性脑病、癫痫、无菌性脑膜炎和运动感觉障碍等。

其他症状如肝脾淋巴结肿大、消化功能紊乱、胰腺受累等也可见于 SLE 患者，但对诊断均无特征性意义。

3. 诊断 十分强调多系统受累，特别注意皮肤、关节、肾脏、多发性浆膜腔积液及神经系统病变，结合实验室抗核抗体（ANA）、抗双链 DNA 抗体及抗 Sm 抗体检查（另述）加以诊断，特别需要指出的是，虽然狼疮细胞可在大多数 SLE 患者中找到，但不能作为 SLE 确诊的唯一标准。目前国内外多采用 1997 年美国风湿病学会（American College of Rheumatology，ACR）推荐的 SLE 分类标准（表 6-86-1）为诊断依据[21]。

表 6-86-1 ACR 1997 年推荐的 SLE 分类标准

标准	定义
1. 颊部红斑	固定红斑，扁平或高起，在两颧突出部位，不累及鼻唇沟
2. 盘状红斑	片状高起的红斑，黏附有角质脱屑和毛囊栓；陈旧病变可发生萎缩性瘢痕
3. 光过敏	对日光有不寻常的反应，引起皮疹，从病史得知或经医师观察到
4. 口腔溃疡	经医师观察到的口腔或鼻咽部溃疡，一般为无痛性
5. 关节炎	非侵蚀性关节炎，累及 2 个或更多外周关节，特征为压痛、肿胀或积液
6. 浆膜炎	a. 胸膜炎：明确的胸膜炎性疼痛史或听诊时听到摩擦音或出现胸腔积液，或
	b. 心包炎：摩擦音或心包积液或 X 线超声证据

续表

标准	定义
7. 肾脏病变	a. 持续性蛋白尿，尿蛋白定量每日超过 0.5g 或定性试验大于+++，或
	b. 细胞管型：为红细胞、血红蛋白、颗粒样、管样或混合性
8. 神经病变	a. 癫痫：没有诱发药物或已知的代谢紊乱，如尿毒症、酮症酸中毒或电解质紊乱，或
	b. 精神病：没有药物影响或已知的代谢紊乱，如尿毒症、酮症酸中毒或电解质紊乱
9. 血液学改变	a. 溶血性贫血：伴有网织红细胞增多，或
	b. 白细胞减少：两次或多次低于 4×10^9/L，或
	c. 淋巴细胞减少：两次或多次低于 1.5×10^9/L，或
	d. 血小板减少：在没有药物影响下低于 100×10^9/L
10. 免疫学异常	a. 抗 DNA 抗体：抗天然 DNA 抗体滴度异常，或
	b. 抗 Sm 抗体：存在抗 Sm 核抗原的抗体，或
	c. 抗磷脂抗体阳性：①IgG 或 IgM 型抗心磷脂抗体；②抗狼疮抗凝物；③假阳性梅毒血清试验至少持续 6 个月，并经梅毒螺旋体固定试验或荧光密度螺旋抗体吸收试验证实，三者中具备一项为阳性
11. 抗核抗体	在任何恰当时间和在没有用药诱发药物性狼疮综合征的情况下免疫荧光或其他相应试验检测出抗核抗体滴度改变

注：修订的分类法是根据 11 条标准，用于临床研究鉴别患者，在任何观察间期，凡具有 11 条标准中的 4 条或 4 条以上，除外感染、肿瘤和其他结缔组织病后，可诊断 SLE。敏感度为 95%，特异度为 85%。

（二）进行性系统性硬化症的临床表现及诊断

1. 肾脏的临床表现　Moore 和 Sheehan（1952）首先注意到 SSc 病程中发生严重高血压、急性肾衰竭患者，于数周内死于心力衰竭及尿毒症。肾脏受累的主要临床特征是蛋白尿、高血压及氮质血症。Cannon 等[3]报道 210 例 SSc 患者中，有肾脏损伤者占 45%，其中单项统计，蛋白尿者占 36%，高血压者占 24%，氮质血症者占 19%，发生恶性高血压者占 7%，肾活检证实 80%有肾血管受损。恶性高血压伴 SSc 肾危象及急进性肾衰竭是 SSc 的主要并发症[22]。1970 年之前美国一项队列研究中，SSc 肾危象者比例为 12%～18%，而最近欧洲硬皮病实验研究组（EUSTAR）的一项队列研究评估患 SSc 肾危象比例为 2%[23]。

2. 肾外系统表现　皮肤病变是 SSc 特征性改变，可以分为三期：第一期为水肿期，手和手指、前臂、足和腿出现双侧对称性无痛性凹陷性水肿，手指肿胀发紧，状如腊肠；第二期为硬化期，皮肤增厚、发紧、变硬，皮肤硬化多从肢端开始；第三期为萎缩期，随着病情发展，皮肤绷紧发亮，正常皱纹和皮肤皱襞消失，面部皮肤菲薄，面容呆板无表情，唇薄而紧缩，张口受限，色素沉着，可出现斑片状毛细血管扩张及皮下钙化灶。在 SSc 的 CREST 型患者中，钙质沉着、雷诺现象、食管运动障碍、指（趾）硬皮病和毛细血管扩张为常见表现，其中毛细血管扩张、钙质沉着往往更为突出。

98%的患者有雷诺现象，有的雷诺现象甚至可以早于 SSc 若干年出现。

肺是 SSc 另一受累较重的器官，临床及 X 线检查表明，大多数患者有肺受累，尸检发现几乎所有病例都有支气管周围和肺泡间质性纤维化。

约 75%以上的患者，包括无食管症状的患者，在 X 线检查时发现食管下 1/2 或 2/3 蠕动减弱或完全消失，后期扩张。临床表现为食管反流症状，吞咽困难，食物易在食管下段停滞。其他如关节、心脏、胃肠道也均可受累，发生功能障碍。

3. 诊断　诊断采用 1980 年 ACR 提出的分类标准，见表 6-86-2[24]。位于掌指关节近端的硬皮变化是诊断 SSc 的一条重要诊断标准[25]，它具有 91%的敏感度和 99%特异度，加入其他次要标准中两条和两条以上可确定诊断。

表 6-86-2　1980 年 ACR 提出的 SSc 分类标准

主要条件：
近端皮肤硬化：手指及掌指（跖趾）关节近端皮肤增厚、紧绷、肿胀。这种改变可累及整个肢体、面部、颈部和躯干（胸、腹部）
次要条件：
（1）指硬化：上述皮肤改变仅限手指
（2）指尖凹陷性瘢痕，或指垫消失：由缺血导致指尖凹陷性瘢痕，或指垫消失
（3）双肺基底部纤维化：在立位胸部 X 线片上，可见条状或结节状致密影，以双肺底为著，也可呈弥漫斑点或蜂窝状肺。要除外原发性肺病所引起的这种改变

此外，出现雷诺现象、多发性关节炎或关节痛、食管蠕动异常，伸侧皮肤组织病理检查示胶原纤维肿胀和纤维化，血清 ANA、抗 Scl-70 抗体和抗着丝点抗体阳性，皆有助于诊断。

（三）结节性多动脉炎临床表现及诊断

1. 肾脏的临床表现 70%～80%的 PAN 患者肾脏受累。从预后看，肾脏是关键器官，肾衰竭是 PAN 患者最常见的死亡原因。PAN 可表现为肾病综合征，血尿、肾功能不全、高血压、肾梗死或肾脏动脉瘤破裂致肾周血肿或腹膜后出血而致剧烈腹痛。

2. 肾外系统表现 PAN 临床表现变化很大，发热、乏力、不适和体重减轻均属常见，10%～15%的患者出现成簇的沿动脉走向分布的压痛性皮下结节——表浅血管形成的动脉瘤。PAN 中“结节性”即因此得名。

心脏病变是 PAN 患者第二位常见死亡原因。冠状动脉炎或继发于肾脏多动脉炎的高血压可引起心肌梗死、充血性心力衰竭。胃肠道病变可出现急腹症，呕血，黑便，胃或小肠溃疡、穿孔、梗死及肠梗阻或肠系膜动脉瘤破裂等症状。关节肿痛也不少见。约一半患者出现外周神经病变，并常是双侧性的。

3. 诊断 PAN 诊断比较困难，因其临床症状无特殊性。对不明原因的发热、关节痛并早期即出现肾脏受累表现的患者应警惕 PAN，如发现有沿动脉走向分布的皮下压痛性结节或血管造影发现中等大小动脉的微小动脉瘤和（或）界限分明的节段性狭窄则可拟诊。部分患者乙型肝炎表面抗原阳性、血清中抗中性粒细胞胞质抗体（ANCA）阳性，对诊断有一定帮助。确诊多需要病理活检发现 PAN 特征性动脉炎性改变。1990 年，ACR 提出 PAN 的分类标准，对临床诊断有一定指导意义，见表 6-86-3[26]。

表 6-86-3 1990 年 ACR 关于 PAN 的分类标准

标准	定义
1. 体重下降≥4kg	发病以后体重下降≥4kg，除外节食等其他因素
2. 网状青斑	分布于四肢皮肤或躯干的网状斑纹
3. 睾丸痛或压痛	睾丸疼痛或压痛，除外感染、外伤或其他原因
4. 肌痛、肌无力或下肢压痛	弥漫性肌痛（肩带和髋带肌除外）或肌无力或下肢肌压痛
5. 单神经病变或多神经病变	出现单神经病变、多发性单神经病变，或多神经病变
6. 舒张压＞90mmHg	出现高血压，舒张压＞90mmHg
7. 血尿素氮或肌酐升高	血尿素氮≥7mmol/L 或肌酐≥177μmol/L，除外脱水或梗阻因素
8. 乙型肝炎病毒	血清中存在乙型肝炎表面抗原或抗体
9. 动脉造影异常	动脉造影显示内脏动脉出现动脉瘤或管腔闭塞，除外动脉硬化、纤维肌发育不良或其他非炎症性因素
10. 中、小动脉活检	组织学改变显示动脉壁存在粒细胞，包括多形核中性粒细胞和单核细胞

注：用于分类诊断时，患者至少符合上述 10 条标准中的 3 条，按此标准诊断的敏感度为 82.2%。

在 CTD 肾脏受累的早期，多为缓慢进展，肾血管及肾小球受累，当肾血流减少损伤了肾小球功能，或肾小球病变本身也造成肾功能受损时，临床上症状则较突出。但在出血、外伤、脱水或不恰当利尿等情况下血浆容量骤然下降，可使肾血流量突然减少，而在原肾脏受损的基础上发生急性肾衰竭，因此，上述因素要极力避免。

（四）结缔组织病的实验室检查

CTD 的实验室检查方面，红细胞沉降率快、球蛋白水平高、补体水平低等共有表现对估计疾病活动性及严重程度有一定帮助，但对疾病诊断无特异性。随着医学发展，实验室检查技术不断进步，对 CTD 的诊断与鉴别诊断，特别是自身免疫性疾病起到了极大的辅助作用，有的检查甚至起到了至关重要的作用，其中就包括抗核抗体（ANA）谱的检测。

1. 抗核抗体 ANA 是对细胞核内多种成分产生的一组抗体，是代表核抗原总的自身抗体，ANA 阳性时提示有自身免疫性疾病的可能，特别是高滴度 ANA，对确诊 CTD 有很大的价值。但是，ANA 不能区分 CTD 的种类，而且需要指出，约 5%的正常人可有低滴度 ANA。

2. 抗双链 DNA 抗体 其也可以出现在多种 CTD 中，但以在 SLE 中阳性率最高，滴度亦高，是诊断 SLE 的特异性抗体，与 SLE 活动性相平行，可用于评估疾病的治疗和预后。高滴度抗双链DNA 抗体参与形成免疫复合物，是造成皮肤、内脏（如肾脏）等器官损害的重要致病因素之一。

3. 抗 Sm 抗体　以患者名 Smith 命名，抗原为酸性组蛋白，既往认为仅在 SLE 中出现，被认为是SLE 标记抗体，目前发现在少数 MCTD 患者中也可有低滴度阳性存在。

4. 抗核糖核蛋白抗体　抗原为核糖核蛋白，可存在于多种 CTD 中，当其高滴度时对诊断 MCTD 有特殊意义，有此抗体的患者很少出现肾损害，但多有雷诺征。

5. 抗 SSA（Ro）抗体和抗 SSB（La）抗体　与SSc 有密切相关性，同时也可存在于多种 CTD 中，有的出现继发性 SSc。在亚急性皮肤型红斑狼疮患者中也往往会出现抗 SSA 抗体。

6. 抗 Scl-70 抗体　因其在硬皮病（scleroderma）中出现，分子量为 70kDa 而得名。该抗体对 SSc 诊断有较高特异性，是 SSc 的标记抗体。

7. 抗着丝点抗体　抗着丝点抗原为紧附于染色体着丝点的 DNA 蛋白质，其抗体多见于 SSc 的CREST 型，并被称为 CREST 型的标记抗体。

8. 抗 PM-1 抗体和抗 Jo-1 抗体　抗 PM-1 抗体因多见于 PM 而得名，抗 Jo-1 抗体以患者名命名，这两种抗体对诊断 DM 或 PM 有较高特异性。

9. 抗中性粒细胞胞质抗体　是针对中性粒细胞胞质成分的抗体，靶抗原为中性蛋白酶 3（proteinase 3，PR3）、髓过氧化物酶（myeloperoxidase，MPO）、杀菌/通透性增高蛋白（BPI）、丝氨酸蛋白酶等。cANCA（PR3 蛋白酶）胞质内荧光染色，抗原是中性粒细胞颗粒内的和来自单核细胞溶酶体的丝氨酸蛋白酶，此种抗体主要与韦格纳肉芽肿病（Wegner granulomatosis，WG）相关，且与疾病活动性相平行，PAN、变应性肉芽肿性血管炎（Churg-Strauss 综合征）时也可呈阳性。pANCA（MPO）指核周染色。其抗原是胞质内 MPO、弹性蛋白酶及某些成分，此种抗体与特发性新月体肾小球肾炎相关，且与疾病活动度相平行。显微镜下可见多动脉炎改变，PAN 也与之有关。

10. 抗磷脂抗体　是一组针对各种带负电荷磷脂的自身抗体，包括抗心磷脂抗体（ACL）、狼疮抗凝物、抗 β2-GP1 等。这些抗体常见于 SLE，习惯性流产，神经系统疾病，急、慢性白血病，肾脏和消化系统疾病等，与这些疾病的凝血系统改变、血栓形成、血小板减少等密切相关。ACA 与高血压关系最为密切[17]。

除上述抗体外，还有许多自身抗体对 CTD 的诊断和确定 CTD 分类起到了极大的辅助作用。对原发性血管炎的诊断较为困难，因除大动脉炎外，其临床表现常有交叉性，加之缺少特异的血清学检查，故多需要病理证实。同时，该类疾病的血管病变常呈节段性，病理活检阳性率往往较低，这就需要根据临床表现仔细、认真地分析方能做出较正确诊断。

二、结缔组织病继发高血压的诊断

（一）结缔组织病继发高血压的血压特征

CTD 临床表现依疾病种类不同而各有特点，但肾脏损害则是继发高血压最重要也是最基本的因素。一旦临床上出现肾脏受累表现，则应高度警惕高血压的发生。CTD 继发高血压，按高血压持续时间长短，可分为一过性和持续性两类；按高血压发展过程可分为缓进型和急进型两类。这两种分类表明了高血压临床特征的不同侧面。本部分仅就高血压持续时间描述CTD继发高血压的临床特征。

1. 一过性高血压　既可表现为 1、2 级（轻、中度），也可表现为 3 级（重度），甚至可出现高血压危象。一般患者在经过适当控制，缓解原发疾病，去除引起高血压诱因后，可以完全恢复正常，不需要抗高血压药物维持治疗。这种一过性高血压多出现在 CTD 活动期，特别是当糖皮质激素用量较大、肾脏受累突然加重或中枢神经系统受累时，一般表现为 1、2 级（轻、中度）高血压；有时大剂量糖皮质激素做冲击治疗，肾脏受累较重而出现严重低蛋白血症、水钠潴留、急性肾衰竭或中枢神经系统受损严重时，则可出现重度高血压及高血压危象。一般本病得到控制后，随所用激素减量及上述诱因去除，大部分患者的血压可逐渐下降，最终恢复到正常水平；小部分患者由于疾病控制不力，出现了不可逆损害，血压反复升高而发展为持续性高血压。

有报道证明，由外源性糖皮质激素引起的高血压与由其他原因所致高血压不同，其夜间睡眠后血压不下降，而心率下降[16]。而原发性高血压、原发性醛固酮增多症或非糖皮质激素引起的高血压则夜间睡眠后血压下降。这可能与下丘脑-垂体-肾上腺轴功能有关。

2. 持续性高血压 在CTD中多由肾脏病变引起，一般开始较轻，随着病情延续，肾脏受损逐渐加重，血压逐渐增高。有少部分患者则因多种因素一开始就为2、3级（中、重度）高血压，虽经对原发性疾病的治疗，某些引起高血压的因素消除，血压逐渐降低，但由于疾病造成肾脏不可逆损伤，血压不能完全恢复正常，并随原发病进展，血压也逐渐增高。此类患者需根据病情不断调整抗高血压药物，其预后往往较一过性高血压者差。

（二）结缔组织病继发高血压的临床特点

1. 年龄特点 一般来讲，原发性高血压多在中年以后发病，CTD继发高血压则在任何年龄组均可发病，特别是多种CTD好发于青年。继发性高血压也在年龄较轻时就已发病。

2. 结缔组织病继发高血压与结缔组织病病程的关系 CTD继发高血压多在疾病发展到一定阶段后出现高血压，一部分可与原发病因同时出现，很少有首发症状为高血压，待高血压发展经过一段病程后再表现原发CTD者，只是在大动脉炎时一部分患者肾动脉受影响而出现顽固性高血压，因原发病因全身症状轻被延误诊断。

3. 结缔组织病继发高血压与肾脏受累的关系 CTD继发高血压多有肾脏受累，而且是肾脏受累表现在前，高血压表现在后。原发性高血压则多为高血压在前，肾脏受累在后。有些CTD患者随病程延长，也可能像普通人群一样出现原发性高血压，且由于CTD本身原因和长期使用糖皮质激素，原发性高血压患病率明显高于普通人群，这种情况和CTD继发高血压临床上很难鉴别。

第四节　结缔组织病继发高血压的治疗

CTD继发高血压必须引起高度重视。首先，由于大多数CTD患者的高血压是肾脏受累所致，故高血压的出现多提示肾脏受累，或提示肾脏病变加重。另外，高血压的出现也可能是医源性的，需要尽可能去除造成高血压的因素，积极控制原发疾病；其次，高血压的出现又会加重原发疾病，特别是对肾脏的损伤。北京协和医院的资料和国外资料[11, 27, 28]都已证明SLE合并高血压是影响生存期的重要因素。因此，控制高血压也是治疗原发疾病、延长患者生存期必不可少的措施，凡出现CTD继发高血压者应积极治疗。在治疗中既要注意CTD继发高血压与原发性高血压的共同性，也要注意CTD继发高血压的特殊性，如原发疾病未得到很好的控制，高血压也很难得到控制。

一、结缔组织病的治疗

一旦确定为CTD，就应根据不同疾病早期积极治疗，以控制CTD。比如，对SLE、PAN应积极使用足量糖皮质激素，使疾病尽快缓解。国内外大量文献证明，加用免疫抑制剂对缓解与控制疾病的严重性与发展、延长患者生存期有极大作用[29]。因此，也应根据病情使用免疫抑制剂，环磷酰胺是最常用的免疫抑制剂。

治疗肾脏损伤，纠正低蛋白血症。

调节糖皮质激素用量。在患者因糖皮质激素用量较大而出现高血压时，为控制原发病，可用免疫抑制剂，逐渐减少激素用量。

通过施行上述对CTD的治疗措施，部分一过性高血压患者的血压可恢复正常，即使那些持续性高血压患者也可因此将血压控制在更合适的水平。

二、高血压的治疗

治疗CTD继发高血压的原则和治疗原发性高血压大致相同，目的是通过各种措施将患者血压维持在140/90mmHg以下。2003年，欧洲高血压学会（ESH）欧洲心脏病学会（ESC）根据高血压的分级、心血管疾病的危险因素及靶器官损害或相关疾病估计高血压患者危险程度，并根据不同的危险程度采用不同的降压治疗原则和方法，适用于伴有CTD的继发性高血压患者[30]。近来有研究报道肠-脑-骨髓轴在高血压的发生中起重要作用，可能为高血压管理带来新的思路[31]。

（1）患者应在每次就诊时规律评估血压，至少每年1次。

（2）CTD 合并糖尿病患者理想血压应控制在收缩压＜130mmHg 和舒张压＜80mmHg；可接受最高限为收缩压 140mmHg，舒张压 90mmHg。

由于原发疾病的肾脏损害逐渐加重，应按伴有肾功能损害的高血压治疗。尿蛋白水平＞1g/d 的患者，血压应降至 125/75mmHg 以下；尿蛋白在 1g/d 以下者，血压应控制在 130/80mmHg 以下[30]。

（3）若患者血压升高[收缩压＞140mmHg 和（或）舒张压＞90mmHg]，应密切观察，提供生活方式建议，强调经证实的非药物治疗措施，限制钠盐摄入、限制饮酒、控制体重及其他心血管疾病危险因素是 CTD 继发高血压的基础治疗，也是预防 CTD 发生高血压的重要方法。对于 CTD 患者，还应当评估肾功能，密切监测激素治疗。

（4）如果采取上述措施，血压仍维持在收缩压＞140mmHg 或舒张压＞90mmHg，则考虑抗高血压药物治疗。药物选择时应当考虑患者其他危险因素和（或）心血管疾病。小剂量噻嗪类利尿剂是有效的一线药物，但许多患者需要加用第二种药物才能达到目标血压。首选血管紧张素转换酶抑制剂（ACEI），有证据表明 ACEI 可改善患者生存率。β 受体阻滞剂可能加重某些患者的雷诺现象，此类患者若小剂量噻嗪类利尿剂不能耐受或非一线药应用指征，可改用钙拮抗剂（CCB）。

部分患者尽管应用含利尿剂在内的三种抗高血压药物治疗，血压仍然不能控制在正常范围，这部分患者预后不佳，一定要按顽固性高血压处理，使血压控制在理想水平。CTD 继发高血压多由肾脏因素所致，故选择 ACEI、血管紧张素Ⅱ受体阻滞剂和 CCB 较合适，对于顽固性高血压要合理调整利尿剂，尽可能不使用对肾脏有损伤的药物。

ACEI 使用广泛，特别是用于治疗早期 CTD 继发高血压取得了较好疗效[32]。ACEI 通过对血管紧张素转换酶的抑制，使血管紧张素Ⅰ向血管紧张素Ⅱ的转换受到限制，从而调节 RAAS，起到降压作用。Steen 等[33]对肾脏受累的 SSc 患者进行观察，发现使用 ACEI 者中生存期 1 年者占 76%，5 年者占 65%；而未用 ACEI 者中生存期 1 年者占 15%，5 年者占 10%。因此，在临床上凡出现 CTD 高血压者，提倡使用 ACEI。

（5）每 3 个月观察 1 次血压，理想目标血压应控制在收缩压＜130mmHg，舒张压＜80mmHg。

对 CTD 继发高血压，只要认真观察病情，做出准确判断，限制或去除诱发因素，佐以针对高血压的治疗，一般预后较好。

（张奉春　陈志磊）

参 考 文 献

[1] Budman DR，Steinberg AD. Hypertension and renal disease in systemic lupus erythematosus[J]. Arch Intern Med，1976，136（9）：1003-1007.

[2] Ostrov BE，Min W，Eichenfield AH，et al. Hypertension in children with systemic lupus erythematosus[J]. Semin Arthritis Rheum，1989，19（2）：90-98.

[3] Cannon PJ，Hassar M，Case DB，et al. The relationship of hypertension and renal failure in scleroderma（progressive systemic sclerosis）to structural and functional abnormalities of the renal cortical circulation[J]. Medicine，1974，53（1）：1-46.

[4] Cohen RD，Conn DL，Ilstrup DM. Clinical features，prognosis，and response to treatment in polyarteritis[J]. Mayo Clin Proc，1980，55（3）：146-155.

[5] Al-Herz A，Ensworth S，Shojania K，et al. Cardiovascular risk factor screening in systemic lupus erythematosus[J]. J Rheumatol，2003，30（3）：493-496.

[6] Mandell BF. Cardiovascular involvement in systemic lupus erythematosus[J]. Semin Arthritis Rheum，1987，17（2）：126-141.

[7] Petri M. Detection of coronary artery disease and the role of traditional risk factors in the Hopkins Lupus Cohort[J]. Lupus，2000，9（3）：170-175.

[8] Selzer F，Sutton-Tyrrell K，Fitzgerald S，et al. Vascular stiffness in women with systemic lupus erythematosus[J]. Hypertension，2001，37（4）：1075-1082.

[9] Pagnoux C，Seror R，Henegar C，et al. Clinical features and outcomes in 348 patients with polyarteritis nodosa：A systematic retrospective study of patients diagnosed between 1963 and 2005 and entered into the French Vasculitis Study Group Database[J]. Arthritis Rheum，2010，62（2）：616-626.

[10] McGoon MD，Benza RL，Escribano-Subias P，et al. Pulmonary arterial hypertension：Epidemiology and registries[J]. J Am Coll Cardiol，2013，62（25 Suppl）：D51-D59.

[11] 张奉春，寿涛，李明佳，等. 系统性红斑狼疮高血压的临床分析[J]. 北京医学，1999，21（1）：7-9.

[12] Carmona FD，Martin J，Gonzalez-Gay MA. Genetics of vasculitis[J]. Curr Opin Rheumatol，2015，27（1）：10-17.

[13] Renauer P，Coit P，Sawalha AH. Epigenetics and

vasculitis：A comprehensive review[J]. Clin Rev Allergy Immunol，2016，50（3）：357-366.

[14] Weening JJ，D'Agati VD，Schwartz MM，et al. The classification of glomerulonephritis in systemic lupus erythematosus revisited[J]. J Am Soc Nephrol，2004，15（2）：241-250.

[15] Hunter RW，Ivy JR，Bailey MA. Glucocorticoids and renal Na^+ transport：Implications for hypertension and salt sensitivity[J]. J Physiol，2014，592（8）：1731-1744.

[16] Imai Y，Abe K，Sasaki S，et al. Exogenous glucocorticoid eliminates or reverses circadian blood pressure variations[J]. J Hypertens，1989，7（2）：113-120.

[17] Ribera L，Vallve M，Almirall J. Primary antiphospholipid syndrome associated with malignant hypertension[J]. Nefrologia，2004，24（suppl3）：93-96.

[18] Merashli M，Alves JD，Ames PRJ. Clinical relevance of antiphospholipid antibodies in systemic sclerosis：A systematic review and meta-analysis[J]. Semin Arthritis Rheum，2017，46（5）：615-624.

[19] Hughson MD，McCarty GA，Brumback RA. Spectrum of vascular pathology affecting patients with the antiphospholipid syndrome[J]. Human Pathology，1995，26（7）：716-724.

[20] Carey RM. Newly discovered components and actions of the renin-angiotensin system[J]. Hypertension，2013，62（5）：818-822.

[21] Hochberg MC. Updating the American College of Rheumatology revised criteria for the classification of systemic lupus erythematosus[J]. Arthritis Rheum，1997，40（9）：1725.

[22] Elhai M，Avouac J，Kahan A，et al. Systemic sclerosis：Recent insights[J]. Joint Bone Spin，2015，82（3）：148-153.

[23] Allanore Y，Meune C，Vonk MC，et al. Prevalence and factors associated with left ventricular dysfunction in the EULAR Scleroderma Trial and Research group（EUSTAR）database of patients with systemic sclerosis[J]. Ann Rheum Dis，2010，69：218-221.

[24] Anon. Preliminary criteria for the classification of systemic sclerosis（scleroderma）. Subcommittee for scleroderma criteria of the American Rheumatism Association Diagnostic and Therapeutic Criteria Committee[J]. Arthritis Rheum，1980，23：581-590.

[25] Lonzetti LS，Joyal F，Raynauld JP，et al. Updating the American College of Rheumatology preliminary classification criteria for systemic sclerosis：Addition of severe nailfold capillaroscopy abnormalities markedly increases the sensitivity for limited scleroderma[J]. Arthritis Rheum，2001，44（3）：735-736.

[26] Lightfoot RW Jr，Michel BA，Bloch DA，et al. The American College of Rheumatology 1990 criteria for the classification of polyarteritis nodosa[J]. Arthritis Rheum，1990，33：1088-1093.

[27] Ginzler EM，Felson DT，Anthony JM，et al. Hypertension increases the risk of renal deterioration in systemic lupus erythematosus[J]. J Rheumatol，1993，20：1694-1700.

[28] Urowitz MB，Gladman DD，Abu-Shakra M，et al. Mortality studies in systemic lupus erythematosus. Results from a single center. Ⅲ. Improved survival over 24 years[J]. J Rheumatol，1997，24：1061-1065.

[29] Fiehn C，Hajjar Y，Mueller K，et al. Improved clinical outcome of lupus nephritis during the past decade：Importance of early diagnosis and treatment[J]. Ann Rheum Dis，2003，62：435-439.

[30] Erdine S，Ari O. ESH-ESC Guidelines for the management of hypertension[J]. Herz，2006，31：331-338.

[31] Santisteban MM，Kim S，Pepine CJ，et al. Brain-gut-bone marrow axis：Implications for hypertension and related therapeutics[J]. Circ Res，2016，118（8）：1327-1336.

[32] Yusuf S，Sleight P，Pogue J，et al. Effects of an angiotensin-converting-enzyme inhibitor，ramipril，on cardiovascular events in high-risk patients[J]. N Engl J Med，2000，342（3）：145-153.

[33] Steen VD，Medsger TA Jr. Long-term outcomes of scleroderma renal crisis[J]. Ann Intern Med，2000，133：600-603.

第87章
大动脉炎与高血压

大动脉炎是指主动脉及其主要分支与肺动脉的慢性进行性非特异性炎症，以引起不同部位的狭窄或闭塞为主，常呈多发性病变，表现出一组特异性病症，少数患者由于炎性病变进行性破坏动脉中层弹力纤维而发生动脉扩张或动脉瘤，故统称为多发性缩窄性大动脉炎。

大动脉炎可引起肾血管性高血压、胸降主动脉狭窄、主动脉瓣关闭不全。大动脉炎与高血压的关系密切，常见且难治性比例高，故其诊断与治疗至关重要。

第一节　基础理论

一、流行病学

大动脉炎是一种较常见的血管疾病，早在1856年Savary就报道了1例年轻女性，双上肢无脉，动脉受累，左颈总动脉闭塞，但未引起重视。1908年日本眼科医师高安发现1例21岁女性患者，其眼底视盘周围有动静脉吻合，1952年Caccamise和

Whitman 将该病命名为“高安病”（Takayasu's disease）。大动脉炎在亚洲地区如日本、中国、韩国、印度、泰国等报道较多；其次是南美洲（如墨西哥）、非洲及欧洲部分地区。1978 年苏联 Pokrovsky 报道了 235 例大动脉炎，其中大部分来自欧洲地区，而西欧国家罕见。据 1992 年有关文献统计我国至少报道 1300 例大动脉炎病例，临床实际工作中遇到的病例则更多。据 1984 年日本全国统计大动脉炎患者约 5000 例。1992 年，韩国报道 129 例大动脉炎，印度报道 83 例，泰国报道 46 例，以色列报道 50 例。1996 年，印度报道 106 例，泰国报道 63 例，土耳其报道 14 例，墨西哥报道 292 例，美国报道 60 例。2002 年，摩洛哥报道 46 例，伊朗报道 78 例，可见本病于世界各地区均有发现，但其发病率不同。发病人群年龄最小为 3 岁、最大为 79 岁，约 90%在 30 岁以内发病，40 岁以内发病者至少占 98%。

二、病因与发病机制

大动脉炎是一种来源不明的慢性炎症性血管性疾病，曾有梅毒、动脉硬化、结核、血栓闭塞性脉管炎（Buerger 病）、先天性异常、巨细胞动脉炎、结缔组织病、风湿病、类风湿病、内分泌异常、代谢异常和自身免疫等各种病因学说，属结缔组织病范畴。

（一）病因

1. 自身免疫学说 一般认为本病可能由链球菌、结核杆菌、病毒或立克次体等感染引起体内免疫反应所致。其表现特点：①红细胞沉降率增快；②血清蛋白电泳常见 γ 球蛋白及 α_1、α_2 球蛋白水平升高；③C 反应蛋白、抗链球菌溶血素 O 试验（简称抗 O 试验）异常；④胶原病与本病合并存在；⑤主动脉弓综合征与风湿性、类风湿性主动脉炎相似；⑥激素治疗有明显疗效。但这些特点并非大动脉炎免疫学可靠证据。血清抗主动脉抗体的滴度和抗体效价均较其他疾病明显升高，其主动脉抗原位于主动脉的中膜和外膜，血清免疫球蛋白示 IgG、IgA 和 IgM 水平均升高，以后二者升高为主。大动脉炎患者血管中浸润细胞有 15%为 $CD4^+$ T 细胞和 $CD8^+$ T 细胞。尸检发现，某些患者体内有活动性结核病变存在，其中多为主动脉周围淋巴结结核，Shimizu 等认为可能由此处病变直接波及主动脉或对结核病变的一种过敏反应所致。显微镜检查可见病变部位的动脉壁有新生肉芽肿和朗汉斯（Langhans）巨细胞，但属非特异性炎性病变，未找到结核杆菌，而且结核病变极少侵犯血管系统。从临床观察来分析，约 24%患者合并结核病，其中主要是颈及纵隔淋巴结核或肺结核，各种抗结核药物治疗对大动脉炎无效，说明大动脉炎并非直接由结核杆菌感染所致。

2. 内分泌异常 大动脉炎多见于年轻女性，故认为可能与内分泌因素有关。Numano 等通过检测女性大动脉炎患者卵泡期及黄体期 24h 尿标本发现，其雌激素的排泄量较健康妇女明显增高。在家兔试验中，长期应用雌激素后可在主动脉及其主要分支产生类似大动脉炎的病理改变。临床上，大剂量应用雌激素易损害血管壁，如前列腺癌患者服用此药可使血管疾病及脑卒中的发病率增高。长期服用避孕药可导致血栓并发症。故 Numano 等认为雌激素分泌过多与营养不良因素（如结核）相结合可能为本病发病率高的原因。有学者使用大动脉炎动物模型进行研究，发现用抗雌激素药物他莫昔芬（TAM）治疗可使大动脉炎的病变有所改善。

3. 遗传因素 关于大动脉炎与遗传的关系，引起了一些学者的重视，Numano 曾报道日本已发现十对近亲（如姐妹、母女等）患有大动脉炎，特别是孪生姐妹（为纯合子）。我国已发现四对近亲患有大动脉炎，其中一对孪生姐妹、一对母女患有大动脉炎，两对非孪生亲姐妹临床上符合大动脉炎的诊断，但每对中仅 1 例做了血管造影。笔者团队曾对 67 例大动脉炎进行了 HLA 分析，发现 A9、A10、A25、Aw19、A30、B5、B27、B40、B51、Bw60、DR7、DRw10、DQw3 出现频率高，有统计学意义，但抗原不够集中。日本曾对大动脉炎患者行 HLA 分析，发现 A9、A10、B5、Bw40、Bw51、Bw52 出现频率高，其中 Bw52 频率最高，并对 124 例患者随访 20 年，发现 Bw52 阳性者大动脉炎的炎症严重，需要激素剂量较大，并对激素有抗药性；发生主动脉瓣关闭不全、心绞痛及心力衰竭的并发症较 Bw52 阴性者重，提示 HLA 抗原基因不平衡具有重要的作用。

研究发现，Ⅰ类和Ⅱ类 HLA 位点均与大动脉炎相关（最显著的是 HLA-B 位点和 HLA-B52 等位基因）。其他相关基因包括免疫调节基因（如 *RPS9/LILRB3*、*LILRA3* 和 *IL38* 基因座）和炎性细胞因子（*IL6* 和 *IL12B* 基因座）[1]。

我国汉族大动脉炎患者与 HLA-DR4、DR7 等位基因明显相关，DR7 等位基因上游调控区核苷酸的变异可能与其发病和病情有关。研究发现 DR4（+）或 DR7（+）患者病变活动与动脉狭窄的程度均较 DR4（-）或 DR7（-）者更重。Kitamura 曾报道 HLA-B52（+）较 HLA-B52（-）者，主动脉瓣关闭不全、缺血性心脏病、肺梗死等明显更重，而 B39（+）较 B39（-）者肾动脉狭窄的发生明显增多[1]。

（二）发病机制

各种原发性感染，如链球菌、结核杆菌或病毒等感染使体内产生抗体，由再感染引起抗体抗原反应。主动脉系统对这种抗原抗体复合体具有免疫学的亲和性或易感性，故易受其影响而产生炎性病变，此为病变的活动期。当清除感染因素或主动脉抗原时，抗主动脉抗体的产生受抑制，也抑制了体内的免疫机制而转为病变的稳定期或非活动期。

三、病　　理

大动脉炎主要累及弹性动脉，如主动脉及其主要分支和肺动脉；大动脉炎亦常累及肌性动脉。约 84%患者病变侵犯 2～13 支动脉，其中以头臂动脉（尤以左锁骨下动脉）、肾动脉、腹主动脉及肠系膜上动脉为好发部位。腹主动脉伴有肾动脉受累者约占 80%，单纯肾动脉受累者占 20%，单侧与双侧受累相似。其次为腹腔动脉及髂动脉；肺动脉受累者约占 50%；近年发现冠状动脉受累者并不少见，占 9%～15%。

$CD4^+$ T 细胞在大动脉炎的病理发生过程中起重要作用。$CD4^+$ T 细胞通过 Th1 释放干扰素-γ 诱导和维持了肉芽肿的形成，干扰素-γ 的主要作用是促进多核巨细胞形成和巨噬细胞活化。活化的巨噬细胞释放血管内皮生长因子（VEGF），导致新生血管增加；释放血小板衍生生长因子（PDGF），导致平滑肌迁移和内膜增生[2]。

中国医学科学院阜外医院曾尸检大动脉炎病例 7 例，日本自 1958～1984 年共尸检 191 例，对本病的病理改变概述如下。

（一）形态学改变

大动脉炎系从动脉中层及外膜开始波及内膜的动脉壁全层病变，表现为弥漫性内膜纤维组织增生，呈广泛而不规则的增生和变硬，管腔有不同程度的狭窄或闭塞，常合并血栓形成，病变以主动脉分支入口处较为严重。大动脉炎常呈多发性，在两个受累区之间可见到正常组织区，呈跳跃性病变（skiplesion）。随着病变的进展，正常组织区逐渐减少，在老年患者中常合并动脉粥样硬化。近年研究发现，大动脉炎引起动脉扩张性病变的发病率较前增高，由于病变进展快，动脉壁的弹力纤维和平滑肌纤维遭受严重破坏或断裂，而纤维化延迟和不足使动脉壁变薄，在局部血流动力学的影响下，发生动脉扩张或形成动脉瘤，多见于胸腹主动脉和右侧头臂动脉，以男性较为多见。Hotchi 曾在 82 例尸检中发现，47 例（57.3%）有动脉扩张、动脉瘤及动脉内膜剥离，动脉扩张 26 例（31.7%），动脉瘤 11 例（13.4%），动脉瘤合并动脉扩张 6 例（7.3%），动脉夹层 4 例（4.9%）。肺动脉病变与主动脉基本相同，主要病变在中膜与外膜，内膜纤维性增厚是中膜与外膜炎症的继发性反应，在肺动脉周围分支几乎均可见闭塞性病变，与支气管动脉形成侧支吻合。双侧弹性与肌性动脉受累后可提示有肺动脉高压。

（二）组织学改变

Nasu 将大动脉炎病理分为三型，即肉芽肿型、弥漫性炎性病变型、纤维化型。其中以纤维化型为主，并有逐渐增多的趋势。即使在纤维化型中，靠近陈旧病变处也可见新的活动性病变。在尸检中很难判定大动脉炎的初始炎性病变，根据研究有三种不同的炎症表现，即急性渗出、慢性非特异性炎性病变和肉芽肿，使受累区逐渐扩大。动脉中层常见散在灶性破坏，其间可有炎症肉芽组织和凝固性坏死，外膜中滋养血管的中层和外膜有明显增厚，引起其管腔狭窄或闭塞；动脉各层均有以淋巴细胞和浆细胞为主的细胞浸润，中层亦可见上皮样细胞和朗汉斯巨细胞。电镜所见：动脉壁平滑肌细胞细长，多充满肌丝，细胞器很少；少数肌膜破坏，肌丝分解和消失，线粒体和内质网肿胀，呈空泡性病变，以致细胞变空和解体；胞核不规则，染色质周边性凝集，成纤维细胞少见，胶原纤维丰富，发生局部溶解，网状纤维少，弹力纤维有分布均匀、低电子密度的基质及疏松纵向走行的丝状纤维。

第二节 临床特点与诊断

大动脉炎根据患者的血管造影与临床表现分为不同类型。1977 年，Lupi-Herrea 在日本分型的基础上，将此病分为四型，笔者对此又加以具体分型（括号内）：Ⅰ型（头臂动脉型）、Ⅱ型（胸腹主动脉型）、Ⅲ型（混合型）和Ⅳ型（兼有肺动脉型）。该分型在我国已沿用多年，简便实用。1994 年，Sharma 等根据 185 例患者血管造影结果将大动脉炎分为五型：Ⅰ型仅累及主动脉弓分支；Ⅱa 型系Ⅰ型加升主动脉受累；Ⅱb 型系Ⅱa 加胸降主动脉受累；Ⅲ型累及胸降主动脉、腹主动脉和（或）肾动脉；Ⅳ型仅累及腹主动脉和（或）肾动脉；Ⅴ型累及整个主动脉及其分支。此分型将冠状动脉与肺动脉受累仅划为Ⅱb 型是不妥的，实际上各型均可发生。因此在进行大动脉炎诊断时，要做出分型诊断。

一、临床表现

在局部症状或体征出现前数周，少数患者可有全身不适，表现为易疲劳、发热、食欲缺乏、盗汗、皮疹、体重下降、关节痛和月经不调等症状。当局部症状或体征出现后，全身症状将逐渐减轻或消失，但多数患者无上述症状。

（一）继发性高血压，属Ⅱ型（胸腹主动脉型）

1. 肾血管性高血压[3] 患者有如下特点：

（1）年龄大多<30 岁，以女性多见。

（2）无原发性高血压家族史。

（3）有全身大动脉炎的特征，如发热、红细胞沉降率快等。

（4）病程较短。

（5）四肢血压水平不对称。

（6）用血管紧张素转换酶抑制剂（ACEI）或血管紧张素Ⅱ受体阻滞剂（ARB）后发生氮质血症。单侧肾萎缩（狭窄>75%）或低血钾（15%～20%）。高血压的程度较重，以舒张压增高更明显，但少数患者仅轻度血压升高或为收缩期高血压。

（7）血管杂音。50%～80%的患者于脐上可闻及高调的收缩期血管杂音。杂音位于脐上 2～7cm 及脐两侧各 2.5cm 范围内。杂音强度与肾动脉狭窄的程度不呈平行关系。根据动物实验发现，犬腹主动脉管腔狭窄达 60%时才出现血管杂音，管腔狭窄达 73%时杂音最响，若达 78%以上则杂音减弱或听不到。大多学者认为腹主动脉或肾动脉管腔狭窄<60%，狭窄远、近端收缩压差<30mmHg 者，则无功能意义，亦即不引起肾血管性高血压。肾动脉狭窄≥70%，狭窄远、近端收缩压差>30mmHg，才会引起肾血管性高血压。但也有肾动脉明显狭窄而收缩压差不明显者，这是由于长期高血压引起进行性弓状动脉及小叶间动脉硬化，使肾脏周围阻力增加。杂音性质对判定病变的情况有意义，连续性血管杂音反映整个心动周期存在压差，提示可能有肾动脉狭窄，但应除外动静脉瘘。血管杂音的强度受各种因素的影响，如血压升高、心率增快、肠鸣音减弱、空腹或体瘦者较易闻及血管杂音，否则难以听到。当怀疑大动脉炎时，应在不同条件下反复听诊，但腹部血管杂音并非肾动脉狭窄的特异体征，9%的原发性高血压或 50 岁以上者上腹部有时亦可闻及血管杂音。若未闻及血管杂音，也不能除外肾动脉狭窄，特别是纤维肌发育不良（fibromuscular dysplasia，FMD），由于其病变常限于肾动脉中段或其分支，上腹部一般难以听到杂音。笔者曾对 27 例 FMD 患者进行分析发现，仅 7 例有腹部血管杂音，故应结合有关检查，综合分析来判定。约 50%的大动脉炎患者于颈部可闻及血管杂音，因右侧有时易与颈静脉营营音相混淆，故左侧较右侧血管杂音的病理意义大，可辅助诊断。

2. 其他特殊表现

（1）胸降主动脉狭窄：使心排出血液大部分流向上肢，下肢血流少，并形成侧支循环，故上肢血压高，下肢血压低或测不出，表现为收缩期高血压，也称区域性高血压。

（2）主动脉瓣关闭不全：大动脉炎累及升主动脉，导致主动脉瓣环扩大，伴有交界分开，并可累及瓣膜，产生纤维化及增厚，导致主动脉瓣关闭不全及收缩期高血压。其检出率为 13.7%～24%[4]。

（3）继发性主动脉粥样硬化：在大动脉炎的基础上继发主动脉粥样硬化，导致收缩期高血压。

上述各种类型继发性高血压可单独或合并存在，应注意鉴别诊断。

表 6-87-1 汇总了一组 267 例大动脉炎并发继发性高血压患者狭窄部位的分析。

表 6-87-1　267 例大动脉炎并发继发性高血压患者狭窄部位的分析

狭窄部位	例数	占比（%）
降主动脉+肾动脉	16	6.0
降主动脉+腹主动脉	37	13.9
单侧肾动脉	105	39.3
双侧肾动脉	109	40.8
总计	267	100

（4）其他严重缺血性疾病：大动脉炎时发生严重缺血性疾病的风险较高，严重缺血性疾病包括脑血管意外、急性冠脉综合征（ST 段抬高心肌梗死或非 ST 段抬高心肌梗死）、缺血性心肌病、缺血性失明或需要手术干预的肢体或肠道缺血等[5, 6]。

（二）大动脉炎患者的其他临床表现

Ⅰ型（头臂动脉型）　颈动脉和椎动脉狭窄及闭塞，可引起脑部不同程度的缺血，出现头晕、头痛、记忆力减退，单侧或双侧视物有黑点、视力减退、视野缩小甚至失明，咀嚼肌无力和咀嚼肌腭部肌肉疼痛。少数患者因局部缺血产生鼻中隔穿孔，上腭及耳廓溃疡，牙齿脱落和面肌萎缩。脑缺血严重者可有反复晕厥、抽搐、失语、偏瘫或昏迷，尤以头部上仰时，脑缺血症状更易发作。少数患者由于局部血压和氧分压低或颈动脉与周围组织发生粘连，颈动脉窦较为敏感，当头部急剧改变位置或起立时，可产生颈动脉窦性晕厥现象。上述缺血可出现单侧或双侧上肢无力、发凉、酸痛、麻木甚至肌肉萎缩。颈动脉、桡动脉、肱动脉搏动减弱或消失，两侧上肢收缩压差大于 10mmHg。约半数患者于颈部或锁骨上部可听到收缩期血管杂音，少数伴有震颤，但杂音响度与狭窄程度之间并非完全成比例。轻度狭窄或完全闭塞的动脉，则杂音不明显。如有侧支循环形成，则血流通过扩大、弯曲的侧支循环时可以产生连续性血管杂音，但很少见。当一侧锁骨下动脉或头臂干狭窄 50%以上或闭塞时，可使同侧椎动脉的压力降低 10mmHg 以上，对侧椎动脉的血液便逆流入狭窄或闭塞侧的椎动脉和锁骨下动脉，而当患侧上肢活动时，其血流可增加 50%～100%，使狭窄或闭塞部位的远端发生虹吸现象，加重脑部缺血，而表现为一过性头晕或晕厥，可发生锁骨下动脉盗血综合征。

Ⅱ型（胸腹主动脉型）　大动脉炎可引起各种继发性高血压及冠状动脉受累（详见继发性高血压与冠状动脉造影内容）。

Ⅲ型（混合型）　大动脉炎具有上述两种类型的特征，属多发性病变，多数患者病情较重。

Ⅳ型（兼有肺动脉型）　大动脉炎合并肺动脉受累并不少见，约占 50%，上述三种类型均可并发肺动脉受累，而在各类型中伴有或不伴有肺动脉受累之间无明显差别。尚未发现有单纯肺动脉受累者，但有以肺动脉受累为首发临床表现的报道。肺动脉高压大多为一种晚期并发症，约占 1/4，多为轻度或中度，而重度则少见。临床上出现心悸、气短较多，但症状较轻。肺动脉瓣区可闻及收缩期杂音和肺动脉瓣第二心音亢进，肺动脉狭窄较重的一侧呼吸音减弱。应与其他肺血管病，如肺动脉血栓栓塞症或特发性肺动脉高压等鉴别。

表 6-87-2 汇总了 530 例大动脉炎的临床表现。

表 6-87-2　530 例大动脉炎患者的临床表现

临床表现	例数	占比（%）
继发性高血压	318	60
无脉	197	37.2
间歇性跛行	120/485	24.7
头晕	46	9.2
晕厥	22	4.4
视力障碍	48	9.6
失明	9	1.8
脑血栓	27	5.4
鼻中隔穿孔	1	0.2
血管杂音（部位）		
	237（颈部）	47.4
	286（上腹部）	57.5
	49（背部）	9.8
心力衰竭	18	3.6
主动脉瓣关闭不全	11/205	5.2
气短	53	10.6
咯血	8	1.6
心绞痛	6	1.2

续表

临床表现	例数	占比（%）
心肌梗死	5	1.0
肾衰竭	4	0.8
主动脉夹层	1	0.2

注：其中有485例为间歇性跛行患者，205例为主动脉瓣关闭不全患者。

二、实验室检查

（一）化验与免疫学检查

1. 红细胞沉降率增快 是反映本病病变活动的一项重要指标，但属非特异性。约43%的患者红细胞沉降率增快，可增至160mm/h。其中发病10年以内者，多数红细胞沉降率增快，大于10年者经治疗后则病情趋于稳定，红细胞沉降率大多恢复正常。

2. C反应蛋白 临床意义与红细胞沉降率相同，阳性率与红细胞沉降率相似，均为本病病变活动的一项指标。

3. 抗链球菌溶血素O 这类抗体的增加仅说明患者近期曾有溶血性链球菌感染，本病约半数患者出现阳性或可疑阳性反应。

4. 血象 少数患者可见白细胞增多，也为炎症活动的一种反应，但中性粒细胞无明显改变。约1/3患者出现贫血，常为轻度贫血，是长期病变活动或雌激素增高对造血功能的影响所致。

5. 血清蛋白电泳 常有α_1、α_2及γ球蛋白增加，白蛋白减少。

6. 血清抗主动脉抗体测定 对大动脉炎的诊断具有一定的价值。血清抗主动脉抗体滴度≥1∶32为阳性，≤1∶16为阴性。大动脉炎患者阳性率可达91.5%，其中滴度≥1∶64者占65%，假阴性者占8.5%。

（二）辅助检查

1. 胸部X线检查

（1）心脏结构的改变：约1/3患者有不同程度的心脏扩大，多为轻度左心室扩大，重度扩大较少见。其主要由于高血压引起后负荷增加；其次由于主动脉瓣关闭不全或冠状动脉病变引起心肌损害。

（2）胸主动脉的改变：常可见升主动脉或弓降部的膨隆、凸出、扩张，甚至瘤样扩张，可能系高血压的影响或大动脉炎的表现，与病变类型及范围有关。降主动脉，尤以中下段变细内收及搏动减弱等为特征性改变，为提示胸降主动脉广泛狭窄的重要指征。

2. 心电图检查 约半数患者为左心室肥厚、左心室劳损或高电压。少数表现为冠状动脉供血不足或心肌梗死改变。由肺动脉狭窄引起的肺动脉高压可表现为右心室肥厚，左心室后负荷增加可能部分掩盖心电图右心室肥厚的特征。

3. 眼底检查 大动脉炎患者的眼底分为高血压眼底与大动脉炎眼底两种改变。大动脉炎眼底为本病的一种特异性改变，发生率约为14%，可分为三期：第一期（血管扩张期），视盘发红、动静脉扩张、淤血、静脉管腔不均、毛细血管新生、小出血、小血管瘤、虹膜玻璃体正常；第二期（吻合期），瞳孔散大、反应消失、虹膜萎缩、视网膜动静脉吻合形成、周边血管消失；第三期（并发症期），表现为白内障、视网膜出血和剥离等。一组321例大动脉炎患者的眼底改变见表6-87-3。

表6-87-3 321例大动脉炎患者的眼底改变

眼底病变情况	正常	Ⅰ	Ⅱ	Ⅲ	Ⅳ	大动脉炎眼底	合计
例数	99	120	17	32	8	45	321
占比（%）	30.8	37.4	5.3	10.0	2.5	14	100

注：按Keith-Wegener分级法（Ⅰ～Ⅳ级）。

4. 肺功能检查 肺功能改变与肺动脉狭窄和肺血流受损有一定的关系。通气功能下降以双侧肺血流受损多见，而弥散功能障碍则少见。由长期肺血流受损使肺顺应性降低或肺动脉高压而引起心肺功能改变。

5. 分侧肾静脉取血测肾素水平 正常人两侧肾静脉血肾素水平较肾动脉血约高25%。若患侧肾素水平较健侧增高50%，则可诊断为肾动脉狭窄。大多数学者以分侧肾静脉血肾素水平比值>1.5及健侧肾静脉血与远端下腔静脉血浆肾素水平相等为单侧肾动脉狭窄的特征。由于患侧肾素水平明显增高，通过反馈机制抑制健侧肾脏分泌肾素，故健侧肾静脉血应与远端下腔静脉血肾素水平（代表周围静脉血肾素水平）相等。实际大多数并非绝对相等，只要健侧肾静脉血肾素水平与远端下腔静脉血肾素水平比值<1.3，就说明健侧肾脏无血管病变或为没有意义的病变。分侧肾静脉血肾素水平比值≥1.5，健侧肾静脉血肾素水平与下腔静脉血肾素水平比值<1.3，（健侧肾静脉血肾素水平–下腔静脉血肾素水平）/下腔静脉血肾素水平<0.24，为手术指征的三项指标。单侧肾动脉狭窄患者中，分侧肾静脉血肾素水平比值≥1.5 者占 77%，健侧肾静脉血肾素水平与下腔静脉血肾素水平比值<1.3 及（健侧肾静脉血肾素水平–下腔静脉血肾素水平）/下腔静脉血肾素水平<0.24 者均占 93%。若综合上述三项指标，预测介入治疗及手术成功率可达 100%。但本法仍有 50%的假阴性。

6. 核医学检查 用 ^{99m}Tc-二乙撑三胺五乙酸（diethylene triamine pentaacetic acid，DTPA）肾 γ 照相及卡托普利激发试验，当肾动脉发生狭窄时，由于肾缺血引起肾素-血管紧张素-醛固酮系统活性增强，血管紧张素Ⅱ使肾小球出球小动脉收缩，肾小球滤过压增高，以代偿性维持肾小球滤过率。服用 25mg 卡托普利 1h 后复查肾 γ 照相，若有肾动脉狭窄存在，由于卡托普利消除了血管紧张素Ⅱ对出球小动脉的收缩作用，故肾小球滤过率较服药前降低，以此来判定肾动脉狭窄，其可作为诊断标准之一。本法诊断敏感度为 62%～99%，特异度为 91%～98%，较单纯肾 γ 照相的敏感度（51.8%）明显增高，而特异度则无明显差别。

7. 超声检查 通过彩色多普勒血流成像，可探查主动脉及其主要分支狭窄或闭塞，包括颈动脉、椎动脉、锁骨下动脉、肱动脉、桡动脉、肾动脉、髂动脉、股动脉、腘动脉狭窄或闭塞及主动脉瓣关闭不全等。对肾动脉狭窄检出率为 80%～90%，诊断的敏感度和特异度均较高，收缩期峰值流速（peak systolic velocity，PSV）为诊断狭窄的重要指标，若 PSV>180cm/s，反映狭窄>60%；PSV>220cm/s，反映狭窄>75%。Hoffman 等研究以 180cm/s 作为临界值，其诊断的敏感度为 95%，特异度为 90%。

8. CT 血管成像（CTA）检查 CT 可以观察动脉管壁的变化，对大动脉炎的早期诊断及病变活动具有较大价值。CT 可见管壁增厚及钙化，增强 CT 扫描发现管壁强化和环状低密度影，提示为病变活动期。对于血管造影正常者，CT 可能提示管壁异常，这有助于大动脉炎的早期诊断。尤其 CTA 及其三维重建可以立体显示主动脉及其主要分支病变，对重叠部位的血管畸形和复杂血管显示最佳。螺旋 CTA 对肾功能正常的肾血管病变敏感度为 98%，特异度为 94%。由于造影剂对肾脏有毒性作用，肾功能不全者忌用。

9. 磁共振血管成像（MRA）检查 属无创性检查，采用钆血管造影，具有多体位多层面成像的能力，可以检测大动脉炎管腔和管壁形态学及主动脉血流动力学变化，判定主动脉瓣关闭不全，并能显示完整的主动脉及其主要分支形态学的改变。对肾动脉狭窄诊断的敏感度与特异度均>90%。由于肾动脉血流缓慢或血流涡流常会造成信号缺失，夸大狭窄的程度，也与呼吸、肠蠕动、肾动脉弯曲有关，对安装心脏起搏器或体内除颤器者忌用此法检查。

10. 血管造影检查

（1）数字减影血管造影（DSA）：可提供动脉腔内的容积图像，目前仍为诊断大动脉炎的“金标准”，应对头臂动脉、胸主动脉、腹主动脉、肾动脉、髂动脉、股动脉、肺动脉等进行全面检查。一组 172 例大动脉炎患者 DSA 发现的各动脉病变见表 6-87-4。

表 6-87-4 172 例大动脉炎患者 DSA 检查发现各动脉病变（例）分析[7]

动脉名称		狭窄	闭塞	扩张动脉瘤	边缘不规则	总计
锁骨下动脉	左	55	80	1	11	147
	右	45	38	3	4	90
颈动脉	左	25	34	2	8	69
	右	18	15		3	36
椎动脉	左	17	7			24
	右	4	3			7
头臂干		26	4	1	4	35
胸主动脉		36		3	8	47
腹主动脉		80	6	4	18	108
肾动脉	左	58	15		2	75
	右	55	18		4	77
肠系膜动脉	上	26	28		1	55
	下	1	2			3
腹腔动脉		2	6		1	9
肝动脉		1	2			3
脾动脉		1				1
肺动脉		54/94				54
髂动脉	左	11	4		1	16
	右	15	6		1	22

注：其中有 94 例肺动脉狭窄患者。

（2）选择性动脉造影：可观察肾动脉狭窄的部位、范围、程度、远端分支、侧支循环及胸腹主动脉等情况。

（3）冠状动脉造影：近年来，本病累及冠状动脉受到人们的重视。Lupi 等曾报道冠状动脉受累的发生率为 9%～10%。笔者曾发现 15 例大动脉炎，经冠状动脉造影证实为冠状动脉狭窄或闭塞，其中主干受累占 60%。日本 Matsubard 等对 21 例大动脉炎患者进行了冠状动脉造影分析，根据冠状动脉病理特征分为三种类型：Ⅰ型为冠状动脉口及其近段狭窄或闭塞，最为多见；Ⅱ型为弥漫型，病变可波及心外膜分支或累及数段，呈跳跃性病变；Ⅲ型为冠状动脉瘤。后两种类型罕见。其主要因升主动脉病变波及冠状动脉内膜产生增生性炎性病变及中层平滑肌收缩而引起冠状动脉狭窄或闭塞。

11. PET/CT 不仅应用于大动脉炎的诊断，尤其是早期诊断，而且对活动度、疗效等评估也有意义[8, 9]。

^{18}F-脱氧葡萄糖（FDG）是一种葡萄糖类似物，通过细胞膜上葡萄糖转运体-1（GLUT-1）进入细胞，被己糖激酶磷酸化，可反映细胞糖代谢水平，被认为是监测疾病活动的一种手段。某些炎症细胞（如单核细胞、中性粒细胞）高表达 GLUT-1、GLUT-3 及己糖激酶，细胞内糖代谢活跃，可表现为 ^{18}F-FDG 摄取增加[10]。^{18}F-FDG 图像与 CT 生成图像联合可显示代谢活动在解剖学上的定位，从而提高检测动脉壁炎症的敏感度[11]。大动脉炎血管壁炎性破坏、血管重构等过程可在 PET/CT 上表现为 ^{18}F-FDG 摄取量增加[10]。

由于 PET/CT 价格高昂，在对患者进行此项检查时，会明显增加患者的经济负担。PET/CT 对大动脉炎的确诊、疾病活动程度及药物治疗效果的评价等领域的应用价值仍需进一步大规模前瞻性队列研究证实[8]。

三、诊断与鉴别诊断

（一）诊断

关于大动脉炎的诊断目前尚无统一的标准，1990 年美国风湿病学会制定的大动脉炎分类标准目前仍在临床中广泛使用。诊断标准：①发病年龄＜40 岁；②间歇性跛行；③上臂动脉搏动减弱；④双上肢收缩压差＞10mmHg；⑤锁骨下动脉与主动脉连接区有血管杂音；⑥动脉造影异常。凡六项中有三项符合者，可诊断为大动脉炎[12]。

笔者曾对 700 例大动脉炎患者的血管造影与临床表现对比分析，提出大动脉炎的诊断标准：①发病年龄一般＜40 岁。②锁骨下动脉狭窄或闭塞，脉弱或无脉，两上肢收缩压差＞10mmHg，锁骨上闻及血管杂音。③颈动脉狭窄或闭塞，动脉搏动减弱或消失，颈部闻及血管杂音或有大动脉炎的眼底改变。④胸、腹主动脉狭窄，上腹或背部闻及血管杂音，下肢血压低。⑤肾动脉狭窄、高血压，上腹部闻及血管杂音。⑥肺动脉或冠状动脉狭窄或主动脉瓣关闭不全。⑦红细胞沉降率增快。上述七项中，前两项是主要的诊断指标，同时具有其他五项中至少一项，可诊断大动脉炎。对可疑患者，则需行 DSA 或 MRA、CTA 检查，方能明确诊断。

（二）鉴别诊断

大动脉炎是指主动脉及其主要分支与肺动脉的慢性进行性非特异性炎性病变。由于受累部位不同，其临床表现也不同，典型患者诊断并不困难，但对于非典型患者，则需与下列各种疾病进行鉴别诊断。

1. 动脉粥样硬化 年龄大多超过 50 岁，以男性多见，病史较短，无大动脉炎活动的临床表现，血管造影常见合并髂动脉、股动脉、腹主动脉及肾动脉粥样硬化病变，为肾血管性高血压最常见的病因。

2. 纤维肌发病不良 好发于年轻女性，病变大多累及肾动脉中段及其分支，约 30%患者可呈串珠样改变，以右肾动脉受累较多见，一般不发生动脉闭塞，主动脉很少受累，约 1/4 患者上腹部可闻及血管杂音，缺少大动脉炎的临床表现。

3. 先天性主动脉缩窄 与大动脉炎累及胸降主动脉狭窄所致高血压有时易混淆。前者多见于男性，血管杂音位置较高，限于心底部及肩背部，腹部听不到杂音，全身无炎症活动表现，胸主动脉造影可见特定部位缩窄。导管前型常累及主动脉弓部，导管后型在动脉导管相接处形成局限性狭窄。

4. 血管炎

（1）结节性多动脉炎：多见于 40 岁以上男性，

累及多脏器中等及小口径肌动脉，肾动脉受累高达 33%，可引起肾血管性高血压。肾血管造影可见多发性小动脉瘤、肾动脉狭窄及肾梗死。

（2）血栓闭塞性脉管炎（Buerger 病）：主要发生在 20～40 岁的吸烟男性。累及四肢中小动脉及浅表静脉；以下肢为重，表现为剧痛，一个或多个趾（指）溃疡或坏疽，上肢受累约占 60%。血管造影可见肢体远端血管呈节段性闭塞。下肢血栓可波及腹主动脉及肾动脉，引起肾血管性高血压。

（3）巨细胞动脉炎：以头痛、发热、间歇性下颌运动障碍、眼受累、多肌痛为特征的系统性肉芽肿性血管炎，一般发生在 50 岁以上女性。颞动脉搏动减弱及触痛。本病一般不累及肺和肾血管。颞动脉活检常见多核巨细胞，可以确诊。

（4）白塞病：以复发性口腔溃疡、生殖器溃疡、眼炎及皮肤损害为特征的系统性疾病。大小血管均可受累，以小血管为主。本病表现为动脉扩张或动脉瘤，动脉内膜增生可引起狭窄，肾动脉受累可发生肾血管性高血压。静脉系统较动脉受累多见，导致血栓性静脉炎及血栓形成。针刺反应试验阳性，特异性较高，具有诊断价值。

第三节　治疗与预后

一、活动期的治疗

某些患者于发病早期有上呼吸道、肺部或其他脏器感染因素存在。有效控制感染，对防止病情的发展可能有一定的意义。

目前认为激素对大动脉炎活动期患者的治疗是有效的，包括发热、疼痛、红细胞沉降率增快及 C 反应蛋白阳性可于短期内得到改善，病情缓解，红细胞沉降率恢复正常。一般口服泼尼松，顿服 30～60mg 或 1mg/kg，1 次/天，维持 4～6 周后逐渐减量，每 2～4 周减少 5～10mg，以后每 2～4 个月减少 2.5mg，以红细胞沉降率不增快为减量的指标，剂量减至每日 10～5mg 时，应维持一段时间，有的患者每日服用 5mg 达 15～20 年，病情稳定，未发现任何不良反应，说明长期小剂量服用激素对控制病变活动是有帮助的。病情危重者可静脉滴注氢化可的松每日 100mg；但合并结核或其他感染或恶性高血压者，则不宜长时间应用激素。

对激素反应不佳者，应联合应用免疫抑制剂环磷酰胺（cyclophosphamide，CTX）2mg/（kg・d）或硫唑嘌呤（依木兰）1～2mg/（kg・d），或甲氨蝶呤（methotrexate）7.5～15mg，每周 1 次。有学者提出开始口服甲氨蝶呤 0.3mg/kg，每周 1 次，可达 15mg[13]。一般均与激素合用，可减少激素用量。雷公藤多苷片具有抗炎及免疫抑制作用，效用与皮质激素相似，而无皮质激素的副作用。当与皮质激素合用时可提高疗效，减少激素的剂量及副作用。按 1～1.5mg/kg，2～3 次/天，长期服用应注意白细胞减少、月经量减少或停经等不良反应，孕妇忌用。在患者进行药物治疗期间，需对患者病情进行密切监测，并每年进行 MRA 检查[1]。除按活动期治疗外，伴有脑或肢体缺血表现者，应合用扩张血管、改善微循环、抗血小板及抗高血压等药物进行治疗。

二、稳定期的治疗

（一）药物治疗

1. 扩张血管及改善微循环药物　口服药物可选用胰激肽原酶肠溶片，120～240U，3 次/天；曲克芦丁 180mg，3 次/天；川芎嗪 100mg，3 次/天；羟乙基淀粉 40 氯化钠注射液（706 代血浆）250～500ml，1 次/天，2～3 周为一个疗程，可降低血浆黏稠度，减少红细胞聚集，延长凝血时间。静脉滴注川芎嗪 80～120mg 加 10%葡萄糖 200ml，1 次/天，2 周为一个疗程。

2. 抗血小板药物　阿司匹林 50～100mg，1 次/天；双嘧达莫 25～50mg，3 次/天。

3. 抗高血压药物　对不适于介入或手术治疗的患者，可服用抗高血压药物治疗。大动脉炎对一般抗高血压药物反应不佳，对单侧肾动脉狭窄患者，可应用 ACEI/ARB 治疗，但应密切观察尿蛋白、血肌酐，注意肾功能变化。双侧肾动脉狭窄或孤立肾（自然或人工移植）的肾动脉狭窄者，则绝对忌用此药。

（二）介入治疗

大动脉炎属于多发性疾病，当累及颈动脉、锁骨下动脉、胸腹主动脉、肾动脉、髂动脉、冠状动脉，发生明显局限性狭窄，引起心、脑、肾及肢体的相应部位缺血时，有介入治疗指征者，应首选介入治疗，可获得较好的疗效。由于球囊扩张术后 6 个月随诊，再狭窄的发生率较高（20%～30%），近些年来采用支架置入术可以提高技术成功率，降低再狭窄率。

1. 肾动脉狭窄 大动脉炎所致肾动脉狭窄，由于病变坚硬，单纯球囊扩张当压力达 7～8atm（1atm≈1.01×10^5Pa）时往往破裂，故技术成功率不高。而置入支架后，加大压力，其技术成功率达 97%。随诊半年，再狭窄率为 11%，大部分再发狭窄与炎症活动有关。

2. 胸腹主动脉狭窄 置入支架较单纯经皮腔内血管成形术的疗效好，技术成功率为 88%，但远期疗效尚不清楚。早期多采用球囊扩张支架，目前倾向于用自膨胀支架，应结合病情来选择支架。

（三）外科治疗

药物或介入治疗无效，并有外科手术指征者，应该采用手术治疗[7]。

（1）颈动脉明显狭窄引起脑供血不足、晕厥、视力障碍者，可行升主动脉-颈动脉血管重建术。

（2）腹主动脉狭窄，血管狭窄直径＞70%，或跨狭窄部位收缩压峰值＞20mmHg。临床指征：顽固性高血压、药物治疗不能耐受、严重的下肢跛行、长期缺血或坏死。经内科治疗疾病已无明显活动者，可行狭窄远近端主动脉重建术[14]。

（3）肾动脉阻塞（单侧或双侧）引起肾血管性高血压者，可行血管重建术或肾脏自身移植术，若肾脏重度萎缩，无功能或肾动脉狭窄病变广泛，可行肾切除术。近年来，对有些双侧肾动脉狭窄患者，一侧行支架置入，另一侧行手术治疗，获得满意的疗效。

（4）并发冠状动脉明显狭窄引起心绞痛或心肌梗死者，可行冠状动脉搭桥术。

（5）并发主动脉瓣关闭不全（中度以上）引起心脏明显扩大者，可行主动脉瓣置换术，但应在病变稳定 3 个月后行手术治疗，否则易发生瓣周漏。

三、预　后

（一）并发症

大动脉炎预后主要取决于高血压的程度及脑与冠状动脉供血情况。本病属于慢性进行性血管病变，受累动脉的侧支循环形成较丰富，故大多数患者预后较好，可参加一般工作。笔者对 530 例大动脉炎患者进行分析，约 15%患者发生了并发症，其中 90%患者仅有一种并发症，10%患者产生两种并发症，以发病后 5 年内发生并发症最多（70%）。在 76 例患者中共发生 85 次并发症：脑血栓 27 例次、心力衰竭 18 例次、主动脉瓣关闭不全 11 例次、失明 9 例次、心绞痛 6 例次、心肌梗死 5 例次、肾衰竭 4 例次、脑出血 3 例次、主动脉夹层 1 例次、鼻中隔穿孔 1 例次。日本曾报道大多数心力衰竭患者合并主动脉瓣关闭不全；而大动脉炎心力衰竭由严重高血压所致，不伴主动脉瓣关闭不全，经药物治疗后大部分患者心力衰竭得到控制。少数患者表现为中心动脉压升高、心脏扩大及心力衰竭，但双上肢无脉，在诊断上应引起注意，个别患者产生冠状动脉盗血综合征。

（二）死因

笔者曾对 530 例大动脉炎患者进行分析，平均随访 8.2 年，死亡 55 例，病死率为 10.4%。大约 2/3 患者死于原来的并发症。死因分析：脑出血 13 例、术后并发症 4 例、肾衰竭 4 例、心力衰竭 3 例、急性心肌梗死 3 例、脑血栓 2 例、夹层血肿破裂 1 例、假性动脉瘤破裂 1 例、结核 1 例、胃癌 1 例、死因不明 22 例。Soto 等[15]在 1974～2003 年研究了 76 名大动脉炎患者，包括 68 名女性和 8 名男性。对纳入的 76 例大动脉炎患者进行研究随访 5 年，45 例（59%）存活到研究结束，13 例（17%）死亡，18 例（24%）失访。心血管死亡原因包括急性心肌梗死（5 例，9%）、严重的主动脉瓣反流（1 例，2%）和主动脉夹层（1 例，2%）、脑及下肢血栓形成（2 例，3%）、肾衰竭（2 例，3%）、手术并发症（2 例，3%）、感染（1 例，2%）。13 例死亡患者中有 11 例（85%）合并有高血压。虽然对住院患者死因的横断面研究不能代表大动脉炎患者的总体死因，但研究发现，继发性全身性高血压和主动脉瓣关闭不全引起的心力衰竭是导致死亡的主要原因。除了心力衰竭，缺血和出血也是大动脉炎的常见死因。感染，尤其是肺部感染，也威胁到大动脉炎患者的生存。

（郑德裕）

参 考 文 献

[1] Tombetti E，Mason JC. Takayasu arteritis：Advanced understanding is leading to new horizons[J]. Rheumatology（Oxford），2019，58（2）：206-219.

[2] 郭振英，孙文勇，刘震杰. 大动脉炎的发病机制[J]. 中华风湿病学杂志，2012，（10）：707-710.

[3] 郑德裕. 肾血管性高血压[M] //郑德裕. 继发性高血压诊断治疗学. 北京：人民军医出版社，2005：220-228

[4] Johnston SL，Lock RJ，Gompels MM. Takayasu arteritis：A review[J]. J Clin Pathol，2002，55（7）：481-486.

[5] Kim H，Barra L. Ischemic complications in Takayasu's arteritis：A meta-analysis[J]. Semin Arthritis Rheum，2018，47（6）：900-906.

[6] Yu RY，AlSolimani R，Khalidi N，et al. Characteristics of Takayasu arteritis patients with severe ischemic events[J]. J Rheumatol，2020，47（8）：1224-1228.

[7] 郑德裕. 大动脉炎与高血压[M]//郑德裕. 继发性高血压诊断治疗学. 北京：人民军医出版社，2005：373-382.

[8] 魏冬梅，张慧敏. 正电子发射计算机断层显像/计算机断层摄影术在大动脉炎诊治中的应用[J]. 中国循环杂志，2017，32（4）：409-410.

[9] Tombetti E，Mason JC. Application of imaging techniques for Takayasu arteritis[J]. Presse Med，2017，46（7-8 Pt 2）：e215-e223.

[10] Jamar F，Buscombe J，Chiti A，et al. EANM/SNMMI guideline for ^{18}F-FDG use in inflammation and infection[J]. J Nucl Med，2013，54（4）：647-658.

[11] Saadoun D，Garrido M，Comarmond C，et al. Th1 and Th17 cytokines drive inflammation in Takayasu arteritis[J]. Arthritis Rheumatol，2015，67（5）：1353-1360.

[12] Arend WP，Michel BA，Bloch DA，et al. The American College of Rheumatology 1990 criteria for the classification of Takayasu arteritis[J]. Arthritis Rheum，1990，33（8）：1129-1134.

[13] Liang P，Hoffman GS. Advances in the medical and surgical treatment of Takayasu arteritis[J]. Curr Opin Rheumatol，2005，17（1）：16-24.

[14] 大动脉炎相关高血压诊治多学科共识中国专家组. 中国大动脉炎相关高血压诊治多学科专家共识[J]. 复旦学报（医学版），2021，48（2）：143-154.

[15] Soto ME，Espinola-Zavaleta N，Ramirez-Quito O，et al. Echocardiographic follow-up of patients with Takayasu's arteritis：Five-year survival[J]. Echocardiography，2006，23（5）：353-360.

第88章 睡眠疾病与高血压

睡眠占人一生 1/3 的时间，是机体各个器官功能调节的重要方法。健康的睡眠是维持机体正常生物活动的重要条件，同时也受机体健康状况和环境因素的影响。然而，随着社会压力的增大、人口老龄化进展和生活环境的改变，各种睡眠疾病患病人数逐年增加。睡眠与觉醒的调节作为脑的基本功能之一，与许多精神和躯体疾病存在着密切联系。各种睡眠疾病既可以独立存在，又可以继发于多种精神或躯体疾病，甚至可能成为某些精神或躯体疾病的病因或危险因素。因此，关于睡眠医学与神经科学及多个临床学科之间关系的研究越来越多。20 世纪 20 年代末，德国精神病学家从头皮上记录到脑电波，促进了睡眠医学的研究和发展。随着睡眠医学的发展，临床工作者才开始致力于睡眠疾病与高血压关系的研究，发现睡眠疾病不仅会导致血压水平和节律的改变，而且更易引起心脑肾等多种靶器官损害。因此，本章重点阐述睡眠疾病与血压的关系，以便临床医师能够更加全面评价高血压患者的病因或危险因素，制订更加全面、有效的管理方案。

第一节　概　　述

一、睡眠与血压的关系

睡眠是一个需要多个系统共同协调并可以对多个系统产生各种影响的生理状态。睡眠与清醒状态的节律性改变是感觉系统、运动系统、自主神经系统、内分泌系统和大脑活动相互协调的结果。在睡眠状态下，自主神经系统的兴奋性随着睡眠周期的改变而不断调整，协调中枢系统与心血管系统、呼吸系统、消化系统、内分泌系统等多系统间的功能状态的稳定性。因此，自主神经系统兴奋性的改变既可以调节醒睡状态，也是调节醒睡状态下心血管系统相应改变的重要机制。

血压的昼夜节律是不同的生理活动、精神活动状态、清醒-睡眠状态和机体内部神经内分泌功能节律性改变共同作用的结果。自主神经系统的节律性改变受内在生物节律和外界环境共同影响。在清醒活动中交感神经系统占主导作用，在夜间，随着睡眠周期的交替，逐渐以迷走神经为主导。以光线的昼夜变化为主的环境因素和睡眠-清醒节律共同影响着血儿茶酚胺的昼夜节律。在白昼活动的正常血压者和单纯原发性高血压患者中，血去甲肾上腺素和肾上腺素水平在清晨达到高峰，夜间降至最低。去甲肾上腺素和其代谢物 3-甲氧基-4-羟基苯乙二醇受活动状态、觉醒和体位的影响。这种受醒睡节律调控的自主神经系统节律性改变对血压的昼夜节律有着重要的调节作用。此外，血压节律还受肾素-血管紧张素-醛固酮系统（RAAS）、下丘脑-垂体-甲状腺素系统、下丘脑-垂体-肾上腺素系统、阿片类物质、多种血管活性肽等共同影响。因此，那些干扰睡眠的疾病会影响中枢和外周的血压调节系统，导致血压水平和节律的改变。

二、常见睡眠疾病

随着睡眠医学的发展，越来越多的睡眠疾病被发现并重视，这些睡眠疾病主要包括以下几种。①睡眠长度或结构异常：常见的有失眠、中枢性嗜睡、片段性睡眠，这些睡眠长度或结构的异常可导致清醒状态下认知和行为功能的改变，影响正常的生活。②睡眠相关的呼吸异常：表现为睡眠期呼吸节律异常和（或）通气异常，可伴或不伴清醒期呼吸异常。主要分为阻塞性睡眠呼吸暂停低通气综合征（OSAHS）、中枢性睡眠呼吸暂停低通气疾病、睡眠相关肺泡低通气、睡眠相关低氧血症、原发性鼾症及夜间呻吟等。这些异常的呼吸可导致夜间低氧、二氧化碳含量升高或降低，继而引发神经、内分泌、血流动力学等多系统改变，同时又对睡眠状态的稳定性产生不利影响。③睡眠节律异常：昼夜节律睡眠障碍通常由于内源性昼夜节律与外源性因素之间的失调，继而影响睡眠定时和持续时间。常见的睡眠节律异常包括昼夜时相延迟障碍、昼夜时相前移障碍、无规律睡眠-清醒节律紊乱、非 24h 睡眠-清醒节律障碍、轮班工作睡眠障碍等。④睡眠期行为异常：包括快速眼动（rapid eye movement，REM）睡眠行为异常和睡眠相关运动障碍，后者常见的有不宁腿综合征、周期性肢体运动障碍等。

第二节　常见睡眠疾病与高血压

一、阻塞性睡眠呼吸暂停低通气综合征与高血压

睡眠呼吸暂停（sleep apnea syndrome，SAS）是指每晚睡眠过程中反复出现持续时间＞10s 的气流减弱甚至消失≥5 次/小时，可导致反复血氧饱和度下降、微醒觉，甚至高碳酸血症的一类疾病。临床上根据呼吸暂停特点将其分为中枢性、阻塞性和混合性三大类，其中以 OSAHS 最为常见。国外流行病学显示 14%～49.7%的男性及 5%～24.3%的女性患有 OSAHS[1]。我国以呼吸暂停低通气指数（apnea-hypopnea index，AHI）＞5 次/小时合并过度嗜睡为标准进行诊断，则患病率为 3.5%～4.8%；如单纯以 AHI＞5 次/小时为标准，则患病率高达 20.4%～24.2%[2]。

（一）基础知识

1. OSAHS 的病因和病理生理　OSAHS 是基因多态性和环境交互作用的结果。其易感因素较多，包括遗传因素、解剖因素、肥胖、性别、年龄、体位、鼻腔及塌陷段上游阻力情况、酗酒、吸烟、药物和神经系统或内分泌疾病及心功能状态等。各种可能影响上气道跨壁压的因素在不同情况下交互作用，导致上气道管壁趋于塌陷、管腔狭窄甚至闭塞，引发气流降低甚至消失。在不同患者或同一患者不同时期中，各种危险因素作用的程度可能存在差异或动态变化，因此患者的治疗应遵循个体化、具体化的原则。

OSAHS 的主要特征是睡眠期间上气道狭窄或闭塞伴持续或部分存在的呼吸努力增加。在呼吸暂停的发生过程中，随着气道关闭时间的延长，血氧含量下降，二氧化碳含量升高；同时呼吸中枢不断发放冲动兴奋呼吸肌，胸腹部呼吸运动逐渐增强，可发生短暂的觉醒或过度通气，继而上气道开放、气流恢复。在这个过程中，慢性间歇性低氧及二氧化碳潴留、睡眠结构紊乱、呼吸时胸腔内负压剧烈波动、交感神经兴奋等反复发生，导致全身多系统损害。

2. OSAHS 血压升高机制 OSAHS 患者中，有50%～93%的患者同时合并高血压，而 30%～50%的高血压患者同时伴有 OSAHS[3-5]。OSAHS 患者高血压患病率明显高于对照人群[6]。目前认为，OSAHS是高血压的独立危险因素，Wisconsin 睡眠队列研究证实OSAHS患者中高血压的发生率与OSAHS病情严重程度之间存在明确的量效关系[7]。国内外的高血压防治指南已经将 OSAHS 作为继发性高血压筛查的重要组成部分。我国新疆的继发性高血压病因分析研究发现，OSAHS 是继发性高血压的最常见病因[8]。OSAHS 与原发性醛固酮增多症（简称原醛症）密切相关，两者间可能存在相互影响[9, 10]。OSAHS 导致血压升高的机制主要是夜间反复呼吸暂停导致的低氧、觉醒引发交感神经兴奋性增加、RAAS 过度激活、氧化应激和血管内皮细胞受损导致动脉硬化、糖脂代谢紊乱导致肥胖、胰岛素抵抗等[11]。这些机制不仅导致血压水平和节律的改变，同时也是心血管疾病的重要原因（图 6-88-1）。

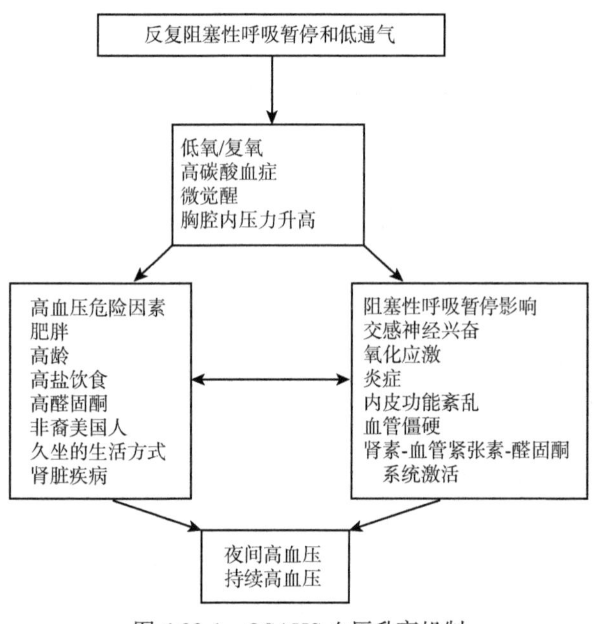

图 6-88-1 OSAHS 血压升高机制

（二）临床表现与诊断

1. OSAHS 的临床表现 包括呼吸暂停或低通气的症状和由本病而继发的各器官或系统功能异常的症状。

（1）呼吸暂停或低通气通常表现为打鼾、呼吸间歇或不规律、夜间呛咳、喘息、夜间口干或张口呼吸等。

（2）入睡困难、早醒、睡眠片段化等近似失眠症状。

（3）夜间梦魇、梦呓、睡眠中肢体抽动。

（4）夜间心悸、胸闷、憋醒，夜间反酸、咽部不适感，夜尿次数增多、性功能障碍等。

（5）晨起头痛、头晕和各种程度的白昼困倦感。

（6）认知功能障碍，如注意力不集中、工作或学习能力下降、记忆力减退等。

（7）无明显原因的体重增加或糖、脂代谢紊乱等。

需要注意的是，由于夜间症状的隐匿性，部分患者可没有明显的睡眠呼吸症状而以器官功能损害症状为主诉就诊，临床医师可以根据患者的危险因素和白昼症状为线索进行初步评价，以减少对该病的漏诊。

2. 血压的特点

（1）夜间血压升高、血压变异性增加、晨峰血压明显甚至 24h 血压持续升高[12]。

（2）对抗高血压药物的反应降低，甚至表现为顽固性高血压[13, 14]。

（3）常与原醛症同时存在[15-17]。

（4）妊娠期出现血压升高[18-22]。

（5）靶器官损害明显。高血压合并 OSAHS 患者更易出现心肌肥厚、缺血性心脏病、心律失常、脑卒中、认知功能障碍和肾脏损害等靶器官损害[23]。

3. 诊断

（1）睡眠监测是诊断 OSAHS 的重要依据。多导睡眠监测是诊断 OSAHS 金标准，便携式家庭睡眠监测具有便捷、准确、成本低等优点，逐渐成为诊断 OSAHS 的重要方法。通过睡眠监测设备记录患者夜间呼吸暂停低通气的频次和低氧程度，对OSAHS 进行诊断和程度的判定，识别睡眠状态和觉醒情况、肢体活动情况及合并心率/心律异常。条件允许下，可以用呼吸紊乱指数（respiratory disturbance index，RDI）代替 AHI 判断呼吸紊乱的程度。具体判别标准见《美国睡眠医学会睡眠及其相关事件判读手册》和第 3 版《睡眠障碍国际分类》（*International Classification of Sleep Disorders*，third edition，ICSD-3）。

（2）评估上气道结构和功能。评估上气道解剖结构是了解上气道阻塞原因的基础。通过影像学和鼻咽内镜检查对颅颌面组织结构和上气道及周围器官进行测量分析，从而对阻塞平面进行评估，是本病区别于其他疾病的重要特点，可为进一步治疗提供依据。需要注意的是，由于上气道结构包括鼻咽、口咽等多个层面，且多数为软组织结构，受神经-肌肉及体液等多种因素影响，单一状态下、单一层面的评估很难准确描述整个上气道阻塞情况。部分实验室可进行药物诱导睡眠内镜检查，通过模拟近似睡眠状态下的咽喉镜检查，观察上气道阻塞平面及塌陷情况，更为准确地查找睡眠期间上气道阻塞的原因。

（3）评估血压水平和节律。建议进行诊室血压测量、家庭自测血压（包括晨起和其他任意时段）、动态血压监测对 OSAHS 患者的血压进行评估，有利于更加准确地了解此类患者血压情况。

（4）评估器官功能状态[24-27]。器官功能状态的评估是对全身多系统功能状态的评估。由于 OSAHS 病理机制的复杂性和个体差异，本病在病因、临床表现和预后等多方面都具有明显的异质性。因此，应进行详细的内科检查，以进一步了解 OSAHS 病因。不仅如此，既往仅依据夜间睡眠呼吸暂停频率和低氧程度进行本病严重程度的判断存在较大的局限性。越来越多的研究通过脑功能受损程度对 OSAHS 患者进行临床亚型的分类，常根据白昼嗜睡和白昼认知功能受损程度及是否存在明显的失眠症状进行分类，发现不同临床亚型患者在睡眠结构、生活质量、治疗效果（包括治疗依从性和症状改善）和心血管疾病预后方面存在差异。随着嗜睡程度的增加，缺血性心脏病、心力衰竭、脑卒中风险明显升高。因此，了解临床症状并进行充分的评估对本病的治疗有重要意义。

（三）睡眠呼吸暂停低通气综合征合并高血压的治疗

高血压患者应积极筛查并治疗 OSAHS。通过及时纠正夜间反复的呼吸暂停，纠正阻塞型呼吸暂停事件所引发的一系列病理过程，不仅使得患者血压得到有效控制，更能够纠正氧化应激状态、改善糖脂代谢，继而从多种途径上去除心血管疾病的多种危险因素，降低心血管事件的发生风险[28-31]。OSAHS 的高血压患者常常存在饮酒、高盐饮食等不良生活习惯，常合并多种糖脂代谢异常，因此此类患者的治疗应在积极改善生活方式、控制体重的基础上治疗 OSAHS，同时根据患者血压特点选择恰当的抗高血压药物。

1. OSAHS 治疗原则 采用多学科综合治疗模式，包括 OSAHS 病因治疗、一般治疗、器械治疗和手术治疗，详见图 6-88-2。

（1）病因治疗：纠正引起或加重 OSAHS 的基础疾病，如补充甲状腺激素以纠正甲状腺功能减低等。

（2）一般治疗：常用的方法有体位治疗、减重、戒烟限酒、慎用镇静催眠药物及其他可引起或加重 OSAHS 的药物。

（3）持续正压通气（continuous positive airway pressure，CPAP）治疗是中重度 OSAHS 或轻度 OSAHS 伴明显嗜睡、认知障碍及合并或并发心血管疾病、糖尿病、肾脏病患者的首选治疗方式。通过持续气流所提供的正压直接打开气道，纠正睡眠期上气道塌陷或阻塞，减轻由长期的震动及气道塌陷所致咽侧壁肥厚和咽部水肿、刺激上气道周围软组织使其张力增加等，纠正缺氧及呼吸努力相关的微觉醒，不仅能够改善 OSAHS 相关症状，而且可以降低心血管疾病风险和减少胰岛素抵抗等。其相对禁忌证有气胸、肺气肿或肺大疱，血压＜90/60mmHg 或血流动力不稳定，脑脊液漏或颅脑外伤致颅内积气，急性鼻咽、鼻窦炎感染未控制和青光眼。CPAP 根据呼吸机类型和工作模式分为固定压力持续正压通气、自动正压通气、双水平正压通气、压力释放型持续气道正压通气和适应性伺服通气。临床上通过综合分析 OSAHS 患者的特点进行选择，首次治疗时进行压力滴定确定通气模式和压力水平。

（4）口腔矫正器是除 CPAP 外常用的 OSAHS 器械治疗方式，通过睡眠时口腔内置入器械纠正软腭或舌体位置，或直接通过下颌前移扩大舌和软骨后气道空间防止睡眠时上气道阻塞。禁忌证有严重牙周炎或缺牙、多牙、颞下颌关节功能紊乱和牙颌发育未完成。常用的口腔矫正器有软腭保持器、舌保持器和下颌前移矫治器。

（5）手术治疗：基于 OSAHS 常见的阻塞平面，部分患者可通过手术方式纠正上气道狭窄。常用手术有鼻腔手术（鼻中隔偏曲矫正术、鼻息肉手术、鼻腔扩容术）、扁桃体腺样体切除术、悬雍垂腭咽成形术、软腭手术、舌根及舌骨手术、颌面成形术和减重代谢术。由于 OSAHS 患者常常存在多个阻塞平面，手术治疗需由专科医师详细评估患者气道阻塞平面情况后选择。

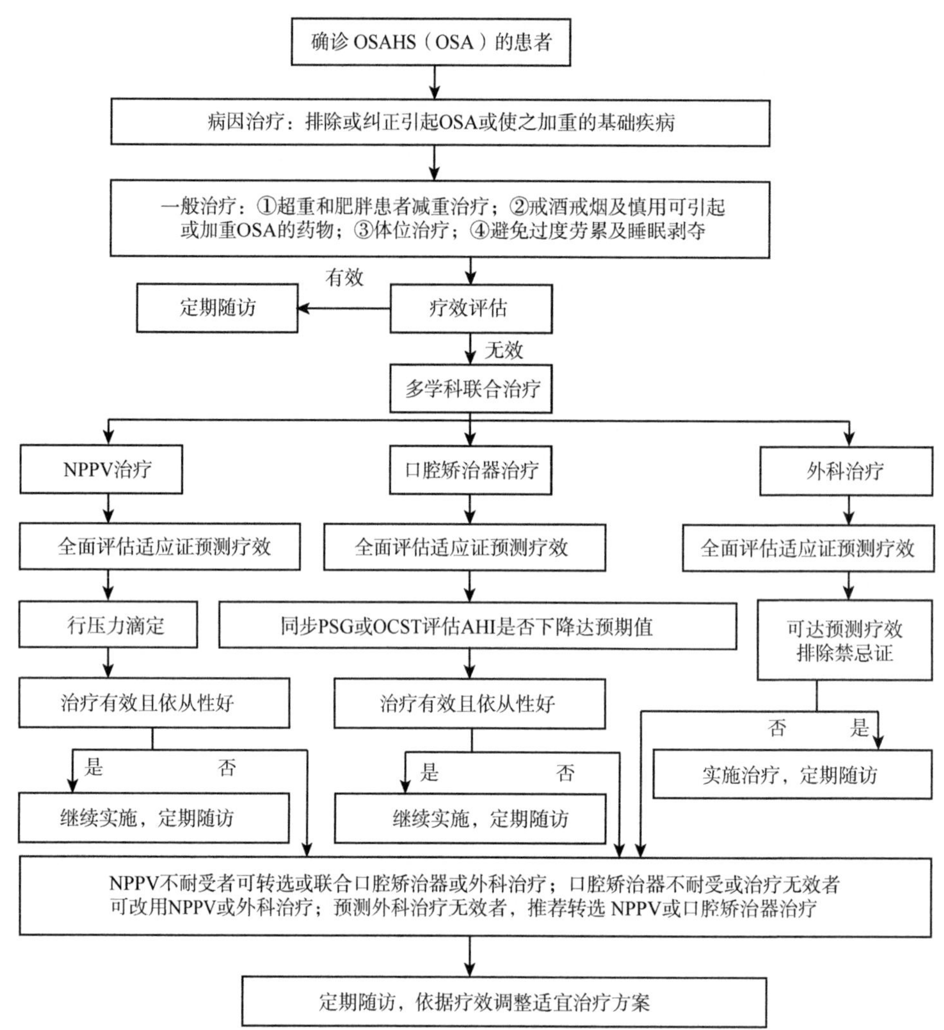

图 6-88-2 OSAHS 多学科联合治疗路线图[32]

NPPV. 无创正压通气；OCST. 睡眠中心外睡眠监测；PSG. 多导睡眠监测

2. OSAHS 合并高血压的患者存在交感神经系统过度激活、RAAS 活性增加、体液潴留和体位改变引起的咽部水肿导致睡眠时气流通过受阻等病理特点,因此在抗高血压药物选择上 RAAS 抑制剂、降低交感神经系统活性药物和利尿剂存在优势。值得注意的是，OSAHS 患者交感神经活性增加与呼吸事件发生时机体的代偿反应有关，且此类患者常合并夜间心律失常，尤其是各种缓慢性心律失常，因此抑制交感神经兴奋性的药物是一把双刃剑，应谨慎选择并严密观察。此外，对于合并糖脂代谢异常的患者，应积极选用相应药物进行治疗。

二、睡眠障碍与高血压

（一）失眠与高血压

失眠是指在充分的睡眠机会和环境下，持续出现睡眠起始困难、持续时间减少、睡眠完整性破坏或睡眠质量下降并引起相应的白昼功能损害的睡眠障碍性疾病。目前将失眠分为三类：急性失眠、慢性失眠、其他失眠。失眠是最常见的睡眠障碍。根据不同的评价标准，失眠症状或者失眠障碍的患病率在 4%～50%。2006 年中国睡眠研究会在 6 所城市的研究结果表明，成年人中失眠患病率高达

57%，工作人群中有 65%存在睡眠障碍。高血压患者中 19%～47%存在失眠，失眠患者中 21.4%～50.2%患有高血压。

1. 失眠与高血压的关系和机制 失眠不仅损害人们的认知和行为能力、影响生活质量，还会引发多种精神和躯体性疾病。20 世纪 90 年代初开始失眠对血压影响的研究受到临床工作者重视，多数实验观察到失眠患者高血压患病风险明显高于正常睡眠者，这种现象在伴有睡眠时间缩短的失眠患者中尤为明显[33-35]。此外，失眠的持续时间、频率和睡眠质量影响程度与高血压风险呈正相关。然而，在通过治疗失眠后血压水平变化方面，不同治疗方法不尽相同。Huang 等[36]研究发现应用唑吡坦改善睡眠的患者夜间血压下降率明显改善；Li 等研究发现艾司唑仑治疗组与安慰剂组相比，治疗 28 天后诊室血压明显降低，血压达标率增加（分别为 74.8%和 50.5%；$P<0.001$），同时睡眠质量、焦虑和抑郁评分显著改善[36, 37]。食欲素受体抑制剂可改善睡眠，但患者动态血压、夜间血压和诊室血压与对照组相比并没有显示明显优势[38]。认知行为治疗的失眠患者尽管主观睡眠感受改善，但血压并没有明显降低[39]。

目前认为，失眠影响血压的机制与高觉醒状态、交感神经系统活性、免疫系统和炎症级联反应有关[40-42]，见图 6-88-3。失眠患者存在较高的觉醒状态，这种状态下神经内分泌系统过度激活，交感-肾上腺和下丘脑-垂体-肾上腺的活性增加，交感神经兴奋性增加和激素水平的改变及伴随焦虑障碍导致血压升高或节律受损。此外，失眠患者交感神经系统、免疫系统和炎症级联反应的上调也可能导致血压升高。

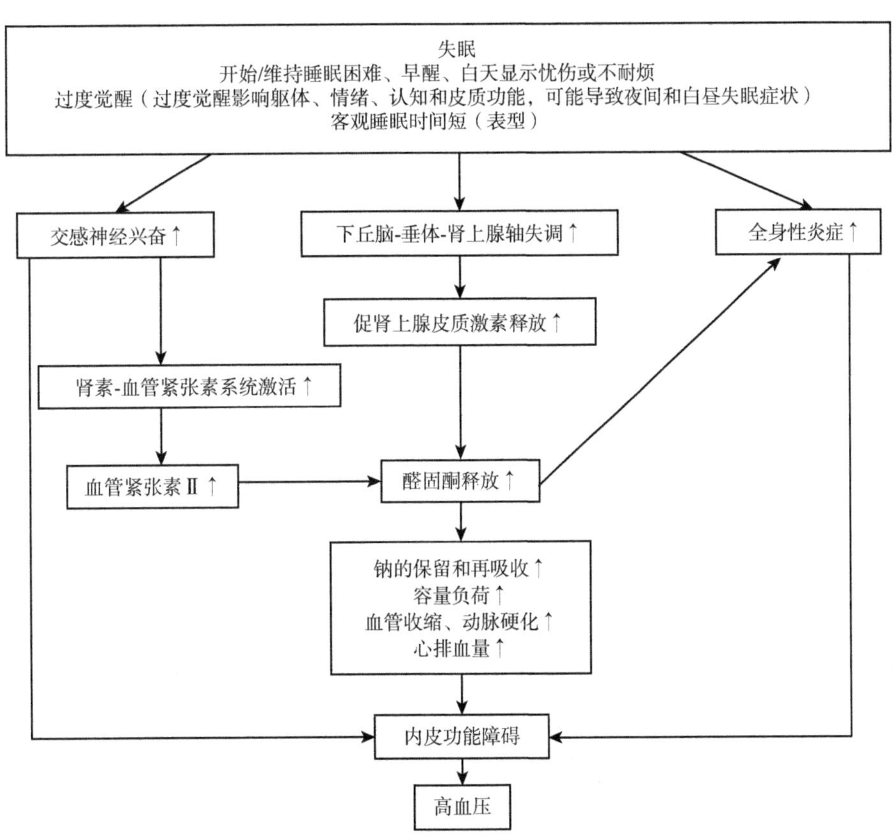

图 6-88-3 失眠影响血压的机制[43]

2. 高血压合并失眠的临床表现和诊断

（1）临床表现：高血压合并失眠患者常有明显的失眠主诉，但由于失眠症状的多样性，部分患者可能将其他原因导致的睡眠质量下降误认为失眠，因此应详尽询问各种失眠的症状和特点。失眠的临床表现分为夜间和白天两部分，在成年人和儿童中有所不同，部分患者还可出现由失眠导致的各种躯体症状或疾病，继而出现新的症状。成年的失眠患者中，通常以睡眠起始困难或维持困难为主诉，常伴有对夜间醒来时间长、夜间睡眠不足或睡眠质量差的担心和焦虑；失眠的儿童患者中，常常通过其照顾者发现患儿存在抗拒就寝、夜间频繁醒来和（或）不能单独入睡。失眠白天症状以各种白昼功能受损为主要表现，如疲劳、情绪低落或易激惹、周身不适和认知功能受损，可导致成年人社会或职业功能受损、生活质量下降，导致儿童注意力不集中、学习成绩不理想等。

（2）诊断：首先应对失眠做出明确的诊断，包括睡眠状况的评估和分型。对睡眠状况的评估包括病史采集、测评和客观检查三个方面。病史采集是失眠诊断的核心，包括睡前症状、夜间症状、白昼症状和功能情况、醒睡节律及其他躯体或精神疾病史和家族史。测评包括主观测评和客观测评，即自评和他评两种，常用睡眠日记和测评量表对患者的睡眠情况进行评估。辅助检查包括一般情况的实验室检查和睡眠检查，是评价患者失眠的客观工具，如多导睡眠监测、多次睡眠潜伏时间试验和清醒维持试验、体动记录等，不作为失眠诊断的必备条件。对于失眠的分型，目前主要通过病程分为急性失眠和慢性失眠。具体诊断标准见ICSD-3。

（3）评估血压水平和节律：高血压合并失眠患者在血压的评估中应包含诊室血压、家中自测血压和动态血压三个部分。通过诊室血压和家庭自测血压初步评估患者血压水平，通过动态血压监测了解患者全天不同时段血压水平和节律情况，尤其对夜间血压水平进行评估。尽管传统的动态血压监测方法可能进一步影响患者睡眠状态，但由于整夜的血压监测中患者很难持续保持清醒状态，仍然可以部分了解患者夜间血压情况，而且部分患者在监测当晚可应用助眠药物，使得睡眠和血压水平均有所改善，也为能否通过积极改善睡眠控制血压提供信息。此外，随着血压监测技术的不断改进，非袖带式血压测量方法日趋成熟，有利于更加准确地评价失眠患者的血压水平。

（4）评估认知功能：高血压和失眠均可影响患者的认知功能，也是心血管疾病的重要危险因素，因此高血压合并失眠患者应进行认知功能和心血管危险因素及靶器官损害情况的评估，以便于更加全面地了解患者的情况，做出综合的诊治。

3. 高血压合并失眠的治疗 高血压合并失眠患者在治疗方面应积极治疗失眠，对于血压仍不达标的患者同时针对血压节律特点选用抗高血压药物并避免可能对睡眠产生影响的药物。失眠的治疗中以非药物治疗为基础，适当配合药物治疗，以达到尽早改善睡眠并控制血压的目的，同时使得患者的睡眠和血压可以得到持续改善。应尽量选择长效抗高血压药物或通过睡前给药的方式有效控制夜间血压的升高，同时谨慎使用可能影响睡眠的药物，如β受体阻滞剂、α受体激动剂和短效钙拮抗剂、利尿剂等。

值得提出的是，目前多数研究通过症状、病史、偶测血压对失眠和血压进行评价，较少通过客观睡眠检查和24h动态血压监测对两者进行更为客观的评价。这些客观的方法不仅可以提供更为准确、详细的资料，而且更便于了解失眠患者昼夜血压节律、血压变异的情况。因此，期待更为客观、全面的临床试验进一步探索失眠与高血压的关系。

（二）昼夜节律失调性睡眠障碍与高血压

随着现代生活节奏的加快和照明条件的改善，人们夜间活动愈加丰富，这也在一定程度上导致了睡眠剥夺，部分人群也因职业需要而长期处于异常的睡眠节律状态下。昼夜节律失调性睡眠-觉醒障碍（circadian rhythm sleep-wake disorder，CRSWD）是指由昼夜时间维持及诱导系统变化或内源性节律与外界环境间不同步所引起的各种睡眠-觉醒障碍，常表现为入睡困难、睡眠维持困难和白昼睡眠增多，可诱发心血管、消化、代谢系统和认知及情绪紊乱。因此，越来越多的研究开始关注昼夜节律性睡眠障碍对血压的影响。目前昼夜节律性睡眠障碍分为睡眠-清醒时相延迟障碍、睡眠-清醒时相前移障碍、无规律型睡眠-清醒节律紊乱、非24h睡眠-清醒节律障碍、时差障碍、轮班工作睡眠障碍和未分类的睡眠-清醒昼夜节律障碍七类。前四类多源于睡眠节律调节系统自身出现功能异常，时差障碍和轮班工作睡眠障碍则为外界环境改变导致异常的睡眠节律。

1. 昼夜节律失调性睡眠障碍影响血压的病因和机制

（1）睡眠节律与血压的关系：生物节律是血压昼夜变化的内源性决定因素。生物在漫长的进化过程中，为更好地适应环境而逐渐形成了一系列节律性的变化，包括日节律、月节律和年节律。睡眠节律是重要的昼夜节律现象，是血压昼夜变化的重要内源性决定因素，调节着包括血压在内的众多生理活动。在中枢节律振荡器的调控下，通过多种基本感觉、运动、自主神经、内分泌系统共同调节清醒-睡眠状态和各器官/系统的功能。目前已知褪黑素、5-羟色胺、精氨酸升压素、血管活性肠肽、生长激素、胰岛素和类固醇激素及其生物活性代谢物的24h 节律分期与夜间睡眠有关；促肾上腺皮质激素释放激素、促肾上腺皮质激素、促甲状腺激素释放激素、内源性阿片类物质和前列腺素 E_2 的 24h 节律的定相与早晨觉醒有关。在中枢神经系统、自主神经系统和内分泌激素的节律性调节下，心血管系统的功能状态也处于相位振荡中，表现为血压、心率/心律的昼夜节律性改变。在分子水平上，外周时钟由细胞时钟控制，后者包括 4 种核心时钟蛋白。有研究通过啮齿类动物时钟基因变异对血压节律的影响探索时钟基因对血压的影响。雄性大鼠完全敲除 *Bmal1* 后出现了活动状态下血压不升高，导致24h 血压水平降低、血压昼夜节律消失。有趣的是，血压的升高也可能会影响生物节律。研究发现，在高血压和动脉粥样硬化患者中，一氧化氮及其生物活性物质显著减少，使其血压昼夜节律模式发生改变。因此，昼夜节律与血压间可能存在相互影响，需要更多的研究去探索。

（2）睡眠节律下血容量的再分布：下丘脑视交叉上核（suprachiasmatic nucleus，SCN）作为人体生物节律的控制中枢，通过神经-体液机制调节外周多器官系统的节律振荡。在 SCN 的调控下，睡眠期间核心体温下降，加上卧位状态，使得外周血管扩张，血流量重新分布，继而增加躯干及四肢皮肤的毛细血管血流量和远端动静脉吻合支开放；同时，随着睡眠深度的改变，交感神经和副交感神经系统之间活性强度出现转换，共同使得大动脉血压降低。清晨随着核心体温升高和睡眠深度的变浅，血压在晨起清醒前逐渐升高，清醒后 2～3h 达到高峰。

（3）睡眠时间的周期性也可以通过短时间的呼吸模式来调节血压。呼吸中 20～30s 的振荡与皮质脑电图活动、血压、心率和血氧饱和度的同步波动有关。在 REM 睡眠期间，呼吸、血压和心率更不稳定，中枢性呼吸暂停或低通气持续 20～30s，与REM 和血压峰值高达 30～40mmHg 的爆发相一致，通常超过正常血压的诊断阈值。

（4）轮班工作影响睡眠：目前关于轮班工作睡眠障碍对高血压影响的研究较多，Chang 等认为夜间倒班工作会增加高血压的风险，而且夜间倒班时间越长，患高血压的风险越高[44, 45]，然而也有研究认为夜间倒班工作不增加高血压的风险[46]，但会影响高血压患者治疗的效果[44]。目前仍没有统一的观点，这可能与不同研究观察对象不同和时间长短差异有关，但多数研究认为倒班工作影响正常的生物节律，导致睡眠质量降低，继而增加高血压发生的风险，影响血压控制的效果[44, 47]。流行病学研究结果表明，睡眠时间短、睡眠不安和失眠症状是轮班工作人员健康状况不佳和疾病风险增加的重要因素。轮班工作形式可能导致生物钟的内部不同步，包括黑暗时期的光照、夜间进食、夜间更多的体力活动及白天的睡眠。研究发现夜间暴露在光线下（包括许多夜班工人在轮班期间受到的房间光线水平）会降低循环褪黑素水平。如果光线足够明亮，夜间内源性褪黑素水平可以被完全抑制。这些因素反馈到生物钟上，导致生物钟的节律不同步，因此改变了代谢和体温循环。

2. 临床表现和诊断

（1）睡眠-清醒节律异常：尽管各种类型睡眠-清醒节律障碍的病因不同，但均以睡眠起始或维持异常等失眠症状为主诉就诊，通过详尽的病史调查不仅能够与失眠进行鉴别，而且可以明确节律障碍类型。

（2）各种失眠或睡眠剥夺症状：由于夜班轮班工作通常要求夜间保持清醒，白天保持睡眠。轮班工人在白天睡觉时睡眠较少，睡眠也不太清爽，因为生物钟会促进清醒，而这些工人的睡眠也经常因家庭和工作需要而受到社会限制。因此，大多工作者报告说主观睡眠质量和总睡眠时间下降。早班工作轮班者也可能出现睡眠不足，因为社会需求（如儿童保育）和生物驱动因素导致早睡困难，而内部时钟最大限度地促进了早起。这种早起时间对许多工人来说会导致睡眠时间短且精神不佳。

（3）血压昼夜节律消失或不易控制：昼夜节律失调的诊断需满足三个总标准（ICSD-3 标准）：①睡眠-清醒节律失调长期或反复发作，主要由于内源性节律定时系统改变，或由于个人的内源性昼夜节律与期待或需求的生理环境或社会/工作作息之间的不匹配。②昼夜节律失调致一系列失眠症状

（详见失眠部分）。③睡眠-清醒节律紊乱导致有临床意义的痛苦或心理、生理、社会、职业、教育和其他重要功能的损害。在满足上述总体标准后，根据临床特点进行具体分型。

3. 治疗 核心的治疗方法是通过各种方式尽快重置昼夜节律。具体方法包括以下内容。

（1）睡眠卫生教育：通过睡眠卫生教育纠正不良睡眠卫生习惯对睡眠-觉醒节律的影响。

（2）调整睡眠时间：通过调整睡眠和觉醒的时间逐渐使睡眠-觉醒与正常生物节律一致。

（3）重置生物钟：通过定时光照、定时运动和定时服用褪黑素调整睡眠-觉醒的时间。

（4）按需服用催眠或促觉醒药物：通过药物促进机体在目标时间进入睡眠或觉醒，更加有效地调整睡眠-觉醒节律，但需在其他治疗的基础上适时选用。

（三）不宁腿综合征与高血压

不宁腿综合征（restless legs syndrome，RLS）是指以静息状态下双下肢不自主运动增加为主要表现一种疾病，早期出现双下肢疼痛、麻木、不适感，活动后症状明显缓解，常合并睡眠期周期性肢体运动。流行病学调查显示 RLS 在西方发达国家患病率为 5%～15%[48-50]，在亚洲人群中患病率略低[51]。我国流行病调查显示：城镇 16 岁以上人群 RLS 患病率为 7.2%[52]；农村成年人中患病率为 1.4%[53]，8～17 岁青少年患病率为 2.2%[54]，孕妇的患病率 11.2%[55]。20 世纪 70 年代初期，有研究者发现心率、血压呈现与周期性腿动有关的间断性升高，提出了睡眠周期性腿动患者存在交感神经兴奋性增加的观点[56, 57]。Ohayon 等[58]对 5 个欧洲国家 18 980 名 15 岁及以上人群的调查发现，高血压和 RLS 密切相关（OR：1.36，95% CI 1.14～1.61，P<0.001）。Erden 等[59]发现 28.5%的高血压患者合并 RLS，回归分析显示 RLS 是高血压和夜间血压升高的独立危险因素（OR：1.96，95% CI 1.05～3.67，P=0.035）。Batool-Anwar 等[60]对 65 544 名年龄在 41～58 岁女性进行的横断面研究发现，对年龄、种族、体重指数等因素进行调整后，中年女性 RLS 患者高血压患病风险增加 1.2 倍（95% CI 1.10～1.30，P<0.0001）。与无 RLS 发作者高血压患病率相比，高血压在 RLS 发作频率为 5～14 次/月和多于 14 次/月者调整后优势比分别为 1.06（95% CI 0.94～1.18）和 1.41（95% CI 1.24～1.61），RLS 发作次数越多，收缩压和舒张压越高。进一步研究发现，RLS 患者血压升高与夜间周期性腿动指数、觉醒频率和白昼嗜睡程度有关，即夜间腿动指数越高、觉醒越频繁、白天嗜睡越明显者，高血压风险越大[60-62]。目前认为 RLS 的血压升高与自主神经功能紊乱有关。RLS 患者常存在睡眠周期性腿动并导致患者睡眠中反复觉醒，这共同导致患者睡眠结构的破坏，交感神经兴奋性增加，继而导致血压升高、心血管事件风险增加。这与 OSAHS 导致睡眠结构紊乱引发高血压、心血管事件风险增加可能存在类似的机制。

（四）发作性睡病与高血压

发作性睡病是一种以白天过度嗜睡和调节睡眠-觉醒节律的中枢神经系统功能障碍有关症状为特征的慢性疾病，主要表现为 REM 睡眠潜伏期缩短和 REM 睡眠侵入觉醒状态。目前认为本病与下丘脑分泌素水平降低有关。Dauvilliers 等[63]发现在未经药物治疗的发作性睡病患者中有 1/3 出现夜间血压下降率减低，且与 REM 睡眠比例增加有关。有学者发现发作性睡病患者存在 REM 期血压升高的现象[64]。由于 REM 期本身存在交感神经兴奋性增加和压力感受器调节力降低，血压波动增加，因此推测 REM 睡眠增加是发作性睡病患者夜间血压下降率减低的主要原因。然而，目前关于发作性睡病与血压关系的试验较少，因此尚不能除外由发作性睡病合并睡眠周期性腿动和片段型睡眠导致的夜间血压下降率降低，需要临床试验的进一步证实。值得注意的是，神经兴奋性药物是缓解发作性睡病患者嗜睡的常用药物。然而，此类药物存在心血管不良反应，常表现为血压升高、心率加快[65]。因此，需要更多的临床观察来正确评估发作性睡病与血压的关系，以便更好地评估病情，减少药物治疗后的心血管不良反应。

总之，睡眠医学作为一门新兴的交叉性学科，涉及多个学科领域，发展迅速，知识更新迭替较快，而且仍有许多未知。尽管如此，良好的睡眠状态仍是维持血压正常、降低心血管事件风险的重要因素。随着动态血压监测技术的普及，人们对血压的认识已经从“偶测血压时代”进入了“全日血压时代”，这不仅使得“隐蔽性高血压”“单纯夜间高血压”“非杓型血压”等概念应运而生，也为人们更好地了解血压与睡眠的关系奠定了基础。客观、全面地了解高血压患者的睡眠状况，使常见的睡眠疾病得到及时诊断和治疗，不仅可以保证患者拥有一个良好的睡眠，而且可以纠正异常睡眠状态对血压的不利影响，使血压水平和昼夜节律恢复正常，从而达到减少心血管疾病和改善生活质量的目的。

（邢晓然）

参考文献

[1] Heinzer R，Vat S，Marques-Vidal P，et al. Prevalence of sleep-disordered breathing in the general population：The HypnoLaus study[J]. Lancet Respir Med，2015，3（4）：310-318.

[2] 黄绍光，李庆云. 睡眠呼吸暂停低通气综合征的流行病学研究现状[J]. 中华全科医师杂志，2005，（4）：197-198.

[3] Silverberg DS，Oksenberg A. Are sleep-related breathing disorders important contributing factors to the production of essential hypertension[J]. Curr Hypertens Rep，2001，3（3）：209-215.

[4] Nieto FJ，Young TB，Lind BK，et al. Association of sleep-disordered breathing，sleep apnea，and hypertension in a large community-based study. Sleep Heart Health Study[J]. JAMA，2000，283（14）：1829-1836.

[5] Young T，Peppard P，Palta M，et al. Population-based study of sleep-disordered breathing as a risk factor for hypertension[J]. Arch Intern Med，1997，157（15）：1746-1752.

[6] Marin JM，Agusti A，Villar I，et al. Association between treated and untreated obstructive sleep apnea and risk of hypertension[J]. JAMA，2012，307（20）：2169-2176.

[7] 何权瀛. 从临床流行病学高度谈睡眠呼吸暂停与高血压[J]. 中华医学杂志，2009，（26）：1803-1804.

[8] Wang L，Li N，Yao X，et al. Detection of secondary causes and coexisting diseases in hypertensive patients：OSA and PA are the common causes associated with hypertension[J]. Biomed Res Int，2017，2017：8295010.

[9] Buffolo F，Li Q，Monticone S，et al. Primary aldosteronism and obstructive sleep apnea：A cross-sectional multi-ethnic study[J]. Hypertension，2019，74（6）：1532-1540.

[10] Prejbisz A，Kołodziejczyk-Kruk S，Lenders J，et al. Primary aldosteronism and obstructive sleep apnea：Is this a bidirectional relationship[J]. Horm Metab Res，2017，49（12）：969-976.

[11] Henderson LA，Macefield VG. Obstructive sleep apnoea and hypertension：The role of the central nervous system[J]. Curr Hypertens Rep，2016，18（7）：59.

[12] Sekizuka H，Kida K，Akashi YJ，et al. Relationship between sleep apnea syndrome and sleep blood pressure in patients without hypertension[J]. J Cardiol，2010，55（1）：92-98.

[13] Logan AG，Perlikowski SM，Mente A，et al. High prevalence of unrecognized sleep apnoea in drug-resistant hypertension[J]. J Hypertens，2001，19（12）：2271-2277.

[14] Pedrosa RP，Drager LF，Gonzaga CC，et al. Obstructive sleep apnea：The most common secondary cause of hypertension associated with resistant hypertension[J]. Hypertension，2011，58（5）：811-817.

[15] Byrd JB，Turcu AF，Auchus RJ. Primary aldosteronism：Practical approach to diagnosis and management[J]. Circulation，2018，138（8）：823-835.

[16] Di Murro A，Petramala L，Cotesta D，et al. Renin-angiotensin-aldosterone system in patients with sleep apnoea: prevalence of primary aldosteronism[J]. J Renin Angiotensin Aldosterone Syst，2010，11（3）：165-172.

[17] 中华医学会内分泌学分会. 原发性醛固酮增多症诊断治疗的专家共识（2020 版）[J]. 中华内分泌代谢杂志，2020，36（9）：727-736.

[18] Dominguez JE，Habib AS，Krystal AD. A review of the associations between obstructive sleep apnea and hypertensive disorders of pregnancy and possible mechanisms of disease[J]. Sleep Med Rev，2018，42：37-46.

[19] O'Brien LM，Bullough AS，Owusu JT，et al. Pregnancy-onset habitual snoring，gestational hypertension，and preeclampsia：Prospective cohort study[J]. Am J Obstet Gynecol，2012，207（6）：481-487.

[20] Dominguez JE，Lockhart EM，Miskovic A，et al. Recognition of obstructive sleep apnea in pregnancy survey[J]. Int J Obstet Anesth，2016，26：85-87.

[21] Ursavas A，Karadag M，Nalci N，et al. Self-reported snoring，maternal obesity and neck circumference as risk factors for pregnancy-induced hypertension and preeclampsia[J]. Respiration，2008，76（1）：33-39.

[22] Liu L，Su G，Wang S，et al. The prevalence of obstructive sleep apnea and its association with pregnancy-related health outcomes：A systematic review and meta-analysis[J]. Sleep Breath，2019，23（2）：399-412.

[23] Loke YK，Brown JW，Kwok CS，et al. Association of obstructive sleep apnea with risk of serious cardiovascular events：A systematic review and meta-analysis[J]. Circ Cardiovasc Qual Outcomes，2012，5（5）：720-728.

[24] 郭开达，王婧，李宁真，等. 阻塞性睡眠呼吸暂停低通

气综合征患者临床亚型的聚类分析及意义[J]. 中华医学杂志，2019（28）：2176-2181.

[25] 汤思，周秀芳，胡克，等. 中重度阻塞性睡眠呼吸暂停综合征临床表现的聚类分析及其意义[J]. 中华医学杂志，2016，96（30）：2375-2379.

[26] Mazzotti DR，Keenan BT，Lim DC，et al. Symptom subtypes of obstructive sleep apnea predict incidence of cardiovascular outcomes[J]. Am J Respir Crit Care Med，2019，200（4）：493-506.

[27] Keenan BT，Kim J，Singh B，et al. Recognizable clinical subtypes of obstructive sleep apnea across international sleep centers：A cluster analysis[J]. Sleep，2018，41（3）：zsx214.

[28] Funder JW，Carey RM，Mantero F，et al. The management of primary aldosteronism：Case detection，diagnosis，and treatment：an endocrine society clinical practice guideline[J]. J Clin Endocrinol Metab，2016，101（5）：1889-1916.

[29] Martinez-Garcia MA，Capote F，Campos-Rodriguez F，et al. Effect of CPAP on blood pressure in patients with obstructive sleep apnea and resistant hypertension：The HIPARCO randomized clinical trial[J]. JAMA，2013，310（22）：2407-2415.

[30] Carneiro-Barrera A，Amaro-Gahete F J，Guillén-Riquelme A，et al. Effect of an Interdisciplinary Weight Loss and Lifestyle Intervention on Obstructive Sleep Apnea Severity：The INTERAPNEA Randomized Clinical Trial[J]. JAMA Netw Open，2022，5（4）：e228212.

[31] Iftikhar IH，Valentine CW，Bittencourt LR，et al. Effects of continuous positive airway pressure on blood pressure in patients with resistant hypertension and obstructive sleep apnea：A meta-analysis[J]. J Hypertens，2014，32（12）：2341-2350.

[32] 中国医师协会睡眠医学专业委员会. 成人阻塞性睡眠呼吸暂停多学科诊疗指南[J]. 中华医学杂志，2018，98（24）：1902-1914.

[33] Itani O，Jike M，Watanabe N，et al. Short sleep duration and health outcomes：A systematic review，meta-analysis，and meta-regression[J]. Sleep Med，2017，32：246-256.

[34] Li L，Gan Y，Zhou X，et al. Insomnia and the risk of hypertension：A meta-analysis of prospective cohort studies[J]. Sleep Med Rev，2021，56：101403.

[35] Li Y，Vgontzas AN，Fernandez-Mendoza J，et al. Insomnia with physiological hyperarousal is associated with hypertension[J]. Hypertension，2015，65（3）：644-650.

[36] Huang Y，Mai W，Cai X，et al. The effect of zolpidem on sleep quality，stress status，and nondipping hypertension[J]. Sleep Med，2012，13（3）：263-268.

[37] Li Y，Yang Y，Li Q，et al. The impact of the improvement of insomnia on blood pressure in hypertensive patients[J]. J Sleep Res，2017，26（1）：105-114.

[38] Kario K，Yamasaki K，Yagi K，et al. Effect of suvorexant on nighttime blood pressure in hypertensive patients with insomnia：The SUPER-1 study[J]. J Clin Hypertens（Greenwich），2019，21（7）：896-903.

[39] McGrath ER，Espie CA，Power A，et al. Sleep to lower elevated blood pressure：A randomized controlled trial（SLEPT）[J]. Am J Hypertens，2017，30（3）：319-327.

[40] Van Ryswyk E，Mukherjee S，Chai-Coetzer CL，et al. Sleep disorders，including sleep apnea and hypertension[J]. Am J Hypertens，2018，31（8）：857-864.

[41] Thomas SJ，Calhoun D. Sleep，insomnia，and hypertension：Current findings and future directions[J]. J Am Soc Hypertens，2017，11（2）：122-129.

[42] Bathgate CJ，Fernandez-Mendoza J. Insomnia，short sleep duration，and high blood pressure：Recent evidence and future directions for the prevention and management of hypertension[J]. Curr Hypertens Rep，2018，20（6）：52.

[43] Jarrin DC，Alvaro PK，Bouchard MA，et al. Insomnia and hypertension：A systematic review[J]. Sleep Med Rev，2018，41：3-38.

[44] Yeom JH，Sim CS，Lee J，et al. Effect of shift work on hypertension：Cross sectional study[J]. Ann Occup Environ Med，2017，29：11.

[45] Gamboa MS，Fernandes C，Paiva T，et al. The Impact of Different Types of Shift Work on Blood Pressure and Hypertension：A Systematic Review and Meta-Analysis[J]. Int J Environ Res Public Health，2021，18（13）：6738.

[46] Manohar S，Thongprayoon C，Cheungpasitporn W，et al. Associations of rotational shift work and night shift status with hypertension：A systematic review and meta-analysis[J]. J Hypertens，2017，35（10）：1929-1937.

[47] Guo Y，Liu Y，Huang X，et al. The effects of shift work on sleeping quality，hypertension and diabetes in retired workers[J]. PLoS One，2013，8（8）：e71107.

[48] Berger K，Luedemann J，Trenkwalder C，et al. Sex and the risk of restless legs syndrome in the general population[J]. Arch Intern Med，2004，164（2）：196-202.

[49] Ulfberg J，Nystrom B，Carter N，et al. Restless legs syndrome among working-aged women[J]. Eur Neurol，2001，46（1）：17-19.

[50] Ulfberg J，Nyström B，Carter N，et al. Prevalence of restless legs syndrome among men aged 18 to 64 years：An association with somatic disease and neuropsychiatric symptoms[J]. Mov Disord，2001，16（6）：1159-1163.

[51] Lajous M，Kurth T，Catzin-Kuhlmann A，et al. Prevalence of restless legs syndrome in 69，830 Mexican women[J]. Rev Invest Clin，2014，66（4）：303-306.

[52] Li LH，Chen HB，Zhang LP，et al. A community-based investigation on restless legs syndrome in a town in China[J]. Sleep Med，2012，13（4）：342-345.
[53] Shi Y，Yu H，Ding D，et al. Prevalence and risk factors of restless legs syndrome among Chinese adults in a rural community of Shanghai in China[J]. PLoS One，2015，10（3）：e121215.
[54] Xue R，Liu G，Ma S，et al. An epidemiologic study of restless legs syndrome among Chinese children and adolescents[J]. Neurol Sci，2015，36（6）：971-976.
[55] Shang X，Yang J，Guo Y，et al. Restless legs syndrome among pregnant women in China：Prevalence and risk factors[J]. Sleep Breath，2015，19（3）：1093-1099.
[56] Coccagna G，Mantovani M，Brignani F，et al. Laboratory note. Arterial pressure changes during spontaneous sleep in man[J]. Electroencephalogr Clin Neurophysiol，1971，31（3）：277-281.
[57] Lugaresi E，Coccagna G，Mantovani M，et al. Some periodic phenomena arising during drowsiness and sleep in man[J]. Electroencephalogr Clin Neurophysiol，1972，32（6）：701-705.
[58] Ohayon MM，Roth T. Prevalence of restless legs syndrome and periodic limb movement disorder in the general population[J]. J Psychosom Res，2002，53（1）：547-554.
[59] Erden EC，Erden I，Turker Y，et al. Incremental effects of restless legs syndrome on nocturnal blood pressure in hypertensive patients and normotensive individuals[J]. Blood Press Monit，2012，17（6）：231-234.
[60] Batool-Anwar S，Malhotra A，Forman J，et al. Restless legs syndrome and hypertension in middle-aged women[J]. Hypertension，2011，58（5）：791-796.
[61] Mallon L，Broman JE，Hetta J. Restless legs symptoms with sleepiness in relation to mortality：20-year follow-up study of a middle-aged Swedish population[J]. Psychiatry Clin Neurosci，2008，62（4）：457-463.
[62] Pennestri MH，Montplaisir J，Colombo R，et al. Nocturnal blood pressure changes in patients with restless legs syndrome[J]. Neurology，2007，68（15）：1213-1218.
[63] Dauvilliers Y，Jaussent I，Krams B，et al. Non-dipping blood pressure profile in narcolepsy with cataplexy[J]. PLoS One，2012，7（6）：e38977.
[64] Grimaldi D，Calandra-Buonaura G，Provini F，et al. Abnormal sleep-cardiovascular system interaction in narcolepsy with cataplexy：Effects of hypocretin deficiency in humans[J]. Sleep，2012，35（4）：519-528.
[65] Bosco A，Lopez R，Barateau L，et al. Effect of psychostimulants on blood pressure profile and endothelial function in narcolepsy[J]. Neurology，2018，90（6）：e479-e491.

第89章 妊娠期高血压疾病

妊娠期高血压疾病（hypertensive disorders in pregnancy，HDP）是最常见的妊娠期并发症之一，发生率为 5%～12%。其由于常常累及各重要脏器，是孕产妇及围产儿死亡的主要原因之一。本病的病因及防治一直是产科学者研究的热点。目前按国际及国内有关分类，妊娠期高血压疾病概括为四类，包括妊娠期高血压、先兆子痫-子痫、妊娠合并慢性高血压及慢性高血压伴发先兆子痫。本章重点介绍妊娠所特有的、妊娠终止后即恢复的先兆子痫与子痫。

第一节　分类与诊断

一、命名与分类

1963 年，我国江森和王淑贞首先提出了妊娠中毒症的概念和分类建议。1983 年第二届全国妊娠高血压综合征防治科研协作组会议上，开始正式使用“妊娠高血压综合征”（pregnancy induced hypertension syndrome，PIH）这一命名。2012 年，我国的命名和分类与国际接轨，中华医学会妇产科学分会制定了《妊娠期高血压疾病诊治指南（2012 版）》，并在 2015 年及 2020 年[1]修改更新。目前我国 HDP 的分类见表 6-89-1。

二、诊　断

（一）诊断标准

1. HDP 各类型的诊断标准　见表 6-89-1。

2. 子痫（eclampsia）　先兆子痫孕妇发生抽搐或昏迷而不能用其他原因解释。临床常见眼球固定、瞳孔放大，头扭向一侧，牙关紧闭，继而口角及面部肌肉抽动，四肢强直，双手紧握，双臂伸直，迅速发展成强烈抽搐。抽搐时患者呼吸暂停，面色青紫，约 1min 抽搐幅度减弱，全身肌肉渐松弛，孕妇以深长的鼾音做深吸气而恢复呼吸。如抽搐频繁而持续时间长，即可出现昏迷。

3. HELLP 综合征　指先兆子痫或子痫伴有溶血、肝酶升高及血小板减少的一组临床综合征，是 HDP 的一种严重并发症，对母婴预后有严重影响。发病率占重度先兆子痫的 10%～20%。

表 6-89-1　我国 HDP 分类及诊断标准[1]

分类	诊断标准
妊娠期高血压	妊娠 20 周后首次出现高血压，收缩压≥140mmHg 和（或）舒张压≥90mmHg；尿蛋白检测阴性。血压于产后 12 周内恢复正常 收缩压≥160mmHg 和（或）舒张压≥110mmHg 为重度妊娠高血压
先兆子痫	妊娠 20 周后孕妇出现收缩压≥140mmHg 和（或）舒张压≥90mmHg，伴有下列任一项：尿蛋白定量≥0.3g/24h，或尿蛋白/肌酐值≥0.3，或随机尿蛋白≥（+）（无条件进行蛋白定量时的检查方法）；无蛋白尿但伴有以下任何 1 种组织器官或系统受累：心、肺、肝、肾等重要器官，或血液系统、消化系统、神经系统的异常改变，胎盘-胎儿受累等。先兆子痫也可发生在产后 先兆子痫孕妇出现下述任一表现即为重度先兆子痫：①血压持续升高不可控制，收缩压≥160mmHg 和（或）舒张压≥110mmHg；②持续性头痛、视觉障碍或其他中枢神经系统异常表现；③持续性上腹部疼痛及肝包膜下血肿或肝破裂表现；④转氨酶水平异常，血丙氨酸转氨酶（ALT）或天冬氨酸转氨酶（AST）水平升高；⑤肾功能受损，尿蛋白定量>2.0g/24h，少尿（24h 尿量<400ml，或每小时尿量<17ml），或血肌酐水平>106μmol/L；⑥低蛋白血症伴腹腔积液、胸腔积液或心包积液；⑦血液系统异常，血小板计数呈持续性下降并低于 100×10⁹/L，微血管内溶血，表现有贫血、血乳酸脱氢酶（LDH）水平升高或黄疸；⑧心力衰竭；⑨肺水肿；⑩胎儿生长受限或羊水过少、胎死宫内、胎盘早剥等 需在妊娠 34 周前因先兆子痫终止妊娠者定义为早发先兆子痫[2]
子痫	先兆子痫基础上发生不能用其他原因解释的强直性抽搐，可以发生在产前、产时或产后，也可以发生在无临床先兆子痫前期表现时
妊娠合并慢性高血压	既往存在高血压或在妊娠 20 周前发现收缩压≥140mmHg 和（或）舒张压≥90mmHg，妊娠期无明显加重或表现为急性严重高血压；或妊娠 20 周后首次发现高血压但持续到产后 12 周以后
慢性高血压伴发先兆子痫	慢性高血压孕妇妊娠 20 周前无蛋白尿，妊娠 20 周后出现尿蛋白定量≥0.3g/24h 或随机尿蛋白≥（+）（取清洁中段尿并排除尿少、尿比重增高时的混淆）；或妊娠 20 周前有蛋白尿，妊娠 20 周后尿蛋白量明显增加；或出现血压进一步升高等上述重度先兆子痫的任何一项表现

发生 HELLP 综合征时孕产妇的并发症明显增加。最常见的并发症有弥散性血管内凝血（disseminated intravascular coagulation，DIC）、胎盘早剥、急性肾衰竭、肺水肿、肝被膜下出血及视网膜脱离等。产后出血的发生率与血小板数量密切相关，血小板低于 40×10^9/L 者，产后出血明显增加。另外，子痫患者并发 HELLP 综合征时预后会更差。由于 HELLP 综合征终止妊娠的平均孕周为 31～33 周，故早产儿的发生率可高达 70%。围产儿的并发症高达 57%～77%，主要与 HELLP 综合征的病情及胎龄有关。常见的围产儿并发症有胎儿生长受限（fetal growth restriction，FGR）、呼吸窘迫综合征、感染、动脉导管未闭及坏死性肠炎等。围产儿死亡率达 5.6%～11%。

HELLP 综合征的诊断标准[1]如下。

（1）微血管内溶血：乳酸脱氢酶（LDH）水平升高；外周血涂片见破碎红细胞、球形红细胞；胆红素≥20.5μmol/L（即 1.2mg/dl）；血红蛋白水平轻度下降。

（2）肝酶升高：ALT≥40U/L 或 AST≥70U/L。

（3）血小板减少：血小板计数<100×10^9/L。

1991 年 Martin 提出的分类中，主要是根据血小板下降程度分为三类，HELLP 综合征时，血小板计数≤50×10^9/L 为重度减少，孕产妇严重并发症发生率为 40%～60%；>50×10^9/L 且≤100×10^9/L 为中度血小板减少，严重并发症发生率达 20%～40%；>100×10^9/L 且≤150×10^9/L 为轻度血小板减少，孕产妇严重并发症的发生率约 20%。

LDH 水平升高是诊断 HELLP 综合征微血管内溶血的敏感指标，常在血清间接胆红素水平升高和血红蛋白水平降低前出现。

（二）诊断中的注意事项

1. 高血压 对首次发现血压升高者，需间隔 4h 以上复测血压，如 2 次测量收缩压≥140mmHg 和（或）舒张压≥90mmHg，则诊断为高血压。严重高血压孕妇，即收缩压≥160mmHg 和（或）舒张压≥110mmHg，间隔数分钟重复测定后即可诊断。血压较基础血压升高 30/15mmHg 但仍低于 140/90mmHg 者虽不做异常诊断但应密切随访。白大衣高血压、隐蔽性高血压及一过性高血压等都需要进行动态监测、评估及管理。

2. 蛋白尿 应留清洁中段尿检查，并排除尿少、尿比重增高时的混淆，如 24h 尿蛋白≥0.3g，则为异常。

（三）实验室检查

1. 血液检查

（1）正常妊娠期血细胞比容（hematocrit，HCT）<0.35（35%），先兆子痫时可>0.35（35%），提示血液浓缩。

（2）血小板计数<100×10^9/L，而且随病情加重而呈进行性下降。

（3）重度先兆子痫患者尿中大量蛋白丢失，致血浆蛋白水平降低，白蛋白/球蛋白值倒置。

（4）血中尿酸、肌酐和尿素氮升高提示肾功能受损；ALT 升高和纤维蛋白原减少提示肝功能受损；心肌酶谱异常表示心脏受累。

（5）重度先兆子痫可出现溶血，表现为红细胞形态改变、血胆红素>20.5μmol/L（1.2mg/dl）及 LDH 水平升高。

（6）对子痫患者应进行水、电解质检测和血气分析，可了解有无电解质代谢紊乱和酸碱平衡失调。

（7）凝血功能检查：重度先兆子痫可出现凝血功能异常，尤其并发胎盘早剥、HELLP 综合征者，若出现 DIC，则有相应改变。

（8）自身免疫性疾病排查，如系统性红斑狼疮、抗磷脂综合征等，行相应抗体检查。

（9）动脉血气分析，尤其并发心肺功能异常者。

2. 尿液检查 根据尿蛋白异常程度来确定病情严重程度。若尿比重>1.020 提示有血液浓缩，若固定在 1.010 左右，表明有肾功能不全。先兆子痫患者尿镜检多为正常，若有多数红细胞和管型，应考虑为急性肾衰竭或合并肾脏本身严重疾病。

（四）辅助检查

1. 眼底检查 视网膜小动脉可以反映全身脏器小动脉尤其是脑动脉的情况。视网膜动静脉管径比正常为 2∶3，先兆子痫或子痫时为 1∶2 甚至 1∶4。严重者伴视网膜水肿、渗出和出血，甚至视网膜剥脱。

2. 心脑监测 对重度先兆子痫、子痫患者做心电图和超声心动图检查，可及时发现心脏异常。对先兆子痫、子痫或可疑有颅内出血、脑栓塞及可逆性后部白质脑病综合征者，应做计算机断层扫描（CT）或磁共振成像（MRI）检查以帮助早期诊断。

3. 超声检查 超声检查肝、胆、胰、脾和肾等脏器。

定期超声检查观察胎儿生长发育，可及时发现 FGR，并可了解羊水量和胎盘成熟度。动态监测羊水量，如羊水指数（amniotic fluid index，AFI）≤5cm，或胎儿发育小于孕周，子宫动脉、脐动脉血流高阻，均提示胎儿缺氧，应积极处理，必要时监测大脑中动脉和静脉导管血流。如出现脐动脉血流异常，应结合孕周行相应处理。

4. 胎心监护 自孕 32 周后应每周行胎心监护，了解胎儿情况。无应激试验（non-stress test，NST）或催产素激惹试验（oxytocin challenge test，OCT）结果可疑者应于 3 天内重复试验，或行其他检查确定胎儿状态。有条件时可行生物物理评分。

临产患者，若宫缩应激试验（contraction stress test，CST）异常，提示胎儿缺氧，对产程中宫缩不耐受者，应及时行剖宫产终止妊娠。

（五）鉴别诊断

早发先兆子痫或妊娠 20 周前出现的类似先兆

子痫的临床表现，需要与自身免疫性疾病、血栓性血小板减少性紫癜、肾脏疾病、滋养细胞疾病和溶血性尿毒症综合征等相鉴别。不伴有蛋白尿的妊娠期高血压更易表现为血小板减少和肝功能受损；伴有蛋白尿的妊娠期高血压应注意与肾脏疾病、自身免疫性疾病相鉴别。如产后病情不缓解，应注意是否有溶血性尿毒症综合征；注意子痫及可逆性后部白质脑病综合征与癫痫、其他原因的脑动脉缺血或梗死、颅内出血等情况的鉴别。

先兆子痫的主要鉴别诊断及依据见表 6-89-2。若鉴别困难，可先按先兆子痫治疗，待产后随诊再做出诊断。HELLP 综合征的鉴别诊断见表 6-89-3。

表 6-89-2　常见妊娠期高血压疾病间的鉴别

项目	先兆子痫	慢性高血压合并妊娠	慢性肾炎合并妊娠	癫痫合并妊娠
既往史	无高血压病史	有高血压病史	可有急慢性肾炎史	有癫痫发作史
年龄/胎次	年轻初产妇多	年龄较大者多见	30 岁以下多见	无特殊
发病时间	孕 20 周后	孕前或孕 20 周内	孕前或孕 20 周内	孕前或孕 20 周内
血压升高	常＜200/120mmHg	可＞200/120mmHg	依病情而定	无改变
水肿	从足踝向上，也可无	无	自眼睑开始，显著	无
眼底小动脉	痉挛、视网膜水肿	变细、有压迹	硬化屈曲、有压迹，可有渗出	无变化
脑电图异常	无	无	无	有
血液检查	尿酸增高	正常妊娠改变	低蛋白血症、高胆固醇和肾功能异常	正常
尿常规	尿蛋白+～++++，可有少量透明管型，严重时有红细胞	常正常	尿蛋白+++～++++，可见各种管型和大量红细胞	正常
产后 6 周	血压正常，尿蛋白阴性	血压仍高	血压仍高，尿蛋白仍存在	无特殊

表 6-89-3　HELLP 综合征的鉴别诊断

项目	HELLP 综合征	血栓性血小板减少性紫癜	溶血性尿毒症综合征	妊娠期急性脂肪肝
主要损害器官	肝脏	神经系统	肾脏	肝脏
发病时间	中晚期	中期	产后	晚孕
高血压、蛋白尿	有	无	无	无
血小板	减少	严重减少	减少	正常/减少
PT/APTT	正常	正常	正常	延长
血糖	正常	正常	正常	降低
纤维蛋白原	正常	正常	正常	减少
肌酐	正常/增高	显著增高	显著增高	显著增高
转氨酶	增高	正常	正常	增高
胆红素	增高	增高	增高	显著增高
血氨	正常	正常	正常	显著增高
贫血	无/轻度	无/轻度	严重	无

注：PT. 凝血酶原时间；APTT. 活化部分凝血活酶时间。

第二节　病因学与病理生理

一、病　因　学

先兆子痫的发病机制纷繁复杂，多因素、多机制、多通路致病，病因存在异质性。随着免疫学、分子生物学等基础医学研究进展，人们虽对先兆子痫的病理生理改变有一定了解，但其真正病因与发病机制仍未完全阐明。

（一）发病相关因素

根据流行病学调查，先兆子痫发病的风险因素如下。

（1）年龄≤20 岁或＞35 岁。

（2）体重指数≥28kg/m^2者。

（3）既往先兆子痫病史。

（4）先兆子痫家族史（母亲或姐妹）、高血压遗传因素等。

（5）有高血压、肾脏疾病、糖尿病或自身免疫性疾病如系统性红斑狼疮、抗磷脂综合征等，存在高血压危险因素如阻塞性睡眠呼吸暂停等。

（6）初次妊娠、妊娠间隔时间≥10年；收缩压≥130mmHg或舒张压≥80mmHg，妊娠早期尿蛋白定量≥0.3g/24h或持续存在随机尿蛋白≥（+）。

（7）营养不良、妊娠期糖尿病、精神过分紧张或工作强度/压力大。

（8）多胎妊娠、巨大儿、葡萄胎。

（9）产前检查不规律或不适当。

（10）辅助生殖。

（二）病因学说

1. 胎盘缺血学说 正常妊娠时，固定绒毛滋养细胞沿螺旋动脉逆行浸润，逐渐取代血管内皮细胞，并使血管平滑肌弹性层为纤维样物质取代，使血管腔扩大、血流增加，以更好营养胎儿，这一过程称为血管重铸（remould of vascular），入侵深度可达子宫肌层的内1/3。先兆子痫期时，滋养细胞入侵仅达蜕膜血管，少数血管不发生重铸，这一现象称为胎盘浅着床，导致早期滋养细胞缺氧，胎盘灌注不足，影响胎儿发育。滋养细胞分化缺陷是导致螺旋动脉滋养层细胞侵入缺陷的一种可能机制[3]；有研究表明，部分患者中的蜕膜化失败可能导致滋养细胞侵入减少[4]。灌注不足似乎既是胎盘发育异常的原因也是结果。灌注不足、缺血的胎盘可向母体血液中释放多种因子，这些因子可改变母体内皮细胞功能，并导致先兆子痫特征性的全身性体征和症状。

2. 炎症免疫学说 妊娠是成功的半同种移植，妊娠维持有赖于母胎间的免疫平衡。一旦免疫平衡失调，即可引起免疫排斥反应而导致先兆子痫。先兆子痫患者无论母胎界面还是全身均存在炎症免疫反应过度激活的现象。

（1）天然免疫系统：在先兆子痫发病中有重要作用，包括Toll样受体家族、蜕膜自然杀伤细胞、巨噬细胞等。有假说认为，自然杀伤细胞（natural killer，NK）与绒毛外滋养细胞（extravillous trophoblast，EVT）密切接触、相互作用，可控制胎盘植入。EVT可表达一种罕见的HLA Ⅰ类抗原的组合：HLA-C、HLA-E和HLA-G，介导与NK细胞的相互作用。母亲、父亲和胎儿HLA类型之间的相互作用，也可能是先兆子痫免疫遗传机制的因素之一。

（2）先兆子痫时细胞免疫的变化：正常妊娠时母体Th1/Th2免疫状态向Th2漂移，先兆子痫时蜕膜局部T细胞向Th1型漂移。近年发现，$CD4^+CD25^+$调节性T细胞（Treg细胞）参与Th1/Th2免疫状态的调控，Treg细胞减少时促进Th1占优势，引发先兆子痫。这说明先兆子痫时母胎免疫失衡，防护反应减弱。

（3）补体激活：越来越多的证据表明，补体失调/激活可能在先兆子痫的发病机制中发挥作用[5]。有自身免疫性疾病的孕妇易患先兆子痫，这些患者的胎盘中经典补体途径被激活[6]。

3. 血管内皮细胞受损 所有先兆子痫的临床特征均可解释为机体对全身内皮功能障碍的临床反应。例如，高血压是由内皮细胞对血管张力的控制发生紊乱导致的，蛋白尿和水肿是由血管通透性增加导致的，凝血病是内皮异常表达促凝物质的结果。先兆子痫时乙酰胆碱介导的血管舒张受损，一氧化氮和前列环素等内皮源性血管舒张因子的合成减少，内皮素和血栓素等血管收缩物质的合成增加，血管对血管紧张素Ⅱ的反应性增强。胎盘可产生多种促血管生成因子[如血管内皮生长因子（VEGF）、胎盘生长因子（PlGF）]、抗血管生成因子[如可溶性FMS样酪氨酸激酶1（sFlt-1）和可溶性内皮因子（sEng）]，这些因子之间的平衡对胎盘的正常发育很重要。sFlt-1和sEng的合成增加可扰乱这种平衡，导致先兆子痫特征性的全身内皮功能障碍[7, 8]。阿司匹林则可能抑制sFlt-1的过度产生[9]。

4. 遗传学说 从临床观察可知有先兆子痫家族史的孕妇，其先兆子痫的发生率明显高于无家族史的孕妇。先兆子痫的遗传方式尚不明确，遗传和环境因素交互作用产生了复杂的表型。目前已寻找到多个先兆子痫染色体易感区域，但对易感基因的寻找仍面临很大挑战。

5. 营养缺乏学说 已发现多种营养因素如低蛋白血症及钙、镁、锌、硒等缺乏与先兆子痫发病有关，尤其是钙缺乏，低钙摄入人群补充大剂量钙可一定程度上降低先兆子痫发病风险。

二、病理生理

先兆子痫的基本病变是全身小动脉痉挛，导致全身脏器灌注减少，微循环供血不足，组织器官因缺血缺氧而受损，严重时导致各脏器坏死、功能障碍。

1. 胎盘　先兆子痫时子宫肌层和蜕膜部位的螺旋小动脉重铸不足、管腔变细，同时伴内皮损害和胎盘血管急性粥样硬化，管径减小导致绒毛间隙血窦缺血、胎盘血窦量明显减少，从而影响胎儿生长发育。临床表现为胎盘功能减退、FGR 和胎儿窘迫。若出现螺旋动脉栓塞、蜕膜坏死和胎盘后出血，可导致胎盘早剥和早产。若胎盘多处因缺血出现梗死，则可造成死胎。

2. 脑　脑小动脉痉挛，脑组织缺血、水肿可致脑水肿，大范围脑水肿主要表现为感觉迟钝和思维混乱，严重时形成脑疝。子痫死亡者尸解中半数有脑水肿及脑疝。当平均动脉压≥140mmHg 时，脑血管自身调节功能丧失。脑微血管内血栓形成，可致局限性或弥漫性脑梗死。当血管破裂时，可有脑出血。子痫前期脑灌注压增加可致明显头痛。子痫的发生与脑血管自身调节功能丧失相关。

3. 心脏　因小血管痉挛、外周阻力增加，心脏后负荷增加，心率加快，低排高阻。有效循环减少、血液浓缩和黏稠度增加，亦增加心肌负担。冠状动脉痉挛、心肌缺血缺氧、血管通透性增加，可出现间质水肿和点状出血坏死。重度先兆子痫者易发生心力衰竭甚至急性肺水肿。

4. 肾脏　肾小动脉痉挛，使肾血流量减少。肾缺血缺氧产生大量肾素，使血管紧张素Ⅱ（AngⅡ）增多，血压进一步升高。肾缺氧还使肾小球肿胀，滤过功能减退，体内代谢废物如尿素氮和尿酸排出减少，而在体内蓄积。缺氧还使肾小球通透性增加，而肾小管重吸收功能降低，致血中蛋白漏出形成蛋白尿，尿中蛋白量和病情呈正相关。肾缺氧重者可出现急性肾皮质坏死，表现为急性肾衰竭。

5. 肝脏　肝小动脉痉挛，组织缺血缺氧，肝细胞损害，可出现血清 ALT 升高，重者发生黄疸。尸解发现肝门静脉周围有局限性出血乃至大片坏死。重度先兆子痫者可发生肝被膜下出血和血肿形成，甚至破裂，导致腹腔内出血而死亡。HELLP 综合征也是肝脏病变之一。

6. 凝血机制异常　正常妊娠末期血液处于高凝状态。重度先兆子痫时，因严重血管痉挛致使各脏器缺血缺氧、血管内皮细胞和血管内红细胞破坏，前列环素合成减少，大量凝血物质进入血液循环，消耗母体的凝血因子和血小板；胎盘缺血，释放大量凝血物质，以及血液浓缩、高脂血症等均加重了 DIC。

7. HELLP 综合征　其病因和发病机制目前尚不完全清楚。研究认为血管内皮损伤是其主要病理改变。血管内皮损伤造成纤维蛋白沉积、血管痉挛和血小板激活。血管的痉挛狭窄和纤维蛋白的沉积可使红细胞在通过血管时变形裂解而造成溶血；血小板被激活而黏附于血管表面，同时血管的收缩痉挛也促使血小板进一步聚集，使血液中血小板数量减少，并促使血栓素 A_2、内皮素等一些血管收缩因子的释放；肝脏血管痉挛，肝窦内纤维素沉积导致肝脏细胞受损而使肝酶水平升高。

第三节　治　疗

处理 HDP 的目的是预防重度先兆子痫和子痫，并及时发现全身脏器损害情况，以对母胎最小的损伤来终止妊娠，降低母胎并发症发生率及死亡率，改善围产结局。治疗基本原则：正确评估及监测母胎情况；帮助孕妇休息镇静、积极降压、预防抽搐、有指征地利尿及纠正低蛋白血症；预防并及时治疗严重并发症，适时终止妊娠，治疗基础疾病，做好产后处置和管理。

HDP 时应密切监测母胎情况，分层、分类管理：妊娠期高血压者应休息、镇静、酌情降压，重度妊娠期高血压按重度先兆子痫处理；先兆子痫者镇静、预防抽搐，并有指征地降压、利尿、纠正低蛋白血症，预防和治疗严重并发症，适时终止妊娠；子痫者治疗抽搐并预防再次抽搐及并发症，病情稳定后终止妊娠；慢性高血压者监测血压、降压，预防先兆子痫；慢性高血压伴先兆子痫者按先兆子痫处理。

一、评估与监测

基本监测包括孕妇的自觉症状，如头痛、眼花、胸闷、上腹不适等，监测血压的动态变化、体重、尿量、血尿常规，注意胎动、胎心和胎儿生长趋势等。监测孕妇的化验检查指标，包括尿蛋白定量、眼底、肝肾功能、凝血功能和心功能等，有条件者应排查自身免疫性疾病。监测胎儿情况：包括胎儿电子监护，超声监测胎儿生长发育、羊水量、脐血流，必要时监测胎儿大脑中动脉。监测的频度据病情而定，先兆子痫者应每周进行1～2次产前检查。

二、一般处理

妊娠期高血压患者可在门诊治疗，加强产前检查次数，注意病情发展。无重度表现的先兆子痫应评估后决定是否住院治疗。重度先兆子痫孕妇需住院治疗，以防子痫及各种并发症发生。

1. 休息 精神放松，多休息，保证充足睡眠。休息、睡眠时取左侧卧位以减轻右旋子宫对腹主动脉与下腔静脉的压迫，增加回心血量，改善肾及胎盘血流，增加尿量。为保证休息及睡眠，可睡前口服地西泮2.5mg。

2. 饮食 摄入充足蛋白质、蔬菜，补足铁与钙剂。应避免食盐过多，但不必严格限制，以免低钠血症使产后易发生循环衰竭。

三、降压治疗

降压的目的是预防子痫、心血管意外和胎盘早剥等严重母胎并发症。收缩压≥160mmHg和（或）舒张压≥110mmHg时应降压治疗，收缩压≥140mmHg和（或）舒张压≥90mmHg时建议降压治疗[10]。目标血压：当孕妇未并发器官功能损伤时，酌情将收缩压控制在130～155mmHg，舒张压控制在80～105mmHg；并发器官功能损伤时，收缩压应控制在130～139mmHg，舒张压应控制在80～89mmHg；血压不可低于130/80mmHg，以保证子宫胎盘血流灌注。使用抗高血压药时不要使血压下降过快、过低或波动太大，以免发生脑血管意外、胎盘早剥等。使用时应选择对心、肾及子宫-胎盘血流影响小的药物。在收缩压≥160mmHg和（或）舒张压≥105～110mmHg而口服抗高血压药无效时，应使用经静脉抗高血压药。

常用的抗高血压药物如下。

1. 拉贝洛尔（labetalol） 为α、β受体阻滞剂。剂量为50～200mg口服，3～4次/天。静脉注射：初始剂量20mg，10min后如未有效降压，则剂量加倍，最大单次剂量80mg，直至血压控制，每日最大总剂量220mg。静脉滴注：50～100mg加入5%葡萄糖250～500ml，根据血压调整输液速度，待血压稳定后改口服。

2. 硝苯地平（nifedipine） 为钙拮抗剂，可抑制Ca^{2+}内流、松弛血管平滑肌。剂量为10mg口服，3～4次/天，大剂量如40～80mg可抑制宫缩。缓释片剂量为30mg口服，1～2次/天。

3. 尼莫地平（nimodipine） 为钙拮抗剂，能有效调节细胞内Ca^{2+}水平，对脑血管有选择性扩张作用，可改善脑缺氧。大剂量可使升高的血压降低。剂量为20～60mg口服，2～3次/天。静脉滴注：20～40mg加入5%葡萄糖溶液250ml，每天总量不超过360mg。

4. 尼卡地平（nicardipine） 为钙拮抗剂，初始剂量为20～40mg口服，3次/天。静脉滴注1mg/h为起始剂量，根据血压变化每10min调整用量。

5. 酚妥拉明（phentolamine） 为α受体阻滞剂。剂量为10～20mg溶入5%葡萄糖盐水100～200ml，以10μg/min速度静脉滴注，根据降压效果调整输液速度。

6. 硝普钠（nitroprusside） 为强效血管扩张剂，可释放出一氧化氮，直接扩张血管。其代谢产物硫氰化盐对胎儿有毒性作用，产前用不应超过4h，仅适用于其他抗高血压药物无效的高血压危象孕妇。将10mg硝普钠溶于5%葡萄糖盐水100ml中，以0.5～0.8μg/（kg·min）速度静脉滴注，逐渐加量至血压满意。

7. 硝酸甘油（nitroglycerin） 作用于氧化亚氮合酶，可同时扩张静脉和动脉，降低心脏前、后负荷，主要用于合并急性心力衰竭和急性冠脉综合征时的高血压急症的降压治疗。起始以5～10μg/min的速度静脉滴注，每5～10min增加滴速至维持剂量20～50μg/min。

四、硫酸镁防治子痫

硫酸镁（$MgSO_4$）是预防重度先兆子痫发展成子痫、控制子痫抽搐和预防抽搐复发的一线药物。

硫酸镁控制子痫再次发作的效果优于地西泮、苯巴比妥和冬眠合剂等镇静药物[11-13]。除非存在硫酸镁应用禁忌或硫酸镁治疗效果不佳，否则不推荐使用苯巴比妥和苯二氮䓬类药物用于子痫的预防或治疗。非重度先兆子痫孕妇也可酌情考虑应用硫酸镁。

（1）硫酸镁作用机制：①镁离子抑制运动神经末梢乙酰胆碱的释放，阻断神经肌肉接头处的信息传导，使骨骼肌松弛。②镁离子刺激血管内皮细胞合成前列环素，抑制内皮素合成，降低机体对血管紧张素Ⅱ的反应，从而缓解血管痉挛状态。③镁离子通过阻断谷氨酸通道阻止钙离子内流，解除血管痉挛、减少血管内皮损伤。④镁离子可提高孕妇和胎儿血红蛋白的亲和力，改善氧代谢。但硫酸镁不能用于降压。

（2）硫酸镁用法：①子痫抽搐，静脉用药负荷剂量为 4～6g，溶于 10%葡萄糖溶液 20ml 静脉注射 15～20min，或溶于 5%葡萄糖溶液 100ml 快速静脉滴注，继而以 1～2g/h 的速度静脉滴注维持。或者夜间睡眠前停止静脉给药，改用肌内注射，用法为 25%硫酸镁 20ml+2%利多卡因 2ml 臀部深部肌内注射。24h 硫酸镁总量为 25～30g。②预防子痫发作，适用于重度先兆子痫和子痫发作后，负荷剂量 2.5～5.0g，维持剂量与控制子痫处理相同。用药时间根据病情需要调整，一般每天静脉滴注 6～12h，24h 总量不超过 25g。③子痫复发抽搐，可以追加静脉用药负荷剂量 2～4g，静脉注射 2～3min，继而以 1～2g/h 的速度静脉滴注维持。④若为产后新发现高血压合并头痛或视物模糊，建议启用硫酸镁预防产后先兆子痫-子痫。⑤控制子痫抽搐 24h 后需要再评估病情，病情不稳定者需要继续使用硫酸镁预防复发抽搐。为避免长期应用对胎儿（或新生儿）血钙水平和骨质的影响，建议及时评估病情，如孕妇病情稳定，应在使用 5～7 天后停用硫酸镁，在重度先兆子痫的期待治疗中，必要时可间歇性应用。

（3）硫酸镁不良反应：部分患者有发热、烦躁、出汗、口干、恶心、心悸、乏力等反应。如镁离子浓度高则可以抑制呼吸、降低肺功能、增加肺水肿机会，并抑制子宫收缩，延长产程、增加产后出血量及升高产后出血率。

（4）注意事项：血镁离子在 1.8～3.0mmol/L 为有效治疗浓度，浓度达 4～5mmol/L 时膝腱反射消失，浓度达 6mmol/L 时呼吸抑制，以后因缺氧而心搏停止，甚至死亡。故每次用药前应做检查以确保：①膝腱反射必须存在；②呼吸每分钟不少于 16 次；③尿量每小时≥17ml 或≥400ml/24h；④必须准备 10%葡萄糖酸钙 10ml，在出现镁离子中毒时应静脉注射 5～10min 以解毒。

五、镇　静

1. 地西泮（diazepam）　2.5mg 口服、10mg 肌内注射或静脉缓慢注射。

2. 苯巴比妥类　镇静时口服剂量为 30mg，3 次/日。控制子痫时肌内注射 0.1g。

3. 冬眠合剂（lytic cocktail）　有利于抑制子痫抽搐，仅用于硫酸镁控制抽搐效果不佳者。哌替啶（pethidine）100mg、异丙嗪（promethazine）50mg、氯丙嗪（chlorpromazine）50mg，共 6ml 溶于 5%葡萄糖盐水 500ml 中静脉滴注。紧急时可用 1/3～1/2 量肌内注射或溶于 5%葡萄糖盐水 10ml 缓慢静脉注射 5～10min。

六、扩容与利尿

重度先兆子痫时，血液浓缩与低血容量是主要病理生理变化之一。不恰当的扩容易发生肺水肿与脑水肿，先兆子痫孕妇需要限制补液量。除非有严重的液体丢失（如呕吐、腹泻、分娩失血）使血液明显浓缩、血容量相对不足或高凝状态者，通常不推荐扩容。扩容指征：HCT＞35%、全血黏度比值≥3.6，血浆黏度＞1.6、中心静脉压＜7cmH_2O，或尿比重＞1.020，有脑水肿、心力衰竭或肾衰竭时禁用。

扩容药物分为胶体和晶体两大类。常用制品：白蛋白、全血、血浆、低分子右旋糖酐。需根据患者具体情况选择使用。

先兆子痫患者有效血容量已存在不足，利尿将加重血液浓缩与水电解质紊乱，不建议常规利尿。在重度先兆子痫心力衰竭伴肺水肿、可疑早期急性肾衰竭和脑水肿时，使用快速利尿剂如呋塞米（furosemide）或 20%甘露醇（mannitol）脱水、利尿及降低颅内压仍为重要治疗措施。

严重低蛋白血症伴腹腔积液、胸腔积液或心包积液者，应补充白蛋白或血浆，同时注意配合应用利尿剂及严密监测病情变化。

七、促胎肺成熟

对孕周<34 周且预计在 1 周内分娩的孕妇，可肌内注射地塞米松（dexamethasone，DEX）5mg，每 12h 1 次，共 4 次。不推荐反复、多疗程产前给药。如果在较早期初次促胎肺成熟后，又经过一段时间（2 周左右）保守治疗，但终止妊娠的孕周仍<34 周，则可以考虑再次给予同样剂量的促胎肺成熟治疗。

八、终 止 妊 娠

先兆子痫是妊娠所特有的疾病，终止妊娠后病情可好转，故以对母胎最小的损伤适时终止妊娠是从根本上治疗先兆子痫。

1. 终止妊娠指征

（1）妊娠期高血压、无重度表现的先兆子痫，可期待治疗至妊娠 37 周终止妊娠。

（2）重度妊娠期高血压、重度先兆子痫：先兆子痫伴脏器损害者，其终止妊娠指征：①妊娠不足 26 周的孕妇经治疗病情仍危重者建议终止妊娠。②妊娠 26 周至不满 28 周的孕妇根据母胎情况及当地医院诊治能力决定是否可行期待治疗。③妊娠 28～34 周，如病情不稳定，经积极治疗病情仍加重，应终止妊娠；如病情稳定，可以考虑期待治疗，并建议转至具备早产儿救治能力的医疗机构。④妊娠> 34 周的孕妇，存在威胁母胎的严重并发症和危及生命者，应考虑终止妊娠；妊娠>34 周的孕妇虽病情稳定，但存在 FGR 并伴有脐血流异常及羊水过少者考虑终止妊娠；妊娠>34 周仅仅表现为 FGR 而无胎盘脐血流改变，也无羊水过少者，需要在严密监测母胎的情况下才能考虑期待治疗问题；妊娠>34 周的孕妇，如仅仅尿蛋白>2g/24h，而无其他重度先兆子痫特征，可以实施严密监测下的期待治疗，单纯尿蛋白>2g/24h 不是决定终止妊娠的指标。

（3）子痫：控制病情后即可考虑终止妊娠。

2. 终止妊娠方式 依据病情与宫颈条件而定，个体化处理。

（1）引产与阴道分娩：宫颈条件成熟（Bishop 评分≥5 分），可人工破膜加催产素静脉滴注引产。临产后注意监测产妇与胎儿。重度先兆子痫患者产程中需静脉滴注硫酸镁以防止子痫。第一产程应使孕妇保持安静，适当缩短第二产程，可做会阴侧切、胎吸或产钳助产。由于大量硫酸镁的使用，需防治产后出血。如产程中出现异常，应及时剖宫产终止妊娠。

（2）剖宫产：以下情况应剖宫产结束分娩，①病情严重、有较重脏器损害，或不能耐受产程刺激者；②子痫抽搐频繁或昏迷，多种药物难以控制者；③宫颈条件不成熟而急需终止妊娠者；④有并发症及产科情况如胎盘早剥、前置胎盘、初产臀位、头盆不称者；⑤胎盘功能减退、胎儿缺氧者；⑥合并 HELLP 综合征者。

产后 24～48h 硫酸镁及镇静剂等的使用不宜中断，术后镇痛不能忽视，以免发生子痫。需防治产后出血，避免使用麦角新碱类药物。产后血压高者，应继续用抗高血压药物。

对先兆子痫患者要加强产后随访，包括测血压和查尿蛋白，既有利于治疗先兆子痫，又可及时发现原发性高血压或肾脏疾病。

九、子痫的治疗

子痫是重度先兆子痫发展的严重阶段，但应注意先兆子痫-子痫在临床上可以跳跃性发展，子痫可以发生在非重症患者，也可以发生在未发现高血压和蛋白尿时。子痫对母胎危害极大，应控制抽搐后积极终止妊娠。处理如下。

1. 一般处理 专人护理，床沿置挡板以防跌落。如有义齿应取出，并以纱布缠的压舌板置于上下臼齿间以防咬伤舌。保持气道通畅，维持呼吸、循环稳定，密切观察生命体征、尿量等。减少各种刺激以免诱发抽搐。

2. 控制抽搐 首选硫酸镁，用法及注意事项参见前文。硫酸镁禁忌或治疗无效时，应用地西泮或冬眠合剂等镇静。为降颅压，可用甘露醇或呋塞米，后者可防治肺水肿。

3. 控制血压和预防并发症 脑血管意外是子痫孕产妇死亡的最常见原因。当持续收缩压≥

160mmHg、舒张压≥110mmHg 时要积极降压以预防心脑血管并发症，具体参见前文。注意监测子痫之后的胎盘早剥、肺水肿等并发症。发生肺水肿时注意及时气管插管和机械通气。

4. 各种检查　做各种检查了解母胎状态，并监测病情变化以及时处理。

5. 终止妊娠　抽搐控制后应终止妊娠，如宫颈条件不成熟，应做剖宫产结束分娩。

6. 药物治疗　产后仍有子痫发作的可能性，应坚持药物治疗。除镇静、降压治疗外，要继续使用硫酸镁防止抽搐，至少至产后 24h，重者至产后 3 天。因为用了大量硫酸镁及镇静剂，需防治产后出血。患者出院时若血压仍较高，应继续降压治疗。

十、HELLP 综合征的治疗

HELLP 综合征患者应住院治疗，在按重度先兆子痫治疗的基础上，还应包括以下治疗。

1. 糖皮质激素治疗　血小板＜50×10^9/L 时，考虑糖皮质激素治疗，可能改善血小板减少、肝功能、乳酸脱氢酶等参数，并可促进胎儿肺成熟。妊娠期每 12h 静脉滴注地塞米松 10mg，产后应继续应用 3 次。

2. 输注血小板　血小板＜50×10^9/L，且血小板数量迅速下降或存在凝血功能障碍时，应考虑备血及血小板；血小板＜20×10^9/L 时，阴道分娩前或剖宫产前，应输注浓缩血小板。

3. 产科处理

（1）终止妊娠的时机：绝大多数 HELLP 综合征孕妇应在积极治疗后终止妊娠，不推荐期待治疗。胎儿不成熟且母胎病情稳定的情况下可在三级医疗机构进行期待治疗，完成促胎肺成熟后应终止妊娠。

（2）分娩方式：HELLP 综合征不是剖宫产指征，但可酌情放宽剖宫产指征。

（3）麻醉：由麻醉师决定。血小板＞75×10^9/L 时，如无凝血功能障碍和进行性血小板下降，可以区域麻醉。

十一、妊娠合并慢性高血压的处理

慢性高血压合并妊娠患者的妊娠结局与其血压、高血压期别及是否合并先兆子痫密切相关，故应从妊娠早期加强产前检查，控制血压，积极防治先兆子痫发生，适时终止妊娠，可明显改善母胎预后。

1. 评估与监测　慢性高血压并发胎盘早剥、心脑血管意外及 FGR 的风险增加，且 13%～40%可能并发先兆子痫，应加强母胎监护。

（1）对已知或疑有慢性高血压的孕妇进行进一步评估。

（2）若出现顽固性高血压、血钾水平＜3.0mmol/L、血清肌酐水平＞97.2μmol/L，或有肾脏疾病家族史，建议转诊至高血压专科门诊。

（3）血压控制不佳者，应加强血压监测；疑有白大衣高血压者，建议行动态监测血压后再开始降压治疗。

（4）监测胎儿生长发育和宫内状况，及时发现 FGR。

2. 治疗

（1）降压目标及抗高血压药物的选择原则同先兆子痫。

（2）终止妊娠的时机取决于有无其他并发症，若无其他并发症，妊娠 38～39 周应终止妊娠。

第四节　先兆子痫的预测和预防

近年来，先兆子痫的预测和预防是产科研究的热点，也提供了好的循证医学证据。先兆子痫的预测主张在妊娠早期联合多项指标进行综合风险评估，预防则基于预测的结果，对高危人群进行预防性治疗[2]，对于低危人群目前尚无有效的预防方法。

一、预　　测

已有大量研究验证了血管生成因子，如 sFlt-1、PlGF、sEng，可在妊娠中期对早发先兆子痫的预测起到一定作用。sFlt-1/PlGF 值对短期预测先兆子痫具有临床价值，sFlt-1/PlGF 值≤38 时阴性预测值（排除 1 周内的先兆子痫）为 99.3%；sFlt-1/PlGF 值＞38 时阳性预测值（预测 4 周内的先兆子痫）为 36.7%[14]。ASPRE 试验是一项先兆子痫预测及预防的多中心随机对照试验研究，高危的综合评估标准包括孕妇的风险因素、子宫动脉搏动指数（UTPI）

和生化标志物[妊娠相关血浆蛋白 A（pregnancy-associated plasma protein A，PAPP-A）和 PlGF]，这一综合评估模型对妊娠 37 周前的先兆子痫的检出率达 76.6%（假阳性率 10%）[15]；这些先兆子痫高危女性被随机分配至阿司匹林组（妊娠 11～14 周开始应用）或安慰剂组，阿司匹林组 37 周前发生先兆子痫的 OR 值是 0.38（95%CI 0.20～0.74）[16]，先兆子痫风险明显降低，笔者认为这支持较早开始使用阿司匹林治疗。关于生物标志物预测先兆子痫及与其他生物物理参数的联合应用，需结合我国国情开展前瞻性、大样本量的多中心研究以制订方案。孕妇风险因素仍是妊娠早期排查和筛选高危群体的重要临床指标。

二、预　防

预防先兆子痫首先应建立健全各级妇幼保健网，认真做好孕期保健。妊娠早期检查需测血压，并定期检查，监测血压、体重与尿常规。及时发现异常、及时治疗可明显降低先兆子痫发生率。

1. 小剂量阿司匹林 基于 ASPRE 研究及多个 meta 分析结果，目前多个国家的指南均推荐，对于先兆子痫高危人群给予小剂量阿司匹林预防性治疗，且推荐于妊娠 16 周前开始[16-18]。我国指南推荐对存在先兆子痫复发风险如存在先兆子痫史，尤其是较早发生先兆子痫或重度先兆子痫的孕妇，有胎盘疾病史如 FGR、胎盘早剥病史，以及存在肾脏疾病及高凝状况等先兆子痫高危因素者，可以在妊娠早中期（妊娠 12～16 周）开始每天服用小剂量阿司匹林（50～150mg），依据个体因素决定用药时间，预防性应用可维持到妊娠 26～28 周。关于阿司匹林的剂量，有研究表明≥100mg 可能优于＜100mg。目前已明确证实低剂量阿司匹林可短期安全用于中晚期妊娠，胎儿/新生儿颅内出血的风险并未明确增加，但产后出血的绝对风险可能有小幅度增加。

2. 钙剂 2018 年一篇系统评价纳入 27 项随机试验，共 18 000 多名孕妇，其中 2/3 生活在不易获取或摄入高钙食物的地区。结果显示，若从妊娠 20 周开始补钙（≥1g/d）直至分娩，与安慰剂/不补钙组相比，先兆子痫和妊娠期高血压的风险约降低一半[19]。对于基线膳食钙摄入量较低的人群，世界卫生组织推荐孕妇（尤其是高血压风险较高的女性）每日补充元素钙 1.5～2.0g，以降低先兆子痫风险[20]。我国指南建议对于低钙摄入（＜600mg/d）人群，推荐口服钙补充量至少为 1g/d 以预防先兆子痫。

3. 减轻体重 对于超重和肥胖女性，推荐妊娠前减轻体重，特别是肥胖女性。有研究表明，肥胖女性减轻体重可显著降低先兆子痫风险[21]。

（朱毓纯　孙　瑜）

参 考 文 献

[1] 中华医学会妇产科学分会妊娠期高血压疾病学组. 妊娠期高血压疾病诊治指南（2020）[J]. 中华妇产科杂志，2020，55（4）：227-238.

[2] Poon LC，Shennan A，Hyett JA，et al. The International Federation of Gynecology and Obstetrics（FIGO）initiative on pre-eclampsia：A pragmatic guide for first-trimester screening and prevention[J]. Int J Gynaecol Obstet，2019，145（Suppl 1）：1-33.

[3] Askie LM，Duley L，Henderson-Smart DJ，et al. Antiplatelet agents for prevention of pre-eclampsia：A meta-analysis of individual patient data[J]. Lancet，2007，369：1791.

[4] Garrido-Gomez T，Dominguez F，Quiñonero A，et al. Defective decidualization during and after severe preeclampsia reveals a possible maternal contribution to the etiology[J]. Proc Natl Acad Sci U S A，2017，114：E8468.

[5] Alrahmani L，Willrich MAV. The Complement alternative pathway and preeclampsia[J]. Curr Hypertens Rep，2018，20：40.

[6] Kim MY，Buyon JP，Guerra MM，et al. Angiogenic factor imbalance early in pregnancy predicts adverse outcomes in patients with lupus and antiphospholipid antibodies：Results of the PROMISSE study[J]. Am J Obstet Gynecol，2016，214：108. e1-108. e14.

[7] Levine RJ，Maynard SE，Qian C，et al. Circulating angiogenic factors and the risk of preeclampsia[J]. N Engl J Med，2004，350：672.

[8] Levine RJ，Lam C，Qian C，et al. Soluble endoglin and other circulating antiangiogenic factors in preeclampsia[J]. N Engl J Med，2006，355：992.

[9] Li C，Raikwar NS，Santillan MK，et al. Aspirin inhibits expression of sFLT1 from human cytotrophoblasts induced by hypoxia，via cyclo-oxygenase 1[J]. Placenta，2015，36：446.

[10] World Health Organization. WHO recommendations：Policy of interventionist versus expectant management of

severe pre-eclampsia before term[R]. Geneva：World Health Organization，2018.

[11] Duley L，Gülmezoglu AM，Chou D. Magnesium sulphate versus lytic cocktail for eclampsia[J]. Cochrane Database Syst Rev，2010，(9)：CD002960.

[12] Duley L，Henderson-Smart DJ，Chou D. Magnesiumsulphate versus phenytoin for eclampsia[J]. Cochrane Database Syst Rev，2010，6(10)：CD000128.

[13] Duley L，Henderson-Smart DJ，Walker GJ，et al. Magnesium sulphate versus diazepam for eclampsia[J]. Cochrane Database Syst Rev，2010，(12)：CD000127.

[14] Rolnik DL，Wright D，Poon LCY，et al. ASPRE trial：performance of screening for preterm pre-eclampsia[J]. Ultrasound Obstet Gynecol，2017，50：492.

[15] Zeisler H，Llurba E，Chantraine F，et al. Predictive value of the sFlt-1：PlGF ratio in women with suspected preeclampsia[J]. N Engl J Med，2016，374(1)：13-22.

[16] Rolnik DL，Wright D，Poon LC，et al. Aspirin versus placebo in pregnancies at high risk for preterm preeclampsia[J]. N Engl J Med，2017，377：613.

[17] Roberge S，Nicolaides K，Demers S，et al. The role of aspirin dose on the prevention of preeclampsia and fetal growth restriction：Systematic review and meta-analysis[J]. Am J Obstet Gynecol，2017，216：110.

[18] Roberge S，Bujold E，Nicolaides KH. Aspirin for the prevention of preterm and term preeclampsia：Systematic review and metaanalysis[J]. Am J Obstet Gynecol，2018，218：287.

[19] Hofmeyr GJ，Lawrie TA，Atallah ÁN，et al. Calcium supplementation during pregnancy for preventing hypertensive disorders and related problems[J]. Cochrane Database Syst Rev，2018，10：CD001059.

[20] World Health Organization. WHO guideline：Calcium supplementation in pregnant women[M]. Geneva：World Health Organization，2015.

[21] Maggard MA，Yermilov I，Li Z，et al. Pregnancy and fertility following bariatric surgery：A systematic review[J]. JAMA，2008，300：2286.

第90章 器官移植与高血压

器官移植术是 20 世纪出现的针对器官衰竭最有效的治疗方法，每年拯救数以万计的器官衰竭患者。中国器官移植始于 20 世纪 60 年代，经历了半个世纪的努力和曲折发展。近几十年，随着血管吻合技术、器官和细胞分离保存技术、免疫抑制剂及移植免疫学基础研究的发展，器官移植技术取得了长足进步。

根据全球器官捐献与移植行动报告，2019 年肾移植超 10 万例，肝移植超 3.5 万例，总的实体器官移植量超 15 万例[1]。目前，我国肾移植年逾万例，肝移植约 5000 例。器官移植后可出现高血压，常发生在移植后 3 个月或更长的时间。本章主要介绍肾、肝移植及其排斥反应和免疫抑制药物与高血压的关系。

移植后高血压是导致移植物功能丧失和受者预后不良的重要原因。在不同器官移植受者中，移植后高血压的发生率高达 70%～90%。高血压是肾移植受者的常见并发症，肾移植受者术后收缩压高于 140mmHg 的比例高达 55.5%～90.0%，可导致移植肾功能损伤，发生率为 60%～70%；肝衰竭患者移植前高血压的发生率为 10%～30%，移植后可骤升至 75%；肺移植受者的高血压发生率可在 3 年内从术前 19.4%升至 70.1%。移植后收缩压每升高 20mmHg，靶器官损害、心血管疾病发生率和受者病死率分别增加 32%和 13%。肾移植后 1 年内，平均动脉压每升高 10mmHg，则移植肾衰竭的风险增高 1.30 倍，而移植肾功能损伤可进一步加重高血压，从而形成恶性循环。这一恶性循环也可对非肾脏器官移植（non-renal organ transplant，NROT）受者造成危害。NROT 受者术后 5 年内并发慢性肾脏病（chronic kidney disease，CKD）的概率为 20%～50%，其中 23.3%～84.1%合并高血压。此外，高血压导致的慢性移植物血管病也是 NROT 移植器官功能衰竭的重要原因。因此，肾移植术后患者被美国肾脏病数据库和美国肾脏病学会列入高血压高危人群。移植后高血压的控制率仅为 30%～60%，因此加强移植后高血压的诊疗对于提高移植器官的存活率、改善患者预后具有重要的意义[2]。

第一节 肾脏移植与高血压

肾脏移植是慢性肾衰竭的有效治疗措施。我国自 20 世纪 70 年代开始施行尸体或亲属肾脏移植，已经发展到较为成熟的阶段，同种尸体肾脏移植病例最长已存活 20 多年。2017 年，我国共施行肾脏移植 10 793 例，居世界第 2 位，形成了一些肾脏移植中心，在肾脏移植的实验研究、临床、外科技术、取肾器官保存、免疫抑制剂的应用、排斥反应的监测和免疫抑制药物的研制等方面均积累了较丰富的经验。

一、肾脏移植术并发症与高血压

肾脏移植作为慢性肾衰竭的一种替代治疗，是使慢性肾衰竭患者恢复健康的最有效措施。随着肾脏移植工作的开展、临床经验的积累和移植学理论的提高、各种有效免疫抑制药物的应用与发展、配型方法的改进、移植技术的提高，手术适应证也随之发生变化。当估计肾小球滤过率（eGFR）＜30ml/（min·1.73m^2）时，对移植感兴趣且没有已知禁忌证的患者应转诊至移植计划。

肾脏移植的适应证如下：年龄 1～80 岁，以 15～60 岁较合适。①慢性肾小球肾炎：肌酐清除率＜10ml/min，血肌酐＞10mg/dl 时，适宜行肾移植，亦可适当放宽；②慢性肾盂肾炎；③多囊肾；④代谢性疾病、糖尿病肾病；⑤遗传性疾病；⑥系统性疾病，如系统性红斑狼疮；⑦高血压性肾硬化；⑧孤立肾因病切除后、肾外伤；⑨其他，如尿路梗阻性疾病、中毒性肾病、肾肿瘤术后等。有的根据不同条件属相对适应证。

改善全球肾脏病预后组织（KDIGO）指南中建议：在肾脏移植和 CKD 患者的高血压中血压值均应低于 130/85mmHg，不管有无蛋白尿发生。

肾脏移植后移植肾脏多在 1～2 周恢复正常功能，表现为尿量正常，血尿素氮、肌酐值、电解质及其他系列生化指标恢复正常，这就意味着移植肾脏开始替代受体肾脏行使功能。高血压是肾脏移植术后常见的心血管并发症，据估计有 67%～90%的肾脏移植患者患有动脉高血压，会直接导致移植物功能丧失，增加心血管风险甚至危及生命[3]。移植后高血压可能由受体或供体因素、免疫抑制药物（如钙调磷酸酶抑制剂和类固醇）或肾动脉狭窄引起。

以下危险因素与移植后高血压的较高发生比相关：①延迟和（或）慢性同种异体移植功能障碍；②已故捐赠者同种异体移植物，尤其是来自有高血压家族史的捐赠者；③天然肾脏的存在；④环孢素、他克莫司和（或）糖皮质激素治疗；⑤体重增加；⑥肾动脉狭窄。

（一）移植肾动脉狭窄

肾动脉狭窄是肾脏移植术后常见的并发症，是与手术直接有关的，同时也是肾脏移植后高血压的常见病因之一，发生率为 1%～23%，其导致的高血压占移植后高血压的 1%～5%。移植肾动脉狭窄（transplant renal artery stenosis，TRAS）通常发生在移植后 3 个月至 2 年内，其发展原因可能包括：①供体或受体动脉的动脉粥样硬化，术后出现的狭窄通常反映了移植肾动脉或邻近的受者动脉的粥样硬化病变。②移植早期不正确的缝合技术引起的狭窄。③牵引、钳夹、缠结或不适当的灌注插管对供体动脉的损害等创伤性原因。此外，还有冷缺血时间较长、环孢素毒性、免疫学原因和巨细胞病毒感染等诱发因素[4]。持续不受控制的高血压、快速肺水肿和血压急剧升高是这种疾病的常见特征。动脉造影是首选的诊断方式，但多普勒超声、CT 血管成像（CTA）检查或磁共振血管成像（MRA）检查也可用于诊断肾动脉狭窄。

TRAS 共有三种治疗方式：药物保守治疗、经皮肾动脉腔内成形术和外科手术血运重建。如果肾功能稳定且影像学上没有血流动力学显著狭窄，则可以采用保守的抗高血压药物治疗来控制血压；如果存在无法控制的高血压、肾功能恶化或狭窄发展，则必须进行血运重建。经皮肾动脉腔内成形术与支架置入术被认为是纠正狭窄的一线疗法，具有较好的疗效及安全性[5]。移植肾周围广泛的纤维化和瘢痕使移植动脉狭窄的手术矫正变得困难。因此，只有顽固性高血压或受者近端动脉硬化病患者才应考虑手术，成功率从 60%到 90%不等。

（二）肾脏移植术并发症及其防治

肾脏移植术由于供肾血管条件及受者不同，如原有高血压的受者接受肾脏移植时，由于自身血管条件欠佳，有动脉粥样硬化者累及髓内动脉，可致髂内动脉管径狭窄或粥样硬化斑块形成，在血管吻合后脱落而造成动脉梗死。

在移植肾脏中发生肾动脉栓塞或肾动脉分支栓塞的占 1%～5%。发生栓塞的原因有以下几种：①移植肾动脉内膜损伤；②供肾动脉内有残留凝血块未被冲洗干净；③TRAS 引起肾动脉栓塞。

移植肾动脉梗死时，由于局部缺血坏死，促使病变的球旁细胞释放肾素，引起肾脏移植后高血压，并伴有肾区疼痛，移植肾脏缩小、质变软，甚至肾功能丧失。诊断须与排斥反应相区别。

因此，移植术灌洗供肾时插管不宜过深，以免操作损伤肾动脉内膜。灌注压不能太高，切忌用手挤压灌注液袋，以避免伤及肾内小血管及肾单位。

对于轻度的肾动脉吻合口狭窄，可以采取经皮穿刺插入气囊导管法扩张治疗。对于重度肾动脉吻合口狭窄或动脉扭曲粘连成角者，应做手术纠正。

肾血管吻合口狭窄应着重于预防，因一旦形成狭窄，处理将非常困难。据报道，因动脉狭窄，手术纠正失败至丧失移植肾脏者达 15%，手术残废率为 5%。

二、其他原因导致的高血压

除了血管因素，还有多种因素参与高血压形成，在移植手术不同阶段均占有一席之地。在手术期间和术后即刻给予静脉输液可导致血容量过多，高血容量明显使收缩压、舒张压和平均动脉压升高，特别是在移植物功能延迟恢复患者中；移植后体重增加、肥胖、代谢综合征等与肾移植后高血压有关。阻塞性睡眠呼吸暂停低通气综合征（OSAHS）中具有糖尿病、肥胖症和高血压等共同的危险因素，一项调查研究发现高 OSAHS 风险与移植物失功和移植患者死亡率相关，所以应早期筛查并适当处理肾移植受者患 OSAHS 的危险因素，避免发生移植后高血压，降低移植物失功和死亡风险。

供体因素也与移植后高血压密切相关，包括供体本身具有高血压、供体年龄较大和同种异体移植质量较差等。供体肾脏相对于接受者的肾脏大小在移植后高血压的发生中也起着一定的作用，供者肾太小会导致肾单位相对数量不足，进而导致不能耐受的超滤、肾小球肥大和肾小球内高压等；而劣质供体肾脏会使移植后患高血压的概率更高。此外，移植后高血压的发生还受接受者因素的影响，许多在接受肾脏移植时患有长期高血压的患者，其原发性肾脏疾病或内分泌因素可能造成血压升高，导致血管僵硬和顺应性下降，这些血管变化可能会导致高血压，特别是在容量过多的情况下[6]。

任何导致移植肾脏损伤的因素都可加重高血压。移植肾功能延迟（delayed graft function，DGF）、急性或慢性排斥反应、血栓性微血管疾病及原发性肾脏疾病的复发是导致移植肾损伤的重要原因。

三、肾脏移植术后高血压治疗原则

肾脏移植术后高血压治疗的血压目标：无糖尿病和蛋白尿患者的目标血压为 140/90mmHg，有糖尿病或蛋白尿患者的目标血压是 130/80mmHg。使用非二氢吡啶类钙拮抗剂（CCB），尤其是维拉帕米和地尔硫䓬，可能会增加环孢素、他克莫司、西罗莫司和依维莫司的血清浓度。二氢吡啶类 CCB（氨氯地平、硝苯地平、伊拉地平）对细胞色素代谢的影响要低得多，实体器官移植受者通常为降低肾毒性的作用而优选这类药物。

初始治疗尽量不要使用血管紧张素转换酶抑制剂（ACEI）和血管紧张素Ⅱ受体阻滞剂（ARB），以免影响对血清肌酐升高（可能提示急性排斥反应）和高钾血症的解读。但在 3 个月后使用此类药物可能有益。

利尿剂适用于伴有水肿和高钾血症的患者。

第二节 肝移植与高血压

自 1963 年 3 月 1 日美国 Starzl 施行全球首例人体原位肝移植以来，历经了 50 余年的曲折发展，全世界已累计实施肝移植手术 10 万余例。随着外科技术的发展、新型免疫抑制剂的应用和临床经验的积累，肝移植术后受者存活率不断提高、存活时间不断延长。我国的肝移植起步于 1977 年，由于供体缺乏、费用高昂和预后不佳等多种原因，停滞了较长一段时间。自 20 世纪 90 年代掀起第二次肝移植热潮以来，我国肝移植事业发展迅猛，呈专业化和规模化发展态势，在移植数量和质量方面已接近或达到西方发达国家水平。2017 年，我国肝移植 4733 例，居世界第 2 位，2018 年全国共 26 个省市开展肝移植手术，移植数量超过 200 例的省份或城市有上海、北京、广东、天津、浙江等。目前，肝移植的研究重心之一是如何提高长期生存率，免疫抑制剂的应用对肝移植的成功开展具有决定性作用，一般采用二联或三联的基础免疫抑制方案。努力减少肝移植术后并发症，对于提高患者的生存率有重要意义。肝移植术后并发症包括胆道并发症、血管并发症、排斥反应、术后感染、高血压等。这里主要讨论高血压。

一、流 行 病 学

肝移植是目前治疗终末期肝病的唯一有效方法，但术后常继发高血压。国外报道肝移植术后高血压发病率超 50%[7]，国内几个移植中心统计的高血压发病率也在 30%～70%[8-10]。并随着生存时间的延长，发生率逐年上升。约有 47%的肝移植受者高血压发生在移植后的 1～3 个月。高血压的发生是肝移植后并发肾功能不全和心血管疾病的主要危险因素[11]。2017 年，欧洲 COMMIT（consensus on managing modifiable risk in transplantation）共识推荐肝移植术后血压控制目标为 130/80mmHg，肾功能受损的受者高血压控制目标为 125/75mmHg。他克莫司（tacrolimus，FK506）比环孢素（cyclosporine A，CsA）有较低的高血压发生率。原来血压正常的患者肝移植术后发生高血压即为肝移植术后高血压。

二、病因与发病机制

终末期肝硬化患者以高动力循环为特征，伴随外周总血管阻力和动脉压力的下降及心指数和心率的增加。原位肝移植后，患者肝功能得以恢复并且门静脉压力正常化，但随之外周血管阻力和动脉压力却增加。而免疫抑制剂的使用更加重了血流动力学变化，导致了高血压的发生[9]。

肝移植术后高血压的病因复杂。肝移植受者合并肥胖症或糖尿病时，术后发生高血压的风险明显增加。免疫抑制剂的使用，如钙调磷酸酶抑制剂（calcineurin inhibitor，CNI）及糖皮质激素是肝移植术后新发高血压的主要危险因素。CNI 诱发高血压的主要机制在于诱导体循环阻力增加并进一步影响肾脏血流；糖皮质激素主要通过其盐皮质激素效应增加血管阻力和心肌收缩力。其他危险因素有高龄、遗传背景等[12]。

目前，普遍认为免疫抑制剂的使用不可避免地导致了肝移植术后高血压的发生，并在术后中长期高血压维持中占主导作用。免疫抑制剂尤其是 CsA 有明确的肾毒性和肾血管收缩作用，可减少内皮释放舒血管因子（一氧化氮和前列环素），增加缩血管因子（内皮素和血栓素）的释放[10]，从而直接或间接导致血压升高。

术后早期使用免疫抑制剂常导致血压异常升高甚至难以控制，可能与植入的新肝在移植术后短期内不能发挥正常的功能，影响 FK506 等免疫抑制剂的药代动力学，不能有效控制其血药浓度，从而使其不良反应明显增加，外加大剂量激素造成的水钠潴留等有关。另外，肝移植手术时间较长，血液、晶体和胶体的出入量巨大，严重干扰了体内的血流动力学；手术切口大，疼痛刺激易使精神紧张。这些都使术后早期血压容易升高。

因此，肝移植术后高血压表现为夜间血压的升高和昼夜节律的消失。有研究显示，有 1/3 的患者仅表现为夜间血压的升高，血压的升高以收缩压和舒张压同时升高为主[8]。

三、防 治 原 则

肝移植术后高血压的预防应首先全面评估受者

相关危险因素并积极干预，如改变不良生活方式、限盐、控制体重和适当运动等。通过调整免疫抑制方案可以在一定程度上降低高血压发生风险，如应用最小剂量可能致高血压的免疫抑制剂（CNI 和糖皮质激素），CNI 中 CsA 较 FK506 引起高血压的风险更高。因此，以吗替麦考酚酯（mycophenolate mofetil，MMF）为代表的醋酸甲羟孕酮（medroxyprogesterone acetate，MPA）（孕激素类药物、黄体酮衍生物）联合减量 CNI 方案可以使肝移植术后新发高血压的风险明显下降，无糖皮质激素或早期撤除方案也能显著降低术后新发高血压的发生率[13]。

肝移植术后高血压比较常见，但主要为免疫抑制剂所致，治疗上可遵循免疫抑制剂相关高血压的治疗原则。肝移植比较特殊之处是早期需注意液体出入量平衡，合理使用免疫抑制剂，尽早使其用量调整在最有效范围，疼痛明显可采取镇静措施。对于激素的使用，应尽早使其减量至最小维持剂量，尽量减少不良反应的发生。对于难以控制的高血压，可以短期应用静脉抗高血压药物如硝普钠，一旦控制应及时改为口服抗高血压药物。

如果改变生活方式和调整免疫抑制方案仍无法达到目标血压水平，则需要辅以抗高血压药物治疗。常用的抗高血压药物包括 CCB、ACEI、ARB、β 受体阻滞剂及利尿剂。CCB 由于可以拮抗 CNI 引起的血管收缩作用，常作为无蛋白尿高血压受者的一线用药，其中二氢吡啶类 CCB（如硝苯地平、氨氯地平和尼卡地平等）与免疫抑制剂之间的相互作用相对较少，可优先选用[14]。

但非二氢吡啶类 CCB（维拉帕米和地尔硫䓬）可显著增加 CNI 的生物利用度，需谨慎使用。在抗高血压药物选择上，首选 CCB，其可以扩张肾脏及全身阻力血管。对于合并蛋白尿的高血压受者，ACEI 或 ARB 类药物可作为一线用药，但当受者肾功能显著受损时应慎用。利尿剂主要适用于移植早期循环血容量过多的受者。如果使用单药血压控制不理想，可选择 CCB 与 ACEI 或 ARB 联用。

第三节　排斥反应与高血压

排斥反应是供受体间的一种免疫对抗过程，是人类白细胞抗原（human leukocyte antigen，HLA）不相匹配而导致免疫应答的结果。表达 HLA 的细胞在刺激受体免疫系统反应时起重要作用，结果引起受者体内同种异型特异的反应细胞克隆扩增，最终导致移植物被排斥。排斥反应出现的时间、反应程度的强弱与组织配型的好坏、是否应用免疫抑制剂等密切相关。出现排斥反应时的临床表现极为复杂，几乎涉及全身各系统，但最重要的是对移植器官的影响，这是导致移植器官功能丧失的主要原因。各种排斥反应均可出现血压升高，但各自的发生机制不同。

排斥反应按其病理、发病机制、发生时间及临床进展不同，可分为超急性、加速性、急性和慢性四种类型。本节重点介绍急性、慢性排斥反应。

一、急性排斥反应

急性排斥反应定义为移植肾的特定病理变化导致其功能急剧恶化。本病具有两大组织学形式：①急性 T 细胞介导排斥反应（T cell-mediated rejection，TCMR）的特征是肾小管、间质，以及部分患者的动脉内膜发生淋巴细胞浸润。②活动性（急性）抗体介导排斥反应（antibody-mediated rejection，ABMR）。诊断标准包括急性组织损伤的形态学证据，循环中存在供者特异性同种异体抗体，以及抗体介导排斥反应的免疫学证据（如移植肾内 C4d 沉积）。ABMR 和急性 TCMR 可能在移植肾中共存。

急性排斥反应的危险因素包括预致敏[即存在供者特异性抗体或者高群体反应性抗体（panel reactive antibody，PRA）]、HLA 不匹配、儿童受者、非裔美国人、血型不合、冷缺血时间较长和 DGF。此外，发生过排斥反应的患者、接受至少二次移植的患者，以及不依从用药的患者更容易发生急性排斥反应。急性排斥反应通常会损害移植物的远期存活情况，但并非所有排斥反应都会对移植肾脏的远期功能产生相同影响。虽然急性排斥反应在过去的 10 年间显著减少，但移植肾脏的远期存活情况并没有得到类似改善。

大部分急性排斥反应是在肾脏移植术后的 6 个月内发生，多为术后早期。12 个月之后的排斥反应通常是不依从免疫抑制治疗或过快减量所致。大部分急性排斥反应患者都无症状，但是偶有患者出现发热、不适、少尿及移植肾脏疼痛和（或）压痛。高血压也是常见表现。随着新型免疫抑制剂的开发应用及临床经验的积累和丰富，急性排斥反应常常程度较轻且多被早期纠正，往往临床表现平缓和隐蔽。其血压升高程度有个体差异，一般在 150～180/100～120mmHg，如患者原有高血压则不易鉴别。原有高血压者经肾脏移植后随着移植肾功能恢复，其血压即可下降；如有排斥反应发生则血压又复上升，且应用抗高血压药物效果不佳。不过，此时尚需排除由缺血性肾梗死、TRAS、水钠潴留及大剂量皮质激素应用等所致的情况。少数急性排斥反应的主要特征为血压升高，常伴有头晕、头痛和视物模糊等。

急性排斥反应患者的血清肌酐急剧上升，但血清肌酐升高是排斥反应相对晚期的表现，通常提示已存在显著的组织学损伤。也可能出现脓尿、新发蛋白尿或蛋白尿加重。肾脏影像学表现大多没有特异性，其目的通常是排除造成急性肾损伤（AKI）的其他原因。

有下列表现时应考虑急性移植肾排斥反应：①新发血清肌酐水平上升，相比基线升高≥25%或血清肌酐高于预期（如血清肌酐在刚完成移植后过早停止降低）。但在 ABMR 风险升高的患者中（如高度致敏的患者、ABO 血型不合的肾移植受者、供者特异性抗体阳性患者及免疫抑制不充分的患者），只要血清肌酐升高就应怀疑发生急性排斥反应。②高血压加重。③蛋白尿＞1g/d。④血浆供者来源游离 DNA（dd-cfDNA）＞1%。

移植肾脏排斥的诊断标准为移植肾脏活检，其可准确分级排斥严重程度、区分 TCMR 和 ABMR 及确定不可逆肾损伤[间质纤维化（interstitial fibrosis，IF）/肾小管萎缩（tubular atrophy，TA）]的程度。移植肾脏活检也可发现肾脏炎症和损伤的其他原因，包括巨细胞病毒（cytomegalovirus，CMV）感染、BK（多瘤病毒）肾病、间质性肾炎、肾盂肾炎、新发或复发肾小球疾病和器官移植后淋巴增殖性疾病（post transplant lymphoproliferative disorder，PTLD）[15]。

急性排斥反应若及时予以治疗，大多数均能逆转。早期干预是能否控制排斥反应的关键所在。激素冲击疗法仍是急性排斥反应的一线治疗方案，对激素难治性排斥反应，应尽早给予抗胸腺球蛋白（anti-human thymus globulin，ATG）或抗人 T 淋巴细胞球蛋白（anti-human T lymphocyte immunoglobulin，ALG）等治疗。

对严重的排斥反应，可采用上述药物联合治疗，并采用血浆置换和免疫吸附等方法。发生高血压、肾功能不全时可辅以血液透析，冲击过程中应控制高血压，防止移植肾血管破裂、移植肾破裂、脑出血等发生。

肝移植术后急性排斥反应发生率及严重程度明显低于其他器官移植，但术后排斥反应仍较为常见，规范的免疫抑制治疗是保证移植效果的关键。对于中重度急性排斥反应，一般首选静脉注射甲泼尼龙冲击治疗，治疗期间需联合应用抗细菌、抗真菌和抗病毒药物。使用 CsA 的受者可转换为 FK506，糖皮质激素冲击治疗无效的严重排斥反应可使用 ALG、ATG 或单克隆抗体。发生不可逆排斥反应时应考虑再次肝移植[16]。

二、慢性排斥反应

随着新型免疫抑制剂的不断问世，移植肾脏近期存活率得到稳步提高，但远期存活率却不尽如人意，近半数的移植肾功能在 10 年内逐渐丧失。尽管原因是多方面的，但影响移植肾脏长期存活的主要障碍仍为慢性排斥反应（chronic rejection，CR）[15]。CR 是移植肾或组织功能逐渐而缓慢恶化的一种排斥反应，一般发生于移植手术 3 个月之后，持续 6 个月以上，并且有特征性组织学和影像学变化。大多数 CR 的病因是多重性的，同时包括免疫性和非免疫性的肾脏损伤机制。临床特征为出现进行性肾功能损害，表现为血肌酐升高、不同程度的蛋白尿、高血压及进行性血压升高。临床过程缓慢、预后不良。慢性排斥反应肾病理为移植肾脏血管内膜、管壁平滑肌和成纤维细胞明显增生，管壁呈同心圆状明显增厚，典型时出现“洋葱皮样”外观，最终导致管腔部分或完全阻塞，肾实质缺血坏死、萎缩及纤维化。

CR 所致血压升高的原因可能是血管内膜损伤、内皮细胞增生致管腔狭窄及肾功能下降等诸多因素综合作用的结果。

对于已经进展为慢性活动性排斥反应者，目前尚缺乏有效的治疗手段。临床上常采用在移植肾脏穿刺病理组织学结果的基础上，结合其临床表现，积极寻找引起 CR 的原因，制订针对性的治疗方案，部分病例的病情可能会得到缓解和稳定，甚至好转。对于明确供者特异性抗体升高的 CR 受者，如尚处于病变的早期，可采用血浆置换联合静脉注射免疫球蛋白（intravenous immunoglobulin，IVIG）等措施。对于肾移植术后代谢性疾病或 CNI 肾毒性等非免疫因素导致的移植肾功能下降，应加强血压、血糖、血脂和血尿酸等的管理，调整和优化免疫抑制剂治疗方案[15]。

肝移植术后 CR 又称为胆管缺乏性排斥反应或胆管消失综合征，可由多次急性排斥反应所致，也可与急性排斥反应无关，表现为肝功能进行性减退，最终导致移植物丢失。目前仍无理想的治疗方法，针对急性排斥反应的治疗方案对 CR 疗效不确切，大多数患者最终需再次肝移植[16]。

第四节　免疫抑制剂与高血压

器官移植的发展取得了令人瞩目的成绩，其原因除外科技术的日臻成熟外，有效、安全的免疫抑制剂的不断推出和临床应用也起了重要的作用。目前临床应用的免疫抑制剂分为免疫诱导药物和维持治疗药物两类[17]。

免疫诱导药物包括以下几种。①多克隆抗体：ATG 和 ALG。②单克隆抗体：目前临床应用的白细胞介素-2 受体拮抗剂（interleukin-2 receptor antagonist，IL-2RA），是 T 细胞活化第三信号的阻滞剂，国内常用药物为巴利昔单抗。多克隆抗体为异种血清产品，具有强烈的抗原性，可能会引起不同程度的过敏反应，而单克隆抗体不良反应较少，少见的不良反应包括血压升高。

维持治疗药物目前常用的药物有四类：①CNI，包括 CsA 和 FK506。②抗细胞增殖类药物，包括硫唑嘌呤（azathioprine，AZA）、MMF、麦考酚钠肠溶片（EC-MPS）、咪唑立宾（mizoribine，MZR）和来氟米特（leflunomide，LEF）。③哺乳动物雷帕霉素靶蛋白抑制剂（mTORi）：雷帕霉素（西罗莫司，sirolimus，SRL）。④糖皮质激素。

目前，免疫抑制剂已使早期移植器官丧失功能的危险性降到最低限度，但移植患者长期存活的改善并不乐观。高血压是器官移植患者常见的并发症，也是导致心血管疾病及移植器官丧失功能的重要危险因素。

一、定义与流行病学

所谓免疫抑制剂高血压广义上指应用各种有免疫抑制作用的药物后出现收缩压≥140mmHg 和（或）舒张压≥90mmHg 的符合高血压诊断标准的临床综合征。狭义上指器官移植术后出现的与应用免疫抑制剂有关的高血压。

免疫抑制剂会引起高血压已成为共识，高血压可能导致不利的短期和长期同种异体移植结果及心血管发病率和死亡率的增加。移植后高血压的原因是多因素的，包括同种异体移植功能障碍、容量过载、皮质类固醇使用、急性排斥反应、TRAS、复发性疾病和移植后蛋白尿。其中一个可改变的危险因素是使用 CNI，如 CsA 和 FK506[18]。与基于 CsA 的方案相比，基于 FK506 的方案可能与较低的高血压发生率相关。随着新型免疫抑制剂 MMF 及 SRL 等药物的临床应用，许多肾脏移植患者的预后得到了明显改善，很少引起高血压，这将为肾脏移植术后高血压高危人群的治疗提供一条新的出路。免疫抑制剂引起高血压机制复杂，可归纳如表 6-90-1 所示。

表 6-90-1　常用免疫抑制剂导致移植术后高血压的相关机制

类别	药物	机制
CNI	他克莫司、环孢素	提高血管张力：减少 NO、升高内皮素水平
		增加交感神经兴奋性
		激活肾素-血管紧张素-醛固酮系统：血压升高、水钠潴留
		激活远端小管的钠-氯共转运体：钠重吸收增加，容量过多
		肾毒性：通过缩血管效应导致 AKI
		慢性缺血、肾小球硬化、致间质纤维化和萎缩
mTORi	西罗莫司	代谢异常：血脂、血糖异常
		致蛋白尿
		增加额外的心血管事件风险
糖皮质激素	甲泼尼龙	增加交感神经兴奋性
		增加血管张力
		增加盐皮质激素活性

二、病因与发病机制

（一）糖皮质激素

在器官移植中，激素仍为一种很有价值的免疫抑制治疗用药。激素导致高血压的概率及严重程度主要取决于所用的药物、药物剂量及持续时间。有学者认为常规免疫维持剂量的糖皮质激素，如泼尼松 10～20mg/d，对血压的影响很小；当低于 10mg/d 时，则对血压无影响；而在抗排斥治疗中大剂量激素冲击治疗，肯定会引起高血压，但其影响仅是暂时的。激素使血压升高的机制：激素导致水钠潴留，使心排血量增加，肾血管阻力增加，导致血管对内皮素及血管紧张素的升压反应性明显增强，即激素的允许作用（有些激素本身并不能直接对某些器官组织或细胞产生直接作用，然而它的存在可以使另一种激素的作用明显增强）；促进血管紧张素原的产生；使前列腺素的生成减少；诱发动脉粥样硬化等。肾脏移植后，选择性撤减激素，可使收缩压和舒张压下降，抗高血压药物的剂量减少，或可停用加服的抗高血压药物。

目前，由于泼尼松的快速撤减及新型免疫抑制方案的临床应用，肾脏移植术后由激素导致的高血压发生率只占 15%。激素已不是导致器官移植后高血压的主要危险因素。

（二）环孢素和他克莫司

CsA 和 FK506 为器官移植患者的基本免疫抑制药物。自从 CsA 应用于临床以来，无论在心、肝、肾脏移植还是在自身免疫性疾病治疗方面，大量的事实都证明 CsA 能使人体的血压升高。两者均为一种 CNI，通过抑制 Ca^{2+}/钙调素（calmodulin，CaM）依赖的钙调磷酸酶（calcineurin，CaN）而起作用。其可通过阻断 T 细胞活化基因的表达发挥重要的免疫调节作用。

有研究证实，与安慰剂相比，CsA 以剂量依赖性方式升高血压，并增加脑卒中、心肌梗死、心力衰竭及其他与高血压相关的不良心血管事件的风险[19]。CNI 通过多种机制升高血压并引起高血压[20]，包括管状盐重吸收、外周血管收缩和交感神经系统激活。与 AZA 治疗的肾脏移植受者相比，CsA 治疗的患者表现出对盐限制有反应的盐敏感性高血压。

CsA 及 FK506 引起高血压的可能机制包括下列几个方面：①CsA 和 FK506 有明确的肾毒性，在肾移植中会导致慢性移植物肾病[21]，在肝移植中亦能导致肾衰竭[22]。其对肾脏的直接作用发生在近曲小管细胞[23]，近曲小管受损，肾小球滤过率减少，同时引起尿素和尿酸的分泌减少，钠、钾和磷酸的分泌亦受影响，并使碳酸氢钠的重吸收减少，进而引起代谢性酸中毒和高钾血症，肾功能损害直接导致高血压的发生。②直接的肾血管收缩作用[24]：在 CsA 使用前后观察肾脏局部微循环证实 CsA 的缩血管效应起始于入球小动脉。收缩肾血管可以增加肾血管阻力、减少肾血流量及使肾小球滤过系数增加，使肾小球钠重吸收增加，肾脏水盐平衡调节紊乱、水钠潴留，最终导致平均动脉压升高。③CsA 引起前列腺素合成变化，导致入球小动脉收缩。研究表明，应用 CsA 后，血小板生成的一种作用强大的血管收缩物质——血栓素 A_2 增多，引起肾血管收缩，这一方面可使血压升高，另一方面又可减少肾血流，引起肾功能下降。④活性氧也可能参与了 CsA 致高血压和肾毒性的过程[25]。⑤其他，CsA 还可引起内皮素合成增加，使舒血管因子（NO 和前列环素）释放减少[25]；引起低镁血症及影响细胞内钙结合蛋白，使血管张力增高等；而肾素-血管紧张素系统和交感神经系统在 CsA 导致的高血压中也起一定的作用。

（三）雷帕霉素

雷帕霉素（rapamycin，RaPa），别名西罗莫司，是从土壤放线菌（soil actinomycetes）酵解物中提取的一种大环内酯类化合物，其结构和 FK506 相似，结合蛋白相同，但抗排斥的作用机制却不同。它为一种抑制 mTOR 的强力免疫抑制剂，后者在细胞周期中发挥着重要作用。因 RaPa 不抑制 CaN，故无 CaN 类药物的肾毒性及致高血压的不良反应[23-26]。

（四）吗替麦考酚酯

MMF 是霉酚酸的 2-乙基酯类衍生物，口服后可快速转变为霉酚酸。通过抑制次黄嘌呤-磷酸脱氢酶抑制嘌呤代谢，进而抑制 T 细胞和 B 细胞增生及抗体产生。MMF 无肾毒性，无升高血压的不良反应，无诱发血脂异常、糖尿病等心血管疾病的危险[26]。

（五）免疫诱导药物

临床常用的抗体制剂为巴利昔单抗[16]，它是一种鼠/人嵌合的单克隆抗体，通过阻断 T 细胞与 IL-2 结合，阻断 Th1 增殖信号的转导而发挥作用。抗体制剂主要用于围手术期免疫诱导治疗，可以延迟和减少术后早期 CNI 的使用并实现无糖皮质激素免疫抑制方案，有利于保护肾功能和避免糖皮质激素不良反应，也可用于治疗急性排斥反应。在目前的临床研究中，抗体制剂通常需与其他免疫抑制剂联用。常见的不良反应有血压波动、外周性水肿和胃肠道反应等。

三、临床表现与诊断

免疫抑制剂引起的高血压的临床表现与其他原因引起的高血压的非特异性临床表现相同，如头痛、头晕、耳鸣、记忆力下降、失眠、多梦、胸闷、心悸、乏力和活动能力下降等；若血压在短期内明显升高，可出现剧烈头痛、视物模糊和气急等严重的高血压危象[27-30]。

除此之外，CsA 导致的高血压特征为正常的昼夜节律消失或夜间性高血压，患者经常夜间头痛和夜间排尿增多，24h 最高血压值往往在夜间，偶尔会引起视网膜出血和中枢神经系统症状，可伴不同程度的肾功能异常与高脂血症。

不同的器官移植所需鉴别的致高血压病因不同。

在肾移植中，需要鉴别如下几种。①原病肾：原肾引起高血压的机制一般认为是原病肾过度分泌肾素-血管紧张素和激活交感神经的结果。治疗上可行原肾切除或给予 ACEI 等药物治疗。②甲状旁腺功能亢进症：某些肾脏移植患者的高血压可能与甲状旁腺功能亢进导致的高血钙有关。③肾移植后红细胞增多症：肾移植术后有 9%～13%的患者发生红细胞增多症。④急慢性排斥反应：急性排斥时移植肾内释放较多的肾素和缩血管物质，再加上大剂量激素冲击治疗，进一步加重高血压；慢性排斥时，肾功能下降合并高血压类似慢性肾衰竭合并高血压。⑤TRAS：可引起肾血管性高血压，与外科手术有关，行超声和血管造影可确诊。⑥肾小球肾炎复发或新发。⑦高血压由供肾传递给肾移植受者。

肝移植、心脏移植和肺移植等则主要需鉴别急慢性排斥反应与外科手术对血流动力学的影响。

四、治　疗

免疫抑制剂引起的高血压的治疗往往十分困难，免疫抑制剂应用是器官移植患者治疗的基石。CNI 治疗水平应保持在所需的目标范围内。目标水平通常由移植后时间、排斥风险和同时使用（或不使用）其他维持性免疫抑制剂决定，而不是由高血压的存在或不存在决定。无糖尿病或蛋白尿患者的目标血压为 140/90mmHg，糖尿病或蛋白尿患者的目标血压为 130/80mmHg。

《2017 美国成人高血压预防、检测、评估和管理指南》和 2018 欧洲心脏病学会（ESC）/欧洲高血压学会（ESH）高血压管理指南均更新了以往的建议，专门针对肾脏移植后高血压患者，建议血压目标值为＜130/80mmHg。目前尚无针对器官移植人群的高级别证据支持，因此临床设定治疗目标时应遵循个体化的原则。对于老年、合并症较多、肾功能不全的患者，可采取相对宽松的目标，但不应高于 140/90mmHg；对于年轻、合并症少、肾功能好的患者，可采取较为严格的目标，但不应低于 110/70mmHg。

改变生活方式是最基本的治疗手段，包括注意饮食和营养物摄取、适当控制水分和钠盐、适量运动、控制体重、戒烟戒酒、适量体育运动、减轻精神压力、保持心理平衡等。所有器官移植受者均应坚持健康生活方式，改变不健康的生活方式能起到控制血压、降低心血管疾病风险的作用。

（一）针对病因治疗

1. 调整免疫抑制剂　CNI 类和糖皮质激素是器官移植术后最常用的免疫抑制剂，但它们也是与移植后高血压发病关系最密切的两类药物。因此，常见的调整方案包括移植后早期低剂量 CNI 方案、取代 CNI 的方案及无激素或低剂量激素方案。有研究显示[31]，在实体器官移植受者中，术后使用 mTORi 替代 CNI 类免疫抑制剂时，血压平均降低 10/5mmHg。但在器官移植受者中，以 CNI 或糖皮质激素为主的剂量调整虽然能一定程度上缓解移植术后高血压，但可能增加急性排斥反应的风险。临床上应进行个体化评估，平衡收益和风险。

2. 手术治疗　一部分肾脏移植受者术后可能发生顽固性高血压，其发病因素包括 TRAS、原肾脏疾病等因素。有研究显示，通过介入手术放置动脉内支架或开放手术等手段，解除移植肾动脉内狭窄，以及原肾脏切除手术等疗法能够缓解一部分顽固性高血压患者的高血压，但必须严格评估个体化方案，严格把握手术指征[32]。

（二）抗高血压药物治疗

由于移植受者术后高血压的致病机制多样，需要联合使用多种药物。常用药物如下[2]。

1. CCB 是各种器官移植后高血压治疗中最常用的抗高血压药物，《2017 美国成人高血压预防、检测、评估和管理指南》中建议肾脏移植术后高血压患者首选使用 CCB。CCB 能够减轻 CsA 引起的血管收缩，降低周围血管阻力和肾血管阻力，使肾小球滤过率和有效肾血浆流量升高。临床和实验研究显示，CCB 能够减轻 CsA 引起的血管收缩，扩张入球动脉，增加尿钠排出，可以说 CCB 对肾脏的所有作用，几乎均与 CsA 对肾脏的作用相反。用药中应当注意的是，部分 CCB 通过对肝细胞色素 P450 系统作用影响 CsA 代谢，使 CsA 清除减少，血浓度可增加 40%～50%。不同的 CCB 对 CsA 代谢的影响不同，硝苯地平、氨氯地平对 CsA 血浓度无影响，而地尔硫䓬、尼卡地平、维拉帕米可增加 CsA 血浓度。长效制剂如硝苯地平、氨氯地平控释片的不良反应较小，每天只需服药 1 次，降压平稳。

非二氢吡啶类药物除能降压外，还能控制快速性心律失常。需要注意的是，它能抑制细胞色素 P450 代谢系统，升高 CNI 类免疫抑制剂血药浓度，因此在移植术后早期免疫抑制剂剂量较大时，应谨慎使用。

2. 利尿剂 由于大部分免疫抑制剂可引起水钠潴留，故应用利尿剂降低容量负荷是降压的基本措施。利尿剂对水肿和高钾血症者有用，是合并容量过负荷、心功能不全等患者的首选用药。利尿剂的应用原则与原发性高血压无大差别，主要根据肾功能、肾小管损害程度选择噻嗪类利尿剂或袢利尿剂，但需注意监测电解质。应注意长期使用利尿剂对肾小管的不良作用。

3. ACEI/ARB 与 CCB 相比，ACEI/ARB 具有相似的降压效果。在肾脏移植中使用 ACEI 和 ARB 还存在一些顾虑，因为可能会有短暂性的血肌酐轻度升高并伴有高钾血症。但研究显示，移植受者对 ACEI 和 ARB 也具有良好的耐受性，而且 ACEI 和 ARB 还有保护移植肾功能和减轻蛋白尿的作用。对同时伴有心血管疾病和糖尿病的患者更是首选。在急性期，可产生血清肌酐升高、血钾升高、肾小球滤过率降低和贫血等并发症，有可能干扰对肾脏移植后急性排斥反应的判断。因此，一般建议此类药物的使用延迟至术后 4～6 个月后肾功能稳定时，以获得最大的安全性。

4. β 受体阻滞剂 β 受体阻滞剂可抑制兴奋的交感神经活动，有较好的降低血压及心血管系统保护作用，但在心脏移植早期应谨慎使用，以避免额外的心脏抑制作用。

5. 其他抗高血压药物 如 α 受体阻滞剂、中枢性抗高血压药、复方制剂等在免疫抑制剂相关性高血压的联合治疗中可以适当应用。

需要注意的是，器官移植患者血压失去正常血压变化的规律，往往夜间血压较高，用药时需于临睡前服用较大剂量的抗高血压药。若能使用长效抗高血压药，每天服药 1 次，则尤为理想。

（戴秋艳　刘　海　孙宝贵）

参 考 文 献

[1] WHO. Global Observatory on Donation and Transplantation. International Report on Organ Donation and Transplantation Activities. Executive summary 2019[EB/OL]. [2021-10-14]. http: //apps.who.int/gb/ebwha/pdf_files/WHA75/A75_41-ch.pdf.

[2] 中华医学会器官移植学分会. 中国实体器官移植术后高血压诊疗规范（2019 版）[J]. 器官移植，2019，10（2）：112-121.

[3] Cohen-Bucay A，Gordon CE，Francis JM. Non-immunological complications following kidney transplantation[J]. F1000 Res，2019，8：F1000 Faculty Rev-194.

[4] Baird DP，Williams J，Petrie MC，et al. Transplant renal artery stenosis[J]. Kidney Int Rep，2020，5（12）：2399-2402.

[5] Bull AS，Piovesan AC，Marchini GS，et al. Outcomes of endovascular treatment of renal arterial stenosis in transplanted kidneys[J]. Int Braz J Urol，2019，45（5）：925-931.

[6] Weir MR，Burgess ED，Cooper JE，et al. Assessment and management of hypertension in transplant patients[J]. J Am Soc Nephrol，2015，26（6）：1248-1260.

[7] Gojowy D，Adamczak M，Dudzicz S，et al. High frequency of arterial hypertension in patients after liver transplantation[J]. Transplant Proc，2016，48（5）：1721-1724.

[8] 刘海，戴秋艳，彭志海，等. 206 例肝移植术后患者血压变化的观察[J]. 中华心血管病杂志，2006，34（10）：902-904.

[9] 朱风雪，朱继业，栗光明，等. 肝移植术后早期免疫抑制剂相关高血压的治疗[J]. 中华普通外科杂志，2003，18（2）：95-96.

[10] 鞠卫强，何晓顺，朱晓峰，等. 肝移植术后心血管系统并发症的防治[J]. 中国现代手术学杂志，2004，8（6）：335-338.

[11] Tong MS，Chai HT，Liu WH，et al. Prevalence of hypertension after living-donor liver transplantation：A prospective study[J]. Transplant Proc，2015，47（2）：445-450.

[12] Anastácio LR，Ribeiro Hde S，Ferreira LG，et al. Incidence and risk factors for diabetes，hypertension and obesity after liver transplantation[J]. Nutr Hosp，2013，28（3）：643-648.

[13] D'avola D，Cuervas-Mons V，Martí J，et al. Cardiovascular morbidity and mortality after liver transplantation：The protective role of mycophenolate mofetil[J]. Liver Transpl，2017，23（4）：498-509.

[14] Barnard A，Konyn P，Saab S. Medical management of metabolic complications of liver transplant recipients[J]. Gastroenterol Hepatol（NY），2016，12（10）：601-608.

[15] 中华医学会器官移植学分会. 肾移植排斥反应临床诊疗技术规范（2019 版）[J]. 器官移植，2019，10（5）：505-512.

[16] 中华医学会器官移植学分会. 中国肝移植免疫抑制治疗与排斥反应诊疗规范（2019 版）[J]. 器官移植，2021，12（1）：8-14.

[17] 中华医学会器官移植学分会. 器官移植免疫抑制剂临床应用技术规范（2019 版）[J]. 器官移植，2019，10（3）：213-226.

[18] Farouk SS，Rein JL. The many faces of calcineurin inhibitor toxicity-what the FK[J]. Adv Chronic Kidney Dis，2020，27（1）：56-66.

[19] Hoorn EJ，Walsh SB，McCormick JA，et al. Pathogenesis of calcineurin inhibitor-induced hypertension[J]. J Nephrol，2012；25（3）：269-275.

[20] Robert N，Wong GW，Wright JM. Effect of cyclosporine on blood pressure[J]. Cochrane Database Syst Rev，2010（1）：CD007893.

[21] Williams D，Haragsim L. Calcineurin nephrotoxicity[J]. Adv Chronic Kidney Dis，2006，13（1）：47-55.

[22] Ziolkowski J，Paczek L，Senatorski G，et al. Renal function after liver transplantation：Calcineurin inhibitor nephrotoxicity[J]. Transplant Proc，2003，35（6）：2307-2309.

[23] Morales JM，Andres A，Rengel M，etal. Influence of cyclosporin，tacrolimus and rapamycin on renal function and arterial hypertension after renal transplantation[J]. Nephrol Dial Transplant，2001，16（Suppl1）：121-124.

[24] Koomans HA，Ligtenberg G. Mechanisms and consequences of arterial hypertension after renal transplantation[J]. Transplantation，2001，72（6Suppl）：S9-S12.

[25] Hagar HH，El Etter E，Arafa M. Taurine attenuates hypertension and renal dysfunction induced by cyclosporine A in rats[J]. Clin Exp Pharmacol Physiol，2006，33（3）：189-196.

[26] 贾瑞鹏，尹广. 免疫抑制治疗对肾移植患者血压的影响[J]. 肾脏移植，2006，12（3）：290-293.

[27] Textor SC. *De novo* hypertension after liver transplantation[J]. Hypertension，1993，22（2）：257-267.

[28] Taler SJ，Textor SC，Canzanello VJ，et al. Cyclosporin induced hypertension：Incidence，pathogenesisand management[J]. Drug Safety，1999，20（5）：437-449.

[29] 唐政，陈劲松. 环孢霉素 A 导致高血压的发病机理[J]. 肾脏病与透析肾移植杂志，1995，4（4）：353-356.

[30] 赵光胜. 现代高血压学[M]. 北京：人民军医出版社，1999：416-424.

[31] Gillis KA，Patel RK，Jardine AG. Cardiovascular complications after transplantation：Treatment options in solid organ recipients[J]. Transplant Rev（Orlando），2014，28（2）：47-55.

[32] Lakkis JI，Weir MR. Treatment-resistant hypertension in the transplant recipient[J]. Semin Nephrol，2014，34（5）：560-570.

第91章 烧伤与高血压

一定程度的体表烧伤作为一种强烈的刺激和创伤，其所诱发的神经内分泌、细胞因子和多种炎性介质介导的全身炎性反应综合征（systemic inflammatory response syndrome，SIRS）将体液、蛋白质和细胞由血流带到受损部位以去除损伤因素或减轻损伤程度，但过度的反应又可引起一系列并发症，使细胞和组织进一步损害，导致免疫信号紊乱、细胞内钙反常、氧化应激，以及糖、蛋白、脂肪、水盐代谢方面的一系列变化[1]。随着病程的发展，感染、多器官的损伤接踵而来，使病情更加复杂、恶化，烧伤后继发高血压时有报道。

严重烧伤可引起机体一系列全身性病理和病理生理改变，尤其是中枢神经、内分泌和心血管系统对严重烧伤的强烈反应，从而引发烧伤后继发高血压。众所周知，高血压可导致心脏和血管功能与结构的改变，高血压持续的时间越长，血压越高，尤其收缩压越高，脉压越大，组织、器官损伤越严重[2]。研究表明在烧伤患者中，就诊时平均动脉压升高与患者死亡率独立相关[3]。了解烧伤的病理、病理生理学改变，研究烧伤的机制，熟悉烧伤后高血压的特点与诊断，不仅对处理烧伤后高血压有积极影响，对进一步探讨高血压的发生发展也有实际意义。监测、发现和合理处理烧伤后高血压是烧伤科医师成功救治烧伤患者，降低死亡率、伤残率和伤残程度的重要环节，是高血压科医师诊治继发性高血压工作的一个组成部分。

第一节　相关理论

一、流行病学

早在1947年，Morrison就注意到了与儿童热损伤相关的高血压，1967年Lowrey进一步对其进行了描述[4, 5]。烧伤后高血压可发生在任何年龄段人群，其发生率临床上报道不一，有研究表明10.4%～89.0%的烧伤儿童出现显著的血压升高[6-8]。

其中，Falkner 等[8]报道，St. Agnes 烧伤治疗中心于1974 年 11 月至 1976 年 11 月收治的 54 例 6 个月至17.9 岁烧伤儿童，均无高血压既往史或原发性肾脏疾病，其中 57.4%有暂时性高血压，31.5%有持续性高血压；同时，研究者认为年龄较小的儿童心血管系统可能更容易受到烧伤引起的生理和代谢功能各种改变的影响，而青少年患者心血管系统可能相对成熟，他们对产生高血压反应的机制更具耐受力。1997 年刘敏[9]报道小儿烧伤高血压发生率占34.8%。2003 年，雷少榕等[10]报道烧伤面积大于 50%的患者高血压发生率为 30.14%。Brizio-Molteni 等[11]报道 193 名患者中有 49 名（25%）烧伤后出现高血压危象，对 23 例重度烧伤死亡病例进行尸检，发现其中 11 例伴有高血压，发生率高达 48%。1969 年 Warlow 等[12]报道了 6 例烧伤儿童的早期神经系统障碍，其中 5 名患有高血压。

严重烧伤伴有高血压的伤员，一部分发生高血压危象，特别是高血压脑病，危及生命，尤其儿童多见。Lowrey 于 1967 年在对 53 名烧伤儿童的回顾性研究中发现 13 名高血压患儿，在这些高血压患儿中 6 名（46%）有神经系统功能障碍，并首次描述该综合征：抽搐、易怒、烦躁、定向障碍或接近昏迷的嗜睡等临床症状，另有 23%的患儿有视网膜出血、视盘水肿和静脉充血等表现[5]。Douglas 和 Broadfoot[6]进一步对 43 名烧伤儿童进行研究，其中高血压发生率为 37%，2 名儿童存在与高血压相关的过度易怒症，当血压恢复正常时，此症状消失。Falkner 等[8]在他们的研究中发现了与高血压相关的两次癫痫发作。还有研究报道小儿烧伤高血压危象发生率为 30%～50%[5, 6, 13]。

这些患者一般在伤后 2～3 天就发生血压升高，多数研究者报道烧伤后高血压可持续 2～3 周，也有少数研究者指出可延续 2～3 个月之久，在创面愈合后血压恢复正常。由于血压升高，手术出血较多，影响手术效果，应引起重视，并早期进行必要的治疗。

二、皮肤的生理功能

皮肤覆盖在人体表面，对人体具有重要的保护作用。真皮中的胶原纤维、弹力纤维与表皮各层细胞的紧密连接，使皮肤柔韧、耐摩擦，对外界较轻的机械作用有一定的抵抗能力。皮肤的表面呈现酸性，不利于细菌的生长繁殖。完整的皮肤可保护人体免受外来有害物质及细菌的侵袭。

皮肤不仅以在机体和外界环境之间形成天然屏障来实现其对机体的保护作用，更重要的是它具有参与主动免疫反应的功能。近年来的研究表明，表皮内有多种细胞参与免疫反应。表皮中的朗格汉斯细胞具有抗原提呈功能，能够增强免疫细胞对外来抗原的反应性。表皮中的角质形成细胞可产生一定量的免疫活性多肽物质，如 IL-1、IL-3、淋巴细胞活化因子和自然杀伤细胞活性增强因子等，它们均可通过不同的途径参与免疫反应。例如，IL-1 具有促进胸腺细胞增殖、活化 T 细胞、促进 B 细胞转化等作用；IL-3 有促进淋巴细胞生长和分化成熟的作用。皮肤中还有源自胸腺的成熟淋巴样细胞，在皮肤局部免疫监视过程中起重要作用。皮肤的免疫功能，除具有防御作用外，还与皮肤移植排斥关系密切。明确皮肤的免疫作用机制，对于解决大面积烧伤创面覆盖等问题可能具有重要意义。

皮肤具有丰富的感觉神经末梢，是人体一个广大的接受面。当环境温度变化时，皮肤主要通过浅层血管的舒缩和汗腺的蒸发来参与体温调节。皮肤的散热作用主要通过皮肤内毛细血管舒张辐射散热和汗腺出汗蒸发来实现。皮肤可通过血管收缩和皮下脂肪减少散热而起保温作用。大面积深度烧伤患者，因汗腺破坏难以重建及切痂时脂肪被切除等，虽用自体皮封闭了创面，但在较长时间内仍难以调节体温以适应环境温度的变化。

皮肤的代谢作用是多方面的：①完整的皮肤对水分有调节作用。皮肤表面存在脂类物质与水分起乳化作用而产生脂类薄膜，能阻止在干燥环境中水分的过快蒸发和潮湿环境中水分向下面组织的过多扩散，使皮肤保持一定的水分。②皮肤是水和电解质的储存库。皮肤含水量占体重的 18%～20%，含量最多的无机盐是氯化钠。皮肤对机体水分有调节作用，当机体急性缺水时，皮肤可供给水分以补充血浆量；当机体水分增多时，皮肤水分也相应增多。皮肤也是水和电解质排泄的重要途径之一。在常温下，人体一昼夜可分泌汗液 400～600ml，不仅排泄了大量水分，其中也含有一定量的电解质。当然，大量出汗时，不仅水分排出增多，电解质也大量丢失。皮肤还有一定的排泄储备能力。当肾脏或肺脏有疾病时，皮肤的排泄能力增强，取代肾脏或肺脏排泄水分和一些毒性物质，但这种代偿能力是有限的。③完整的皮肤还能阻止身体体液外渗，同时也参与一些物质代谢，如蛋白质、糖、脂肪代谢等。皮肤还能制造维生素 D。大面积烧伤后，皮肤就失去了上述对水分的保持、调节作用及其他功能，使机体内大量水分和营养物质丢失，从而引起一系列病理生理反应。

三、皮肤烧伤的病理与病理生理改变

（一）病理

1. 皮肤局部的病理改变　根据致伤源的特性、作用方式、温度的高低和持续时间的长短等因素，局部损伤程度不同。目前，我国采用四度五分法[14]：Ⅰ度烧伤后组织坏死程度只限于皮肤的表层，即棘细胞层以上的损伤，而基底（生发层）一般是正常的。Ⅱ度烧伤坏死程度深达真皮。浅Ⅱ度烧伤损伤在真皮的浅层即乳头层。深Ⅱ度烧伤累及真皮深层即网状层，但残存部分皮肤附件。Ⅲ度烧伤应包括皮肤全层及其附件全部坏死。Ⅳ度烧伤，伤及皮下深部组织，包括肌肉、肌腱、神经、血管、骨骼及脏器损伤。不同烧伤深度其组织学的基本改变为细胞变性坏死，细胞核固缩、碎裂或溶解消失，细胞质融合，Ⅱ度烧伤出现真皮与表皮的分离，血管通透性增加，渗出物积聚形成水疱，内含血浆样成分，真皮层为急性炎症改变。深Ⅱ度和Ⅲ度烧伤可见真皮内胶原纤维变性坏死。深度烧伤根据创面血管发生变化，由内向外形成三个区域，即凝固坏死区、淤滞区和充血反应区。

烧伤后由于皮肤天然防御功能遭到破坏、血流灌注障碍和免疫功能紊乱等因素，创面容易发生感染，进一步可发展为“创面脓毒症”，或侵袭性感染。

2. 皮肤烧伤后的内脏病理改变　严重烧伤后对人体各系统都有一定影响，可发生病理形态学改变。这些变化与创伤后剧烈应激反应、严重休克和感染密切相关。烧伤后，大量的血管内液体会立即流失到烧伤组织中，如果不及时恰当地补充液体，会出现严重的低血容量性休克。血容量不足和由此导致的组织灌注减少到不能满足细胞存活所必需的水平时会造成组织细胞缺血，后者会导致某些细胞坏死。通常，首先受缺血影响的细胞是那些需氧量最大的细胞，包括大脑中的神经元、心肌细胞、肠上皮细胞和肾脏中的近端小管上皮细胞。在特定的细胞或器官部分死亡（梗死）后产生的反应通常会导致远隔器官的进一步损伤。细胞坏死的强烈刺激可引起急性炎症反应。例如，皮肤坏死区深部的存活组织会发生急性炎性反应。组织中炎症细胞和存活细胞释放的细胞因子对全身都有影响。此外，在缺氧损伤的内皮细胞中，黄嘌呤脱氢酶转化为黄嘌呤氧化酶，黄嘌呤氧化酶在腺苷降解过程中释放超氧化物，然后由坏死细胞释放。超氧化物通过代谢过程和中性粒细胞被释放到循环中，通过损伤内皮细胞和上皮细胞，使富含蛋白质的液体渗出到各组织间隙，造成组织器官功能受损。如果富含蛋白质的液体渗出到肺泡腔，在数小时内，渗出物形成透明膜，几天后，由于成纤维细胞的作用形成胶原纤维，使肺泡闭塞、肺泡之间的隔膜增厚，并在毛细血管和肺泡表面之间延伸。巨噬细胞聚集在肺泡内，肺泡上皮Ⅱ型细胞增殖，从而造成弥漫性肺泡损伤，晚期有严重的间质纤维化，造成肺泡通气功能障碍。组织灌注减少引起的缺血可能导致胰腺腺泡上皮坏死和急性胰腺炎。骨骼肌热损伤或肌肉灌注不足可能导致局部液体渗出，并在筋膜室内形成高压，从而阻止动脉灌注。这种骨筋膜室综合征，如果不能通过及时的手术治疗得以缓解，会导致整个筋膜室的肌肉坏死。大量肌肉坏死会由于活性氧释放而对肺部造成继发性损伤，引起肌红蛋白尿而导致继发性肾损害。患者在密闭环境受伤时，经常会吸入一氧化碳，这将损害血液的携氧能力。吸入性损伤严重时，可由组织缺氧导致患者现场死亡，即便患者存活，缺血和缺氧损伤可能对多个器官造成严重影响，如心脏和肾脏损伤，也可能出现不可逆转的神经元损伤、脑水肿甚至脑死亡[15, 16]。

（1）肾脏的病理改变：肾脏损伤是严重烧伤最常见的病变之一，仅次于肺和心血管并发症，烧伤本身所产生的肾毒性物质血（肌）红蛋白、休克、感染及应用肾毒性药物、大量输入库存血等均可造成不同程度的肾实质损害，波及肾小球和肾小管，导致急性肾功能不全。其机制概括为肾间质水肿、压力增加、血管内凝血、毒素吸收及儿茶酚胺、肾素、5-羟色胺等分泌增加，失水失钠导致血浆容量降低，血液内大量血红蛋白、肌红蛋白堵塞肾小管导致肾脏血管收缩和血流量下降。严重烧伤合并急性肾衰竭死亡率甚高。

（2）肝脏：尸检材料证实，严重烧伤后肝脏表现为充血、水肿、肝细胞浊肿和脂肪变性，少数也表现为肝细胞坏死。肝细胞损伤和烧伤严重程度、休克轻重、感染及中毒诸因素呈正相关。

（3）肺脏：严重烧伤时肺部常有重要的病变，多由于急性血液循环障碍，微循环血灌流量急剧减少，吸入燃烧产物的毒性作用等导致急性呼吸功能障碍。病理形态学主要为肺泡毛细血管充血，肺间质水肿、肺泡内水肿，血管内有微血栓或肺泡内透明膜形成，肺重量增加。中晚期见炎性病变。晚期有严重的间质纤维化。

（4）心脏：休克期死亡的病例，可见心脏充血、水肿、心肌纤维变。少数病例有心肌纤维断裂，心外膜、心内膜有灶性出血。儿童烧伤后大多有心脏肥大，烧伤合并脓毒症患者偶有细菌性心内膜炎发生，左心室心内膜区域尸检可经常观察到与局部出血相关的小坏死灶。

中晚期死亡病例有营养不良性改变、心肌脂肪变性和纤维萎缩。

（5）胃肠：胃肠黏膜充血、水肿、黏膜糜烂水肿、点片状出血，镜检黏膜变性坏死。

（6）中枢神经系统：充血、水肿、出血及血栓形成、神经细胞变性、坏死。

（7）内分泌系统：①脑垂体，前叶血窦明显扩张与充血，嗜酸性粒细胞和嗜碱性粒细胞增生及肿胀变性。②肾上腺，充血、出血和坏死，束状带肾上腺皮质细胞的类脂质减少。③甲状腺，有不同程度的充血、水肿和腺泡扩大，充满胶状物质。④胰腺，胰岛细胞轻度肿胀、排列紊乱、细胞核固缩。

（8）造血系统：充血、淤血、肿大、出血、脾小体坏死，浆细胞及单核细胞增生、嗜酸性粒细胞减少。

3. 烧伤组织产生物及对机体的影响 皮肤和皮下组织受热损伤后，发生聚合反应，可产生许多新的复合物，一小部分为天然物质的多聚体，其余为各种裂解产物。应用聚丙烯酰胺凝胶电泳方法，从正常和烧伤皮肤中至少分离出24种不同的蛋白，如脂蛋白复合物（lipid protein complex，LPC）可致全身病理和病理生理变化，诱导淋巴细胞、单核巨噬细胞产生多种炎性介质，诱发高代谢反应，以及全身免疫功能失衡和骨髓抑制等。

（二）烧伤后病理生理改变

1. 烧伤局部及附近的毛细血管通透性改变 是烧伤病理生理学的重要变化。小面积烧伤时毛细血管的变化主要在烧伤组织周围和深部组织内。大面积烧伤可影响全身各个系统，通过电镜和放射性核素示踪方法证实毛细血管、小静脉和小动脉的内皮细胞收缩，致使细胞间隙增宽，通透性增高，出现“渗漏”的现象。热烧伤是引起血管通透性增高的直接原因，化学递质的释放是加重和导致全身变化的继发原因，Davies[17]通过图6-91-1对烧伤引起血管通透性升高、递质释放的机制加以阐明。

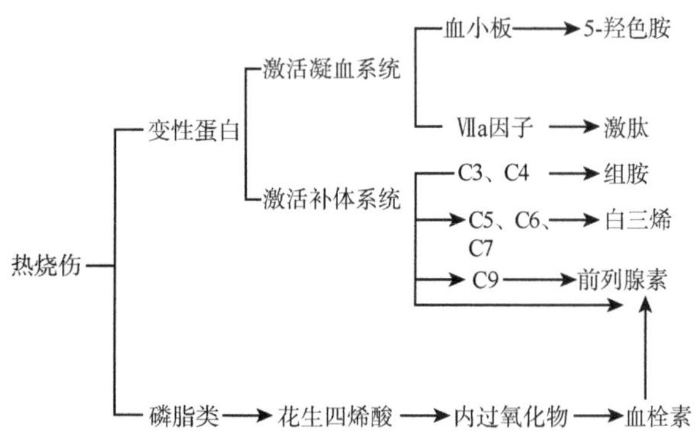

图6-91-1 烧伤引起血管通透性改变和递质释放

结果导致血管内水分、电解质和蛋白渗出到组织间，造成全身水肿。

2. 烧伤早期血流动力学改变 严重烧伤后由于体液的渗出，很快就发生血流动力学的变化。烧伤越严重，变化越剧烈[17-21]。一般伤后2～4h渗出液即达高峰，持续48h之久，大部分血浆和细胞外液流注到细胞外间隙。概括起来，大致有以下特点。

（1）心排血量下降：特重伤员在血容量和血浆容量未减少前，即可见到心排血量下降。

（2）血容量减少：低血容量是烧伤早期休克的特点之一，由于血容量不足，微循环血流障碍，组织灌注量下降，造成组织缺氧。在血容量逐渐下降的过程中，机体为了维持内环境稳定，产生“负反馈”现象：①刺激容量感受器，传导冲动至血管运动中枢，通过交感神经使全身周围小动脉收缩，血管阻力增加。②当血容量大幅度丢失，血压不能维持时，脑下垂体产生血管升压素和肾上腺皮质醇增加，以减少尿量和保钠，如组织缺氧严重，酸性物质大量堆积，调节失效，又会产生正反馈现象，使毛细血管及微动脉扩张，血液淤滞。

（3）微循环灌流量减少：毛细血管损伤，血管床容量增加，红细胞、血小板聚集，出现微血栓。

（4）血管外周阻力增加：上述病理生理改变使外周血管收缩，血液黏滞度增加，血细胞比容升高，使心脏后负荷增大。

随着病程进展和大量补液，包括补充电解质、血浆等，以上变化可缓解或加重。

3. 烧伤后体液重新调配 由于体液重新调配，水和电解质紊乱致使血管内水分、钠离子和白蛋白部分通过创面渗出丢失，另一部分进入组织间隙内。由于细胞膜的变性，细胞内钾离子流向细胞外，细胞外液中的钠离子、钙离子和水分进入细胞内，造成细胞内水肿。

4. 神经内分泌的改变及其他化学介质释放 严重烧伤后及全病程中，麻醉切痂植皮手术、感染等都会引起强烈的应激反应，造成神经内分泌的变化。

（1）下丘脑-交感-肾上腺髓质反应：严重烧伤后往往立即出现心率加快、血压升高、血糖升高等交感神经兴奋的表现，血浆中儿茶酚胺包括去甲肾上腺素和肾上腺素的浓度增加几倍以上，24h 尿中去甲肾上腺素的排出量增高。

（2）下丘脑-交感-肾上腺皮质反应：促肾上腺皮质激素和血管升压素增多，加强了肾上腺皮质功能，使糖皮质激素和盐皮质激素（如醛固酮）浓度明显增加。

（3）儿茶酚胺直接刺激的一些激素如胰高血糖素、生长激素、甲状腺素、甲状旁腺激素、降钙素、肾素、红细胞生成素及胃泌素水平升高，而胰岛素受抑，或胰岛素分泌正常但外周组织对胰岛素的反应降低，出现胰岛素抵抗。

（4）β 内啡肽分泌增加。

（5）组织激素包括许多化学介质，各种因子、多肽类、胺类物质，如花生四烯酸代谢产物、前列腺素、前列环素、白三烯及血栓素 A_2 等也增多。

严重烧伤应激时，不仅血浆中激素水平有非常明显的变化，靶细胞对激素的反应也发生改变，如靶细胞对胰岛素的反应降低等。

总之，从严重烧伤后血流动力学的改变开始，影响血压的短期因素、长期因素和自身调节作用同时存在，又受到大量补液、补钠的影响，引起一系列病理生理改变，如失代偿，则将引起血压升高。

（三）烧伤的临床过程

根据烧伤的病理和临床特点，一般将烧伤的临床过程分为四期，并且时程上相互交叉重叠。

（1）渗出期又称休克期（伤后第 2～3 天）：除烧伤的反应外，创面无论大小、深浅，伤后都发生体液渗出。小面积烧伤表现为局部水肿、渗液，成人烧伤面积超过 30%（小儿减半）可波及全身各个部位，包括内脏器官。一般持续 36～48h，严重烧伤可延长到 72h。

（2）水肿回收期（伤后第 3～7 天）：当毛细血管通透性恢复正常后，水肿液开始回收，水肿逐渐消退，创面转为干燥。如大面积烧伤治疗中仍大量补液，有发生循环负荷过重和脑、肺水肿及腹腔间隙综合征的危险，这也是引起血压升高的重要原因。严重烧伤时，由于皮肤防御屏障破坏和机体免疫功能低下，易发生感染，故此期又称为早期感染期。

（3）创面修复期（伤后 2 个月内）：创面修复时，创面的炎症反应就开始了。创面修复的时间与方式因烧伤的深度不同而异，深度烧伤后的坏死组织是细菌生长和繁殖的良好培养基。此时机体消耗大，内环境容易紊乱，并随时受到感染的威胁，所以又称晚期感染期。

（4）恢复期：经过局部和全身的治疗，创面完全封闭，但尚需要一段时间的功能锻炼和恢复的过程，内脏器官也需要一个修复过程。根据烧伤损伤的严重程度可能需要数月或数年，患者能回到工作岗位。

烧伤临床过程复杂，第 1～3 期相互重叠和影响，分期的目的在于处理上便于有所侧重，如抗休克、抗感染、维护各器官功能，而创面处理是烧伤治疗的重要方面，且贯穿整个烧伤治疗过程。

第二节 烧伤后发生高血压的机制

严重烧伤并发高血压并不少见，确切病因及发病机制目前尚不十分清楚，可能是多因素参与。

一、血流动力学改变

动脉血压与心脏泵血功能、血管的阻力、血容量紧密联系在一起，高血压实质上是心排血量、外周血管阻力和血容量等血流动力学变化异常的表现。严重烧伤后血流动力学改变是显著的，不同时期有不同的变化[21]。

早期为液体渗出期，烧伤后血管通透性增加，血管内体液外渗，因而血容量下降，此期为了维持血容量、保证重要器官灌注压，通过神经体液调节作用使周围血管收缩，此时可保证血压不低于甚至稍高于正常值，但脉压小，如不及时补充血容量可导致严重休克、血压下降。因此，这一时期出现的高血压以低心排血量、高阻力为主。在此阶段，由于血管收缩，过度补液可能会导致或加剧烧伤时的高血压，如果在救治现场高估了烧伤面积或延长了后送时间，则在院前环境中可能会出现明显的过度复苏，造成患者就诊时出现高血压[22]。

在水肿回收期（伤后第 3～7 天），此时，全身调节和毛细血管通透性恢复；如补液量超负荷，特别是补充钠离子过多，加之早期水肿液回收，易出现高血压。特别是儿童患者，高血压发生率高，可能与儿童神经系统功能不稳定有关，患儿易出现脑水肿、高热、感染等，甚至发展为高血压危象。

在上述这两个时期的抢救中，如未能及时补充血容量和（或）补充液体量不够，虽然不会引起患者休克或死亡，但由于长时间肾缺血，导致肾脏病理改变、肾功能障碍甚至急性肾衰竭，又会出现血压升高。

二、高代谢和内分泌紊乱

在遭受严重烧（创）伤、感染和重大手术等强力刺激下，机体会发生一系列神经、内分泌及代谢在内的反应和变化，称为应激反应。内分泌系统是协调对烧伤的全身反应的核心，下丘脑-垂体-肾上腺（HPA）轴、甲状腺、胰腺和性腺激素都会介导对患者生存至关重要的适应性（压力）反应。

HPA 轴的生理反应始于下丘脑将促肾上腺皮质激素释放激素（CRH）释放到垂体门脉系统中，该系统介导了腺垂体促肾上腺皮质激素（ACTH）的释放。ACTH 又刺激肾上腺皮质醇的合成和释放。下丘脑是自主神经系统的源头，其前部参与对压力感受反射、肾脏反射和水盐平衡的调节。下丘脑的后部和外侧部发出的下行纤维投射到脊髓灰质中的中间外侧柱和延髓，可增强交感神经活动。下丘脑受到刺激可启动肾上腺髓质嗜铬细胞释放肾上腺素和去甲肾上腺素。肾上腺作为整体应激反应的末端信号传导器，其功能分为两个不同的部分：产生皮质类固醇的皮质和分泌儿茶酚胺的髓质。二者对于应对较大损伤时多种应激激素系统化、“风暴”（the systemic “storms”）式分泌方式的协调发挥了非常关键的作用[16, 23]。

儿茶酚胺的生理功能与调节参见第 7 章“血压的形成与调节”。

机体在应急状态下（如外伤、肌肉锻炼等）能激活交感神经-肾上腺髓质系统以释放更多的激素[23, 24]。早期关于烧伤导致儿茶酚胺分泌增加是始于研究者发现烧伤会影响肾上腺皮质活动（肾上腺皮质肥大、17-酮类固醇排泄量增加）所得到的间接证据[25]。1957 年 Goodall 等发表了具有里程碑意义的论文，描述了烧伤后儿茶酚胺激增的现象，首次对 14 名选定烧伤患者的尿液进行了肾上腺素和去甲肾上腺素分析，结果显示所有患者烧伤后尿肾上腺素和去甲肾上腺素排泄量均显著升高（比正常水平高 8～12 倍），并且升高的程度与烧伤的严重程度大致平行。研究者认为，热损伤是对交感神经-肾上腺髓质系统的强力刺激，使其释放大量肾上腺素和去甲肾上腺素。由此推测肾上腺素分泌增加与烧伤后组织修复所需的代谢增加有关，烧伤后早期去甲肾上腺素分泌增加与维持血管张力和防止血浆外渗有关。随着患者康复，肾上腺素和去甲肾上腺素的排泄量逐渐恢复到正常范围内，整个过程可能有时长达一两个月[26, 27]。有学者重复这些研究，发现小儿烧伤患者的尿肾上腺素和去甲肾上腺素水平在 35 周后持续升高[28, 29]。Jeschke 等[30]的研究表明，严重烧伤后各种激素的紊乱可持续更长时间，并导致更深刻和更持久的高代谢及高炎症反应。他们对 1998～2008 年收治的 977 名烧伤面积超过 30%的严重烧伤儿科患者进行研究，并与未烧伤、未受伤的儿童队列进行了比较。结果显示，急性住院期间血清中的儿茶酚胺(肾上腺素和去甲肾上腺素）升高 10～20 倍，并保持升高长达 3 年。因此，一定程度的烧伤刺激能诱发儿茶酚胺的大量分泌。

1967 年 Harrison[31]对 Lowrey[5]报道的同一组烧伤患儿进行研究，测量了烧伤后尿肾上腺素和去甲肾上腺素水平，发现收缩压和尿儿茶酚胺排泄量的对数之间存在线性关系，认为烧伤后去甲肾上腺素和肾上腺素分泌增加可以解释儿童高血压的急性发作，过度分泌的儿茶酚胺可导致高血压的发生。Birke 等[32]报道大多数患儿高血压危象的发生与血尿中儿茶酚胺升高有关。Douglas 和 Broadfoot[6]对 43 例烧伤患儿高血压发生率及高血压与儿茶酚胺分泌的关系进行了研究，发现患儿烧伤后第一天平均血压和 24h 尿儿茶酚胺排泄量之间没有相关性，高血压更容易发生于伤后第 4 天，而此时 24h 尿儿茶酚胺总排泄量逐渐下降，而且患有高血压的儿童和未患高血压的儿童儿茶酚胺排泄量无显著性差异。因此，研究者认为烧伤儿童的高血压似乎不是由儿茶酚胺分泌过多引起的，仅用儿茶酚胺活性增加并不能充分解释一些热损伤儿童高血压的发展。Popp 等[33]对 8 例烧伤后高血压和 7 例血压正常的儿童进行了心排血量、血容量、血浆肾素活性（plasma renin activity，PRA）、血清醛固酮、血浆和尿儿茶酚胺水平、血清和尿电解质水平测量，并计算了患儿输血和液体输入量。结果显示，所有患儿烧伤后儿茶酚胺分泌增加，但高血压组和血压正常组在急性期和恢复期研究中，血浆肾上腺素、去甲肾上腺素、多巴胺水平及 24h 尿中肾上腺素、去甲肾上腺素及其代谢物甲氧基肾上腺素和去甲氧基肾上腺素水平均无显著性差异。高血压仅在循环血容量和血管收缩活性同时升高时发生。所有患儿急性期 PRA、醛固酮和皮质醇显著升高，恢复期所有的平均值都在实验室正常范围内。在急性期或恢复期研究期间，高血压组和血压正常组的 PRA、醛固酮或皮质醇的平均值之间没有差异。多种血管收缩活性物质同时增加仅发生在高血压患者的急性期，并且这是唯一观察到高血压的时间。高血压患者在恢复期也会出现高血容量，但此时未出现血管收缩活性升高和高血压。血压正常的患者在急性期出现血管收缩活性升高，但均不存在高血容量和高血压（表 6-91-1）。以上结果表明多种影响因素之间的相互作用与高血压发生相关。

表 6-91-1　高血压与血容量及缩血管活性物质的关系

病程	高血压患者	血压正常患者
急性期	高血压	血压正常
	高血容量	血容量正常
	血管收缩活性↑	血管收缩活性↑
恢复期	血压正常	血压正常
	高血容量	血容量正常
	血管收缩活性↓	血管收缩活性↓

最新研究表明，当严重烧伤后低血压刺激压力感受器（颈动脉窦和主动脉弓）的传入神经活动时，交感神经反射弧开始活动，从而增加传出交感神经信号流出。这种外周血管收缩的交感神经信号和随之增加的外周血管阻力部分是由神经刺激释放去甲肾上腺素介导的。在容量状态恢复和压力感受器信号结束后，交感神经激增会持续很长时间。尽管循环中去甲肾上腺素和肾上腺素水平升高，但在高动力“流动”阶段，外周血管阻力反而降低，患者血压也会逐渐恢复正常。

上述现象的出现可能与严重烧伤引起的儿茶酚胺抵抗有关，也可能与烧伤后心房钠尿肽（atrial natriuretic peptide，ANP）增加有关，也可能存在更加复杂的多种调节机制共同起作用。Macarthur 等[34]在脓毒症休克大鼠模型中观察到自由基可使儿茶酚胺发生自我氧化，使神经刺激后儿茶酚胺的释放无改变，降低了去甲肾上腺素的生物活性，使大鼠对外源性儿茶酚胺出现低反应性，从而产生儿茶酚胺抵抗，而给脓毒症休克大鼠注射超氧化物歧化酶（superoxide dismutase，SOD）模拟物以去除过量的 O_2 可恢复对去甲肾上腺素的血管升压反应。Crum 等[35]对 12 例烧伤面积 30%～66%患者的观察中发现，患者入院时平均血浆肾上腺素和去甲肾上腺素水平显著升高，尽管复苏成功和疼痛缓解，但二者在整个研究期间仍保持升高。ANP 的血浆浓度最初正常，到第 3 天升高，而且整个治疗期间持续升高。增加血浆 ANP 水平与改善心脏功能、增加每搏输出量（stroke volume，SV）和心排血量及降低全身血管阻力（systemic vascular resistance，SVR）相关。这些 ANP 的增加也与烧伤恢复阶段的利尿和利钠作用有关[36]。众多研究表明，静脉注射 ANP 可抑制血管紧张素Ⅱ（AngⅡ）和出血诱导的血管升压素（vasopressin，AVP）水平升高，并抑制 AngⅡ、AVP

和去甲肾上腺素刺激的平滑肌收缩[37-39]。

严重烧伤后，腺垂体分泌促肾上腺皮质激素，作用于肾上腺皮质使糖皮质激素水平升高，而且在烧伤病程中，由于手术、感染及多种器官并发症的影响，糖皮质激素持续升高。它可刺激肾素底物的合成，增加肾素的活性，同时通过盐皮质激素引起水钠潴留、低血钾及高血压。

三、肾素-血管紧张素-醛固酮系统的作用

肾素-血管紧张素-醛固酮系统（RAAS）是由肽类激素及酶组成的重要的体液调节系统，主要功能是调节和维持人体血压和水、电解质平衡，维持人体内环境的相对稳定。RAAS 的生理功能与调节参见第 10 章“肾素-血管紧张素-醛固酮系统与高血压”。

烧伤后血管通透性增加，血管内体液外渗，因而血容量下降，与之相应的肾血流量和肾小球滤过率也将下降，球旁细胞感受的入球小动脉张力下降，球旁细胞释放肾素并促进血管紧张素在肾内形成；同时，小管液在髓袢中的流速减慢，因此 NaCl 在髓袢升支中重吸收增加，远曲小管致密斑处 NaCl 浓度降低，致密斑将信息反馈至肾小球，使入球小动脉阻力降低，肾小球毛细血管静水压升高，球旁细胞释放肾素增加，然后启动 RAAS 链式反应[40]（图 6-91-2）。

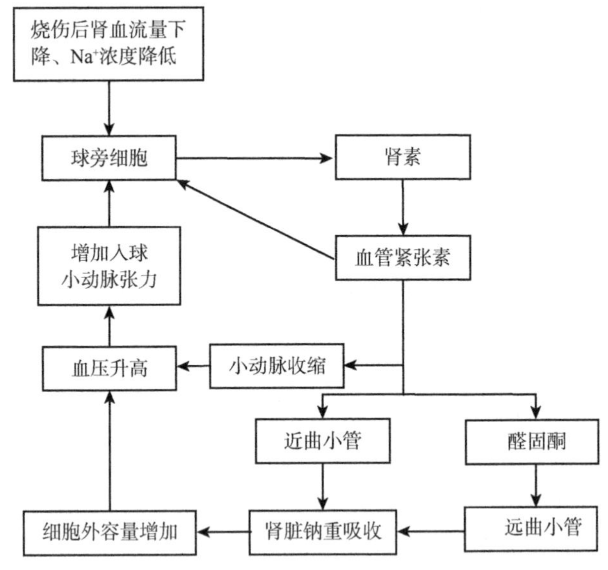

图 6-91-2　烧伤后肾素-血管紧张素-醛固酮系统与高血压

Day 等[41]证实动物烧伤后 30min、60min 肾脏钠浓度下降。Brizio-Molteni 等[11]对 3 家医院就诊的 193 例Ⅱ度和Ⅲ度烧伤患者的研究发现，烧伤后高血压患者血清钠浓度下降、血浆肾素水平升高，而伤后血压正常的患者血清钠浓度和血浆肾素水平没有变化。血清钠浓度下降在高血压危象发生之前，并且与血浆肾素水平的上升趋势相反。Crum 等[35, 36]研究发现严重烧伤患者 AngⅡ水平在受伤后最初 1～5 天比正常情况下升高了 2～8 倍，峰值出现在第 3 天。Akrami 等[42]报道 11 名儿童中有 3 名出现了持续性高血压，且均表现出血浆肾素水平显著升高。

然而，严重的高肾素血症不仅存在于高血压患者中，也存在于血压正常的烧伤患者，甚至是处于濒死状态的低血压烧伤患者中，这可能是因为肾球旁细胞的肾素释放每时每刻都会发生变化，上述研究者对患者血浆肾素水平的测定固定在某个特定的时间点（“spot” measurement），这些“点”测量并不代表激素分泌周期的昼夜节律，而导致随机血浆肾素水平的差异，因此必须通过动态测试确定系统的反应性。正常成人血清醛固酮、皮质醇和肾素的昼夜分泌节律在上午 6：00～9：00 达到峰值，在下午晚些时候和夜间 18：00～24：00 下降到最低水平。Molteni 等[43]发现患者烧伤后三种激素的昼夜分泌节律都发生了改变，24h 内持续相当高的水平，激素分泌不存在高峰期和抑制期，血压变化与肾素、醛固酮和皮质醇的增加及其昼夜节律紊乱之间存在相关性。血浆肾素水平显著升高可能预示着热损伤后儿童高血压的发生。

四、细胞膜学说

细胞的物质跨膜转运、信号转导及生物电产生都与细胞膜带电粒子活动密切相关。正常情况下，细胞外的 Na^+、Ca^{2+}浓度明显高于胞质内，而胞质内 K^+浓度明显高于细胞外，维持这种状态需要通过膜的主动转运系统完成，介导这一转运过程的膜蛋

白或载体被称为离子泵。其中较为重要的是钠-钾泵（简称钠泵）和钙泵。钠泵主要的功能之一是维持细胞内渗透压和细胞容积。钙泵的主要功能在于维持细胞内外 Ca^{2+}动态平衡。细胞对胞质内 Ca^{2+}浓度变化非常敏感，如经钙通道流入胞质的 Ca^{2+}增加时，可触发或继发诸如肌细胞收缩、腺细胞分泌、神经递质释放等一系列生理活动[23]。

细胞内外钙代谢参与血压稳态的维持，细胞内外 Ca^{2+}失衡导致的病理生理学变化可参与高血压发生[44]。其中，血管平滑肌细胞中的胞质游离 Ca^{2+}浓度在调节血管张力和血压方面发挥重要作用[45]。血管平滑肌收缩的触发因子是 Ca^{2+}，其胞质中的 Ca^{2+}浓度是由电-机械偶联和药物-机械偶联进行调控的。血管平滑肌的收缩可引起外周血管阻力增加并影响血压稳态。

当膜转运功能发生障碍时，细胞外的 Na^+和 Ca^{2+}内流，导致细胞内 Na^+、Ca^{2+}和水分增加，使血压升高。有学者对实验性高血压动物进行研究发现，在高血压发生前及早期已出现红细胞膜离子转运异常，严重烧伤后红细胞膜流动性改变、脆性增加，血液中有大量异常红细胞及碎片。Baar[46]发现烧伤患者红细胞内 Ca^{2+}浓度明显升高，红细胞内 ATP 含量减少，膜对离子的通透性增加，Na^+和水分也大量进入细胞内。细胞内 Na^+浓度增加，可通过血管内外阻力增高、压力感受器“重调”及影响交感神经活动和神经介质的传递等因素使血压升高。另外，大面积严重烧伤患者，如长时间制动可表现出明显的高钙血症，也可引发高血压甚至高血压脑病[47]。

五、脑水肿及脑损伤

严重烧伤后，在各器官均可见到组织水肿表现，尤其在短时间内大量补充水和钠后，脑水肿发病率高，儿童更为多见。Rosenberg 和 Nelson[48]在综述中提及电烧伤患者有潜在神经系统损伤，Hunt 等[49]报道高压电烧伤后近期性神经系统并发症占 27.45%（28/102），临床表现有惊厥、头痛、强直性截瘫与痉挛，这类疾病常有血压升高。Eldad 等[50]曾经报道 1 例高压电烧伤的 11 岁儿童，烧伤总面积 82%，Ⅲ度烧伤面积 75%，伤后 1 周患者出现高血压，经 4 个月治疗痊愈，待出院时突然出现烦躁、幻觉、惊厥，最后呼吸循环停止，抢救复苏成功后经 CT 和 MRI 证明双侧脑组织广泛损伤，同时出现高血压危象（血压最高达 290/220mmHg）。

六、烧伤合并感染和其他

严重烧伤时抗感染贯彻烧伤治疗的全过程，细菌及其产物、内毒素作用于组织 β 受体，兴奋交感神经系统，促使肾上腺髓质分泌大量儿茶酚胺；由感染引起机体低氧血症时，内皮素-1（ET-1）分泌增加，交感神经兴奋性增强，外周血管阻力增加，导致血压升高。

烧伤合并内科或其他学科疾病，如老年人有心血管方面疾病、原发性高血压、糖尿病或妊娠等时又发生烧伤，往往可使原发疾病加重。McKinney 等[51]报道 1 例烧伤儿童，因吞服氯化锌过量，血浆锌高达 19.9μg/L，出现中毒症状伴高血压。大面积深度烧伤晚期贫血严重，血压持续增高，蔡玉娥[52]报道了 1 例重度烧伤合并重度妊娠期高血压综合征的妇女，经综合治疗控制了病情发展，确保了孕妇及胎儿安全。王成栋等[53]报道了 1 例 32 岁男性特重烧伤患者，在伤后 61 天，残余创面不足 5%，并发急性肾性高血压，血压 135/95mmHg，伤后 82 天突然完全昏迷，经头颅 CT 显示双枕叶、额叶缺血病灶，立即行气管切开维持气道通畅，并进行脱水、利尿、降压及应用胞二磷胆碱、精制腹蛇抗栓酶等系统治疗，痊愈出院。

第三节 烧伤后高血压诊断与处理

一、诊 断

严重烧伤后并发高血压发生率虽然不低，但报道甚少，一旦出现高血压危象才引起注意。烧伤后高血压有以下临床特点：①儿童烧伤后高血压发生率高于成人。成人烧伤并发高血压常以舒张压升高为主，可高达 110～120mmHg，小儿高血压多见收缩压升高。②多在烧伤早期即 2～3 天出现，随病情好转血压下降，一般在伤后 3～4 周恢复正常，个别病例烧伤治愈后仍处于高血压状态。③大面积高压电烧伤合并高血压可早期出现，经治疗恢复后，晚期有复发的可能。④高血压伴有心动过速、贫血等，可随病情好转、心率恢复。⑤易发生高血压危象。⑥一般无明显临床症状，如未进行血压监测和处理，出现高血压危象时可有头痛、头晕、嗜睡，并出现烦躁不安或抽搐，眼底出现视网膜出血、视盘水肿及静脉充血。

另外，临床影像学检查尸检还发现以下特点：心脏明显肥大，左右心室肥厚，肾脏及肾上腺重量增加，尤其肾上腺重量显著增加。

大面积严重烧伤，四肢多有烧伤创面。由于组织水肿，测量血压往往不够准确、及时，在临床工作中均非常规每日测量血压，因而漏诊多，发病的统计数据也不可靠。有些患者因手术、麻醉才发现血压升高。由于术前没有治疗，术中出血多，止血困难。所以在诊断方面应注意以下几个方面：第一，严重烧伤患者每日应行血压、脉搏、呼吸常规监护，至少持续2～3周。第二，如肢体肿胀，采用气囊血压计测量困难，可采用多功能监护仪，或采用有创监测，如末梢动脉置入法测量血压。第三，患者主诉头痛、烦躁不安时要及时测血压，检查眼底，必要时行肾脏、肾上腺CT，检查肾上腺是否增大。第四，如有血压升高，可行实验室检查：①高血压时血浆氢化可的松的正常昼夜节律消失；②血钾有时低于正常；③血钠降低。

二、治　疗

烧伤后高血压的治疗常分为烧伤的治疗和出现继发性高血压的治疗。严重烧伤患者，由于受伤现场条件所限，不能系统正规治疗，往往经一定时间转送到有条件的医院。治疗时机与预后至关重要，特别是早期及时、合理治疗，对预防和控制高血压有重要意义。

（一）烧伤的治疗

1. 烧伤的早期处理

（1）迅速判断伤情，测量心率、呼吸、血压、体温。

（2）如心搏和呼吸停止（或有心搏无呼吸），应立即行体外心脏按压、人工呼吸、静脉穿刺或静脉切开术、建立输液通道、补充体液等复苏治疗。

（3）简单扼要询问病史，包括致伤原因、接触时间、是否在密闭环境中烧伤、有无热蒸气、有无刺激性或有毒气体吸入、有无合并伤、早期处理及运送经过、既往史、过敏史等。

（4）合并伤的处理：结合病史、体检，注意有无脑损伤、出血、骨折等合并症，疑有上述情况时，应进行紧急处理。

（5）留置导尿管：记录每小时尿量，在输液同时，应置入导尿管并留置，记录每小时尿量，作为纠正休克和判断输液量是否适宜的指标，成人每小时尿量是80ml左右，小儿尿量每千克体重1.5ml/h为宜。但是有血红蛋白尿时应加倍补充液体，视情况输入碱性液体及利尿剂，直至血红蛋白尿清除。

（6）采取血液标本，检查血常规、血型、血细胞比容、血清电解质、肝肾功能等，如有吸入性损伤，应行血气分析。

（7）简单清创术：待休克平稳后，可用0.5%碘伏溶液简单清洗创面，清除皮肤及创面泥屑、尘土，根据创面的深度选择创面外用药或待休克平稳后酌情行切削痂植皮手术。肢体、躯干Ⅲ～Ⅳ度环匝状烧伤宜早行焦痂切开减压术，以改善循环和呼吸限制；颈部环匝状伤、头部深度烧伤往往合并中重度以上吸入性损伤，宜早做气管切开术，预防呼吸道梗阻、窒息，保持气道通畅、吸氧。

（8）深度烧伤均应注射破伤风抗毒素。

（9）根据严重烧伤早期感染的发病规律，选择青霉素或其他抗生素早期应用，待水肿吸收和手术期酌情调整。当有肾损伤指标时，应避免使用具有肾脏毒性的药物。

2. 及时合理补液　从发病机制分析，烧伤后发生高血压与有效循环血容量不足或补液过多均有密切的关系。所以，烧伤后及时合理补液对预防和控制高血压的发生发展非常重要。

烧伤早期易发生低血容量性休克，一般持续48h之久。休克期度过平稳与否与预后关系极为密切，如血容量减少且持续时间长，可继发消化道黏膜病变，溃疡出血发生率高，肾缺血、急性肾功能障碍重，早期感染败血症及诱发多器官功能衰竭等严重并发症，以上病变又是引起高血压的病因。因此，一定要抓住时机，进行早期全面复苏治疗。北京积水潭医院对烧伤面积80%以上患者的抢救结果表明，开始进行正确补液等一系列措施时间越早，尿量达到80～100ml/h，治愈率越高（表6-91-2、表6-91-3）。

表 6-91-2　45 例 80% 以上烧伤面积患者伤后开始正确补液时间与预后的关系

烧伤后开始补液时间（h）	例数	治愈数	治愈率（%）
<2	30	18	60.0
2～4	6	1	16.7
>4	9	2	22.2

表 6-91-3　45 例 80% 以上烧伤面积患者休克期每小时尿量与预后的关系

每小时尿量（ml）	例数	治愈数	治愈率（%）
<30	9	0	0
30～50	11	3	27.3
>50	25	18	72.0

根据面积、深度、体重制订烧伤后 0～24h、24～48h 的补液计划，以恢复血流动力，但也不宜补充过快、过多，以防发生循环负荷过重，加重肺水肿、脑水肿，引起血压升高。要观察尿量、脉搏、神志和血红蛋白、血细胞比容等指标，从而调整补充液体的成分和数量。

（二）降压治疗

毫无疑问，严重烧伤后合并高血压病因极其复杂，早期与神经内分泌因素、细胞内钙超载及血流动力学改变有关，中后期与感染、多脏器损害等诸多因素有关，如不重视防治必然影响到烧伤的治愈，因此需强调监护和早期综合治疗。

近些年来，在高血压治疗中强调靶器官保护，即治疗高血压的目标不仅仅是降低血压，还要注重合理用药、个体化用药，保护心脑肾等重要器官[1]，特别注意引起烧伤后高血压的病因，如烧伤合并感染导致血压升高，必须控制感染，减轻感染引起的多种应激反应。经验证明，感染不能控制，降压治疗也难以奏效。

（1）分析原因对症下药。由于抢救烧伤休克，患者往往输液过多，特别是补充含钠溶液多及组织水肿液回收，出现脑水肿、肺水肿等体征时，首先使用利尿剂，如呋塞米 20mg 静脉注射，必要时 4～6h 后重复 1 次，但要注意排尿过多可能出现低钾血症。出现脓毒血症时要采取综合措施控制感染。

（2）轻度血压升高，无其他体征时可用镇静剂，应监测以防出现高血压危象。

（3）严重烧伤并发高血压需要植皮手术者，术前应使用抗高血压药物，或术中采用控制性低血压麻醉，以免因高血压使切痂手术中创面弥散性渗血，影响植皮手术效果。

（4）高血压危象的治疗：血压突然极度升高，舒张压＞130mmHg，并继而出现一些脏器功能衰竭者，如不及时治疗可危及生命。对于这类患者，应迅速降压，舌下含服或服用卡托普利 25～50mg，必要时可重复使用。也可考虑使用钙拮抗剂，它可使周围血管扩张而不引起糖类、脂肪、钾和尿酸的代谢紊乱。常用尼卡地平，成人每次 5～10mg，每日 2 次口服，该药有改善脑、末梢动脉循环作用，降压作用稳定、效果可靠。

缓释维拉帕米是治疗应激性高血压的理想药物，可使患者睡眠质量提高、疲劳减轻、体力改善，并减轻应激性高血压对心血管疾病患者的影响，比较安全。

三、典型病例报告

例 1

患者，女，28 岁，全身烧伤 2h 急诊入院。

患者于上午工作时，不慎因火药爆炸，全身烧伤，总烧伤面积 82%，Ⅲ度烧伤面积 56%，当时意识清楚，经同班工人灭火救起，未做任何治疗，用救护车经 2h 转运来院。

来院时检查：神志清楚，能回答问题，但烦躁不安，主诉口渴。体检：心率 162 次/分，律齐，呼吸急促，45 次/分，体温 36.8℃，血压未能测及，四肢活动好，无骨科并发症。

烧伤创面分布于颜面、躯干、四肢，创面黑染，大部表皮已脱，基底黑红或红白相间，渗液少，面部、鼻孔、耳道有黑色污染物。

既往体健，无烟酒嗜好，已婚，育有 1 女，足月顺产。无过敏史。

初诊：①热烧伤面积 82%，Ⅲ度烧伤面积 56%；②吸入性损伤（中度）；③烧伤性休克。

急救抢救，鼻管给氧，左上肢静脉穿刺，迅速输液同时行大隐静脉切开快速补液（生理盐水 500ml、5%碳酸氢钠 200ml、6%右旋糖酐 500ml、5%葡萄糖液 500ml），留置导尿管，导出酱油色尿 180ml，化验结果显示：血型“O”型，血红蛋白 172g/L，血细胞比容 0.56。白细胞 2.6×10^9/L，分叶核 83%，淋巴细胞 0.15，大单核细胞 0.02，血小板 3.12×10^9/L，嗜酸性粒细胞计数 0。

血气分析：pH 7.322，动脉血二氧化碳分压 28mmHg，碱剩余 –7.8mmol/L，碳酸氢根 16.1mmol/L，动脉血氧分压 55.1mmHg，动脉血氧饱和度 82.2%。血糖 19.31mmol/L，二氧化碳结合力 30Vol%，尿素氮 15mmol/L，AST 213U/dl，ALT 500U/dl，麝香草酚浊度试验（TTT）正常，白蛋白/球蛋白 2.2/1.2，K^+ 3.8mmol/L，Na^+ 148mmol/L，Cl^- 96mmol/L，Ca^{2+} 15mmol/L，P 0.58mmol/L。

喉镜检查：喉头黏膜水肿，分泌物多，急行气管切开，手术顺利，术中见气管管壁黏膜充血水肿，分泌物黏稠。

伤后第 1 个 8h 输液总量 5280ml（生理盐水 1000ml、林格液 2000ml、6%右旋糖酐 1000ml、5%碳酸氢钠 200ml、5%葡萄糖液 1080ml），尿量 520ml，呕吐物约 100ml。

伤后第 1 个 24h 总补液量 11 020ml（生理盐水 1500ml、林格液 3800ml、右旋糖酐 1500ml、5%碳酸氢钠 200ml、血浆 1800ml、5%葡萄糖液 2220ml），尿量 1620ml。

伤后第 2 个 24h 总入量 9840ml（电解质溶液 4840ml、右旋糖酐 500ml、血浆 1200ml、5%葡萄糖液 3300ml），尿量 1860ml。体检：心率 132 次/分，律齐，呼吸 28 次/分，体温 38.6°C，血压 168/100mmHg，Na^+ 150mmol/L，K^+ 3.8mmol/L，Cl^- 108mmol/L。

予以减少补液量，利尿。伤后 3 天，血压 152/90mmHg。

伤后第 4 天，静脉复合麻醉下，行双下肢切削痂手术，大张异体皮+自体皮移植术，用硝普钠 50mg 溶于 500ml 葡萄糖溶液中，缓慢静脉滴注，控制血压。术中顺利，但术后血压仍偏高，为 146～160/100～86mmHg。注意液体入量、钠入量、利尿、控制感染，辅以口服钙拮抗剂硝苯地平，10mg，每日 2 次。伤后 4 周，大部创面愈合，心率 120 次/分左右，血压下降至正常（110/80～70mmHg），停抗高血压药物。伤后 3 个月痊愈出院，血压一直正常。

例 2

患者，男，40 岁，伤后 2h 入住某市级医院分院，入院查体：体温 35.2℃，心率 128 次/分，血压 86/60mmHg，呼吸 32 次/分，意识恍惚，烦躁不安，呼吸困难，口渴，四肢发凉。

初步诊断：总烧伤面积 95%，Ⅲ度烧伤面积 72%，吸入性损伤。

即给予气管切开置管，双上肢、双下肢、躯干前侧焦痂切开减张。右股静脉穿刺置管快速补液抗休克，第一个 24h 补液总量 13 550ml；第二个 24h 补液总量减为 8200ml；第一个 24h 首次导尿量 140ml，为肉眼血尿，此后每小时尿量 60～90ml。患者脉搏 110～120 次/分，血压 100/70mmHg。创面用磺胺嘧啶银冷霜包扎。入院后予以广谱二联抗感染及冬眠疗法，患者安静时动脉血氧分压 95%。伤后第 4 天，双上肢、躯干前侧切痂，微粒皮移植，异体皮覆盖，切痂面积达 30%。伤后第 8 天，双下肢切痂、微粒皮移植、异体皮覆盖。伤后第 40 天残余创面约 10%，患者突然出现端坐呼吸，双肺布满哮鸣音及湿啰音，给予强心、利尿药物治疗，症状缓解。查血压 210/140mmHg，予以硝酸甘油静脉滴注；血压降至 180/120mmHg，改为硝普钠，血压降至 150/100mmHg 左右，心率 100～120 次/分；此后给予美托洛尔（倍他乐克）、贝拉普利（洛汀新）、氨氯地平（麦利平）口服，血压维持在 135～150/80～95mmHg 直至出院。

（孙永华 胡骁骅）

参考文献

[1] 夏照帆. 烧伤后多脏器损伤及防治[J]. 中华烧伤杂志，2006，22（3）：164-167.

[2] 王建忠. 高血压病治疗进展[J]. 中国医刊，2006，41（12）：48-49.

[3] Davidson AJ，Ferencz SE，Sosnov JA，et al. Presenting hypertension，burn injury，and mortality in combat casualties[J]. Burns，2018，44（2）：298-304.

[4] Morrison B. A study of burns and scalds in children[J]. Arch Dis Child，1947，22（111）：129-151，188-190.

[5] Lowrey GH. Sixth National Burn Seminar. Hypertension in children with burns[J]. J Trauma，1967，7（1）：140-144.

[6] Douglas BS，Broadfoot MJ. Hypertension in burnt children[J]. Aust N Z J Surg，1972，42（2）：194-196.

[7] Popp MB，Friedberg DL，MacMillan BG. Clinical characteristics of hypertension in burned children[J]. Ann Surg，1980，191（4）：473-478.

[8] Falkner B，Roven S，DeClement FA，et al. Hypertension in children with burns[J]. J Trauma，1978，18（3）：213-217.

[9] 刘敏. 小儿烧伤合并高血压[J]. 中华整形烧伤外科杂

志，1993，9：157.

[10] 雷少榕，黄晓元，龙剑虹，等. 大面积烧伤后高血压的分析[J]. 中国医师杂志，2003，5（8）：1034-1035.

[11] Brizio-Molteni L，Molteni A，Cloutier LC，et al. Incidence of post burn hypertensive crisis in patients admitted to two burn centers and a community hospital in the United States[J]. Scand J Plast Reconstr Surg，1979，13（1）：21-28.

[12] Warlow CP，Hinton P. Early neurological disturbances following relatively minor burns in children[J]. Lancet，1969，2（7628）：978-982.

[13] Szmigiel C，Dyduch J，Kaciński M，et al. Acute renal failure with metabolic acidosis and arterial hypertension in the course of burn illness[J]. Pediatr Pol，1975，50（1）：91-95.

[14] 孙永华，盛志能. 临床技术操作规范（烧伤分册）[M]. 北京：人民军医出版社，2004.

[15] 黄跃生. 烧伤外科学[M]. 北京. 科学技术文献出版社，2010：1.

[16] Herndon D. Total Burn Care[M]. 5th ed. New York：Elsevier，2018.

[17] Davies JWL. Physiology response to burning injury[M]. London：Academic Press，1982：45-105.

[18] Rae L，Fidler P，Gibran N. The physiologic basis of burn shock and the need for aggressive fluid resuscitation[J]. Crit Care Clin，2016，32（4）：491-505.

[19] Gillenwater J，Garner W. Acute fluid management of large burns：Pathophysiology，monitoring，and resuscitation[J]. Clin Plast Surg，2017，44（3）：495-503.

[20] 孙永华. 烧伤休克、严重手术水、电解质代谢改变[M]//孙永华，孙迎放. 现代烧伤治疗与手术图谱. 北京：人民军医出版社，2003：26-40.

[21] 迟路汀，杨宗城. 烧伤后心功能不全[M]//黎鳌. 黎鳌烧伤学. 上海：上海科学技术出版社，2001：349-366.

[22] Freiburg C，Igneri P，Sartorelli K，et al. Effects of differences in percent total body surface area estimation on fluid resuscitation of transferred burn patients[J]. J Burn Care Res，2007，28（1）：42-48.

[23] Franksson C，Gemzell CA，Von Euler US. Cortical and medullary adrenal activity in surgical and allied conditions[J]. J Clin Endocrinol Metab，1954，14（6）：608-621.

[24] Von Euler US，Hellner S. Excretion of noradrenaline and adrenaline in muscular work[J]. Acta Physiol Scand，1952，26（2-3）：Q183-Q191.

[25] Cope O，Nathanson IT，Rourke GM，et al. Metabolic observations[J]. Ann Surg，1943，117（6）：937-958.

[26] Goodall M，Stone C，Haynes BW. Urinary output of adrenaline and noradrenaline in severe thermal burns[J]. Ann Surg，1957，145（4）：479-487.

[27] Goodall M. Sympatho-adrenal medullary response to thermal burn[J]. Ann N Y Acad Sci，1968，150（3）：685-689.

[28] Kulp GA，Herndon DN，Lee JO，et al. Extent and magnitude of catecholamine surge in pediatric burned patients[J]. Shock，2010，33（4）：369-374.

[29] Norbury WB，Herndon DN，Branski LK，et al. Urinary cortisol and catecholamine excretion after burn injury in children[J]. J Clin Endocrinol Metab，2008，93（4）：1270-1275.

[30] Jeschke MG，Gauglitz GG，Kulp GA，et al. Long-term persistance of the pathophysiologic response to severe burn injury[J]. PLoS One，2011，6（7）：e21245.

[31] Harrison T. Sixth National Burn Seminar. Adrenaline and noradrenaline excretion following burns[J]. J Trauma. 1967，7（1）：137-140.

[32] Birke G，Duner H，Liljedahl SO，et al. Histamine，catechol amines and adrenocortical steroids in burns[J]. Acta Chir Scand，1958，114（2）：87-98.

[33] Popp MB，Silberstein EB，Srivastava LS，et al. A pathophysiologic study of the hypertension associated with burn injury in children[J]. Ann Surg，1981，193（6）：817-824.

[34] Macarthur H，Westfall TC，Riley DP，et al. Inactivation of catecholamines by superoxide gives new insights on the pathogenesis of septic shock[J]. Proc Natl Acad Sci U S A，2000，97（17）：9753-9758.

[35] Crum RL，Dominic W，Hansbrough JF，et al. Cardiovascular and neurohumoral responses following burn injury[J]. Arch Surg，1990，125（8）：1065-1069.

[36] Crum R，Bobrow B，Shackford S，et al. The neurohumoral response to burn injury in patients resuscitated with hypertonic saline[J]. J Trauma，1988，28（8）：1181-1187.

[37] Samson WK. Atrial natriuretic factor inhibits dehydration and hemorrhage-induced vasopressin release[J]. Neuroendocrinology. 1985，40（3）：277-279.

[38] Obana K，Naruse M，Inagami T，et al. Atrial natriuretic factor inhibits vasopressin secretion from rat posterior pituitary[J]. Biochem Biophys Res Commun，1985，132（3）：1088-1094.

[39] Kleinert HD，Maack T，Atlas SA，et al. Atrial natriuretic factor inhibits angiotensin-，norepinephrine-，and potassium-induced vascular contractility[J]. Hypertension，1984，6（2 Pt 2）：I143-I147.

[40] Lee MR. The renin/angiotensin system[J]. Br J Clin Pharmacol，1981，12（5）：605-612.

[41] Day C，Leape LL. Tissue sodium concentration after thermal burns[J]. J Trauma，1972，12（12）：1063-1065.

[42] Akrami C, Falkner B, Gould AB, et al. Plasma renin and occurrence of hypertension in children with burn injuries[J]. J Trauma, 1980, 20 (2): 130-134.

[43] Molteni A, Warpeha RL, Brizio-Molteni L, et al. Circadian rhythms of serum aldosterone, cortisol and plasma renin activity in burn injuries[J]. Ann Clin Lab Sci, 1979, 9 (6): 518-523.

[44] Resnick LM. Uniformity and diversity of calcium metabolism in hypertension. A conceptual framework[J]. Am J Med, 1987, 82 (1B): 16-26.

[45] Bohr DF, Webb RC. Vascular smooth muscle function and its changes in hypertension[J]. Am J Med, 1984, 77 (4A): 3-16.

[46] Baar S. The effect of thermal injury on the loss of calcium from calcium loaded red cells: Its relationship to red cell function and patient survival[J]. Clin Chim Acta, 1982, 126 (1): 25-39.

[47] Berliner BC, Shenker IR, Weinstock MS. Hypercalcemia associated with hypertension due to prolonged immobilization. (An unusual complication of extensive burns) [J]. Pediatrics, 1972, 49 (1): 92-96.

[48] Rosenberg DB, Nelson M. Rehabilitation concerns in electrical burn patients: A review of the literature[J]. J Trauma, 1988, 28 (6): 808-812.

[49] Hunt JL, Sato RM, Baxter CR. Acute electric burns. Current diagnostic and therapeutic approaches to management[J]. Arch Surg, 1980, 115 (4): 434-438.

[50] Eldad A, Neuman A, Weinberg A, et al. Late onset of extensive brain damage and hypertension in a patient with high-voltage electrical burns[J]. J Burn Care Rehabil, 1992, 13 (2 Pt 1): 214-217.

[51] McKinney PE, Brent J, Kulig K. Acute zinc chloride ingestion in a child: Local and systemic effects[J]. Ann Emerg Med, 1994, 23 (6): 1383-1387.

[52] 蔡玉娥. 治愈重度烧伤合并重度妊娠高血压综合征一例[J]. 中华烧伤杂志, 2002, 18 (2): 121.

[53] 王成栋, 辛志明, 穆红梅, 等. 治愈特重度烧伤并发急性肾炎高血压脑病一例[J]. 中华烧伤杂志, 2003, 19 (6): 374-375.

第92章 肿瘤与高血压

随着肿瘤及高血压发病率的逐年上升，肿瘤导致的继发性高血压日渐引起临床医师的重视，加强对肿瘤继发性高血压的认识非常必要。本章首先介绍近年来高血压与肿瘤发生、发展的最新研究成果，提示高血压科、心内科医师及流行病学专家关注高血压患者人群的肿瘤发生风险，及时对有肿瘤倾向高血压患者加强肿瘤方面的检查。然后介绍临床上引起高血压的常见肿瘤，结合近年来最新的国内外研究成果，对这类继发性高血压的发病机制、诊断和治疗进行了论述，提示高血压科、心内科医师重视肿瘤疾病引起的顽固性高血压，避免在高血压诊治临床工作中对肿瘤的误诊和漏诊。最后介绍肿瘤内科药物继发性高血压，随着近年来肿瘤内科治疗的进展，新型药物特别是靶向药物不断上市、投入临床治疗，而随着这些药物的临床应用，其继发的高血压也逐渐引起临床医师的重视。国内外专家对该类患者的诊治，特别是在肿瘤治疗期间的全程合理化管理、治疗方面进行了深入的研究和探讨，制定了相关的治疗指南。肿瘤内科医师可以在肿瘤治疗过程中，参照该部分的内容对药物引起的高血压进行合理的诊治。

第一节　高血压与肿瘤

一、高血压与肿瘤的发生

高血压与恶性肿瘤的关系十分复杂，二者之间关系的研究最早始于20世纪70年代。近期的研究发现，肾癌、乳腺癌、结直肠癌、食管癌、肝癌和子宫内膜癌的发生均与高血压存在正相关。高血压与肿瘤发生的相关原理现在仍不清楚，除二者具有相同的危险因素，如吸烟、肥胖、饮酒和缺乏运动等之外，肾脏慢性缺氧、脂类过氧化、肾素-血管紧张素-醛固酮系统（RAAS）失调、抗血管紧张素受体过表达、血管紧张素转换酶下调可能都与此有关[1]。高血压与结直肠癌、乳腺癌发生之间相关的机制可能与组织细胞的凋亡、脂肪组织缺氧、慢性炎症引起过氧化物形成有关[2]。另有研究发现，高血压患者和非高血压者比较，发生膀胱癌的相对危险度升高了32%[3]。

近期韩国的一项全国性研究探讨了高血压与上消化道肿瘤发生之间的关系，该研究纳入了9 746 606例研究对象，随访了7年时间，该群体新发口腔癌、喉癌和食管癌例数分别为6062、2658、4752例。去除混杂因素后，研究发现高血压是上述3种肿瘤的最高危险因素[4]。

在一项包含了11 643例乳腺癌患者的meta分析研究中，高血压与乳腺癌的关系也得到了证实，亚组分析显示，高血压与绝经后女性发生乳腺癌的风险相关，而与绝经前发生的乳腺癌无明显相关性[5]。

欧洲最近的一项前瞻性研究发现，收缩压（SBP）每升高10mmHg，发生肾癌的风险比（HR）为1.12（1.08～1.17），而舒张压（DBP）每升高10mmHg，发生肾癌的HR为1.23（1.14～1.32）。该研究还发现高血压与食管鳞癌、头颈部癌、皮肤癌、结直肠癌、绝经后乳腺癌、子宫腺癌发生风险相关[6]。

以上多项队列研究或病例对照研究均提示，与非高血压人群相比较，高血压患者发生肿瘤的风险更高。在各种肿瘤中，到目前为止，比较一致的认识是高血压患者发生肾癌的风险较非高血压人群增高。

这些研究多为meta分析，样本量不同、地区种族不同，部分为回顾性研究，部分研究未对混杂因素，如年龄、性别、吸烟饮酒情况、运动情况、血糖、体重指数情况等进行校正，得出的结论也不尽相同，甚至有相反的结果，因此需要设计更为严谨、科学合理的研究来进一步证实高血压与肿瘤发生之间的关系。

目前高血压与恶性肿瘤发病率增加的相关机制尚不明确，可能与以下因素相关：一些在肿瘤中高表达的原癌基因如*c-fos*、*c-myc*、*c-fms*和*c-sis*，在高血压患者中也异常表达；炎症与恶性肿瘤的发生相关，而高血压是一个低炎症状态性疾病，许多炎症因子的表达水平明显升高；另外胰岛素抵抗增强，胰岛素样生长因子浓度升高，RAAS等既参与了高血压的发病过程，同时也是肿瘤发生发展的重要因素。以上提示高血压与恶性肿瘤的发生可能存在一定的联系。

二、高血压对恶性肿瘤复发及转移的影响

高血压本身从以下两方面对恶性肿瘤的复发及转移产生影响

第一，炎症因素。高血压是一种低炎症性疾病，炎症不仅在促进肿瘤的发生发展中发挥重要的作用，同时还参与肿瘤的侵袭转移过程。肿瘤微环境中存在大量炎症因子，这些炎症因子不仅能招募炎症细胞到肿瘤部位发挥抗肿瘤作用，还有促进肿瘤血管、淋巴管生成，促进肿瘤转移的作用[7]。

第二，凝血-纤溶系统的影响。高血压多伴有D-二聚体及纤维蛋白原水平的升高，血液呈高黏滞状态，局部血流减慢，可使肿瘤细胞容易附于血管壁表面；同时高凝状态还有利于肿瘤细胞形成瘤栓，减少机体对肿瘤的杀伤作用，有利于肿瘤细胞的浸润和转移[8]。

三、抗高血压药物对恶性肿瘤的影响

常用的抗高血压药物包括利尿剂、β受体阻滞剂、钙拮抗剂（CCB）、血管紧张素转换酶抑制剂（ACEI）、血管紧张素Ⅱ受体阻滞剂（ARB）等。关于抗高血压药物的使用与恶性肿瘤发生风险间的相关性存在许多争议：一方面，有报道指出，降压治疗可以降低恶性肿瘤的发生率和病死率；另一方面，有研究发现部分抗高血压药物有致恶性肿瘤倾向。Sanidas等[9]总结了2012～2018年相关研究数据，归纳了抗高血压药物罕见的不良反应与患肺癌、乳腺癌、前列腺癌和胃肠癌风险之间的关系，结果显示有的风险降低，有的增加，绝大多数无影响。

有研究发现，长期使用ACEI/ARB与皮肤恶性黑色素瘤发生风险相关。此外，长期使用利尿剂与皮肤鳞状细胞癌风险相关[10]。Cao等[11]在一项研究中指出，根据现有的观察性研究，抗高血压药物（ACEI、ARB、β受体阻滞剂和利尿剂）的使用与前列腺癌风险之间没有显著关系，但CCB很可能增加前列腺癌风险[11]。Wang等[12]发现，与其他抗高血压药物使用者相比，短效CCB使用者患胰腺癌的风险增加（HR：1.66，95%CI 1.20～2.28），而β受体阻滞剂使用者患胰腺癌的风险降低（HR：0.80，95%CI 0.60～1.07）。RAAS各组分在肿瘤的

发生、发展中起着重要作用。Uemura 等[13]组织了一项 23 例激素难治性前列腺癌伴转移患者使用坎地沙坦的研究，结果显示，治疗前高水平前列腺特异性抗原（prostate specific antigen，PSA）的患者使用坎地沙坦后 PSA 水平下降明显。为了取得进一步的疗效，联合血管紧张素Ⅰ（AngⅠ）1—7 和血管内皮生长因子（VEGF）靶向药物的治疗策略已经进入临床前期研究。在一项纳入 287 例正在接受一线顺铂化疗方案的晚期非小细胞肺癌患者的回顾性研究中，接受 ACEI/ARB 药物的患者较未使用该类药物的患者存活时间延长了 3.1 个月[14]。这些证据说明，在临床治疗中针对 RAAS 的药物能够有效抑制肿瘤生长及进一步进展。

但也有研究显示了相反结果，在一些长期服用 ACEI 类药物的患者中并未观察到肿瘤风险的降低。Sipahi 等[15]在一项包含 60 000 例临床患者的大数据分析研究中，发现 1.2%的患者在使用 ARB 类药物后肿瘤进展，但是进一步研究表明在实质性肿瘤中，仅仅在肺癌中发现了肿瘤进展风险增加。这一研究结果说明，ACEI 和 ARB 类药物对肿瘤的有效抑制可能是针对特定肿瘤的，或是针对某一肿瘤的特定亚群，这需要进一步研究来明确。

目前有关此类药物与肿瘤发生之间的关系尚无定论。一方面，这些研究混杂因素较多，难以排除，如高血压本身与肿瘤发生的关系尚未有明确结论；高血压患者往往伴有肥胖、高血脂、糖尿病等合并症，这些合并症与肿瘤发生的关系也很密切；受医学伦理的限制，难以开展随机对照试验研究；抗高血压药物经常联合用药或与其他药物，如降血糖药、降脂药联合用药；观察性研究通常会出现偏差，从而限制其可靠性。另一方面，在多数提示抗高血压药物导致肿瘤风险升高的研究中，风险比大多在 1.1～1.2。因此，需要更深入地收集“大数据”，以发现二者之间的确切关系。现在不必仅仅因为这些研究的结果，就中断使用 ARB、ACEI 或利尿剂进行降压治疗；理性的策略应该是建议应用抗高血压药物的患者定期体检，警惕肿瘤的发生。

第二节　肿瘤疾病相关性高血压

许多肿瘤可以导致继发性高血压，肿瘤内分泌性高血压约占高血压患者的 6%。临床常见引起高血压的肿瘤包括嗜铬细胞瘤（PCC）、肾上腺皮质腺瘤等，这些肿瘤分泌儿茶酚胺、醛固酮、皮质醇等激素，导致血压升高。另外一些神经内分泌肿瘤，也会分泌多种激素，如皮质醇、促肾上腺皮质激素（ACTH）、肾素等导致继发性高血压，同时还会伴有其他神经系统、内分泌系统的改变，临床上称为副瘤综合征或副癌综合征，小细胞肺癌常伴有副癌综合征。另外，肿瘤压迫肾动脉引起肾动脉狭窄，或者伴发高凝引起的肾血管血栓栓塞等也可引起高血压；还有一些血液系统肿瘤会导致血流黏滞度增加、血容量增加而引发高血压。对于这些肿瘤引起的高血压，往往难以通过单纯抗高血压药物完全控制，通常以外科手术治疗为主，有些还要联合化疗、放疗等治疗手段。

一、病因、病理与发病机制

神经内分泌细胞分布于胰腺、肾上腺、甲状腺、甲状旁腺、垂体、肺和肠等全身多个部位，神经内分泌肿瘤（NEN）为起源于神经内分泌细胞的肿瘤。NEN 有多种类型，部分肿瘤可产生过量激素，引起血管收缩、循环血容量改变，从而导致患者血压升高。引起继发性高血压的 NEN 包括嗜铬细胞瘤/副神经节瘤、垂体生长激素瘤、垂体促肾上腺皮质激素瘤（corticotroph adenoma，亦称 ACTH 瘤）、甲状旁腺腺瘤/腺癌及异位激素分泌的 NEN。患者临床表现除高血压外，常伴有其他典型临床特征。嗜铬细胞瘤、生长激素瘤、皮质腺瘤、原发性醛固酮增多症（简称原醛症）等，多表现为顽固性高血压，靶器官损害严重及心血管疾病的发生率高。NEN 是继发性高血压的重要病因，肿瘤切除后患者的高血压可治愈或明显缓解。

肿瘤并发症、相关性高血压肿瘤常常是一种全身性疾病，不仅可侵犯局部，也会累及人体各系统。一方面，肾内外肿瘤如神经纤维瘤、嗜铬细胞瘤局部压迫肾动脉及其分支，激活 RAAS，引起外周血管收缩、水钠潴留而导致高血压[16]；另一方面，晚期肿瘤伴发的恶病质、凝血功能异常等均可不同程度地引起血压升高。

心理因素也会引起血压升高。人们常常谈“癌”色变，大部分肿瘤患者都会产生复杂的心理反应，如焦虑、恐惧、愤怒、抑郁、绝望等，而这与高血压密切相关[17]。其一方面激活 RAAS 引起血压升高；另一方面增加交感神经兴奋性，导致心排血量增加、血管收缩、内皮系统受损及血小板的激活，从而引起血压升高。

二、临床特征与诊断

（一）临床特征

1. 嗜铬细胞瘤/副神经节瘤 是共同起源于神经嵴细胞的神经内分泌肿瘤，与遗传关系十分密切，目前已证实约40%的患者存在胚系突变或体细胞突变[18]。肿瘤释放大量儿茶酚胺，导致患者血压持续性或阵发性升高，并伴头痛、心悸和多汗等症状。如未被早期识别和治疗，患者病情常会逐渐加重，严重者可能发生嗜铬细胞瘤危象和儿茶酚胺心肌病等急重症，从而出现视网膜出血、视盘水肿、高血压脑病、心绞痛、心肌梗死、心律失常和心力衰竭等严重并发症并危及生命[19]。

2. 肾上腺皮质腺瘤 原醛症作为继发性高血压的首位病因，患原醛症者约占高血压患者总数的10%，其中肾上腺醛固酮腺瘤患者占35%，特发性醛固酮增多症患者占60%[20]。此类患者脑卒中、心房颤动和非致死性心脏病的发生风险较原发性高血压患者明显升高。国内研究显示，随机对门诊高血压患者行肾上腺 CT 扫描进行筛查，肾上腺形态异常率为9.6%，其中确诊为肾上腺相关高血压者占4.7%，入组人群原醛症的检出率为3.9%，皮质醇增多症的检出率为 0.6%，嗜铬细胞瘤的检出率为0.3%，与普通人群发病率均无显著性差异[21]。对伴有高血压的肾上腺腺瘤患者，手术切除肿瘤后利于长期的血压控制[22]。

3. 肾上腺皮质癌 作为肾上腺皮质来源的恶性肿瘤，约60%的皮质癌具有内分泌功能，其中以糖皮质激素分泌为主者占30%～40%，雄激素分泌为主者占 20%～30%，雌激素分泌为主者占 6%～10%，而盐皮质激素分泌为主者仅占 2%～2.5%，肿瘤因具有内分泌功能，会引起高血压[23]。肾上腺皮质癌患者预后极差，Ⅰ、Ⅱ、Ⅲ和Ⅳ期患者的肿瘤相关生存率分别为 73.9%～82%、58%～63.8%、44.1%～55%和 6.9%～18%[24]。肾上腺皮质癌目前首选米托坦联合依托泊苷、多柔比星和顺铂的治疗方案[25]。

4. 肾球旁细胞瘤 是一种以分泌大量肾素为特征的肾血管外皮细胞瘤，又称肾素瘤，主要见于年轻人。临床表现为严重的低血钾、高血压、高血浆肾素水平、高醛固酮浓度（“三高一低”）。依据术前影像学表现易被误诊为肾癌。对于症状不典型者，需要术后病理结果结合免疫组化结果确诊。本病以手术治疗为主，包括根治性肾切除术和保留肾单位的手术[26]。

5. 生长激素瘤及相关异位瘤 因长期过度分泌生长激素，可发生全身软组织、骨和软骨过度增生，成年人发生肢端肥大症，可并发糖尿病、高血压、心脑血管疾病。生长激素瘤中高血压的发生率平均为 34%（11%～55%）。生长激素/胰岛素样生长因子-1（insulin-like growth factor-1，IGF-1）增加引起细胞外体液容量增加、外周血管阻力增加及睡眠呼吸暂停等，可能共同促进高血压的发生。患者的高血压程度较轻，以 DBP 升高更明显，比较容易用药物控制[27]。

6. 内分泌系统表现的副癌综合征 是肿瘤引起激素和肽类分泌导致的代谢紊乱，包括高钙血症、抗利尿激素分泌异常综合征、库欣综合征（Cushing syndrome，CS）、低血糖。5%～10%的 CS 是副癌性的，而 50%～60%的 CS 是由神经内分泌性肺癌组织导致的，如小细胞肺癌和类癌[28]。临床表现包括乏力、肌肉萎缩、精神错乱、高血糖症、高血压和低钾血症。

肿瘤引起的异位 ACTH 综合征是一种 CS 的特殊类型，可依据肿瘤恶性程度分为显性与隐性。显性肿瘤的恶性程度相对较高，生长速度很快，病程短，双侧肾上腺增生比较明显，血皮质醇水平较高，因病程较短，多不伴 CS 的典型表现，但低血钾、高血压、肌无力、色素沉着等症状相对比较严重，同时还可伴多饮多尿、烦渴等糖尿病表现；隐性肿瘤主要为类癌与低度恶性肿瘤，恶性程度相对较低，生长速度比较缓慢，病灶小，常规影像学检查难以发现，因病程相对较长，临床上可伴水牛背、满月脸、紫纹等表现[29]。异位 ACTH 综合征的临床诊断难度较大，伴低血钾、糖尿病、高血压，血 ACTH、皮质醇水平明显上升可作为早期诊断依据，临床上结合多种影像学检查对原发病灶的确定极为关键，手术切除原发病灶是首选治疗方式，应尽可能早期诊治，以改善患者的预后。

7. 骨髓增殖性肿瘤（myeloproliferative neoplasm，MPN）　是一组以血细胞增多为特征的克隆性造血干细胞肿瘤。MPN 包括慢性中性粒细胞白血病、真性红细胞增多症、原发性骨髓纤维化、原发性血小板增多症和慢性嗜酸性粒细胞白血病等。近年研究发现，MPN 可通过数种机制影响血压[30]，成为继发性高血压的罕见病因之一。因此，提高对该疾病的认识将有助于 MPN 继发性高血压的早期诊断和及时治疗，减少其血管并发症。MPN 继发性高血压的治疗包括降细胞治疗、去除血管狭窄、降低血细胞比容等针对高血压诱因的治疗及 ACEI 降压等综合治疗[31]。

（二）诊断

肿瘤引起的继发性高血压的诊断标准与原发性高血压相同。而以高血压作为最早出现的症状的肿瘤继发性高血压，则需与原发性高血压鉴别。由于肿瘤相关性症状不明显，许多肿瘤继发性高血压在肿瘤早期，常被误诊为原发性高血压，忽视了导致高血压的肿瘤的存在。当肿瘤进一步发展，患者出现其他临床症状时，临床医师才开始重视，并进行肿瘤相关检查。所以，对新诊断高血压患者、中重度高血压或顽固性高血压患者，在确诊高血压后应首先根据病史、体格检查、家族史、实验室及影像学检查来排除继发性高血压。一些短时间内出现血压升高、血压波动明显、常规抗高血压药物治疗效果不理想，并且伴有其他症状，如内分泌症状、肿瘤其他相关症状等特征者，临床医师应予以重视，除原发性高血压外，要考虑继发性高血压的可能，并对患者进行全面检查，如内分泌激素水平的检查及头颈部、胸部、腹部影像学检查，查找潜在的导致高血压的病因。

嗜铬细胞瘤是来源于肾上腺髓质或肾上腺外神经链嗜铬细胞的肿瘤，瘤体可分泌过多儿茶酚胺，引起持续性或阵发性高血压和多个器官功能及代谢紊乱，是临床可治愈的一种继发性高血压。儿茶酚胺及其代谢产物的测定是其定性诊断的主要方法，建议将增强 CT 作为胸、腹、盆腔病灶首选定位检查方法，MRI 作为颅底和颈部病灶首选定位检查方法。另外，间碘苄胍、^{18}F-FDG 正电子发射断层扫描及生长抑素显像可对转移性、肾上腺外的肿瘤进行功能影像学定位。

原醛症及其他内分泌性高血压的临床诊断流程包括筛查、确诊、分型三个步骤。筛查主要采用血浆醛固酮与肾素水平比值（ARR）。筛查对象：患顽固性高血压、高血压合并自发性或利尿剂诱发的低钾血症，或肾上腺意外瘤，或一级亲属患原醛症、睡眠呼吸暂停低通气综合征、早发高血压或有心血管事件家族史（<40 岁）者。确诊试验主要有高钠饮食试验、静脉生理盐水试验、氟氢可的松抑制试验及卡托普利试验。分型方法包括肾上腺影像学检查和分侧肾上腺静脉取血（adrenal vein sampling，AVS）。有手术意愿的适应证者需行 AVS 检查，年龄小于 35 岁、具有典型表现（如高醛固酮浓度、血浆肾素水平受抑、低钾血症、肾上腺单侧占位）者可免于 AVS 检查。

三、治　疗

对于肿瘤导致的继发性高血压，治疗包括两方面，即肿瘤的治疗和高血压的治疗。肿瘤的治疗：因为可以导致继发性高血压的肿瘤主要是神经内分泌肿瘤，其中一部分是良性肿瘤，通过手术切除即可治愈；而另一部分为恶性肿瘤，治疗比较复杂。在治疗前，应在多学科诊疗（multi-disciplinary treatment，MDT）模式下进行全面准确的评估，根据肿瘤部位、分期、病理类型、分化程度等因素，制订合理的治疗方案，包括手术切除、放疗、化疗和靶向治疗等。

高血压的治疗：首先高血压科医师要对患者血压进行准确的监测和评估，然后参考继发性高血压的病因，有针对性地选择抗高血压药物，进行降压治疗。制订抗高血压治疗方案时，要参考患者肿瘤的种类、分期及治疗方案。主要抗高血压药物包括 CCB、ACEI、ARB、利尿剂和 β 受体阻滞剂五类，以及由上述药物组成的固定配比复方制剂。《中国高血压防治指南（2018 年修订版）》建议五大类抗高血压药物均可作为初始和维持用药的选择，应根据患者的危险因素、亚临床靶器官损害及合并临床疾病情况，合理使用药物，优先选择某类抗高血压药物。

对于特殊类型的肿瘤，如嗜铬细胞瘤，患者机体可分泌过量儿茶酚胺，导致血管收缩、血容量不足及血压升高，因而术前进行降压和扩容是治疗的重点。目前主要应用α受体阻滞剂行术前准备，充分的术前准备不能拘泥于时间，而应该以临床症状改善为主要标准。目前术前准备标准为血压稳定、心率<80次/分，无阵发性高血压、心悸、大汗等现象。于术前3天每日输注2000～2500ml晶体液扩容，口服小剂量α受体阻滞剂盐酸特拉唑嗪降压，可依据血压监测情况调整剂量，若降压效果不佳可加用硝苯地平，心率较快患者可口服酒石酸美托洛尔片[32]。皮质激素的合理补充是双侧肾上腺嗜铬细胞瘤切除术围手术期的另一重要环节，双侧肾上腺嗜铬细胞瘤或肾上腺切除后，皮质激素分泌量锐减，甚至可出现肾上腺危象，因而皮质激素的合理补充是避免或减轻肾上腺危象出现的关键。充分的术前准备可有效减少此类肿瘤围手术期各类并发症的发生。

CS即皮质醇增多症，血皮质醇过高可伴发多种合并症，引起以向心性肥胖、高血压、糖代谢异常、低钾血症和骨质疏松为典型表现的综合征。治疗比较复杂，包括外科手术及内科药物治疗。建议积极与高血压专科或内分泌专科的医师沟通和协作。CS相关高血压起始治疗首选ACEI/ARB类降压药物，如果血压仍高于130/80mmHg，则根据疾病的严重程度和有无合并低钾血症，可选择与盐皮质激素受体拮抗剂或CCB联合；如果血压仍高于130/80mmHg，可在此基础上加用α受体阻滞剂或硝酸制剂，若滴定剂量后血压仍不能达标，可再谨慎选用β受体阻滞剂和利尿剂。对于<35岁且单侧腺瘤或大结节（>1cm）者或经AVS确诊单侧优势分泌的腺瘤或结节者，采取手术治疗。无手术适应证、无手术意愿或不能耐受手术治疗者，采取药物治疗。一线用药为盐皮质激素受体拮抗剂，推荐首选螺内酯。

手术在肿瘤的治疗中占有重要地位，大多数导致继发性高血压的肿瘤都需要手术切除，而围手术期高血压的控制对于患者围手术期的安全极为重要。

围手术期高血压控制原则和目标如下（具体用药参考第56章“高血压危象”）。

控制原则：基本原则是保证重要脏器灌注，降低心脏后负荷，维护心功能。术前服用β受体阻滞剂和CCB者可以继续维持，不建议继续使用ACEI及ARB。

血压控制的目标：年龄<60岁者血压应控制在<140/90mmHg；年龄≥60岁者，如不伴糖尿病、慢性肾脏病，SBP应<150mmHg；高龄患者（>80岁），SBP应维持在140～150mmHg，如伴糖尿病、慢性肾脏病，血压控制目标为<140/90mmHg。进入手术室后血压仍高于180/110mmHg的择期手术者，建议推迟手术，如确有手术需要（如肿瘤伴少量出血），家属同意可手术。术前重度以上（>180/110mmHg）高血压者，不建议在数小时内紧急降压治疗，否则常引起重要靶器官缺血及抗高血压药物的不良反应。原则上对轻中度高血压（<180/110mmHg）患者可进行手术。对危及生命的紧急状况，为抢救生命，不论血压多高，都应急诊手术；对严重高血压合并威胁生命的靶器官损害及状态，如高血压伴左心衰竭、不稳定型心绞痛或变异型心绞痛、少尿型肾衰竭、严重低钾血症（<2.9mmol/L）等，应在短时间内采取措施改善生命脏器功能。

对既往高血压患者的研究结果显示，对非心脏手术患者，控制围手术期血压能够降低围手术期高血压患者术后心血管事件的发生率，减少住院成本[33]。

第三节　肿瘤治疗与继发性高血压

以往由于恶性肿瘤的预后较差，抗肿瘤药物的心血管不良反应并不突出。但随着抗肿瘤药物的快速更新和普及，肿瘤患者的生存率得到了极大的提高，生存期显著延长，在抗肿瘤药物发挥高选择性抗肿瘤作用的同时，会产生一些特定的不良反应，如高血压、心功能不全、心律失常等，特别是在以VEGF抑制剂为代表的抗血管生成靶向药物中尤为突出[34]。

一、基础理论

（一）定义及流行病学

肿瘤患者在抗肿瘤治疗过程中发生的由抗肿瘤药物直接或间接引起的高血压，称为抗肿瘤药物相关性高血压，常见于抗血管生成靶向药物。

肿瘤组织中的血管发生是肿瘤细胞增殖、侵袭、转移的基础，抗血管生成靶向药物能够显著提高抗肿瘤疗效，延长患者生存期，在肿瘤治疗中得到广泛应用。抗血管生成靶向药物主要作用靶点包括 VEGF、血小板衍生生长因子（PDGF）、成纤维细胞生长因子（FGF）/FGF 受体（FGFR）、基质金属蛋白酶（MMP）抑制剂等。其中以贝伐单抗为代表的抗 VEGF 单克隆抗体和以索拉非尼等为代表的多靶点小分子酪氨酸激酶抑制剂（TKI）在发挥高选择性抗肿瘤作用同时，产生了高血压等不良反应。

不同抗血管生成靶向治疗药物相关性高血压的发生率不同（表 6-92-1）[35-37]，在抗血管生成靶向药物中西地尼布（cediranib）与帕纳替尼（ponatinib）引起高血压发生率高达 67%，而伊马替尼（imatinib）引起高血压发生率仅为 0.01%～0.10%。目前，我国临床上常用的药物包括贝伐单抗、舒尼替尼和索拉非尼，引起高血压发生率分别为 22%～24%、15%～34%和 17%～29%。国产新药阿帕替尼引起高血压发生率也较高，Li 等[37]研究发现晚期胃肠道肿瘤患者应用阿帕替尼联合化疗的随机、双盲、对照的Ⅲ期临床试验，涵盖我国 32 个研究中心 267 例患者，高血压发生率为 35.2%，其中 3、4 级高血压发生率为 4.5%。

表 6-92-1 抗血管生成靶向药物相关性高血压发生情况

VEGF 或多靶点激酶抑制剂	治疗靶点	FDA 批准适应证	各级高血压发生率	3、4 级高血压发生率
贝伐单抗	VEGF 配体	宫颈癌、结直肠癌、多形性胶质瘤、非小细胞肺癌、卵巢癌、肾细胞癌	22.0%～24.0%	8.0%
舒尼替尼	PDGFR、VEGFR、KIT、FLT-3、CSR、RET	胃肠道间质瘤、胰腺神经内分泌肿瘤、肾细胞癌	15.0%～34.0%	7.0%
索拉非尼	VEGFR、PDGFR、KIT、FLT-3、RET	肝细胞癌、肾细胞癌、甲状腺癌	17.0%～29.0%	4.0%～11.0%
阿西替尼	VEGFR	肾细胞癌	40.0%	11.0%～13.0%
西地尼布	VEGFR	暂无	67.0%	43.0%
帕唑帕尼	VEGFR、PDGFR、FGFR、KIT、Itk、Lck、c-FMS	肾细胞癌、软组织肉瘤	36.0%～46.0%	4.0%～7.0%
伊马替尼	EGF、PDGF、SCF、VEGF、NGF、BCR-ABL	急性淋巴细胞白血病、慢性嗜酸性粒细胞白血病、慢性粒细胞白血病、皮肤纤维肉瘤突起、胃肠道间质瘤、嗜酸性粒细胞增多症、骨髓增生异常综合征、系统性肥大细胞增多症	0.01%～0.10%	未报道
达沙替尼	SRC、BCR-ABL	急性淋巴细胞白血病、慢性粒细胞白血病	＜10%	未报道
帕纳替尼	BCR-ABL、VEGFR、PDGFR、FGFR、EPH、Src、KIT、RET、FLT-3	急性淋巴细胞白血病、慢性粒细胞白血病	67.0%	未报道
瑞戈非尼	VEGFR、FRFR、PDGFR、c-KIT、REF、BRAF	结直肠癌、胃肠道间质瘤	28.0%～48.5%	7.0%～22.7%
卡博替尼	RET、MET、VEGFR、KIT、TRKB、FLT3、AXL、TIE-2	甲状腺癌	32.0%～37.0%	8.0%～15.0%
阿帕替尼	VEGF	胃癌	35.2%	4.5%

（二）抗肿瘤药物相关性高血压的发生机制

人体血压的调节是涉及多系统、多器官、多环节的复杂神经-体液调节过程，其中包括 RAAS、肾上腺素能系统、缓激肽-前列腺素系统、内皮源性血管活性物质及血管升压素等。各种理化因素通过不同机制影响心排血量和外周阻力、血容量负荷等，可导致高血压。同样，以 VEGF 抑制剂为代表的抗血管生成靶向药物诱导血压升高也可能是多种病理生理机制综合作用的结果[35]。

1. 抗血管生成靶向药物相关性高血压的发生机制 可能与以下因素有关。

（1）外周血管阻力增加：抗血管生成靶向药物主要从 3 个方面导致外周血管阻力增加。①导致血管内皮细胞凋亡、退化，最终引起毛细血管减少、微血管（小动脉/毛细血管）稀疏、血管密度降低，阻碍侧支循环的构建，从而增加外周血管压力，导致机体血压升高[38]。②一氧化氮（NO）学说，VEGF 可通过上调血管内皮一氧化氮合酶活性，增加 NO

合成，从而引起血管扩张，应用抗 VEGF 抑制剂可使 NO 合成减少，引起血管收缩、张力增加，导致动脉血压升高[39]。③抑制内皮细胞 VEGF 通路，可能诱发血栓性微血管病、血管内皮细胞增生、血管狭窄等，进而升高血压。

（2）组织损伤学说：部分多靶点抗血管生成药物不仅与肿瘤组织相应受体结合，还可与正常组织器官内相应受体结合。例如，在肾小球和毛细胞上 VEGF 高水平表达，在肾脏内皮、系膜、毛细血管细胞中 VEGFR 高表达，且 VEGF 在肾小球结构和功能中起到重要作用；当应用抗 VEGF 抑制剂时，肾脏足细胞和内皮细胞将无法正常生长增殖，引起相关的肾损伤，出现蛋白尿、肾小球硬化症，进而出现高血压等不良反应[40]。

（3）信号通路学说：抗血管生成靶向药物可通过 Raf/MEK/ERK 信号通路，引起高血压不良反应；阿帕替尼相关研究显示其主要通过与 VEGFR-2 结合发挥作用，一些原癌基因（*Ras*、*Src*、*HER-2/neu*、*Bcr/Abl*）的激活和抑癌基因（*VHL*、*TP53*、*p73*、*PTEN*、*p16*）的失活都可以使阿帕替尼与 VEGFR-2 结合表达量升高，激活 *c-Src* 基因，进而影响血压。

（4）基因遗传学改变学说：研究表明 *VEGFR* 基因变异与贝伐单抗疗效相关[41]，可能影响高血压的发生，并且这在贝伐单抗和舒尼替尼相关研究中已得到验证[42]。

2. 蛋白酶体抑制剂 是一种作用于泛素-蛋白酶体通路从而诱导肿瘤细胞凋亡的化疗药物。卡非佐米（carfilzomib）是第二代蛋白酶体抑制剂，用于治疗多发性骨髓瘤。卡非佐米相关高血压发生率高于第一代蛋白酶体抑制剂硼替佐米（bortezomib）（15% *vs* 3%）[43]，高血压是其最常见的心血管不良反应。在卡非佐米相关临床试验中，新发高血压的概率为 14.3%～25%[44]。在接受卡非佐米治疗的多发性骨髓瘤患者中，约 5%的患者因出现难以控制的高血压，需暂停卡非佐米的治疗[45]。

3. 磷脂酰肌醇 3-激酶（phosphatidylinositol 3-kinase，PI3K）**抑制剂** 在细胞生长、增殖和凋亡过程中起关键作用，与肿瘤的发生发展密切相关。库潘尼西（copanlisib）是一种 PI3K 抑制剂，能抑制 PI3K-α 和 PI3K-δ 两种激酶亚型。在正常人体内，PI3K 介导的信号通路在细胞生长、存活和代谢方面都有很重要的作用，该药主要用于治疗复发性滤泡性淋巴瘤。血压的一过性升高是库潘尼西常见的不良反应。在库潘尼西治疗复发或难治性淋巴瘤的Ⅱ期临床试验中，30%～58%的患者出现一过性高血压[46]。研究表明库潘尼西相关高血压通常发生在第一次静脉给药时，静脉给药 2h 后血压升高达到峰值，之后血压逐渐下降，患者多在给药后 24h 内恢复正常血压，SBP 和 DBP 分别平均升高 16.8mmHg 和 7.8mmHg[47]。

此外，许多其他常用的抗肿瘤药物也与血压升高有关，可能导致新发高血压或先前控制良好的高血压恶化。例如，在抗肿瘤治疗过程中，长春新碱、紫杉醇、多西他赛、皮质类固醇中的泼尼松、雄激素抑制剂阿比特龙等，均会导致不同程度的高血压，但其机制尚不清楚[48]。聚腺苷二磷酸-核糖聚合酶（poly-ADP-ribose polymerase，PARP）是一种修复细胞 DNA 损伤的核酶，在细胞的增殖、分化中起重要作用。PARP 抑制剂是目前已知对上皮性卵巢癌治疗效果较好的药物，常用的 PARP 抑制剂有尼拉帕尼、奥拉帕尼和瑞卡帕布等，其中尼拉帕尼最常见的心脏毒性作用是高血压（20%）和心悸（10%），且 9%的患者出现 3/4 级高血压，这可能与多巴胺、去甲肾上腺素和 5-羟色胺转运蛋白的抑制有关[49]。作用于哺乳动物雷帕霉素靶蛋白（mammalian target of rapamycin，mTOR）的抑制剂依维莫司致高血压的发生率为 4%～30%，高血压危象发生率为 1%，高于坦西莫司（temsirolimus，总的发生率＜10%），但其导致高血压的机制尚不清楚[50]。对于大多数抗肿瘤药物，有关其升压作用的证据主要来自观察性和回顾性临床研究，且这些化学药物导致血压升高的病理生理机制主要基于临床前和体外研究的观察结果，而不是临床研究或试验。van Dorst 等[51]根据以往文献中的现有证据，总结了各种抗癌药物和辅助疗法的升压作用及其机制，见表 6-92-2。

高血压作为靶向抗肿瘤药物常见的不良反应之一，严重时迫使患者增加抗高血压药物或者减量甚至终止靶向抗肿瘤药物，因此一门新兴的学科——肿瘤心脏病学应运而生。

表 6-92-2 具有升压作用的抗癌药物

药物种类	示例	可能的高血压机制
VEGF 抑制剂	贝伐单抗	内皮素-1 生物利用度↑
	帕唑帕尼	NO 生物利用度↓
	瑞戈非尼	氧化应激
	索拉非尼	内皮损伤
	舒尼替尼	微血管床减少
		淋巴管形成↓
		肾脏损害
PARP 抑制剂	尼拉帕尼	多巴胺、去甲肾上腺素、5-羟色胺转运蛋白的抑制
	奥拉帕尼	
铂类药物	卡铂	NO 生物利用度↓
	顺铂	血管内皮功能异常
	奥沙利铂	肾脏损害
BRAF/MEK 抑制剂	达拉非尼	CD47 受体上调
	威罗非尼	cGMP↓、NO↓
	曲美替尼	内皮功能紊乱
RET 激酶抑制剂	普拉塞替尼	CD47 受体上调
	赛培替尼	cGMP↓、NO↓
	凡德他尼	内皮功能紊乱
蛋白酶体抑制剂	硼替佐米	NO 生物利用度↓
	卡非佐米	内皮损伤
BTK 抑制剂	阿卡拉布替尼	热休克蛋白 HSP70↓
	依鲁替尼	NO 生物利用度↓
mTOR 抑制剂	依维莫司	VEGF 生物利用度↓
	西罗莫司	
雄激素合成抑制剂	阿比特龙	累积的类固醇前体盐皮质激素活性↑
雄激素受体阻滞剂	恩杂鲁胺	未知

注：cGMP. 环磷酸鸟苷。

二、肿瘤患者继发性高血压的诊断与评估

与普通人群一样，肿瘤患者高血压的诊断标准可参考《中国高血压防治指南（2018 年修订版）》：在未使用抗高血压药物的情况下，非同日三次测量诊室血压≥140/90mmHg。根据血压升高水平将高血压分为 1 级、2 级和 3 级。24h 动态血压的高血压诊断标准：24h 平均血压≥130/80mmHg；白昼平均血压≥135/85mmHg；夜间平均血压≥120/70mmHg。家庭自测血压的高血压诊断标准为≥135/85mmHg，与诊室血压的 140/90mmHg 相对应。根据血压水平、心血管危险因素、靶器官损害、临床并发症和糖尿病进行心血管风险分层，分为低危、中危、高危和极高危 4 个层次。

血压的分级、危险分层是治疗方案制订的重要依据，目前对于高血压患者接受靶向治疗相关性高血压的分级有不同的规定，我国虽无针对靶向药导致高血压诊治的指南或专家共识，但《中国高血压防治指南（2018 年修订版）》对于靶向药物导致高血压的患者同样适用。同时，也可参考美国国家癌症研究所常见不良反应分级标准中关于高血压的评定标准（CTCAE V5.0，2017）（表 6-92-3）[39, 52]，但该指南在我国的适用性有待进一步评估。

表 6-92-3 靶向治疗相关性高血压分级标准

分级	标准
1	成人收缩压 120～139 和（或）舒张压 80～89mmHg
2	成人收缩压 140～159 和（或）舒张压 90～99mmHg；需医学介入；复发或持续（≥24h）；舒张压升高＞20mmHg 和（或）之前血压正常但现在≥140/90mmHg；需要单一疗法
3	成人收缩压≥160 和（或）舒张压≥100mmHg；需医学介入；需要多药联合或比之前更强效的疗法
4	危及生命（如恶性高血压、暂时或持续神经功能缺失、高血压危象）；需要紧急介入
5	死亡

三、治　　疗

抗血管生成靶向药物相关性高血压的全程规范化管理：肿瘤相关性高血压增加了冠心病、脑血栓、心力衰竭及慢性肾脏病的风险，甚至导致抗肿瘤治疗中断。因此，对于抗血管生成靶向药物相关性高血压，合理预防及诊治十分重要。抗血管生成靶向药物相关性高血压诊治过程中，需关注其发病人群及诱因的特殊性，必须做好健康教育、合理诊断、动态评估、早诊早治等诸多环节，才能实现全程规范化管理。

（一）靶向药物治疗前的评估

在靶向药物治疗前，应对患者进行基线血压监测。尽早发现有利于确定启动降压治疗的时机、优化治疗方案，以及确立更合适的血压控制目标和进行患者的综合管理。患者的血压监测包括诊室血压测量和诊室外血压测量，后者包括动态血压监测和家庭血压监测。高血压分级与分层可参考表 6-92-3。患者的血压监测与评估应在应用靶向抗肿瘤药物之前，在治疗的第 1 个周期中，应每周检查血压值，后续疗程至少每 2～3 周检查 1 次。血压监测过程应持续到疗程结束，如果发现血压升高，则必须进一步评估血压升高的程度、特点及是否合并可逆原因，如疼痛、恶心、睡眠障碍及焦虑抑郁等[53]。

（二）健康教育及生活方式干预

健康教育，如加强饮食管理、改善生活方式和增强心理干预等。在抗靶向药物治疗前，应向患者告知靶向药物相关知识及治疗过程中可能出现高血压等相关不良反应，告知患者高血压基本知识（如高血压定义、分期等）；告知不同靶向药物治疗过程中发生高血压的时间（多在治疗 1 周以后发生，且存在时间依赖性）和程度不同；关注靶向治疗过程中有无头痛、头晕、恶心、呕吐、耳鸣、乏力、心悸等临床表现；告知如何监测并记录血压变化及诊疗情况：在刚开始口服靶向药物时，建议每日起床后（餐前）、睡觉前各测 1 次，养成监测血压的习惯，发现异常及时就医。若血压＞140/90mmHg 或出现上述与血压升高相关的症状时，需立即就诊或联系主管医师进行诊治，并提供记录的动态血压数据及服药情况，以便于合理治疗，避免延误病情[54]。

根据高血压的发病机制和相关危险因素进行生活方式干预，目前已明确的与高血压相关的不良生活习惯有高盐、高脂膳食，大量饮酒，吸烟和精神紧张等。改变这些不良生活习惯，能更好地控制血压。控制血压总体原则：合理膳食、戒烟限酒、控制体重、适当运动和心理平衡。在保证总热量的前提下，减少饱和脂肪酸、不饱和脂肪酸的摄入，多进食新鲜蔬菜、水果；对于肿瘤患者，更重要的是减轻心理压力，控制负面情绪。

（三）血管靶向药物相关性高血压的合理治疗

血管靶向药物相关性高血压的治疗目标一般是将血压控制在＜140/90mmHg。对于血压在 120～129/80～89mmHg 的患者，可仅临床观察，进行健康教育及生活方式干预，无须进行药物治疗。根据患者危险因素确定血压控制目标，年龄＜60 岁的一般人群血压控制目标为 140/90mmHg 以下；60 岁及以上的一般人群血压控制目标可为 150/90mmHg 以下，但如果合并糖尿病或慢性肾脏病，则仍建议控制在 130/80mmHg 以下。如果血压＜120/80mmHg，可以暂时停用抗高血压药物。如应用多种抗高血压药物治疗后血压仍未达标，则需考虑抗血管生成靶向药物减量或停用；血压≥180/110mmHg，或出现不可耐受的高血压相关症状时，应立即停用抗血管生成靶向药物。临床治疗过程中需要特别重视高血压危象，其发生率较低，但危害较大。完善动态血压监测、正确合理地应用抗高血压药物、适当停止靶向药物使用是预防高血压危象发生的有效措施[54]。

抗血管生成靶向药物在实体瘤治疗中的应用越来越广泛，使一些肿瘤的疗效明显提高，但高血压作为抗血管生成治疗中最常见的不良反应，严重时会影响和限制抗血管生成靶向药物的临床应用。患者服用抗血管生成靶向药物期间进行血压的监测、评估和治疗对于长期维持这些药物的有效治疗剂量、疗程至关重要。因此，MDT 模式的开展和推广也迫在眉睫。

（许东奎　惠周光）

参考文献

[1] Seretis A，Cividini S，Markozannes G，et al. Association between blood pressure and risk of cancer development：A systematic review and meta-analysis of observational studies[J]. Sci Rep，2019，9（1）：8565.

[2] Rausch LK，Netzer NC，Hoegel J，et al. The linkage between breast cancer，hypoxia，and adipose tissue[J]. Front Oncol，2017，7：211.

[3] Kok VC，Zhang HW，Lin CT，et al. Positive association between hypertension and urinary bladder cancer：Epidemiologic evidence involving 79，236 propensity score-matched individuals[J]. Ups J Med Sci，2018，123（2）：109-115.

[4] Jae-Hyun S，Young-Du K，Chan-Seok P，et al. Hypertension is associated with oral，laryngeal，and esophageal cancer：A nationwide population-based study[J]. Observational Study Sci Rep，2020，10（1）：10291.

[5] Hedong H，Wei G，Wentao S，et al. Hypertension and breast cancer risk：A systematic review and meta-analysis[J]. Sci Rep，2017，（7）：44877.

[6] Sofia C，Artemisia K，Georgios M，et al. Blood pressure and risk of cancer in the European Prospective Investigation into Cancer and Nutrition[J]. Int J Cancer，2020，146（10）：2680-2693.

[7] 李俊杰，宋维舒，王顺官. 血清 TNF-α 和 IL-6 水平对评估恶性肿瘤预后的临床价值[J]. 中国老年学杂志，2013，33（8）：1771-1772.

[8] 杨永秀，赵锋. 晚期恶性肿瘤伴高血压患者凝血和纤溶指标的变化及治疗干预对策[J]. 中国肿瘤临床与康复，2019，（7）：815-818.

[9] Sanidas E，Velliou M，Papadopoulos D，et al. Antihypertensive drugs and risk of cancer：Between scylla and charybdis[J]. Am J Hypertens，2020，33（12）：1049-1058.

[10] Schmidt SA，Schmidt M，Mehnert F，et al. Use of antihypertensive drugs and risk of skin cancer[J]. J Eur Acad Dermatol Venereol，2015，29（8）：1545-1554.

[11] Cao L，Zhang S，Jia CM，et al. Antihypertensive drugs use and the risk of prostate cancer：A meta-analysis of 21 observational studies[J]. BMC Urol，2018，18（1）：17.

[12] Wang Z，White DL，Hoogeveen R，et al. Anti-hypertensive medication use，soluble receptor for glycation end products and risk of pancreatic cancer in the Women's Health Initiative Study[J]. J Clin Med，2018，7（8）：197.

[13] Uemura H，Hasumi H，Kawahara T，et a1. Pilot study of angiotensin Ⅱ receptor blocker in advanced hormone-refractory prostate cancer[J]. Int J Clin Oncol，2005，10（6）：405-410.

[14] Wilop S，Von Hobe S，Crysandt M，et al. Impact of angiotensin Ⅰ converting enzyme inhibitors and angiotensin Ⅱ type 1 receptor blockers on survival in patients with advanced non-small-cell lung cancer undergoing first-line platinum-based chemotherapy[J]. J Cancer Res Clin Oncol，2009，135（10）：1429-1435.

[15] Sipahi I，Debanne SM，Rowland DY，et al. Angiotensin-receptor blockade and risk of cancer：Meta-analysis of randomised controlled trials[J]. Lancet Oncol，2010，11（7）：627-636.

[16] 蒋雄京，邹玉宝. 肾动脉狭窄的诊断和处理中国专家共识[J]. 中国循环杂志，2017，32（9）：835-844.

[17] Chiou Y，Chiu N，Wang L，et al. Prevalence and related factors of psychological distress among cancer inpatients using routine distress thermometer and Chinese health questionnaire screening[J]. Neuropsychiatr Dis Treat，2016，12：2765-2773.

[18] Burnichon N，Buffet A，Gimenez-Roqueplo AP. Pheochromocytoma and paraganglioma：Molecular testing and personalized medicine[J]. Curr Opin Oncol，2016，28（1）：5-10.

[19] 樊华，李汉忠，纪志刚，等. 嗜铬细胞瘤/副神经节瘤术中血压骤升的临床特征分析（附单中心 219 例报告）[J]. 中华泌尿外科杂志，2019，40（4）：267-271.

[20] 中华医学会内分泌学分会. 原发性醛固酮增多症诊断治疗的专家共识（2020 版）[J]. 中华内分泌代谢杂志，2020，36（9）：727-736.

[21] Li XM，Yi XL，Rao SX，et al. Diagnostic value of adrenal CT scan for screening adrenal hypertension in out-patients with hypertension[J]. Chinese Journal of Endocrinology and Metabolism，2012，28（2）：126-131.

[22] Xu TY，Xia LL，Wang XJ，et al. Effectiveness of partial adrenalectomy or concomitant hypertension in patients with nonfunctional adrenal adenoma[J]. Int Urol Nephrol，2015，47（1）：59-67.

[23] Nakamura Y，Yamazaki Y，Felizola SJ，et al. Adrenocortical

carcinoma review of the pathologic features, production of adrenal steroids, and molecular pathogenesis[J]. Endocrinol Metab Clin North Am, 2015, 44 (2): 399-410.

[24] Lughezzani G, Sun MX, Perrotte P, et al. The European network for the study of adrenal tumors staging system is prognostically superior to the international union against cancer-staging system: A North American validation[J]. Eur J Cancer, 2010, 46 (4): 713-719.

[25] Fassnacht M, Terzolo M, Allolio B, et al. Combination chemotherapy in advanced adrenocortical carcinoma[J]. N Engl J Med, 2012, 366 (23): 2189-2197.

[26] 马浩鑫，邱雪峰，李笑弓，等. 肾球旁细胞瘤 4 例报道并文献复习[J]. 现代泌尿外科杂志，2017，22（6）：444-448.

[27] Puglisi S, Terzolo M. Hypertension and acromegaly[J]. Endocrinol Metab Clin North Am, 2019, 48: 779-793.

[28] Ejaz S, Vassilopoulou-Sellin R, Busaidy NL, et al. Cushing syndrome secondary to ectopic adrenocorticotropic hormone secretion: The University of Texas MD Anderson Cancer Center Experience[J]. Cancer, 2011, 117 (19): 4381-4389.

[29] Kamp K, Alwani RA, Korpershoek E, et al. Prevalence and clinical features of the ectopic ACTH syndrome in patients with gastroenteropancreatic and thoracic neuroendocrine tumors[J]. Eur J Endocrinol, 2016, 174 (3): 271-280.

[30] 陈烨，赵森. 骨髓增殖性肿瘤与高血[J]. 中华高血压杂志，2020，28（8）：726-729.

[31] Barbui T, Vannucchi AM, Carobbio A, et al. The effect of arterial hypertension on thrombosis in low-risk polycythemia vera[J]. Am J Hematol, 2017, 92 (1): E5-E6.

[32] 文进，李汉忠，纪志刚，等. 3D 腹腔镜手术治疗肾上腺嗜铬细胞瘤/副神经节瘤的临床研究[J]. 中华泌尿外科杂志，2015，36（7）：511-513.

[33] Lien SF, Bisognano JD. Perioperative hypertension: Defining at-risk patients and their management[J]. Curr Hypertens Rep, 2012, 14 (5): 432-441.

[34] Touyz RM, Lang NN, Herrmann J, et al. Recent advances in hypertension and cardiovascular toxicities with vascular endothelial growth factor inhibition[J]. Hypertension, 2017, 70 (2): 220-226.

[35] 黄玉庭，余振球. 肿瘤相关性高血压的研究进展[J]. 中华高血压杂志，2021，29（8）：723-727.

[36] Brinda BJ, Viganego F, Vo T, et al. Anti-VEGF-induced hypertension: A review of pathophysiology and treatment options curr treat options[J]. Cardio Med, 2016, 18 (5): 1-13.

[37] Li J, Qin S, Xu J, et al. Randomized, double-blind, placebo-controlled phase Ⅲ trial of apatinib in patients with chemotherapy-refractory advanced or META static adenocarcinoma of the stomach or gastro esophageal junction[J]. J Clin Oncol, 2016, 34 (13): 1448-1454.

[38] Li X, Lin Y, Zhou H, et al. Puerarin protects against endothelial dysfunction and endorgan damage in Ang Ⅱ-induced hypertension[J]. Clin Exp Hypertens, 2017, 6: 1-7.

[39] Neagoe PE, Lemieux C, Sirois MG. Vascular endothelial growth factor (VEGF) -A165-induced prostacyclin synthesis requires the activation of VEGF receptor-1 and-2 heterodimer[J]. J Biol Chem, 2005, 280 (11): 9904-9912.

[40] Yang L, Ding YJ, Shi L, et al. Management of hypertension induced by sorafenib in advanced renal cell carcinoma[J]. Tumor, 2012, 32 (5): 380.

[41] Yu J, Cao XF, Zheng Y, et al. Anti-VEGF therapy with bevacizumab-limited cardiovascular toxicity[J]. Asian Pac J Cancer Prev, 2014, 15 (24): 10769-10772.

[42] Garcia-Donas J, Esteban E, Leandro-García LJ, et al. Single nucleotide polymorphism associations with response and toxic effects in patients with advanced renal-cell carcinoma treated with first-line sunitinib: A multicentre, observational, prospective study[J]. Lancet Oncol, 2011, 12 (12): 1143-1150.

[43] Dimopoulos MA, Goldschmidt H, Niesvizky R, et al. Carfilzomib or bortezomib in relapsed or refractory multiple myeloma (ENDEAVOR): An interim overall survival analysis of an open-label, randomised, phase 3 trial[J]. Lancet Oncol, 2017, 18 (10): 1327-1337.

[44] Bringhen S, Milan A, Ferri C, et al. Cardiovascular adverse events in modern myeloma therapy-incidence and risks. A review from the European Myeloma Network (EMN) and Italian Society of Arterial Hypertension (SIIA) [J]. Haematologica, 2018, 103 (9): 1422-1432.

[45] Bruno G, Bringhen S, Maffei I, et al. Cardiovascular organ damage and blood pressure levels predict adverse events in multiple myeloma patients undergoing carfilomib therapy [J]. Cancers, 2019, 11 (5): 622.

[46] Dreyling M, Santoro A, Mollica L, et al. Phosphatidylinositol 3-kinase inhibition by copanlisib in relapsed or refractory indolent lymphoma[J]. J Clin Oncol, 2017, 35 (35): 3898-3905.

[47] Cheson BD, O'Brien S, Ewer MS, et al. Optimal management of adverse events from copanlisib in the treatment of patients with non-hodgkin lymphomas[J]. Clin Lymphoma Myeloma Leuk, 2019, 19(3): 135-141.

[48] Alberto M, Elisabetta P, Ferrari L, et al. Arterial hypertension and cancer[J]. Int J Cancer, 2014, 134

（10）：2669-2677.

[49] Moore KN，Mirza MR，Matulonis UA. The poly（ADP ribose）polymerase inhibitor niraparib：Management of toxicities[J]. Gynecol Oncol，2018，149（1）：214-220.

[50] 齐洪涛，彭宗玉. 化疗血管毒性研究进展[J]. 中国临床研究，2018，31（5）：694-697.

[51] van Dorst DCH，Dobbin SJH，Neves KB，et al. Hypertension and prohypertensive antineoplastic therapies in cancer patients[J]. Circ Res，2021，128（7）：1040-1061.

[52] National Cancer Institute. Common terminology criteria for adverse events version 5.0[EB/OL][2021-09-18]. https：//ctep. cancer. gov/ protocol/Development/ Electronicapplications/docs/CTCAEv5QuickReference5x7. Pdf. 2017.

[53] 赵小建，王琛，刘敏，等. 抗血管生成靶向药物导致高血压的研究进展[J]. 临床荟萃，2020，35（8）：749-754.

[54] 夏丽娜，王龙，李厚伸，等. 抗血管生成靶向药物相关性高血压的研究进展[J]. 中国肿瘤临床，2017，44（5）：238-245.

第93章

炎症性疾病与高血压

炎症性疾病包括弥漫性结缔组织病、脊柱关节病和退行性关节病等。临床常见的有弥漫性结缔组织病，如系统性红斑狼疮（systemic lupus erythematosus，SLE）、系统性硬化病和干燥综合征等；系统性血管炎，如大动脉炎、结节性多动脉炎和肉芽肿性血管炎等；具有脊柱关节表现的类风湿关节炎、强直性脊柱炎和痛风性关节炎等。风湿免疫病发病率高、病程冗长、反复迁延，易造成多系统损害，且有一定的致残率，危害健康的同时，还给社会和家庭带来了沉重的负担。

炎症性疾病临床表现复杂，常可见累及多个器官和组织，造成系统性损害，并且在血清中含有大量自身抗体，病理特点则表现为大小不等的血管炎。当血管炎累及大动脉、肾血管及肾实质时，患者即可出现不同程度的高血压。高血压在风湿病人群中并不少见。尽管风湿免疫病患者伴发高血压的机制尚不完全清楚，但是风湿免疫病患者体内持续的慢性炎症和药物治疗带来的不良反应如糖皮质激素、来氟米特的长期应用等可能是风湿免疫病患者伴发高血压的主要原因。因此对风湿免疫病伴高血压患者进行积极观察、有效预防和必要干预非常重要，可以更好地帮助患者预防并发症，延长寿命，提高生活质量。

炎症性疾病伴发高血压的机制主要包括肾动脉及其分支病变、肾实质病变、大血管病变和抗风湿药的使用，具体作用机制详见第 86 章“结缔组织病与高血压”。

炎症性疾病伴高血压患者，要注意判断是原发性高血压，还是继发性高血压。原发性高血压风湿免疫病患者的血压控制目标及用药原则与其他人群相似，具体治疗临床特征及治疗详见第 86 章。

炎症性疾病继发高血压患者，往往提示由于疾病的进展，发生肾脏、大血管的病变，或者是出现药物不良反应。因此，在治疗上，要仔细评估原发疾病的活动度、受累器官的病变程度，根据患者的实际情况积极调整原发疾病治疗方案。由于炎症性疾病临床表现复杂，缺少典型临床症状，漏诊、误诊率高，以致在临证时医师常常忽略一些炎性表现，导致治疗效果欠佳，甚至病情日益加重。所以在临床工作中，医师应做到见微知著，治病求本，在诊治高血压伴有炎症性表现的患者时，多与炎症性疾病相鉴别，或可提高治疗效果。系统性血管炎、弥漫性结缔组织病及关节炎是引起血压升高的主要病种，下文将简述以上疾病的临床表现、发病机制和诊断治疗。

第一节　系统性血管炎与高血压

系统性血管炎是指因血管壁炎症和坏死而导致多系统损害的一组自身免疫病。血管炎的病因、发病机制尚不清楚，目前仍使用 1994 年 Chapel Hill 会议对血管炎的命名和分类[1]。其主要包括大血管炎：大动脉炎（Takayasu arteritis，TA）、巨细胞动脉炎（giant cell arteritis，GCA）；中血管炎：结节性多动脉炎（polyarteritis nodosa，PAN）；小血管炎：肉芽肿性多血管炎（granulomatosis with polyangiitis，GPA）、显微镜下多血管炎（microscopic polyangiitis，MPA）、嗜酸性肉芽肿性多血管炎（eosinophilic granulomatosis with polyangiitis，EGPA，也称 Churg-Strauss syndrome）等[2]。

GCA 在不同人群中发病率的差别较大，GCA 发病最重要的危险因素是高龄，50 岁之前几乎不发病，发病率小于 0.1/10 万，50 岁以后发病率逐渐上升到 77/10 万。此外女性的发病率是男性的 2 倍[3]。

GPA 估测发病率为 3/100 万人。与白种人相比，黑种人患病罕见；男女比为 1∶1。GPA 在任何年龄均可发病，约 15%的患者年龄＜19 岁，但在青春期前发病者罕见；发病的平均年龄约 40 岁[4]。

MPA 可在任何年龄发病，国外发病率为（1～3）/10 万，多在 50～60 岁发病，男性多见，男女比约为 2∶1，我国的确切发病率目前尚不清楚[5]。

EGPA 多数患者 20～40 岁起病，在欧洲每年发病率（0.5～6.8）/100 万，患病率为（10.7～13）/100 万，发病无性别及种族差异。我国尚缺乏 EGPA 的流行病学调查资料[6]。

贝赫切特综合征（Behcet syndrome，BS）也称白塞病。本病有较明显的地域性分布，在日本、朝鲜、中国、中东（土耳其、伊朗等国家）及东地中海地区发病率远较西方欧美国家高。世界范围内本病男性发病略多于女性，但我国以女性占多数，为 60%，而男性患者中眼葡萄膜炎和内脏受累例数较女性高 3～4 倍，90%患者发病年龄在 30～50 岁[7]。

一、系统性血管炎病理与发病机制

系统性血管炎发病机制复杂，涉及人体的天然免疫系统和获得性免疫系统，涉及细胞免疫和体液免疫。中性粒细胞、巨噬细胞、内皮细胞（endothelial cell，EC）、淋巴细胞及它们各自分泌的细胞因子都参与了系统性血管炎的发病过程[8]。

血管炎的基本病理改变：各种炎症细胞浸润血管，包括中性粒细胞、淋巴细胞和巨噬细胞等。除变应性肉芽肿性血管炎外，嗜酸性粒细胞浸润很少见。管壁的弹力层和平滑肌层受损形成动脉瘤和血管的扩张，这种病变见于累及带肌层动脉的血管炎。管壁各层纤维素样增生和内皮细胞增生可造成血管腔狭窄[9, 10]。

（一）病理

GCA 为广泛性动脉炎，中、大动脉均可受累。受累动脉病变呈节段性跳跃分布，为斑片状增生性肉芽肿。炎症区域组织切片显示淋巴细胞、巨噬细胞、组织细胞与多核巨细胞浸润，以及以弹性基膜为中心的全层动脉炎，可导致血管壁破裂、内膜增厚、管腔狭窄以至闭塞。浸润细胞中以多核巨细胞最具特征性，偶见嗜酸性粒细胞、中性粒细胞，类纤维蛋白沉积少见[11, 12]。

GPA 主要病理特征为肉芽肿、血管炎和局灶性坏死三联征，主要病变部位包括小动脉、静脉及毛细血管，偶亦可累及大动脉，直径多小于 0.5cm。GPA 肉芽肿主要是由巨噬细胞及其衍生细胞局限性浸润和增生所形成的边界清楚的结节状病灶[13]。

MPA 病变可累及肾、皮肤、肺和胃肠道，病理特征为小血管的节段性纤维素样坏死，无坏死性肉芽肿性炎，在小动脉、微动脉、毛细血管和静脉壁上，有多形核白细胞和单核细胞浸润，可有血栓形成。在毛细血管后微静脉可见白细胞破碎性血管炎。MPA 的肾病理为坏死性肾小球肾炎，其特征为节段性坏死伴新月体形成，很少或无毛细血管内皮细胞增生。肺的病理改变是坏死性毛细血管炎和纤维素样坏死，部分毛细血管血栓形成，Ⅱ型上皮细胞过度增生。肌肉和腓肠神经活检可见小到中等静脉的坏死性血管炎[[14-16]。

EGPA 的典型病理改变为嗜酸性粒细胞组织浸润、坏死性血管炎和血管外肉芽肿形成，3 种病理改变可单独或同时存在[17]。

BS 在皮肤黏膜、视网膜、脑和肺等受累部位可以见到非特异性血管炎性改变。血管周围有炎症细胞浸润，严重者有血管壁坏死，大、中、小、微血管（动、静脉）均可受累，出现管腔狭窄和动脉瘤样改变[18]。

（二）发病机制

GCA 的病因尚不清楚，与年龄、环境、遗传因素相关，但具体发病机制并不清楚。GCA 的炎性病变多发生在始于主动脉弓的中等肌性动脉，并以节段的形式影响动脉（可能造成动脉的“跳跃性病变”)，也可累及较长的一段动脉。疾病进展的标志是血管内膜增厚和显著的细胞浸润。在病变严重的部位，血管的全层都受到影响。病理检查可见大段动脉壁的透壁性炎症（包括弹力层）与含有多核组织细胞、异物巨细胞、组织细胞、淋巴细胞（主要是 $CD4^{+}T$ 细胞)和少量浆细胞及成纤维细胞的肉芽肿。GCA 嗜酸性粒细胞可见，但是多形核白细胞很少见。GCA 导致继发性高血压的可能机制：①主动脉弓、胸主动脉、腹主动脉等大动脉受累。②胸主动脉瘤、腹主动脉瘤、夹层动脉瘤的形成。③长期慢性炎症引起血管内膜增生、血管壁增厚、管腔狭窄和动脉硬化[3]。

GPA 发病机制包括抗中性粒细胞胞质抗体（ANCA）、T 细胞、EC 及抗内皮细胞抗体（anti-endothelial cell antibody，AECA）的相互作用。70%～80%GPA 患者在病程中出现不同程度的肾小球肾炎。慢性肾小球肾炎可引起水钠潴留，出现双下肢或全身水肿，造成血容量增加，血容量增加会引起容量依赖性高血压。肾素分泌增多，肾实质缺血，刺激肾素、血管紧张素分泌增加，使小动脉收缩，外周血管阻力增加，引起肾素依赖性高血压。肾实质损害以后，肾内激肽释放酶、激肽生成减少，前列腺素等物质生成减少。肾脏的局部交感神经过度兴奋也可以引起血压升高[19]。

70%～80%MPA 患者在病程中出现不同程度的肾损害，约半数患者呈急进性肾炎综合征。MPA 引起高血压的机制与 GPA 相类似[20]。

EGPA 病因不明，多数学者认为可能是嗜酸性粒细胞组织浸润、T 或 B 细胞异常增殖活化，释放的阳离子蛋白和主要碱基蛋白具有细胞毒性，破坏血管 EC，从而引起全身性血管炎。部分学者认为 EGPA 与嗜酸性粒细胞释放的髓过氧化物酶（myeloperoxidase，MPO）刺激机体产生的 ANCA 引起的Ⅲ型变态反应有关。少数个例报道接触变应原（如放线菌、青霉素、别嘌醇、抗惊厥剂等）亦可诱发 EGPA[21]。

目前对 BS 的发病机制尚不清楚。有研究表明 BS 与人类白细胞抗体（human leukocyte antigen，HLA）-B51 有密切相关性。免疫因素被认为在 BS 中起主要作用。热休克蛋白、细胞因子、中性粒细胞和巨噬细胞活性的改变及自身免疫均参与其中。微生物感染中链球菌、大肠埃希菌、金黄色葡萄球菌、幽门螺杆菌、单纯疱疹病毒、丙型肝炎病毒和结核杆菌均被疑为可能病原体，然而无确切证据[22]。

二、系统性血管炎及其继发高血压的诊断

（一）继发于系统性血管炎高血压的诊断

1. 继发于结缔组织病高血压与结缔组织病病程的关系 血管炎多在疾病发展到一定阶段后出现高血压，一部分可与原发病因同时出现，部分血管炎患者病变累及肾动脉时，可先出现难治性高血压，再表现出其他临床症状。

2. 继发于系统性血管炎高血压与肾受累的关系　系统性血管炎继发高血压多有肾脏受累，而且是肾脏受累表现在前，高血压表现在后。原发性高血压则多为高血压在前，肾脏受累在后。

（二）系统性血管炎的诊断

1. GCA 临床表现及诊断

（1）GCA 临床表现

1）与大动脉受累相关的症状：10%～15%的 GCA 患者可以出现主动脉弓、胸主动脉等大动脉受累，随着病情进展，最终可有 27%的患者出现大动脉受累。GCA 患者胸主动脉瘤的发生率是非 GCA 人群的 17 倍，腹主动脉瘤的发生率是 2.4 倍。总体来说约 18%的患者可发展为主动脉瘤或夹层动脉瘤。

2）神经系统表现：约 30%患者出现多种神经系统症状，如由于颈动脉或椎动脉病变而出现发作性脑缺血、脑卒中、偏瘫或脑血栓等，是 GCA 主要死因之一。

3）全身症状：GCA 患者发病前驱症状包括乏力、食欲缺乏、体重减轻及低热（40%）等。发热无一定规律，多数为中等程度（38℃左右）发热，偶可高达 40℃左右。

4）与颈外动脉分支相关的症状：以头痛最为常见，约半数患者以头痛为首发症状。其次可出现下颌间歇性运动障碍及疼痛，约 2/3 患者由面动脉炎，局部血供不良引起下颌肌痉挛，出现间歇性咀嚼不适、疼痛、停顿和下颌偏斜等。严重的面动脉狭窄可导致下颌肌痉挛或舌部坏疽。

5）与眼动脉分支相关的症状：GCA 患者中，视力受损是继发于眼动脉血管炎的最常见症状。

6）呼吸系统表现：GCA 较少侵犯肺血管，但仍有约 10%的 GCA 患者出现呼吸道受累情况，主要表现为持续性干咳、咽痛和声嘶等。GCA 可引起受累组织缺血或应激过度而导致患者出现以上症状。

（2）GCA 诊断：1990 年美国风湿病学会（American College of Rheumatology，ACR）的 GCA 的分类标准中包括年龄、临床症状、红细胞沉降率（erythrocyte sedimentation rate，ESR）和动脉活检等方面，见表 6-93-1。符合 5 条中 3 条或 3 条以上者可诊断为 GCA，此诊断的敏感度和特异度分别为 93.5%和 91.2%。

表 6-93-1　1990 年 ACR 制定的 GCA 分类标准

判定标准	定义
发病年龄≥50 岁	出现症状或体征时年龄为 50 岁或 50 岁以上
新发生的头痛	新发生的或新类型的局限性头痛
颞动脉异常	颞动脉触痛或脉搏减弱，与颈动脉硬化无关
ESR 升高	ESR≥50mm/h
动脉活检异常	动脉活检显示以单核细胞为主的浸润或肉芽肿性炎症为特征的血管炎，常伴有多核巨细胞

2. GPA 临床表现及诊断

（1）GPA 临床表现

1）肾损害：70%～80%的 GPA 患者在病程中出现不同程度的肾小球肾炎。肾外表现常出现在肾表现之前，一旦出现肾表现，在数天或数周内可能由无症状或轻型肾病发展成严重的肾小球肾炎，出现蛋白尿，红细胞、白细胞及管型尿，严重者伴有高血压和肾病综合征，最终可导致肾衰竭，是 GPA 的重要死因之一。

2）神经系统：GPA 患者以外周神经病变最常见，多发性单神经炎是主要的病变类型，临床表现为对称性的末梢神经病变。一般表现：发热、体重下降、关节疼痛，以发热最为常见。

3）呼吸道症状：大部分患者以上呼吸道病变为首发症状。通常表现是持续性流涕，而且不断加重。肺部受累是 GPA 的基本特征之一，约 50%的 GPA 患者在起病时即有肺部表现，80%以上的患者将在整个病程中出现肺部病变。

4）眼受累：GPA 患者眼受累的最高比例可达 50%以上，其中约 15%的患者为首发症状。GPA 累及眼的表现为眼球突出（15%～20%）、视神经及眼肌损伤、结膜炎、角膜溃疡、巩膜外层炎、虹膜炎、视网膜血管炎和视力障碍等。出现视力丧失的患者高达 8%。

5）皮肤黏膜：多数 GPA 患者有皮肤黏膜损伤，表现为下肢可触及的紫癜、多形红斑、斑疹、瘀斑（点）、丘疹、皮下结节、坏死性溃疡形成及浅表皮肤糜烂等。其中皮肤紫癜最为常见。

6）肌肉骨骼病变：关节病变在 GPA 中较为常见，约 30%的 GPA 患者发病时有关节病变。全部病程中可有约 70%的患者关节受累。关节病变多数表现为关节疼痛及肌痛，但也有约 1/3 的患者可出现关节炎，包括对称性、非对称性及游走性关节炎

(可为单关节寡关节或多关节的肿胀和疼痛)。

7)其他系统:如心脏受累时可出现心包炎、心肌炎;胃肠道受累时可出现腹痛、腹泻及出血;泌尿生殖系统受累(不包括肾),如膀胱炎、睾丸炎、附睾炎等,但较少见。

(2)GPA诊断:采用1990年ACR分类标准,符合2条或2条以上时可诊断为GPA,诊断的敏感度和特异度分别为88.2%和92%,具体分类标准见表6-93-2。

表 6-93-2 1990年ACR制定的GPA分类标准

鼻或口腔炎症:疼痛或无痛性口腔溃疡,脓性或血性鼻腔分泌物
胸部X线:提示结节、固定浸润病灶或空洞
尿沉渣:镜下血尿(红细胞>5/高倍视野)或出现红细胞管型
病理性肉芽肿性炎症改变:动脉壁或动脉周围,或血管(动脉或微动脉)外区域有中性粒细胞浸润,形成肉芽肿性炎性改变

3. MPA临床表现及诊断

(1)MPA临床表现

1)心血管系统:可有胸痛、心力衰竭及心律失常等症状。

2)神经系统:20%~25%的MPA患者有神经系统受累,可有多发性神经炎、末梢神经炎和中枢神经血管炎等,表现为局部周围感觉或运动障碍、缺血性脑病等。

3)肾脏损害:70%~80%的MPA患者肾脏受累,多数患者出现血尿,伴有不同程度的蛋白尿,高血压不多见或较轻。约半数患者呈急进性肾小球肾炎综合征,表现为坏死性新月体肾炎,早期可出现急性肾衰竭。

4)全身症状:不规则发热、疲乏、皮疹、关节痛、肌痛、腹痛、神经炎和体重下降等。

5)肺部损害:肺是仅次于肾脏的最易受累的器官(约占50%),临床表现为哮喘、咳嗽、咯血。严重者可出现肺肾综合征,表现为蛋白尿、血尿、急性肾衰竭、肺出血等。

6)消化系统:消化道可出现肠系膜血管缺血、消化道出血和胰腺炎等,如腹痛、腹泻、黑便等。严重时胃肠道的小血管炎和血栓可造成缺血,引起肠穿孔。

7)皮肤表现:约30%的MPA患者有肾皮肤血管炎综合征,典型的皮肤表现为红斑、斑丘疹、红色痛性结节、湿疹和荨麻疹等。

8)MPA可累及其他系统,如耳部受累可出现耳鸣、中耳炎和神经性听力下降;眼受累可出现虹膜睫状体炎、巩膜炎和葡萄膜炎等;关节受累常表现为关节肿痛,仅10%的患者有关节渗出、滑膜增厚和红斑。

(2)MPA诊断:目前尚无公认的国际统一的诊断(分类)标准,以下情况有助于MPA的诊断,具体情况见表6-93-3。

表 6-93-3 有助于MPA的诊断依据

中老年,以男性多见,大多起病急,进展快
具有上述起病的前驱症状
肾损害表现为血尿、蛋白尿和(或)急进性肾功能不全等
肺损害表现为咳嗽、咳血痰、咯血及呼吸困难等,严重者可出现肺肾综合征,表现为血尿、蛋白尿、急性肾衰竭、肺出血等
临床上伴有关节、眼、耳、心脏、胃肠道及多发神经炎等多系统器官受累表现
80%以上患者ANCA阳性
HBsAg阴性
肾、肺或皮肤活检有助于诊断

注:HBsAg. 乙型肝炎表面抗原。

4. EGPA临床表现及诊断

(1)EGPA临床表现

1)心脏损害:心脏病变发生率高且严重,是EGPA患者最常见的死亡原因。心肌肉芽肿形成和冠状动脉血管炎可导致充血性心力衰竭、心律失常、心内膜炎、心包积液和限制型心肌病。EGPA死亡患者中近半数死于心力衰竭、心肌梗死、心搏骤停。

2)肾脏损害:约85%的EGPA患者有局灶性节段性肾小球肾炎,但病变较轻,可有血尿、蛋白尿等急性肾小球肾炎表现,少数发生急性肾衰竭。

3)神经系统损害:多发性神经炎,66%~75%的EGPA患者出现外周单神经病或多发性单神经病,表现为肌痛、肌力下降和深浅感觉减退。脑神经受累少见,偶有缺血性视神经炎引起的眼部病变。中枢神经系统受累约占27%,可有惊厥、意识错乱、昏迷及脑梗死表现。

4)肺部损害:肺出现嗜酸性粒细胞浸润或血管炎后可有发热、咳嗽、呼吸困难。

5)皮肤损害:皮肤受累多见,约占70%,表现为可触及性紫癜、红斑、皮下结节、荨麻疹等。

6）胃肠道损害：胃肠道受累较多见，约占 31%，出现腹痛、腹泻，少数便血，偶有胃肠道穿孔。部分患者出现肝大、转氨酶升高、胆囊炎等表现。

（2）EGPA 诊断：1990 年 ACR 制定的 EGPA 分类标准为，符合以下 6 个条件中的 4 个者可诊断 EGPA，此诊断标准敏感度为 85%，特异度为 99.7%。具体分类标准见表 6-93-4。

表 6-93-4　1990 年 ACR 制定的 EGPA 分类标准

哮喘
不论白细胞总数多少，嗜酸性粒细胞＞10%
单神经炎（包括多神经炎）或多发性神经炎
X 线片表现为非固定的肺部浸润
鼻旁窦异常
活检示血管以外的嗜酸性粒细胞浸润

5. BS 临床表现及诊断

（1）BS 临床表现

1）心脏损害：心脏一般受累较少，可有传导系统受累、心肌梗死瓣膜病变、心包炎等。心腔内可有附壁血栓形成，少数患者心脏呈扩张样改变、缩窄性心包炎样表现，心脏病变与局部血管炎有关。

2）血管损害：本病的基本病变为血管炎，全身大小血管均可累及，10%～20%患者合并大中血管炎，是致死、致残的主要原因。动脉被累及时，动脉壁的弹力纤维破坏及动脉管壁内膜纤维增生，造成动脉狭窄、扩张或产生动脉瘤，临床表现为头晕、头痛、晕厥和无脉。主动脉弓及其分支上的动脉瘤有破裂的危险性。静脉系统受累较动脉系统多见。25%左右患者发生表浅或深部的迁移性血栓性静脉炎及静脉血栓形成，造成狭窄与栓塞。下腔静脉及下肢静脉受累较多，可出现 Budd-Chiari 综合征、腹水、下肢水肿。上腔静脉梗阻可有颌面、颈部肿胀、上肢静脉压升高。

3）肾脏损害：较少见，可有间歇性或持续性蛋白尿或血尿，肾性高血压，肾病理检查可有 IgA 肾小球系膜增殖性病变或淀粉样变。

4）神经系统损害：发病率为 5%～50%，常于病后数月至数年出现，少数（5%）患者可为首发症状。临床表现依受累部位不同而各异。中枢神经系统受累较多见，可有头痛、头晕、霍纳综合征、假性延髓麻痹和精神异常等。周围神经受累较少见，表现为四肢麻木无力、周围型感觉障碍等。

5）口腔溃疡：几乎所有 BS 患者均有复发性、疼痛性口腔溃疡，多数患者以此症为首发症状。

6）生殖器溃疡：约 75%患者出现生殖器溃疡，病变与口腔溃疡基本相似但出现次数少。溃疡深大、疼痛剧、愈合慢。受累部位为外阴、阴道、阴囊和阴茎等处。阴道溃疡可无疼痛，仅有分泌物增多。有患者可因溃疡深而发生大出血或阴囊静脉壁坏死破裂出血。

7）眼炎：约 50%的 BS 患者受累，双眼均可受累。眼部病变可以在起病后数月甚至数年后出现，表现为视物模糊、视力减退、眼球充血、眼球痛和头痛等。通常表现为慢性、复发性、进行性病程。

8）皮肤病变：BS 患者皮损发生率高，可达 80%～98%，表现多种多样，有结节性红斑、疱疹、丘疹、痤疮样皮疹、多形红斑、环形红斑、坏死性结核疹样损害及大疱性坏死性血管炎等。而特别有诊断价值的皮肤体征是结节红斑样皮损和对微小创伤（针刺）的炎症反应。

9）关节损害：25%～60%的 BS 患者有关节症状，表现为相对轻微的局限性、非对称性关节炎，主要累及膝关节和其他大关节。HLA-B27 阳性患者可有骶髂关节受累，出现与强直性脊柱炎相似的表现。

10）消化道损害：发病率为 10%～50%。从口腔到肛门的消化道均可受累，溃疡可为单发或多发，深浅不一，可见于食管下端、胃部、回肠远端、回盲部、升结肠，但以回盲部多见。

11）肺部损害：发生率较低，为 5%～10%，但大多病情严重。肺血管受累时可有肺动脉瘤形成，瘤体破裂时可形成肺血管支气管瘘，致肺内出血，肺静脉血栓形成可致肺梗死，肺泡毛细血管周围炎可使内皮增生纤维化，影响换气功能。

12）其他系统受累：附睾炎发生率为 4%～10%，较具特异性。急性起病，表现为单侧或双侧附睾肿大疼痛和压痛，1～2 周可缓解，易复发。

妊娠期可使多数 BS 患者病情加重，但也有眼葡萄膜炎缓解的报道。可有胎儿宫内发育迟缓，产后病情大多加重。近 10%的患者出现纤维肌痛综合征样表现，女性多见。

（2）BS 诊断：因缺乏特异性的血清学检查，BS 的诊断有时比较困难，尤其是患者只出现有限的几种临床表现时。目前较多采用国际白塞病研究组于 1989 年制定的分类标准，详见 6-93-5。

表 6-93-5 1989 年国际白塞病研究组制定的白塞病分类标准

反复口腔溃疡：指每年至少有 3 次肯定的口腔溃疡出现，并有下述 4 项症状中的任何 2 项相继或同时出现者
反复外阴溃疡经医师确诊或本人确有把握的外阴溃疡或瘢痕
眼炎包括前葡萄膜炎、后葡萄膜炎、视网膜血管炎、裂隙灯下的玻璃体内有细胞出现
皮肤病变包括结节性红斑、假性毛囊炎、丘疹性脓疱疹及未用过糖皮质激素、非青春期者出现的痤疮样结节
针刺反应试验呈阳性，试验后 24～48h 由医师查看结果

注：有反复口腔溃疡并有其他 4 项中 2 项以上者，可诊断为本病，但需除外其他疾病，其他有利于本病诊断的症状有关节炎/关节痛、皮下栓塞性静脉炎、深静脉血栓、动脉血栓或动脉瘤、中枢神经病变、消化性溃疡、附睾炎、阳性家族史等。

6. 系统性血管炎实验室检查

（1）GCA：ESR 明显增快，可有贫血，C 反应蛋白、碱性磷酸酶、血清 IgG 和补体水平升高。

（2）GPA：ESR 增快、C 反应蛋白增高、白细胞计数升高、轻度贫血、轻度高免疫球蛋白血症和类风湿因子（rheumatoid factor，RF）低度阳性等均为非特异性改变。在典型病例（上、下呼吸道肉芽肿性血管炎伴肾小球肾炎）中大约 90%的患者为 cANCA 阳性，而缺乏肾病变者阳性率降至 70%，病情缓解时 cANCA 滴度下降或转阴。其他血管炎及结缔组织病 cANCA 阳性率甚低，因此该抗体可作为本病诊断与治疗观察的重要参考指标。

（3）MPA：血常规检查可见正细胞正色素性贫血，白细胞总数和中性粒细胞计数可正常或增高，血小板计数增高。尿常规检查见镜下血尿，有各种管型及尿蛋白。大多患者有肾功能异常，血肌酐升高，内生肌酐清除率下降。急性期 ESR 增快，C 反应蛋白水平增高，C3、C4 正常。84.6%的患者 ANCA 阳性，大部分为 pANCA 阳性，少部分为 cANCA 阳性。

（4）EGPA：大部分患者均有外周血嗜酸性粒细胞增多，部分患者血清 IgE 升高，补体多正常，尿常规可有尿蛋白和红细胞管型。约 2/3 患者 ANCA 阳性，且多为 pANCA。X 线检查可见一过性片状或结节性肺浸润或弥漫性间质性病变。病变组织活检多见坏死性微小肉芽肿，常伴有嗜酸性粒细胞浸润。

（5）BS：无特异血清学检查，偶有轻度球蛋白水平增高，ESR 轻至中度增快。结核菌素试验约 40%强阳性。

三、系统性血管炎的治疗

系统性血管炎的治疗原则是早诊断、早治疗。糖皮质激素是血管炎的基础治疗，其剂量及用法因血管炎病变部位不同而异。凡有肾、肺、心脏及其他重要内脏受累者，除糖皮质激素外，还应及早加用免疫抑制剂。免疫抑制剂中最常用的为环磷酰胺，疗效较明确，唯不良反应多且严重，应用过程中必须密切随诊患者的血常规、肝功能、性腺功能等。其他常用免疫抑制剂有甲氨蝶呤、环孢素等。急性期和危重者可进行血浆置换、静脉注射大剂量免疫球蛋白。

第二节 弥漫性结缔组织病与高血压

弥漫性结缔组织病，简称结缔组织病（connective tissue disease，CTD），是一种伴有多种自身抗体异常的自身免疫性疾病，血清中有极高滴度的斑点型抗核抗体和抗核糖核蛋白抗体，具有类似 SLE、系统性硬化症（SSc）、多肌炎（PM）/皮肌炎（DM）及类风湿关节炎（RA）等疾病的重叠特征；但其综合特征很少同时发生，可在数月或数年间序贯出现[23]，本节主要论述原发性干燥综合征（primary Sjögren syndrome，PSS）和 RA。

PSS 是最常见的自身免疫性疾病之一，患病率为 0.29%～0.77%，老年人群患病率为 3%～4%，本病女性多见，男女比例为 1∶9[23, 24]，发病年龄多在 50 岁以上[23, 25]。性别比例和年龄分布似乎取决于研究人口的种族和地理区域，PSS 较少在儿童时期发病，但有 5 岁时就发病的报道[26]。按圣地亚哥标准，我国人群中 PSS 的患病率为 0.29%，按哥本哈根标准则为 0.77%，老年人患病率为 2%～4.8%，是仅次于 RA 的第二常见的结缔组织病。

据估计，大部分发达国家 RA 的患病率为 1%，全世界范围内 RA 的患病率为 0.1%～1.9%[27]，北欧及北美地区 RA 的患病率为 0.5%～1.1%，欧洲南部地区的发病率为 0.3%～0.7%，发展中国家 RA 的发病率相对较低，为 0.1%～0.5%。RA 发病率在不同种族之间存在差异。我国发病率为 0.2%～0.37%[28]。RA 可发生在任何年龄段，以 30～50 岁为发病高峰。女性的发病率是男性的 2 倍以上。

一、弥漫性结缔组织病病理与发病机制

CTD 基本病理为其结缔组织有广泛的、不同程度的炎症性损害，可表现为局部组织出现大量淋巴细胞、浆细胞浸润和聚集。血管病变也是常见的共同病理改变，以血管炎为主，可造成血管壁的增厚、管腔狭窄，CTD 的广泛损害和临床表现与此相关。

（一）病理

1. PSS 病理表现 PSS 主要累及由柱状上皮细胞构成的外分泌腺体，几乎所有的外分泌腺体都可受累。以唾液腺、泪腺病变为代表，腺体间质有大量淋巴细胞浸润、腺体导管管腔扩张和狭窄等；小唾液腺的上皮细胞则有破坏和萎缩，功能受到严重损害。类似病变涉及其他外分泌腺体，如皮肤、呼吸道黏膜、胃肠道黏膜及具有外分泌腺体结构的内脏器官、组织，如肾小管、胆小管、胰腺管等。血管受损也是本病的一个基本病变，包括小血管壁或血管周围炎症细胞浸润，有时管腔出现栓塞、局部组织供血不足，部分血管受累与高球蛋白血症有关。腺功能减退也可能影响鼻腔（黏液干燥导致鼻道阻塞）、喉部（声音嘶哑）、气管（咳嗽）、阴道（性交疼痛）和皮肤（瘙痒症），产生干燥相关症状[3]。

2. RA 病理表现 RA 关节的基本病理改变是滑膜炎，即滑膜微血管增生。滑膜衬里层细胞由 1～2 层增生至 8～10 层，滑膜间质有大量 T 细胞、浆细胞、巨噬细胞及中性粒细胞等炎症细胞浸润。在以上病理基础上，这些细胞及血管侵犯软骨或骨组织，形成侵袭性血管翳，破坏软骨，使软骨细胞减少。修复期可形成纤维细胞增生及纤维性血管翳，而此时软骨破坏不明显。关节外的基本病理改变为血管炎，主要表现为小动脉的坏死性全层动脉炎，有单核细胞浸润、内膜增生及血栓形成，还可有小静脉炎及白细胞破碎性血管炎。血管炎可造成皮肤（如慢性溃疡）、神经（如周围神经炎）及多种内脏损伤（肺、心、肾等）。其中 RA 患者的心血管疾病发病率远高于一般人群，且 RA 患者心脏病变病死率较高[29]。

（二）发病机制

1. PSS 发病机制 尚未完全清楚。它是在遗传、病毒感染和雄激素水平减低等多种因素共同作用下，导致机体细胞免疫和体液免疫的异常反应。在辅助性 T 细胞的作用下，B 细胞功能异常，产生多种自身抗体、多克隆免疫球蛋白及免疫复合物，通过各种细胞因子和炎症介质造成组织损伤，致使唾液腺和泪腺等组织发生炎症和破坏性病变。腺体分泌功能异常：干燥综合征易感人群如感染了 EB 病毒、柯萨奇病毒，可引起腺体上皮细胞活化和细胞凋亡，诱导 T、B 细胞活化和局部浸润，产生多种炎症介质和细胞因子，从而导致腺体破坏。性激素水平异常，尤其是雌激素可加重上述病变过程。此外，多种自身抗体如抗 Ro、抗 La 抗体和抗 M3 受体抗体，也参与破坏腺体细胞、损害腺体外分泌功能，从而导致 PSS[30]。外分泌腺淋巴细胞浸润是 PSS 免疫异常的重要表现，在疾病的初期，主要为唾液腺的 T 细胞浸润。大多数患者血中免疫球蛋白增加，出现多种自身抗体，包括器官特异性抗体，如抗唾液腺上皮细胞抗体，也包括非器官特异性抗体，如抗核抗体、RF、抗 SSA 及抗 SSB 抗体等。

2. RA 发病机制 复杂，尚不完全清楚。在环境因素、遗传易感性、免疫紊乱等多因素下，自身免疫反应导致的免疫损伤和修复是 RA 发生和发展的基础。RA 的主要病变在关节，关节内的病变表现为滑膜炎，关节外的病变则表现为血管炎。1976 年 Stastny[31]首次报道了 HLA-DR4 与 RA 之间的相关性。随着分子生物学的不断发展及研究方法的改进，HLA-DR4 又被分成不同的临床亚型，它们与 RA 之间的相关性研究进一步深入。分子模拟学说认为，外来抗原在分子结构和（或）抗原性上和机体某种抗原相似而造成对自身抗原的交叉反应（自身免疫性），这种自身抗原经过携带 HLA-DR 分子的抗原提呈细胞（antigen-presenting cell，APC）的吞噬、加工激活了 T 细胞，从而“发动”和“驾驭”了整个 RA 病程。

二、弥漫性结缔组织病继发高血压的机制

在生理条件下，在循环系统中可产生一定水平的活性氧（ROS），ROS 的生成和清除保持平衡时其浓度较低，作为信号分子而发挥作用，调节血管平滑肌细胞（vascular smooth muscle cell，VSMC）的舒缩和生长，维持心血管的功能。当这种平衡被破坏引起 ROS 的生物活性增高时，则产生一种被称为氧化应激的状态，引起氧化损伤，过量的 ROS 可导致内皮细胞功能障碍、收缩性增强，引起 VSMC 增殖和凋亡、单核细胞迁移、脂质过氧化、炎症反应和细胞外基质蛋白沉积增多，并可引起血管损伤。炎症和氧化应激相互关联，ROS 的增加刺激促炎信号通路，激活的免疫细胞也具有产生和释放 ROS 的能力，从而引起高血压[32]。

三、弥漫性结缔组织病及其继发高血压的诊断

（一）弥漫性结缔组织病继发高血压的诊断

CTD 继发高血压多有肾脏受累，而且是肾脏受累表现在前，高血压表现在后。原发性高血压则多为高血压在前，肾脏受累在后。有些 CTD 患者随病程延长，也可能像普通人群一样出现原发性高血压，且由于 CTD 本身原因和长期使用糖皮质激素，其原发性高血压患病率明显高于普通人群，这种情况和 CTD 继发高血压临床上很难鉴别。

（二）弥漫性结缔组织病的诊断

1. 干燥综合征临床表现及诊断

（1）干燥综合征临床表现：干燥综合征主要引起外分泌腺病变，同时也可引起多种系统性损害的临床症状。以乏力为突出表现，发热以低热为主，个别以反复高热为突出表现。

1）肾脏病变：主要为肾小管病变，少数亦可侵及肾小球。干燥综合征肾小管病变主要在远端肾小管，可导致低钾性周期性麻痹、肾小管酸中毒、肾性尿崩、肾性软骨病及泌尿系结石等相应的临床表现，同时也可出现近端肾小管酸中毒及范科尼综合征。

2）神经系统病变：可有中枢神经病变和周围神经病变，周围神经病变较中枢神经病变多见。周围神经病变主要累及三叉神经及其他感觉神经纤维，出现感觉过敏和感觉缺失；也可累及运动神经，出现运动障碍。中枢神经病变可表现为多发性硬化样表现，也可有癫痫发作、意识障碍及精神症状等。脑脊液检查以蛋白质及淋巴细胞增多为主。

3）呼吸系统与心脏病变：表现为呼吸道干燥、干咳、肺间质纤维化，进行性呼吸困难，肺心病及心包积液，最终引起呼吸衰竭及心力衰竭。

4）皮肤黏膜病变：可表现为双下肢紫癜样皮疹、结节红斑样皮疹、口腔溃疡及雷诺征。

5）关节、肌肉病变：可表现为轻度关节疼痛，部分伴肿胀，但关节破坏少见，少数合并肌痛、肌无力。肌酶谱可以正常，也可以升高，出现肌电图改变的不多。

6）消化系统病变：可有肝、脾大，黄疸，转氨酶增高；可以引起阻塞性胆管炎及自身免疫性胆管炎，急、慢性胰腺炎及胰腺外分泌功能低下，萎缩性胃炎，吞咽困难等临床表现。也可有小肠吸收功能低下、胃酸减少。

7）淋巴组织增生：全身多处淋巴结肿大，病理提示良性增生，称为假性淋巴瘤。假性淋巴瘤也可恶性增生，导致淋巴结及外分泌腺明显增大，质地变硬，向恶性淋巴瘤转化。

8）血液系统病变：可有全血细胞减少，但骨髓检查正常。

9）干燥综合征合并甲状腺疾病特别是慢性淋巴细胞性甲状腺炎导致甲状腺功能减低者并不罕见。

（2）干燥综合征诊断标准：其分类标准目前使用最广泛的是 2002 年干燥综合征国际分类标准，见表 6-93-6。2016 年 ACR/欧洲抗风湿病联盟（European League Against Rheumatism，EULAR）干燥综合征分类标准见表 6-93-7。

2. RA 临床表现及诊断

（1）RA 临床表现：症状体征以关节表现和关节外表现为主。

关节表现：症状和体征病情及病程有个体差异，从短暂、轻微的少关节炎到急剧进行性多关节炎均可出现。受累关节以近端指间关节、掌指关节及腕、肘、肩、膝和足趾关节最为多见；颈椎、颞

表 6-93-6 2002 年干燥综合征国际分类标准

（1）口腔症状：3 项中有 1 项或 1 项以上
1）每日感口干持续 3 个月以上
2）成年后唾液腺反复或持续肿大
3）吞咽干性食物时需要液体帮助
（2）眼部症状：3 项中有 1 项或 1 项以上
1）每日感到不能忍受的眼干持续 3 个月以上
2）有反复的沙子进眼或磨砂感觉
3）每日需用人工泪液 3 次或 3 次以上
（3）眼部体征：下述检查任意 1 项或 1 项以上阳性
1）Schirmer 试验（+）（≤5mm/5min）
2）角膜染色（+）（≥4 分，Van Bijsterveld 计分法）
（4）组织学检查：下唇腺病理示淋巴细胞灶≥1 个（$4mm^2$ 组织内至少有 50 个淋巴细胞聚集于唇腺间质者为 1 个灶）
（5）唾液腺受损：下述检查任 1 项或 1 项以上阳性
1）唾液流率（+）（≤1.5ml/15min）
2）腮腺造影（+）
3）唾液腺放射性核素检查（+）
（6）自身抗体：抗 SSA 或抗 SSB（+）（双扩散法）

注：原发性干燥综合征，无任何潜在疾病的情况下，有下述 2 条则可诊断。①符合上述 4 条或 4 条以上，但必须含有条目（4）组织学检查和（或）条目（6）自身抗体；②条目（3）（4）（5）（6）4 条中任 3 条阳性。

继发性干燥综合征：患者有潜在的疾病（如任一结缔组织病），而符合（1）和（2）中任 1 条，同时符合条目（3）（4）（5）中任 2 条。

必须除外颈头面部放疗史、丙型肝炎病毒感染、获得性免疫缺陷综合征、淋巴瘤、结节病、移植物抗宿主病及抗乙酰胆碱药（如阿托品、莨菪碱、溴丙胺太林、颠茄等）的应用。

表 6-93-7 2016 年 ACR/EULAR 干燥综合征分类标准

项目	得分
1. 唇腺灶性淋巴细胞浸润，且灶性指数≥1 个灶/$4mm^2$	3
2. 抗 SSA/Ro 抗体阳性	3
3. 至少单眼角膜染色计分（OSS）≥5 分（或 Van Bijsterveld 评分≥4）	1
4. 至少单眼泪液分泌试验（Schirmer 试验）≤5mm/5min	1
5. 未刺激的全唾液流率≤0.1ml/min	1

注：常规服用抗胆碱能药物的患者应充分停药后再行上述 3/4/5 项评估口眼干燥的检查。

该分类标准适合于任何满足入选标准，并除外排除标准者，且上述项目得分总和≥4 分，可诊断为原发性干燥综合征。

入选标准：眼干或口干的症状（≥1 项），每日持续的、难以忍受的眼干症状≥3 个月；眼睛反复出现磨砂感；人工泪液使用次数>3 次/天；每日感到口干≥3 个月；吞咽干性食物需要频繁饮水帮助。或在 EULAR 干燥综合征疾病活动度指数（ESSDAI）问卷调查中至少一个系统阳性的可疑 SS 者。

排除标准：有头颈部放疗史，或已诊断有以下疾病：活动性丙型肝炎（PCR 检查）、获得性免疫缺陷综合征、结节病、淀粉样变性、移植物抗宿主病、IgG4 相关性疾病。

颌关节、胸锁和肩锁关节也可受累，并伴活动受限；髋关节受累少见。关节炎常表现为对称性、持续性肿胀和压痛，常常伴有晨僵。最为常见的关节畸形是腕和肘关节强直、掌指关节的半脱位、手指向尺侧偏斜和呈“天鹅颈”样及纽扣花样表现。重症患者关节呈纤维性或骨性强直，并因关节周围肌肉萎缩、痉挛失去关节功能，致使生活不能自理。

关节外表现：①皮肤表现。15%～20%的 RA 患者出现皮下结节，称为类风湿结节，单个或数个，质硬韧如橡皮样，无触压痛或轻触痛，常对称地出现于肘关节皮下尺骨鹰嘴突附近、膝关节上下及四肢肌腱部。出现于内脏，如心、肺、脑膜等处的类风湿结节，常引起系统性症状。RA 皮肤病变还包括皮肤易碎擦伤、甲床皱襞及指垫部碎片状棕色梗死出血、手掌红斑、下肢或骶部溃疡，严重者可见单发或多发的指端坏疽等。②肺部表现。RA 患者肺部受累表现为胸膜炎或弥漫性间质性肺炎，有时为无临床症状的双侧肺内类风湿结节，广泛的 RA 胸膜病变可引起小到中量胸腔积液，胸腔积液多为不典型的漏出液。积液中糖浓度低，补体浓度偏低，RF 浓度可高于血清中的浓度，白细胞内可见 RF 的包涵体。RA 肺部病变使并发阻塞性肺疾病概率增加，偶尔有支气管扩张或肺炎，并发肺间质纤维化时，肺功能顺应性下降，还可发生肺内结节性肉芽肿。③心脏表现。RA 患者可以出现心包炎，渗出性心包积液。偶尔可有心脏压塞，有时类风湿结节出现于心肌、心瓣膜，引致心瓣膜关闭不全。④眼部表现。约 30%RA 患者有干燥性角结膜炎，类风湿结节累及巩膜时，可引起巩膜外层炎、巩膜炎、巩膜软化或穿孔；眼底血管炎可引起视力障碍或失明。⑤神经系统表现。RA 患者神经系统损害多由血管炎引起。出现单个或多个肢体局部性感觉缺失、垂腕征、垂足征或腕管综合征。寰枢关节脱位而压迫脊髓时，则出现颈肌无力、进行性步态异常及颈部疼痛。硬脑膜类风湿结节可引起脑膜刺激征。⑥类风湿关节炎偶有轻微膜性肾病、肾小球肾炎、肾内小血管炎及肾脏的淀粉样变。

除上述系统表现外，活动期 RA 还可出现浅表淋巴结肿大、贫血、体重减轻、肝脾大等关节外症状。

（2）RA 诊断标准：RA 的临床诊断主要基于慢性关节炎的症状和体征、实验室及影像学检查。目前 RA 的诊断多数采用 1987 年美国风湿病学会

（ARA）类风湿关节炎分类标准（表 6-93-8）和 2010 年 ACR 及 EULAR 联合提出的新的 RA 分类标准及评分系统（表 6-93-9）。该标准包括关节受累情况、血清学指标、滑膜炎持续时间和急性时相反应物 4 部分，总得分 6 分以上可确诊 RA。

表 6-93-8 1987 年 ACR 类风湿关节炎分类标准

条件	定义
1. 晨僵	关节及其周围僵硬感至少持续 1h
2. ≥3 个以上关节区的关节炎	观察到下列 14 个关节区（两侧的近端指间关节、掌指关节及腕、肘、膝、踝及跖趾关节）中至少 3 个有软组织肿胀或积液（不是单纯骨隆起）
3. 手关节炎	腕、掌指或近端指间关节区中至少有 1 个关节区肿胀
4. 对称性关节炎	左右两侧关节同时受累（两侧近端指间关节、掌指关节及跖趾关节受累时，不一定绝对对称）
5. 类风湿结节	医师观察到在骨突部位、伸肌表面或关节周围有皮下结节
6. 类风湿因子阳性	任何检测方法证明血清中类风湿因子含量升高（该方法在健康人群中的阳性率＜5%）
7. 影像学改变	在手和腕的后前位像上有典型的类风湿关节炎影像学改变：必须包括骨质侵蚀或受累关节及其邻近部位有明确的骨质脱钙

注：以上 7 条满足 4 条或 4 条以上并排除其他关节炎可诊断类风湿关节炎，条件 1～4 必须持续至少 6 周。

表 6-93-9 2010 年 ACR/EULAR 的 RA 评分标准

项目		评分
关节受累情况		0～5
中大关节	1 个	0
	2～10 个	1
小关节	1～3 个	2
	4～10 个	3
至少一个为小关节	＞10 个	5
血清学指标		0～3
RF 和抗 CCP 抗体均为阴性		0
RF 和抗 CCP 抗体低滴度阳性		2
RF 和抗 CCP 抗体高滴度阳性（正常值上限 3 倍）		3
滑膜炎持续时间		0～1
＜6 周		0
≥6 周		1
急性时相反应物		0～1
CRP 和 ESR 均正常		0
CRP 或 ESR 异常		1

注：受累关节指关节肿胀疼痛，小关节包括掌指关节、近端指间关节、第 2～5 跖趾关节、腕关节，不包括第 1 腕掌关节、第 1 跖趾关节和远端指间关节；大关节指肩、肘、髋、膝和踝关节。

（三）弥漫性结缔组织病实验室检查

1. PSS

（1）45.7%的 PSS 患者抗核抗体滴度升高，抗 SSA、抗 SSB 抗体的阳性率分别为 70%和 40%，抗 URNP 抗体和抗着丝点抗体的阳性率均为 5%～10%。43%患者 RF 阳性，约 20%的患者抗心磷脂抗体阳性。抗 SSA 及抗 SSB 抗体对本病诊断有意义，前者对本病的诊断敏感度高，后者则诊断特异度高，尤其对于有系统性损害的患者。

（2）高球蛋白血症：90%以上的 PSS 患者有高免疫球蛋白血症，其特点是多克隆性，可引起皮肤紫癜、ESR 增快等症状。少数患者出现巨球蛋白血症或单克隆性高免疫球蛋白血症，出现这些情况需警惕淋巴瘤的可能。

2. RA

（1）RA 患者 ESR 和 C 反应蛋白水平常升高，并且和疾病的活动度相关。

（2）RA 患者抗环瓜氨酸肽抗体、抗核周因子抗体、抗角蛋白抗体、RF 常为阳性。

（3）70%RA 患者血清中出现各种类型的免疫复合物，尤其是活动期和 RF 阳性患者。在急性期和活动期，患者血清补体水平均有升高，只有少数有血管炎者出现低补体血症。

四、弥漫性结缔组织病继发高血压的治疗

（一）高血压的治疗

CTD 继发高血压必须引起高度重视。首先，由于大多数 CTD 患者的高血压是肾脏受累所致，高血压的出现多提示肾脏受累，或提示肾脏病变加重。另外，高血压的出现，也可能是医源性的，需要尽可能去除造成高血压的因素，积极控制原发病；其次，高血压的出现又会加重原发病，特别是对肾脏的损伤。在治疗中既要注意 CTD 继发高血压与原发性高血压的共同性，也要注意 CTD 继发高血压的特殊性，如原发病未得到很好的控制，高血压也很难得到控制。

（二）弥漫性结缔组织病的治疗

（1）早期诊断、早期治疗 CTD，一旦确定为

CTD，就应根据不同疾病早期积极治疗，以控制CTD。不同的疾病选择不同用量的糖皮质激素，并根据患者具体情况联用免疫抑制剂或生物制剂，尽早稳定患者病情，避免多脏器的损伤。

（2）治疗肾脏损伤，纠正低蛋白血症。

（3）调节糖皮质激素用量。在患者因糖皮质激素用量较大而出现高血压时，为控制原发病，可用免疫抑制剂，逐渐减少激素用量。

通过施行上述对 CTD 的治疗措施，部分一过性高血压患者的血压可恢复正常，即使那些持续性高血压患者也可因此将血压控制在更合适的水平。

第三节　关节炎性疾病与高血压

风湿性疾病泛指影响骨、关节及其周围软组织的一组疾病。其病因可以是感染性、遗传性、免疫性、退行性和代谢性等，临床特征包括各种类型关节炎[33]。本节将简述强直性脊柱炎（ankylosing spondylitis，AS）、骨关节炎（osteoarthritis，OA）和痛风。

AS 是一种慢性炎症性疾病，有明显的家族聚集现象，并与 HLA-B27 密切相关。AS 呈世界范围分布，是关节病中最常见的疾病之一，在不同种族及国家，其人群患病率不尽相同[34]。我国 AS 的患病率为 0.3%左右，普通人群 HLA-B27 阳性率为 6%～8%，患者则为 90%左右，提示我国 13 亿多人口中可能有近 400 万 AS 患者。AS 可以发生在任何年龄，但通常在 10～40 岁发病，10%～20%的 AS 患者在 16 岁以前发病，高峰在 18～25 岁，50 岁以上及 8 岁以下儿童发病者少见。研究发现 AS 发病男女比在（2～3）：1[35]。

世界卫生组织相关数据显示，目前全世界骨关节病患者已超过 4 亿人。来自中国健康与养老追踪调查数据库（China Health and Retirement Longitudinal Study，CHARLS）的研究结果显示，我国 50 岁以上人群中半数患 OA，65 岁以上人群中 90%女性和 80%男性患 OA[36]。

痛风在不同人群中发病率有一定差异。在我国，其总体患病率在 1%～3%。我国痛风患者平均年龄为 48.28 岁（男性 47.95 岁，女性 53.14 岁），逐步趋于年轻化，男女比为 20：1[37]。

一、关节炎性疾病病理与发病机制

（一）病理

1. AS 病理表现[38]

（1）附着点炎：附着点是指肌腱、韧带、关节囊和筋膜插入骨的部位，包括插入点结构和附着处的骨结构。这些部位的炎症被称为附着点炎，是 AS 和相关脊柱关节炎（spondyloarthropathy，SpA）的特征性病变。

（2）外周关节滑膜炎：AS 外周关节滑膜组织病理学特点是滑膜组织增生明显，衬里层细胞层数明显增多，滑膜细胞增生、淋巴细胞浸润和血管翳形成。

（3）骶髂关节炎：AS 骶髂关节炎的病理改变目前多认为是血管翳或滑膜增生的肉芽组织所致。初始为滑膜的炎症反应，滑膜内大量淋巴细胞和浆细胞浸润，产生富含血管的肉芽组织，滑膜呈绒毛样增生并形成血管翳，常始于关节外围韧带，并沿关节间隙向关节内蔓延侵蚀破坏软骨，也可侵入骨内，破坏关节软骨、骨性关节面及邻近骨；晚期血管翳或滑膜增生纤维化，使关节发生纤维强直，纤维组织可因钙化、骨化产生骨性强直。

2. OA 病理表现　OA 的病理改变包括炎症对关节的损害和关节对损害的反应两方面。外观上，OA 明显改变发生在关节软骨的负重区域，但是 OA 并非关节软骨单一组织病变，而是一个滑膜关节的病变。其病变累及软骨、滑膜、软骨下骨、韧带及关节周围肌肉。OA 可出现关节软骨变性破坏、软骨细胞凋亡、软骨下骨硬化或囊性变、关节边缘骨质增生、滑膜增生、关节囊挛缩、韧带松弛或挛缩及肌肉萎缩无力等[39]。

3. 痛风病理表现　痛风的特征性病理改变是痛风石。痛风石是单钠尿酸盐针状结晶沉积，使机体产生慢性异物排斥反应，巨噬细胞等包围结晶形成结节。单钠尿酸盐结晶为水溶性，病理检查时需用非水溶性固定剂，在偏振光显微镜下可见到针形结晶，有双折光现象。痛风石常见于血液供应相对较少、温度较低的组织，如关节软骨、肌腱、韧带、滑膜、腱鞘、关节周围组织、皮下组织、骨骺及肾间质部位等，远端周围关节的关节软骨是尿酸盐最常见的沉积部位[40]。

（二）发病机制

1. AS 发病机制 AS 的病因目前尚未完全阐明。近年来，分子模拟学说从不同的角度全面解释了 AS 发病的各个环节。流行病学调查结合免疫遗传研究发现，HLA-B27 在 AS 患者中的阳性率高达 90%以上，证明 AS 与遗传有关。大多数学者认为其与遗传、感染、免疫和环境因素等有关[35]。

2. OA 发病机制 OA 是一种异质性很强的关节病，发病机制是多源性的，是由几种生物机械和（或）生物化学因素引起的一组临床表现相同或相近的关节内紊乱综合征。关节劳损是发病的基础。初期通常是机械应力造成软骨细胞代谢改变，抑制软骨基质蛋白的合成，逐渐加重软骨的变性。早期软骨变性易碎，表面粗糙不平，有凹陷、裂纹及小溃疡，并在重力的作用下磨损、变薄，最终软骨全层消失，露出骨质，关节间隙变窄。与此同时，关节边缘及软骨下骨出现增生，边缘部骨赘形成，软骨下骨密度增加、变厚。关节附近的骨质中可有囊性变[41]。

3. 痛风发病机制 目前尚不明确，但高尿酸血症是痛风的重要生化基础与基本特征。导致高尿酸血症的原因主要包括尿酸生成增多及尿酸排泄减少。80%～90%的高尿酸血症患者有尿酸排泄障碍。其病理原因主要有肾小管分泌减少、肾小管重吸收增多、肾小球滤过率减少、尿酸盐结晶沉积。但是高尿酸血症患者仅有一部分会出现痛风的临床表现，具体原因尚不清楚。血尿酸浓度过高和（或）在酸性条件下，尿酸析出结晶并沉积于关节、肾和皮下组织，导致痛风性关节炎、痛风性肾病和痛风石形成[42]。

二、关节炎性疾病继发高血压的机制

关节炎患者一般有长期间断服用非甾体抗炎药的病史，这可能是继发性高血压发生的重要诱因。为了控制关节症状，关节炎患者常服用塞来昔布、罗非昔布等非甾体抗炎药，这些药物都具有一定程度的心血管副作用，会使机体收缩压和（或）舒张压升高，从而诱发或加重高血压的发生。

三、关节炎性疾病继发高血压临床特征

（一）一过性高血压

一过性高血压多出现在关节炎活动期，常由患者未遵医嘱自行间断口服糖皮质激素和非甾体抗炎药引起，一般表现为 1、2 级（轻、中度）高血压；但也有部分肾脏受累较重的患者，可出现严重低蛋白血症、水钠潴留、急性肾衰竭等症状，此时可出现重度高血压及高血压危象。一般本病得到控制后，随所用激素减量及上述诱因去除，大部分患者的血压可逐渐下降最终恢复到正常水平，小部分患者由于疾病控制不力，出现了不可逆损害，血压反复升高而发展为持续性高血压。

（二）持续性高血压

持续性高血压在关节炎中多由肾脏病变引起。痛风可引起肾小管萎缩、肾小球硬化和肾小动脉硬化，造成肾脏实质性损害，从而引起水钠潴留和外周血管阻力增大，容量增加；活化肾素-血管紧张素-醛固酮系统（RAAS），导致高血压。也有部分患者因未遵医嘱长期间断服用糖皮质激素，而发生库欣综合征，出现持续性高血压。痛风的基本特征是高尿酸血症，体内代谢的紊乱也可能诱发持续性高血压。

四、关节炎性疾病及其继发高血压的诊断

（一）继发于关节炎性疾病高血压的诊断

1. 年龄特点 一般来讲，原发性高血压多在中年以后发病，关节炎继发高血压则在任何年龄组均可发病，其中 AS、痛风均好发于青、中年，而 OA 则好发于中老年。AS、痛风判断高血压是否继发可利用其发病年龄特点。

2. 用药特点 一般关节炎继发高血压患者常未遵医嘱自行间断服用糖皮质激素和非甾体抗炎药。

3. 肾脏病变特点 关节炎继发高血压多伴有肾脏受累，高血压表现多出现在肾损害以后。

（二）关节炎性疾病的诊断

1. AS 临床表现及诊断

（1）AS 临床表现

1）心脏表现：见于晚期病情较重的 AS 患者，出现主动脉瓣关闭不全、房室或束支传导障碍、心包炎及心肌炎。

2）神经系统表现：晚期较严重的 AS 患者因脊柱强直和骨质疏松发生椎体骨折、椎间盘突出，出现脊髓压迫症状。

3）肾脏：可出现淀粉样变，但较少见。肾脏损害相对少见，少数患者出现血尿，可随着 AS 全身治疗而改善。

4）关节骨骼：AS 患者病变首先累及骶髂关节（约 90%），双侧对称，出现持续或间歇的腰骶部或臀部疼痛，往往伴有晨僵感。大多数患者症状隐匿，呈慢性、波动性，部分患者则进行性发展累及脊柱。腰椎受累时患者常主诉下背部疼痛及腰部活动受限，体格检查可发现患者腰部前屈、后仰、侧弯、转身等动作均受限，有腰椎棘突压痛，椎旁肌肉痉挛，晚期可萎缩。30%以上的患者外周关节有周围关节症状，尤以青少年及女性患者更为常见。髋关节最常受累，患者主诉髋部或股内侧疼痛，致下肢活动受限。患者可因髋关节严重的侵袭性病变引起关节强直、功能丧失而致残。膝、踝、足、腕、肩等关节也可受累，出现急性关节炎症状。临床上以下肢关节病变多见，且多不对称。极少累及手部小关节，遗留畸形更为少见。

5）眼部症状：结膜炎、虹膜炎及葡萄膜炎可发生于 25%的患者，见于疾病的任何时期。极少数患者病情严重且未经恰当治疗可出现失明。

6）肺部表现：少数患者发生肺尖纤维化，出现咳痰、咯血和气促，并发感染或胸膜炎时症状较重。此外，胸廓僵硬可导致吸气时肺部不能充分扩张，由膈肌代偿呼吸。

（2）AS 的诊断：参考 2009 年国际强直性脊柱炎评估工作组（Assessment in SpondyloArthritis international Society，ASAS）中轴型 SpA（axial SpA，axSpA）的分类标准，见表 6-93-10。

2. OA 临床表现及诊断

（1）OA 临床表现：主要表现为受累关节的疼痛、肿胀、晨僵、关节积液及骨性肥大，可伴有活动时的骨摩擦音、功能障碍或畸形。

1）关节疼痛及压痛：OA 最常见的表现是关节局部的疼痛和压痛。负重关节及双手最易受累。一般早期为轻度或中度间断性隐痛，休息时好转，活动后加重，随病情进展可出现持续性疼痛，或导致活动受限。关节局部可有压痛，在伴有关节肿胀时尤为明显。

表 6-93-10 2009 年 ASAS axSpA 的分类标准

起病年龄<45 岁，慢性腰背痛≥3 个月		
骶髂关节影像学改变	或	HLA-B27 阳性
≥1 条 SpA 特征		≥2 条 SpA 特征
影像学提示骶髂关节炎：		SpA 特征：
MRI 提示骶髂关节活动性（急性）炎症，高度提示与 SpA 相关的骶髂关节炎		炎症性肠病
		关节炎
		起止点炎（跟腱）
明确的骶髂关节炎放射学改变（根据 1984 年修订的纽约标准）		眼葡萄膜炎
		指（趾）炎
		银屑病
		克罗恩病/溃疡性结肠炎
		对 NSAID 反应良好
		SpA 家族史
		HLA-B27 阳性
		CRP 升高

注：NSAID. 非甾体抗炎药。

2）关节肿胀：早期为关节周围的局限性肿胀，随病情进展可有关节弥漫性肿胀、滑囊增厚或伴关节积液。后期可在关节周围触及骨赘。

3）晨僵：患者可出现晨起时关节僵硬及黏着感，活动后可缓解。本病的晨僵时间较短，一般数分钟至十几分钟，很少超过半小时。

4）关节摩擦音：主要见于膝关节的 OA。由于软骨破坏、关节表面粗糙，出现关节活动时骨摩擦音（感）、捻发感，或伴有关节局部疼痛。

（2）OA 诊断：分类标准参照 1995 年 ACR 的分类标准，见表 6-93-11。

表 6-93-11 1995 年美国风湿病学会（ACR）分类标准

膝 OA 分类标准	
临床标准：	临床放射学诊断标准：
1. 近 1 个月大多数时间有膝痛	1. 临床上近 1 个月大多数时间有膝痛
2. 有骨摩擦音	2. X 线检查提示有骨赘形成
3. 晨僵时间≤30min	3. 关节液检查符合 OA

续表

膝 OA 分类标准	
4. 年龄≥38 岁	4. 年龄>40 岁
5. 查体发现膝关节有骨性膨大	5. 晨僵<30min
	6. 有骨摩擦音
同时满足 1+2+3+4 或 1+2+5 或 1+4+5 者可诊断为膝 OA	如果满足 1+2 或 1+3+5+6，或者 1+4+5+6 者可诊断为膝 OA
手 OA 分类标准	
1. 近 1 个月大多数时间有手痛、发酸、发僵表现	
2. 10 个指定手关节中 2 个以上硬性组织肥大	
3. 掌指关节肿胀<2 个	
4. 远端指间关节硬性组织肥大≥2 个	
5. 10 个指定关节中有 1 个或 1 个以上畸形	
注：10 个指定关节含双侧第 2、3 指远端指间关节及近端指间关节和第 1 腕掌关节。	
满足 1+2+3+4 或 1+2+3+5 者可诊断为手 OA	
髋 OA 分类标准	
临床标准：	临床+放射学+实验室标准：
1. 近 1 个月大多数时间有髋痛	1. 近 1 个月大多数时间有髋痛
2. 髋内旋<15°	2. ESR≤20mm/h
3. ESR<45mm/h	3. X 线检查示骨赘形成
4. 屈曲<115°	4. X 线检查示髋关节间隙狭窄
5. 髋内旋>15°	5. 晨僵≤30min
6. 晨僵<60min	
7. 年龄>50 岁	
8. 内旋时疼痛	
满足 1+2+3 或 1+2+4 或 1+5+6+7+8 者可诊断为髋 OA	满足 1+2+3 或 1+2+4 或 1+3+4 者可诊断为髋 OA

3. 痛风临床表现及诊断

（1）痛风临床表现：肾脏病理检查几乎均有损害，大约 1/3 患者在痛风病程中出现肾脏症状。①尿酸盐肾病：尿酸盐结晶沉积于肾组织，特别是肾髓质和锥体部，可导致慢性间质性肾炎，使肾小管变形、萎缩、纤维化、硬化，进而累及肾小球血管床，表现为肾小管浓缩功能下降、夜尿增多、血尿、蛋白尿、腰痛、水肿、高血压、晚期肾功能不全等。②无症状性高尿酸血症：是指血清尿酸水平升高，但尚未发生痛风，表现为关节炎或尿酸性肾结石。大多数高尿酸血症患者可终身无症状，但向急性痛风转变的趋势随血清尿酸浓度升高而上升。当痛风性关节炎首次发作或发生结石时，提示无症状性高尿酸血症期结束。该过程一般可持续 20 年。10%～40%的痛风患者在首次关节炎发作前有过一次或多次肾绞痛发作。

急性期发病前可无任何先兆。诱发因素有饱餐饮酒、过度疲劳、紧张关节局部损伤、手术及受冷受潮等。常在夜间发作的急性单关节炎通常是痛风的首发症状，表现为凌晨关节痛而惊醒、进行性加重、剧痛如刀割样或咬噬样，疼痛于 24～48h 达到高峰。关节局部发热、红肿及明显触痛，酷似急性感染，首次发作的关节炎多于数天或数周内自行缓解。首次发作多为单关节炎，60%～70%首发于第 1 跖趾关节，在以后病程中，90%患者该部反复受累。足弓、踝、膝关节及腕和肘关节等也是常见发病部位。可伴有全身表现，如发热、头痛、恶心、心悸、寒战、不适并伴白细胞计数升高、ESR 增快。

痛风间歇期是指两次痛风发作之间的时期。尽管有些患者无第二次痛风发作，但大多数患者在 6 个月到 2 年出现二次发作。部分痛风间歇期患者关节滑液中可以检测出尿酸盐结晶，伴有白细胞轻度增多。

慢性痛风性关节炎痛风最终将演化为慢性多关节性痛风。在此期间可出现痛风石沉积。痛风石的沉积速度与高尿酸血症的程度和持续时间相关。痛风石表面的皮肤张力大、透亮、菲薄，可继发破溃并排出白色或糊状尿酸盐结晶。巨大的痛风石可导致患者出现多种多样的畸形，手足多见，以硬化和突出边缘的骨质侵蚀为主。

（2）痛风诊断：2016 年中国痛风指南推荐使用 2015 年 ACR/EULAR 制订的标准，详见表 6-93-12。

4. 关节炎性疾病实验室检查

（1）90%左右的 AS 患者 HLA-B27 阴性。RF 阴性，活动期可有 ESR 增快及 C 反应蛋白、免疫球蛋白（尤其是 IgA）水平升高。

（2）OA 患者无特异的实验室指标。ESR 大多正常或轻度增快，C 反应蛋白正常，RF 和自身抗体呈阴性。

痛风可见血尿酸增多、急性期 ESR 增快、C 反应蛋白水平增高、RF 和自身抗体呈阴性。

表 6-93-12　2015 年 ACR/EULAR 制订标准

	子项目	评分
第一步：以下标准仅适用于满足准入标准者	外周关节和滑囊至少一次表现为肿胀、疼痛或压痛的发作	
第二步：充分标准（若满足，可直接诊断痛风而无须应用下述标准）	有症状的关节或滑囊（即滑液中）或痛风石处找到单钠尿酸盐结晶存在	
第三步：标准（如不满足充分标准）		
临床表现		
（既往）症状发作期关节/滑囊受累的模式	踝关节或足中段关节受累，而无第 1 跖趾关节受累的单关节炎或寡关节炎	1
	第 1 跖趾关节受累的单关节炎或寡关节炎	2
（既往）症状性发作的特点		
受累关节表面发红（患者自述或医师发现）	1 个特征	1
受累关节触痛或压痛	2 个特征	2
难以行走或关节活动受限	3 个特征	3
（既往）症状性发作的时长，无论有无抗炎治疗，（既往）有以下≥2 条		
达到最痛的时间＜24h	一次典型发作	1
症状在≤14 天内缓解		
发作间隙完全缓解（回到基线水平）	反复典型发作	2
痛风石的临床证据		
菲薄皮肤表面附有血管，破溃后可向外排出白粉笔样的尿酸盐结晶，主要位于关节、耳、鹰嘴滑囊、指垫、肌腱（如跟腱）	有	4
实验室检查		
血尿酸		
理想状态是血尿酸水平应在降尿酸治疗之前检测，且应该在发作后＞4 周再检测；如有可能，尽量在以上条件下重测。检测时无论处于哪个阶段，都应该以尿酸的最高值评分	＜4mg/dl（0.24mmol/L）	4
	6～＜8mg/dl（0.36～＜0.48mmol/L）	2
	8～＜10mg/dl（0.48～＜0.60mmol/L）	3
	≥10mg/dl（≥0.60mmol/L）	4
影像学检查		
有影像学证据表明尿酸盐沉积于（既往）有症状的关节或滑囊：超声提示双轨征或双能 CT 提示尿酸盐沉积	有（有任一种表现）	4
痛风相关性侵蚀的影像学证据：传统放射学显示手和（或）足至少有一个关节侵蚀	有	4

注：该标准可能的最大得分是 23 分，而≥8 分则认为可诊断痛风。

五、关节炎性疾病继发高血压的治疗

（一）关节炎性疾病的治疗

（1）早期诊断、早期治疗关节炎，一旦确定为关节炎，就应根据不同疾病早期积极治疗。AS 可根据患者具体的病情选用非甾体抗炎药、免疫抑制剂和（或）生物制剂治疗。OA 可给予软骨保护药物，在急性期可使用非甾体抗炎药控制症状。痛风在缓解期以控制尿酸水平为主，急性期以控制炎症为主，对使用非甾体抗炎药效果不佳或有禁忌的患者可短暂使用糖皮质激素。

（2）积极治疗原发病，避免肾损害。

（3）注意非甾体抗炎药的选择，尽量避免对心血管有影响的药物。合理规范使用糖皮质激素，不宜长期使用。

（二）高血压的治疗

痛风性肾病患者在选择利尿剂时应避免使用影响尿酸排泄的噻嗪类利尿剂、呋塞米、依他尼酸等，可选择螺内酯等。痛风患者可选用有利于降尿酸的抗高血压药物，如血管紧张素Ⅱ受体拮抗剂（氯沙坦钾、缬沙坦等）和钙拮抗剂（苯磺酸氨氯地平、硝苯地平等）。

（马武开 曾 苹）

参考文献

[1] Jennette JC，Falk RJ，Andrassy K，et al. Nomenclature of systemic vasculitides. Proposal of an international consensus conference[J]. Arthritis Rheum，1994，37（2）：187-192.

[2] Jennette JC，Falk RJ，Bacon PA，et al. 2012 Revised International Chapel Hill Consensus Conference Nomenclature of Vasculitides[J]. Arthritis Rheum，2013，65（1）：1-11.

[3] 菲尔斯坦. 凯利风湿病学[M]. 10版，栗占国，译. 北京：北京大学医学出版社，2020.

[4] 安东尼・福西. 哈里森风湿病学[M]. 3版，田新平，曾小峰，译. 北京：科学出版社，2018：142.

[5] 中华医学会风湿病学分会. 显微镜下多血管炎诊断及治疗指南[J]. 中华风湿病学杂志，2011，15（4）：259-261.

[6] 张歆刚，张明月，韩国敬. 13例嗜酸性肉芽肿性多血管炎临床特点观察[J]. 中国动脉硬化杂志，2021，29（8）：713-717.

[7] 王梦迪，周静威，孙卫卫，等. 白塞病的临床研究进展[J]. 风湿病与关节炎，2017，6（4）：70-74.

[8] Brogan P，Eleftheriou D. Vasculitis update：Pathogenesis and biomarkers[J]. Pediatr Nephrol，2018，33（2）：187-198.

[9] Vital C，Vital A，Canron MH，et al. Combined nerve and muscle biopsy in the diagnosis of vasculitic neuropathy. A 16-year retrospective study of 202 cases[J]. J Peripher Nerv Syst，2006，11（1）：20-29.

[10] 董荣芳，钟延丰，张英爽，等. 血管炎性周围神经病临床病理学研究[J]. 中国现代神经疾病杂志，2014，14（6）：518-525.

[11] 黄坚，王君，罗世坚. 巨细胞动脉炎概述[J]. 中国现代医药杂志，2008，10（9）：130-133.

[12] Younger DS. Giant Cell Arteritis[J]. Neurol Clin，2019，37（2）：335-344.

[13] 闫利娟，朱剑. 肉芽肿性多血管炎临床病理特点并文献复习[J]. 外科研究与新技术，2016，5（1）：44-48.

[14] 张筱娴，文俊杰，欧昌星，等. 嗜酸性粒细胞增多与抗中性粒细胞胞浆抗体相关性血管炎[J]. 中国实用内科杂志，2021，41（12）：1012-1017.

[15] 袁改琼. 显微镜下多血管炎肾脏损害的临床特点及预后危险因素分析[D]. 大理：大理大学，2021.

[16] 叶静凡，唐小葵. 显微镜下多血管炎肺受累的诊疗进展[J]. 黑龙江医学，2018，42（5）：505-507.

[17] 李燕飞，贾延劼，赵苹瑜. 以神经系统症状首发的嗜酸性肉芽肿性血管炎患者的临床分析[J]. 临床神经病学杂志，2021，34（5）：358-362.

[18] 王之冕，李璐，郑文洁. 血管型白塞病的发病机制[J]. 中华临床免疫和变态反应杂志，2020，14（6）：587-591.

[19] 杨波，沈敏. 肉芽肿性多血管炎合并急性肾功能衰竭临床及病理分析[J]. 中华医学杂志，2013，93（15）：1159-1161.

[20] 闵艳，王芳芳，李建飞，等. 显微镜下多血管炎肾损害的临床分析[J]. 重庆医学，2017，46（25）：3581-3582.

[21] 万姣，罗征秀. 嗜酸性肉芽肿性血管炎的诊治进展[J]. 医学综述，2018，24（14）：2720-2726.

[22] 邹峻，管剑龙. T细胞亚群参与白塞病炎症应答和治疗靶向的研究进展[J]. 复旦学报（医学版），2022，49（1）：114-118.

[23] Mariette X，Criswell LA. Primary Sjögren's syndrome[J]. N Engl J Med，2018，378（10）：931-939.

[24] 中华医学会风湿病学分会. 干燥综合征诊断及治疗指南[J]. 中华风湿病学杂志，2010，14（11）：766-768.

[25] Shiboski SC，Shiboski CH，Criswell L，et al. American College of Rheumatology classification criteria for Sjögren's syndrome：A data-driven，expert consensus approach in the Sjögren's International Collaborative Clinical Alliance cohort[J]. Arthritis Care Res（Hoboken），2012，64（4）：475-487.

[26] Houghton K，Malleson P，Cabral D，et al. Primary Sjögren's syndrome in children and adolescents：Are proposed diagnostic criteria applicable[J]. J Rheumatol，2005，32（11）：2225-2232.

[27] Silman AJ，Pearson JE. Epidemiology and genetics of theumatoid arthritis[J]. Arthritis Res，2002，4（Suppl 3）（Suppl 3）：S265-S272.

[28] 栗占国，张奉春，鲍春德. 类风湿性关节炎[M]. 北京：人民卫生出版社，2009：6-8.

[29] Westermann D，Savvatis K，Schultheiss HP，et al. Immunomodulation and matrix metalloproteinases in viral myocarditis[J]. J Mol Cell Cardiol，2010，48（3）：468-473.

[30] 黎磊石，刘志红. 中国肾脏病学[M]. 北京：人民军医出版，2008：592.

[31] Stastny P. Mixed lymphocyte cultures in rheumatoid arthritis[J]. Clin Invest，1976，57（5）：1148-1157.

[32] Lassègue B，Griendling KK. Reactive oxygen species in hypertension：An update[J]. Am J Hypertens，2004，17（9）：852-860.

[33] Rice JR，Pisetsky DS. Rheumatic diseases[J]. Scand J Rheumatol Suppl，1999，110（1）：4-6.

[34] 中华医学会风湿病学分会. 强直性脊柱炎诊治指南（草案）[J]. 中华风湿病学杂志，2003，7（10）：641-644.

[35] 黄烽. 强直性脊柱炎[M]. 北京：人民卫生出版社，2011：235-286.

[36] 刘媛，王永福. 骨关节炎的经济学[J]. 中国骨质疏松杂志，2011，17（2）：181-184.

[37] 中华医学会风湿病学分会. 2016 中国痛风诊疗指南[J]. 中华内科杂志，2016，55（11）：892-898.

[38] Calin A. Ankylosing Spondylitis[J]. Medicine，2002，30（9）：54-57.

[39] Arden N，Nevitt MC. Osteoarthritis：Epidemiology[J]. Best Pract Res Clin Rheumatol，2006，20（1）：3-25.

[40] 中华医学会风湿病学分会. 原发性痛风诊断和治疗指南[J]. 中华风湿病学杂志，2011，15（6）：410-413.

[41] 栗占国. 骨性关节炎的发病机制[J]. 中华全科医师杂志，2003，2（6）：339-340.

[42] Saigal R，Agrawal A. Pathogenesis and clinical management of gouty arthritis[J]. J Assoc Physicians India，2015，63：56-63.

第94章 少见继发性高血压

第一节　血液系统疾病

一、真性红细胞增多症与高血压

真性红细胞增多症（polycythemia vera，PV）简称真红，是一种以获得性克隆性红细胞异常增多为主的慢性骨髓增殖性肿瘤（chronic myeloproliferative neoplasm，MPN），其外周血血细胞比容增加，血液黏滞度增高，常伴有白细胞和血小板计数增高，脾大，病程中可出现血栓和出血等并发症。其年发病率为（0.4～2.8）/10 万。PV 患者的中位生存期约 14 年，年龄<60 岁患者为 24 年。

（一）基础理论

1. 病因、病理生理　PV 为获得性克隆性造血干细胞疾病，其特征是多能性骨髓细胞前-基因克隆性增殖，导致红细胞异常生成和红细胞数量增加。几乎所有 PV 患者都存在 *JAK* 的获得性突变（*JAK2* V617F 和外显子 12 突变）。

2. 发病机制　血液黏滞度增加直接导致血压升高。血液黏滞度是指血液组织抵抗流动的阻力，所以血液黏滞度降低会导致心排血量增加，相反，血液黏滞度增加会导致心排血量减少。1999 年 Cinar 等[1]研究发现血细胞比容增加 10.99%，可导致血液黏滞度增加 20%，从而引起血压升高 20%或者血管半径增加 4.66%作为生理性的补偿。

慢血流状态：此状态下的血液使得纤维蛋白原、脂蛋白、血小板等与血管内皮相互作用，促使动脉粥样硬化形成[2]。红细胞增多症也被描述为一种慢性炎症，慢性炎症在血管重构和动脉粥样硬化中起着重要作用。

血液黏滞度增加可引起微循环障碍，包括动脉和静脉的血栓。这些血栓通常发生在疾病诊断之前。同时慢血流也导致了慢性间歇性组织缺血和急性脑、心脏缺血等。低氧状态激活了多种收缩血管的炎症因子，加上微循环血栓增加了血管的外周阻力，进一步促进了血压的升高。

（二）诊断与治疗

1. 临床特征　中老年人发病居多，男性稍多于女性。起病缓慢，病变若干年后才出现症状，或偶然查血常规时发现。血液黏滞度增加可致血流缓慢和组织缺氧，可出现以下临床症状。

（1）神经系统表现：头痛、眩晕、多汗、疲乏、健忘、耳鸣、眼花、视力障碍、肢端麻木与刺痛等症状，多由血液黏滞度增加所致。

（2）多血质表现：皮肤和黏膜红紫，尤以面颊、唇、舌、耳、鼻尖、颈部和四肢末端（指、趾及大小鱼际）为甚，眼结膜显著充血。

（3）血栓形成、栓塞和出血：伴血小板增多时，可有血栓形成和梗死，常见于脑、周围血管、冠状动脉、门静脉、肠系膜等。出血仅见于少数患者，与血管内膜损伤、血小板功能异常等因素有关。

（4）消化系统：嗜碱性粒细胞增多，释放组胺刺激胃腺壁细胞，可致消化性溃疡及相关症状。

（5）肝脾大：40%～50%患者有肝大，70%～90%有脾大，这是本病的重要体征，脾大多为中重度肿大，表面平坦，质硬，引起腹胀、食欲缺乏、便秘。若发生脾梗死，则引起脾区疼痛。

（6）高尿酸血症：骨髓细胞过度增殖可导致高尿酸血症，少数患者出现继发性痛风、肾结石及肾功能损害。

（7）皮肤瘙痒：嗜碱性粒细胞增多可刺激皮肤，有明显瘙痒症。

（8）高血压：因血容量增加，约半数患者合并高血压。

2. 诊断与鉴别诊断

（1）诊断标准：《真性红细胞增多症诊断与治疗中国专家共识（2016 年版）》指出诊断 PV 建议采用世界卫生组织（WHO）2008 年的标准。

主要标准：①男性血红蛋白（hemoglobin，Hb）＞185g/L，女性 Hb＞165g/L，或其他红细胞容量增高的证据[Hb 或血细胞比容（hematocrit，HCT）大于按年龄、性别和居住地海拔测定方法特异参考范围的第 99 百分位数，或如果血红蛋白比在无缺铁情况下的基础值肯定且持续增高至少 20g/L 的前提下男性 Hb＞170g/L，女性 Hb＞150g/L]。②有 *JAK2* V617F 突变或其他功能相似的突变（如 *JAK2* 第 12 号外显子突变）。

次要标准：①骨髓活检，按患者年龄来说为高度增生，以红系、粒系和巨核细胞增生为主。②血清红细胞生成素（erythropoietin，EPO）水平低于正常参考值水平。③骨髓细胞体外培养有内源性红系集落形成。

符合 2 条主要标准和 1 条次要标准或第 1 条主要标准和 2 条次要标准则可诊断 PV。

最近，在 WHO 2008 年诊断标准的基础上提出的 2014 年修订标准如下。主要标准：①男性 Hb＞165g/L、女性 Hb＞160g/L，或男性 HCT＞49%、女性 HCT＞48%。②骨髓活检示三系高度增生伴多核巨细胞。③有 *JAK2* 突变。次要标准：血清 EPO 水平低于正常参考值水平。PV 诊断需符合 3 条主要标准或第 1、2 条主要标准和次要标准。

（2）鉴别诊断

1）继发性红细胞增多症：①慢性缺氧状态，如高原居住、肺气肿、发绀性先天性血管畸形、肺源性心脏病和慢性风湿性心脏瓣膜病等。②大量吸烟使碳氧血红蛋白水平增高和异常血红蛋白引起组织缺氧。③分泌 EPO 增多的情况，如肾囊肿，肾盂积水、肾动脉狭窄等或患肝癌、肺癌、小脑血管母细胞瘤、子宫平滑肌瘤等肿瘤时。

2）相对红细胞增多症：见于脱水、烧伤和慢性肾上腺皮质功能减退而致血液浓缩。国内外有很多关于红细胞增多症合并高血压的患者被误诊为原发性高血压。由于 PV 发病率很低，且其临床表现中缺血性脑病、心肌梗死等同样是高血压常见且严重的并发症，所以被误诊的概率增加。患者通常有多血质表现，在临床上接诊患者时要注意仔细询问病史和进行体格检查；在认真分析常规检查如血常规的结果时，不要忽视任何异常点，减少误诊的发生。

3. PV 的治疗 现阶段针对 PV 的治疗仍无法改变其自然病程，治疗目的主要是在不增加出血风险的前提下预防血栓并发症，其次是控制微循环症状。PV 治疗方法的选择主要依据血栓发生危险度分级。采用 Tefferi 等提出的预后分组积分系统：依年龄（≥67 岁为 5 分，57～66 岁为 2 分）、白细胞＞15×10^9/L（1 分）和静脉血栓（1 分）分为低危组（0 分）、中危组（1 分或 2 分）和高危组（≥3 分）。低危组患者以低剂量阿司匹林及放血治疗为主，高危组患者则在低剂量阿司匹林及放血治疗的基础上联合羟基脲或干扰素-α（IFN-α）等降细胞治疗，中危组患者的治疗选择尚无共识。

高血压的治疗：一项研究对比 PV 相关高血压患者和原发性高血压患者的情况，发现其诊室血压和 24h 动态血压没有明显差别，但是 PV 患者的 24h 收缩压和舒张压变异性低于对照组，考虑其交感神经活性降低导致血压变异性降低[4]。而 Vrsalovic 等[5]发现了 PV 患者肾素-血管紧张素系统（RAS）基因的过表达情况。钙拮抗剂和 RAS 抑制剂有良好的扩张血管的功能，RAS 抑制剂能抑制 RAS，是 PV 患者的推荐药物。PV 患者血液黏滞度明显增加，不适宜应用利尿剂（可加重血液黏滞度）。高血压最基本的治疗还是 PV 的治疗，通过治疗降低血细胞比容和血液黏滞度，自然可达到降低血压的目的。但是长期红细胞增多的患者通常伴有不可逆的动脉粥样硬化、微循环障碍、靶器官损伤等，在 PV 得到治疗后仍需要按照原发性高血压给予药物治疗。

二、贫血与高血压

贫血是指人体外周血红细胞容量减少，低于正常范围下限，不能运输足够的氧至组织而产生的综合征。最常见的是缺铁性贫血。缺铁性贫血在 6 个月至 2 岁婴幼儿、妊娠 3 个月以上妇女、育龄妇女、10～17 岁青少年中患病率分别为 33.8%～45.7%、19.3%、11.4%和 9.8%。

（一）基础理论

1. 病因、病理生理 贫血按病因分为红细胞生成减少、红细胞破坏过多和失血。

（1）红细胞生成减少性贫血包括造血干/祖细胞异常所致贫血、造血调节异常所致贫血、造血原料不足或者利用障碍所致贫血。

造血干/祖细胞异常所致贫血包括再生障碍性贫血、纯红细胞再生障碍性贫血、先天性红细胞生成异常性贫血和造血系统恶性克隆性疾病。

造血调节异常所致贫血包括骨髓基质细胞受损所致贫血、淋巴细胞（T 细胞或 B 细胞）功能亢进所致贫血、造血调节因子（EPO、TNF、IFN、炎症因子、铁调素等）水平异常所致贫血和造血细胞凋亡亢进所致贫血。

造血原料不足或者利用障碍所致贫血，包括叶酸或维生素 B_{12} 缺乏或利用障碍所致贫血、缺铁和铁利用障碍性贫血。

（2）溶血性贫血包括红细胞自身异常所致贫血、红细胞外部因素所致贫血、生物因素和理化因素所致贫血。

红细胞自身异常所致贫血：红细胞膜异常，包括遗传性红细胞膜异常和获得性血细胞膜糖磷脂酰肌醇锚链膜蛋白异常；遗传性红细胞酶缺陷，包括磷酸戊糖途径酶缺陷如葡萄糖-6-磷酸脱氢酶缺乏和无氧糖酵解途径缺陷如丙酮酸激酶缺乏；遗传性珠蛋白生成障碍，包括珠蛋白肽链结构异常和珠蛋白肽链数量异常。

红细胞外部因素所致贫血：免疫性贫血包括自身免疫性贫血和同种免疫性贫血；血管性贫血包括微血管病性贫血、瓣膜病、血管壁受到反复挤压所致贫血等。

生物因素所致贫血：蛇毒、疟疾等所致贫血。

理化因素所致贫血：大面积烧伤、亚硝酸盐等化学因素中毒等所致贫血。

2. 发病机制 一般认为贫血与高血压无直接关系。Yoon 等[6]研究了年龄＞20 岁的 16 060 名成年人，探究贫血与高血压之间的关系，在调整体重指数、腰围等相关变量后发现，贫血与高血压无关，与脉压增大有关（OR：1.517；95% CI 1.270～1.812）。而有研究认为镰状细胞贫血与血压升高有关，其中多数为相对高血压（研究定义为收缩压 120～139mmHg 或舒张压 70～89mmHg）。

镰状细胞贫血又称血红蛋白 S（HbS）病，HbS 在缺氧情况下形成溶解度很低的螺旋形多聚体，使红细胞扭曲成镰状细胞。可造成以下病理现象：①镰状细胞机械脆性增高，变形性差，易发生血管外和血管内溶血。②血管阻塞，系僵硬的红细胞在微循环中淤滞所致，亦与血管内皮的炎性活化有关。镰状细胞贫血主要见于黑种人，多发生在非洲，以常染色体显性方式遗传。但是关于镰状细胞贫血与高血压关系的研究存在争议。Makubi 等[7]研究了 1013 名年龄≥15 岁的镰状细胞贫血患者，他们的平均年龄为 17 岁，其中 44%有相对高血压，8%有高血压，研究者认为镰状细胞贫血的发生与内皮功能障碍、一氧化氮缺乏、肾小管局部缺血等有关。另外一项研究纳入了 83 名镰状细胞贫血患者，其中有 41 名为相对高血压[8]。而 Pegelow 等[9]研究了 3317 名 2 岁以上的镰状细胞病患者，发现和同年龄、种族、性别的正常人群相比，镰状细胞贫血患者血压更低，且这个差异随着年龄增长而加大。

（二）诊断与治疗

1. 贫血的诊断　由于红细胞容量测定较复杂，临床上常以 Hb 浓度来代替。在我国海平面地区，成年男性 Hb＜120g/L、成年女性（非妊娠）Hb＜110g/L、孕妇 Hb＜100g/L 即为贫血。

基于不同的临床特点，贫血有不同的分类。按照贫血进展速度分为急性、慢性贫血；按红细胞形态分为大细胞性贫血、正常细胞性贫血和小细胞低色素性贫血，见表 6-94-1；按 Hb 浓度分为轻度、中度、重度和极重度贫血，见表 6-94-2。

表 6-94-1　贫血的细胞学分类

类型	MCV（fl）	MCHC（%）	常见疾病
大细胞性贫血	＞100	32～35	巨幼细胞贫血、骨髓增生异常综合征
正常细胞性贫血	80～100	32～35	再生障碍性贫血、急性失血性贫血、溶血性贫血
小细胞低色素性贫血	＜80	＜32	缺铁性贫血、铁幼粒细胞贫血

注：MCV. 平均红细胞体积；MCHC. 平均红细胞血红蛋白浓度。

表 6-94-2　贫血的严重程度划分标准

贫血严重程度	血红蛋白浓度（g/L）
极重度	＜30
重度	30～59
中度	60～90
轻度	＞90

2. 高血压药物对贫血的影响　贫血和高血压均是常见的疾病。有研究发现部分抗高血压药物对贫血产生影响，所以在临床用药时需要留意。血管紧张素转换酶抑制剂（ACEI）和血管紧张素Ⅱ受体阻滞剂（ARB）是慢性肾脏病（CKD）和（或）心力衰竭患者最常见的影响 Hb 浓度的抗高血压药物[10]。在健康受试者中 ACEI 和 ARB 的使用并没有导致临床上红细胞的产生显著减少，但是仍可以观察到红细胞生成素水平的降低[11]。ACEI 可能通过减少循环胰岛素样生长因子 1 限制红系造血，同时 ACEI 增加天然干细胞调节因子 *N*-乙酰基-丝氨酸-天门冬氨酰-赖氨酰-脯氨酸（*N*-acetyl-seryl-aspartyl-lysyl-proline，AcSDKP）的血浆水平，阻止多能造血干细胞的募集[12]。Laporte 等[13]研究发现尼福地平可能促进再生障碍性贫血的发生，研究为粒细胞缺乏症和再生障碍性贫血病例对照研究的一部分，发现尼福地平使用者相对没有使用者再生障碍性贫血的相对风险为 4.6（95%CI 1.7～12.8）。而另外一项纳入 322 448 例患者巢式病例对照分析的随访研究，分析了各种抗高血压药物与再生障碍性贫血的关系，发现钙拮抗剂与再生障碍性贫血风险增加没有关系[14]，目前没有更有力的证据证明两者的关系，临床用药时不宜以此为禁忌证，但是发现血常规异常需警惕。

由于抗高血压药物使用的广泛性和对心血管的绝对保护作用，即使研究发现其对血液系统的负性作用，临床上也需要充分权衡利弊用药。

三、卟啉病与高血压

卟啉病[15]是由于血红素生物合成途径中的酶活性缺乏，引起卟啉或其前体[如 δ-氨基酮戊酸（δ-aminolevulinic acid，δ-ALA）和卟胆原（porphobilinogen，PBG）]浓度异常升高，并在组织中蓄积，造成细胞损伤而引起的一类代谢性疾病。卟啉病是罕见病，不同类型的卟啉病发病率不一，成人中以迟发性皮肤卟啉病（porphyria cutanea tarda，PCT）、急性间歇性卟啉病（acute intermittent porphyria，AIP）和红细胞生成性原卟啉病（erythropoietic protoporphyria，EPP）最常见。症状性 PCT 患病率为 40/100 万（美国）。欧洲 AIP 患病率约 5.4/100 万，症状性 AIP 年发病率约 0.13/100 万，症状性 AIP、变异性卟啉病（variant porphyrin disease，VP）、遗传性粪卟啉病（hereditary coproporphyria，HCP）的发病率比例为 1.00∶0.62∶0.15。EPP 患病率为 5.0/100 万（英国）～13.3/100 万（荷兰）。我国暂无流行病学资料。

（一）基础理论

1. 病因、病理生理 血红素的合成经过一系列酶促反应：甘氨酸与琥珀酰辅酶 A 在 5-氨基酮戊酸合成酶（5-aminolevulinic acid synthase，ALAS）作用下合成 δ-ALA，经 ALA 脱水酶催化形成 PBG。多数 PBG 在羟甲基胆素合成酶（hydroxymethylbilane synthase，HMBS）和尿卟啉原合成酶作用下合成尿卟啉原，再转化为粪卟啉原、原卟啉原Ⅸ，形成原卟啉Ⅸ，在亚铁螯合酶催化下与二价铁结合成血红素。根据酶的缺陷可分为 8 种类型：X 连锁原卟啉病（X-linked protoporphyria，XLPP）、ALA 脱水酶卟啉病（aminolevulinic acid dehydratase porphyria，ADP）、急性间歇性卟啉病（acute intermittent porphyria，AIP）、先天性红细胞生成性卟啉病（congenital erythropoietic porphyria，CEP）、家族性/散发性 PCT、遗传性粪卟啉病（HCP）、变异性卟啉病（VP）和红细胞生成性原卟啉病（EPP）。

2. 发病机制 多个研究显示急性卟啉病患者的慢性持续性高血压发生风险增加[16]。由于发病率的差别，绝大部分关于卟啉病与高血压的研究都是 AIP。AIP 患者按临床表现分为两种类型，显发型（manifest AIP，MAIP）和隐匿型（latent AIP，LAIP）。MAIP 指目前有症状或者经历急性发作后缓解期的患者，占比 15%～20%；LAIP 指具有进展为急性发作的高风险患者，占比 80%～85%[17]。AIP 合并高血压的系列报道最早见于 1959 年，Goldberg[18]对 50 例 AIP 进行回顾性研究发现，50%的 MAIP 患者急性发作期高血压发生率高达 50%。Church 等[19]对 26 例 AIP 及 26 例非 AIP 进行一系列前瞻性和回顾性病例研究发现 AIP 患者高血压发生率高达 62%。Andersson 等[20]对 50 例 AIP（25 例 MAIP 及 25 例 LAIP）患者行病例对照研究发现，MAIP、LAIP、对照组高血压发生率分别为 56%、33%、16%。

目前 AIP 合并高血压的发病机制尚不十分清楚，研究认为多种因素导致了高血压的发生。

（1）过量的卟啉和卟啉代谢物导致血管收缩：AIP 患者体内 ALA 及 PBG 水平较正常人高，ALA 及 PBG 堆积。早在 1997 年，Chang 等[21]在体外试验发现 ALA 介导动脉血管痉挛，有明显的血管毒性，可杀死血管内皮细胞。

AIP 急性发作时循环血浆中儿茶酚胺量明显增加。ALA+PBG 毒性产物可直接刺激交感神经，导致大量儿茶酚胺释放入血，这可能是 AIP 急性发作期血压升高的机制之一。据报道，AIP 合并高血压患者急性发作期尿儿茶酚胺水平显著增加，甚至可增加到正常水平的 10 倍以上。然而，Andersson 等[20]对 8 例 AIP 患者随访研究发现，所有 AIP 患者缓解期尿儿茶酚胺水平正常，包含有持续性高血压的患者。这提示交感神经受刺激可能是 AIP 急性发作期发生高血压的机制之一，同时表明可能有其他机制在 AIP 合并高血压的发生发展中发挥作用。

（2）内皮舒张因子一氧化氮的减少：研究显示，AIP 小鼠模型亚铁血红素水平较低，而一氧化氮合酶（NOS）是一种血红蛋白酶，亚铁血红素含量下降，NOS 合成的原料缺乏，会导致 NOS 合成减少。内皮型 NOS（eNOS）产生的一氧化氮（NO）是重要的血管舒张因子，NO 介导的血管舒张作用在抑制血管收缩、痉挛、高血压的发生等方面发挥重要作用，因而 eNOS 生成减少可导致血管收缩、血压升高[22]。研究发现与男性相比，降低亚铁血红素水平可显著减少女性血管内皮细胞 NO 生成。AIP 女性患者血管内皮细胞 NO 生成量的显著减少可能是 AIP 女性发病比例大于男性的原因[23]。

（3）氧化应激：根据目前卟啉病的细胞毒性模型，卟啉及其代谢产物通过光敏反应产生大量活性氧（ROS）诱导氧化应激[24]。氧化应激可以通过影响对维持内皮细胞和血管平滑肌细胞正常功能发挥重要作用的氧化还原敏感蛋白使血管收缩、血压升高。氧化应激还可诱导环氧合酶（COX）表达增多，使体内继发性可用 NO 减少，导致血管收缩作用增强及内皮依赖性血管舒张作用减弱。此外，氧化应激可刺激 COX 表达增多，而 COX 本身亦可导致 ROS 生成增加，诱导氧化应激，形成恶性循环。

（二）诊断

根据不同类型卟啉病特征性的临床表现，结合家族史、实验室检查、血液/尿液/粪便中相应的卟啉物质增加和基因分析结果，可以明确诊断。当患者的症状和体征符合急性卟啉病发作时，如果尿 PBG 水平升高，则足以诊断急性卟啉病，并启动治疗。

鉴别诊断：①大部分皮肤卟啉症均需要与其他常见的光敏性皮肤病鉴别，如日光性皮炎、青少年春季疹、夏季皮炎、植物或者药物性日光性皮炎、多形性日光疹甚至类网织细胞增生症等。②表现为急性腹痛的急性肝卟啉病需与各种急腹症相鉴别，排除腹腔器质性疾病，包括炎症性疾病、感染、缺血和梗阻等，这些病因不会造成尿 PBG 水平升高，但需注意肝胆疾病或铅中毒引起的腹痛可能会伴有卟啉或 ALA 水平升高。确诊的卟啉病患者出现急性腹痛，也需考虑合并急腹症的可能性。③铅中毒可表现为类似的腹痛、皮肤病变和神经精神症状，患者一般有明确的铅接触史，血铅和尿铅均明显增高。④脑炎、脊髓灰质炎、吉兰-巴雷综合征，也可有类似的神经精神症状，但无卟啉及其代谢物质检测的异常。

AIP 属于常染色体显性遗传病，患者家族中常有遗传史，但是由于很大部分 AIP 没有临床发作，所以家族史收集常有漏掉一代的现象，发病常由酗酒、减肥及用药等诱因引起，且 AIP 无明显的临床特征性表现，临床上误诊的病例非常多。对于 AIP 合并高血压的诊断多为由 AIP 确诊后得来的数据，未确诊患者表现为高血压难以在临床上与原发性高血压相鉴别。临床需要仔细询问病史、家族史、查体、用药史等综合参考。

（三）治疗

1. 卟啉病的治疗

（1）静脉输注氯化高铁血红素治疗：静脉输注氯化高铁血红蛋白是急性卟啉病发作的首选治疗，可抑制 ALAS1，减少血红素前体及其副产物的累积，快速降低血浆和尿液 PBG 和 ALA。及时给药通常能在 4～5 天迅速缓解发作。给药方案是使用 25%人白蛋白复溶，中心静脉导管给予 3～4mg/kg，1 次/日，连用 4 天。如果在 4 天内未观察到完全缓解，可延长治疗时间。此治疗可安全用于妊娠期。多次治疗后可能发生铁过载。某些患者一周使用 1 次或 2 次氯化高铁血红素能有效预防频繁的非周期性卟啉病发作。

（2）碳水化合物负荷治疗：若不能获得血红素，则应给予葡萄糖进行碳水化合物负荷治疗。葡萄糖和其他碳水化合物可减少过氧化物酶体增殖物激活受体γ共激活因子1α（PGC-1α），介导肝脏 ALAS1 下调，减少卟啉前体的排泄。口服或静脉给予葡萄糖，剂量为 300～400g/d。低钠血症为 AIP 常见临床表现，需注意静脉给予葡萄糖时可能导致总液体摄入量增加，进一步加重低钠血症。

（3）疼痛控制：治疗轻度疼痛可采用对乙酰氨基酚，严重疼痛需采用阿片类镇痛药，如吗啡、氢吗啡酮或芬太尼。哌替啶有引起癫痫发作的风险，不推荐使用。

（4）避免发作诱因和恶化因素：部分 AIP 患者存在可预见的发作诱因，应尽量避免或减少这些诱因，如吸烟、饮酒、饥饿、禁食、急性感染，与月经周期相关的患者，通过促性腺激素释放激素类似物抑制排卵，可以预防于黄体期频繁反复发作的卟啉病。尤其需要注意避免使用诱发或加重急性卟啉病发作的药物，所有使用的药物需明确在急性卟啉病能否安全应用。

（5）肝移植：对于使用氯化高铁血红素治疗仍难控制的急性肝卟啉病患者，肝移植可能获益。肝卟啉病患者造血干细胞移植无效。

2. 卟啉病合并高血压的治疗 研究显示，肽转运蛋白 2（peptide transporter 2，PEPT2）是肾脏近端小管 S2、S3 端顶膜侧的跨膜蛋白，介导毒性产物 ALA 重吸收入血，加剧肝肾等内脏器官、血管神经损害，导致 ALP 患者常合并慢性肾脏病[25]。目前发现对 PEPT2 抑制程度最强的药物是 ARB。ARB 对 PEPT2 有高亲和力，会与 ALA 竞争 PEPT2 位点，减少 ALA 重吸收，从而减少氧化应激、神经损害等机制所致的血压升高。此外，一些 ACEI 与 PEPT2 亦有较高亲和力。ARB/ACEI 的应用可同时起到延缓 AIP 肾脏损害、降低血压和抑制 ALA 重吸收入血的作用，不仅可降低血压，还可通过抑制 ALA 重吸收入血发挥其对内脏器官（如肝、肾）的保护作用。

卟啉病急性发作是有潜在生命危险的，需要注意药物应用是否会诱导急性发作或加重病情（可参考急性卟啉病药物数据库，网址 http：//www.drugsporphyria.org）。美国卟啉病基金会所创立的药物指引网站指出β受体阻滞剂中拉贝洛尔、美托洛尔、普萘洛尔、奈必洛尔、醋丁洛尔、阿替洛尔、纳多洛尔和吲哚洛尔均可用于AIP的降压治疗，不会诱发AIP急性发作。卟啉病急性发作期发生高血压大多为心动过速合并高血压，所以β受体阻滞剂是急性发作期抗高血压药物的首选，当β受体阻滞剂效果不佳时，也可应用钙拮抗剂、利尿剂、ACEI/ARB等药物。

第二节　类癌和类癌综合征与高血压

类癌又称类癌瘤，也称为神经内分泌癌。1914年Gossett发现类癌源于肠腺腺管基部的嗜银细胞（Kultschitzky细胞，又称K细胞）。K细胞最初被认为起源于胚胎的神经嵴，但近年来研究发现它可能来源于内胚层或多潜能分化特征的支气管上皮干细胞。类癌可发生于几乎身体各个部位，超过70%的类癌发生在消化道内[26]。类癌临床、组织化学和生化特征可因其发生部位不同而异。我国的类癌发病率约为4.1/10万。随着消化道内镜和支气管镜等的普及，近30年来，类癌的全球发病率已增长了5倍，其中80%的神经内分泌肿瘤都是非功能性的，早期几乎没有明显的症状，这加重了防治的难度。

一、基础理论

（一）病因、病理与病理生理

类癌细胞可产生多种有生物活性的物质，其中最主要的是5-羟色胺（5-HT）、激肽酶、组胺、前列腺素及速激肽等，有的还可分泌其他肽类激素，如促肾上腺皮质激素（ACTH）、儿茶酚胺、生长激素、甲状旁腺激素、降钙素、抗利尿素、促性腺激素、胰岛素、胰高血糖素、前列腺素、胃泌素及胃动素等物质。这些内分泌物质会引起皮肤潮红、腹痛、腹泻、支气管痉挛和心脏瓣膜病等多种复杂症状，这些症状称为类癌综合征。已证实超过40种物质与类癌综合征相关。30%～40%分化良好的神经内分泌肿瘤患者表现为类癌综合征[27]，类癌综合征的发生率与肿瘤分化程度、肿瘤分期、原始中肠来源等因素密切相关。合并类癌综合征的患者生活质量更差，总生存率更低。

（二）发病机制

类癌综合征患者分泌多种激素，因不同的激素增加，从而临床表现各异。除了表现出常见的面部潮红、腹泻、腹痛外，有少部分患者表现为高血压，但是高血压在类癌中的发生率缺乏相关的数据。

5-HT来源于食物中的色氨酸。5-HT分为中枢分布和外周分布两种，中枢的5-HT作为重要的神经递质发挥着重要作用；在外周，5-HT是一种强血管收缩剂和平滑肌收缩刺激剂。在发生类癌后，食物中的色氨酸有60%在类癌细胞中转变为5-HT，因此在类癌患者血液中的5-HT有明显增加。5-HT与面部潮红、腹泻、肠系膜纤维化、心脏瓣膜病变等密切相关。

缓激肽是引起临床表现的另一种比较主要的生物活性物质。在类癌组织中有大量的血管舒缓素，这是一种蛋白水解酶，作用于激肽原，生成赖氨酰缓激肽（胰激肽），在胺肽酶的作用下，赖氨酰缓激肽又转变为缓激肽。缓激肽引起皮肤潮红，皮肤温度不高，为冷型。5-HT引起的皮肤潮红，皮肤温暖，为热型。若已有肝脏转移，一方面因为产生的5-HT过多，另一方面可以直接进入肝静脉而进入体循环。再者肝脏因广泛类癌的侵犯清除功能降低，致使类癌综合征临床表现更加明显。

大约40%的患者会产生和分泌儿茶酚胺，体内儿茶酚胺的增加可直接导致高血压。儿茶酚胺的主要生理作用是兴奋血管的α受体，使血管收缩，主要是小动脉和小静脉收缩，表现在皮肤和黏膜比较明显；其次是肾脏的血管收缩。此外对脑、肝、肠系膜、骨骼肌血管都有收缩作用。作用在心脏，体内儿茶酚胺释放增多时，心肌收缩力加强，心率加快，心排血量增加，血压的收缩压增高，出现脉压变小的改变。

ACTH的分泌增加同样也与高血压的发生密切相关。临床上ACTH的分泌导致肾上腺皮质激素增加和库欣综合征。库欣综合征是由多种病因引起的肾上腺皮质长期分泌过量皮质醇所产生的一组症候群。皮质醇本身具有潴钠排钾作用，但比较弱，当机体大量分泌皮质醇时，肾小管重吸收增加，尿钾排泄增加。体内总钠含量高，血容量增加，表现为水肿和高血压，同时会出现低血钾、碱中毒。同时，皮质醇加速蛋白分解，增加脂肪沉积，增加肝糖原异生，患者表现为皮肤紫纹、向心性肥胖、糖尿病等，这些临床特点不一定同时出现，取决于皮质醇、ACTH 等异常分泌的水平。

二、临床特征与诊断治疗

（一）临床特征

类癌综合征的症状是腹泻、潮红、腹痛、喘息和心悸，但也有肌肉萎缩的报道。

（1）潮红：50%～85%的患者出现皮肤潮红，表现为面部、颈部和胸上部发红，持续数秒至数分钟。潮红可能自发出现，也可能由情绪压力、刷牙或咀嚼刺激迷走神经，以及摄入含乙醇或酪胺的食物（如奶酪、咖啡、巧克力、坚果、鳄梨、香蕉和红酒）而引起。患者本人可能没有发现潮红，常由家人或朋友发现并告知。血管活性物质如 5-HT、P 物质、组胺、儿茶酚胺和前列腺素通常由门静脉远端或功能肝细胞下游分泌，当这些物质没有被肝细胞灭活时就会引起潮红。临床上，潮红是功能性神经内分泌癌的临床标志，通常是发作性的。这些物质中，研究认为 5-HT 是最主要的致病因子，可以在受试者 24h 尿液中检查出增加的 5-HT 代谢物 5-羟吲哚乙酸。也有学者推测其他的多肽也参与了这一作用，因为潮红因人而异，如面部快速发绀和躯干发红，有轻微的烧灼感，持续时间少于 1min 通常与中肠来源类癌有关；前肠肿瘤倾向于产生整个躯体的红褐色发痒风团[3]。此外，部分类癌患者出现潮红，5-羟吲哚乙酸水平较低或正常，而尿 5-羟吲哚乙酸水平高的患者完全没有症状。

（2）腹泻：类癌患者中类癌综合征相关腹泻的患病率高达 60%～80%，伴有尿 5-羟吲哚乙酸水平升高[28]。然而，这种类型的腹泻是不典型的，通常被描述为间歇性和不定时发生的，常伴有轻微的腹部绞痛，但当合并细菌感染时可呈持续性腹泻。这种非典型的症状可能解释类癌的延迟诊断，导致很多患者在经过多年的不典型且轻微的症状后被诊断出无法治愈的晚期类癌。由于 5-HT 通过刺激肠道蠕动和分泌来发挥生理作用，高水平的 5-HT 可引起排便频率增加和排便稠度降低，所以临床观察的类癌综合征腹泻为分泌性腹泻。其他物质可能与 5-HT 作用共同导致腹泻，如其他生理情况下由肠道内分泌细胞正常分泌的组胺、激肽酶和 P 物质等，如果过量产生则可能导致腹泻。

（3）腹痛：约 40%的患者发生腹痛，其可能与肠系膜纤维化有关。肠系膜纤维化发生率约 50%，在转移性肠系膜淋巴结周围发生纤维化和结缔组织增生[29]。肠系膜纤维化可以通过 CT 和 MRI 发现，表现为肠系膜肿块伴软组织影向外的“轮辐”外观[30]。肠系膜纤维化可以导致血管缺血和肠梗阻。血管局部缺血可导致肠充血，从而导致营养吸收减少，也可引起腹水和更严重的肠系膜缺血。

（4）类癌综合征相关支气管痉挛：在一项回顾性研究中，748 例类癌综合征患者的支气管痉挛患病率为 15%[31]。其潜在的机制尚不清楚。主诉支气管痉挛的患者倾向于报告合并潮红、打喷嚏和呼吸困难。支气管痉挛的机制可能与肿瘤分泌组胺和 5-HT 有关。

（5）类癌性心脏病：是一种罕见的心脏病，通常累及右侧心脏瓣膜并最终导致右心衰竭，伴随着高发病率和死亡率，其发病率在 19%～60%[32]。由于循环中的 5-HT 在肺中是失活的[33]，类癌性心脏病的特点主要是纤维组织沉积在瓣膜上，尤其是三尖瓣。因此，左心瓣膜受累是罕见的。目前类癌性心脏病的确切机制不完全清楚。其中 5-HT 在类癌性心脏病纤维生成和促进成纤维细胞生长方面的作用是很确切的[34]，一些研究表明，心脏瓣膜病患者尿 5-羟吲哚乙酸水平明显高于没有心脏瓣膜病的患者。虽然类癌性心脏病最初通常是无症状的，进展期出现右心衰竭症状，如外周水肿、腹部不适和消化不良、早饱和恶病质。随着情况恶化，出现疲劳、劳力性呼吸困难、颈静脉怒张、腹水等。如果这些症状不经过治疗，病情进展将导致心力衰竭而死亡。

（6）类癌危象：是由于循环中大量胺的释放而导致的严重的、潜在危及生命的类癌综合征恶化。类癌危象表现为低血压、心律失常、心动过速、潮红和支气管痉挛，有潜在的生命危险。类癌危象可以自发发生，但更常见于麻醉、手术或放射学介入等压力事件之后。而短效生长抑素类似物的预防性使用已被建议并广泛应用于侵袭性手术后类癌危象的预防，部分患者仍出现未控制的类癌样症状。考虑到类癌危象的致命后果，建议所有类癌综合征患者术中、肝栓塞和肝活检及外科手术后尿 5-羟吲哚乙酸水平升高情况下预防性应用奥曲肽治疗[35]。

（7）高血压：类癌综合征伴有儿茶酚胺分泌增多的患者表现为高血压和类似嗜铬细胞瘤的临床表现。Zarina 等[36]报道了一例恶性胰腺类癌的病例，患者表现为高血压、尿儿茶酚胺水平升高和右侧腹部肿物，有间歇性的清晨出汗、头痛，血压波动幅度大，血压可达 210/120mmHg，手术病理确诊为胰腺类癌，因为侵犯周围大血管而未行手术切除，随后给予奥曲肽和化疗，随着肿瘤体积的减小，患者逐步减少了抗高血压药物的应用，3 个月后停药。由于这种类癌高血压的本质是儿茶酚胺的分泌增加，与嗜铬细胞瘤原理类似。血压特点表现为阵发性、持续性或在持续性高血压的基础上阵发性加剧，血压波动大是其显著的特点。Torpy 等[37]分析了 58 例异位库欣综合征患者，其中 50%的患者病因为类癌。在所有患者中 78%表现为高血压，其中轻中度高血压占 45%，重度高血压占 33%。低钾血症比其他原因引起的库欣综合征更为普遍。

（二）诊断

类癌及类癌综合征临床诊断应包括临床表现、与该疾病相关的特殊生化指标及相应激素分泌过多的证据，然后通过相关影像学及病理检查最终明确诊断。

类癌综合征的诊断依靠类癌症状和尿 5-羟吲哚乙酸水平升高结合判断。患者肿瘤虽然分泌 5-HT，使得血清 5-HT 水平显著升高，但不建议检测血清 5-HT，应检测尿液中 5-羟吲哚乙酸含量。5-羟吲哚乙酸是 5-HT 的代谢产物，24h 尿液中 5-羟吲哚乙酸检测诊断类癌综合征的敏感度为 100%，特异度为 85%～90%，有些食物和药物会影响代谢物浓度，所以检测时应严格控制饮食，防止出现假阳性及假阴性的情况。

1. 辅助诊断 ^{123}I-间碘苄胍（^{123}I-MIBG）显像，利用 MIBG 可被类癌瘤组织摄取并储存的特性，将 MIBG 用放射性 ^{123}I 标记后行静脉注射，如为有功能类癌，则呈现阳性显像，其总体敏感度为 55%～70%，特异度为 95%。相对于原发肿瘤，^{123}I-MIBG 显像在临床可能对检出转移瘤更有效。正电子发射计算机断层成像（PET）是一种非侵入性放射学技术，可观察患者代谢性变化，肿瘤细胞以比正常细胞高的糖酵解速率为特征。PET 利用正电子核素标记葡萄糖等人体代谢物作为显像剂，通过病灶对显像剂的摄取来反映其代谢变化，用 ^{11}C 标记色氨酸和 5-羟色氨酸作为代谢剂可提高 PET 在神经内分泌肿瘤患者中的诊断效能。生长抑素受体显像（^{68}Ga-DOTATATE PET/CT）：类癌细胞多有生长抑素受体表达，可使用放射性核素标记的生长抑素（奥曲肽）的 PET 融合显像进行检查，协助类癌的定性与定位诊断，该方法对病灶的检出率可高达 92%，仅漏诊极少数骨和肺的转移灶，近年来生长抑素受体显像已逐渐成为类癌定位诊断和筛查转移灶的首选检查方法[38]。

2. 高血压的诊断 对于类癌相关的高血压，需要仔细询问病史和症状，确定高血压与类癌相关症状发生的前后顺序，排除原发性高血压合并类癌综合征；再者，根据患者对类癌相关治疗的反应，如为类癌相关高血压，随着治疗的有效进行，血压也会随之恢复。但由于许多类癌患者病程长，症状不典型，且多种激素均会促使血压的升高，难以辨别是类癌相关高血压还是类癌合并高血压。

（三）治疗

1. 类癌的治疗 类癌综合征的治疗重点在于降低激素水平或减少肿瘤负荷，以减轻与该综合征有关的症状[39]。

（1）手术治疗：手术切除原发病灶是最有效的治疗方法，早期手术效果尤其好，即使发生转移，切除大的原发病灶也能减轻或消除症状。类癌瘤手术的并发症较多，包括易发生麻醉意外，手术探查肿瘤时可促发类癌危象，手术操作中对肿瘤的挤压常可引起严重的低血压。因此，需做术前准备，使用大剂量抗血清素药物，备用血管活性药物及时纠正低血压。避免使用儿茶酚胺类药物，慎用硫喷妥钠作诱导[40]。

（2）长效生长抑素类似物：被认为是类癌综合征治疗的基石。PROMID 研究是一项具有里程碑意义的试验，证明了生长抑素类似物可使小肠神经内分泌肿瘤患者的无进展生存期延长[41]。与安慰剂相比，接受生长抑素类似物的患者潮红发作也有减少的趋势。最近的一项 meta 分析显示，治疗开始后，奥曲肽诱导 66%的总体症状缓解、65%的腹泻和 72%的潮红缓解，而使用兰瑞肽治疗的类癌综合征患者的总体症状、腹泻和潮红的缓解率分别是 65%、65%和 69%[42]，总体来说不同制剂（短效或者长效）、不同药物（奥曲肽或兰瑞肽）的治疗效果没有显著的区别，增加剂量或频率或改变药物类型可减少 72%～84%的患者症状。

（3）重组干扰素 α：1983 年首次发现重组干扰素 α 对类癌综合征患者有效[17]。研究对重组干扰素的治疗关注在它对肿瘤的控制和对症状的缓解，但是多个研究都描述大多数患者出现疲劳、发热和流感样症状，妨碍重组干扰素的耐受性。一项随机对照研究观察了奥曲肽应用的基础上重组干扰素 α 对症状控制的效果[18]，研究显示重组干扰素 α 在生长抑素类似物的基础上没有显示出显著的添加效应。综合所有重组干扰素研究，包括和生长抑素类似物、化疗联合治疗的研究，重组干扰素对整体症状、腹泻、潮红和 5-羟吲哚乙酸水平的反应率分别达 63%、45%、61%和 52%[43]。

（4）5-HT 通路抑制剂：5-HT 是类癌综合征患者临床症状的主要参与者。研究评估了 5-HT 受体拮抗剂赛庚啶和昂丹司琼对难治性类癌综合征的反应，正如预期，药物对生物学指标没有反应，但是有止泻作用。有研究发现昂丹司琼能缓解难治性类癌综合征患者的腹部症状，在所有的 13 例患者中有 85%观察到临床相关的排便减少[44]。

（5）mTOR 抑制剂：研究发现神经内分泌肿瘤 mTOR 通路活性增加，这就使依维莫司（一种哺乳动物 mTOR 抑制剂）治疗类癌成为现实。纳入全球 25 个国家 302 名晚期类癌患者的 RADIANT-4 试验显示，依维莫司组的中位无进展生存期为 11.0 个月，安慰剂组为 3.9 个月[45]。依维莫司降低了 52%的疾病进展或死亡风险，虽然没有统计学意义，但第一次预先计划的中期总体生存分析的结果表明，依维莫司可能与降低死亡风险有关。实验证明依维莫司是第一个在广泛的神经内分泌肿瘤（包括来自胰腺、肺和胃肠道的肿瘤）中显示出强大的抗肿瘤活性和可耐受的靶向药物。

（6）放射性核素治疗：生长抑素类似物是有症状的类癌综合征患者的标准选择，然而，大多数患者出现快速耐受性，对于这种难治性类癌综合征选择有限。对于生长抑素类似物无效的患者，可以考虑使用肽受体放射性核素治疗。生长抑素受体在分化良好的神经内分泌肿瘤中高表达，是肽受体放射性核素疗法（peptide receptor-radionuclide therapy，PRRT；一种放射性标记的生长抑素类似物疗法）的靶标。镥-177（^{177}Lu）-DOTATATE 是发射 β 和 γ 射线的放射性核素，NETTER-1 研究对其进行了研究[46]，其中 221 例转移或局部晚期中肠类癌综合征患者被随机分配于 ^{177}Lu-DOTATATE 组或奥曲肽长效缓释制剂（LAR）组（60mg，每 4 周 1 次）。20 个月后的中期分析显示，^{177}Lu-DOTATATE 治疗组有 65.2%的患者无进展生存，而奥曲肽 LAR 组有 10.8%的患者无进展生存。NETTER-1 研究结果显示，与单独使用大剂量生长抑素类似物相比，PRRT 患者的症状得到改善，生活质量评分恶化延迟[47]。

2. 高血压的治疗　类癌合并高血压的根本治疗是减少肿瘤细胞的激素分泌，包括直接针对肿瘤组织的外科手术切除治疗和针对高水平激素的激素拮抗剂治疗。当类癌组织缩小后，由于其分泌的激素也同步减少，血压也会逐步恢复正常。类癌分泌的引起高血压的激素多为儿茶酚胺类、皮质醇和生长激素，这些激素过量分泌导致高血压。在无法进行手术切除减少肿瘤激素分泌的情况下，针对儿茶酚胺类激素分泌过多的患者，可选用 α 受体阻滞剂、钙拮抗剂和血管紧张素转换酶抑制剂；在 α 受体阻滞剂充分应用的前提下，可应用 β 受体阻滞剂以减慢心率。生长抑素类似物奥曲肽等对生长激素和皮质醇分泌过多也有良好的抑制作用。针对皮质醇增多的患者，可采用类固醇抑制剂减少激素的作用，降压治疗可采用利尿剂与其他抗高血压药物联合应用。

第三节　红细胞生成素应用与高血压

红细胞生成素（erythropoietin，EPO）广泛应用于肾性贫血、非肿瘤患者症状性贫血的药物治疗。循证医学证据证实了 EPO 治疗贫血的安全性和有效性。但是临床上经常发现应用 EPO 的患者出现高血压或原有高血压患者血压进一步升高，美国国家肾脏基金会肾脏病预后质量倡议指南指出约 23%的患者在使用 EPO 治疗期间出现高血压或者高血压加重，日本透析医学会慢性肾脏病肾性贫血指南指出日本 EPO 引起的高血压发生率是 3%～7%[48]。我国小范围的调查发现相关高血压比例达 23.3%[49]。

一、基 础 理 论

（一）病因

EPO 是肾脏分泌的一种活性糖蛋白，作用于骨髓中红系造血干细胞，通过刺激干细胞前体来促进红细胞生成，作为一种有丝分裂刺激因子和分化激素起作用。EPO 主要用于由慢性肾衰竭所致贫血，包括行血液透析、腹膜透析和非透析治疗者；治疗接受化疗的非髓性恶性肿瘤成年患者的症状性贫血。EPO 最常见的不良反应为血压升高或现有高血压加重，尤其在血细胞比容快速升高时。

（二）发病机制

1995 年法国学者首次证明慢性肾脏病是引起高血压的重要决定因素[50]，研究者发现行肾次全切除术的大鼠接受 EPO 治疗后出现明显血压升高，而假手术组大鼠给予 EPO 治疗后并未出现明显血压变化，以上可见慢性肾脏病是 EPO 升高血压的基础。EPO 治疗中可能导致高血压或原有高血压者血压进一步升高，但仅能使肾脏病患者出现高血压，用于健康人群则不会导致血压升高，提示其导致血压升高为间接作用。而随着对 EPO 相关高血压的重视，也有研究发现肾功能正常的贫血患者接受 EPO 治疗后出现血压升高[51]。目前 EPO 促进血压升高的具体机制尚不清楚，可能与以下因素有关。

治疗后心排血量和全身性阻力增加，心排血量和全身性阻力增加是 EPO 发挥致高血压作用的机制之一。血细胞比容的改善使得全身血容量和输出量增加。研究发现 EPO 具有收缩小阻力血管的作用，这是导致高血压的血管阻力增加的原因[52]。此外，研究发现 EPO 损害乙酰胆碱介导的血管舒张反应，血管扩张受损导致血管不适应性收缩，从而导致高血压。

EPO 引发内皮功能障碍和血管收缩[51]。NO 通路在对 EPO 反应中发生严重紊乱；NO 供给受损导致一氧化氮合酶抑制剂浓度增加和鸟苷一磷酸释放。一氧化氮合酶抑制剂过量会严重升高血压并促进 EPO 的表达。NO 还可以触发内皮素-1 的释放，而内皮素-1 本身就是一种有效的血管收缩剂。内皮素下游的前列腺素也随之增加，进一步促进血管收缩，同时血管紧张素Ⅱ的收缩作用增强。

低氧诱导因素：EPO 基因的表达是由缺氧诱导因子（hypoxia inducible factor，HIF）引起的。HIF-α 亚基是不稳定的，HIF 稳定剂不仅能刺激 EPO，还能刺激其他许多负责血管生成、肿瘤生长、细胞增殖及代谢的基因表达。HIF 稳定器可通过在颈动脉感受器传导间歇性低氧信号导致全身高血压，同时可促进血管硬化和钙化，长期可导致高血压。

血小板内钙离子的变化：Schiffl 等[53]观察到接受 EPO 治疗 12 周后发生高血压的患者中，血小板内的钙离子浓度较治疗前明显增加，而血压升高水平与血小板内钙浓度的水平呈正相关。降压治疗时，在血压降低的同时，钙离子浓度也下降至接近正常水平，提示 EPO 诱导的高血压可能与细胞内钙离子的稳态改变有关；推测其原因是，EPO 导致的钙浓度改变不仅发生在血小板内，而且发生在血管平滑肌细胞上，引起动脉血管收缩，导致高血压。

二、诊断与鉴别诊断

对于非透析的慢性肾衰竭患者和癌症患者，其高血压的诊断标准与正常高血压诊断标准无异。透析患者因其容量变化、药物应用等原因，血压波动大，2017 年欧洲肾脏病学会、欧洲透析移植协会、欧洲高血压学会共同制定的专家共识提出，围透析期血压不能准确地反映患者的实际血压情况，很多因素都会引起患者血压波动[54]。因此，需应用更准确的测量方式，了解其真实的血压水平。即在安静环境、坐位、背部及手臂放松，休息 5min，间隔 2min 测量 2～3 次血压的平均值，测量方法及诊断标准如下。①家庭监测：2 周内选 6 天非透析日早晚测量血压，平均值≥135/85mmHg；②动态监测：每周中间非透析日连续监测超过 24h，平均血压≥130/80mmHg（如果连续监测 44h，需包括 1 次透析过程）；③医院测量：每周中间非透析日来医院测量，≥140/90mmHg。

需监测患者透析前、透析过程中、透析结束后及透析间期的血压，明确透析患者高血压类型，才能更好地为患者选择合适的降压治疗方案，有效控制透析患者高血压的发生率及达标率。

三、治　　疗

接受 EPO 治疗的患者必须监测血压的变化。透析患者通过优化透析治疗密切注意液体变化，可减少高血压的发生；对于贫血的纠正，减缓其纠正速度也可减少高血压的发生。同时已证实将 EPO 给药途径由静脉改为皮下有利于控制血压，研究发现患者经 1 年静脉 EPO 治疗高血压后，再改用皮下给药后，不仅血压控制改善，而且对 EPO 的剂量要求降低[55]。对 EPO 治疗合并高血压的患者，可应用基础抗高血压药物治疗，一项纳入 2001 名血液透析患者的研究中，钙拮抗剂和肾素-血管紧张素-醛固酮系统抑制剂以直接应用人群最多，多数患者为多药联合应用，并未发现某种抗高血压药物降压效果优于其他药物[56]。另外一项研究发现，包括阿司匹林和盐酸噻氯匹定在内的抗血小板聚集药物联合 EPO 使用可以预防血压升高，其作用机制可能与增强 NO 生成有关[57]。

EPO 在慢性肾脏病中应用非常广泛，其治疗后引起的高血压与多个因素有关，目前还没有明确的结论。但是，诱导高血压不应该成为临床用药的禁忌，而影响患者纠正贫血治疗。应在 EPO 应用过程中密切监测患者的血红蛋白和血细胞比容，避免出现血红蛋白过高和血细胞比容快速增加，适当调整用量，确保慢性肾脏病患者合理使用，达到纠正贫血目的的同时有效控制血压的波动。

（王聪水　余振球）

参 考 文 献

[1] Cinar Y，Demir G，Paç M，et al. Effect of hematocrit on blood pressure via hyperviscosity[J]. Am J Hypertens，1999，12（7）：739-743.

[2] Krishnamoorthy P，Gopalakrishnan A，Mittal V，et al. Gaisböck syndrome（polycythemia and hypertension）revisited：Results from the national inpatient sample database[J]. J Hypertens，2018，36（12）：2420-2424.

[3] 中华医学会血液学分会白血病淋巴瘤学组. 真性红细胞增多症诊断与治疗中国专家共识（2016 年版）[J]. 中华血液学杂志，2016，37（4）：265-268.

[4] Jóźwik-Plebanek K，Dobrowolski P，Lewandowski J，et al. Blood pressure profile，sympathetic nervous system activity，and subclinical target organ damage in patients with polycythemia vera[J]. Pol Arch Intern Med，2020，130（7-8）：607-614.

[5] Vrsalovic MM，Pejsa V，Veic TS，et al. Bone marrow renin-angiotensin system expression in polycythemia vera and essential thrombocythemia depends on Jak2 mutational status[J]. Cancer Biol Ther，2007，6（9）：1434-1436.

[6] Yoon H，Lee JH，Kim GS，et al. The relationship between anemia and pulse pressure and hypertension：The Korea national health and nutrition examination survey 2010-2012[J]. Clin Exp Hypertens，2018，40（7）：650-655.

[7] Makubi A，Mmbando BP，Novelli EM，et al. Rates and risk factors of hypertension in adolescents and adults with sickle cell anaemia in Tanzania：10 years' experience[J]. Br J Haematol，2017，177（6）：930-937.

[8] Oni OO，Adebiyi AA，Aje A，et al. Impact of relative systemic hypertension on the heart in sickle cell anaemia[J]. Indian Heart J，2020，72（3）：205-208.

[9] Pegelow CH，Colangelo L，Steinberg M，et al. Natural history of blood pressure in sickle cell disease：Risks for stroke and death associated with relative hypertension in sickle cell anemia[J]. Am J Med，1997，102（2）：171-177.

[10] Kato H，Ishida J，Matsusaka T，et al. Erythropoiesis and blood pressure are regulated via At1 receptor by distinctive pathways[J]. PLoS One，2015，10（6）：e0129484.

[11] Pratt MC，Lewis-Barned NJ，Walker RJ，et al. Effect of angiotensin converting enzyme inhibitors on erythropoietin concentrations in healthy volunteers[J]. Br J Clin Pharmacol，1992，34（4）：363-365.

[12] Sica DA，Mannino R. Antihypertensive medications and anemia[J]. J Clin Hypertens（Greenwich），2007，9（9）：723-737.

[13] Laporte JR，Ibáñez L，Ballarín E，et al. Fatal aplastic anaemia associated with nifedipine[J]. Lancet，1998，352（9128）：619-620.

[14] Myers MW，Vasilakis C，Kaufman MR，et al. Antihypertensive drugs and the risk of idiopathic aplastic anaemia[J]. Br J Clin Pharmacol，2000，49（6）：604-608.

[15] 中华医学会血液学分会红细胞疾病（贫血）学组. 中国卟啉病诊治专家共识（2020 年）[J]. 中华医学杂志，2020，100（14）：1051-1056.

[16] Stewart MF. Review of hepatocellular cancer，hypertension and renal impairment as late complications of acute porphyria and recommendations for patient follow-up[J]. J Clin Pathol，2012，65（11）：976-980.

[17] Puy H，Gouya L，Deybach JC. Porphyrias[J]. Lancet，2010，375（9718）：924-937.

[18] Goldberg A. Acute intermittent porphyria: A study of 50 cases[J]. Q J Med, 1959, 28 (110): 183-209.

[19] Church SE, McColl KE, Moore MR, et al. Hypertension and renal impairment as complications of acute porphyria[J]. Nephrol Dial Transplant, 1992, 7 (10): 986-990.

[20] Andersson C, Lithner F. Hypertension and renal disease in patients with acute intermittent porphyria[J]. J Intern Med, 1994, 236 (2): 169-175.

[21] Chang CJ, Lee YH, Yang JY, et al. Pilot *in vitro* toxicity study of 5-Ala and photofrin in microvascular endothelial cell cultures[J]. J Clin Laser Med Surg, 1997, 15 (2): 83-87.

[22] Ally A, Powell I, Ally MM, et al. Role of neuronal nitric oxide synthase on cardiovascular functions in physiological and pathophysiological states[J]. Nitric Oxide, 2020, 102: 52-73.

[23] Pulgar VM, Yasuda M, Gan L, et al. Sex differences in vascular reactivity in mesenteric arteries from a mouse model of acute intermittent porphyria[J]. Mol Genet Metab, 2019, 128 (3): 376-381.

[24] Maitra D, Carter EL, Richardson R, et al. Oxygen and conformation dependent protein oxidation and aggregation by porphyrins in hepatocytes and light-exposed cells[J]. Cell Mol Gastroenterol Hepatol, 2019, 8 (4): 659-682.

[25] Tchernitchko D, Tavernier Q, Lamoril J, et al. A variant of peptide transporter 2 predicts the severity of porphyria-associated kidney disease[J]. J Am Soc Nephrol, 2017, 28 (6): 1924-1932.

[26] 王子彤，李世业. 肺类癌[J]. 中国肺癌杂志，2000，3 (4): 314-316.

[27] Rubin de Celis Ferrari AC, Glasberg J, Riechelmann RP. Carcinoid syndrome: Update on the pathophysiology and treatment[J]. Clinics (Sao Paulo), 2018, 73 (suppl 1): e490s.

[28] Eads JR, Reidy-Lagunes D, Soares HP, et al. Differential diagnosis of diarrhea in patients with neuroendocrine tumors[J]. Pancreas, 2020, 49 (9): 1123-1130.

[29] Druce MR, Bharwani N, Akker SA, et al. Intra-abdominal fibrosis in a recent cohort of patients with neuroendocrine ('carcinoid') tumours of the small bowel[J]. Qjm, 2010, 103 (3): 177-185.

[30] Daskalakis K, Karakatsanis A, Stålberg P, et al. Clinical signs of fibrosis in small intestinal neuroendocrine tumours[J]. Br J Surg, 2017, 104 (1): 69-75.

[31] Soga J, Yakuwa Y, Osaka M. Carcinoid syndrome: A statistical evaluation of 748 reported cases[J]. J Exp Clin Cancer Res, 1999, 18 (2): 133-141.

[32] Grozinsky-Glasberg S, Grossman AB, Gross DJ. Carcinoid heart disease: From pathophysiology to treatment—'something in the way it moves'[J]. Neuroendocrinology, 2015, 101 (4): 263-273.

[33] Luis SA, Pellikka PA. Carcinoid heart disease: Diagnosis and management[J]. Best Pract Res Clin Endocrinol Metab, 2016, 30 (1): 149-158.

[34] Mota JM, Sousa LG, Riechelmann RP. Complications from carcinoid syndrome: Review of the current evidence[J]. Ecancermedicalscience, 2016, 10: 662.

[35] Riechelmann RP, Weschenfelder RF, Costa FP, et al. Guidelines for the management of neuroendocrine tumours by the brazilian gastrointestinal tumour group[J]. Ecancermedicalscience, 2017, 11: 716.

[36] Zarina AL, Hamidah A, Zulkifli SZ, et al. Malignant pancreatic carcinoid tumour[J]. Singapore Med J, 2007, 48 (12): e320-e322.

[37] Torpy DJ, Mullen N, Ilias I, et al. Association of hypertension and hypokalemia with Cushing's syndrome caused by ectopic acth secretion: A series of 58 cases[J]. Ann N Y Acad Sci, 2002, 970: 134-144.

[38] Kayani I, Bomanji JB, Groves A, et al. Functional imaging of neuroendocrine tumors with combined Pet/Ct using ^{68}Ga-DOTATATE (DOTA-DPhe1, Tyr3-octreotate) and ^{18}F-FDG[J]. Cancer, 2008, 112 (11): 2447-2455.

[39] Hofland J, Herrera-Martínez AD, Zandee WT, et al. Management of carcinoid syndrome: A systematic review and meta-analysis[J]. Endocr Relat Cancer, 2019, 26 (3): R145-R56.

[40] 李天望，尹会芬. 类癌综合征[J]. 医学新知杂志，2014，(5): 288-290.

[41] Rinke A, Müller HH, Schade-Brittinger C, et al. Placebo-controlled, double-blind, prospective, randomized study on the effect of octreotide lar in the control of tumor growth in patients with metastatic neuroendocrine midgut tumors: A report from the promid study group[J]. J Clin Oncol, 2009, 27 (28): 4656-4663.

[42] Oberg K, Funa K, Alm G. Effects of leukocyte interferon on clinical symptoms and hormone levels in patients with mid-gut carcinoid tumors and carcinoid syndrome[J]. N Engl J Med, 1983, 309 (3): 129-133.

[43] Arnold R, Rinke A, Klose KJ, et al. Octreotide versus octreotide plus interferon-alpha in endocrine gastroenteropancreatic tumors: A randomized trial[J]. Clin Gastroenterol Hepatol, 2005, 3 (8): 761-771.

[44] Kiesewetter B, Duan H, Lamm W, et al. Oral ondansetron offers effective antidiarrheal activity for carcinoid syndrome refractory to somatostatin analogs[J]. Oncologist, 2019, 24 (2): 255-258.

[45] Yao JC, Fazio N, Singh S, et al. Everolimus for the

treatment of advanced, non-functional neuroendocrine tumours of the lung or gastrointestinal tract (radiant- 4): A randomised, placebo-controlled, phase 3 study[J]. Lancet, 2016, 387 (10022): 968-977.

[46] Strosberg J, El-Haddad G, Wolin E, et al. Phase 3 trial of (177) Lu-Dotatate for midgut neuroendocrine tumors[J]. N Engl J Med, 2017, 376 (2): 125-135.

[47] Strosberg J, Kunz PL, Hendifar A, et al. Impact of liver tumour burden, alkaline phosphatase elevation, and target lesion size on treatment outcomes with (177) Lu-Dotatate: An analysis of the NETTER-1 study[J]. Eur J Nucl Med Mol Imaging, 2020, 47 (10): 2372-2382.

[48] Tsubakihara Y, Nishi S, Akiba T, et al. 2008 Japanese society for dialysis therapy: Guidelines for renal anemia in chronic kidney disease[J]. Ther Apher Dial, 2010, 14 (3): 240-275.

[49] 邴香兰, 白瑛. 重组人促红细胞生成素导致高血压临床观察[J]. 中国老年学杂志, 2006, 26 (6): 825-826.

[50] Poux JM, Lartigue M, Chaisemartin RA, et al. Uraemia is necessary for erythropoietin-induced hypertension in rats[J]. Clin Exp Pharmacol Physiol, 1995, 22 (10): 769-771.

[51] Agarwal R. mechanisms and mediators of hypertension induced by erythropoietin and related molecules[J]. Nephrol Dial Transplant, 2018, 33 (10): 1690-1698.

[52] Heidenreich S, Rahn KH, Zidek W. Direct vasopressor effect of recombinant human erythropoietin on renal resistance vessels[J]. Kidney Int, 1991, 39(2): 259-265.

[53] Schiffl H, Lang SM. Hypertension induced by recombinant human erythropoietin (rHU-EPO) can be prevented by indomethacin. Pathogenetic role of cytosolic calcium[J]. Eur J Med Res, 1997, 2 (3): 97-100.

[54] Sarafidis PA, Persu A, Agarwal R, et al. Hypertension in dialysis patients: A consensus document by the European Renal and Cardiovascular Medicine(EURECA-M)Working Group of the European Renal Association- European Dialysis and Transplant Association (Era-Edta) and the Hypertension and the Kidney Working Group of the European Society of Hypertension (ESH) [J]. Nephrol Dial Transplant, 2017, 32 (4): 620-640.

[55] Navarro JF, Teruel JL, Marcén R, et al. Improvement of erythropoietin-induced hypertension in hemodialysis patients changing the administration route[J]. Scand J Urol Nephrol, 1995, 29 (1): 11-14.

[56] 陈香美. 2001 例血液透析患者病因分析及高血压和贫血治疗状况[J]. 中国血液净化, 2005, 4 (5): 235-238.

[57] Kusano E, Inoue M, Akai Y, et al. Effect of ticlopidine hydrochloride on erythropoietin-induced rise in blood pressure in patients on maintenance hemodialysis[J]. Nephron, 2002, 91 (4): 654-658.

第四部分 各种原因

第95章 应激性高血压

血压通常受到体力活动、情绪及睡眠等诸多因素影响[1]，无论是高血压患者还是血压正常者，均可出现血压的波动。但在很多应激情况下血压会突然或短暂地显著升高，对这种突然血压升高如何做好诊断与鉴别诊断，对这种急性升高的血压是否需要紧急处理及如何选择合适的治疗方案，是临床医师和患者最为关注的问题。

应激反应是指机体内部受到损害（如重度创伤、急性胰腺炎发作等）或外界刺激（重大突发事件打击、观看竞争激烈的体育赛事等）而出现的全身性反应，这种反应主要表现在患者机体的神经、内分泌、免疫及代谢系统异常反应，如交感神经-肾上腺髓质（sympatho-adrenomedullary，SAM）系统激活、肾素-血管紧张素-醛固酮系统（RAAS）异常兴奋等，并导致相应的病理生理改变。其中应激性高血压是一种较为常见的应激反应，由各种应激因素引起的高血压称为应激性高血压（stress-induced hypertension，SIH）。SIH患者的血压值会发生显著变化，但尚无具体数值标准。在应激性高血压的发生、发展过程中应激发挥着始动和维持作用。大多数患者表现为血压异常增高，出现心悸、潮红或头痛等症状，但个别患者或个别情况也可能无症状；可以累及心脑肾等靶器官损害，影响原有心血管疾病预后，甚至危及患者生命。及时而有效地诊断与处理应激性高血压，有助于减少或预防靶器官损害的发生和原有心血管疾病的恶化。

第一节　基础理论

一、流行病学

每一个应激事件中应激性高血压患病率高。近年来，随着人们生活水平的提高，我国应激性高血压患病率逐年上升。据不完全统计，2021 年，我国老年人应激性高血压的患病率达 13%[2]。先前的研究报道，多达 1/3 的急诊科患者血压水平高于高血压阈值，其中 20%的病例中出现了严重的血压升高。在美国，急诊科就诊人群中发生高血压的概率接近 45%。Finlay 等研究发现，既往无高血压病史的患者就诊于急诊科发生高血压的概率为 72.9%，其中最常见的原因为重度创伤、胃肠疾病与心血管疾病。有研究发现稳定型心绞痛患者发生应激性高血压的概率为 11.26%，不稳定型心绞痛患者发生应激性高血压的概率为 87.4%，不稳定型心绞痛患者发生应激性高血压的概率明显大于稳定型心绞痛患者[3]。由此可见，应激性高血压极为常见。

二、发病因素

能导致应激的因素包括理化、生物学因素和社会心理因素。根据应激原的种类可将与应激性高血压有关的因素分为心理性应激、躯体性应激，遗传易感性也发挥一定的作用。

（一）心理性应激

心理性应激主要是指机体遭遇不良事件或主观感觉压力和威胁时产生的情绪改变所引发的血压升高，主要包括以下两点。

1. 生活事件和其他危机　应激性生活事件，如离婚、失业、遭受暴力或至亲去世。数据回顾性研究发现，灾难与心血管事件增加有关。例如，地震、飓风、导弹袭击及恐怖袭击等[4, 5]。虽然人们将这些创伤后心血管事件增加归因于心理应激，但也应当考虑其他因素的作用，如睡眠模式及饮食模式的改变。

2. 情绪改变　包括愤怒、焦虑、紧张及惊吓等。高血压与具有应激特性的社会心理变化量之间具有相关性，如从事精神紧张度高的职业，遭遇地震等可威胁生命的环境压力所引起的过度紧张、惊吓，遭受疼痛、身体创伤所导致的情绪紧张、焦虑均可引起交感神经兴奋性增加、心率加快、血压升高[6, 7]。人类研究显示，A 型人格与受试者在遇到令人沮丧的实验任务时会出现过度心血管反应。同时也有研究显示，本身就患有心血管疾病的人群应激反应会产生更大的升压作用，但在应激因素解除后，血压往往恢复正常[8]。

（二）躯体性应激

1. 创伤应激　经历躯体损害或其他创伤事件后，出现的血压急性升高，如大面积烧伤、骨折、颅脑创伤等引起的血压升高。

2. 躯体疾病　越来越多的研究显示，严重的躯体疾病与血压升高有关。急性心血管事件，包括急性心肌梗死、应激性心肌病等。急性胰腺炎、脑卒中及严重的感染均可以引起血压升高。

3. 疼痛　通过疼痛传入通路而被人体感知。疼痛感的产生涉及多个皮质区域。疾病、损害或手术导致的近期组织损害，会启动局部炎症介质（如缓激肽、P 物质、前列腺素、组胺和 5-羟色胺）释放，这些介质可能引起原发性痛觉过敏（对疼痛性刺激的敏感性增强）或痛觉过敏（也称为异常疼痛，是指对非伤害性刺激产生疼痛的错觉）。谷氨酸激活脊髓中的 *N*-甲基-D-天冬氨酸（NMDA）受体，使中枢神经系统（central nervous system，CNS）神经元兴奋性增高，可增强人体对疼痛的感知（继发性痛觉过敏）。疼痛本身的应激刺激及痛感所带来的恐惧，均可使血压升高。

4. 围手术期　围手术期患者可存在对手术治疗紧张、恐惧、焦虑等不良情绪的心理性应激。在不良情绪的影响下，机体内的儿茶酚胺介质释放增多，小动脉收缩加快，外周血管的血流阻力增高，血压容易出现波动。此外，手术治疗、术中气管插管全麻麻醉方式，本身属于有创性治疗，可导致躯体应激，引起血压升高。

另外，引起体内内环境紊乱或自稳态失衡的因素，包括心律失常、心功能低下、器官功能紊乱等。

（三）遗传易感性

在有高血压遗传易感性的人群中，可见到持续时间更长的反应。例如，相比于其父母血压正常的个体，有高血压家族史的个体对应激原的心血管反应增大。此外，高反应性可能是个体高血压风险增加的一个标志。血压升高的机制可能与血浆儿茶酚胺增加相关[9]。

三、发病机制

应激性高血压的发生、发展是多系统参与的复杂过程。过强的应激会产生一系列生理、神经内分泌、免疫功能等方面的变化，从而引起临床症状和靶器官损害。

（一）神经内分泌机制

应激状态下，大脑皮质下神经中枢功能发生变化，各种神经递质浓度与活性异常。包括下丘脑-垂体-肾上腺（HPA）轴、中枢 RAAS、SAM 系统激活是引发血压升高的重要原因。

1. HPA 系统 HPA 轴作为神经内分泌网络的枢纽，在心血管活动调节中发挥着重要作用。正常情况下，升高的皮质醇浓度可通过糖皮质激素受体的负反馈作用抑制下丘脑促肾上腺皮质激素释放激素（CRH）和垂体促肾上腺皮质激素（ACTH）的释放，在急性应激时这种负反馈调节可被抑制或消失，使皮质醇水平显著升高。糖皮质激素可以发挥允许作用，增强儿茶酚胺类激素效应，抑制前列腺素、缓激肽、5-羟色胺（5-HT）及组胺等血管活性物质的合成，从而引起血管收缩效应。同时可以促进肾小管对水的重吸收，增加血容量，引起血压升高。

2. RAAS 在调节机体血压和体液平衡中发挥着重要作用。当机体应对各种应激刺激时，交感-肾上腺素能系统兴奋，儿茶酚胺类激素含量增加，引起全身血流重新分布，从而激活 RAAS，使血管紧张素Ⅱ（AngⅡ）生成增多，进而调节肾上腺皮质球状带合成和分泌醛固酮。AngⅡ使全身血管广泛收缩，外周阻力增大，血压升高。此外，神经系统可被 AngⅡ激活，从而使机体的肾上腺素能神经递质易于释放肾上腺素及去甲肾上腺素神经递质，使血管平滑肌对去甲肾上腺素反应性增强。醛固酮水平的升高，通过肾小管的重吸收作用，增加机体保水、保钠及排钾的功能，造成水钠潴留，血压升高[10]。

3. SAM 系统 当机体应对各种应激刺激时会造成 SAM 系统激活，通过调节外周血管及心脏功能，使得外周小动脉收缩、血管阻力增加及心排血量增加，从而引起动脉血压升高。交感神经张力增加会引起肾血流量减少，肾脏水钠潴留增多，进而导致血压升高[11]。

（二）其他机制

1. 内质网应激（endoplasmic reticulum stress，ERS） 内质网是真核细胞穿膜蛋白和分泌蛋白折叠装配中起重要作用的细胞器。正常情况下，错误折叠或未折叠的蛋白可通过内质网相关降解过程所降解，然后长时间应激刺激可以导致错误蛋白质的积累，从而激活一系列信号通路，导致血压升高。内质网应激是高血压发生的关键，但是其具体关联机制仍需要进一步探究[12]。

2. 肾脏机制 交感神经亢进、肾血流量减少，肾排钠激素分泌减少，潴钠激素释放增多等多种原因可以导致肾性水钠潴留，引起血压升高。

3. 血管机制 血管内皮细胞能生成、激活和释放各种血管活性物质。强烈的应激刺激使氧自由基生成增多，一氧化氮（NO）等舒血管因子灭活增强，血管炎症、氧化应激反应使血压升高。

4. 肠道菌群改变 现已证明应激刺激可以导致肠道微生物菌群发生改变，肠道微生物菌群失调有助于促进 HPA 轴的激活，进而引发神经内分泌异常反应，促进血压升高[13]。

5. 炎症免疫反应 越来越多的证据证实，炎症和免疫反应在高血压的发生、发展中起重要作用。精神应激可严重影响免疫系统，引起炎症反应[14, 15]。急性炎症性疾病可导致 C 反应蛋白、IL-6 等炎症因子水平升高。此外，HPA 轴可通过刺激 T 细胞增殖、诱导信号蛋白等调节免疫功能。T 细胞在应激状态下与高血压的关系尤为密切[16, 17]。

四、病理与病理生理

应激性高血压主要涉及 HPA 系统、RAAS、SAM 系统等。交感神经的兴奋性增强，组织血管床收缩、水钠潴留是应激性高血压发生发展的共同病理生理变化。

（一）相关系统的反应

1. 神经内分泌反应

（1）SAM 系统：主要表现为血浆去甲肾上腺素和肾上腺素浓度迅速升高。SAM 系统兴奋是机体参与调控应激反应的重要神经内分泌反应之一，促进心率增快、心肌收缩力增强和外周血管阻力增加，从而使心排血量增加和血压升高[11]。

（2）HPA 系统：躯体在受到应激信号刺激后，下丘脑 CRH 分泌增多，其通过促进垂体分泌 ACTH，使肾上腺皮质分泌糖皮质激素增多，促进血压升高，同时糖皮质激素升高发挥允许作用，能增加血管平滑肌对儿茶酚胺的敏感性，导致小血管收缩，外周阻力增加，促进高血压发生。

2. 中枢神经系统的变化　应激刺激时，脑干蓝斑区去甲肾上腺素能神经元激活和反应性增高，使蓝斑投射区（下丘脑、海马、杏仁体）的去甲肾上腺素水平升高。同时，脑干的去甲肾上腺素能神经元还与室旁分泌 CRH 的神经元有直接纤维联系，该结构可能是应激启动 HPA 轴的关键结构之一。下丘脑室旁核（paraventricular nucleus，PVN）是 HPA 轴的中枢位点，其分泌的 CRH 是应激反应促进血压升高的核心神经内分泌因素之一。

3. 调节水盐平衡的激素　运动、情绪紧张、创伤、疼痛、手术等应激原可引起抗利尿激素分泌增加，也可以激活 RAAS，使血浆中醛固酮增多。增多的抗利尿激素和醛固酮可促进肾小管上皮细胞对水和钠的重吸收，造成水钠潴留，导致血压升高[18]。

4. 氧化应激　是一种由活性氧（ROS）增多和（或）清除减少导致 ROS 相对超负荷引起的细胞应激反应[19, 20]。关于氧自由基的产生，目前提出的机制包括黄嘌呤氧化酶、活化的中性粒细胞、儿茶酚胺氧化，以及环氧合酶和脂加氧酶途径，这些途径可能互相增强。应激状态下，活性氧或自由基生成增加，血管收缩因子释放增加，舒张因子减少，血管内皮功能障碍，导致血压升高[12]。

（二）相关器官的损害

急性、重度应激性高血压可以引起靶器官损害，主要表现为心脏损害、血管损害及中枢神经系统功能障碍等。

1. 心脏损害　主要表现为心肌缺血和心脏重构。心理应激引起的心率显著加快和血压显著升高可能导致心肌耗氧量增加，供氧量降低。同时，应激刺激可以引起血管收缩，并且这种收缩效应并非即刻短暂的。动物研究显示，在诱发愤怒后 2～3min，冠状动脉血管显著收缩，心率和血压恢复后很长时间，这种血管收缩效应仍然存在[21]。研究表明心理应激（如公共演讲）可以诱发心肌缺血[22]。其具体机制如下。

（1）氧化应激：自由基通过改变膜蛋白和磷脂直接损害心肌细胞，由于心肌细胞膜上富含受体、酶和离子通道，自由基可以损害心肌膜，继而可能损害心肌收缩功能。同时，活性氧可以刺激白细胞活化、趋化和黏附于内皮，也可以诱发线粒体膜通透性转换孔的开放，这一过程伴随氧化磷酸化解偶联和促凋亡分子释放。

（2）血小板活性改变：应激刺激能够增强继发于交感神经激活的血小板聚集，并可能因血小板衍生生长因子而促进血浆中的促有丝分裂活性增强。急性应激后出现纤溶活性代偿增强，但内皮功能障碍引起的纤溶反应减弱可能导致促血栓代谢失衡。

（3）神经体液调节失衡：参与应激性高血压的主要神经体液机制包括 SAM 系统、RAAS 等，其他血管活性物质也受到影响，包括血管收缩因子内皮素和血管舒张因子心房钠尿肽、脑钠肽和一氧化氮等。这些机制可参与应激刺激下的自身稳态调节。然而，急性重度血压升高可以导致心脏后负荷增加、肺水肿，促进心肌病理性重构。同时机体应激会激发自我防御体系，促进心肌细胞表达炎症因子，激活心脏微环境内的慢性炎症反应，并进一步加重该炎症反应，而炎症反应又可以加速冠状动脉血管硬化和心脏重构。

2. 血管损害　血压轻至中度升高时，最初的反应是动脉及小动脉收缩。这一自动调节过程既能将组织灌注维持在相对稳定的水平，又能防止压力的增加被传递至更小、更远端的血管。然而，随着高血压的加重，自动调节机制最终失效[23]。随后出现的小动脉和毛细血管压力上升会导致血管壁急性损害。血管内皮的破坏随之使得血浆成分（包括类纤维素物质）进入血管壁，从而使血管管腔狭窄或闭塞。

（1）肾损害：当重度高血压导致肾损害时，常见的病理学表现为微动脉纤维素样坏死、入球小动脉及小叶间动脉发生增殖性内膜炎及纤维素样坏死和肾小动脉“洋葱皮样”改变，可在短时间内发生肾衰竭。血压短时间内波动幅度较大可以产生异常剪切力损害内皮血管，激活 RAAS，导致肾功能减退，甚至发生肾衰竭。血压增大还可以导致肾小球平滑肌增殖，肾血管疾病可导致肾小球缺血和 RAAS 激活，因而可能使高血压恶化。

（2）心脏微血管损害：在没有血管疾病证据和心血管疾病危险因素的年轻健康个体中，短时期的精神应激（类似于日常生活中的突发事件）可导致短暂性的内皮功能障碍，并可以持续长达 1～4h。交感神经张力增加可以引起血流动力学增加，导致内皮损害。此外，皮质醇可能对儿茶酚胺诱导的血管收缩起增强作用；5-HT 能系统可以调节交感活性；心理应激可以修饰巨噬细胞活性和炎症反应，合并有原发性高血压的患者在精神应激时可以出现 NO 依赖性血管舒张功能受损。

3. 中枢神经系统功能障碍 急性社会应激可能影响杏仁核参与的神经环路功能异常，导致自主神经功能障碍。常见的有脑血管损伤和视网膜病变。

（1）脑血管损伤：在脑内，自动调节失衡引起的脑血管舒张会导致脑水肿和高血压脑病的临床特征。发生纤维素样坏死的血压水平取决于基线血压。高血压脑病可见于既往血压正常，而由先兆子痫或急性肾小球肾炎等所致的急性高血压；自动调节功能受损的患者也可能在相对轻度高血压时发生高血压性损害。有学者提出血压水平以外的因素，尤其是 RAAS 的激活，可能促发纤维素样坏死。此外，急剧升高的血压可导致血管内皮功能障碍，使颅脑中压力较高的大动脉形成动脉瘤。

（2）视网膜病变：存在视网膜病变的高血压患者血浆肾素水平往往升高，这可能是由高血压诱导的初始尿钠排泄和肾脏血管损害共同介导的。RAAS 在严重高血压所致血管损害中的重要性已在转基因鼠研究中得到证实。急性重度血压升高可导致视网膜血管的局灶性狭窄、出血及渗出。同时视网膜病变也可以作为高血压是否得到控制的一个指标。血压控制良好，视网膜病变程度可以减轻。

第二节 诊断与鉴别诊断

应激性高血压通常是由医师依据既往病史，判定为血压过度变化和血压显著升高。任何人都可以出现血压波动，判断是否为应激性高血压时，首先应当确定当时表现是否为高血压，诊断的终点为患者是否为高血压，过后再去追踪是否为慢性高血压。

一、血压水平的确定

对于应激性高血压的诊断，第一步是要确定其血压水平，较平时基线水平是否升高，诊断步骤包括应激性高血压的确定、慢性高血压的确定，以及应激性高血压合并慢性高血压的确定。

（一）应激性高血压的确定

1. 新产生的应激性高血压 应激性高血压是突然的血压升高。得到控制的高血压患者和未患慢性高血压的患者，在应激性高血压发作间期血压水平一般正常；在应激因素刺激后，出现血压急性升高。发作的特点为突然的、可为短暂性的、重度的血压升高。当应激因素解除后，血压可下降，有的甚至可以恢复正常。除血压升高外，患者可能会出现情绪激动、紧张、焦虑等情绪不稳定的症状，以及原发疾病相关症状。常见症状有头痛、疲劳、心悸、胸闷、鼻出血和烦躁不安等。严重应激性高血压患者，可以发生脑、肾脏、心脏等受累器官损害，如脑出血、血尿、蛋白尿、急性心力衰竭等。部分患者可同时伴有应激性血糖升高。对于应激性高血压的诊断，张建起等[24]认为，可参照 2005 年美国高血压学会（ASH）诊断标准，由于过分紧张等不良情绪引起的收缩压（SBP）升高≥25mmHg，或舒张压升高≥15mmHg，或平均血压升高≥20%的患者可以诊断为应激性高血压。

2. 慢性高血压合并应激性高血压 指患者既往诊断为慢性高血压，在明确的应激因素刺激后出现的血压急速升高。Diaconu 等对高血压 Wistar 大鼠模型，给予浸水应激刺激后，大鼠血压明显升高。

我国学者开展的类似研究发现，以低温、噪声作为应激原，实验组高血压大鼠血压进一步升高。因此，合并慢性高血压的患者，无论其日常血压控制水平如何，在应激刺激后，均可出现突发的甚至重度的血压升高。

3. 应激性高血压发展成慢性高血压　高血压发生的机制中，交感神经兴奋是高血压发生的启动因素，即使交感神经兴奋解除，但其高血压仍存在。动物研究表明，长期刺激大鼠的下丘脑或中枢防御区，会引起交感神经兴奋、心血管活动亢进，最终导致高血压的发生和发展。马宇杰等采用回顾性队列研究方法对重症病房住院的创伤患者 497 例及同期无创伤史的 762 名体检人员的基线资料、10 年后高血压的发生率进行分析，发现创伤应激的刺激增加患者的远期血压值和高血压的发生率。

（二）慢性高血压的确定

急诊时并不追踪是否为原发性或继发性高血压，因为血压测量值受到生理活动、疾病痛苦及测量环境的影响，急诊条件下所测血压是否可以作为高血压的诊断依据目前还没有统一的认识和标准，因此探讨急诊血压值及其与患者真实血压水平的联系显得非常重要，必须认真考虑急诊条件下血压值与真实血压值的相关性。

1. 血压测量时间　众所周知，人在情绪紧张时或运动中血压会升高，患者急诊时常存在上述两种情况。急诊的患者当时单次血压较平时都会升高，过一段时间后复测才能更接近平日的血压。关于具体的延迟时间，国内外文献报道并不多。Ana 等研究了 642 名患者就诊于急诊后的全天血压水平变化，见图 6-95-1。Thomas 等对 41 名患者进行了研究，这些患者都是急诊初次血压超过 160/100mmHg，对其每 5min 测量 1 次血压，持续 2h，离院后进行动态血压监测，或依照美国全国高血压预防、检测、评估和治疗联合委员会关于美国高血压预防、检测、评价和治疗的第七次报告（JNC-7）的方法测量诊室血压。结果显示，所有患者 SBP 在开始的 10～20min 均明显下降，而舒张压无明显变化。高血压患者和血压正常者，应在步入急诊的 60～80min 测量血压，此期间血压值≥165/105mmHg 的患者确诊为高血压，而≤130/80mmHg 的患者可以排除高血压，敏感度 90%。对于血压值为 165/105～130/80mmHg 的患者，血压越高则越倾向于高血压。图 6-95-2 给出了高血压患者与正常血压者随时间变化的血压水平。

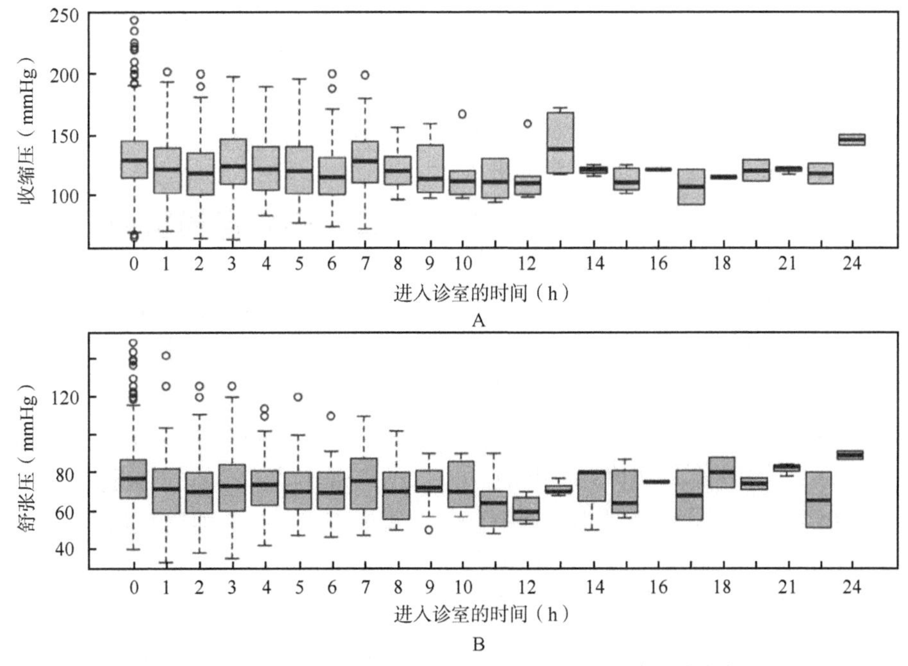

图 6-95-1　642 名患者就诊于急诊后的全天血压水平变化情况

收缩压（A）和舒张压（B）箱线图：入院后血压值与时间的关系

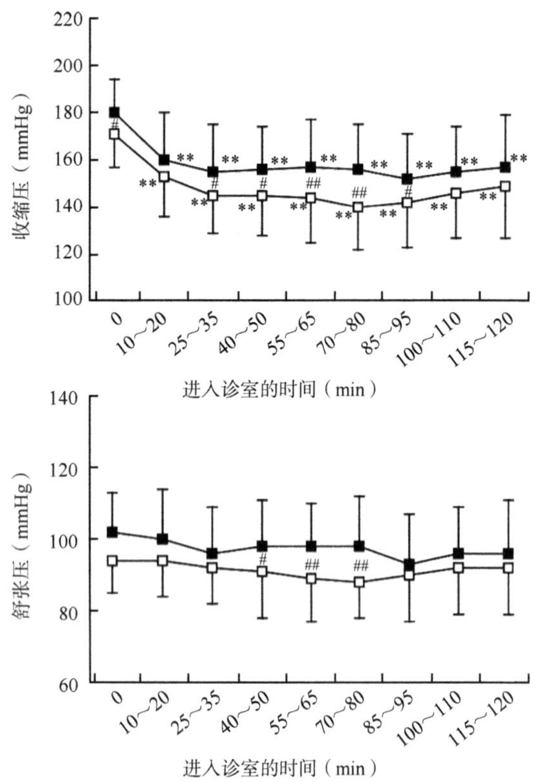

图 6-95-2 高血压患者与正常血压者随时间变化的血压水平
实心方块为高血压患者血压水平，空心方块为血压正常者血压水平；表示与急诊分诊时血压水平变化相比，*P＜0.05，**P＜0.01；表示正常血压和高血压患者相比，#P＜0.05，##P＜0.01

2. 血压取值的方法 多项研究显示了患者急诊血压取值的方法，有学者支持监测就诊时及住院中两次血压水平，也有学者认为应当多次检测，取平均血压水平。Brigitte 等对 326 名成年患者进行研究发现，对每位患者测量 3 次血压。第 1 次为进入急诊分诊时的血压，需要达到 140/90mmHg 方可入组；在了解并同意参与研究后，要求患者静坐或最低 45°半卧 5min，停止活动及说话，之后立即进行第 2 次血压测量；在患者完成信息调查之后进行第 3 次血压测量。第 2、3 次血压测量的时间间隔并未记录，但完成调查表至少需要 12min。调查组采用 4 种血压取值方法：①取第 1 次血压值；②取第 1、2 次的平均值；③取第 1、2、3 次平均值；④取第 2、3 次平均值。结果表明：第 1 次血压平均值为 160/90mmHg。而 4 种不同方法取值后，全体患者平均血压值均呈递减关系，见表 6-95-1，而患者血压≥140/90mmHg 的比例分别是 100%、77%、70%、62%。

表 6-95-1 4 种不同取值方法的全体患者平均血压值

	收缩压（mmHg）	舒张压（mmHg）
方法 1	160	90
方法 2	154	87
方法 3	152	85
方法 4	148	83

3. 血压测量的重复性 无论有无高血压病史，应激时血压升高是一种很常见的现象，经重复测量后，多数患者可以出现间歇性或持续性血压升高。经多次测量，血压仍持续升高者应怀疑患高血压。因此，应激后单次血压异常的患者应当重复测量血压，以便进一步确定血压水平。有学者对急诊科 854 名患者进行每隔 2h 血压重复测量发现，血压进一步升高者 92 例，保持不变者 346 例，下降者 416 例。

（三）应激性高血压合并慢性高血压的确定

基于应激性高血压和慢性高血压的确定，可以在应激因素的刺激下，产生应激性高血压合并慢性高血压。Finlay 等对 10 732 名无高血压病史且在急诊就诊期间血压升高的患者进行随访发现，在 3480 名无高血压病史且在急诊科分诊时血压≥160/100mmHg 的患者中，870 名（25.0%）患者在急诊科出院后 90 天内血压仍未恢复正常，且服用了新的抗高血压药。907 人（26.1%）随后在 2 年内被诊断为慢性高血压。

二、心脑肾损害和心血管疾病的确定

一旦诊断确定存在高血压，临床医师必须进行全面的病史询问和体格检查，并完善高血压患者的 13 项常规检查。高血压既是心血管疾病的原因，又是心血管疾病发作的诱因，还是心血管疾病发作时的表现形式。评估的目的是确定应激性高血压靶器官损害、其他心血管疾病危险因素。应仔细检查心血管系统、眼底和神经系统，以及肾脏，了解靶器官损害的程度。将血常规、尿常规、血生化和心电图等列为常规检查，依病情选择心肌损害标志物、心肌酶学、血尿钠肽、血气分析，以及超声心动图、头部 CT、MRI 等检查。应激性高血压患者大部分有高血压急症。患者既往诊断为原发性或继发性高血压，在某些诱因的作用下，血压突然或明显升高（一般超过 180/120mmHg），其特点为急性、持续性的靶器官损害。高血压急症患者伴有进行性心脑肾等重要靶器官功能不全的表现[25]。

第三节 治 疗

只要发生应激性高血压，不仅需要对高血压进行积极有效的处理，而且要想到监测和发现患者存在的心血管疾病，特别是由应激事件及其导致的高血压而诱发的心血管疾病发作；同时，一定要及时判断并给予及时有效的处理。但目前关于应激性高血压及其诱发心血管疾病的治疗研究相对缺乏，笔者认为应激性高血压治疗方法的选择取决于血压升高的程度、症状轻重及有无显著的靶器官损害和心血管疾病等情况。对于心血管疾病本身及其发作，特别强调三点：一是重视；二是认真观察早期心血管疾病，特别对有心血管疾病倾向的患者；三是发现应激性高血压患者出现心血管疾病发作并及时给予救治。这样不仅能保护患者的心脑肾，而且能对减轻应激带来的痛苦起到积极作用。

一、针对应激的治疗

对于疼痛、疼痛感引起的焦虑、恐慌等不良情绪所导致的血压升高，应进行适当的镇静、镇痛治疗。但在镇痛前要明确患者疼痛的病因，避免镇痛后引发的误诊、漏诊，以及镇痛药所引发的不良反应，进一步合理应用镇痛药[26, 27]。对于骨折、外伤、急腹症等患者进行原发性疾病的对应治疗。对于由精神心理应激刺激导致的血压升高，单纯依靠药物治疗难以有效控制患者血压和一系列躯体症状，必须联合心理治疗或抗焦虑、抗抑郁药物治疗。

二、针对高血压的治疗

（一）应激急性期高血压的治疗

1. 处理原则 应激因素发作后至应激因素完全消除，患者从躯体性应激消除到心理性应激明显减轻这段时间称为应激急性期。这段时间内所有新发生或发现的高血压患者或以往的慢性高血压患者出现血压较前明显升高者均应按应激性高血压患者处理，迅速评估病情，及时给予紧急有效的降压治疗。通常需使用静脉抗高血压药物，宜采用半衰期短的药物。由于静脉给药半衰期短，起效快，可致血压突然急剧下降，停止输注后作用持续≤10min，故需严密监测血压。在静脉通路建立困难等特殊情况下通过口服或舌下含服给药，根据临床情况选择单药或联合应用，以预防或减轻靶器官损害。

对于围手术期产生的应激性高血压、术后血压明显升高的患者，也应当静脉给药。一项纳入 1844 例患者的研究显示，高血压常始于手术结束后 30min 内，持续大约 2h[28]。对于可纠正的应激因素，如疼痛，可给予镇痛治疗，对应激因素排除或治疗后，血压仍然较高的患者，应考虑给予抗高血压药物治疗。对于先前没有高血压但术后出现高血压的患者，一旦患者的外科情况稳定且目标血压已维持至少 24h，可暂停抗高血压药物治疗，并观察 48～72h。如果血压始终高于正常，应继续降压治疗。

2. 抗高血压药物选择 目前，没有相应的临床指南和共识明确提出应激性高血压急性期处理的药物。根据应激性高血压特点，受到应激因素打击的患者，特别是在应激急性期的患者更容易出现心血管疾病发作。所以应激性高血压急性期的药物要求：①起效快，维持时间短，易于掌握调控；②静脉给药；③保护心脑肾；④便于现场给药。因此，对于应激急性期高血压患者，应按照高血压急症的用药原则和要求选择药物。这里推荐《中国高血压防治指南（2018 年修订版）》规定的高血压急症静脉注射或肌内注射用抗高血压药物，见表 6-95-2[29]。

3. 口服的抗高血压药物应用 应激几乎都发生在院外，如工作场地、交通路段、人群聚集地及家庭等场所，发生的应激性高血压大多由基层医疗机构医务工作者进行处理，他们更多的是首选口服抗高血压药物。即使发生急危重症，患者被转诊到大中型医院由各相应专科医师处理，这些专科医师处理应激性高血压的经验仍不足，且精力有限，所以在某些情况下也会应用口服抗高血压药物。应用

表 6-95-2 高血压急症静脉注射或肌内注射用抗高血压药物[29]

药名	剂量	起效时间	持续时间	不良反应
硝普钠	6.25～12.5μg/min 起泵入，根据血压调整剂量（围手术期高血压）			
	0.25～10μg/（kg・min）IV（高血压急症）	立即	2～10min	低血压、心动过速、头痛、肌肉痉挛。连续使用超过 48～72h 或剂量＞2g/（kg・min）时可能导致氰化物中毒
	起始剂量 0.3～0.5μg/（kg・min），根据血压反应可逐渐增加剂量；最大剂量 10μg/（kg・min）（妊娠期高血压，安全级别 C 级）			
硝酸甘油	5～100μg/min IV（高血压急症合并心肌缺血）	2～5min	5～10min	头痛、呕吐
酚妥拉明	2.5～5mg IV（诊断嗜铬细胞瘤及其治疗所致高血压发作，包括手术切除时出现的高血压，也可根据血压对本品的反应用于协助诊断嗜铬细胞瘤）	1～2min	10～30min	心动过速、头痛、潮红
尼卡地平	0.5～10μg/（kg・min）IV（围手术期高血压，高血压急症）	5～10min	1～4h	心动过速、头痛、周围水肿、心绞痛、恶心、头晕，与硫酸镁合用可能抑制子宫收缩
	起始剂量 5mg/h，据血压反应逐渐增加至 15mg/h（妊娠期高血压，安全级别 C 级）			
艾司洛尔	0.15～0.3mg/（kg・min）泵入（围手术期高血压）	1～2min	10～20min	低血压、恶心
	250～500μg/kg IV			
	继以 50～300μg/（kg・min）静脉滴注（高血压急症）			
美托洛尔	3～5mg 静脉注射，间隔 5min 重复，最大可用到 15mg（围手术期高血压）	5～10min	5～10h	低血压、心力衰竭、心脏传导阻滞、头晕、疲劳、抑郁、支气管痉挛
拉贝洛尔	25～50mg IV 15min 可重复，总量可达 200mg；也可静脉泵入，1～4mg/min（围手术期高血压）	5～10min	3～6h	恶心、呕吐、头麻、支气管痉挛、传导阻滞、直立性低血压
	20～80mg IV，0.5～2.0mg/min 静脉滴注（高血压急症）			
乌拉地尔	10～50mg IV	5min	2～8h	低血压、头晕、恶心、疲倦
	6～24mg/h			
依那普利拉	1.25～5mg 每 6h IV	15～30min	6～12h	高肾素状态、血压降低、变异度较大
地尔硫䓬	5～10mg IV，或 5～15μg/（kg・min）泵入（围手术期高血压，高血压急症）	5min	30min	心动过缓、房室传导阻滞、低血压、心力衰竭、外周水肿、头痛、便秘、肝毒性
肼屈嗪	10～20mg IV	10～20min	1～4h	心动过速、潮红、头痛、呕吐、心绞痛加重
	10～40mg IM	20～30min	4～6h	
非诺多泮	0.03～1.6μg/（kg・min）IV	＜5min	30min	心动过速、头痛、恶心、潮红
硫酸镁*	5g 稀释至 20ml，静脉缓慢静脉注射 5min，继以 1～2g/h 维持；或 5g 稀释至 20ml，每 4h 一次深部肌内注射。总量 25～30g/d（妊娠期高血压、严重先兆子痫）			当尿量＜600ml/d、呼吸＜16 次/分、腱反射消失时应及时停药

注：IV. 静脉注射；IM. 肌内注射。急症抗高血压药物使用详见各种药物的使用说明书。

*非高血压药物。

口服抗高血压药物的条件：①起效快，维持时间短。各种常见口服抗高血压药物起效时间和维持时间见第 116 章“医院各科高血压协同诊疗”表 8-116-5。②药物的使用不依赖于某些特定检查，如 ACEI/ARB 在使用前要查明肾动脉是否狭窄。要注意的是禁食或即将禁食患者慎用或不用。

（二）应激后慢性高血压的治疗

应激性高血压患者在应激急性期过后，有些还存在部分心理性应激，在痛苦、焦虑等不良情绪影响下，血压依然升高或比先前升高明显，称为应激后期高血压。对于应激后慢性高血压患者须按照重症、复杂高血压患者处理，详见第 55 章“高、很高危险度高血压”。

应激后期高血压患者口服抗高血压药物的注意事项：①密切观察。应激因素对患者心理损害是一个长期过程，甚至有些应激事件可能再发。因此，口服抗高血压药物期间要密切观察。②药物要衔接得当。应激急性期高血压给予静脉给药治疗，起效快，停止用药后，药效消失也快，因此在静脉给药期间也要给予口服的抗高血压药物。③保护心脑肾。应激事件会诱发甚至恶化心血管疾病，应选择对心脑肾有保护作用的抗高血压药物。

对于同时诊断为慢性高血压的患者，慢性高血压的处理也极为重要，当患者可以更换为口服抗高血压药物治疗时，应根据患者病情，给予适当口服抗高血压药物治疗，并嘱其到高血压或心内科专科诊治。

三、心血管疾病的治疗

对于应激性高血压引起的急性重度血压升高所致心血管损害的处理，其重点在于发现心血管疾病及观察疾病的进展变化。一项关于急诊科急性重度高血压患者临床特征的研究发现[30]，24.5%的患者发生急性重度高血压所引起的器官损害，其中0.1%的患者在急诊科死亡；随访 3 个月、1 年和 3 年的患者死亡率分别为 4.8%、8.8%和 13.9%，由此可见急性重度高血压易导致靶器官损害，死亡率高，及时发现极为重要。

（一）心脏急症

与急性血压升高相关的心脏急症包括急性左心室功能不全和急性冠脉综合征。

1. 急性左心室功能不全 应激刺激后，可导致交感神经兴奋性增加，RAAS 激活，增强心肌收缩力，加快心率，增加心肌后负荷和心肌耗氧量，同时引起周围血管收缩，心肌前负荷增加。醛固酮释放增多，水钠潴留增加，体液量增加。以上因素可促进心肌损害和心功能恶化。急性心力衰竭-急性左心室功能不全伴肺水肿患者一般接受袢利尿剂治疗。通常加用硝普钠、硝酸甘油，降低心脏后负荷，减少心肌耗氧量，改善心肌缺血。治疗目前可减轻容量过多和心力衰竭及改善肺水肿。

2. 急性冠脉综合征 应激性高血压可以成为急性冠脉综合征的诱因，导致动脉粥样硬化斑块破裂、血管痉挛，诱发急性冠脉综合征。在重大创伤、情绪激动等多种应激因素刺激下，一旦心脏负荷突然增加，会使心率增快、心肌张力和心肌收缩力增加而导致心肌耗氧量增加；应激性高血压可导致患者既往动脉粥样斑块破裂，并发血栓形成、冠状动脉痉挛收缩、微血管栓塞等引起心肌缺血加重。心率增快者可静脉给予硝酸甘油或美托洛尔、艾司洛尔，可减少心肌氧消耗，减少基础冠状动脉缺血，以及改善预后。

（二）血管急症

血管急症包括主动脉夹层和近期接受过血管手术引起的应激性重度高血压。

急性重度血压升高是主动脉夹层的重要因素，本身患有慢性高血压及动脉粥样硬化的人群更易发生，主要由于主动脉弹力纤维减少、断裂和平滑肌减少等，使主动脉内膜撕裂后，血流进入中层。主动脉夹层治疗的关键是快速降压和控制心率，减少主动脉壁压力及改善病变进展。原则上不影响重要器官的灌注情况，应迅速降低收缩压至＜120mmHg，可静脉滴注硝普钠。静脉给予 β 受体阻滞剂（如艾司洛尔、拉贝洛尔、普萘洛尔、美托洛尔），可使心率降至 60 次/分以下并降低主动脉壁的剪切力。

近期接受过血管手术的重度高血压患者，血压急性重度升高可导致缝线处裂开，因此这类患者的治疗往往是静脉给予快速起效的抗高血压药物。

（三）肾损害

情绪激动、精神创伤等引起的应激性血压升高，导致全身小动脉痉挛、微循环障碍，使循环血容量减少，促炎物质释放，导致肾血管损害，患者可出现少尿或无尿，血尿、蛋白尿。患者病情不稳定时，血清肌酐并不能准确反映真实肾小球滤过率（GFR）。如果血清肌酐迅速增加，则通过血清肌酐计算估算的肾小球滤过率（eGFR）会高估真实 GFR。相反，如果血清肌酐正在降低，则 eGFR 会低估真实 GFR[30]。为了解决血清肌酐不稳定这种现象，可采用动态 GFR 评估公式。治疗可静脉给予硝酸甘油，必要时进行肾脏替代治疗，慎用硝普钠。

（四）急性出血性脑卒中

应激性高血压患者血压急性升高，当脑自身调节不能阻止颅内压升高时，就形成脑水肿及脑出血或梗死。急性脑出血患者在没有明显禁忌证的情况下，应将血压维持在130～180mmHg。推荐首选药物拉贝洛尔、尼卡地平、乌拉地尔，可联合甘露醇等。急性出血性脑卒中患者血压与结局间的关系很复杂，缺乏详细说明最佳治疗策略的数据。必须权衡紧急情况下治疗脑出血患者血压升高的潜在利弊，关键问题包括以下两方面。

（1）血压大幅升高可诱发继续或反复出血，引起出血扩大，从而加重脑出血，并可能导致结局恶化。相反，降低动脉压可减轻这些风险，并可能改善结局。

（2）快速降低血压可能引起脑和全身器官灌注不足，从而导致进一步靶器官损害。相反，逐步缓慢地降低升高的血压，同时监测有无临床恶化，可能维持充足的脑和全身器官灌注，从而有助于防止这些并发症。

（彭丹丹　余振球）

参考文献

[1] Wermelt JA，Schunkert H. Management of arterial hypertension[J]. Herz，2017，42（5）：515-526.

[2] 刘义学. 卡维地洛与倍他乐克治疗老年应激性高血压的疗效比较[J]. 中国实用医药，2015，10（1）：112-113.

[3] 王力，林琳，李洪涛. 心绞痛类型与应激性高血压及炎症因子的相关性分析[J]. 航空航天医学杂志，2016，27（1）：97-99.

[4] Strizhakov LA，Babanov SA，Lebedeva MV，et al. Arterial hypertension at the workplace：Risk factors and the population value[J]. Ter Arkh，2018，90（9）：138-143.

[5] Carrive P. Orexin，stress and central cardiovascular control. A link with hypertension[J]. Neurosci Biobehav Rev，2017，74（Pt B）：376-392.

[6] Collins SV，Hines AL. Stress reduction to decrease hypertension for Black women：A scoping review of trials and interventions[J]. J Racial Ethn Health Disparities，2021. doi：10. 1007/s40615-021-01160-y.

[7] Kalinowski J，Kaur K，Newsome-Garcia V，et al. Stress interventions and hypertension in Black women[J]. Womens Health（Lond），2021，17：292485847.

[8] Liu MY，Li N，Li WA，et al. Association between psychosocial stress and hypertension：A systematic review and meta-analysis[J]. Neurol Res，2017，39（6）：573-580.

[9] Friedman R，McCann M，Leder R，et al. Genetic predisposition to hypertension and stress-induced alterations in heart rate[J]. Behav Neural Biol，1982，35（4）：426-431.

[10] Arnold AC，Sakima A，Kasper SO，et al. The brain renin-angiotensin system and cardiovascular responses to stress：Insights from transgenic rats with low brain angiotensinogen[J]. J Appl Physiol（1985），2012，113（12）：1929-1936.

[11] Hering D，Lachowska K，Schlaich M. Role of the sympathetic nervous system in stress-mediated cardiovascular disease[J]. Curr Hypertens Rep，2015，17（10）：80.

[12] Santos CX，Nabeebaccus AA，Shah AM，et al. Endoplasmic reticulum stress and Nox-mediated reactive oxygen species signaling in the peripheral vasculature：Potential role in hypertension[J]. Antioxid Redox Signal，2014，20（1）：121-134.

[13] Wu Q，Xu Z，Song S，et al. Gut microbiota modulates stress-induced hypertension through the HPA axis[J]. Brain Res Bull，2020，162：49-58.

[14] Agita A，Alsagaff MT. Inflammation，immunity，and hypertension[J]. Acta Med Indones，2017，49（2）：158-165.

[15] Xiao L，Harrison DG. Inflammation in hypertension[J]. Can J Cardiol，2020，36（5）：635-647.

[16] Wu Q，Chen Y，Zhang W，et al. Upregulation of chemokines in the paraventricular nucleus of the hypothalamus in rats with stress-induced hypertension[J]. Med Sci Monit，2020，26：e926807.

[17] Rodriguez-Iturbe B，Pons H，Johnson RJ. Role of the immune system in hypertension[J]. Physiol Rev，2017，97（3）：1127-1164.

[18] Ferreira NS，Tostes RC，Paradis P，et al. Aldosterone，inflammation，immune system，and hypertension[J]. Am J Hypertens，2021，34（1）：15-27.

[19] Pinheiro LC，Oliveira-Paula GH. Sources and effects of oxidative stress in hypertension[J]. Curr Hypertens Rev，2020，16（3）：166-180.

[20] Small HY，Migliarino S，Czesnikiewicz-Guzik M，et al. Hypertension：Focus on autoimmunity and oxidative stress[J]. Free Radic Biol Med，2018，125：104-115.

[21] Verrier RL，Hagestad EL，Lown B. Delayed myocardial ischemia induced by anger[J]. Circulation，1987，75（1）：249-254.

[22] Rozanski A，Bairey CN，Krantz DS，et al. Mental stress and the induction of silent myocardial ischemia in patients with coronary artery disease[J]. N Engl J Med，1988，318（16）：1005-1012.

[23] Wilkinson DA，Pandey AS，Thompson BG，et al. Injury

mechanisms in acute intracerebral hemorrhage[J]. Neuropharmacology，2018，134（Pt B）：240-248.

[24] 张建起，石蕊，武周炜，等. 洪涝灾害中应激性高血压的特点与管理[J]. 中国急救复苏与灾害医学杂志，2017，12（5）：465-466.

[25] Brathwaite L，Reif M. Hypertensive emergencies：A review of common presentations and treatment options[J]. Cardiol Clin，2019，37（3）：275-286.

[26] Mitra S，Carlyle D，Kodumudi G，et al. New advances in acute postoperative pain management[J]. Curr Pain Headache Rep，2018，22（5）：35.

[27] Makhlouf MM，Garibay ER，Jenkins BN，et al. Postoperative pain：Factors and tools to improve pain management in children[J]. Pain Manag，2019，9（4）：389-397.

[28] Zimon IN，Sen'Kin VV，Miasnik BN. Correction of pulmonary hypertension in heart surgery patients during the immediate postoperative period[J]. Kardiologiia，1989，29（12）：26-29.

[29]《中国高血压防治指南》修订委员会. 中国高血压防治指南 2018 年修订版[J]. 心脑血管病防治，2019，19（1）：1-44.

[30] Kim BS，Kim HJ，Lyu M，et al. Clinical characteristics，practice patterns，and outcomes of patients with acute severe hypertension visiting the emergency department[J]. J Hypertens，2021. 39（12）：2506-2513.

第96章

药物性高血压

药物性高血压是继发性高血压的一种特殊类型，是由药物不良反应、剂量过大、用药不当和（或）药物相互作用及药物的肾毒性等引起神经体液变化、外周血管病理与病理生理变化、肾功能损害等，导致血压升高并超过正常范围[收缩压≥140mmHg和（或）舒张压≥90mmHg]。药物性高血压可表现为血压正常者在相应药物治疗其他疾病过程中出现高血压；高血压患者在相关药物治疗过程中血压进一步升高；或高血压患者已降至正常的血压出现反跳。药物性高血压患者有的出现高血压危象，如脑卒中、心肌梗死等严重心血管疾病。

本章首次提出对药物性高血压按发生机制进行分类，并进行阐明，提出了药物性高血压总的诊断处理原则与方法，以帮助减少甚至避免药物性高血压的发生；便于临床实际工作中及时、合理、有效处理各种类型药物性高血压（即使是遇到新的药物引起高血压的案例，同样也能处理）。此外，本章还对目前在临床上已引发药物性高血压的药物进行了归纳、介绍。

第一节　药物性高血压的原因与机制

药物通过其异常的药理作用、毒性作用、过敏反应和药物相互作用等机制导致交感神经系统（SNS）、肾素-血管紧张素-醛固酮系统（RAAS）等不良反应改变血管外周阻力、血容量、血液黏滞度、心脏收缩功能等，使血压升高。

大型药物性高血压临床数据与研究文献有限，笔者通过检索 2010～2021 年中英文文献数据库，如 CNKI 数字图书馆、万方数据知识服务平台、PubMed，搜索药物性高血压的病案报道共 89 例，并进行相关总结归纳，对药物性高血压发生的类型与机制进行论述。

在这 89 例药物性高血压患者中，82 例患者有出现高血压时间与给药方法的描述，出现药物性高血压时间在用药后 1min 至 9 个月不等；这 82 例中经过静脉用药导致的药物性高血压占 45 例，其中皮下用药占 14 例，口服用药占 23 例。89 例药物性高血压患者中，11 例患者有血压随访的记录，随访时间为 2 周至 1 年，随访的这些病例中，患者血压均有明显下降，未见血压升高。但这些药物性高血压患者总病例数少，有些用药时间不长，随访例数少，难以进一步了解药物性高血压患者的血压后续变化。希望临床医务工作者对药物性高血压给予关注，尤其是需要长期口服、不能轻易停用相关药物的患者，在药物使用过程中均要对患者血压进行跟踪随访。

一、原　　因

临床药物使用过程中，引起药物性高血压的原因如下：①由药物本身的不良反应所致。②在药物使用过程中的用药剂量过大；药物长期在体内的蓄积作用。③用药后导致的肾功能损害所致。④药物间的相互作用。⑤临床实际中用药不当导致。

（一）药物不良反应

药物不良反应（adverse drug reactions，ADR），是指合格药品在正常用法、用量下引发的与用药目的无关的有害反应[1]。对 89 例药物性高血压患者总结分析发现，静脉使用药物导致的高血压占比较大；出现血压升高的时间最早，有些患者在静脉用药后 1min 左右出现血压升高。考虑为患者静脉注射药物后血浆和组织的高血药浓度，增加了药物的不良反应，且血药浓度与不良反应成正比。

甾体类抗炎药（如可的松、地塞米松等）最常见的不良反应是引起高血压，15%～20%的使用者会发生高血压，而且存在效应-剂量关系[2]。

（二）药物毒性反应

临床工作中，有些药物性高血压由药物用药剂量过大和（或）在体内蓄积，即药物的毒性反应所导致。对 89 例药物性高血压患者的总结分析发现，其中有 4 例患者因口服过量左甲状腺素片而发生高血压。药物在体内蓄积，如不能及时消除，在继续给药的情况下可产生毒性作用。蓄积性中毒使机体交感神经过度兴奋或引起肝肾功能损害等，引发药物性高血压。

针对需长期口服易引起蓄积作用导致血压升高的药物，临床使用时需注意患者用药剂量及给药的间隔时间，用药期间需考虑患者肝肾功能及年龄等情况，必要时监测患者血药浓度变化。

（三）肾功能损害

许多药物本身具有肾毒性，也有一些具有潜在肾毒性的药物在较大剂量和用药时间过长的情况下会增加肾损伤的风险；还有一些药物的联合用药也可能会导致协同肾毒性[3]。常见肾毒性药物见表 6-96-1。

表 6-96-1　常见肾毒性药物及其肾脏损害[3]

分类	常见药物或成分	肾脏损害类型
抗癌药物	顺铂、维莫非尼	肾小管细胞毒性
	培美曲塞、克唑替尼	间质性肾炎
	甲氨蝶呤	晶体性肾病
	CTLA-4 和 PD-1	自身免疫性肾炎
抗菌/抗病毒药物	氨基糖苷类药物、两性霉素 B	肾小管细胞毒性
	糖肽类、β-内酰胺类、磺胺类	急性间质性肾炎、肾小球肾炎
	喹诺酮类、利福平、阿昔洛韦	急性间质性肾炎、晶体性肾病
非甾体抗炎药	对乙酰氨基酚、阿司匹林	慢性间质性肾炎
	其他非甾体抗炎药	急性间质性肾炎、血流动力学改变、慢性间质性肾炎、肾小球肾炎
造影剂		肾小管细胞毒性
中药	关木通、雷公藤、泽泻	肾小管细胞毒性、慢性间质性肾炎
	马兜铃酸、斑蝥	间质性肾炎
其他	髓袢利尿剂、噻嗪类利尿剂	急性间质性肾炎
	血管紧张素转换酶抑制剂、血管紧张素Ⅱ受体阻滞剂	肾小球血流动力学改变
	环孢素	肾小球血流动力学改变、慢性间质性肾病、血栓性微血管病变

注：CTLA-4. 细胞毒性 T 细胞相关抗原 4；PD-1. 程序性死亡蛋白 1。

药物导致的肾脏损害：①患者自身的一些潜在特征使其易受药物的影响，如老年患者随着年龄的增长肾功能出现生理性减退[4]，小儿器官发育的不成熟，使之对药物的代谢、排泄减少，容易造成药物蓄积；另外，老年患者常合并高血压、高血糖等基础疾病，也对肾功能造成损害。②因为解剖和生理上的区别，女性较男性更易受药物影响。③患者本身使用药物的肾毒性导致肾脏损害。④用药剂量过大导致肾功能急剧损害。

临床用药过程中肾功能损害后引发高血压的机制为RAAS激活、外周血管阻力增加等。急性肾损害后，随着肾功能的恢复，对于患者血压后续如何变化方面的研究欠缺。当药物性高血压导致慢性肾功能损害后，随着患者肾功能的逐渐减退，患者高血压的发病率也随之上升。

（四）药物相互作用

患者可同时合并多种疾病，需要不同的药物进行治疗，这些药物之间产生相互作用可导致药物性高血压。药物相互作用导致高血压主要是由于临床医务工作者不熟悉药物的药理学相关知识。下文列举以下几种情况。

利血平/胍乙啶不可与单胺氧化酶抑制剂（monoamine oxidase inhibitor，MAOI）合用，利血平/胍乙啶会阻止MAOI对去甲肾上腺素的快速灭活，导致大量去甲肾上腺素蓄积，从而引起血压骤升，甚至诱发高血压危象[5]。

应用利血平、胍乙定可导致α受体发生类似“去神经性超敏现象”，从而使拟肾上腺素类药物的升压作用增强，引起暂时性高血压，故两者不宜合用。

MAOI不宜与β受体阻滞剂合用，MAOI可提高血浆中儿茶酚胺水平，在这种情况下，β受体阻滞剂的应用会加强α受体的作用，对于敏感的患者，可引起血压升高。

非甾体抗炎药（NSAID）可明显降低血管紧张素转换酶抑制剂（ACEI）和血管紧张素Ⅱ受体阻滞剂（ARB）类药物的降压作用，而对钙拮抗剂（CCB）类药物几乎无影响[5, 6]。因此不推荐正在服用ACEI/ARB类抗高血压药物的患者服用NSAID，正在服用NSAID出现高血压的患者，可首选相互作用较小的CCB或中枢性抗高血压药物[5, 7]。有临床证据表明，服用ACEI/ARB并同时使用利尿剂的患者，使用NSAID与血压无相关性，可以考虑给服用NSAID的药物性高血压患者在服用ACEI/ARB基础上加用利尿剂[5, 8]。

（五）用药不当

临床实际工作中，如果用药不当，不仅会延误治疗，还会导致严重的不良后果，临床医师应高度重视安全用药的问题。

肾上腺素、去甲肾上腺素和去氧肾上腺素等为血管收缩药，用于静脉滴注纠正低血压症，如果用量及用药速度不当，则可引起血压过高，甚至导致高血压危象；偶尔局部用药也会造成血压过度升高，如肾上腺素皮下注射用于治疗哮喘症，10%去氧肾上腺素滴眼，特别是新生儿。苯丙醇胺作为滴鼻药治疗鼻塞及作为食欲抑制剂用于减肥治疗时，一次给药即可引起明显的血压上升。

突然停用某些抗高血压药物也会引起血压升高[2]。几乎所有类型的抗高血压药突然停用均可能会发生“反跳现象”，尤其是中枢性抗高血压药，如可乐定，当其与β受体阻滞剂并用时，一旦停用血压更易增高。例如，在停用β受体阻滞剂、硝苯地平或可乐定后会出现“反跳现象”。ACEI作用于RAAS，阻止血管紧张素Ⅰ（AngⅠ）转换成血管紧张素Ⅱ（AngⅡ），从而发挥降压作用，在平时口服ACEI的降压治疗过程中，突然停用此类药物，将会导致体内蓄存的AngⅠ在血管紧张素转换酶（ACE）的作用下生成的AngⅡ增多，从而引起患者血压升高。β受体阻滞剂引起的“反跳现象”是由于反馈性引起细胞膜β受体数目增多，代偿性对内源性的儿茶酚胺敏感性增加。CCB则是由于突然停用后，细胞膜上的钙通道被打开，大量的钙离子迅速进入细胞内，使本已被扩张的血管急剧收缩，外周阻力增加，血压增高。因此，在治疗高血压时，因长期使用抗高血压药物，在更换药物时不宜突然停药，应注意先逐步减量，待机体适应后再停药。

β受体阻滞剂在下列情况下可引起血压异常升高：①嗜铬细胞瘤患者。在内源性儿茶酚胺过剩时，单用此类药物可致血压升高。故对嗜铬细胞瘤引起的血压增高，应当用α和β受体阻滞剂联合治疗，若不能控制血压异常升高，则加用酚妥拉明或其他血管扩张剂。②用胰岛素治疗的糖尿病患者。部分患者用β受体阻滞剂后有升压反应。重症糖尿病患者血浆肾素水平降低，故对去甲肾上腺素反应增强，因而最好勿用β受体阻滞剂。③精神病患者。部分患者用药后血压升高，机制不明。目前有学者认为，如目的只是降压，不宜单独应用大剂量β受体阻滞剂，只能在其他抗高血压药物疗效不满意时配伍使用。④中枢性抗高血压药物与β受体阻滞剂合用时，个别患者可发生明显的升压反应。这可能是β受体被阻断，α受体占优势所致。⑤肾功能损害患者。β受体阻滞剂可使心排血量减少，肾血流降低，一方面使肾功能损害进一步加重，另一方面可致升压反射，导致血压明显升高。

对于用药不当所致高血压，使用抗高血压药物时不可骤然停用。拟交感类药物在使用管理方面需遵循以下原则：①在使用拟交感类药物时需严格掌握用药适应证；②注意观察血压及调整用量；③拟交感类药物使用期间发现引起高血压后需及时减量甚至停用。

二、机　　制

药物导致的高血压机制非常复杂，其中最主要的机制是 SNS 异常兴奋，RAAS 的过度激活导致外周血管阻力改变和血容量增加等。

（一）交感神经系统兴奋性增加

SNS 异常激活是高血压的启动机制，有些药物通过相互作用使 SNS 兴奋性增高，有些药物通过促进儿茶酚胺递质的释放，激活其受体影响 SNS 等。通过增加 SNS 的兴奋性而导致高血压的药物：①单胺氧化酶抑制剂类，抑制交感神经递质的灭活。②人红细胞生成素（erythropoietin，EPO），可使交感神经兴奋性增加。③钙调磷酸酶抑制剂，阻断神经钙蛋白后，肾交感神经传入神经被激活。以上几类药物可通过兴奋 SNS 而导致高血压。

（二）肾素-血管紧张素-醛固酮系统激活

肾小球入球动脉的球旁细胞分泌肾素，激活从肝脏产生的血管紧张素原生成 Ang Ⅰ，然后经肺循环的转换酶生成 Ang Ⅱ。Ang Ⅱ是 RAAS 的主要效应物质，作用于血管紧张素Ⅱ1 型受体（AT_1R），使小动脉平滑肌收缩，刺激肾上腺皮质球状带分泌醛固酮，从而调节血压和维持水电解质平衡。某些药物可通过 RAAS 异常激活导致药物性高血压，如雌激素等。

（三）外周血管阻力增加

外周血管的收缩引起血管阻力的变化，导致高血压。机体主要通过产生过多的缩血管物质和（或）减少生成舒血管物质改变外周血管的阻力。通过增加血管阻力导致高血压的药物：①NSAID，主要通过抑制环氧合酶（cyclooxygenase，COX）的合成，阻碍花生四烯酸最终生成前列腺素（PG），导致肾血管收缩。②甘草及其衍生物，主要通过阻止 PG 的生成导致血管收缩。③EPO，能刺激血管内皮细胞内皮素合成，导致血管收缩。④血管内皮生长因子（VEGF）抑制剂，可使 VEGF 介导的内皮细胞合成一氧化氮（NO）减少，同时增加内皮素-1 的活性，且可使微循环的毛细血管数目减少等。⑤钙调磷酸酶抑制剂，可导致内皮素-1 分泌过剩，NO 分泌减少。

（四）水钠潴留

通过增加水钠潴留导致高血压的药物：①NSAID；②糖皮质激素，具有盐皮质激素活性；③盐皮质激素，可增加钠的重吸收和促进钾的排泄；④甘草及其衍生物，具有盐皮质激素作用，引起水钠潴留；⑤雄激素，导致氮、钠、钾、磷的潴留；⑥雌激素；⑦钙调磷酸酶抑制剂，磷酸化 SPAK 蛋白激酶，增加 WNK 激酶活性，刺激噻嗪类敏感钠-氯共转运体，抑制肾外髓质钾通道活性，导致高血压。

另外，胰岛素抵抗也会引起高血压。胰岛素抵抗是指机体靶组织对胰岛素生物反应性降低甚至丧失而引起的一系列病理生理变化，表现为外周组织尤其是肌肉和脂肪组织对葡萄糖摄取减少和抑制肝脏葡萄糖输出作用减弱。胰岛素抵抗引起高血压的原因[9]：①使 SNS 活性增强；②促进肾小管钠的重吸收；③诱导血管平滑肌细胞增生；④导致细胞内钙潴留；⑤引起血管内皮功能障碍等。可通过胰岛素抵抗导致高血压的药物有雄激素和雌激素，此外雄激素和 EPO 可通过增加血容量而导致高血压。

第二节　诊断与治疗

前述药物所致高血压的机制包括药物不良反

应、药物相互作用、用药不当、药物蓄积中毒及用药过程中药物导致肾脏损害等不同类型。这些类型中有些无法回避，因此在临床用药过程中需多方面考虑，监测患者血压变化，及时发现问题，就有可能减轻甚至避免药物性高血压的出现。有些原因在临床用药过程中能够避免，如药物相互作用及药物使用剂量及方式不当、药物蓄积中毒、部分肾功能损害后导致的继发性高血压。要避免它们的出现需要临床医务工作者熟悉相关药物的药理学基础知识，重视药品说明书及用药安全性，同时兼顾食物对药物的影响及避免不必要的多药物合用等，用药期间监测患者肾功能情况。

一、药物性高血压的诊断

药物性高血压患者症状不典型，常表现为血压升高，一般表现为头痛、头晕、胸闷、胸痛、喘气及心悸等。临床医师需要详细询问病史尤其是服药史，完善高血压患者 13 项常规检查并分析结果，排除原发性高血压和（或）继发性高血压原发疾病的情况后，结合服药史，可考虑诊断为药物性高血压[10, 11]，高血压科医师要熟悉临床上常见的引起血压升高的药物。

患者的服药史是诊断药物性高血压的必备条件。服药史与药物性高血压患者血压升高的时间、临床症状有一定关系。有血压记录的患者用药前血压在正常水平，用药后收缩压≥140mmHg 和（或）舒张压≥90mmHg，撤药后血压降至正常水平，临床表现消失；用药前无血压记录的药物性高血压患者撤药后血压降至正常水平，临床症状消失。此外，一些药物的药理作用可能会导致高血压的发生，有与之相关的药物性高血压的报道和（或）说明书上有报道此药导致高血压的记录。

二、药物性高血压的治疗

药物性高血压一旦诊断明确，总体处理原则为停药、降压治疗及对症治疗。

（1）停药：药物性高血压患者一旦确诊，应立即停用该药物或改用相同治疗效果的其他药物，动态观察患者临床症状、血压变化及肾功能等相关指标变化。

（2）降压治疗：停药后，血压仍控制不佳的高血压患者根据其药物性高血压的发生机制选用常用抗高血压药物。慢性高血压患者合并药物性高血压时根据其导致高血压的异常药理机制选用抗高血压药物；对于停用抗高血压药物引起“反跳现象”的高血压患者恢复使用抗高血压药物。降压过程中，应注意平稳降压，避免重要脏器灌注减少，出现不良事件。

（3）对症治疗：对由药物性高血压引起的靶器官损害和心血管疾病积极对症治疗。

针对有肾损害的相关药物，在开始治疗前评估基线肾功能，调整用药剂量，避免合用肾毒性药物。同时用药期间动态监测患者肾功能、电解质及血压的变化。一旦发现肾功能损害，应及时干预治疗，纠正危险因素，积极改善预后。

在儿童继发性高血压中，药物性高血压并不少见。覃妍[12]对 205 例高血压患儿进行临床分析，其中原发性高血压 28 例（13.7%），继发性高血压 177 例（86.3%）。在继发性高血压中，肾性高血压 105 例（59.32%），药物性高血压 53 例（29.94%），药物性高血压为第二位病因。在儿童用药中常见的易导致药物性高血压的是糖皮质激素，故对儿童药物性高血压应引起足够的重视。在临床工作中，患儿一旦确诊为药物性高血压，其总处理原则同成人一样。同时为了保证患儿的用药安全，应该严格掌握药物的使用指征，并在用药后严格监测血压，定期随访。

三、预　　防

药物性高血压的预防重于治疗。在使用某种药物前，临床医师应仔细询问既往史和服药史，如相关西药、中药、保健品等。临床医师还应该了解常见致高血压的药物，尤其是高危人群应避免使用的致高血压药物，优选其他同疗效而无或致高血压作用较小的药物。

如果患者已使用可能引起高血压的药物，则应动态观察患者临床表现、监测血压，必要时结合实验室检查的相关指标。一旦明确为药物性高血压，应评估该患者药物治疗的风险和获益，若风险大，应停药/减量或更换为对血压影响较小的药物，大多数患者停药或减量后，血压可恢复正常；对于血压升高严重、不能自行恢复的患者或引起严重心血管疾病的患者，应根据药物致血压升高机制选择合适的抗高血压药物，保证患者药物治疗的安全性和有效性。

第三节　各类型药物引起的高血压

本章简要阐述甘草类制剂及其类似物、NSAID和 MAOI、口服避孕药和雌激素类药物等引起高血压的发生机制。其他药物在相关章节进行论述，如钙调磷酸酶抑制剂、糖皮质激素详见第 90 章“器官移植与高血压”，抗肿瘤药物详见第 92 章“肿瘤与高血压”，EPO 引起血压升高详见第 94 章“少见继发性高血压”。

一、甘草类制剂及其衍生物

甘草是常用的中草药之一，主要成分为甘草酸、甘草次酸及黄酮类化合物，具有补中益气、润肺止咳、清热解毒、缓急止痛、调和诸药之功[13]。甘草次酸的人工合成衍生物甘草次酸琥珀酸半酯二钠盐，又名甘珀酸（carbenoxolone 或 biogastrone），可用于治疗消化性溃疡。长期使用甘草次酸可引起多种不良反应，其中较严重的为高血压，根据随机试验研究结果其高血压发生率可高达近 50%。甘草酸二铵又名甘利欣，亦是从甘草中提取的，具有较强的抗炎、保护肝细胞膜及改善肝功能的作用，降低 ALT 效果显著，研究显示其高血压发生率为 4.5%[14]。

李晓红等研究发现甘草总皂苷可通过抑制磷脂酶 A_2（PLA_2）活性及环氧合酶-2（COX-2）表达，减少花生四烯酸代谢途径前列腺素 E_2（PGE_2）的合成[15]。此外，相关研究表明野生甘草总皂苷可以抑制 NO 的分泌，这也将对血压造成影响[16]。

过量摄入甘草可导致血压升高，其原因为甘草中的甘草酸会抑制 11β-羟类固醇脱氢酶 2（11β HSD2）的活性。11β HSD2 是一种将皮质醇转化为无活性代谢物可的松的酶，被抑制后会导致盐皮质激素样物质过多，临床表现为高血压、血浆容量增加、低钾性碱中毒和 RAAS 受抑制[17]。根据上述特点，结合详细询问病史，临床诊断不难。

对甘草类制剂及其衍生物引起高血压的药物治疗一般可选用利尿剂、CCB、ACEI/ARB、螺内酯等抗高血压药物，治疗期间需密切监测患者肾功能及血钾变化。

二、非甾体抗炎药

NSAID 对血压的影响与剂量有关，如小剂量阿司匹林（＜150mg/d）对血压的影响不明显[18]。根据抑制环氧合酶亚型的不同类型，NSAID 可分为以下四类[19]：①特异性 COX-1 抑制剂；②非特异性 COX-1 抑制剂；③选择性 COX-2 抑制剂；④特异性 COX-2 抑制剂。

选择性 COX-2 抑制剂较其他非选择性 NSAID 升高血压作用更明显，且其致高血压作用呈现药物间差异性，如罗非昔布较塞来昔布更易导致高血压[20]。相关研究证实，COX-2 抑制剂可促进水钠潴留，加重心力衰竭和高血压，并增加不良的心室重构[21]。

应用 NSAID 可能引起肾脏损害（称为非甾体抗炎药物性肾病）。尤其是对有效循环血量减少的患者，NSAID 能导致肾血流量和肾小球滤过率下降，长期应用可致肾功能受损，引起继发性肾性高血压。

NSAID 所致高血压的主要临床表现为血压升高、水肿及胃肠道反应，如上腹部不适、恶心、呕吐等。由于这类药物特别是保泰松可干扰碘的摄取，可同时伴有黏液性水肿等甲状腺功能低下的表现。实验室检查可见白细胞减少、出血时间延长等。除此以外，还有原发性疾病的相应临床症状和体征及实验室检查指标的异常。

关于 NSAID 所致高血压的主要处理为停止使用非甾体抗炎药，如果治疗是必要的，考虑使用不太可能引起显著血压升高的非甾体抗炎药，如萘丁美酮或塞来昔布[22]。抗高血压药物治疗方面，选用 CCB、ACEI/ARB 类药物。

三、单胺氧化酶抑制剂

单胺氧化酶（monoamine oxidase，MAO）是去甲肾上腺素（NE）、5-羟色胺等内源性单胺类递质及外源性单胺类物质（如酪胺）的重要灭活酶。MAO 包括 2 个亚型，分别为 A 型 MAO（MAO-A）和 B 型 MAO（MAO-B）。MAOI 是选择性抑制机体内

MAO活性的药物，主要包括[23]：①A型MAOI，如氯吉兰、吗氯贝胺、托洛沙酮等。②B型MAOI，如帕吉林、司来吉兰等。③非选择性MAOI，如利奈唑胺、呋喃唑酮、普鲁卡因、异烟肼、亚甲蓝、来氟米特等。

由于MAOI可使体内的MAO受到抑制而失去活性，不能及时分解体内的酪胺，大量酪胺会兴奋交感神经末梢，释放大量NE，致血压升高甚至发生高血压危象。因此在应用MAOI时，应避免食用富含酪胺的食物（如鸡肉、瘦猪肉、瘦羊肉、蟹、豆类等）或含多巴的食物。此外，MAOI与其他药物合用可导致药效增强和出现严重不良反应，详见表6-96-2。

表6-96-2 单胺氧化酶抑制剂的药物相互作用[23, 24]

合用相关药物及其他	禁忌	药效增强	避免使用	不良反应
多塞平、阿米替林、丙米嗪、右美沙芬、羟考酮、利奈唑胺	√			
多巴胺、间羟胺、去氧肾上腺素、阿托品、消旋山莨菪碱、氯丙嗪、水合氯醛、氯唑沙宗、呋喃唑酮、格列美脲、瑞格列奈、吗啡、氯硝西泮*、艾司唑仑*、地西泮*		√		
帕罗西汀、美利曲辛、舍曲林、曲马多	√			5-HT 综合征
司来吉兰				严重低血压#
苯海索		√		导致高血压
卡马西平	√			引起高热或（和）高血压危象、严重惊厥甚至死亡
左旋多巴	√			可致急性肾上腺危象#
哌替啶、芬太尼	√			多汗、肌肉僵直、血压先升高后剧降、呼吸抑制、发绀、昏迷、高热、惊厥，终致循环虚脱而死亡
含乙醇及咖啡因的饮料及含酪胺的食物			√	致血压升高甚至发生高血压危象

*与MAOI-A合用；#与非选择性MAOI合用。

MAOI导致的高血压，其临床症状和体征的严重程度和持续时间变异很大。患者主要表现为心慌、全身血管搏动、剧烈头痛、面色潮红、恶心、呕吐、血压增高，严重者出现高血压危象，如极度衰竭、血压骤升、昏迷等。询问患者病史及发病前用药及饮食情况对诊断至关重要。

治疗主要进行对症处理，药物治疗方面可选用α受体阻滞剂。例如，若出现严重的血压升高现象，应立即静脉注射酚妥拉明5～10mg，必要时可再次注射。避免上述临床症状出现的关键是做好预防工作。

四、口服避孕药和雌激素药物

口服避孕药（oral contraception，OC）是最常用的药物类避孕方法之一，OC即甾体类激素避孕药，主要通过抑制排卵，改变宫颈黏液性状，改变子宫内膜形态及功能和输卵管功能等机制来达到避孕效果[25]。OC会引起收缩压和舒张压的变化，影响高血压的发生[26]。

一项对68 297名女性进行的队列研究显示，长期口服OC的女性患高血压的风险最高（HR 1.8，98%CI 1.5～2.3）。使用2年后，收缩压和舒张压与从未使用过的患者相比，差异虽小，但有统计学意义（分别为0.9mmHg和0.5mmHg）[22]。长期口服OC可导致血压升高，即使是含低剂量雌激素的药物，也有发生高血压的报道[27]。绝经后女性的雌激素替代疗法及使用雌激素治疗男性前列腺癌均可能增加患高血压的风险。

OC引起的高血压绝大多数属1～2级高血压，极少数人血压达到3级[28]。如同原发性高血压，血压升高者常无特异性症状、体征及实验室异常指标，仅表现为经常性头痛、头晕，个别患者可有不同程度的水肿，或者表现为雌激素药物本身的不良反应。个别病例会有并发症，如脑血管病或急性肾衰竭[29]。

OC导致的高血压在临床管理方面应根据患者血压的程度、妊娠的潜在危险及整体心血管疾病的风险来决定是否应用OC[30]。服用OC血压正常的妇女应每6个月监测1次血压。确定是OC引起的药物性高血压时，应先停服 OC，停药后大多数人血压逐渐恢复正常。如 3 个月血压仍未降至正常范围，则应考虑降压治疗，同时还要排除其他引起高血压的原因[25]。若患者对其他避孕方法都不能接受，仍须用 OC，则应选择含低剂量雌激素的新一代 OC 或试用单纯小剂量孕激素类避孕药。如血压仍高，可考虑同时服用抗高血压药。OC 引起高血压的治疗需要同时关注避孕药和抗高血压药物的相互作用。

对于 OC 导致的高血压，可应用低剂量（20～30mg 炔雌醇）或仅孕激素或其他节育方式，高血压未控制的妇女避免使用 OC。经减量、更换给药方式等处理，血压仍不能恢复，则考虑使用具有排钠利尿作用的利尿剂，降低血容量、心排血量，从而降低血压[5]。对于该类药物性高血压患者，单纯螺内酯不一定能有效控制，可以在利尿剂基础上加用 ACEI/ARB 或醛固酮受体拮抗剂，注意密切监测血钾[5]。

五、其他致高血压药物

1. 烷基化剂 相关文献显示在严重的 18 例药物性高血压患者中，有 15 例在自体骨髓移植后接受了多种烷基化剂治疗[31]，紫杉醇治疗相关的高血压反应已有报道。顺式-二氯二氨合铂（*cis*-diamminedichloroplatinum，CDDP；简称顺铂）（Ⅱ）是一种有抗肿瘤作用的有机铂化合物。已经证实[31]，在 4/5 的患者中，动脉内给 CDDP 将产生持续的全身性高血压。这种并发症在静脉注射药物的患者中尚未观察到。

2. 5-羟色胺-去甲肾上腺素再摄取抑制剂（serotonin-norepinephrine reuptake inhibitor，SNRI）是用于治疗抑郁症的处方药，抑郁症患者更容易患心血管疾病。许多种类的抗抑郁药物都有不良的心血管安全效应，包括 QT 间期延长、血压改变和心源性猝死[32]。SNRI 中的文拉法辛和度洛西汀，可能对血压影响最大[22]。Thase[33]发现，文拉法辛与丙米嗪和安慰剂相比，其在剂量大于 300mg/d 时，较安慰剂组血压增加 9%，且血压增加呈剂量依赖性。SNRI 诱发高血压的可能机制是 SNS 的激活，继发于去甲肾上腺素水平增加和去甲肾上腺素能神经传递增强。

使用文拉法辛时密切监测血压是合理的。在选择抗高血压药物时，考虑药物之间的相互作用是很重要的。

3. 兴奋剂 最常用于治疗白天过度嗜睡和嗜睡及注意缺陷多动障碍（attention deficit and hyperactivity disorder，ADHD）。例如，哌甲酯和安非他命通常是治疗多动症的处方。哌甲酯和阿莫西汀的结构与苯丙胺相近，作用机制也相似，主要通过阻断脑内 NE 和多巴胺的再摄取，间接增强 NE 能和多巴胺能的传递功能，导致突触后多巴胺增加，对中枢神经系统有兴奋作用。韩国的一项纳入 1224 名儿童的队列研究[34]，目的是评估哌甲酯与心血管事件的相关性，应用哌甲酯的患者和未应用哌甲酯的患者之间高血压没有差异。相比之下，对接受中枢神经兴奋疗法治疗 ADHD 的成年患者的 meta 分析显示收缩压有小幅升高（2mmHg，CI 0.8～3.2，$P<0.005$）[35]。

目前的建议是在 ADHD 治疗开始后的 1～3 个月监测血压，之后每 6～12 个月监测 1 次[36]。药物治疗方面可以考虑使用 β 受体阻滞剂和（或）α 受体阻滞剂[22]。

200～300mg 咖啡因可以使血压急剧升高，平均升高 8.1/5.7mmHg，没有明显的长期影响的证据[37]。莫达非尼是一种非安非他明的中枢神经系统兴奋剂，可以阻断多巴胺转运体，提高大脑多巴胺水平[38]。在一项对应用莫达非尼治疗的回顾性研究中，6 例（6.9%）患者出现高血压[39]。

临床上对药物性高血压诊治与处理中，除详细、全面了解患者所用药物的特殊性外，饮食情况和社会史对评估药物导致的高血压也很重要。如果要使用已知会导致高血压的药物对患者进行治疗，必须事先充分控制血压和心血管危险因素。一旦开始治疗，需要监测患者血压变化。药物性高血压的治疗首先是停用相关药物；如果必须继续使用，则应使用引起血压变化最小的药物或者同时进行降压治疗，监测患者血压变化，并应进行血压随访。

（李 威 余振球）

参考文献

[1] 曹畅，文晓丽，林文华，等. 应用鱼骨图及帕累托图进

行 2621 例药品不良反应分析[J]. 药学实践杂志，2018，36（1）：88-92.

[2] 李青泉，和丽丽，李刚. 药物相关性高血压——经常发生却易被忽视的继发性高血压[J]. 中华高血压杂志，2019，27（7）：687-691.

[3] 任春霞，余自成. 药物性急性肾损伤的研究进展[J]. 中国新药与临床杂志，2019，38（5）：257-262.

[4] Khan S, Loi V, Rosner MH. Drug-induced kidney injury in the elderly[J]. Drugs Aging，2017，34（10）：729-741.

[5] 钱晓珍，李静. 药物性高血压及其防治措施[J]. 上海医药，2019，40（18）：3-8.

[6] Fournier JP, Sommet A, Bourrel R, et al. Non-steroidal anti-inflammatory drugs（NSAIDs）and hypertension treatment intensification：A population-based cohort study[J]. Eur J Clin Pharmacol，2012，68（11）：1533-1540.

[7] Scheuer DA. Adrenal corticosteroid effects in the central nervous system on long-term control of blood pressure[J]. Exp Physiol，2010，95（1）：10-12.

[8] Aljadhey H，Tu W，Hansen RA，et al. Comparative effects of non-steroidal anti-inflammatory drugs（NSAIDs）on blood pressure in patients with hypertension[J]. BMC Cardiovasc Disord，2012，12：93.

[9] 韩超，黄建凤. 高血压前期与胰岛素抵抗相关性研究进展[J]. 心血管病学进展，2015，36（2）：138-141.

[10] Elliott WJ. Drug interactions and drugs that affect blood pressure[J]. J Clin Hypertens（Greenwich），2006，8（10）：731-737.

[11] 吴涛. 1 例左氧氟沙星静脉滴注致患者药物性高血压的不良反应原因分析[J]. 抗感染药学，2017，14（7）：1335-1336.

[12] 覃妍. 儿童高血压 205 例临床分析[D]. 南宁：广西医科大学，2019.

[13] 李想，李冀. 甘草提取物活性成分药理作用研究进展[J]. 江苏中医药，2019，51（5）：81-86.

[14] 孟庆萍，周静. 甘利欣引起血压升高的临床观察[J]. 辽宁药物与临床，2002，（1）：51.

[15] 李晓红，齐云，蔡润兰，等. 甘草总皂苷抗炎作用机制研究[J]. 中国实验方剂学杂志，2010，16（5）：110-113.

[16] 董金香，邓毅，刘靓，等. 甘肃栽培甘草内生菌发酵液与宿主水煎液、总黄酮、总皂苷体对 LPS 致 raw264. 7 分泌炎症因子的影响[J]. 陕西中医药大学学报，2016，39（4）：76-78.

[17] Grossman A，Messerli FH，Grossman E. Drug induced hypertension—An unappreciated cause of secondary hypertension[J]. Eur J Pharmacol，2015，763（Pt A）：15-22.

[18] Ghosh R，Alajbegovic A，Gomes AV. NSAIDs and cardiovascular diseases：Role of reactive oxygen species[J]. Oxid Med Cell Longev，2015，2015：536962.

[19] 王碵，张梅. 非甾体抗炎药物与心血管病风险[J]. 中华心血管病杂志，2012，（8）：718-720.

[20] Kassel LE，Odum LE. Our own worst enemy：Pharmacologic mechanisms of hypertension[J]. Adv Chronic Kidney Dis，2015，22（3）：245-252.

[21] Aw TJ，Haas SJ，Liew D，et al. Meta-analysis of cyclooxygenase-2 inhibitors and their effects on blood pressure[J]. Arch Intern Med，2005，165（5）：490-496.

[22] Foy MC，Vaishnav J，Sperati CJ. Drug-induced hypertension[J]. Endocrinol Metab Clin North Am，2019，48（4）：859-873.

[23] 杨赛成，洪伟勇，夏修远，等. 单胺氧化酶抑制剂及其药物相互作用研究[J]. 实用药物与临床，2017，20（4）：463-465.

[24] 冯超英，陈点点. 单胺氧化酶抑制剂与药物及食物间的相互作用及其配伍[J]. 临床误诊误治，2010，23（4）：384-385.

[25] 寇城坤，赵旭，王琼英，等. 口服避孕药物与高血压的关系及特点[J]. 中华高血压杂志，2020，28（12）：1110-1114.

[26] Williams B，Mancia G，Spiering W，et al. 2018 ESC/ESH guidelines for the management of arterial hypertension[J]. Eur Heart J，2018，39（33）：3021-3104.

[27] Boldo A，White WB. Blood pressure effects of the oral contraceptive and postmenopausal hormone therapies[J]. Endocrinol Metab Clin North Am，2011，40（2）：419-432.

[28] Sonou A，Ogoudjobi M，Adjagba PM，et al. Absolute cardiovascular risk of women using hormonal contraception in Porto-Novo[J]. Cardiovasc J Afr，2018，29（2）：e1-e4.

[29] Suzuki N，Suzuki K，Mizuno T，et al. Hypertensive crisis and left ventricular thrombi after an upper respiratory infection during the long-term use of oral contraceptives[J]. Intern Med，2016，55（1）：83-88.

[30] Rosano GM，Lewis B，Agewall S，et al. Gender differences in the effect of cardiovascular drugs：A position document of the Working Group on Pharmacology and Drug Therapy of the ESC[J]. Eur Heart J，2015，36（40）：2677-2680.

[31] Grossman E，Messerli FH. Secondary hypertension：Interfering substances[J]. J Clin Hypertens（Greenwich），2008，10（7）：556-566.

[32] Dhar AK，Barton DA. Depression and the link with cardiovascular disease[J]. Front Psychiatry，2016，7：33.

[33] Thase ME. Effects of venlafaxine on blood pressure：A meta-analysis of original data from 3744 depressed patients[J]. J Clin Psychiatry，1998，59（10）：502-508.

[34] Shin JY，Roughead EE，Park BJ，et al. Cardiovascular safety of methylphenidate among children and young people with attention-deficit/hyperactivity disorder

(ADHD)：Nationwide self controlled case series study[J]. BMJ，2016，353：i3123.

[35] Mick E，McManus DD，Goldberg RJ. Meta-analysis of increased heart rate and blood pressure associated with CNS stimulant treatment of ADHD in adults[J]. Eur Neuropsychopharmacol，2013，23 (6)：534-541.

[36] Fay TB，Alpert MA. Cardiovascular effects of drugs used to treat attention-deficit/hyperactivity disorder part 2：Impact on cardiovascular events and recommen-dations for evaluation and monitoring[J]. Cardiol Rev，2019，27 (4)：173-178.

[37] Steffen M，Kuhle C，Hensrud D，et al. The effect of coffee consumption on blood pressure and the development of hypertension：A systematic review and meta-analysis[J]. J Hypertens，2012，30 (12)：2245-2254.

[38] Volkow ND，Fowler JS，Logan J，et al. Effects of modafinil on dopamine and dopamine transporters in the male human brain：Clinical implications[J]. JAMA，2009，301 (11)：1148-1154.

[39] Carstairs SD，Urquhart A，Hoffman J，et al. A retrospective review of supratherapeutic modafinil exposures[J]. J Med Toxicol，2010，6 (3)：307-310.

第97章
透析与高血压

在接受透析的终末期肾病（ESRD）患者中，血压升高是非常常见的，而且总体上控制不佳。在透析前、透析中或透析后血压水平是不同的，在家中进行的24h动态血压监测（ABPM）结果明显低于透析期间测量的血压[1]。尽管容量超负荷和钠潴留似乎是这类高血压患者的主要致病机制，但其他因素，如动脉僵硬度增加、肾素-血管紧张素-醛固酮系统（RAAS）激活、睡眠呼吸暂停低通气、交感神经系统（SNS）激活和重组红细胞生成素的使用，也可能参与透析高血压发病机制。

高血压和心血管疾病风险之间的关系在普通人群中已得到充分证明，但对透析患者中相关风险的了解甚少，仍然存在矛盾和意外的报道。与无慢性肾脏病（CKD）的对照组相比，CKD 5D期（已透析）患者存在心血管疾病死亡风险数倍增加。流行病学研究表明，收缩压（SBP）、舒张压（DBP）及心血管疾病的风险因素与终末器官损害（包括透析患者的血管僵硬和不良预后）有关。

第一节　基础理论

一、流行病学

血液透析中发生的高血压是维持性透析常见的并发症，国外报道其在稳定透析患者中发生率为5%～15%[2]，最近一项CLIMB研究显示，在438名透析患者中，如果以SBP升高10mmHg为诊断标准，有12.2%患者透析中会出现高血压[3]。而2013年美国肾脏病数据系统（United States Renal Data System，USRDS）显示，如果以SBP升高10mmHg为诊断标准，有13.8%的患者透析中会出现高血压，进一步的分析显示，高龄、低干体重、低白蛋白水平的患者透析中更容易出现高血压。一项大规模流行病学研究显示，在22 995名透析患者长达6个月的随访中，有22.3%的患者在透析过程中出现过高血压[4]。国内有报道16%的血液透析患者超滤后血压较透析前升高，15%～20%的血液透析患者在达到“干体重”时血压仍然维持较高水平，其中相当部分患者没有得到良好的控制。

对于这一类高血压的危害，国内外尚缺乏系统研究，但国外一组大样本血液透析患者危险因素分析显示，透析后 SBP 超过 180mmHg 和 DBP 超过 90mmHg 的患者发生心血管事件死亡的风险分别增加 1.96 倍和 1.73 倍，因此透析过程中发生高血压也可以作为透析患者发生心血管疾病、病死率和致残率增加的最重要的独立危险因素[5]。CLIMB 研究显示，透析中高血压患者的全因死亡率升高大约 2.7 倍[3]，而 USRDS 显示，在两年的随访中，血压在透析过程中每升高 10mmHg，死亡率上升 12%。

《血液净化标准操作规程（2021 版）》[6]中对血液透析患者高血压定义如下。①透析高血压：透析过程中平均动脉压（MAP）较透析前升高 15mmHg 以上。②透析间期高血压：非透析日血压符合高血压的诊断标准（居家自测血压连续 6 个非透析日早晨和夜间平均血压≥135/85mmHg、24h ABPM 非透析日 24h 平均血压≥130/80mmHg，非透析日诊室血压≥140/90mmHg）。

美国国家肾脏基金会（National Kidney Foundation，NKF）肾脏病预后质量倡议（Kidney Disease Outcomes Quality Initiative，K/DOQI）指南指出血液透析患者在透析前血压应控制在 140/90mmHg 以下，透析后控制在 130/80mmHg 以下。

此外，其他因素可能会导致透析前后血压读数不准确，如白大衣效应、对动静脉瘘穿刺的恐惧、容量状态的波动及放松时间有限（患者急于开始透析）。此外，meta 分析表明透析前后血压读数对 24h ABPM 记录的透析间期平均血压的估计不准确，由此证实透析期间血压记录的诊断准确性较差。因此，另一种选择可能是使用透析内血压测量平均值，与透析前和透析后血压评估相比，透析间血压测量平均值在检测透析高血压方面可能具有更高的敏感度和特异度[7, 8]。

二、发 病 机 制

（一）容量负荷增加

细胞外液容量过多是 ESRD 患者透析高血压的最重要原因。水钠潴留、细胞外液量增加，血管张力不能对增加的血容量进行相应调节，心排血量和总外周血管阻力升高等原因导致透析高血压的发生。早期的研究显示，在透析高血压伴左心室扩张的患者中，充分超滤可以降低血压 46/22mmHg，并改善心脏血流动力学参数。在血液透析高血压患者干重减轻（dry weight reduction in hypertensive hemodialysis patients，DRIP）研究中，100 名患者被随机分为两组，分别进行强化脱水与一般脱水治疗，研究显示，接受强化脱水的患者血压下降显著优于一般脱水治疗的患者[9]。一项近期研究也显示，在 531 名透析患者中，应用生物电阻抗测量细胞外水负荷，水负荷偏重的患者透析中高血压的发生率显著高于水负荷正常的患者[10]。但需要指出的是，虽然透析中高血压与水负荷过重有着密切的关系，但二者之间并非存在必然的因果关系。

由于临床上对于透析患者干体重的评估主要依赖临床医师的经验，很难非常准确，因此很多透析患者存在过高估计干体重而导致的容量负荷增加。研究发现，透析过程中容易发生高血压的患者往往在透析前和透析间期存在高血压，而通过长期的加强透析超滤，这部分患者的血压可以降至正常范围，透析过程中高血压发生率亦明显下降。此外，应用非创伤性生物电阻抗分析法测定血液透析患者体内总液体量与 24h 血压变化，发现两者呈明显负相关，这表明高血压的发生与两次血液透析间体重增加过多有关。需要强调的是，对于初始透析的患者，由于体内存在 Na^+-K^+-ATP 酶抑制剂、洋地黄类物质（OLC、DLIS）和一氧化氮合酶（NOS）抑制剂非对称性二甲基精胺酸（asymmetric dimethylarginine，ADMA）过度蓄积，同时透析对这类物质的清除相当有限，所以即使超滤达到干体重，血压仍高于正常。只有经过数周甚至数月透析超滤，阻断了容量负荷对上述物质的激活，才能将血压控制在理想水平[11]。

部分学者认为心排血量增加也是导致透析过程发生高血压的一个因素，尤其对于透析间期体重显著增加的心室扩张的透析患者。Gunal 等[12]通过对 6 例透析过程发生高血压患者实行超声心动图监测发现，在超滤至 2.5kg 时，患者 MAP 由 107mmHg 上升至 118mmHg，心排血量由 3.8L/min 增加至 4.8L/min，但随着超滤的继续，升高的血压和心排血量会逐渐下降，这一现象仍有待进一步研究证实。

（二）血管活性物质

1. 肾素-血管紧张素-醛固酮系统活跃 ESRD患者肾脏实质虽已严重破坏，但RAAS仍然活跃。透析超滤导致体内有效容量迅速下降，可引起肾动脉灌注压下降，刺激球旁细胞分泌肾素增加，使RAAS活性升高，血管收缩，外周血管阻力增加，从而使血压升高。一项小规模的观察实验显示，在6例透析高血压患者中给予卡托普利50mg，可以有效控制透析中高血压[13]。超滤对RAAS的作用存在明显的个体差异，基础血浆肾素水平较高的患者更易于被激活，肾小管间质性肾炎和双侧肾切除患者很少在透析过程中发生高血压。

2. 交感神经活性增强 ESRD患者自主神经病变主要表现为压力反射感受器受损、液体容量负荷增加导致SNS激活和血管活性物质如肾上腺素、去甲肾上腺素、血管收缩活性肽Y等释放增加。早在20世纪90年代，Convers等发现在维持性血液透析患者中交感神经冲动的释放比正常人高2.5倍，切除双侧肾脏的血液透析患者去甲肾上腺素分泌与正常人相似，血压亦明显下降[10]。透析治疗期间血浆容量的缩减和血清钠的清除可通过压力反射感受器和化学反射感受器传入中枢神经系统下丘脑、室旁核，兴奋SNS，导致高血压的发生。但亦有部分学者报道透析中发生高血压的患者治疗前后血浆儿茶酚胺水平并没有明显升高。

（三）透析液成分对血清电解质的影响

1. 钠离子 是决定透析液晶体渗透压高低的主要因素。提高透析液钠浓度可维持透析患者血流动力学的稳定性，改善透析时的整体耐受性，但也会引起口渴、体重增加、水钠潴留、容量负荷过度及血浆晶体渗透压升高，加重透析相关性高血压。研究显示，即使透析前患者应用的透析液钠离子浓度低于140mmol/L，在透析过程中患者血钠也可能会逐渐高于140mmol/L。一项对206例透析患者的研究显示，透析液钠离子浓度与透析中的SBP升高成正比[14]。高血钠不仅可以通过影响细胞外容量，还可以通过影响内皮细胞分泌一氧化氮（NO）导致患者出现透析中高血压[15]。

2. 钙离子 透析患者因透析过程中钙离子浓度升高可出现心肌收缩力、心排血量和外周血管阻力的增加而使血压增高。Fellner等[16]比较了8例患者应用不同浓度钙离子透析液对血压的影响，结果发现1.75mmol/L钙离子浓度的透析液与1.25mmol/L钙离子浓度的透析液相比，患者血清中钙离子浓度升高，心肌收缩力、心排血量和血压也明显增高。但亦有部分学者认为血清离子钙浓度增加只会增加心肌收缩力和心排血量，而对血压变化无影响。

3. 钾离子 在一项涉及11名透析患者的研究中，Dolson等[17]比较了不同钾离子浓度的透析液（1mmol/L、2mmol/L、3mmol/L）对透析患者血压的影响，该研究显示，透析液中钾离子浓度偏低可能导致患者透析后的血压反跳。现在常用的透析液钾离子浓度通常为2.0～3.0mmol/L，在这个范围内，通常不会对血压产生太大的影响。

（四）血管的因素

1. 血管内皮功能障碍 透析过程中血容量的变化与激素的刺激可以导致内皮细胞功能的变化。有假设认为，透析过程中内皮细胞分泌的缩血管物质与扩血管物质的失衡是导致透析高血压的重要原因。血管内皮产生和释放血管活性物质，如NO等，能引起血管舒张及抑制平滑肌细胞增殖，尿毒症患者存在内皮依赖的血管舒张受损。Morris等[18]研究发现透析患者血浆NOS抑制剂ADMA水平比健康人群高6～10倍，明显抑制NO的合成和释放，导致血管舒张受限，引起高血压。其他损害内皮细胞功能的因素包括高同型半胱氨酸血症、高尿酸、高甲状旁腺血症和尿毒症毒素。Chou等在最新的一组研究中发现，透析过程中容易发生高血压的一组患者在透析超滤后其血浆儿茶酚胺和肾素水平、心排血量与透析前差异无显著性，但外周血管阻力明显增加，血浆内皮素-1（ET-1）水平明显上升，NO水平下降，提示内皮功能障碍引起的NO/ET-1异常是引起透析过程中发生高血压的直接原因[19, 20]。一项近期的研究显示，在透析高血压患者中ET-1的水平与外周血管阻力在透析过程中显著升高[21]。

2. 血管硬化 在一项包含47例血液透析患者的研究中，血压在透析过程中维持不变或下降的患者相对于血压在透析过程中升高的患者，脉搏波传导速度（PWV）明显降低[22]。在ESRD患者中，随着内皮功能的下降，血管硬化程度逐渐加重，PWV 会有明显增加，从而导致透析中高血压的发生。但是血管硬化是否直接导致透析高血压或是一种终末期器官损害的表现目前还不清楚。

（五）药物

1. 透析对抗高血压药物的清除　许多抗高血压药物在透析过程中都会有一定程度的清除，这也成为透析过程中发生高血压的一个原因。例如，血管紧张素转换酶抑制剂（ACEI）类药物（福辛普利除外）与 β 受体阻滞剂（特别是阿替洛尔与美托洛尔）都易于在透析过程中被清除，而钙拮抗剂（CCB）与血管紧张素Ⅱ受体阻滞剂（ARB）则不易被清除。

2. 红细胞生成素作用　尚无研究表明红细胞生成素（EPO）与透析过程发生的高血压直接相关，但慢性肾衰竭患者在应用 EPO 治疗透析过程中高血压的发生率明显增加。已有大量研究证实 EPO 治疗可导致伴发新的高血压或先前存在的高血压加重。血压在 EPO 治疗数周、数月后升高，其机制与 EPO 引起血细胞比容上升、血液黏度增加、血管内皮 ET-1 释放及对外周血管的直接加压作用等有关[23]。需要指出的是，通常静脉应用 EPO 30min 后可引起平均血压升高约 20mmHg，持续约 4h。但皮下注射 EPO，特别是长效 EPO，则不会引起血压升高[24]。

第二节　治　　疗

对透析高血压患者，其治疗不能仅仅将关注点集中于透析过程，而应该对患者进行全病程管理；不仅重视抗高血压药物的应用，还要加强日常行为的管理。

一、水钠控制

容量控制是透析高血压患者最重要的控制手段。DRIP 研究显示，在容量控制中最难的是如何准确判定患者的干体重。如果使用过多的抗高血压药物，由于受到血压下降的影响，有可能会对干体重的判断产生不利影响。另外，患者使用的抗高血压药物越多，就越难达到目标血压[25, 26]。在有容量超负荷的透析患者中，逐渐减少抗高血压药物的剂量有助于患者达到干体重，从而可以更好地控制血压。

针对透析高血压患者，可以通过血液透析减少患者的盐负荷[27]。在一项纳入 16 名透析高血压患者的交叉研究中，患者接受高钠与低钠两种不同的透析液（相差 5mEq/L），结果显示，使用低钠透析液的患者从治疗的第 3 周起，SBP 可以较基线下降 9.9mmHg。另一个降低血钠的方法是延长透析时间或增加透析次数。减少透析次数或缩短透析时间可以导致水盐负荷的增加，从而导致高血压的控制困难[28]。

二、内皮功能紊乱的治疗

考虑到内皮素在透析后高血压中的潜在作用，改善内皮功能的药物可能对透析高血压患者有一定作用。但到目前为止，还没有关于内皮素拮抗剂改善透析中高血压的研究。某些可以干扰 ET-1 的其他药物可以作为替代选择，如卡维地洛，这是一种具有血管扩张性质的 β 受体阻滞剂，可以改善内皮功能障碍并在体外阻断 ET-1 释放[29]。在一项纳入 25 名透析高血压患者的非对照研究中，通过卡维地洛的治疗，4 例患者内皮依赖性的血管舒张得到改善，4 例患者动态 SBP 显著下降（7mmHg）[30]。

三、肾素-血管紧张素-醛固酮系统抑制

在透析期间，血管内体积减小，RAAS 过度激活是透析高血压发生的一个重要机制。在这种情况下，长效 ACEI 和 ARB 被认为是治疗透析高血压的重要药物。值得注意的是，这些抗高血压药物对于血管系统具有多效性作用。观察和临床数据表明，ACEI 和 ARB 可以降低 ESRD 患者的心血管疾病发病率和死亡率[31]。ACEI 和 ARB 非常适合治疗伴有左心室收缩功能障碍的血液透析患者[32]。此外，直接肾素抑制剂可以通过更快速抑制 RAAS 过度激活来减弱血管内血压斜率的变化；试验研究表明，阿利吉仑可有效降低顽固性高血压透析患者的透析间期和家庭血压[33]。

四、治疗交感神经的过度兴奋

透析过程中的超滤可以导致SNS活化。通过长时间的透析治疗降低超滤速率，可以减弱SNS的活化[34]。α和β受体阻滞剂可能改善透析高血压。β受体阻滞剂可能降低血液透析患者的心血管疾病发病率和死亡率。在用阿替洛尔或赖诺普利（HDPAL试验）治疗的透析高血压患者中，赖诺普利组严重心血管事件，包括心肌梗死、脑卒中和心血管死亡的发生率高于阿替洛尔组（HR 2.36，95%CI 1.36～4.23，$P=0.001$），由于安全问题该试验提前终止[35]。在心力衰竭患者中，β受体阻滞剂不会减少肌肉交感神经活动，但会恢复交感神经活动中的低频和高频谐波的振荡[36]。因此，使用长效β受体阻滞剂治疗可以提供心血管保护作用，而在透析中高血压的特征就在于背景系统性高血压。

病例报告和最近的验证研究显示，对于使用至少3种不同抗高血压药物的透析中高血压患者，12名血液透析患者使用肾脏去交感神经术治疗，其中有9名是有效的。这些患者口服抗高血压药物后血压均＞140/90mmHg；通过12个月的随访，血压平均下降28/10mmHg。这些观察结果表明，在严重情况下，肾脏去交感神经术可能是一个选择，但尚需要在随机试验中进一步研究。

五、抗高血压药物的应用

CKD透析患者使用抗高血压药物的建议基于其降压效果、不良反应和心血管系统的保护作用。在透析高血压患者中使用RAAS抑制剂、β受体阻滞剂和CCB是可取的，因为它们分别对血浆肾素水平、交感神经活性和细胞内钙水平产生影响。除了任何个人偏好之外，没有强有力的证据表明CKD透析人群应用某一种特定类别的抗高血压药物优于另一种，只有少数临床试验证明RAAS抑制剂和β受体阻滞剂对这些患者有一些有益的心血管效应。RAAS抑制剂可应用于CKD5D期患者，在透析患者中经常观察到其对心脏疾病特别有益，并能有效降低左心室质量指数和心血管疾病死亡率。

六、透析方案的变化

增加透析次数与延长透析时间可能有助于减轻透析高血压。来自频繁的血液透析网络（frequent hemodialysis network，FHN）的随机观察显示[37]，增加透析次数与延长透析时间在左心室质量指数的改善和血压控制上优于每周常规3次血液透析。观察性研究表明，与每周常规3次血液透析相比，夜间（家庭或中心）血液透析降低了全因死亡和心血管死亡率，并且与血压控制的改善相关。

透析高血压常难以控制并与心血管疾病风险增加有关，这种疾病的复杂病理生理学解释了治疗的困难性。目前，家庭自测血压相对于透析前高血压的判定优越性是令人信服的，其他方法，如ABPM被越来越多地应用于CKD人群。一般来说，所有抗高血压药物都可以用于透析高血压患者，透析期间的清除率决定了适当的剂量调整。联合使用非药理学方法，尤其是饮食钠限制、透析液钠调节和使用抗高血压药物（首选心脏保护药物）可能是优化血压控制的最佳实践。仍然需要对旨在降低死亡率的抗高血压药物进行随机临床试验，以及需要透析人群血压控制的明确指南。此外，在这一高危人群中，应充分测试不同透析方式或方案及钠限制的非药物干预措施。

（隋　准）

参考文献

[1] Sarafidis PA，Persu A，Agarwal R，et al. Hypertension in dialysis patients：A consensus document by the European Renal and Cardiovascular Medicine（EURECA-m）working group of the European Renal Association-European Dialysis and Transplant Association（ERA-EDTA）and the Hypertension and the Kidney working group of the European Society of Hypertension（ESH）[J]. Nephrol Dial Transplant，2017，32（4）：620-640.

[2] Dorhout ME. Rise in blood pressure during hemodialysis-ultrafiltration：A “paradoxical” phenomenon[J]. Int J Artif Organs，1996，19（10）：569-570.

[3] Inrig JK，Patel UD，Toto RD，et al. Decreased pulse pressure during hemodialysis is associated with improved 6-month outcomes[J]. Kidney Int，2009，76（10）：1098-1107.

[4] Van Buren PN, Kim C, Toto RD, et al. The prevalence of persistent intradialytic hypertension in a hemodialysis population with extended follow-up[J]. Int J Artif Organs, 2012, 35 (12): 1031-1038.
[5] Zager PG, Nikolic J, Brown RH, et al. "U" curve association of blood pressure and mortality in hemodialysis patients. Medical Directors of Dialysis Clinic, Inc[J]. Kidney Int, 1998, 54 (2): 561-569.
[6] 国家肾脏病医疗质量控制中心. 血液净化标准操作规程(2021 版) [EB/OL]. [2021-12-20]. https://wjw.fujian.gov.cn/xxgk/fgwj/gjwj/202111/W020211111310467772078.pdf.
[7] Whelton PK, Carey RM, Aronow WS, et al. 2017 ACC/AHA/AAPA/ABC/ACPM/AGS/APhA/ASH/ASPC/NMA/PCNA guideline for the prevention, detection, evaluation, and management of high blood pressure in adults: A report of the American College of Cardiology/American Heart Association Task Force on Clinical Practice Guidelines[J]. Hypertension, 2018, 71 (6): e13-e115.
[8] Mancia G, Fagard R, Narkiewicz K, et al. 2013 ESH/ESC guidelines for the management of arterial hypertension: The Task Force for the management of arterial hypertension of the European Society of Hypertension (ESH) and of the European Society of Cardiology (ESC) [J]. J Hypertens, 2013, 31 (7): 1281-1357.
[9] Agarwal R, Light RP. Intradialytic hypertension is a marker of volume excess[J]. Nephrol Dial Transplant, 2010, 25 (10): 3355-3361.
[10] Coverse Jr, Jacobsen TN, Toto RD, et al. Sympathetic overactivity in patients with chronic renal failure[J]. N Engl J Med, 1992, 327 (27): 1912-1918.
[11] Khosla UM, Johnson RJ. Hypertension in the hemodialysis patient and the "lag phenomenon": Insights into pathophysiology and clinical management[J]. Am J Kidney Dis, 2004, 43 (4): 739-751.
[12] Gunal AI, Karaca I, Celiker H, et al. Paradoxical rise in blood pressure during ultrafiltration is caused by increased cardiac output[J]. J Nephrol, 2002, 15 (1): 42-47.
[13] Bazzato G, Coli U, Landini S, et al. Prevention of intra-and postdialytic hypertensive crises by captopril[J]. Contrib Nephrol, 1984, 41: 292-298.
[14] Movilli E, Camerini C, Gaggia P, et al. Role of dialysis sodium gradient on intradialytic hypertension: An observational study[J]. Am J Nephrol, 2013, 38 (5): 413-419.
[15] Oberleithner H, Riethmuller C, Schillers H, et al. Plasma sodium stiffens vascular endothelium and reduces nitric oxide release[J]. Proc Natl Acad Sci U SA, 2007, 104 (41): 16281-16286.
[16] Fellner SK, Lang RM, Neumann A, et al. Physiological mechanisms for calcium-induced changes in systemic arterial pressure in stable dialysis patients[J]. Hypertension, 1989, 13 (3): 213-218.
[17] Dolson GM, Ellis KJ, Bernardo MV, et al. Acute decreases in serum potassium augment blood pressure[J]. Am J Kidney Dis, 1995, 26 (2): 321-326.
[18] Morris ST, Jardine AG. The vascular endothelium in chronic renal failure[J]. J Nephrol, 2000, 13(2): 96-105.
[19] Chou KJ, Lee PT, Chen CL, et al. Physiological changes during hemodialysis in patients with intradialysis hypertension[J]. Kidney Int, 2006, 69(10): 1833-1838.
[20] Landry DW, Oliver JA. Blood pressure instability during hemodialysis[J]. Kidney Int, 2006, 69(10): 1710-1711.
[21] Gutierrez-Adrianzen OA, Moraes ME, Almeida AP, et al. Pathophysiological, cardiovascular and neuroendocrine changes in hypertensive patients during the hemodialysis session[J]. J Hum Hypertens, 2015, 29 (6): 366-372.
[22] Mourad A, Khoshdel A, Carney S, et al. Haemodialysis-unresponsive blood pressure: Cardiovascular mortality predictor[J]. Nephrology (Carlton), 2005, 10 (5): 438-441.
[23] Lebel M, Kingma I, Grose JH, et al. Hemodynamic and hormonal changes during erythropoietin therapy in hemodialysis patients[J]. J Am Soc Nephrol, 1998, 9(1): 97-104.
[24] Kang DH, Yoon KI, Han DS. Acute effects of recombinant human erythropoietin on plasma levels of proendothelin-1 and endothelin-1 in haemodialysis patients[J]. Nephrol Dial Transplant, 1998, 13 (11): 2877-2883.
[25] Agarwal R, Weir MR. Dry-weight: A concept revisited in an effort to avoid medication-directed approaches for blood pressure control in hemodialysis patients[J]. Clin J Am Soc Nephrol, 2010, 5 (7): 1255-1260.
[26] Agarwal R. Epidemiology of interdialytic ambulatory hypertension and the role of volume excess[J]. Am J Nephrol, 2011, 34 (4): 381-390.
[27] Munoz MJ, Bayes LY, Sun S, et al. Effect of lowering dialysate sodium concentration on interdialytic weight gain and blood pressure in patients undergoing thrice-weekly in-center nocturnal hemodialysis: A quality improvement study[J]. Am J Kidney Dis, 2011, 58 (6): 956-963.
[28] Tandon T, Sinha AD, Agarwal R. Shorter delivered dialysis times associate with a higher and more difficult to treat blood pressure[J]. Nephrol Dial Transplant, 2013, 28 (6): 1562-1568.

[29] Virdis A，Ghiadoni L，Taddei S. Effects of antihypertensive treatment on endothelial function[J]. Curr Hypertens Rep，2011，13（4）：276-281.

[30] Saijonmaa O，Metsarinne K，Fyhrquist F. Carvedilol and its metabolites suppress endothelin-1 production in human endothelial cell culture[J]. Blood Press，1997，6（1）：24-28.

[31] Heerspink HJ，Ninomiya T，Zoungas S，et al. Effect of lowering blood pressure on cardiovascular events and mortality in patients on dialysis：A systematic review and meta-analysis of randomised controlled trials[J]. Lancet，2009，373（9668）：1009-1015.

[32] Cice G，Di Benedetto A，D'Isa S，et al. Effects of telmisartan added to angiotensin-converting enzyme inhibitors on mortality and morbidity in hemodialysis patients with chronic heart failure a double-blind，placebo-controlled trial[J]. J Am Coll Cardiol，2010，56（21）：1701-1708.

[33] Takenaka T，Okayama M，Kojima E，et al. Aliskiren reduces morning blood pressure in hypertensive patients with diabetic nephropathy on hemodialysis[J]. Clin Exp Hypertens，2013，35（4）：244-249.

[34] McGregor DO，Buttimore AL，Lynn KL，et al. A Comparative Study of Blood Pressure Control with Short In-Center versus Long Home Hemodialysis[J]. Blood Purif，2001，19（3）：293-300.

[35] Agarwal R，Sinha AD，Pappas MK，et al. Hypertension in hemodialysis patients treated with atenolol or lisinopril：A randomized controlled trial[J]. Nephrol Dial Transplant，2014，29（3）：672-681.

[36] Kubo T，Azevedo ER，Newton GE，et al. β-blockade restores muscle sympathetic rhythmicity in human heart failure[J]. Circ J，2011，75（6）：1400-1408.

[37] Suri RS，Garg AX，Chertow GM，et al. Frequent Hemodialysis Network（FHN）randomized trials：Study design[J]. Kidney Int，2007，71（4）：349-359.

第七编

靶器官损害与心血管疾病的诊断与治疗

本编导读

高血压能引起心脑肾等靶器官损害和各种心血管疾病，对人类生命健康造成危害。诊治高血压患者时，必须要明确患者的靶器官损害和心血管疾病的有无及其严重程度。对于高血压病程长、血压水平高、血压控制差、合并其他心血管疾病危险因素多的高血压患者，更要对其心脑肾和血管进行全面、系统的检查，发现或确诊多种心血管疾病并存时，应给予综合处理。对于突然血压波动大，难以控制和清晨高血压患者或出现心血管疾病相关症状者，一定要考虑到急性心血管疾病发作的可能，并给予及时诊断和处理。

本编突出了高血压诊疗时必须要筛查、诊断患者是否存在的各类心血管疾病的理念，并阐明了这种同质化诊疗思维模式。对涉及心脑肾和血管的各种心血管疾病的流行病学、发病机制、病理与病理生理等基础理论进行了阐述；对各种检查方法和诊断、鉴别诊断、治疗方法等，以及疾病不同时期、不同类型和不同情况下如何进行合理选择作了详细说明；对于伴有心脑肾等靶器官损害和某种心血管疾病的高血压患者的血压控制进行了专门、重点阐释，强调全程诊疗的必要性，突出更严格的降压治疗。

此外，本编突出了高血压科医师诊疗心血管疾病的几个特殊方面，并提出很多创新点。①概率诊断法不仅能发现症状典型的冠心病患者，还能发现无症状或症状不典型的冠心病患者。②强调早期心血管疾病诊断与处理方法，以及突出的心脑肾保护作用。③突出了高血压患者心力衰竭的特点；提出了高血压性心力衰竭的阶段分期、病种诊断等方式方法；提出了高血压性心力衰竭患者检查选择的新方法；根据高血压性心力衰竭阶段分期的标准，进行有效治疗可以逆转疾病的进程。

第一部分　总　论

第98章 在高血压患者中发现心血管疾病

新中国成立时，老一辈医学家就提出了高血压防治工作的重要性，开启了我国高血压防治事业。1951年，戴庆麟在临床实践中发现，心力衰竭等心血管急症患者多伴有高血压病史，因此他确定了“要治心脏病，先控高血压”的理念。1954年，上海市第一人民医院内科增设高血压门诊，分析了该院1951～1956年713例高血压患者的死亡原因，因脑卒中死亡者占首位（71.38%），其次是心力衰竭（13.04%）和急性心肌梗死（2.38%）[1]。1959年的中华医学会第一次全国心脏血管疾病学术报告会上，中国医学科学院院长黄家驷作报告，明确要求我们应当谨记高血压是全身性疾病，不能以降低血压为唯一目标[2]。

诊断高血压患者时必须确定心血管疾病的有无和严重程度，树立诊疗高血压的同时检查心血管疾病的理念。高血压患者心血管疾病的类型包括有症状和体征的常规心血管疾病、无症状性心血管疾病和早期心血管疾病。做好这些疾病的诊疗，使患者的治疗前移，就可能改变高血压患者人生轨迹。

第一节　重视高血压患者的心血管疾病

众所周知，动脉粥样硬化是目前心血管疾病最常见原因。研究发现高血压在动脉粥样硬化的发病机制中扮演着重要角色，包括增加血管内皮的通透性、延长脂蛋白与血管壁的接触时间、使内皮依赖的血管舒张性降低等。当高血压患者合并血脂异常、高血糖、吸烟和肥胖等其他心血管疾病危险因素时，会加速动脉粥样硬化的发生和发展。因此预防高血压患者心血管疾病意义、责任重大。

分析高血压与心血管疾病的关系，有助于认识高血压患者发生心血管疾病的相关危险因素。为了在诊疗中及时发现患者存在的具体心血管疾病，需要明确高血压患者各种心血管疾病分类及其特点。此外，还应了解高血压患者心血管疾病的诊疗途径，重视各种特殊表现的心血管疾病的诊治，更好地保护心脑肾。

一、高血压患者心血管疾病的评价

高血压是靶器官损害、心血管疾病的主要危险因素，血压越高，高血压病程越长，血压控制越差，靶器官损害和心血管疾病也就越严重。高血压患者合并的其他心血管疾病危险因素越多，靶器官损害和心血管疾病越严重。高血压患者发生心血管疾病时，会出现血压波动或难以控制的情况。临床医师应了解上述特点，对容易发生或已经存在心血管疾病的高血压患者，及时诊断出心血管疾病，并给予有效处理。

（一）心血管疾病严重程度评价

临床上在高血压患者的诊治工作中要考虑心血管疾病的有无及其严重程度，除了患者常规临床表现、各种相应的辅助检查如脑钠肽（brain natriuretic peptide，BNP）检测，依据超声心动图检查结果也能判断患者心力衰竭的严重程度，高血压科医师还可以从血压水平、高血压类型和合并高血压危险因素等方面判断心血管疾病严重程度。

1. 血压水平

（1）偶测血压水平：我国一项 17 万人群（年龄≥40 岁）的 8 年随访结果表明，心血管疾病是导致死亡的主要原因，占总死亡的 44.4%。高血压是死亡第一危险因素（RR=1.48），其次是吸烟（RR=1.23）和缺乏体力活动（RR=1.20）[3]。世界卫生组织（WHO）公布的资料也表明，62%的脑血管病及 49%的缺血性心脏病的发生与高血压相关。

国外 Framingham 心脏研究随访 36 年的结果显示，在男性和女性中，高血压均可使冠状动脉粥样硬化性心脏病（CHD；简称冠心病）、脑卒中、外周动脉疾病、心力衰竭和总的心血管事件发生危险增加 2～4 倍。对多危险因素干预试验（multiple risk factor intervention trial，MRFIT）中的中年男性进行筛查，结果显示，收缩压和舒张压升高与冠心病直接相关。在全球 61 个人群（约 100 万人，年龄 40～89 岁）的前瞻性观察研究中[4]，平均随访 12 年后显示诊室收缩压或舒张压与脑卒中、冠心病事件的风险呈连续、独立、直接的正相关关系。血压从 115/75mmHg 到 185/115mmHg，收缩压每升高 20mmHg 或舒张压每升高 10mmHg，心血管疾病发生的风险增加 1 倍。MRFIT 结果显示，在校正多因素影响后收缩压每升高 16mmHg，男性终末期肾病的发病风险增加 1.7 倍；基线血压＞140mmHg 者发生终末期肾病的危险是收缩压＜117mmHg 者的 5～6 倍[5]。

在老年人群中，单纯收缩压升高的患者总心血管事件、急性心肌梗死、脑梗死、脑出血和心血管死亡的累计发生率高于正常血压组，单纯收缩压升高的患者总心血管事件、急性心肌梗死和脑梗死的 RR 值分别是正常血压组的 1.69 倍、2.30 倍和 1.64 倍[6]。

（2）动态血压水平与心血管疾病：动态血压最突出的特点是有多次血压测量值，与常规诊室血压相比，它能客观体现 24h 各时段的实际血压水平，有助于准确评估高血压患者真实的血压水平。其在判断高血压严重程度、预测心血管疾病的发病率和死亡率方面也明显优于诊室血压。

动态血压监测显示，血压在 24h 内呈明显规律性波动，正常人和早期轻度高血压患者的血压曲线为双峰一谷的长柄杓型，夜间血压下降率为 10%～20%。而异常的血压昼夜节律分为三型：①非杓型，夜间血压下降率≥0，但＜10%。②超杓型，夜间血压下降率≥20%。③反杓型，夜间血压不下降，反而升高[7]。正常的血压昼夜节律变化对适应机体的活动、保护心血管正常结构与功能起着重要的作用。当血压昼夜节律异常或者消失时，即夜间血压增高时，这种张弛作用消失，靶器官长时间处于高负荷压力下，势必更容易导致心血管疾病。研究表明，非杓型和超杓型高血压较杓型高血压有更严重的靶器官损害[8, 9]。

血压变异性升高会导致心血管风险升高。大量临床试验结果表明，分析血压变异性有助于更全面、个体化地诊治高血压，并能较早、有效地预测靶器官的损害。因此，对高血压患者的诊治越来越注重减小血压变异性，恢复血压节律性成为降压治疗的新指标。理想的抗高血压药物应在稳定有效降低平均血压的同时，减小或至少不增加血压变异性。

血压负荷指 24h 内收缩压或舒张压的读数大于正常范围（白昼平均值≥140/90mmHg，夜间平均值≥120/80mmHg）的次数占总测量次数的百分比[7]。血压负荷为诊断高血压及预测靶器官损害受累程度提供了有用的信息。Zachariah 等认为，血压负荷与动态血压平均值相比，与心血管疾病死亡率关系更密切，更能精确地预测心血管事件。有研究报道收缩压负荷＞30%时，可有显著的心室舒张功能下降，而舒张压负荷＞30%时，心室舒张压或舒张负荷程度的升高可作为早期预测心脏舒张功能受损的一个敏感指标。

2. 合并其他心血管疾病危险因素与心血管疾病　流行病学调查结果显示，高血压本身不仅能够引起靶器官的损害，而且当高血压患者合并其他心血管疾病危险因素时更容易引起或加重靶器官损害。这些危险因素包括高血压（1～3 级）、年龄（男性＞55 岁，女性＞65 岁）、吸烟、糖耐量受损或空腹血糖受损、血脂异常（总胆固醇≥5.7mmol/L 或低密度脂蛋白胆固醇＞3.3mmol/L 或高密度脂蛋白胆固醇＜1.0mmol/L）、早发心血管疾病家族史（一级亲属发病年龄男性＜55 岁，女性＜65 岁）、腹型肥胖（腰围男性≥90cm，女性≥85cm）或肥胖（BMI≥28kg/m^2）、血同型半胱氨酸升高（≥10μmol/L）[10]，有学者把上述危险因素称为心血管疾病的危险因素簇。研究表明，我国高血压患者有心血管疾病危险因素聚集现象。中国门诊高血压患者合并多重心血管疾病危险因素现状调查（CONSIDER）研究提示，4985 例门诊高血压患者中，81.1%并存血脂异常，51.3%并存糖代谢异常（23.5%为糖尿病，27.8%为糖尿病前期），18.4%并存吸烟，22.8%缺乏体力活动，18.3%为肥胖。其中血脂异常、糖耐量异常是我国高血压患者中最常见的两种心血管疾病危险因素。

Framingham 心脏研究显示，高血压合并上述危险因素的患者超过 80%，普伐他汀或阿托伐他汀评估和感染治疗-心肌梗死溶栓 22 项（Pravastatin or Atorvastatin Evaluation and Infection Therapy-Thrombolysis in Myocardial Infarction 22，PROVE IT-TIMI 22）试验研究对 3675 名急性冠脉综合征患者进行评估，发现所有患者均有多重心血管疾病危险因素，平均合并危险因素的数目为 5 个[11]。在同一水平的高血压患者，合并危险因素越多，靶器官损害和心血管疾病的发病率也越高，见第 23 章“临床资料的评价”图 3-23-1，这说明危险因素之间存在着对心血管疾病损害的协同作用。具有心血管疾病危险因素簇的高血压患者，靶器官损害的易感性增强，故其心血管疾病的发病率增高。

3. 继发性高血压与心血管疾病　流行病学资料表明，在高血压患者中，继发性高血压的患病率在 10%～20%。随着对继发性高血压危害的认识、筛查思路的改进和先进诊疗技术的发展，继发性高血压的确诊率会越来越高。随着继发性高血压病情的进展，患者对抗高血压药物治疗反应逐渐变差，可能引起心脑肾等靶器官严重损害。国内外研究证实与原发性高血压比较，相同血压水平的继发性高血压患者靶器官损害明显更早且严重。内分泌性高血压分泌的儿茶酚胺、血管紧张素和醛固酮等激素除了导致血压升高外，也作为生长因子通过引起心肌细胞增殖导致左室肥厚；还可以通过异常脂质代谢、促炎症作用、血管平滑肌增生、促凝和氧化应激等多种机制诱发动脉粥样硬化，从而加速靶器官损害。而肾性高血压与肾功能损害形成恶性循环，无疑加重病情发展。对于继发性高血压，解除原发病因可使高血压明显改善甚至治愈，因此强调在高血压人群中筛选继发性高血压，避免长期误诊导致的不可逆转的靶器官受损甚至心血管疾病发作。

（二）血压变化提示心血管疾病

到急诊科、心内科、神经内科就诊的各种心血管疾病患者发病急、病情重，症状与体征非常典型，易于识别、发现与诊断。但少数心血管疾病发作患者症状轻、症状不典型或无症状，往往被患者及其家属忽视，不能及时就诊或仅因为血压变化就诊于高血压科。因此，高血压科医师要根据高血压患者的血压变化判断出心血管疾病发作可疑患者，并及时按心血管疾病诊断处理流程诊治。

1. 血压波动大与心血管疾病

（1）血压波动增大容易导致心血管疾病的发生。大量研究表明，血压变异性为高血压患者靶器官损害的一个独立危险因素[12, 13]。血压增高是急性缺血性脑卒中发生和病情加重的独立危险因素，夜间血压下降缓慢、杓型血压节律消失，血压节律紊乱，是发生和加剧急性缺血性脑卒中的重要原因[14, 15]。研究证明，在斑块破裂或斑块糜烂基础上形成的叠层血栓往往导致致命性临床心血管事件发生（如急性冠脉综合征、脑卒中等）。当血压过高特别是清晨血压升高时，斑块容易破裂，所以出现心血管疾病的晨峰时间。有研究表明血压波动范围收缩压＞

40mmHg、舒张压＞20mmHg 时，冠心病、脑卒中等心血管事件发生率明显增加。血压波动增加可导致心脏大血管内皮损伤，促进动脉粥样硬化发生，导致血管管壁增厚，从而影响心脏泵血功能；而大脑血管通过自动调节机制维持供血的稳定，血压波动增加易造成大脑灌注不足或大脑动脉痉挛，最终导致大脑缺血、萎缩及认知功能受损等，颈动脉硬化和狭窄也可影响大脑血流供应，增加缺血、缺氧性脑病的发生。

（2）心血管疾病发作时亦可引起明显的血压波动。目前认为诊断波动大的高血压应具备以下三个条件之一：①24h 内收缩压最高值和最低值之差≥50mmHg 和（或）舒张压最高值和最低值之差≥40mmHg。②24h 脉压≥60mmHg。③血压变异性≥20%[16]。血压波动大的原因有多种：高龄，气候变化，服用短效抗高血压药物或服药依从性差，发生继发性高血压如嗜铬细胞瘤，精神心理因素和焦虑抑郁及心血管疾病发作等。在排除前面几种可引起明显血压波动的因素后，要考虑是否有心血管疾病发作的可能，疾病急性发作时首发表现可能为原有控制平稳的血压出现较大的波动。

当心血管疾病发作时，稳定的血压会变得不稳定，这是由于心血管疾病发作致心血管活性物质活性改变，从而引起的血压波动，往往先于传统的临床症状。例如，有的短暂性脑缺血发作（TIA）先有血压波动，后有神经系统体征。当心血管疾病发作时，血压还表现为难以控制，如肾动脉狭窄时激活肾素-血管紧张素-醛固酮系统（RAAS），导致血管收缩，使血压难以控制。因此，关注血压变化就能及时发现心血管疾病的重要线索。

脑血管病发作时常出现应激性高血压。应激性高血压是指患者既往无高血压病史，脑血管病发作时血压升高，平均血压高于 160/95mmHg 或者患者既往有高血压病史，发病时血压较基础血压升高10%以上[15]。应激性高血压的原因尚不完全清楚。在脑血管病发作的急性期，由于应激反应引起的交感神经-肾上腺髓质系统激活，儿茶酚胺类物质分泌增多，引起全身动脉血管收缩，心率加快，心肌收缩力增强，导致血压增高。在脑血管病急性期也可能存在血压调节失常，导致一种非对称的反射性血压升高。

2. 顽固性高血压与心血管疾病 肾动脉狭窄、主动脉缩窄等是引起继发性高血压的原因，表现为居高不下的、持续性加重的高血压。血管狭窄均由先天性因素和后天炎症或动脉粥样硬化等引起，血管供血不足引起供应器官缺血，激活 RAAS，导致血压升高。肾血管性高血压多表现为持续加重的血压升高，并伴有肾功能的损害加重。患者对血管紧张素转换酶抑制剂（ACEI）效果较一般患者好。血压持续升高会导致靶器官损害，使血压进一步升高且难以控制。由肾动脉狭窄引起的肾血管性高血压是继发性高血压的常见病症，占普通人群高血压病例的 1%～2%，占继发性高血压病例的 5.8%[17]，目前经皮肾动脉介入治疗技术成熟，可及时恢复动脉血流供应，保护肾脏。心血管疾病引起的应激反应也可表现为顽固性高血压。心血管疾病发生后引起血压升高，而原发疾病未受到注意时，血压居高不下就成为患者最主要的症状，病因治疗才是治疗的关键。

二、高血压患者心血管疾病分类

明确高血压患者可能发生的心血管疾病并进行分类，便于高血压科医师对高血压患者发生心血管疾病的诊治及合理处理。高血压患者存在的心血管疾病包括两部分，一是能导致高血压的心血管疾病，如主动脉缩窄等先天性心血管畸形、大动脉炎等炎症性疾病，这些属于继发性高血压诊断治疗的范畴，前文已详细介绍。二是高血压及其他心血管疾病危险因素导致的心血管疾病，如冠心病、心脏瓣膜病、心力衰竭、肾动脉硬化、TIA、脑卒中、主动脉内膜血肿等。这些疾病按器官系统又分为心脏疾病、脑血管病、肾脏疾病、大血管疾病。根据发病反应又分为急性心血管疾病和慢性心血管疾病，如冠心病分为急性冠脉综合征和慢性冠脉综合征；心力衰竭就又分为急性左心衰竭和慢性充血性心力衰竭；脑血管病又分为急性脑血管病和慢性脑血管病。

根据患者有无症状，可将心血管疾病分为有症状（包括典型症状和非特异性症状）心血管疾病和无症状心血管疾病。根据疾病严重程度，又将其分为确诊心血管疾病和早期心血管疾病；在典型的心血管疾病中，包括终末期心血管疾病。应加强高血压防治、预防心血管疾病发生发展，临床医师应能在高血压诊疗中发现与处理各种高血压疾病，以避免心血管疾病急性发作而导致死亡，延长高血压患者生命。最实际的效果是可提高高血压患者生存质量，减少伤残，减轻社会、家庭的经济负担。以上各种分类提示，心血管疾病不仅范围广泛，而且会以各种形式表现出来，造成发现与处理难度大。在实际诊疗工作中，各种心血管疾病患者的首诊科室及高血压科来源见表 7-98-1。

表 7-98-1　各种心血管疾病患者首诊科室与高血压科来源

疾病名称与分类	确诊心血管疾病			常规就诊科室			高血压科来源		
	典型症状	非特异性症状	无症状	典型症状者	非特异性症状者	无症状者	常规诊疗	转诊而来	常规检查
冠心病									
急性心肌梗死	+	+	+	①④	①⑤	⑤	√		√
不稳定型心绞痛	+	+		①	①⑤		√	√	√
稳定性型心绞痛	+	+	+	①	①⑤	⑤	√	√	√
缺血性心肌病	+	+		①	①⑤		√	√	√
隐匿性冠心病		+	+		①⑤	⑤	√	√	√
猝死	+			④			√		
急性心力衰竭	+	+		①④	①⑤		√		√
慢性心力衰竭	+	+	+	①	①⑤	⑤	√	√	√
糖尿病肾病	+	+		③	⑤		√	√	√
肾功能受损		+	+		③⑤	⑤	√	√	√
肾功能不全	+	+	+	③⑤	③⑤	⑤	√	√	√
终末期肾病	+	+		③⑤	③⑤		√	√	√
脑出血	+	+		②④			√		√
缺血性脑卒中	+	+	+	②④	②⑤		√		√
TIA	+	+	+	②④	②⑤		√	√	√
主动脉夹层	+	+	+	④	①⑤	⑤	√		√
血管内膜血肿	+	+	+	④	①⑤	⑤	√		√
周围血管病	+	+	+	④	①⑥⑤	⑤	√	√	√
视网膜病变	+	+	+	④	⑦	⑤	√	√	√
糖尿糖	+	+	+	⑧	⑧	⑤	√	√	√

注：+代表可出现的情况；①代表心内科，②代表神经内科，③代表肾内科，④代表急诊科，⑤代表高血压科，⑥代表血管外科，⑦代表眼科，⑧代表内分泌科。

心脏内科还包括承担心脏疾病诊疗的各科室，如干部内科、国际医疗中心、特殊医疗科等。

常规就诊科室是指各种疾病患者因身体某种不适就诊相应专科，如冠心病稳定型心绞痛患者就诊于心内科。

高血压科常规诊疗工作包括高血压科门诊、高血压科病房、下基层指导工作、到医院各科会诊高血压患者、家庭医师签约和社区卫生服务。

高血压常规检查包括 13 项：血常规、尿常规、血生化、餐后 2h 血糖、甲状腺功能、RAAS、心电图、超声心动图、腹部 B 超、颈部血管超声、肾血管超声、动态血压监测、四肢血压。

转诊而来是指外院、下级医疗机构和本院各科请高血压科医师会诊高血压患者后转入高血压科病房诊治。

从表 7-98-1 看出，确诊各种心血管疾病者因为诊断明确、分科细致，不会第一时间就诊于高血压专科，但高血压科医师会因常规诊疗工作、常规检查（患者既往的检查与就诊高血压科后的常规检查）或转诊而遇到几乎所有心血管疾病患者，所以要求第一时间发现、确诊并预处理，特别是急诊重症患者。

第二节　在高血压患者中发现心血管疾病的方法

防治高血压的根本目的是预防心血管疾病的发生，而诊治高血压患者时必须要把发现心血管疾病作为诊断的重要组成部分。典型常规心血管疾病诊断都在相应心内科、神经内科、肾内科等进行。特别是各种心血管疾病急诊患者会到相应胸痛中心、卒中中心或医院急诊科诊治。但更多的症状不典型，易与高血压本身症状混淆的心血管疾病，甚至无症状心血管疾病患者往往只在高血压科或其他科就诊。如果高血压科医师只注意高血压，忽视患者存在的心血管疾病就会延误诊断。这就要求高血压科医师必须掌握心内科、神经内科、肾内科等相应专科基础理论和基本技术，如此才能诊疗高血压涉及的各种心血管疾病。本节重点介绍了高血压科医师诊治心血管疾病的特殊性。

一、高血压科诊断心血管疾病的特殊性与流程

（一）特殊性

1. 评估是否有心血管疾病的可能　正如前述，高血压病史长、血压水平高、伴随心血管疾病危险因素多时，患者发生心血管疾病的可能性非常大。但积极控制血压，就能预防心血管疾病的发生发展。如果患者能及时发现高血压，又能及时有效地坚持健康的生活方式，接受抗高血压药物治疗，血压能得到理想的控制，便可减少甚至避免心血管疾病的发生。患者应清醒地认识到积极治疗高血压不仅是预防靶器官损害和心血管疾病最有效的措施，也是为自己诊治时确定有无心血管疾病及其严重程度的依据。

一般来说，患者如坚持定期测血压，及时发现高血压，及时接受抗高血压药物治疗且使血压得到理想控制；患者没有吸烟等不健康生活方式，没有血脂异常、糖耐量异常或代谢异常情况，其发生心血管疾病的概率通常不高。而如果高血压没有及时发现、及时治疗，或治疗者血压没有得到有效控制，同时有吸烟等不健康生活方式，特别是伴有血脂异常、糖耐量异常、肥胖等代谢综合征及高同型半胱氨酸血症的很多组分，即使高血压病程不长、年龄不大，也有很高的患心血管疾病风险，应按心血管疾病诊断思路进行诊治。

如果高血压患者血压及其伴随的其他心血管疾病危险因素与防治情况，介于上述两者之间，如早期未很好地防治，最近一段时期坚持认真防治；高血压控制达标，但吸烟、血脂异常等其他心血管疾病危险因素没有得到合理控制，就需严格依照患者临床资料和相应辅助检查结果综合考虑心血管疾病发作的情况。

2. 注重检查结果　正是由于在高血压患者中存在很多无症状心血管疾病，因此要结合各种辅助检查结果，找到理论依据与线索，这对发现心血管疾病有重要的意义，笔者主张高血压科患者要完成13项常规检查。常规检查对诊断心血管疾病的作用见表7-98-2。

表 7-98-2　常规检查对诊断心血管疾病的作用

检查项目	确诊作用	提示作用	筛查作用
血常规		√	√
尿常规		√	√
血肌酐	√	√	√
心电图	√	√	√
超声心动图	√	√	√
腹部B超	√	√	√
颈动脉B超	√	√	√
肾动脉B超	√	√	√
动态血压监测		√	√
四肢血压		√	√

注：确诊作用是指检查项目结果能给某一具体心血管疾病诊断提供依据；提示作用是指检查项目结果能为某一具体心血管疾病诊断提供线索；筛查作用是指检查项目能为某一具体心血管疾病诊断提供筛查作用。

高血压患者13项常规检查能为心血管疾病提供诊断依据，如血常规检查提示贫血，可为肾衰竭、终末期肾脏病诊断提供线索。尿常规检查中蛋白与潜血（或红细胞计数）比例对高血压肾功能受损诊断有提示作用。血生化检查中血肌酐及其估算肾小球滤过率有助于了解肾功能情况，为肾功能损害、肾功能不全、终末期肾病诊断提供依据；典型心电图能为无症状心肌缺血、心绞痛、心肌梗死等疾病

诊断提供依据。超声心动图检查不仅能为高血压导致的左室肥厚、心脏瓣膜病等诊断提供依据，也能为大血管疾病诊断提供依据。例如，一例无症状主动脉夹层患者，高血压病史多年，因无任何不适一直未服用抗高血压药物，此次因自觉血压高就诊，医师追问患者心血管疾病相关症状，患者一直否认有任何症状，按诊疗规范行超声心动图检查时发现主动脉夹层。血管 B 超检查能发现颈动脉、肾动脉情况，可为外周动脉粥样硬化，肾动脉硬化、狭窄诊断提供依据。动态血压监测出现血压波动大、超杓型或反杓型的改变，可为 TIA、不稳定型心绞痛等疾病的诊断提供线索。四肢血压检查出现四肢血压不对称或节律异常，为外周血管疾病提供筛查作用等。

3. 大高血压学学科指导诊断　大高血压学学科认为人体作为生命的有机整体，各系统器官联系密切，互相影响。疾病发生发展不单单是某一器官发生病理性改变，而是一系列病理生理改变，首先以某一器官损害为突出表现，高血压本身及其涉及的疾病更是如此。高血压防治的目的就是预防心血管疾病。传统的与心血管疾病有关的科室涉及心内科、神经内科、肾内科等，往往把一位患者存在的多种心血管疾病分为几个科室诊治。我们强调，高血压科医师不仅要把高血压患者中已存在或发生心血管疾病的可疑对象都找出来，在本科室相关学组或转到本院相应科室接受进一步诊治，还要明确早期心血管疾病或可能发生心血管疾病的各种情况，及时处理。例如，发现肾功能损害者，嘱其严格控制血压，选用对肾脏有保护作用的抗高血压药物，针对肾脏损害导致的其他心血管疾病危险因素及时处理，教育患者坚持健康生活方式，以延缓肾功能损害发展。对于已发生心血管疾病的患者，应想到是否还存在其他脏器的疾病，如对于发生心脏疾病的患者，还应考虑是否合并肾脏疾病、脑血管病。在进行上述诊断时，病史采集很重要，要为每一位患者完善涉及心脑肾的多系统全方位检查，最好是收集临床资料与分析后制订特殊检查方案。

（二）心血管疾病诊断流程

按照前述了解高血压患者血压水平、高血压病程及其控制情况，心血管疾病其他危险因素的有无、多少及其控制情况，结合高血压患者出现的典型与非特异性体征，找到相关辅助证据后，各种心血管疾病的诊断并不难。但在临床工作中，还存在一些误区，一是有些无症状或者症状不典型的心血管疾病患者未被及时发现，危及患者生命。二是由于担心心血管疾病耽误诊断、危及生命而过度检查，甚至有的患者接受冠状动脉造影检查或冠状动脉血管造影筛查冠心病，既造成医疗资源浪费，又伤害患者的身体。所以应为高血压科医师制订实用的筛查心血管疾病的流程，规范心血管疾病的诊疗。

在充分了解高血压患者诊治心血管疾病的特殊性后，就不难建立心血管疾病筛查流程。因为每一种心血管疾病都有明确的诊断标准与诊断依据。要强调让可疑心血管疾病患者及时接受诊断及合理的检查，以发现心血管疾病诊断依据；对于没有心血管疾病的患者要及时判断，避免不必要的检查；对于心血管疾病终末期患者，应避免有损伤的检查，如肾功能不全、CKD4～5 期患者尽量不进行造影检查。制订心血管疾病诊断流程，临床医师在实际诊疗工作中按流程执行，才能及时发现心血管疾病又不损害患者利益。

1. 了解高血压诊疗情况　根据患者先前的各种体检和（或）就诊时的血压情况，估算高血压的病程，了解血压水平及治疗后血压控制情况，还要全面询问心血管疾病其他危险因素的有无、持续时间及处理情况和血压波动情况，以及最近出现血压波动或某类抗高血压药物使用后的血压情况，以明确是否存在心血管疾病风险及发生心血管疾病的概率，从而推测某种疾病的可能性。

2. 收集临床资料　患者有关心血管疾病症状情况除了按各种心血管疾病具体症状询问外，还要注意新出现的症状或原有症状的变化，如问及心脏疾病症状时，要主动询问活动量变化、体力活动时有无胸闷等；问及肾功能损害时，要了解夜尿次数；问及脑血管病时，要了解患者的语言情况、反应、思维及四肢活动和感觉有无异常等，通过体格检查寻找临床诊断依据。

早期单纯高血压患者以自觉症状少而轻为临床特点，随着病情发展，特别是出现靶器官损害时，临床症状逐渐增多并加重。有些患者除了有头痛、头晕和失眠外，还有耳鸣，烦躁，工作、学习精力不集中且易疲劳，但这些症状无明显特异性。中重度高血压患者，常因血压显著升高出现上述症状，此时提示可能已并发脑动脉硬化，引起慢性脑缺血。此外，有些患者出现颈、背部肌肉酸痛和紧张感，这些症状可能是由血管收缩或动脉硬化造成肢体或肌肉供血不足所致。当高血压患者出现心慌、气短、胸闷、下肢水肿甚至伴心前区疼痛时，提示病变已累及心脏，可能并发左室肥厚甚至心力衰竭和冠心病。如果高血压患者出现夜间尿频、多尿、尿色清淡，提示患者病情已发展至肾小动脉硬化，导致其功能受损。有的患者突然出现一侧肢体活动障碍伴麻木感，甚至肢体麻痹，应注意可能有脑血栓形成。

原发性高血压早期，部分患者除有心率增快外，无其他异常体征，但出现靶器官损害时，临床上可有异常体征出现。因此，对于高血压患者要定期进行体格检查，以早期发现靶器官损害。常见的心脏异常表现有心尖冲动向左移位，心前区有抬举样搏动，心浊音界向左下扩大，主动脉瓣听诊区第二心音亢进，严重时呈金属音，心尖部第一心音增强，二尖瓣和主动脉瓣听诊区有Ⅱ～Ⅲ级粗糙的收缩期吹风样杂音。上述心脏的阳性体征多提示高血压已并发主动脉硬化和左室肥厚。还有的患者心率增快伴有肺动脉瓣听诊区第二心音亢进，部分病例心尖区闻及舒张期奔马律，表明已发生心力衰竭。高血压患者发生动脉硬化时，常见阳性体征有耳垂折痕阳性、毛细血管搏动征、无脉症和间歇性跛行。有的患者并发动脉粥样硬化时，在相应部位可闻及动脉杂音，提示动脉已发生局限性狭窄或扩张，常见于高血压患者发生肾动脉狭窄、锁骨下动脉狭窄和腹主动脉瘤。识别这些心血管疾病异常体征，对早期发现高血压靶器官损害起重要作用。

3. 认真阅读检查报告 在详细了解患者病历的同时，阅读患者以前各种检查（体检或就诊常规检查）报告，找到能证实相应心血管疾病的诊断证据。

在阅读报告时一定对相应的检查结果进行对比分析，如化验血肌酐正常的患者，排除肾结石影响或女性月经干扰后，高血压患者尿常规检查中尿潜血（或红细胞计数）大于尿蛋白，提示原发性肾脏疾病引起的高血压可能性大，反之提示高血压肾损害。完成高血压患者常规检查（其中能帮助判断心血管疾病的检查见表 7-98-2），这些检查结果与以前对比有动态变化者，对判断心血管疾病有提示作用，通过以上方法或途径找到具体某一心血管疾病可疑者，按心血管疾病诊断原则、流程和方法进行诊断。

对于有相应心血管疾病具体症状和（或）体征的患者，应针对所怀疑疾病给予相应辅助检查，以确保诊断明确、治疗有效。

4. 认真分析病情

（1）症状分析。高血压患者症状很多，也无特殊性，可出现以下几种情况：①血压增高本身的症状；②继发性高血压原发疾病的症状；③靶器官损害、心血管疾病发作的症状；④抗高血压药物治疗后的症状；⑤与高血压无关的其他疾病的症状。对这些症状的分析详见第 23 章“临床资料的评价”，要考虑症状与心血管疾病关系，强调症状动态改变，包括症状新出现、原有症状特点出现程度变化等。

（2）血压特点分析。一般单纯原发性高血压患者血压平稳，杓型血压者多见；而伴随靶器官损害者会出现夜间血压降低不明显的非杓型血压；心血管疾病发作者会出现血压波动大、清晨血压高、血压突然难以控制；出现反杓型血压者易出现急性脑血管病。

（3）心血管危险因素分析。除了心血管疾病危险因素越多，导致心血管疾病可能性越大的特点，在各种心血管疾病危险因素相同的情况下，患者是否接受正确的诊疗有重要意义。例如，血脂异常伴冠状动脉粥样硬化者，正规地治疗心血管疾病因素，其心血管疾病可以得到控制。有的患者只接受短时间的调脂药物治疗，或血脂正常就停药，或服药后出现乏力、心悸等药物不良反应而停药；也有患者将调脂药与抗高血压药同时服用，未坚持睡前服用，调脂效果很差；还有患者服用调脂药后监测血脂情况未达标，不能更好地保护心血管系统。对于上述各种情况导致的血压控制不佳，应考虑到心血管疾病因素。

（4）对抗高血压药物疗效的分析。有些顽固性高血压患者突然对 ACEI/ARB 敏感，提示肾动脉狭窄可能。接受 β 受体阻滞剂治疗后，患者活动力明显提高，提示冠心病可能。TIA 患者接受正规治疗以后血压平稳。高血压伴早期左心室舒张功能不全者服用 β 受体阻滞剂或者钙拮抗剂后，原有的症状明显减轻。

（5）对各种辅助检查分析。对于各种辅助检查结果是否为心血管疾病诊断的重要甚至主要依据，要注意以下几点：①用发展的眼光看问题，实现早期诊断。例如，动态观察超声心动图左心室舒张末期内径（LVEDD），女性在 50mm 以内，某一女性高血压患者基础 LVEDD 如果是 35mm，随着血压升高，LVEDD 上升到 45～48mm，虽然还未达到左室扩大程度，但与患者自身相比，已开始增大，表示存在早期心血管疾病。②动态看问题，避免非必要检查。例如，心电图检查结果示 ST-T 段改变，既是冠心病心肌缺血的依据，其特点是随症状出现而发生 ST-T 段的改变，也可以是左室肥厚伴劳损、血钾低、胆囊疾病的原因造成 ST-T 段的改变，但这种改变是持续的。所以结合既往心电图，具体情况具体分析更有意义。③辅助检查与临床不符，检查作为参考。例如，冠心病临床症状典型者，即使冠状动脉造影检查提示狭窄＜50%，也要诊断冠心病。④病情有差异，改变规则不一。例如，完全左束支传导阻滞 V_5 导联 R 波向上、q 波消失，当出现 q 波时考虑心肌梗死。

5. 制订进一步检查计划　对于高血压患者，确定心血管疾病要经过严格系统分析，发现存在心血管疾病某一种具体疾病的可能性，然后决定筛查和确诊检查，这就需要为患者制订进一步检查计划，对复杂或特殊的疾病需到专科进行诊治。

6. 得出诊断结论　结合临床资料认真分析病情，完成确诊诊断并分析结果后，对各种心血管疾病进行诊断，诊断标准和诊断依据参考教科书和中国高血压防治指南标准，这里强调心血管疾病诊断内容要包括：①病因诊断；②解剖部位诊断；③并发症诊断；④功能诊断。对于各种心血管疾病分类、分型一定要明确，如心绞痛，一定要区分是劳力性还是非劳力性，是稳定型还是不稳定型，这样能反映患者的病理生理变化，也便于相应心血管疾病治疗原则和方法的选择、随诊和预后判断。

二、发现非常规表现的心血管疾病

高血压是心血管疾病发生的危险因素，血压突然升高也是心血管疾病发作的诱因；心血管疾病发生后也会干扰血压的控制，血压变化又是心血管疾病发作时的表现形式。由此可见高血压与心血管疾病关系密切，《中国心血管健康与疾病报告 2020》[18]显示约每 5 个成人中有 1 人患心血管疾病，因此需要在高血压患者中筛查出心血管疾病。来高血压科诊疗的高血压患者以重症、复杂患者多，高血压科医师应尤为重视，准确快速识别心血管疾病，在高血压患者中发现心血管疾病应成为高血压科医师高血压门诊工作的重要内容，但是切不可浪费医疗资源。常规内科诊治心血管疾病是临床医师在门诊或急诊依据典型症状和体征诊治患者，这部分内容将在本编后续章节介绍。这里仅介绍在无典型症状或无症状的高血压患者中，如何根据患者的特殊表现形式或心血管疾病危险因素筛查与确诊心血管疾病。

（一）高血压科医师诊治冠心病的依据

急性冠脉综合征发作时患者会有痛苦的感受，影响患者的生活质量，引起患者和家属的注意，这对患者及时就医得到精准救治有实际意义。但有些冠心病患者无临床表现（无症状心血管疾病或早期阶段），这些患者往往不会到心内科诊治，所以在高血压患者诊疗中，要考虑冠心病的可能，及时发现与确诊才能保护患者生命。

1. 分析心血管疾病危险因素　美国 Framingham 心脏研究首次提出心血管疾病危险因素概念，并在此基础上创立了心血管疾病危险因素与冠心病发病危险的预测模型，筛选出具体危险因素及评分，根据胆固醇水平和非胆固醇因素计算未来 10 年个体冠心病的发生率。非胆固醇因素包括高危因素、主要危险因素和其他因素。高危因素包括糖尿病、已经具有冠心病的证据、心脏以外的动脉已经发生动脉硬化。主要危险因素包括男性＞55 岁、女性＞65 岁、吸烟、高血压、高密度脂蛋白＜40mg/dl、＜55 岁男性或＜65 岁女性一级亲属中有发生冠心病者。随着研究的深入，高同型半胱氨酸血症等新的心血管疾病危险因素也被认为参与脑卒中及冠心病的发生发展。

研究认为因人群种族差异，Framingham 心血管预测模型并不很适合亚洲人群，我国“十五”攻关项目“冠心病、脑卒中综合危险度评估及干预方案的研究”[19]，经过研究筛选出我国心血管疾病主要危险因素：年龄、血压、体重指数、总胆固醇、吸烟、糖尿病史等 6 项，对各项分别赋值，通过计算每位入选者的积分可以预测未来 10 年的冠心病发病率。危险积分越高，患者患冠心病的可能性越大。

危险积分越高，冠心病病变程度越重。

在冠心病诊断过程中，典型的心绞痛容易引起临床医师的重视，患者可以得到及时诊治，而对于非典型胸痛患者，症状没有特异性，临床上容易误诊及漏诊。临床研究发现在同一胸痛特征分组中，危险积分得分越高，冠心病可能性越大，年龄越小，危险因素作用越突出；同一性别及年龄段分组中，胸痛症状越不典型，冠心病可能性越低，随着年龄增长，胸痛症状越来越不典型[20]。Pryor 等[21]将年龄、性别、糖尿病、血脂异常、吸烟史及胸痛类型作为评分指标，可有效预测冠心病和冠心病预后。吴贵军[22]在非典型心绞痛患者中将年龄、男性、吸烟史、糖尿病史、原发性高血压病史及血脂异常 6 个因素作为评分指标，建立了非典型心绞痛冠心病诊断评分方案（命名为 ABCDDS 方案），积分越高，冠心病的可能性和严重性越大（表 7-98-3），且该研究发现本方案可提高临床上冠心病的检出率。所以，具有多种心血管疾病危险因素的患者在出现心绞痛或不典型心绞痛时，需高度怀疑冠心病并及时处理；而具有多种严重心血管疾病危险因素的患者冠状动脉严重狭窄时也可能没有明显的不适症状，需要警惕。

2. 症状在冠心病诊断中的作用 高血压患者本身症状多，有的患者表现为类似心绞痛的症状，但冠状动脉造影提示无影响血流动力学意义的狭窄。也有的高血压患者无心绞痛症状或症状不典型，但有明确的冠状动脉狭窄，这很容易被忽略而造成严重后果。

表 7-98-3 诊断评分方案危险积分表

危险因素	危险得分
年龄	
25～49 岁	0
50～64 岁	2
≥65 岁	3
糖尿病病史	3
男性	2
高血压病史	1
吸烟史	1
血脂异常史	1
总计	0～11

注：危险积分 0～5 分时，冠脉病变以 0 支病变为主，6～7 分时以一支及二支病变为主，9～10 分时以二支病变为主，8 分和 11 分时以三支病变为主。

高血压患者常常出现心绞痛发作的症状或伴有心电图缺血性改变，但是冠状动脉造影检查正常。有研究表明伴有心绞痛的高血压患者，尽管冠状动脉造影检查正常，但他们常常伴有冠状动脉储备功能的降低及小冠状动脉血管阻力增加。对于高血压引起的冠状动脉病变，除大血管病变外，微血管亦出现明显病变。高血压患者心肌内小冠状动脉中层增厚管腔缩小，血管壁腔比值增加，这是高血压患者血管重构的特有改变。微动脉管腔缩小使其对血管活性物质反应性增强，易发生痉挛收缩甚至管腔闭塞，造成微动脉最大扩张时仍有较高的血管阻力，使冠状动脉血流储备功能下降。随着高血压的发展，冠状动脉血流储备能力将进一步下降，尤其是伴左室肥厚时，即使没有显示冠状动脉狭窄，其冠状动脉血流储备能力也比正常人明显减少。对于高血压合并心肌缺血症状患者，不可轻易断定为“冠心病”，特别是在使用扩冠药物治疗效果不佳时，应考虑上述因素的存在，治疗上应以降低心脏负荷和逆转左室肥厚为主。

高血压患者中亦有急性心肌梗死时症状表现不典型者。急性心肌梗死是极危险的疾病，治疗不及时将造成严重后果，甚至导致患者死亡。典型的急性心肌梗死依据典型的心绞痛症状和心电图检查可初步确诊并及时给予干预措施，挽救濒死的心肌。但仍有少部分患者表现为其他位置的疼痛，甚至是无明显疼痛。异位心绞痛患者误诊率明显高于有典型心绞痛表现的患者。目前报道患者中以腹痛腹泻者最多，其次以牙痛、咽喉痛、肩背痛、上肢痛向下颌放射为症状，还有疼痛症状不明显，直接以晕厥、意识障碍、呼吸困难、心力衰竭甚至休克为首发症状。非胸闷、胸痛为首发症状急性心肌梗死患者以老年人为主，极易误诊，应引起各级临床医师注意。在排除原发部位的病变之后症状不能缓解者，特别是有高血压、糖尿病等的患者，需高度怀疑心肌梗死，尽早进行动态心电图及心肌酶学检查，积极有效的治疗是挽救心肌的关键。

异位心绞痛的机制可能与控制心脏的神经元在中枢神经系统从脊髓到大脑皮质各个水平上的分布部位与功能不同有关。缺血、缺氧等刺激心肌自主神经传入纤维，导致躯体感觉神经元兴奋加强，引起躯体不同部位牵涉痛。糖尿病患者、老年人发生不典型心绞痛概率高，原因如下：①老年患者神经系统退化，感觉不敏感，痛阈升高。许多研究已经证实随着年龄的增长，冠心病的患病率明显升高，而且心绞痛症状不典型，诱因不明显，疼痛形式多样，或没有心绞痛症状，首发症状可能为心源性休克，可以出现无痛性心肌缺血。②患有糖尿病的冠心病患者中，无症状心肌缺血和不典型心绞痛广泛存在；由于糖尿病患者常伴有严重的自主神经功能紊乱，可能因为痛觉减弱或消失而表现为心绞痛发作不典型或无疼痛感。与非糖尿病患者相比，患糖尿病的冠心病患者冠状动脉病变程度更加严重，发病年龄小，病情进展快，病情严重，容易发生心源性猝死。

（二）无症状肾脏损害或疾病

高血压患者长期血压控制不佳会导致慢性肾功能损伤，以尿微量白蛋白增多、夜尿次数增加和血肌酐缓慢升高为表现。肾脏有着丰富的血管，极易受到高血压的损害，肾功能的正常对于维持血压稳定有重要作用，肾功能一旦受损，将使高血压加重，高血压又进一步加重肾损害，如此形成恶性循环。在肾脏损害的早期，由于肾脏强大的代偿功能，患者不会出现明显的蛋白尿或血肌酐、尿素显著升高，而是以夜尿、尿微量白蛋白等形式表现出来。德国对 11 343 例非糖尿病的高血压患者中微量白蛋白尿患病率的调查显示[23]：微量白蛋白尿见于 32%男性和 28%女性，在有微量白蛋白尿的高血压患者中冠心病、脑卒中、外周血管病等并发症也相应增加。高血压肾损害的机制和血压的机械损害、氧化应激与炎症反应、RAAS 过度激活等因素有关[24]。

肾病如 IgA 肾病并没有明显的临床表现，但随着疾病的进展可能会形成较严重的肾损害和肾性高血压。IgA 肾病是全球最常见的原发性肾小球肾炎，临床表现异质性大，轻者表现为无症状镜下血尿，重者可快速进展为肾衰竭，而大多数患者临床表现为缓慢进展的肾功能不全[25]。其共同表现为电镜下肾小球系膜区有颗粒状高电子致密物 IgA 及 C3 为主的免疫复合物沉积。目前对于 IgA 肾病患者在无明显肾功能损害的情况下是否需要治疗是有争议的，但是伴有高血压的 IgA 肾病患者可优先选用 ACEI 或 ARB 以减少尿蛋白和保护肾功能。

无症状高尿酸血症对肾脏也有损害。高尿酸血症是长期嘌呤代谢障碍致尿酸生成增多和（或）尿酸排泄减少所致的一种代谢性疾病。早期人们认为高尿酸血症对人体的危害主要通过引起痛风性关节炎和尿酸盐结晶致肾损伤。近年来的一些大规模、前瞻性研究结果表明，血尿酸升高与肾脏疾病、动脉粥样硬化程度及冠心病、心肌梗死、原发性高血压、脑卒中、总心血管事件的发生率、死亡率和总死亡率等呈独立正相关，不依赖于一些常见的心血管危险因素及肾损伤指标。高血压患者中高尿酸血症患病率达 14%，高血压患者多有代谢综合征，嘌呤摄入量较普通人群高，且高血压患者肾损害及利尿剂等药物应用致尿酸排泄减少。生成过多而排泄减少导致高血压患者中高尿酸血症明显增加。

高血压患者患心血管疾病的比例高、症状多，强调早发现、早诊断、早干预。在今天这个生活节奏加快、饮食速食化的时代，心血管疾病等慢性病成为居民死亡的第一原因。辨别假性心血管疾病患者又不漏掉隐藏的真性危险患者，对临床医师提出了更高的要求和更大的挑战。

（三）早期心血管疾病发现与诊断

根据《中国心血管健康与疾病报告 2020》[18]显示，2017 年，我国由血压升高导致的过早死亡人数达 254 万。要预防和避免这些人员死亡，必须要有强有力的措施，在疾病发作前或恶化前遏制病变发生。早期心血管疾病概念的提出并被临床医师掌握具有重要意义。

早期心血管疾病是针对高血压合并多种心血管疾病危险因素和（或）合并靶器官损害而无明显症状的高风险心血管疾病患者提出的概念。提出它的意义在于提高人们正确的健康意识和预防观念，在致命性临床心血管事件发生前，应该尽早干预和治疗。在此，将具有多种心血管疾病危险因素的高血压患者在没有典型心血管疾病临床表现或者没有找到客观心血管疾病证据时，命名为“早期心血管疾病”（阶段），希望引起临床医师对存在致命性心血管临床事件风险的高危人群的重视，以采取早期干预措施。

一般来说，早期心血管疾病不属于目前公认的（经典的）心血管疾病，更不是急性心肌梗死、脑卒中等急症，因此临床上患者往往没有特殊症状或体征，需明确上述提及的所合并的多种心血管疾病危险因素、靶器官受损情况来诊断。在此以冠状动脉病变和心绞痛的关系为例，阐述早期心血管疾病的诊断。正常情况下冠状动脉储备非常充足，只有当冠状动脉管腔狭窄至70%～75%才会严重影响心肌供血，此时患者才会表现出典型心绞痛症状，而当这种狭窄至 100%时就会出现心肌梗死。若管腔狭窄至50%～70%也会出现与活动量相关的不适感觉。而管腔狭窄＜50%的冠状动脉粥样硬化患者，平时不会表现出任何不适。但由于基础病变——动脉粥样硬化的存在，当出现斑块破裂、新的血栓形成时，可阻塞冠状动脉，致急性心肌梗死发作。

对早期心血管疾病的诊断实际上是分析心血管疾病危险因素，高血压患者合并其他心血管疾病危险因素越多，心血管疾病风险越高。临床中，在患者典型症状出现前，临床医师应该结合心血管疾病危险因素进行分析，而心血管常见危险因素中以吸烟影响最为严重。另外，高血压合并糖尿病患者也应该予以重视。

（余振球　印　清　杨定燕）

参考文献

[1] 乐文照，胡远峰，诸祖德，等. 高血压病 713 例死亡原因分析[J]. 中华内科杂志，1957，5（12）：970-978.

[2] 黄家驷. 我国心脏血管系统疾病研究工作的现况及今后发展的方向[J]. 中华医学杂志，1960，46（3）：180-186.

[3] 王文.《中国高血压防治指南》2005 年修订版要点解读[J]. 中国实用乡村医生杂志，2007，14（10）：47-52.

[4] Zuber SM，Kantorovich V，Pacak K. Hypertension in pheochromocytoma：Characteristics and treatment[J]. Endocrinol Metab Clin North Am，2011，40（2）：295-311.

[5] Klag MJ，Whelton PK，Randall BL，et al. Blood pressure and end-stage renal disease in men[J]. N Engl J Med，1996，334（1）：13-18.

[6] 李钦，范遥. 高血压对心血管疾病的影响[J]. 中国医药指南，2014：73，74.

[7] O'Brien E，Parati G，Stergiou G，et al. European Society of Hypertension position paper on ambulatory blood pressure monitoring[J]. J Hypertens，2013，31（9）：1731-1768.

[8] Yang WY，Melgarejo JD，Thijs L，et al. Association of office and ambulatory blood pressure with mortality and cardiovascular outcomes[J]. JAMA，2019，322（5）：409-420.

[9] Boggia J，Li Y，Thijs L，et al. Prognostic accuracy of day versus night ambulatory blood pressure：A cohort study[J]. Lancet，2007，370（9594）：1219-1229.

[10] 葛均波，徐永健，王辰. 内科学[M]. 9 版. 北京：人民卫生出版社，2018.

[11] Acharjee S，Qin J，Murphy SA，et al. Distribution of traditional and novel risk factors and their relation to subsequent cardiovascular events in patients with acute coronary syndromes（from the PROVE IT-TIMI 22 trial）[J]. Am J Cardiol，2010，105（5）：619-623.

[12] Rosei EA，Chiarini G，Rizzoni D. How important is blood pressure variability[J]. Eur Heart J Suppl，2020，22（Suppl E）：E1-E6.

[13] Kilic A，Baydar O. The relationship between diurnal blood pressure abnormalities and target organ damage in normotensive subjects. Which is more important? Increased blood pressure levels or circadian blood pressure abnormalities[J]. Clin Exp Hypertens，2020，42（3）：244-249.

[14] 余振球. 在高血压患者中发现心血管疾病（上）[J]. 中国乡村医药，2019，26（13）：28-29.

[15] 余振球. 在高血压患者中发现心血管疾病（下）[J]. 中国乡村医药，2019，26（15）：26-27.

[16] 平丽. 波动大的高血压对靶器官的损害[J]. 中国实用医药，2010，5（34）：113-114.

[17] Samadian F，Dalili N，Jamalian A. New insights into pathophysiology，diagnosis，and treatment of renovascular hypertension[J]. Iran J Kidney Dis，2017，11（2）：79-89.

[18] 中国心血管健康与疾病报告编写组. 中国心血管健康与疾病报告 2020 概要[J]. 中国循环杂志，2021，36（6）：521-545.

[19] Wu Y，Liu X，Li X，et al. Estimation of 10-year risk of fatal and nonfatal ischemic cardiovascular diseases in Chinese adults[J]. Circulation，2006，114（21）：2217-2225.

[20] 吴贵军，韩雅玲，荆全民，等. 通过简单临床观察构建胸痛患者冠心病预测模型过程中的风险因素分析[J]. 现代生物医学进展，2011，11（S1）：4705-4709.

[21] Pryor DB，Shaw L，McCants CB，et al. Value of the history and physical in identifying patients at increased risk for coronary artery disease[J]. Ann Intern Med，1993，118（2）：81-90.

[22] 吴贵军. 非典型心绞痛人群冠心病诊断评分（ABCDDS）方案的创建及冠状动脉 CT 检查对其影响的研究[D]. 大连：大连医科大学，2012.

[23] Agrawal B，Berger A，Wolf K，et al. Microalbuminuria screening by reagent strip predicts cardiovascular risk in hypertension[J]. J Hypertens，1996，14（2）：223-228.

[24] 陈耀德，修建成. 高血压肾病发病机制及早期筛查手段的研究进展[J]. 岭南急诊医学杂志，2021，26（3）：328-330.

[25] Perse M，Veceric-Haler Z. The role of IgA in the pathogenesis of IgA nephropathy[J]. Int J Mol Sci，2019，20（24）：6199.

第99章
早期心血管疾病

《中国心血管健康与疾病报告 2020》指出心血管疾病死亡仍是我国城乡居民总死亡的首要原因，农村和城市心血管疾病死亡占全部死因的比例分别为 46.66%和 43.81%。心血管疾病的发生率高于肿瘤及其他疾病，每 5 例死亡中就有 2 例死于心血管疾病[1]；每年约 350 万人死于心血管疾病，每 10s 就有 1 人死于心血管疾病，其中 70%脑卒中和 50%以上心肌梗死的发生与高血压有关。心血管疾病的疾病负担日渐加重，已成为重大的公共卫生问题。

进一步详细阐明高血压在早期心血管疾病中所起的重要作用和早期心血管疾病的最新预测危险因素、致靶器官损害的发生机制，以及让人们认识到靶器官损害如何发展为确定性心血管疾病，才能更好地开展早期心血管疾病防治工作。

第一节 流行病学资料

早期心血管疾病是针对高血压合并多种心血管疾病危险因素和（或）合并靶器官损害而无明显症状的高风险心血管疾病患者群提出的概念，这不是一个完全成熟的概念，但提出它的意义在于提高人们正确的健康意识和预防观念。然而，从疾病发生发展的过程可知高血压导致心脑肾损害需要时间积累，所以在致命性临床心血管事件发生前，应该尽早干预和治疗。在此，具有多种危险因素的高血压患者在没有典型心血管疾病临床表现或者没有找到客观心血管疾病证据时，称之为“早期心血管疾病”阶段。

一、高血压与心血管疾病的关系

随着人们对血压的重视和关注，“早期心血管疾病”概念的提出，希望能引起广大医务工作者和广大群众对致命性心血管临床事件高危人群的重视，以采取早期干预措施。早期心血管疾病的概念着眼于疾病发生发展的过程，针对高血压患者中高风险心血管疾病患者群提出，在临床中主要有以下意义：①提高对高血压患者中存在的高风险心血管疾病患者群的关注。②有利于规范早期干预和治疗以保护心脑肾。③符合心血管疾病防治战线前移的思路。④为高血压专科临床医师在诊疗过程中提供更超前而全面的诊疗思路。⑤为政府部门开展心血管疾病预防工作提供思路。认识早期心血管疾病有如下实际意义。

首先，明确高血压是动脉粥样硬化的原因。众所周知，动脉粥样硬化是目前心血管疾病的最常见原因。动脉粥样硬化是遗传和环境多种因素作用的结果，目前研究发现，高血压在动脉粥样硬化的发病机制中扮演着重要角色，包括增加血管内皮的通透性，延长脂蛋白与血管壁的接触时间，使内皮依赖的血管舒张性降低等。有数据显示早在青少年时期动脉粥样硬化就已存在，2017 年公布的中国人冠状动脉粥样硬化发生率显示：30～40 岁人群已高达 45%，40～50 岁人群为 59%，50～60 岁为 74%，60～70 岁为 87%[2, 3]。当高血压合并血脂异常、高血糖、吸烟、肥胖、体力活动不足及大气污染等心血管疾病危险因素时，会加速动脉粥样硬化的发生和发展。有资料显示，年龄 40～70 岁者，血压水平自 115/75mmHg 起，每增加 20/10mmHg，心血管疾病危险相应增加 1 倍。

其次，高血压患者血压变化是心血管疾病发作的诱因。研究证明，在斑块破裂或斑块糜烂基础上形成的叠层血栓往往导致致命性临床心血管事件（如急性冠脉综合征、脑卒中等）。当血压过高，特别是清晨血压升高时，斑块容易破裂而发生心血管疾病。晨峰相关机制包括多方面：①清醒前后交感神经系统活性迅速增加，外周血管阻力及心排血量增加，肾素-血管紧张素-醛固酮系统（RAAS）激活，儿茶酚胺释放，血管收缩，血压升高，血管腔内压力骤变。②连续 24h 测量血小板活动（力）发现清晨 6：00～9：00 血小板聚集力明显升高，有研究提示清晨血压升高与二磷酸腺苷（ADP）诱导的血小板聚集和自发性血小板聚集增加有相关性；而血组织型纤溶酶原激活物和组织型纤溶酶原激活物抑制物-1 活性下降，使血纤溶酶原的作用减弱，两方面促使清晨血液呈高凝状态，促进血栓形成。

最后，了解血压的变化是心血管疾病发作的表现。当心血管疾病发作时，稳定的血压会出现不稳定现象，这是由于心血管疾病发作致心血管活性物质活性改变而引起的血压波动，往往先于传统的临床症状。例如，有的短暂性脑缺血发作（TIA）先有血压波动，后有神经系统体征。当某些心血管疾病（如肾动脉狭窄）发作时，血压还表现为难以控制。

因此，控制血压可预防心血管疾病发生，关注血压变化有助于及时发现心血管疾病的重要线索。

二、高血压患者心血管疾病危险因素聚集现状

早期心血管疾病表现为多种危险因素并存和（或）靶器官损害。研究表明，我国高血压患者有心血管疾病危险因素聚集现象。中国门诊高血压患者合并多重心血管疾病危险因素现状（CONSIDER）研究提示：4985 例门诊高血压患者中，81.1%并存血脂异常，51.3%并存糖代谢异常（23.5%为糖尿病，27.8%为糖尿病前期），18.4%并存吸烟，22.8%缺乏体力活动，18.3%为肥胖，其中血脂异常、糖代谢异常是我国高血压患者中最常见的两种心血管疾病危险因素[4]。门诊高血压患者蛋白尿的总检出率达 28.8%。

1998 年，我国 11 省市自然人群高血压流行病学研究发现：高血压患者中伴有任一其他危险因素的占 8.9%，明显高于非高血压患者（$P<0.01$）。1992 年 CMCS 研究显示高血压至少合并 1 个心血管疾病危险因素者占 76.4%，其中≥3 个者占 13.4%；而 2009 年 CONSIDER 研究显示，高血压合并危险因素的患者近 96%，其中≥3 个危险因素者占 45.1%，合并多种危险因素患者较前明显增加（图 7-99-1）。

美国 Framingham 心脏研究显示，高血压合并上述危险因素的患者超过 80%，PROVEIT-TIMI 22 研究对 3675 名急性冠脉综合征（ACS）患者进行评估，发现所有患者均合并危险因素，平均合并危险因素的数目为 5 个。

除上述提及的传统心血管疾病危险因素外，高血压合并高尿酸血症者心血管事件风险也有所提高。Francesca Viazzi 等的研究纳入了 425 名（265 名男性，160 名女性）中年未经治疗的高血压患者。在调整其他变量后，血尿酸与左室肥厚、颈动脉内膜增厚密切相关。表 7-99-1 是血尿酸与动脉粥样硬化性心血管疾病风险的关系的一系列临床试验，均提示高尿酸血症与心血管疾病发生密切相关。

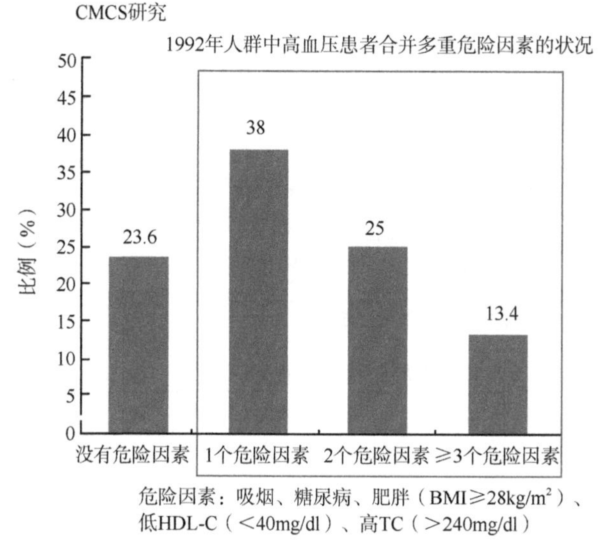

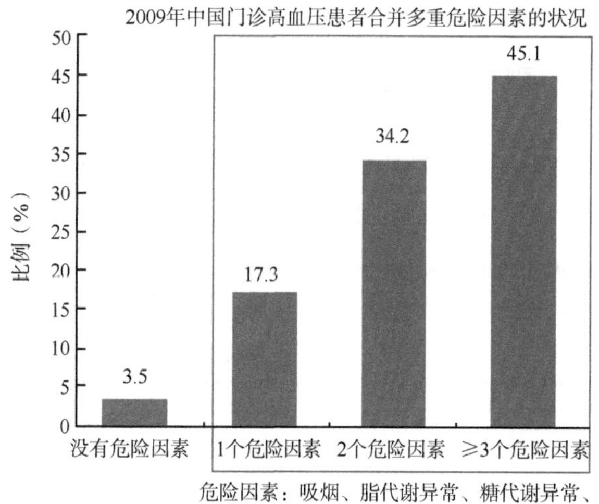

图 7-99-1　高血压合并危险因素人群比例

表 7-99-1　高血压患者合并高尿酸血症心血管风险相关研究

临床试验	年份	入选人数/随访年份	危险度
Freedmnan et al.	1995	5421 名成人，随访 12～15 年	女性中尿酸每增加 1mg/dl，缺血性心脏病发生率增加 1.14 倍，缺血性心脏病死亡率增加 1.48 倍
Wannamethee et al.	1997	7688 名男性，平均随访 16.8 年	差异无统计学意义
Lehto et al.	1998	1017 名成人，随访 7 年	高尿酸血症>195mmol/l，会增加致命性或非致命性脑卒中风险 1.93（95%CI 1.30～2.86）倍
Culleton et al.	1999	6763 名成人，年随访 117 376 人	差异无统计学意义
Fang et al.	2000	5926 名成人，平均随访 16.4 年	血尿酸水平每升高 59.48μmol/L，男性心血管疾病和缺血性心脏病死亡 HR 分别为 1.09（95%CI 1.02～1.18）和 1.17（95%CI 1.06～1.28），女性分别为 1.26（95%CI，1.16～1.36）和 1.30（95%CI，1.17～1.45）
Verdecchia et al.	2000	1720 名成人，随访 12（平均 4 年）年	心血管事件 1.73 倍，致命性心血管事件 1.96 倍；全因死亡率 1.63 倍
Moriarity et al.	2000	13 504 名成人，随访 8 年	差异无统计学意义
Sakata et al.	2001	8172 人，年随访 108 284 人	差异无统计学意义
Niskanen et al.	2004	1423 名男性，平均随访 11.9 年	与血尿酸<251mmol/L 相比，>381mmol/L 增加心血管疾病风险 1.68（1.24～2.27）倍，心肌梗死风险增加 1.87（1.12～3.13）倍，脑卒中风险增加 1.57（1.11～2.22）倍，缺血性脑卒中风险增加 1.77（1.10～2.83）倍，出血性脑卒中风险增加 1.68（0.68～4.15）倍
Wheeler et al.	2005	meta 分析 18 569 人	最高三位与最低三位相比得出：高尿酸使冠心病风险增加 1.12（CI 0.97～1.30）倍，
Bos et al.	2006	4385 人，平均随访 8.4 年	心血管疾病风险增加 1.68 倍，心肌梗死风险增加 1.87 倍，脑卒中风险增加 1.57 倍，缺血性脑卒中风险增加 1.77 倍，出血性脑卒中风险增加 1.68 倍
Krishnan et al.	2006	12 866 名男性，平均随访 6.5 年	急性心肌梗死风险增加 1.26 倍
Choi et al.	2007	51 297 名男性，随访 12 年	心血管疾病死亡风险增加 1.38 倍，冠心病风险增加 1.55 倍
Okura et al.	2009	4206 人，随访 3 年	尿酸≥6.8mg/dl 的心血管事件和全因死亡风险增加 1.25（95%CI 1.07～1.45）倍
Brodov et al.	2009	2796 人	致死性或非致死性心肌梗死或猝死风险增加 1.46 倍
odarzynejad et al.	2010	370 名成年人	男性冠心病风险增加 1.51 倍

高尿酸血症还存在预后价值：Kjoller 等对 1717 名明确诊断急性心肌梗死和左心功能不全的患者随访中发现：合并高尿酸血症患者远期生存率较血尿酸正常者明显下降（1 年后 87% *vs* 94%；3 年后

55% *vs* 79%)，而短期生存率并没有显示明显差异。

三、靶器官损害增加心血管疾病风险

高血压最常见的靶器官损害表现为左室肥厚、微量白蛋白尿与颈动脉硬化。

左室肥厚是目前公认的心血管疾病独立危险因素，Jain 等对 4965 例无心血管疾病的动脉粥样硬化患者平均随访 5.8 年发现左室质量指数与脑卒中相关（HR 1.3，95% CI 1.1～1.7），与心力衰竭相关（HR 1.8，95% CI 1.6～2.1）。这种相关性在性别和不同种族间同样存在。

微量白蛋白尿是早期肾脏受损的表现，可增加高血压患者心血管疾病风险。表 7-99-2 中列出一系列大规模临床试验所得数据，以显示微量白蛋白尿与心血管疾病的关系。

表 7-99-2 高血压患者微量白蛋白尿与心血管疾病风险相关研究

临床试验或研究者	入选人群	微量白蛋白定义	相关危险度（95%CI）
HOPE	高危心血管疾病危险人群（年龄≥55 岁患心血管疾病者或者糖尿病者合并至少 1 个心血管危险因素）(*n*=9043)	晨尿：ACR≥2mg/mmol	全因死亡：RR 2.09（1.84～2.38）
PREVEND	来自荷兰格罗宁根的 28～75 岁当地居民（*n*=7330）	24h 尿：UAE 30～300mg/L	全因死亡：ST-T 段改变和微量白蛋白尿的患者 HR 为 3.3（1.5～7.1），而 ST-T 段改变患者的 HR 为 0.9（0.4～1.9） 心血管疾病死亡：ST-T 段改变+微量白蛋白尿患者的 HR 为 10.4（2.5～43.6）
Hoorn 研究	白种人 50～75 岁（*n*=631）	晨尿：ACR≥2mg/mmol	心血管疾病死亡：RR 3.22（1.28～8.06）；全因死亡：RR 1.70（0.86～3.34）；高血压全因死亡：RR 2.87（1.22～6.33）
HUNT	来自挪威北特伦德拉格郡的非糖尿病、非高血压≥20 岁者（*n*=2089）	晨尿：ACR≥0.76mg/mmol（＞第 60 百分位数）	全因死亡：RR 2.3（1.0～5.4）
EPIC-Norfolk	来自英国诺福克 40～79 岁居民（*n*=20 911）	随机尿：ACR 2.5～25mg/mmol	全因死亡：HR 1.48（1.20～1.79）；心血管死亡：HR 2.03（1.55～2.67）；致死性脑卒中：HR 1.58（1.10～3.0）；冠心病死亡：HR 2.01（1.40～2.90）；脑卒中：HR 1.49（1.13～2.14）
EPIC-Norfolk	来自英国诺福克 40～79 岁居民（*n*=20 630）	随机尿：ACR 2.5～25mg/mmol	全因死亡：RR 1.9（1.5～2.4） 冠心病死亡：RR 2.0（1.4～3.0）
Third Copenhagen City Heart Study	来自丹麦本哈根的 30～70 岁居民，无冠心病者	定时的夜尿样本中 UAE＞4.8μg/min（＞第 75 百分位数）	冠心病死亡：RR 2.0（1.4～3.0）；全因死亡 RR：1.9（1.5～2.4）
MONICA	无缺血性心脏病、肾病、尿路感染、糖尿病者（*n*=2085）	晨尿：ACR≥0.76mg/mmol（＞第 95 百分位数）	缺血性心脏病：RR 2.3（1.3～3.9）
Shibata Study	来自日本大阪＞40 岁的居民（*n*=2651）	晨尿：UAE 20～200mg/L	男性脑卒中：RR 2.5（1.1～5.7）
Portland Study	来自波兰的老年人，有脑卒中或者 TIA 史（*n*=121）	晨尿：UAE 20～200mg/L	再次脑卒中：HR 4.9（1.4～17.6）
Slowik et al.	无脑卒中病史且 24h 内缺血性脑卒中发作者（*n*=60）	24h 尿：UAE 30～300mg/L	死亡率：OR 6.0（1.3～27.7）
Zander et al.	2 型糖尿病者（*n*=1060）	UAE：20～200μg/min 定时的夜尿样本中	PAD OR 2.1（1.4～3.2）
PREVEND	来自挪威北特伦德拉格郡 28～75 岁非糖尿病者（*n*=7579）	24h 尿：UAE 30～300mg/L	PAD 多因素相关分析中 OR 0.98（0.68～1.41）
Earle et al.	1 型糖尿病且不合并心血管疾病者	UAE：20～200μg/min 定时的夜尿样本中	无症状心肌缺血：OR 6.3（1.2～37.8）

注：ACR. 白蛋白-肌酐比值；EPIC-Norfolk. 欧洲诺福克癌症前瞻性研究；HOPE. 心脏预后评估；HR. 风险比；HUNT. 北特伦德拉格郡健康研究；OR. 优势比；PAD. 外周动脉疾病；PREVEND. 肾脏和血管终末期疾病预防；RR. 相对危险度。

颈动脉内膜厚度≥0.9cm 或颈动脉粥样硬化斑块形成是高血压靶器官损害表现之一，是全身动脉粥样硬化的早期评价指标，前瞻性随访研究证实，颈动脉内膜厚度能很好地独立预测心血管病事件发生。荷兰 Rotterdam 研究也发现，颈动脉内膜厚度每增加 0.163mm，脑卒中增加 45%，心肌梗死增加 43%。颈动脉内膜厚度与缺血性脑梗死关系特别密切，颈动脉内膜厚度每增加 0.15mm，脑梗死增加 1.82 倍[5, 6]。

在上述危险因素和受损靶器官的协同作用下，高血压患者单纯控制血压难以遏制心血管疾病的发生。同时，除以上危险因素外，目前还存在踝臂指数（ankle-brachial index，ABI）、高敏 C 反应蛋白（high-sensitivity C-reactive protein，hsCRP）水平和冠状动脉钙化（coronary artery calcium，CAC）等指标，这些新指标对无症状心血管疾病患者预防心血管事件的风险有一定参考价值，但目前美国预防医学工作组（U.S. Preventive Services Task Force，USPSTF）专家指出对比当前证据不足。

第二节 诊 断

一般来说，早期心血管疾病不属于目前公认的（经典的）心血管疾病，更不是急性心肌梗死、脑卒中等急症[7]。临床中此类患者往往没有特殊症状或体征，需结合上述提及的所合并的危险因素、靶器官损害情况来诊断。对早期心血管疾病的诊断实际是分析危险因素，高血压患者危险因素越多，心血管疾病风险越高。临床中，患者在典型症状出现前，应该结合危险因素进行分析，而心血管疾病的常见危险因素中以吸烟影响最为严重。此外，高血压合并糖尿病患者也应该予以重视。

一项前瞻性队列研究纳入 42 765 名高血压患者和 22 147 名正常血压无危险因素对照者，随访近 20 年，评价危险因素与心血管疾病风险间的关系，结果显示心血管危险因素越多，生存率越低（图 7-99-2）。

在此，以冠状动脉病变和心绞痛的关系为例阐述早期心血管疾病的诊断。正常情况下冠状动脉储备非常充足，只有当冠状动脉管腔狭窄至 70%～75%及以上才会严重影响心肌供血，此时患者才会表现出典型心绞痛症状，而当这种狭窄至 100%时就出现心肌梗死[8, 9]。若管腔狭窄至 50%～70%也会出现与活动量相关的不适感觉。而临床中管腔狭窄＜50%的冠状动脉粥样硬化患者，平时不会表现出任何不适。但由于基础病变——动脉粥样硬化的存在，当出现斑块破裂、新的血栓形成时，可阻塞冠状动脉，致急性心肌梗死发作。

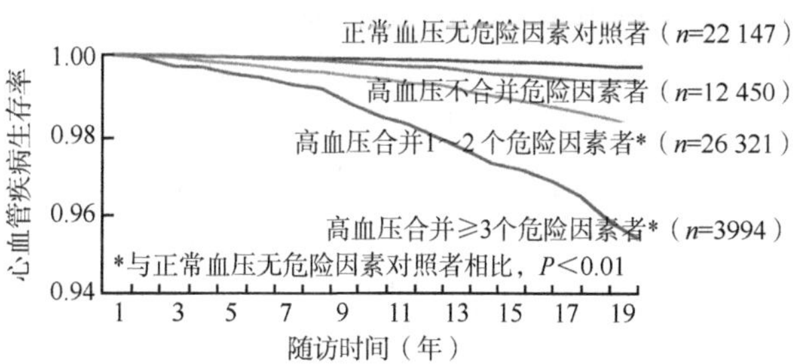

图 7-99-2 高血压患者危险因素与心血管疾病生存率的关系

第三节 治 疗

心血管疾病的一级预防是针对尚未发生心血管疾病的人群采取的干预措施。这些干预措施通常指改变不健康的生活习惯，如戒烟、减少钠盐摄入量、限制摄入酒精、增加体力活动和控制体重及合理膳食等，同时配合药物控制代谢性危险因素（血压、血脂及血糖异常）的水平。目的是预防心血管疾病及其他相关疾病的发生。

一、健康生活方式是治疗基石

第一，戒烟及预防青少年吸烟。大量研究表明，无论主动吸烟还是被动吸入二手烟，吸烟量和心血管疾病、肿瘤或慢性呼吸道疾病的发病和死亡风险均呈显著正相关[10]。队列研究证据显示，戒烟者发病和死亡风险显著低于持续吸烟者。无论何时戒烟都会获益，越早戒烟，获益越多。在医疗机构帮助吸烟者戒烟对于预防与控制心血管疾病非常重要，医护人员应帮助患者了解吸烟的危害、戒烟的步骤、可能面临的困难及克服的方法，必要时提供戒烟药物治疗并约患者定期复诊；同时邀请患者家属或朋友参加门诊谈话，帮助患者建立一个良性的支持环境。宣传吸烟的危害，防止青少年吸烟。

第二，减少钠盐摄入量。人群观察性研究发现膳食钠盐摄入量和高血压[11, 12]、心血管疾病死亡及疾病负担相关。随机对照临床试验显示减少钠盐摄入量可以降低血压，长期维持健康的血压水平可以有效预防心血管疾病的发生。全球慢性病防控目标要求到 2025 年人群钠盐摄入量应较 2010 年减少 30%。同时观察性研究发现，不仅钠盐摄入量和心血管疾病有关，膳食摄入的钾含量及钠钾比例和脑卒中死亡率也呈负相关。老年人群干预研究也发现食用含钾盐可降低心血管疾病死亡风险。虽然上述关于钾摄入量和心血管疾病死亡的研究证据有限，但我国成人钾摄入量普遍低于世界卫生组织（WHO）和中国营养学会推荐水平。因此在推荐患者减少钠盐摄入量的同时，鼓励增加膳食钾摄入量特别是天然富含钾食物的摄入量，对预防心血管疾病的益处不言而喻。富含钾的食物多为水果蔬菜，可同时提供健康需要的维生素和纤维素。

第三，限制酒精摄入量。全球每年由长期过量饮酒或偶尔大量饮酒导致的死亡人数高达 300 万。过量饮酒是多种健康问题的重要危险因素。长期少量饮酒无预防缺血性心脏病和缺血性脑卒中的作用[13]。饮酒量与高血压、心房颤动及出血性脑卒中密切相关。我国建议每日摄入酒精量为男性＜25g，女性＜15g。应提醒高血压、肝肾功能不良、心房颤动患者及妊娠或青少年个体不得饮酒。长期过量饮酒，或偶尔大量饮酒都会严重影响健康。全球慢性病防控目标要求在 2025 年有害使用酒精比 2010 年相对减少 10%。

第四，增加身体活动，控制体重。身体活动不足是导致心血管疾病、2 型糖尿病和某些肿瘤的主要危险因素[14]。适宜的有氧运动可降低安静时的血压，改善心肺功能，同时调节紧张情绪。运动的形式可根据个体的喜好及运动环境和条件来决定，但运动量要根据个体的健康状况来决定。中低强度的运动在控制血压、改善心肺功能方面较高强度运动更有效。每日 30min、每周至少 3～5 次的运动可以有效改善心血管健康，重在长期坚持。工作忙碌的年轻群体，每周 2 次较大强度的运动比完全没有运动的个体较少发生心血管疾病。适量运动加合理膳食有助于控制体重。每日总热量摄入应量出为入，即摄入的总热量不超过每日活动消耗的总热量，才能维持健康的体重。

第五，合理膳食。除应控制膳食摄入总热量和减盐限酒外，还应增加膳食中非精制米面（谷粒表皮富含纤维素、维生素和矿物质）的比例，减少膳食中总脂肪，特别是饱和脂肪酸的含量，增加蔬菜和水果摄入量。目前我国人均摄入的脂肪在总热量中的比例较高，粗制米面、水果蔬菜明显不足。应建议每人每日摄入：奶类 300g、蔬菜 300～500g、水果 200～350g、禽蛋类 120～200g、谷薯类 250～400g。合理的膳食可以增加纤维素、维生素、钾等摄入量，降低血脂和改善心血管健康。

第六，其他和生活方式相关的防控措施，包括乐观的生活态度、良好的睡眠等。医护人员应在临床实践中利用患者咨询的机会对其进行健康生活方式指导。特别在基层医疗机构，要定期对心血管疾病患者和高危个体组织针对性的一级预防和按医嘱服药的教育活动。最大限度发挥干预措施的效果还要依靠公众教育和立法，创造健康的人文环境，使全体居民都能够从中获益。

二、降压治疗

高血压是冠心病重要危险因素之一，高血压患者即使血压控制正常，其冠心病风险仍高于血压正常者（图 7-99-3），初步分析可能原因：①高血压患者血管内皮损伤已经形成，为动脉粥样硬化的发生奠定了基础，高血压患者的动脉粥样硬化进程已被加速。②高血压患者往往同时合并多重危险因素，它们产生协同作用加速动脉粥样硬化进展。但多危险因素综合控制的含义并不是单独看待各个危险因素或者使各项指标控制在正常范围，而是综合评估，根据患者危险分层确定各项关键指标达标范围。

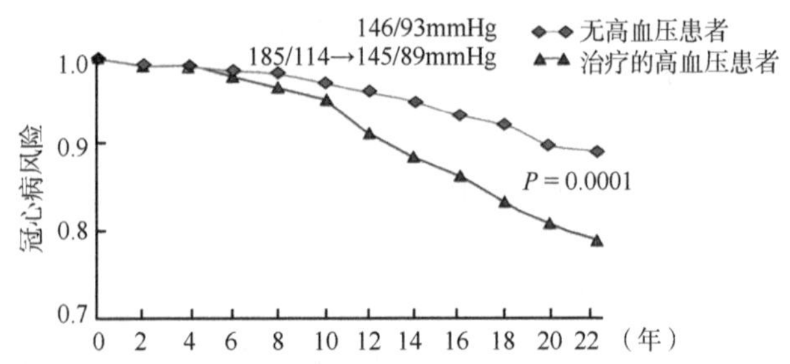

图 7-99-3 高血压患者即使血压控制达标，冠心病风险仍高于血压正常者

686 名高血压患者和 6810 名血压正常者，平均随访 22～23 年

（摘自 Br Med J，1998，317：167-171）

（一）降压治疗的时机

对有 0～2 个危险因素的初发高血压患者，收

缩压在 120～139mmHg 和舒张压在 80～89mmHg，以生活方式干预为主。1 级和 2 级高血压首先行生活方式干预，数周后若血压未得到控制，则开始药物治疗。3 级高血压应立即药物治疗[15]。对于有≥3 个危险因素，或合并代谢综合征、靶器官损害（蛋白尿、左室肥厚、视网膜病变Ⅲ～Ⅳ级）、肾功能不全或糖尿病的高血压患者，在积极改变生活方式的同时，各级高血压患者都应立即开始药物治疗。

（二）降压治疗的目标

降压治疗可以使高血压患者获益，但并不意味着血压降得越低越好。研究表明，降压过快、过低都会影响器官灌注，并且从多种机制共同作用使心血管事件不降反增。因此，降压目标成为关注重点，各项国际高血压防治指南也分别提出降压目标建议。对于一般成人高血压患者，大部分高血压防治指南普遍推荐降压目标为 140/90mmHg。各类特殊人群的降压目标值请参考第五编“原发性高血压的诊断与治疗”相应章节。

降压治疗的常用药物有以下五大类：钙拮抗剂（CCB）、血管紧张素转换酶抑制剂（ACEI）、血管紧张素Ⅱ受体拮抗剂（ARB）、利尿剂、β 受体阻滞剂。以上五大类抗高血压药及固定复方制剂均可作为高血压初始或维持治疗的选择。必要时还可联用醛固酮受体拮抗剂或 α 受体阻滞剂。ACEI 或 ARB 可使有心血管疾病高危因素的糖尿病患者获益更多。在无心脏合并症的情况下，糖尿病合并高血压患者的降压治疗不首选 β 受体阻滞剂。ACEI/ARB 可预防高血压患者微量白蛋白尿的发生，并有效减轻左心室肥厚。推荐 ACEI 或 ARB 用于合并蛋白尿、左心室肥厚的患者，以延缓高血压肾病进展，减少心血管疾病事件。但 ACEI 与 ARB 的联合治疗并不能进一步减少患者心血管事件，因此不建议联合应用 ACEI/ARB。联合用药是高血压药物治疗的基本原则。优选的联合治疗方案包括 ACEI/ARB 与利尿剂、ACEI/ARB 与 CCB、利尿剂与 CCB、β 受体阻滞剂与 CCB。建议血压水平＜160/100mmHg 时，初始采用单药治疗；对血压水平＞160/100mmHg 或血压高于目标血压 20/10mmHg 的患者，或合并靶器官损害（蛋白尿、左室肥厚、视网膜病变Ⅲ～Ⅳ级）、肾功能不全或糖尿病的高血压患者，初始即可采用两种药物小剂量联合治疗。初步治疗未能使血压达标时，可增加初始用药的剂量或加用其他种类抗高血压药物。药物治疗开始 2～4 周后，应根据血压的控制情况进行必要的药物调整。应在开始药物治疗后的 1～3 个月（尽可能在 1 个月内）使患者的血压达标。

三、糖代谢异常和糖尿病的治疗

糖尿病是心血管疾病的独立危险因素[16]。与非糖尿患者群相比，糖尿病患者发生心血管疾病的风险增加 2～4 倍。糖尿病前期也与心血管疾病发生风险增加相关。糖尿病患者经常伴有血脂紊乱、高血压等心血管疾病的重要危险因素。近 30 多年来，随着人口老龄化与生活方式的变化，我国成人糖尿病患病率显著增加。2013 年监测显示我国 18 岁及以上成人糖尿病患病率为 10.4%。我国队列研究显示，如果 35 岁以上成人保持空腹血糖＜5.6mmol/L（100mg/dl）可减少 8.0%的心血管疾病发病[17]。这些资料提示要加强对早期心血管疾病的防治。糖尿病控制与并发症试验（Diabetes Control and Complications Trial，DCCT）和英国前瞻性糖尿病研究（UK Prospective Diabetes Study，UKPDS）等严格控制血糖的随机对照试验（RCT）研究结果提示，在处于糖尿病早期阶段的患者中，严格控制糖化血红蛋白（HbA1c）＜7%可以显著降低糖尿病微血管病变的发生风险，且强化血糖控制可以降低已经发生的早期糖尿病微血管病变进一步发展的风险，在长期随访中也发现其能够降低心肌梗死发病及死亡风险。

2 型糖尿病是一种进展性疾病，随着病程进展，血糖有逐渐升高的趋势，控制高血糖的治疗强度也应随之加强，常需要多种手段的联合治疗。糖尿病确诊后，至少应每年评估心血管疾病危险因素，评估的内容包括心血管疾病现病史及既往史、年龄、有无心血管危险因素（吸烟、高血压、血脂紊乱、肥胖特别是腹型肥胖、早发心血管疾病家族史）、肾脏功能和是否有心律失常等。如果单纯生活方式改善不能使血糖控制达标，应开始药物治疗。2 型糖尿病是动脉粥样硬化性心血管疾病（ASCVD）的主要危险因素，对 2 型糖尿病患者进行针对 ASCVD 危险因素的长期强化综合治疗可显著降低其心血管事件风险。

四、血脂异常的治疗

血脂异常的主要危害是增加心血管疾病的发病风险[18]。血脂紊乱与多个危险因素交互作用决定了个体的心血管疾病总体风险。总胆固醇（TC）和低密度脂蛋白胆固醇（LDL-C）与心血管疾病风险呈正相关,降低 LDL-C 水平可显著降低心血管疾病的风险，并具有剂量反应关系。因此，降低 LDL-C 水平作为调脂治疗的首要干预靶标。2014 年美国脂质学会（National Lipid Association，NLA）指南、国际动脉粥样硬化学会（International Atherosclerosis Society，IAS）发布的血脂指南及 2018 年美国血脂管理指南，均以 LDL-C 作为治疗靶标。我国血脂指南目前也将 LDL-C 作为干预靶标。血脂异常治疗的主要目的是防治 ASCVD。在心血管疾病的一级预防中，根据个体心血管疾病发病危险程度决定治疗措施及血脂的干预目标，制订个体化的综合治疗决策，从而最大限度降低患者心血管疾病总体危险。临床上应根据个体 ASCVD 总体风险的分层来决定治疗措施及血脂的目标水平，详见第 43 章“血脂异常”表 4-43-1、表 4-43-3。meta 分析结果显示，无论是否存在基础心血管疾病、基线心血管疾病风险如何、基线 LDL-C 水平高低、他汀类药物种类和剂量如何，LDL-C 每降低 1mmol/L、持续 5 年，人群心血管疾病风险降低 21%。

五、阿司匹林在心血管疾病预防中的地位

动脉粥样硬化斑块破裂，血小板聚集，最终形成血栓，是导致血栓事件的最终共同通路。阿司匹林可通过阻止血小板黏附、聚集、释放，改善内皮细胞功能而起到预防血栓形成、减少心血管事件发生的作用，具有大量的循证医学证据。

在过去 40 年，欧美国家通过开展心脑血管疾病综合防控，积极控制危险因素，践行全人群策略与高危人群策略，使得心血管疾病死亡率降低了一半，而在心血管事件的一级预防中，阿司匹林无疑有着重要的地位[19]。尽管全球超过 30 个国家和地区批准阿司匹林用于心脑血管事件一级预防，但对于其应用于心血管疾病的一级预防争议不断[20, 21]。2016 年美国预防医学工作组（USPSTF）发表了阿司匹林用于心血管疾病一级预防的推荐声明，对于 10 年心血管风险≥10%、无出血风险增加、预期寿命≥10 年且愿意长期（≥10 年）服用阿司匹林的 50～59 岁人群，推荐应用低剂量阿司匹林起始治疗（B 级），支持长期应用阿司匹林的证据来自 CRC 研究。但随着 2018 年关于阿司匹林用于心血管疾病一级预防的 ASCEND、ARRIVE 和 ASPREE 三大研究结果的公布，人们对阿司匹林用于一级预防提出了质疑。而 2019 年在 *JAMA Neurology* 上公布了一项 meta 分析，该分析显示阿司匹林一级预防的风险和获益并未因增加了上述三项研究而发生变化，所以目前阿司匹林在心血管疾病预防中仍存在争议，目前欧洲心脏病学会不推荐无心血管疾病的患者使用阿司匹林进行一级预防，2019 年美国心脏病学会（ACC）/美国心脏协会（AHA）心血管疾病一级预防指南基于缺少明确获益证据，同样也不推荐常规使用阿司匹林进行心血管疾病的一级预防，但该指南建议对于较高 ASVCD 风险，但出血风险不高的 40～70 岁人群，可考虑小剂量阿司匹林（每天口服 75～100mg/d）用于 ASVCD 的一级预防；对于年龄＞70 岁的成年人，小剂量阿司匹林（每天口服 75～100mg/d）不应常规用于 ASCVD 的一级预防；对于出血风险增加的成年人，无论年龄多大，小剂量阿司匹林（每天口服 75～100mg/d）都不应用于 ASCVD 的一级预防[22, 23]。总之，应用阿司匹林前，应充分评估 10 年 ASCVD 发生和出血风险，权衡利弊，进行个体化选择。对于 10 年心血管风险≥10%，且出血风险低的人群，可考虑应用小剂量阿司匹林（75～100mg/d）进行心血管疾病一级预防。如果 ASVCD 风险评估低（＜10%），则用药风险大于获益，不建议该类人群使用阿司匹林进行心血管疾病一级预防。在心血管疾病二级预防中，应用阿司匹林带来的绝对心血管事件减少远大于阿司匹林引起的严重出血的绝对数量。

（余振球　沙忠心）

参 考 文 献

[1] 中国心血管病报告编写组.《中国心血管病报告 2016》概要[J]. 中国循环杂志，2017，32（6）：521-530.

[2] 王淼，刘静，赵冬. 中国心血管病预防指南（2017）动脉粥样硬化性心血管病发病危险评估方法概述[J]. 中国循环杂志，2018，33（z1）：10-13.

[3] 中华预防医学会，中华预防医学会心脏病预防与控制专业委员会，中华医学会糖尿病学分会，等. 中国健康生活方式预防心血管代谢疾病指南[J]. 中华预防医学杂志，2020，54（3）：256-277.

[4] 国家卫生健康委员会. 中国居民营养与慢性病状况报告（2020 年）[J]. 营养学报，2020，42（6）：521.

[5] Jain A，Mcclelland RL，Polak JF，et al. Cardiovascular imaging for assessing cardiovascular risk in asymptomatic men versus women：the multi-ethnic study of atherosclerosis（MESA）[J]. Circ Cardiovasc Imaging，2011，4（1）：8-15.

[6] 中华医学会神经病学分会，中华医学会神经病学分会脑血管病学组. 中国缺血性脑卒中和短暂性脑缺血发作二级预防指南 2014[J]. 中华神经科杂志，2015，48（4）：258-273.

[7] 国家心血管病中心. 中国心血管健康与疾病报告 2019[M]. 北京：科学出版社，2020：8-10.

[8] 中国心血管病预防指南（2017）写作组，中华心血管病杂志编辑委员会. 中国心血管病预防指南（2017）[J]. 中华心血管病杂志，2018，46（1）：10-25.

[9] Zhou M，Wang H，Zeng X，et al. Mortality，morbidity，and risk factors in China and its provinces，1990-2017：A systematic analysis for the Global Burden of Disease Study 2017[J]. Lancet，2019，394（10204）：1145-1158.

[10] Piepoli MF，Hoes AW，Agewall S，et al. 2016 European guidelines on cardiovascular disease prevention in clinical practice：The Sixth Joint Task Force of the European Society of Cardiology and Other Societies on Cardiovascular Disease Prevention in Clinical Practice（constituted by representatives of 10 societies and by invited experts）Developed with the special contribution of the European Association for Cardiovascular Prevention & Rehabilitation（EACPR）[J]. Eur Heart J，2016，37（29）：2315-2381.

[11] Chen Z，Peto R，Zhou M. et a1. Contrasting male and female trends in tobacco-attributed mortality in China：Evidence from successive nationwide prospective cohort studies[J]. Lancet，2015，386（10002）：1447-1456.

[12] O'Flaherty M，Buchan I，Capewell S. Contributions of treatment and lifestyle to declining CVD mortality：Why have CVD mortality rates declined SO much since the 1960s?[J]. Heart，2013，99（3）：159-162.

[13] He FJ，Li J，Macgregor GA. Effect of longer term modest salt reduction on blood pressure：Cochrane systematic review and meta-analysis of randomised trials[J]. BMJ，2013，346：f1325.

[14] Roerecke M，Rehm J. The cardioprotective association of average alcohol consumption and ischaemic heart disease：A systematic review and meta-analysis[J]. Addiction，2012，107（7）：1246-1260.

[15] World Health Organization. A comprehensive global monitoring framework including indicators and a set of voluntary global targets for the prevention and control of non-communicable diseases[EB/OL]. [2020-11-03]. http：//ncdalliance.org/sites/default/files/discussion_paper3_0.pdf.

[16] Zhang Y，Zhang X，Liu L，et a1. Is a systolic blood pressure target＜140mmHg indicated in all hypertensives? Subgroup analysis of findings from the randomized FEVER trial[J]. Eur Heart J，2011，32（12）：1500-1508.

[17] Mulnier HE，Seaman HE，Raleigh VS，et al. Risk of myocardial infarction in men and women with type 2 diabetes in the UK：A cohort study using the General Practice Research Database[J]. Diabetologia，2008，51（9）：1639-1645.

[18] 中华医学会内分泌学分会. 中国成人 2 型糖尿病患者动脉粥样硬化性脑心血管疾病分级预防指南[J]. 中华内分泌代谢杂志，2016，32（7）：540-545.

[19] 中国成人血脂异常防治指南修订联合委员会. 中国成人血脂异常防治指南（2016 年修订版）[J]. 中华心血管病杂志，2016，44（10）：833-853.

[20] Ganjehei L，Becker RC. Aspirin dosing in cardiovascular disease prevention and management：An update[J]. J Thromb Thrombolysis，2015，40（4）：499-511.

[21] Davidson KW，Barry MJ，Mangione CM，et al. Aspirin Use to Prevent Cardiovascular Disease: US Preventive Services Task Force Recommendation Statement[J]. JAMA，2022，327（16）：1577-1584.

[22] Fuster V，Sweeny JM. Aspirin：A historical and contemporary therapeutic overview[J]. Circulation，2011，123（7）：768-778.

[23] 抗栓治疗消化道损伤防治专家组. 抗栓治疗消化道损伤防治中国专家建议（2016·北京）[J]. 中华内科杂志，2016，55（7）：564-567.

[24] 抗血小板药物消化道损伤的预防和治疗中国专家共识组. 抗血小板药物消化道损伤的预防和治疗中国专家共识（2012 更新版）[J]. 中华内科杂志，2013，52（3）：264-270.

第二部分　心　　脏

第100章

高血压与左室肥厚

高血压患者发生左室肥厚（left ventricular hypertrophy，LVH）首先是个代偿过程，代表心室对增加的室壁张力的适应性，是心脏在长期收缩期负荷增加的工作环境下维持心排血量的代偿机制。其结果是导致左心室几何形状的改变，即左室重构（left ventricular remodeling，LVR），或出现 LVH。要明确在高血压前提下 LVR 与 LVH 是两个不同的概念，LVR 是指左心室几何形状的改变；而 LVH 是指左心室质量的增加，是 LVR 的一种类型。高血压引起的 LVH 通常表现为左心室壁厚度的增加，伴或不伴左心室腔的扩大。已知高血压和 LVH 均是心血管疾病的独立危险因素，如冠状动脉粥样硬化性心脏病（简称冠心病）、充血性心力衰竭、脑卒中或暂时缺血性心脏病乃至猝死[1]，伴 LVH 高血压将会加剧并促进心血管疾病的发生和进展，因此伴 LVH 高血压是一种必须关注与积极处理的靶器官损害。

第一节　基 础 理 论

一、伴左室肥厚高血压的流行病学

在高血压人群中 LVH 的确切发生率范围变化大，这是因为不同的诊断标准、定义 LVH 的方法的选择和高血压患者的种族情况差异等，因此不同的方法得到的 LVH 的检出率存在较大差异。在高血压人群中，超声心动图诊断检出率为 48%，心电图诊断为 22%，X 线片诊断为 3%[2]。

目前伴 LVH 高血压患者的诊断主要依据心电图、超声心动图和心脏磁共振成像（MRI）等检查方法。在 Framingham 心脏研究中，一般人群中心电图检查诊断 LVH 的检出率仅为 3%，超声心动图检查的检出率在 30 岁以下的青年人中为 5%，而在 70 岁以上的老年人中为 50%，在严重高血压患者

中，超过 50%的患者出现 LVH[3]。Cuspidi 等[4]开展的一项纳入 30 项研究的回顾性分析显示（2000 年 1 月至 2010 年 12 月），在 37 000 例高血压患者中，超声心动图检查诊断 LVH 的检出率为 35.6%～40.9%，其中男性检出率为 36.0%～43.5%，女性检出率为 37.9%～46.2%，两者之间差异无统计学意义。Wang 等[5]报道在 4270 例高血压患者中 LVH 占 42.7%（男性 37.4%，女性 45.4%），向心性重构、向心性肥厚和离心性肥厚分别占 27.4%、20.2%和 22.6%。女性、年龄、体重指数、收缩压和血浆甘油三酯水平也是影响 LVH 的危险因素。

二、伴左室肥厚高血压的发生机制

高血压是引起 LVH 的主要原因。心脏肥厚的转变过程分为 3 个阶段：进展期、代偿期和失代偿期。病理性肥厚有向心性和离心性两种。离心性肥厚可由向心性肥厚转变而来。此外，也有研究显示有些高血压患者血压水平与 LVH 并不呈正相关，或者在长期有效控制血压的情况下 LVH 仍然不能逆转，可见压力负荷并不是 LVH 的唯一致病因素。因此伴 LVH 高血压的发生机制尚未完全阐明，可能的机制包括血流动力学因素、神经体液调节因素、细胞内信号转导通路的激活、内分泌因素及遗传因素等。

（一）神经体液因素

各种神经体液因子，如肾素-血管紧张素-醛固酮系统（RAAS）、儿茶酚胺水平及活性、内皮素及一氧化氮（NO）等活性物质均与 LVH 有关。这些物质一方面直接刺激心肌细胞生长，另一方面作为次级信号分子，调节细胞对压力负荷的适应性反应。已有实验研究发现压力负荷可引起心肌组织中血管紧张素原及血管紧张素酶 mRNA 表达增加，并使正常存在于心肌组织中的细胞因子、生长因子得到激活或从细胞内释放和表达上调，而这些因子是导致心肌肥厚的细胞外触发因子。

（二）血流动力学因素

高血压患者同时存在压力负荷和容量负荷。压力负荷即收缩期负荷，容量负荷即舒张期负荷。两种负荷均可增加心肌细胞容积、心肌细胞尺寸及改变胶原蛋白基质的成分，最终引起肥厚[6]。

高血压是左室重构及肥厚的最直接影响因素，已经证明高血压患者的血压水平及高血压的病程与 LVH 的发生密切相关。血压的昼夜节律变化、血压变异性等亦与 LVH 及靶器官损害相关。24h 动态血压监测显示夜间收缩压水平与左心室质量指数（LVMI）的相关性比白昼收缩压更为密切；高血压患者如血压变异性大，昼夜节律消失及夜间血压持续升高，即 24h 动态血压监测呈现“非杓型”曲线，则易导致 LVH 的发生和发展。此外中心动脉压水平的变化是 LVH 的独立危险因素，因为中心动脉压是反映主动脉根部的血压，更能够反映左心室工作时承受的压力。

最近研究表明心肌肥厚过程是通过一种力学传递机制实现的，即细胞变形传导机制。体外试验结果显示压力负荷过重可引起细胞变形，诱导细胞内 cAMP 浓度增高及蛋白质合成。这表明细胞膜上存在牵张受体，在接受牵拉时开放细胞内信号转导通路，从而激活各种蛋白酶及细胞因子，如丝裂原活化蛋白激酶（MAPK）、转化生长因子-β（TGF-β）、基质金属蛋白酶（MMP）等活性物质的表达，刺激心肌细胞 RNA 和蛋白质的表达。心肌纤维蛋白合成旺盛，心肌细胞体积增大，肌节增多，伴间质增生、细胞外基质-整合素-细胞骨架系统转导，从而诱发各种肥厚反应，包括蛋白激酶激活、基因表达程序重排和蛋白质的合成增加，导致心室肥厚。

（三）遗传因素

高血压患者左心室重量的增加具有一定的遗传倾向。Framingham 心脏研究认为遗传因素可解释一定比例的 LVH 的发生原因，其中包括基因和环境因素的影响。近年来研究发现存在于心肌细胞膜及细胞内的相关蛋白酶是决定心肌细胞及基质增生与否的靶点，如遗传性胰岛素抵抗。遗传性胰岛素抵抗被认为是 LVH 的诱导因素之一，正常情况下，胰岛素可以通过 PI3K 途径激活内皮细胞中 NO 的产生，导致局部 NO 增加，发挥扩张血管和抗肥厚效应。胰岛素抵抗是通过抑制磷酸肌醇激酶/蛋白激酶系统促进 MAPK 途径的激活，最终导致心肌肥厚。胰岛素也可以通过增加血管紧张素Ⅱ2 型受体（AT_2R）mRNA 的表达和激活交感神经系统，间接诱导心肌肥厚。近年来人们发现血管紧张素转换酶

（ACE）基因第 16 号内含子中存在 287bp 的插入/缺失多态性（I/D），且已证实此多态性与血浆 ACE 水平显著相关，其中 DD 型平均血浆 ACE 水平高于其他基因型，能够增加高血压 LVH 的发生率。

三、伴左室肥厚高血压的危害

伴 LVH 高血压是心血管事件的独立危险因素。无论伴 LVH 高血压患者左心室收缩功能处于正常还是降低的状态，LVH 都会进一步影响左心室功能，导致心力衰竭的发生和发展。研究显示 LVMI 和相对室壁厚度（relative wall thickness，RWT）的增加均会显著增加高血压患者左心室舒张功能不全的发生风险[7]。向心性 LVH 患者中，13%在随访 3 年内可进展为左心室收缩功能障碍[8]。Okin 等[9]报道 463 例接受降压治疗的高血压患者，平均随访（4.4±1.3）年，211 例 Cornell 电压-时间乘积＞244mV · ms 的患者发生心源性死亡（8.9% *vs* 3.4%，P=0.003）、心肌梗死（7.0% *vs* 3.3%，P=0.010）、脑卒中（8.5% *vs* 2.1%，P=0.002）较多，调整多种因素后发现 LVH 明显增加心源性死亡（HR 2.51，95% CI 1.10～5.70）、脑卒中（HR 2.63，95% CI 1.03～6.97）和复合终点事件（HR 2.46，95% CI 1.36～4.45）的发生。

LVH 与室上性和室性心律失常密切相关，一项纳入 10 项研究的 meta 分析，共包括 27 141 例患者，其中有 LVH 者室上性心律失常发生率较无 LVH 者明显增加（11.1% *vs* 1.1%），有 LVH 者发生室上性心律失常的危险性是无 LVH 者的 3.4 倍，并且有明显的异质性，异质性来源于基线时年龄、性别及疾病情况（糖尿病、高血压）等的差异。有 LVH 者室性心律失常发生率较无 LVH 者也明显增加（5.5% *vs* 1.2%），有 LVH 者发生室性心律失常、心室颤动的危险性是无 LVH 者的 2.8 倍，且无明显的异质性存在。目前对这部分人群未能做到根据危险因素进行分层识别[10]。

Framingham 心脏研究表明，心电图检查诊断结果显示，LVH 可导致心血管疾病死亡率增加 8 倍，冠心病死亡率增加 6 倍[11]。超声心动图检查诊断结果显示，LVH 患者心血管事件发生风险、心血管病死亡风险及全因死亡风险均显著增加[12]。LVH 程度越重，心血管疾病风险越高[13]。

慢性肾脏病和终末期肾病常常伴随 LVH，在肾脏病患者中出现 LVH 是发生心律失常、心力衰竭、猝死和缺血性心脏病的独立危险因素。

第二节　伴左室肥厚高血压的诊断与分类

LVH 是心血管事件独立的危险因素，常用的检查方法包括心电图、超声心动图检查。心电图检查可以作为 LVH 筛查方法，超声心动图检查诊断 LVH 的敏感性优于心电图，目前均以心脏超声检查为诊断 LVH 的金标准。其他评估高血压心脏损伤的方法还有胸部 X 线检查、运动试验、心脏同位素显像、计算机断层扫描血管成像（CTA）、MRI 及磁共振血管造影（MRA）、冠状动脉造影检查等。

心电图检查诊断 LVH 的标准较多，文献和指南中有多种心电图检查诊断 LVH 的标准，近年常用指标有 Sokolow-Lyon 电压（SV_1+RV_5）和 Cornell 电压-时间乘积：①Sokolow-Lyon 指数＞3.8mV[14]。②Cornell 电压-时间乘积＞244mV · ms。③RaVL＞1.1mV。④左心室高电压（如 RV_5＞2.5mV）可作为简易指标，用于初步诊断[15]。

超声心动图检查诊断 LVH 较心电图检查敏感性更高，目前公认用于 LVMI 的计算方法是M型超声的立方体法，即测量左心室舒张末期内径（LVEDD）、室间隔厚度（IVST）、左心室后壁厚度（LVPWT），计算左心室质量（LVM）和 LVMI，通过校正后的 LVMI 可检出 LVH，最常用的 LVMI 是采用 LVM 除以体表面积，其次是通过身高校正。

2018 欧洲高血压学会/欧洲心脏病学会（ESH/ESC）高血压管理指南诊断 LVH 的标准：LVMI ≥115g/m²（男性）或≥95g/m²（女性）。《中国高血压防治指南（2018 年修订版）》诊断 LVH 的标准：LVMI 男性≥125g/m²、女性≥120g/m²。

Deiereux 的 LVM 计算公式[16]：

$$\text{LVM（g）}=0.8\times1.04[(\text{IVST}+\text{LVPWT}+\text{LVEDD})^3-\text{LVEDD}^3]+0.6$$

胡咏梅提出的体表面积公式（性别分开）：

男性体表面积[BSA（m²）] = 0.0057×H[身高（cm）] + 0.0121×W[体重（kg）] + 0.0882；女性 BSA = 0.0073×H + 0.0127×W − 0.2106。

LVMI 计算公式：

$$LVMI\ (g/m^2) = LVM/BSA$$

2015 欧洲心血管影像协会（European Association of Cardiovascular Imaging，EACVI）/美国超声心动图学会（American Society of Echocardiography，ASE）成人高血压超声心动图检查建议：IVST 或 LVPWT≥11mm（男性）和 IVST 或 LVPWT≥10mm（女性）为异常[17]。IVST 和 LVPWI 指标对向心性肥厚或向心性重构的诊断敏感性较高，而对向心性肥厚的心血管疾病风险预测价值很高[18]。因此，诊断 LVH 时可以将 IVST 与 LVPWT 测量值作为 LVMI 的补充指标。

在所有 LVH 无创诊断方法中，心脏磁共振（cardiac magnetic resonance，CMR）检查的重复性最好。研究显示，CMR 检查测量左心室体积和功能的重复性高达 98%和 99%，而二维超声心动图检查仅为 65%和 94%[19]。然而患者体位变化和心律失常会造成伪影，而且 CMR 价格较高，因此不适于常规诊断，仅在鉴别非高血压所致 LVH 和判定心脏结构及功能病变时应用。

2018 年 ESH/ESC 高血压管理指南根据 RWT [WT=（2×LVPWT）/LVEDD）]及 LVMI 对 LVH 的左室重构的几何构型进行了分类，高血压左室重构分为向心性重构、向心性肥厚及离心性肥厚等情况，见表 7-100-1。

表 7-100-1　LVH 的左室重构的几何构型分类

RWT	LVMI 正常	LVMI 增加
＞0.42	向心性重构	向心性肥厚
≤0.42	正常	离心性肥厚

研究表明：约 52%原发性高血压患者的 LVMI 和 RWT 是正常的，没有发生重构或肥厚；而在 48%的发生左室重构高血压患者中 35%存在 LVH。一般说来，在未经治疗的原发性高血压患者中向心性重构及离心性肥厚是最常见的重构类型。高血压作为一种特定的原因，几乎很少引起心脏单纯的离心性重构。值得注意的是，心脏血流动力学的改变与左室几何构型相平行，即向心性重构或肥厚因为左室腔相对变小，舒张期充盈受限，收缩期心脏外周阻力增大，心脏指数为正常或低值，是 LVH 的高危状态，易发生心脏缺血、心律失常或猝死。而离心性肥厚的外周阻力相对较小，心脏指数为正常甚至升高，预后相对较好。

第三节　伴左室肥厚高血压的治疗策略

临床实践及研究证明长期有效的降压治疗可有效逆转 LVH，目前已经有大量临床循证医学证据表明 LVH 的逆转可以改善患者心血管事件发生率及死亡率。

在 LIFE（losartan intervention for endpoint reduction in hypertension）研究中显示，心电图 Cornell 电压-时间乘积每降低一个标准差，复合终点降低 14.5%（HR 0.86，95%CI 0.82～0.90）。心电图 Sokolow-Lyon 指数每降低一个标准差，复合终点减少 16.6%（HR 0.83，95%CI 0.78～0.88）。LIFE 研究显示 LVH 的改善可独立预测心血管事件的改善。亚组分析了基线时超声心动图检查诊断的 LVH 的原发性高血压患者（55～80 岁），平均随访 4.8 年，多因素回归分析显示，LVMI 降低与心血管事件减少显著相关，LVMI 每降低 1 个标准差（25.3g/m^2），心血管事件风险降低 22%（P=0.009）。LVMI 降低可导致所有终点事件的减少，包括心血管疾病死亡率（HR 0.62，P=0.001），脑卒中发生率（HR 0.76，P=0.020），心肌梗死发生率（HR 0.85，P=0.330）及全因死亡率（HR 0.72，P=0.002）[20]。

最近 Pierdomenico 的一项 meta 分析表明：高血压患者基线时 LVH 的预后主要取决于治疗过程中 LVH 能否有效逆转，该研究纳入 2449 例患者，其中 1900 例基线时存在 LVH，5 年间超声随访 969 例有 LVH 逆转，其中 304 例出现心血管事件；观察结果显示 LVH 逆转/持续正常左室质量与持续 LVH/LVH 进展相比，校正后总的心血管事件 HR 为 0.54（P＜0.05）。能否逆转 LVH 主要取决于是否能够有效降压治疗，能否使血压水平长期维持在较安全的标准。

LVH 是心血管事件的独立危险因素，现有研究证实，通过积极有效的降压治疗可以显著改善伴 LVH 高血压患者的心血管预后[21]，国际权威高血压防治指南明确指出所有 LVH 患者都应接受降压治疗[22]。

一、伴左室肥厚高血压患者的降压目标

伴 LVH 高血压患者降压治疗的最佳目标值不同，试验得到的结果也不尽相同。

Okin 等[23]的研究共纳入 LIFE 研究受试者中的 9193 例伴 LVH 高血压患者进行多元 COX 模型分析，结果表明收缩压控制在 131～141mmHg 可明显降低心肌梗死、脑卒中和复合终点事件的发生率。然而，收缩压控制在 130mmHg 以下的患者发生心血管性死亡的风险有增高趋势（HR 1.32，95%CI 0.97～1.81，P=0.078），并且在所有死亡原因中，其死亡率增加 37%也是有统计学意义的（HR 1.37，95%CI 1.10～1.71，P=0.005）。

Soliman 等[24]分析了来自 ACCORD（action to control cardiovascular risk in diabetes blood pressure）试验的 4331 例伴 LVH 高血压的糖尿病患者，分为收缩压＜140mmHg 和收缩压＜120mmHg 两个降压治疗组，基线时两组 LVH（5.3% *vs* 5.4%，P=0.91）和 Cornell 电压（1456 μV *vs* 1470 μV，P=0.45）无差异，平均随访 4.4 年后，发现收缩压＜120mmHg 组较收缩压＜140mmHg 组明显减少 39%LVH（OR 0.61，95%CI 0.43～0.88，P=0.008），Cornell 电压也明显减小（1352μV *vs* 1447μV，P＜0.001），这一试验说明高血压伴糖尿病患者将收缩压降至 120mmHg 以下可以更好地减少 LVH 发生和逆转已经发生的 LVH。

《中国高血压防治指南（2018 年修订版）》推荐高血压伴 LVH 患者血压目标值为＜130/80mmHg；推荐伴 LVH 高血压但尚未出现心力衰竭的患者，可先将血压降至＜140/90mmHg，如患者能良好耐受，可进一步降至＜130/80mmHg，有利于预防发生心力衰竭。对于高血压合并心力衰竭的患者，推荐的降压目标为＜130/80mmHg（Ⅰ，C），但这一推荐尚缺乏随机对照临床试验证据支持。

二、伴左室肥厚高血压患者的药物选择

对伴 LVH 的高血压患者，首先应有效控制血压至达标；其次选择具有改善 LVH 循证医学证据的药物。高血压心脏重构的发病机制复杂，涉及血流动力学、神经体液等多因素作用。

目前常用抗高血压药物包括血管紧张素转换酶抑制剂（ACEI）、血管紧张素Ⅱ受体阻滞剂（ARB）、钙拮抗剂（CCB）、利尿剂和 β 受体阻滞剂五大类，以及由上述药物组成的联合治疗或固定配比复方制剂。各类药物通过有效降压可能获得不同程度的 LVH 改善作用，但不同药物影响 LVH 的机制和效果不同。既往 meta 分析显示：五大类抗高血压药物逆转 LVH 的作用有区别（LVMI 下降百分比：ARB 13%，CCB 11%，ACEI 10%，利尿剂 8%，β 受体阻滞剂 6%；P=0.004）[25]。RAAS 激活在心脏重构发生中的作用已被广泛认可，针对 RAAS 抑制的药物也成为治疗 LVH 的主要推荐药物。而利尿钠肽系统作为机体的生理性保护系统，除能控制血压和血容量外，还具有确切的抗心肌肥厚和抗心脏重构效应，具体包括抑制心肌成纤维细胞增殖及肥厚、抑制心肌细胞肥厚、抑制胶原合成等[26, 27]。因此，伴 LVH 高血压患者的治疗需要更全面的干预策略：及早干预，抑制 RAAS 的同时增强利尿钠肽系统。因此在逆转高血压合并 LVH 的药物中，又有了第六种药物血管紧张素受体-脑啡肽酶抑制剂（ARNI），即沙库巴曲缬沙坦。

心室重构机制复杂，但血管紧张素Ⅱ（AngⅡ）在心室重构中起着重要作用，因此 ACEI 能抑制 ACE、减少 AngⅡ生成，是逆转左室重构的重要途径之一。ACEI 对左心室结构与功能的作用：①降低室壁张力，减弱代偿性扩张和舒张末、收缩末期压力，改善室壁表面和内层冠状血流。②血流动力学：降低血管阻力，减轻心脏负荷，增加心排血量，减慢心率。ACEI 对神经内分泌和旁分泌的作用：①减弱循环和组织中 AngⅡ作用；②减少醛固酮，预防继发性水钠潴留；③减少循环儿茶酚胺，恢复交感和副交感神经平衡，抑制缓激肽降解；④阻滞 AngⅡ的细胞生长作用。

有改善 LVH 证据的 ACEI 类药物包括卡托普利、依那普利、雷米普利等。卡托普利逆转 LVMI 效果优于美托洛尔。但由于 ACEI 类药物可抑制缓激肽的降解，引起缓激肽的聚集增加，导致咳嗽、血管神经性水肿等不良反应增多，患者治疗依从性下降，限制了此类药物的应用。

ARB 选择性地阻断 AT_1R，而不阻断可能对患者有益的 AT_2R（间接使血管舒张），从而抑制心肌

纤维化。ARB 对心力衰竭和左心室收缩功能障碍的治疗效果优于 ACEI。

氯沙坦是具有逆转 LVH 并改善心血管终点证据的 ARB。LIFE 研究是全球第一个也是唯一一个在伴 LVH 高血压人群中进行的前瞻性心血管终点研究，纳入 9193 例心电图诊断的伴 LVH 高血压患者，随机接受以氯沙坦或阿替洛尔为基础的降压治疗。终点事件或随访结束时 50%的患者使用氯沙坦 100mg（平均剂量 82mg），在不达标的情况下增加氢氯噻嗪，结果显示在降压水平相当的前提下，氯沙坦较阿替洛尔有更强的逆转 LVH 的效果，并进一步使非致死性心肌梗死、非致死性脑卒中及心血管疾病死亡的复合终点风险降低 13%（P=0.021）及脑卒中风险降低 25%（P=0.001），同时使新发心房颤动风险降低 33%和新发糖尿病风险降低 25%[9, 52]。研究结束时，82%的向心性重构和 84%的向心性肥厚患者获得逆转，而向心性重构和肥厚均为心血管复合终点的独立危险因素[28]。事后分析显示，氯沙坦组的获益部分（约 1/3）归因于 LVH 逆转。LIFE 研究亚组分析还显示，与 LVH 逆转的患者相比，LVH 持续/进展的患者心血管事件风险显著增加[29]。基于此研究，各国高血压指南推荐伴 LVH 高血压患者使用 ARB。

Foulquier 等[30]报道在不耐受 ACEI 的高血压患者中应用替米沙坦可明显减少新出现的 LVH，微量白蛋白尿和心肌梗死风险也明显降低。

Derosa 等[31]认为对于 2 型糖尿病合并 LVH 患者应早期识别并给予及时治疗，应首选已被证实能有效减少 2 型糖尿病患者中 LVH 的 ACEI 及 ARB 类药物，若有禁忌证或不耐受，可选用 CCB[31]。Okura 等[32]将伴 LVH 高血压患者接受 ARB 类药物 8 周血压不达标者分别加用氢氯噻嗪 12.5mg 或 CCB，治疗 48 周后，发现 LVMI 在氯沙坦+氢氯噻嗪（HCTZ）组明显减少，因此认为氯沙坦+氢氯噻嗪组在治疗 LVH 时较 ARB + CCB 组有更大的优势。

Burns 等[33]用 CMR 评价伴 LVH 高血压患者的 LVM，缬沙坦和莫索尼定组[–25.9g，95%CI –31.6～–20.2]较苄氟噻嗪和氨氯地平组（–18.3g，95%CI –23.3～–13.4）明显减少 LVM（P＜0.05），表明在减少 LVH 中阻断 RAAS 和交感神经系统很重要。

Fogari 等[34]给予 293 例伴 LVH 高血压糖尿病患者氨氯地平 10mg+双氢克尿噻 12.5mg，将其分为两组，分别给予缬沙坦 160mg 和雷米普利 5mg，随访 1 年后发现，缬沙坦治疗组较雷米普利组 LVMI（–20.1%，P＜0.001）、IVST（–20.3%，P＜0.001），和 RWT（–16.3%，P＜0.001）明显减少，两组间有显著性差异（–14%，P＜0.01，–16.2%，P＜0.001 和–9%，P＜0.01）。

沙库巴曲缬沙坦是一种单一共晶体，其两种药物组分可协同作用，通过沙库巴曲来增强利尿钠肽系统活性，同时通过缬沙坦抑制 RAAS，从而为逆转高血压 LVH 带来新希望。多项临床研究证实，沙库巴曲缬沙坦可真正实现心血管事件链全程干预。①强效降压：沙库巴曲缬沙坦较奥美沙坦降压幅度更大，表现为平均坐位收缩压（治疗 8 周降幅达约 21mmHg）[35]、24h 平均动态收缩压、中心主动脉收缩压和中心主动脉脉压等各项指标[36, 37]。②逆转心室重构：沙库巴曲缬沙坦在心室重构早期阶段即可发挥作用，表现为可快速、持久改善舒张功能减退和左心房增大，在逆转 LVH 效果方面也显著优于奥美沙坦[38, 39]。③减少心血管终点事件：沙库巴曲缬沙坦可显著降低心力衰竭患者心血管死亡率和心力衰竭住院风险。

β 受体阻滞剂与 β 受体结合，可拮抗神经递质和儿茶酚胺对心脏 β 受体的激动作用，实现改善 LVH 的目的。常用的 β 受体阻滞剂中普萘洛尔和阿替洛尔等非选择及亲水性的 β 受体阻滞剂在临床试验中逆转 LVH 的作用较弱，亲脂性、高度 $β_1$ 选择性的 β 受体阻滞剂可能具有改善 LVH 的优势，但目前循证医学证据还不够充分。Cağlar 等[40]报道轻中度高血压随机给予奈比洛尔 5mg/d 组和雷米普利 2.5mg/d 组治疗 39 周后，LVMI 都明显减少，且奈比洛尔组更有效[40]。

研究证明，心肌组织（包括心肌细胞、成纤维细胞、血管平滑肌细胞）中，除存在 AngⅡ受体外，还有大量醛固酮受体。醛固酮通过其受体直接介导心肌重构（心肌细胞肥大、心肌细胞外基质胶原增加及纤维化）。AngⅡ可通过醛固酮途径直接介导心室重构。对心力衰竭患者应用醛固酮受体拮抗剂，如小剂量螺内酯治疗后，观察其对左室重构的影响，发现治疗取得了有益的效果。

Pouleur 等[41]报道伴 LVH 高血压患者中应用直接肾素抑制剂阿利吉仑 300mg、氯沙坦 100mg 治疗 9 个月后，血浆醛固酮浓度明显降低，LVMI 也明显减少，两者密切相关。

Pitt 报道 202 例伴 LVH 高血压患者的随机对照研究结果显示，依普利酮 200mg/d 逆转 LVH 的作用与依那普利 10mg/d 之间的差异无统计学意义（LVM 降低：依普利酮-14.5g，依那普利-19.7g，P=0.258），但两者合用较单用依普利酮逆转 LVH 更有效[42]。

CCB 抗心肌细胞凋亡作用可能与逆转细胞内钙离子超负荷、抑制细胞内钙离子依赖的 DNA 酶活性及抑制组织 RAAS 激活有关，可以改善心室重构。新近研究表明，在 20 周自发性高血压大鼠中，与 ACEI 比较，CCB 可显著减少心肌肥厚。CCB 还可通过减少 TGF-β 等改善心室重构。

Derosa 等[43]报道对于糖尿病伴 LVH 高血压患者，巴尼地平和氯沙坦组改善 LVMI 的效果优于乐卡地平和氯沙坦组。Motoki 等[44]研究显示阿折地平对伴 LVH 高血压患者逆转 LVM 的效果优于氨氯地平。

血压达标与逆转 LVH 同等重要，因此建议在应用 RAS 抑制剂不能有效达标的情况下采用 RAS 抑制剂联合高度心脏选择性、高亲脂性的 β 受体阻滞剂、小剂量利尿剂或 CCB 以达到目标血压水平；也可以考虑使用单片固定复方制剂，以提高患者依从性，获得更好疗效[45]。

（胡 荣）

参考文献

[1] Cao X, Broughton ST, Waits GS, et al. Interrelations between hypertension and electrocar-diographic left ventricular hypertrophy and their associations with cardiovascular mortality[J]. Am J Cardiol, 2019, 123(2): 274-283.

[2] Yildiz M, Oktay AA, Stewart MH, et al. Left ventricular hypertrophy and hypertension[J]. Prog Cardiovasc Dis, 2020, 63 (1): 10-21.

[3] Lovic D, Narayan P, Pittaras A, et al. Left ventricular hypertrophy in athletes and hypertensive patients[J]. J Clin Hypertens (Greenwich), 2017, 19 (4): 413-417.

[4] Cuspidi C, Sala C, Negri F, et al. Prevalence of left-ventricular hypertrophy in hypertension: An updated review of echocardiographic studies[J]. J Hum Hypertens, 2012, 26 (6): 343-349.

[5] Wang SX, Xue H, Zou YB, et al. Prevalence and risk factors for left ventricular hypertrophy and left ventricular geometric abnormality in the patients with hypertension among Han Chinese[J]. Chin Med J (Engl), 2012, 125 (1): 21-26.

[6] Ahmad A, Dempsey SK, Daneva Z, et al. Role of nitric oxide in the cardiovascular and renal systems[J]. Int J Mol Sci, 2018, 19 (9): 2605.

[7] Artham SM, Lavie CJ, Milani RV, et al. Clinical impact of left ventricular hypertrophy and implications for regression[J]. Prog Cardiovasc Dis, 2009, 52(2): 153-167.

[8] Milani RV, Drazner MH, Lavie CJ, et al. Progression from concentric left ventricular hypertrophy and normal ejection fraction to left ventricular dysfunction[J]. Am J Cardiol, 2011, 108 (7): 992-996.

[9] Okin PM, Hille DA, Kjeldsen SE, et al. Persistence of left ventricular hypertrophy is associated with increased cardiovascular morbidity and mortality in hypertensive patients with lower achieved systolic pressure during antihypertensive treatment[J]. Blood Press, 2014, 23(2): 71-80.

[10] Chatterjee S, Bavishi C, Sardar P, et al. Meta-analysis of left ventricular hypertrophy and sustained arrhythmias[J]. Am J Cardiol, 2014, 114 (7): 1049-1052.

[11] Tavares C, Samesima N, Hajjar LA, et al. Clinical applicability and diagnostic performance of electrocar-diographic criteria for left ventricular hypertrophy diagnosis in older adults[J]. Sci Rep, 2021, 11(1): 11516.

[12] Edison ES, Yano Y, Hoshide S, et al. Association of electrocardiographic left ventricular hypertrophy with incident cardiovascular disease in Japanese older hypertensive patients[J]. Am J Hypertens, 2015, 28(4): 527-534.

[13] Moroni C, Tolone S, Lopreiato F, et al. Effects of losartan on left ventricular mass: A three-year follow-up in elderly hypertensives with myocardial hypertrophy despite successful conventional antihypertensive treatment[J]. Eur Rev Med Pharmacol Sci, 2017, 21 (6): 1323-1328.

[14] 《中国高血压防治指南》修订委员会，高血压联盟（中国），中华医学会心血管病学分会，等. 中国高血压防治指南（2018 年修订版）[J]. 中国心血管杂志，2019，24（1）：24-56.

[15] Williams B, Mancia G, Spiering W, et al. 2018 ESC/ESH guidelines for the management of arterial hypertension[J]. Eur Heart J, 2018, 39 (33): 3021-3104.

[16] Devereux RB, Alonso DR, Lutas EM, et al. Echocar-diographic assessment of left ventricular hypertrophy: Comparison to necropsy findings[J]. Am J Cardiol, 1986, 57 (6): 450-458.

[17] Marwick TH, Gillebert TC, Aurigemma G, et al.

Recommendations on the use of echocardiography in adult hypertension: A report from the European Association of Cardiovascular Imaging (EACVI) and the American Society of Echocardiography (ASE) [J]. Eur Heart J Cardiovasc Imaging, 2015, 16 (6): 577-605.

[18] Williams B, Mancia G, Spiering W, et al. 2018 ESC/ESH guidelines for the management of arterial hypertension: The task force for the management of arterial hypertension of the european society of cardiology and the european society of hypertension: The task force for the management of arterial hypertension of the european society of cardiology and the european society of hypertension[J]. J Hypertens, 2018, 36(10): 1953-2041.

[19] Yilmaz Cankaya B, Kantarci M, Gundogdu F. Evaluation and comparison of left ventricular functions by cardiac MRI and 2D transthoracic echocardiography[J]. Eurasian J Med, 2021, 53 (1): 28-33.

[20] Devereux RB, Dahlöf B, Gerdts E, et al. Regression of hypertensive left ventricular hypertrophy by losartan compared with atenolol: The losartan intervention for endpoint reduction in hypertension (LIFE) trial[J]. Circulation, 2004, 110 (11): 1456-1462.

[21] Gosse P, Cremer A, Papaioannou G, et al. Arterial stiffness from monitoring of timing of korotkoff sounds predicts the occurrence of cardiovascular events independently of left ventricular mass in hypertensive patients[J]. Hypertension, 2013, 62 (1): 161-167.

[22] Chiang CE, Wang TD, Ueng KC, et al. 2015 guidelines of the Taiwan Society of Cardiology and the Taiwan Hypertension Society for the management of hypertension[J]. J Chin Med Assoc, 2015, 78 (1): 1-47.

[23] Okin PM, Hille DA, Kjeldsen SE, et al. Impact of lower achieved blood pressure on outcomes in hypertensive patients[J]. J Hypertens, 2012, 30 (4): 802-810.

[24] Soliman EZ, Byington RP, Bigger JT, et al. Effect of intensive blood pressure lowering on left ventricular hypertrophy in patients with diabetes mellitus: Action to control cardiovascular risk in diabetes blood pressure trial[J]. Hypertension, 2015, 66 (6): 1123-1129.

[25] Leache L, Gutiérrez-Valencia M, Finizola RM, et al. Pharmacotherapy for hypertension-induced left ventricular hypertrophy[J]. Cochrane Database Syst Rev, 2021, 10 (10): CD012039.

[26] Rubattu S, Forte M, Marchitti S, et al. Molecular implications of natriuretic peptides in the protection from hypertension and target organ damage development[J]. Int J Mol Sci, 2019, 20 (4): 798.

[27] Moyes AJ, Hobbs AJ. C-type natriuretic peptide: A multifaceted paracrine regulator in the heart and vasculature[J]. Int J Mol Sci, 2019. 20 (9): 2281.

[28] Gerdts E, Cramariuc D, de Simone G, et al. Impact of left ventricular geometry on prognosis in hypertensive patients with left ventricular hypertrophy (the LIFE study) [J]. Eur J Echocardiogr, 2008, 9 (6): 809-815.

[29] Dahlöf B, Devereux RB, Kjeldsen SE, et al. Cardiovascular morbidity and mortality in the Losartan Intervention for endpoint reduction in hypertension study (LIFE): A randomised trial against atenolol[J]. Lancet, 2002, 359 (9311): 995-1003.

[30] Foulquier S, Böhm M, Schmieder R, et al. Impact of telmisartan on cardiovascular outcome in hypertensive patients at high risk: a Telmisartan Randomised Assessme Nt Study in ACE iNtolerant subjects with cardiovascular disease subanalysis[J]. J Hypertens, 2014, 32 (6): 1334-1341.

[31] Derosa G, Maffioli P. Assessment and management of left ventricular hypertrophy in type 2 diabetes patients with high blood pressure[J]. Expert Rev Cardiovasc Ther, 2013. 11 (6): 719-728.

[32] Okura T, Miyoshi K, Irita J, et al. Comparison of the effect of combination therapy with an angiotensin Ⅱ receptor blocker and either a low-dose diuretic or calcium channel blocker on cardiac hypertrophy in patients with hypertension[J]. Clin Exp Hypertens, 2013, 35 (8): 563-569.

[33] Burns J, Ball SG, Worthy G, et al. Hypertensive left ventricular hypertrophy: A mechanistic approach to optimizing regression assessed by cardiovascular magnetic resonance[J]. J Hypertens, 2012, 30 (10): 2039-2046.

[34] Fogari R, Zoppi A, Mugellini A, et al. Effects of valsartan or ramipril addition to amlodipine/hydrochlorothiazide combination on left ventricular mass in diabetic hypertensive patients with left ventricular hypertrophy[J]. Expert Opin Pharmacother, 2012, 13 (8): 1091-1099.

[35] Huo Y, Li W, Webb R, et al. Efficacy and safety of sacubitril/valsartan compared with olmesartan in Asian patients with essential hypertension: A randomized, double-blind, 8-week study[J]. J Clin Hypertens (Greenwich), 2019, 21 (1): 67-76.

[36] Cheung DG, Aizenberg D, Gorbunov V, et al. Efficacy and safety of sacubitril/valsartan in patients with essential hypertension uncontrolled by olmesartan: A randomized, double-blind, 8-week study[J]. J Clin Hypertens (Greenwich), 2018, 20 (1): 150-158.

[37] Williams B, Cockcroft JR, Kario K, et al. Effects of sacubitril/valsartan versus olmesartan on central hemodynamics in the elderly with systolic hypertension: The PARAMETER study[J]. Hypertension, 2017, 69 (3): 411-420.

[38] Desai AS, Solomon SD, Shah AM, et al. Effect of sacubitril-valsartan vs enalapril on aortic stiffness in patients with heart failure and reduced ejection fraction: A randomized clinical trial[J]. JAMA, 2019, 322 (11): 1077-1084.

[39] Januzzi JL Jr, Prescott MF, Butler J, et al. Association of change in N-Terminal Pro-B-Type natriuretic peptide following initiation of sacubitril-valsartan treatment with cardiac structure and function in patients with heart failure with reduced ejection fraction[J]. JAMA, 2019, 322 (11): 1085-1095.

[40] Cağlar N, Dincer I. Comparison between nebivolol and ramipril in patients with hypertension and left ventricular hypertrophy: A randomized open blinded end-point (PROBE) trial[J]. Eur Rev Med Pharmacol Sci, 2011, 15 (12): 1359-1368.

[41] Pouleur AC, Uno H, Prescott MF, et al. Suppression of aldosterone mediates regression of left ventricular hypertrophy in patients with hypertension[J]. J Renin Angiotensin Aldosterone Syst, 2011, 12 (4): 483-490.

[42] Brooks JE, Soliman EZ, Upadhya B. Is left ventricular hypertrophy a valid therapeutic target[J]. Curr Hypertens Rep, 2019, 21 (6): 47.

[43] Derosa G, Mugellini A, Querci F, et al. Barnidipine or lercanidipine on echocardiographic parameters in hypertensive, type 2 diabetics with left ventricular hypertrophy: A randomized clinical trial[J]. Sci Rep, 2015, 5: 12603.

[44] Motoki H, Koyama J, Izawa A, et al. Impact of azelnidipine and amlodipine on left ventricular mass and longitudinal function in hypertensive patients with left ventricular hypertrophy[J]. Echocardiography, 2014, 31 (10): 1230-1238.

[45] 孙宁玲, Jaw-Wen Chen, 王继光, 等. 亚洲高血压合并左心室肥厚诊治专家共识[J]. 中华高血压杂志, 2016, 24 (7): 619-627.

第101章 高血压与心力衰竭

心力衰竭（heart failure，HF）是由于心脏的心内膜、心肌、心外膜病变导致心脏收缩功能和（或）舒张功能发生障碍，一方面不能将血液充分排出心脏，另一方面静脉血回流到心脏受阻，前者导致动脉系统血流灌注不足，后者导致静脉系统血液回流受阻，从而引起患者组织器官缺血、缺氧和淤血的临床综合征。早在1972年Framingham心脏研究已表明[1]，75%的心力衰竭是由高血压引起的，只有25%的心力衰竭由其他疾病引起。目前高血压仍然是心力衰竭的首要危险因素，亚洲心力衰竭登记处[2]调查中国心力衰竭患者中，80%以上有高血压。可见临床工作中做好高血压的防治是预防和治疗心力衰竭最有效的措施。本章探讨高血压性心力衰竭的发病机制、诊断和防治措施，以便高血压科医师对其有全面了解，对预防高血压性心力衰竭，延缓其进展，提高患者的生存率和生活质量，改善患者的预后，具有重要的临床意义。

第一节 基础理论

一、流行病学

心力衰竭是各种心脏疾病的严重表现或中、晚期阶段，因高患病率、高死亡率、高医疗负担，其已成为我国的公共健康问题。《〈2021 年中国心血管病医疗质量报告〉概要》[3]中，2020 年我国医院质量监测系统（Hospital Quality Monitoring System，HQMS）数据显示心力衰竭住院患者有 4 516 432 例，院内死亡率为 1.6%；30 天再入院率为 4.7%；平均住院时长为 9 天，中位住院时长为 8（5～11）天；心力衰竭住院患者平均总费用为 17 388.8 元。

由于高血压的直接和长期影响，高血压患者出现左室肥厚（LVH）与左室舒张功能减退，逐步发展为心肌收缩功能减退，最终发生心力衰竭。Framingham 心脏研究证实高血压是心力衰竭的首要危险因素，血压≥160/90mmHg 的高血压患者发生心力衰竭的风险是血压＜140/90mmHg 患者的 2 倍[1]。另一项研究入选 5143 名健康人群，随访长达 20 年发现[4]，约 91%的患者在病情发展为心力衰竭之前就患有高血压，男性高血压患者新发心力衰竭风险是正常血压者的 2 倍，而女性是 3 倍。

Tsimploulis 等[5]在为期 13 年的随访期间发现老年单纯收缩期高血压（isolated systolic hypertension，ISH）患者及收缩期舒张期高血压（systolic-diastolic hypertension，SDH）患者心力衰竭的发生率分别为 25%和 22%，显著高于无高血压者（11%）；且心血管疾病相关死亡率显著增加，在无高血压者、ISH 患者和 SDH 患者中分别为 9%、22%和 24%。

中国高血压调查（CHS）研究显示[6]，2012～2015 年，在≥35 岁的中国人中，心力衰竭患病率为 1.3%。China-HF[7]研究入选的 2012 年 1 月至 2015 年 9 月全国 132 家医院 13 687 例心力衰竭患者中，住院心力衰竭患者的病死率为 4.1%，住院心力衰竭患者中高血压患者占 50.9%。截至 2018 年 8 月纳入的 169 家医院 31 356 例住院心力衰竭患者的原因分析显示，高血压占 57.2%，冠心病占 49.6%[8]。

2019 年我国高血压性心力衰竭患病人数为 790.35 万人，患病率为 555.66/10 万人；世界总患病人数为 1859.80 万人，患病率为 240.36/10 万；我国患病人数约占世界总人数的 42.50%，患病率约为世界总人数的 2.31 倍[9]。目前，我国约有 850 万心力衰竭患者[10]，随着高血压患病年轻化趋势增加，我国人口老龄化加剧，高血压患病率不断增加，心力衰竭的患病率随之递增。

二、心脏解剖结构、生理功能及血液循环特点

（一）心脏解剖结构与生理功能

1. 解剖结构 心脏是个中空的肌性纤维性器官，形似倒置的、前后稍扁的圆锥体，周围裹以心包，斜位于胸腔的中纵隔内。心脏分为左、右两半，左、右半心脏各分成上下两部分，即左心房、左心室、右心房、右心室 4 个腔，同侧心房和心室借房室口相通[11]。

2. 生理功能[12]

（1）心肌的生理功能：心肌细胞具有兴奋性、自律性、传导性和收缩性 4 种特性。前三种特性属于电生理特性，收缩性属于心肌细胞的机械特性。一般而言，工作细胞具有兴奋性、传导性和收缩性，无自律性；自律细胞具有自律性、兴奋性和传导性，无收缩性。

（2）心脏泵血功能：心脏节律性收缩和舒张对血液的驱动作用称为心脏的泵血功能，是心脏的主要功能。心脏收缩时，将心脏储存的血液泵入动脉，通过动脉系统将血液运送到全身各组织；心脏舒张时，通过静脉系统血液回流入心脏。心脏的收缩功能是泵血功能的重要基础，心肌细胞的收缩性受心肌细胞电生理特性的影响，两者紧密相关。

（3）心脏的内分泌功能：心脏不仅有血液循环的泵血功能，而且有重要的内分泌功能。心肌细胞能够产生和分泌心房钠尿肽（ANP）、脑钠肽（BNP）、内源性类洋地黄素、抗心律失常肽、心肌生长因子等多种激素和生物活性物质，对心血管的功能起着调节作用。

另外，心脏还具有起搏功能、传导功能、调节功能等其他功能。

（二）血液循环特点

1. 体循环及其特点　当心室收缩时，含有较多氧及营养物质的动脉血自左心室输出，经主动脉及其各级分支，到达全身各部的毛细血管，进行组织内物质交换和气体交换，血液变成了含有组织代谢产物及较多二氧化碳的略紫色的静脉血，再经各级静脉，最后汇入上腔静脉、下腔静脉回流右心房。如上路径的血液循环称为体循环，又称大循环。

体循环的主要特点是路程长，流经范围广，以动脉血滋养全身各部，而将代谢产物和二氧化碳经静脉运回右心房，再通过三尖瓣流向右心室。

2. 肺循环及其特点　右心室中含氧少而含二氧化碳较多的静脉血，经肺动脉及其分支流至肺泡周围的毛细血管网，在此与肺泡进行气体交换，即静脉血放出二氧化碳（由肺呼出体外），同时经过吸气自肺泡中摄取氧，于是将暗红色的静脉血变为鲜红色的动脉血（含氧多，含二氧化碳少），经各级肺静脉，最后注入左心房，再经二尖瓣流向左心室。如上路径的血液循环称肺循环，又称小循环。

肺循环的特点是路程短，只通过肺，主要是使含氧少的静脉血转变为含氧丰富的动脉血。

三、高血压性心力衰竭的发病机制与病理生理

（一）发病机制

神经-内分泌因素在高血压性心力衰竭发展过程中起着重要作用，异常激活的神经-内分泌因素导致心室重构，是心力衰竭发生和发展的关键因素，交感神经系统、肾素-血管紧张素-醛固酮系统、利尿钠肽系统等的过度激活是心力衰竭的主要发病机制。

心力衰竭的发病机制还涉及血流动力学改变、细胞因子活化、细胞内信号转导通路改变及基因表达异常等多种因素，其发生是以上因素相互、综合作用的复杂过程。在心力衰竭代偿过程中，这些因素维持循环及重要器官的血液灌注，对心功能起一定的代偿作用。但在失代偿过程中，这些因素会加重心肌细胞损伤，促进心室重构，继而使心功能恶化，心力衰竭进展、恶化。恶化的心功能、异常激活的神经-体液因素相互影响形成恶性循环，导致心力衰竭进入不可逆转的终末阶段。

1. 交感神经系统（SNS）　SNS 兴奋不仅是高血压启动机制中不可缺失的一环，也是心力衰竭发生发展的重要机制。有研究显示，SNS 过度兴奋不仅是高血压启动机制中不可缺失的一环，而且 SNS 过度活化在心肌肥厚、心肌纤维化过程中发挥重要作用，是心力衰竭发生发展的重要机制。有研究观察发现对自发性高血压大鼠行颈交感神经术和未手术治疗相比，手术治疗的自发性高血压大鼠心室心肌肥大不明显，表现为心肌横径减小、心肌Ⅲ型胶原减少[13]。

交感神经兴奋时神经末梢分泌去甲肾上腺素（NE），NE 与突触后膜 β 受体结合引起 β 受体构型发生变化（特别以 β_1 受体为主），引起心肌收缩力增强、心率增快；周围血管收缩引起血流重新分布以维持重要器官灌注，心脏后负荷增加。但交感神经的过度激活可导致 β 受体途径发生明显变化：β 受体数目下调、β 抑制蛋白和 β 受体激酶上调[14]。

交感神经兴奋时，心脏组织中的 NE 水平升高，持续高浓度的 NE 可表现出心肌毒性作用，诱导心肌细胞肥大和凋亡。心力衰竭早期，SNS 兴奋起着代偿性作用，但长期 SNS 激活会对心脏产生毒性作用使心功能进一步恶化，恶化的心功能与 SNS 激活形成恶性循环，心力衰竭的病情进一步加重。

2. 肾素-血管紧张素-醛固酮系统（RAAS）　长期高血压使心脏压力负荷增加，RAAS 激活，导致氧自由基产生增加及激活氧化应激反应，调节细胞内钙离子浓度，影响心脏结构（心肌肥厚、间质纤维化）和功能，最终导致心力衰竭发生发展[15]。

RAAS 激活，肾脏球旁细胞分泌肾素增加，激活肝脏产生的血管紧张素原，形成血管紧张素Ⅰ（AngⅠ），其在血管紧张素转换酶（ACE）的作用下形成血管紧张素Ⅱ（AngⅡ）。AngⅡ是一种血管活性物质，在血管收缩、血压升高、心肌细胞肥大、心肌细胞死亡、心肌纤维化等方面具有重要作用，并刺激肾上腺皮质球状带分泌醛固酮[16]。醛固酮是一种保钠保水的激素，主要作用是促进肾小管对水、钠重吸收，其增多可导致水钠潴留。另外长期高血压患者 RAAS 激活可导致细胞内钙超载，影响心脏舒张功能。RAAS 激活促进心脏和血管重构，可加重心肌损伤和心功能恶化。

3. 精氨酸加压素（arginine vasopressin，AVP）又称血管升压素（vasopressin，VP）、抗利尿激素（antidiuretic hormone，ADH）。在心力衰竭患者中，AVP水平显著升高。AVP受颈动脉窦和主动脉弓压力感受器调控，由垂体释放，具有抗利尿和收缩周围血管作用。AVP作用于三种不同的G蛋白偶联受体亚型：V_{1A}、V_{1B}和V_2。V_{1A}受体存在于血管平滑肌细胞和心肌细胞，V_{1A}受体激活后可导致细胞内钙浓度增加，使血管收缩，增加全身血管阻力和正性肌力，通过持续激活导致重构逆转和进行性心力衰竭。V_2受体主要分布于肾脏，促使水孔蛋白-2合成，导致水钠潴留；激活的V_2受体引起的慢性容量超载，通过加重舒张期压力促进心室重构和功能障碍。

4. 利尿钠肽系统 利尿钠肽是一种内源性肽类激素，是心室容量或血流动力学过载时，心肌细胞受到机械牵拉刺激释放分泌的激素。机体有三种利尿钠肽类激素：ANP、脑钠肽、C型利尿钠肽（C-type natriuretic peptide，CNP），它们促进血管舒张，有利钠和利尿的作用。利尿钠肽激素释放后激活相应的受体发挥其功能，特别是心力衰竭发生后，利尿钠肽激活相应的受体即A型利尿钠肽受体（natriuretic peptide receptor-A，NPR-A）、B型利尿钠肽受体（NPR-B）、C型利尿钠肽受体（NPR-C），利尿钠肽系统抑制机体异常激活的SNS和RAAS、抑制心肌肥大和纤维化。

ANP由心房分泌，具有拮抗SNS、RAAS和AVP等分泌的激素导致的水钠潴留作用；BNP主要由心室分泌，生理作用与ANP类似。作为心力衰竭代偿机制的重要成员，利尿钠肽浓度具有诊断和预后相关性。

（二）病理生理

心室重构是心力衰竭病理生理的最基础部分，是在神经-体液异常激活等因素下，由于心肌损伤或负荷增加所产生的心脏大小、形状及室壁厚度和组织结构等一系列变化，是病变修复过程和心室代偿的病理生理反应过程。

心肌重构的特征：①病理性心肌细胞肥大；②心肌细胞凋亡与坏死；③细胞外基质过度沉积或降解增加。

临床表现：①心肌肌重、心室容积增加；②心室形状改变（横径增加，呈球状）。

四、高血压性心力衰竭分类分级、阶段分期与病种诊断

高血压性心力衰竭是心力衰竭中的一种特殊类型，参照国内外相关心力衰竭诊疗指南对高血压性心力衰竭进行分类、分级。根据高血压性心力衰竭的病理生理特点提出阶段分期和高血压相关性心脏疾病病种诊断，高血压性心力衰竭诊断与治疗按照阶段分期进行论述，便于指导高血压科医师对高血压性心力衰竭患者的诊断与处理。

（一）分类与分级

1. 分类

（1）根据左室射血分数（LVEF）的心力衰竭分类（表7-101-1）。

表7-101-1 根据左室射血分数的心力衰竭分类[17]

LVEF	类型
LVEF≤40%	射血分数降低的心力衰竭（HFrEF）
LVEF≥50%	射血分数保留的心力衰竭（HFpEF）
LVEF 41%～49%	射血分数中间值的心力衰竭（HFmrEF）
基线LVEF≤40%，第二次测量时LVEF比基线增加≥10%，且>40%	射血分数改善的心力衰竭（HFimpEF）

（2）根据心力衰竭发生的时间、速度分类：可分为慢性心力衰竭和急性心力衰竭。多数急性心力衰竭患者经住院治疗后症状部分缓解，而转入慢性心力衰竭；慢性心力衰竭患者常因各种诱因心力衰竭急性加重而需住院治疗。

（3）根据心力衰竭发生的部位分类：可分为左心衰竭、右心衰竭及全心衰竭。左心衰竭以肺循环淤血为临床表现；右心衰竭以体循环淤血为临床表现。左心衰竭后肺动脉压力增高，使右心负荷加重，长时间后，右心衰竭也继之出现，即为全心力衰竭。

2. 分级 心力衰竭的分级通常采用美国纽约心脏病协会（NYHA）心功能分级，见表7-101-2。

表 7-101-2　NYHA 心功能分级

分级	症状
Ⅰ级	活动不受限，日常体力活动不引起明显的气促、疲乏或心悸
Ⅱ级	活动轻度受限，休息时无症状，日常活动可引起明显的气促、疲乏或心悸
Ⅲ级	活动明显受限，休息时可无症状，轻于日常活动即引起显著的气促、疲乏、心悸
Ⅳ级	休息时也有症状，任何体力活动均会引起不适。无需静脉给药，可在室内或床边活动者为Ⅳa 级；不能下床并需静脉给药支持者为Ⅳb 级

（二）阶段分期与病种诊断

1. 阶段分期　根据心力衰竭发生发展阶段进行阶段分期，2001 年美国心脏病学会（ACC）/美国心脏协会（AHA）的成人慢性心力衰竭评估与管理指南[18]提出心力衰竭阶段分期的概念。《中国心力衰竭诊断和治疗指南 2018》[19]也沿用这个阶段分期，并将其应用于临床，阶段分期全面评价了心力衰竭病情发生发展。心力衰竭是自发进展性疾病，《心力衰竭合理用药指南》(第 2 版）提出[20]，病情一旦进展到下一阶段分期，则难以逆转；心力衰竭的阶段分期为临床医师提供了针对心力衰竭的诊疗思路——预防和延缓心力衰竭的发生和进展。①预防从 A 期进展至 B 期，防止发生心脏结构变化；②对进入临床心力衰竭阶段的患者进行及时的治疗，可以延缓心力衰竭进展，但不能实现病情逆转。

2021 年由美国心力衰竭学会（Heart Failure Society of America，HFSA）、欧洲心脏病学会心力衰竭协会（Heart Failure Association of the European Society of Cardiology，HFA）、日本心力衰竭学会（Japanese Heart Failure Society，JHFS）等共同撰写的《心力衰竭的通用定义和分类》[17]修订了 ACC/AHA 心力衰竭的 A～D 阶段分期，即 A 期为心力衰竭风险期，B 期为心力衰竭前期，C 期为心力衰竭期，D 期为心力衰竭晚期，见表 7-101-3。

表 7-101-3　心力衰竭阶段分期[17]

心力衰竭阶段分期	HFSA/HFA 定义
A 期	心力衰竭风险期
	患者有心力衰竭的风险，无心力衰竭症状和（或）体征，无心脏病结构改变或心脏疾病生物标志物升高
B 期	心力衰竭前期
	患者目前或既往无心力衰竭症状和（或）体征，但存在结构性心脏病或心功能异常或 BNP 水平升高的证据。①结构性心脏病：左室肥厚、心腔扩大、室壁运动异常、心肌组织异常和心脏瓣膜病；②心功能异常：左心室或右心室收缩功能降低，充盈压升高，舒张功能异常；③BNP 水平或肌钙蛋白水平升高，尤其是有使用心脏毒性药物史者
C 期	心力衰竭期
	患者目前或既往存在由心脏结构和（或）功能异常引起的心力衰竭症状和（或）体征
D 期	心力衰竭晚期
	患者在休息时有严重的心力衰竭症状和（或）体征，虽然接受药物治疗，但仍反复住院，为难治性或对药物治疗不耐受

本部分依据高血压性心力衰竭的病理生理特点提出如下阶段分期。

A 期：高血压阶段。

B 期：靶器官损害阶段，高血压患者出现左室肥厚、瓣膜疾病、舒张功能障碍等心脏结构变化，但没有心力衰竭临床表现。

C 期：临床阶段，高血压患者已经出现心力衰竭的临床症状和体征。

D 期：终末期心力衰竭阶段，心力衰竭患者经过有效的药物治疗后，休息时仍有严重的症状和（或）体征，需反复住院治疗，见表 7-101-4。

表 7-101-4　高血压性心力衰竭的阶段分期

阶段分期		血压水平	临床表现	相当于 NYHA 心功能分级
A 期	高血压阶段	高血压	患者确诊为高血压，有血压升高的临床表现和（或）继发性高血压原发疾病的临床表现，但无心力衰竭特异性临床表现；心脏结构无异常	Ⅰ级
B 期	靶器官损害阶段	高血压	高血压临床表现同 A 期，无心力衰竭特异性临床表现；出现心脏结构和（或）功能异常，如左室肥厚、舒张功能障碍等	Ⅰ级
C 期	临床阶段	血压水平较前降低	患者出现心力衰竭相关的一系列特异性临床表现；心脏结构和(或）功能异常，存在各种高血压相关性心脏疾病病种的临床表现	Ⅱ～Ⅳ级
D 期	终末期心力衰竭阶段	血压正常或降低	心力衰竭患者经过有效的药物治疗后休息时仍有严重的症状和（或）体征，需反复住院治疗	Ⅳ级

2. 高血压性心力衰竭病种诊断 高血压是心脏疾病的危险因素，高血压可导致左室肥厚，左室肥厚是心血管疾病的独立危险因素[21]；高血压是动脉粥样硬化的危险因素，动脉粥样硬化是缺血性心脏病的病因。高血压性心脏疾病的发生机制是多方面的，高血压导致的心脏疾病是多样的，包括左室肥厚、各类型冠心病、高血压性瓣膜疾病、严重心律失常等，这些疾病都可以导致心功能不全或心力衰竭，对高血压性心力衰竭的诊断必须包含对具体的心脏疾病病种的诊断，从而便于治疗。

第二节 高血压性心力衰竭的诊断

高血压性心力衰竭的诊断主要依靠病史、临床表现和辅助检查，高血压科医师不仅要根据不同阶段分期详细询问病史、进行系统体格检查，还要合理应用辅助检查。

一、临床表现

（一）症状

高血压性心力衰竭A期和B期患者可有高血压相关症状，但无任何心力衰竭特异性症状；发展到C期和D期时患者可表现出心力衰竭特异性症状，特别是D期患者，其症状比C期更严重。

1. A期 此期患者表现：①血压升高产生的各种症状，如头晕、头痛、胸闷、恶心、呕吐、腰酸腿软、乏力、活动耐量下降等，但是通过有效的合理降压治疗，这些症状得到改善或者好转；②继发性高血压原发疾病的各种症状，如原发性醛固酮增多症患者有头痛，肾脏疾病患者有少尿、水肿等，积极治疗继发性高血压原发疾病后，这些症状可好转甚至消失。

2. B期 B期患者的高血压症状同A期。B期高血压性心力衰竭患者单纯左室肥厚时，仍无心力衰竭特异性症状。日常活动不会引起明显的气促、疲乏或心悸。患者出现心脏舒张功能障碍时也不会出现明显的心力衰竭症状。

3. C期 高血压性心力衰竭发展到C期时，除了有高血压的症状外，患者可表现出一系列心力衰竭特异性症状，从血流动力学角度来看，大致可归纳为三大类：肺循环淤血、体循环淤血和心排血量不足。

（1）肺循环淤血：肺循环淤血时患者可出现不同程度的呼吸困难和急性肺水肿。①劳力性呼吸困难是肺循环淤血最早出现的症状，为患者随体力活动而发生的呼吸困难，休息后可减轻或消失。②夜间阵发性呼吸困难，患者夜间入睡后因突感气闷而惊醒，在端坐咳喘后缓解。③端坐呼吸，患者被迫采取端坐或半卧体位以减轻呼吸困难的状态，提示心力衰竭患者已经有明显的肺淤血。④急性肺水肿是肺淤血最严重的形式，可引起心源性哮喘。患者可出现发绀、气促、端坐呼吸、咳嗽、咳粉红色泡沫痰等症状。

（2）体循环淤血：导致静脉系统充盈、压力升高引起水肿等一系列症状，但不典型。胃肠道静脉系统淤血及动脉灌注不足可引起恶心、呕吐、食欲缺乏、腹胀等消化道症状。

（3）心排血量不足：心力衰竭患者由于心排血量不足，可出现一系列外周血灌注不足的症状，严重时可发生心源性休克。①肌肉组织灌注不足时患者可出现乏力、疲倦、运动耐量下降等表现。②当肾血流量减少时患者出现少尿。③脑血流下降后，患者可出现头痛、失眠、烦躁不安、眩晕等症状，严重者出现嗜睡甚至昏迷。④皮肤血流灌注减少时患者皮肤苍白、皮温低，严重可出现发绀。

4. D期 D期高血压性心力衰竭患者的症状同C期，但比C期严重。D期患者在休息时仍有严重心力衰竭的症状。

（二）体征

高血压性心力衰竭患者A期和B期除了有血压升高或继发性高血压原发疾病的体征外，无心力衰竭特异性体征。C期患者会出现心力衰竭相关体征。D期患者的体征严重程度大于C期。

1. A期和B期 A期患者有血压升高的体征，如心脏瓣膜听诊区心音有力；以及继发性高血压原发疾病的体征，如肾动脉狭窄高血压患者腹部听诊杂音、库欣综合征患者向心性肥胖等。B期患者听诊时根据不同结构改变及不同严重程度可能闻及相对性二尖瓣关闭不全的反流杂音、肺动脉瓣听诊区第二心音亢进及第三心音。

2. C 期和 D 期

（1）肺淤血：①肺部体征，肺部听诊时可闻及固定湿啰音，随着心力衰竭病情的进展，湿啰音可从局部扩散到全肺；②心脏体征，视诊可见心尖搏动点向左下移位，出现明显的心脏杂音，可闻及第四心音奔马律。

（2）体循环淤血：①水肿，是右心衰竭及全心衰竭的主要体征之一，首先出现在身体低垂部位，为对称凹陷性水肿，严重者还可伴发腹腔积液及胸腔积液等不同表现形式的心源性水肿。②肝颈静脉反流征，体循环静脉系统淤滞大量血液时，患者可出现颈静脉充盈或怒张。按压肝脏后颈静脉异常充盈，为肝颈静脉反流征阳性。③肝大，由于下腔静脉回流受阻，肝静脉压升高，肝小叶中央区淤血，肝窦扩张、出血及周围水肿，导致肝大，增大的肝牵张肝包膜，引起疼痛，触诊时引起明显压痛。肝小叶由于长时间淤血、缺氧，肝细胞可变性坏死，导致肝功能异常。长期慢性右心衰竭可引起肝小叶纤维化，造成心源性肝硬化，肝质地变硬，肝功能进一步恶化。

二、辅助检查

综合分析高血压性心力衰竭患者的辅助检查结果，可评估患者心力衰竭病情的严重程度。

（一）常规检查

根据高血压诊疗规范，高血压患者需要完成 13 项常规检查，这 13 项检查中部分检查既能为高血压性心力衰竭患者病情评估提供依据，又能对高血压性心力衰竭患者做出高血压相关心脏疾病病种间的鉴别诊断。但高血压性心力衰竭阶段分期的确诊还需要完善其他针对性检查。

1. 血常规　血常规中若发现血红蛋白降低等贫血指标，需与贫血引起的高排血量性心力衰竭鉴别。近年来研究发现，慢性心力衰竭患者合并贫血的发生率高，并且贫血与慢性心力衰竭患者的预后显著相关。有研究显示[22]，慢性心力衰竭合并贫血的发生率为 37.5%，且随着心力衰竭加重，贫血的发生率逐渐升高，NYHA 心功能分级Ⅱ～Ⅳ级患者合并贫血的发生率分别为 23.3%、43.2% 和 48%。

慢性心力衰竭合并贫血的发病机制[23, 24]：①有效循环血量下降，肾灌注量下降，导致红细胞生成素（EPO）减少。②RAAS 激活，水钠潴留，导致稀释性贫血。③胃肠道淤血、水肿导致铁吸收障碍。④心力衰竭时肿瘤坏死因子-α（TNF-α）、白细胞介素-6（INF-6）和白细胞介素-1β（INF-1β）等炎性因子表达增加，直接或间接损害骨髓造血功能，同时抑制 EPO 的生成和释放。⑤慢性心力衰竭患者需要长期服用血管紧张素转换酶抑制剂（ACEI）和血管紧张素Ⅱ受体阻滞剂（ARB）类药物，可能影响血红蛋白的浓度，从而发生贫血。心力衰竭和贫血在临床症状中相互促进、相互影响，形成恶性循环。

2. 尿常规　已有的相关报道显示，检测高血压患者的 24h 尿蛋白定量、尿 β_2-微球蛋白（β_2-microglobulin，β_2-MG）、尿微量白蛋白、*N*-乙酰-*β*-D-氨基葡萄糖苷酶（*N*-acetyl-*β*-D-glucosaminidase，NAG）、α_1-微球蛋白（α_1-microglobulin，α_1-MG）5 项指标，可以及时发现肾受损情况、严重程度和部位，有利于高血压性心力衰竭患者早期肾功能损害的诊断[25]；肾功能受损时尿常规检查可以发现蛋白尿。

3. 血生化检查

（1）肾功能：高血压性心力衰竭患者由于肾灌注压下降，肾脏的排泄和重吸收功能减退，肾功能检查表现为肌酐清除率下降，血肌酐、尿素氮升高。

（2）肝功能：长期右心衰竭还可造成心源性肝硬化，因肝细胞变性、坏死，高血压性心力衰竭患者可出现肝功能检查（血清胆红素、天冬氨酸转氨酶和乳酸脱氢酶）异常。

（3）电解质：高血压性心力衰竭患者电解质检查可发现低钾血症、高钾血症。当使用大剂量利尿剂而未补钾或未合用保钾利尿剂时，患者可出现低钾血症；肾小球滤过率降到很低的严重充血性心力衰竭患者，尤其合用 ACEI/ARB 类药物和保钾利尿剂时，可发生高钾血症。低钾血症和高钾血症都会增加高血压性心力衰竭患者心律失常的危险。此外血钠水平异常是心力衰竭患者最常见的电解质紊乱类型之一，特别是低钠血症，其在心力衰竭患者中的发生率为 5%～30%[26, 27]。心力衰竭合并顽固性低钠血症的患者预后较差。

（4）同型半胱氨酸（Hcy）：Hcy 浓度升高是心力衰竭的危险因素[28]，王森等[29]研究发现高 Hcy 高血压性心力衰竭患者的血清 Hcy 水平反映了病情的严重程度，可作为评估其治疗效果的指标之一。

4. 心电图 是左室肥厚最常用的筛查手段，Sokolow-Lyon 指数、Cornell 电压-时间乘积、Corell 指数或 R_{aVL}≥1.1mV 是观察左室肥厚的指标。心力衰竭患者容易合并多种心律失常，约 50%的心力衰竭患者死于心源性猝死，绝大多数由快速心室事件引起[30]。12 导联心电图检查可以帮助判断心律失常的类型、心肌缺血等改变，24h 动态心电图检查更能有效判断心律失常的有无及类型，以及帮助发现无症状性心肌缺血患者。

5. 超声心动图 目前，超声心动图检查是临床上可判断心脏舒张功能不全的成像技术，是评估心脏收缩和舒张功能的首选方法，具有无创、无痛、直观、简便等特点。超声心动图不仅能评价高血压患者各心腔的大小，以及室壁厚度、瓣膜功能、肺动脉高压等解剖结构，而且可直观形象地显示血流动力学改变。超声心动图还能帮助及时观察高血压性心力衰竭治疗的疗效。

有研究显示，高血压伴左室肥厚的心力衰竭患者的左心房内径、左心室收缩期内径及血流峰值速度与二尖瓣环舒张早期峰值速度比值（E/Ea）参数水平比健康人高，同时 LVEF 水平更低[31]。具体参数评估指标详见第 27 章“超声心动图检查的评价”。

6. 腹部 B 超 右心衰竭患者存在长期静脉淤血，通过腹部 B 超检查可以观察肝、脾淤血情况，评估患者心力衰竭病情严重程度。

7. 24h 动态血压监测 陈琛等[32]研究利用 24h 动态血压监测（ABPM）观察心力衰竭患者与无心力衰竭患者的 24h 平均血压、24h 平均脉压、白昼平均收缩压、夜间平均收缩压、白昼平均舒张压、白昼舒张压变异的变化，发现心力衰竭患者的上述指标均低于无心力衰竭患者，还发现 NYHA 心功能分级Ⅲ～Ⅳ级的患者上述指标均低于 NYHA 心功能分级Ⅰ～Ⅱ级的患者，提示 ABPM 能有效评估高血压性心力衰竭患者的病情严重程度与预后情况。此外，ABMP 操作简便、费用低、准确性高，易被患者接受，且具有较高依从性。

（二）特殊检查

临床上对于部分高血压性心力衰竭患者，还需要完成某些特殊检查，以进一步明确诊断和评估病情。

1. 心力衰竭标志物 心力衰竭相关生物标志物的检测已成为快速诊断心力衰竭的一种非侵入性方法，并可为心力衰竭患者的风险分层和预后提供重要参考信息。2016 年欧洲心脏病协会（ESC）[33]的急慢性心力衰竭诊治指南提出 BNP 和氨基末端 B 型脑钠肽前体（NT-pro BNP）是心力衰竭诊断和预后评估的生物标志物的金指标，《中国心力衰竭诊断和治疗指南 2018》[19]也强调 BNP 在心力衰竭诊断和治疗中的地位。

（1）利尿钠肽：由于 ANP 半衰期过短（2～5min）而无法应用于临床；BNP 的半衰期也较短（约 20min），但主要被血浆脑啡肽酶降解；而 NT-pro BNP 半衰期相对较长（60～120min），主要由肾脏代谢，血浆浓度较 BNP 高 3～5 倍。BNP 及 NT-pro BNP 的测定可用于多种心力衰竭诊断，如无症状性心力衰竭、急慢性心力衰竭失代偿期，还可用于评估心力衰竭患者的预后及指导治疗。

BNP/NT-pro BNP 可作为急性心力衰竭诊断的生物标志物，BNP＜100ng/L 时通常可排除急性心力衰竭，NT-pro BNP＜450ng/L（＜50 岁）、＜900ng/L（50～75 岁）、＜1800ng/L（＞75 岁）、＜1200ng/L（eGFR＜60ml/min）时，可排除急性心力衰竭；BNP＞400ng/L 或者 NT-pro BNP 大于各年龄段的界定值时，可考虑急性心力衰竭的诊断[34]。BNP＜35ng/L，NT-pro BNP＜125ng/L 时通常可排除慢性心力衰竭，但其敏感度和特异度较急性心力衰竭低[19]。多种其他心血管疾病如心包疾病、心肌疾病、心房颤动等或非心血管疾病如肺动脉高压、肺栓塞、脓毒症、严重烧伤、肾功能不全等也会导致 BNP 水平升高，尤其是心房颤动、肾功能不全。

急性心力衰竭患者的预后与 BNP/NT-pro BNP 密切相关，BNP＞480～840ng/L 或 NT-pro BNP＞1000ng/L 时，急性心力衰竭患者的心血管事件发生率增加，如再发心力衰竭的风险＞50%、住院时间大幅增加[37]。BNP/NT-pro BNP 的水平随慢性心力衰竭的严重程度增加而升高，如 NYHA 心功能分级增加、血流动力学恶化，Doust 等[35]发现心力衰竭患者的 BNP 每增加 100ng/L，死亡相对风险增加 35%。

临床大量前瞻性研究证实 BNP/NT-pro BNP 在心力衰竭预测方面有优势，对于心力衰竭 A 期的患者，《中国心力衰竭诊断和治疗指南 2018》建议 BNP/NT-pro BNP 可以作为筛查指标，及早干预有助于预防心力衰竭病情进展。

（2）肌钙蛋白：心力衰竭的发生发展伴随着心肌细胞凋亡坏死，肌钙蛋白（cardiac troponin，cTn）作为心肌损伤的标志物，其中 cTnI 和 cTnT 与心力衰竭的病情发展密切相关，具有极高的特异性，可以作为心力衰竭的生物标志物。《2016 ESC 心力衰竭诊疗指南》[33]推荐 cTn 可作为心力衰竭患者的生物标志物。

急性心力衰竭患者失代偿期可检测到高敏 cTn，有研究发现急性心肌梗死心力衰竭患者高敏 cTn 与 Killip 分级呈正相关，高敏 cTn 水平越高，Killip 分级越高[36]。在慢性或急性失代偿期心力衰竭患者中，cTn 水平是评估心力衰竭严重程度的生物标志物指标，但是急性冠脉综合征患者的 cTn 也是升高的，需要结合临床表现综合分析。

近几年随着研究的深入，新发现的心力衰竭的生物转化因子，如生长分化因子-15、可溶性肿瘤抑制因子-2 等联合 BNP 对心力衰竭患者诊断及评估有一定的临床意义[37]。

2. 血气分析　当患者出现急性左心衰竭肺水肿时，呼吸困难，动脉血气分析能帮助判断病情的严重程度、指导治疗和鉴别诊断。

3. 胸部 X 线片　是肺淤血、肺水肿的简便检查方法。胸部 X 线片检查经济实惠，不仅能帮助鉴别心力衰竭与肺部疾病，而且能判断心影大小、形态改变，测量心胸比，可间接反映心功能。但胸部 X 线片正常不能排除心力衰竭。

4. 负荷超声心动图　是应用超声心动图对比观察患者负荷状态与静息状态的超声表现，以了解受检者心血管系统对负荷的反应状况的检查，超声心动图负荷试验适用于心肌缺血和（或）存活心肌、部分瓣膜性心脏病患者的评估，用于高血压性心力衰竭病种诊断。

5. 心脏磁共振（CMR）　对于超声心动图不能明确诊断的左室肥厚和临床上不能解释的左室肥厚，建议行心脏磁共振成像检查以帮助鉴别。心脏磁共振是测量左右心室容积、质量和射血分数的“金标准”。心脏磁共振还能评价室壁厚度、瓣膜运动情况、先天性心血管疾病等，是心脏疾病和高血压性心力衰竭病因诊断的一个重要手段。

6. 冠状动脉造影　高血压患者既可以从左室肥厚、心脏扩大发展到舒张功能不全及收缩功能衰竭；又可以导致冠状动脉粥样硬化发展到各种类型冠心病（心绞痛、心肌梗死、无症状性心肌缺血），从而引起心功能不全甚至心力衰竭；有的患者上述两种情况均会发生。冠状动脉造影适用于有心绞痛、无症状性心肌缺血症状者及心电图、负荷试验提示心肌缺血或心肌梗死者，便于明确高血压性心力衰竭病种诊断。

7. 放射性核素检查　包括核素心室造影及核素心肌灌注和（或）代谢显像。可使用核素心室造影评估左心室容积和 LVEF。核素心肌灌注显像包括单光子发射计算机断层成像（SPECT）和正电子发射计算机断层成像（PET），可用于诊断心肌缺血。

（三）检查选择

因为就诊的高血压性心力衰竭患者阶段分期不同，高血压相关性心脏疾病病种诊断有异，所以各种心力衰竭相关检查的目的、意义与效果不一，要针对各病种、各阶段分期的高血压性心力衰竭患者的具体情况选用适合的检查方法，才能做出正确诊断，并为各阶段分期治疗提供依据。

在高血压患者必须完成的 13 项常规检查中部分检查对高血压性心力衰竭患者有重要提示意义，且可以反复多次进行。高血压科医师针对不同阶段分期的高血压性心力衰竭患者如何选用检查项目归纳见表 7-101-5。

表 7-101-5　不同阶段分期的高血压性心力衰竭患者辅助检查

辅助检查	阶段分期				急性发作	高血压相关性心脏疾病病种诊断
	A	B	C	D		
肾功能	√	√	√	√	√	
肝功能	√	√	√	√		
电解质	√	√	√	√	√	
心电图	√	√	√	√	√	心律失常、冠心病
超声心动图	√	√	√	√	√	左室肥厚、瓣膜疾病

续表

辅助检查	阶段分期				急性发作	高血压相关性心脏疾病病种诊断
	A	B	C	D		
腹部B超			√	√		
利尿钠肽			√	√	√	
肌钙蛋白			√	√	√	冠心病
血气分析			√	√	√	
胸部X线片		√	√	√	√	
负荷超声心动图			√	√		左室肥厚、冠心病、瓣膜疾病
心脏磁共振		√	√	√		左室肥厚、瓣膜疾病
冠状动脉造影			√	√		冠心病
放射性核素检查			√	√		左室肥厚、瓣膜疾病、冠心病

三、诊断流程与鉴别诊断

（一）诊断流程

按照高血压规范诊疗，对高血压患者完善13项常规检查，其中超声心动图可以帮助明确高血压性心力衰竭患者的阶段分期，对于明确其他病种诊断也有帮助，高血压性心力衰竭的诊断流程见图7-101-1。

（二）鉴别诊断

高血压性心力衰竭的鉴别诊断包括以下几方面：高血压性心力衰竭与其他系统疾病如呼吸系统疾病的鉴别；高血压性心力衰竭与其他心脏疾病如风湿性心脏疾病的鉴别；高血压性心力衰竭各病种之间的鉴别。

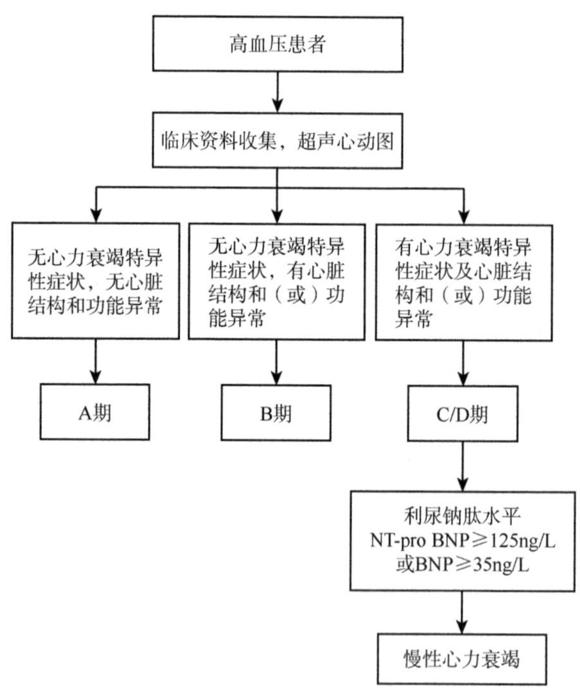

图7-101-1 高血压性心力衰竭的诊断流程

1. 高血压性心力衰竭与其他系统疾病的鉴别诊断

（1）支气管哮喘：高血压性心力衰竭患者肺淤血出现严重肺水肿时，可表现为心源性哮喘，应与支气管哮喘鉴别。高血压性心力衰竭患者导致心源性哮喘时多见于老年人，可有咳粉红色泡沫痰症状，双肺可闻及湿啰音，需端坐位；支气管哮喘患者多见于青年人，发作时肺部可有典型的哮鸣音，呼吸困难可自行缓解或治疗后缓解。心力衰竭可从好发年龄、体征、病史及缓解药物等与支气管哮喘鉴别。

（2）慢性肺源性心脏病（简称慢性肺心病）：是最常导致右心衰竭的疾病，慢性肺心病患者有慢性阻塞性肺疾病、慢性支气管炎、肺气肿病史或肺脏疾病病史，有肺动脉高血压的症状和体征及右心室增大和（或）右心衰竭的症状和体征，血气分析提示血氧分压下降伴或不伴二氧化碳分压升高。

（3）贫血性心力衰竭：贫血患者长期处于高心排血量状态，心脏负荷明显增加，引起心肌肥厚、心脏扩大等，导致心力衰竭发生。贫血性心力衰竭患者查体可有高动力循环表现，如心率增快、水冲脉、脉压增大，但随着贫血治疗后可得到有效缓解，心力衰竭的症状和体征也随之改善。

（4）甲状腺疾病心力衰竭：甲状腺功能亢进或减退会引起心力衰竭。甲状腺功能亢进患者由于高动力循环，心脏负荷过重，可出现心脏增大、心肌耗氧量增加、能量代谢障碍，合并快速性心律失常，尤其是心房颤动，可使心排血量下降；此外 RAAS 的激活可导致心脏肥大和血容量增加。甲状腺功能减退患者由于缺乏甲状腺素或甲状腺素抵抗而出现心肌缺氧，心肌收缩力减弱，心排血量降低等，患者可有心悸、胸闷等表现，病程长的甲状腺功能减退患者更容易发生心力衰竭。

2. 高血压性心力衰竭与其他心脏疾病的鉴别诊断

（1）原发性心肌病：是指病因尚不十分清楚的心肌损害，主要表现为心脏扩大，最后发展为心力衰竭，主要分为三型，即扩张型心肌病、肥厚型心肌病、限制型心肌病。临床上心肌病变引起的心力衰竭以扩张型心肌病导致的心力衰竭最为常见，也最容易与高血压性心力衰竭混淆。扩张型心肌病患者常因心力衰竭的临床表现就医，其心力衰竭为渐进型，最后发展为难治性心力衰竭。

（2）心包疾病：限制性心包炎患者以往可有活动性心包炎或心包积液病史；随着病程发展，患者出现肝大、腹水、全身水肿等右心衰竭症状和体征；查体可有奇脉、心包叩击音；超声心动图可帮助明确诊断。

（3）风湿性心脏病：是风湿热活动对心脏造成损害，累及心脏瓣膜而引起的心脏瓣膜病变，表现为二尖瓣、三尖瓣、主动脉瓣中有一个或几个瓣膜狭窄和（或）关闭不全，临床上狭窄或关闭不全常同时存在，但常以一种为主；患病初期常无明显症状，后期则表现为心慌气短、乏力、咳嗽、下肢水肿、咳粉红色泡沫痰等心功能失代偿的表现。

3. 高血压性心力衰竭各病种之间的鉴别诊断　由于高血压对心脏造成损害的机制是多方面的，最终会发展为心力衰竭，因此高血压性心力衰竭各病种之间需鉴别，如左室肥厚、各类型冠心病、高血压性瓣膜疾病及严重心律失常。典型的临床表现、动态心电图和超声心动图的变化有助于鉴别诊断。

第三节　高血压性心力衰竭的治疗

高血压性心力衰竭需要综合治疗，控制血压是高血压性心力衰竭的病因治疗。治疗方法包括应用抗高血压药物和一般性治疗，治疗的目的不仅仅是缓解患者症状、提高生活质量，更重要的是针对心肌重构的机制，防止和延缓其发展，从而降低心力衰竭患者的死亡率和住院率，提高生存率。此外不同的阶段分期与不同病种治疗原则和方法不同。

一、控制血压是病因治疗

大规模临床试验证实，降压治疗可以预防或延缓心力衰竭的发生发展[38, 39]。通过应用抗高血压药物和生活方式干预进行有效治疗，使血压得到有效的控制；有效处理继发性高血压患者的原发疾病能帮助更好地控制血压，这些是高血压性心力衰竭患者主要的获益来源。

（一）抗高血压药物治疗

高血压性心力衰竭患者应用抗高血压药物治疗需特别注意以下问题：①抗高血压药物在血压高时起降压作用，血压正常时可作为治疗心力衰竭的药物，此时称为血管活性药物，所以血压正常也需要使用血管活性药物；②高血压性心力衰竭患者应合理联用抗高血压药物；③应避免血压过低带来的不良事件。常用的五大类抗高血压药物，即钙拮抗剂（CCB）、ACEI、ARB、β 受体阻滞剂及利尿剂都能降低血压，预防和延缓心力衰竭发生。

（二）查明高血压原因

高血压患者要进行高血压原因筛查，高血压性心力衰竭患者更不例外。继发性高血压患者靶器官损害及心血管疾病出现早且病情重，如嗜铬细胞瘤过量分泌儿茶酚胺导致患者心脏损害引起心力衰竭。如果不及时治疗继发性高血压原发疾病，延误治疗而导致不可逆的严重靶器官损害及心血管疾病，可危及患者的健康与生命安全。

廖莹等[40]报道了3例肾血管性高血压以心力衰竭起病的婴幼儿，3 例患儿入院前均有血压升高、心脏扩大及心力衰竭的临床表现，其中 1 例在外院确诊为心内膜弹力纤维增生症，经过抗心力衰竭治疗，病情得到好转，但血压控制不佳，入院后确诊为肾动脉狭窄、肾性高血压，肾动态显像提示肾功能严重受损，行肾切除术后心力衰竭症状消失，停用抗高血压药物后血压正常，1 例患儿术后 1 个月复查超声心动图提示射血分数较术前增加，另外 2 例患儿术后 1～3 年复查超声心动图未见明显异常。

邸北冰等[41]报道了 1 例原发性醛固酮增多症患者，未明确高血压病因，最终出现心力衰竭症状和体征，由于该患者心功能差不能耐受手术，经过 ACEI、β 受体阻滞剂、利尿剂、地高辛和补钾治疗，患者血压下降至控制目标，心力衰竭症状消失，超声心动图提示射血分数较前增加，左心室舒张末期内径、左心室壁厚度较前减小。

继发性高血压原发疾病不仅单纯引起血压明显升高，而且对心血管系统的损害更加严重，针对继发性高血压的各种原发疾病采取积极治疗，可避免高血压性心力衰竭发生发展。

二、慢性心力衰竭的治疗

（一）药物治疗

高血压性心力衰竭的治疗药物包括改善症状的药物和改善预后的药物。近 20 年来，心肌重构在心力衰竭发生发展中的作用受到了高度重视，心力衰竭的药物治疗策略发生了根本性转变，从过去增加心肌收缩力为主的治疗模式，转变为现在以改善神经内分泌激素代谢异常、阻止心肌重构为主的生物学治疗模式，即从短期改善血流动力学措施转变为长期修复性策略。抗高血压药物与心力衰竭治疗药物有重叠部分，高血压性心力衰竭的药物治疗方案要优选这部分药物。

1. 正性肌力药 包括心脏糖苷类（即洋地黄类）和环腺苷酸依赖性正性肌力药物，后者包括 β 受体激动剂如多巴胺、多巴酚丁胺，以及磷酸二酯酶抑制剂（如米力农等）。洋地黄类药物作为最早应用于心力衰竭患者临床治疗的药物，经过 200 多年应用已被证明可改善心力衰竭患者的症状，但不能改善慢性心力衰竭患者的预后，此类药物中只有地高辛进行过心力衰竭治疗的临床试验。地高辛是正性肌力药物中唯一的长期使用不会增加死亡率的药物，主要应用于已经充分使用 ACEI/ARB、β 受体阻滞剂和利尿剂治疗后仍有症状的心力衰竭患者。

洋地黄类药物通过抑制心肌细胞膜 Na^+-K^+-ATP 酶，提高细胞内 Na^+水平，进而促进 Na^+-Ca^{2+}交换，使细胞内 Ca^{2+}水平升高、心肌收缩力增强，同时可对肾脏 Na^+-K^+-ATP 酶、副交感传入神经起到抑制作用，抑制肾素分泌、肾小管对钠重吸收及交感神经兴奋性，发挥抗心力衰竭作用。对于严重心力衰竭急性失代偿发作的患者，强心苷可有效防止急性失代偿复发。但是洋地黄类药物安全范围小，需严密观察患者症状及监测血药浓度，以防中毒。

环腺苷酸依赖性正性肌力药物因缺乏有效证据且考虑到药物毒性，对慢性心力衰竭患者即使在进行性加重阶段，也不主张使用。对于 D 期终末心力衰竭阶段患者，其可作为姑息疗法应用。

2. 利尿剂 水钠潴留是心力衰竭的基本特征，若不能及时充分改善水钠潴留，会降低患者对 ACEI 的反应性及增加 β 受体抑制剂使用的风险。利尿剂通过促进肾脏对水钠的排泄减轻容量负荷，进而缓解心力衰竭临床症状和体征，是唯一能充分控制和有效消除体液潴留的药物，其用于心力衰竭治疗的历史已超过 50 年，是其他任何可有效改善心力衰竭患者预后方法的基础治疗。对于有体液潴留证据或曾经有过体液潴留证据的心力衰竭患者，均应尽早给予利尿剂治疗，病情稳定后以最小有效剂量长期维持，并根据体液潴留情况随时进行剂量调整，每天监测体重对早期发现体液潴留非常重要，若 3 天内体重增加 2kg 以上，就要考虑加用利尿剂或增加利尿剂使用剂量。利尿剂根据作用的靶点不同分为袢利尿剂、噻嗪类利尿剂、醛固酮受体拮抗剂（MRA）。

（1）袢利尿剂：作用于髓袢升支粗段髓质部，对于心力衰竭患者，袢利尿剂应作为首选，特别适用于有明显体液潴留或伴肾功能受损的患者。

（2）噻嗪类利尿剂：作用于远曲肾小管，利尿效果较袢利尿剂弱，仅适用于有轻度体液潴留、伴高血压而肾功能正常的心力衰竭患者。

（3）MRA：又称盐皮质激素受体拮抗剂，作用于集合管，是保钾利尿剂，临床上最常使用的是螺内酯。心力衰竭患者醛固酮生成及活化增加，且与心力衰竭严重程度成正比。MRA 可有效拮抗醛固酮受体，防止心肌纤维化与心室重构、抗心律失常，改善高血压患者心力衰竭发生发展。此外高血压患者长期使用ACEI/ARB类药物早期会出现醛固酮水平下降，后又显著增高的现象，称为"醛固酮逃逸"现象，联合应用 MRA，能有效抑制"醛固酮逃逸"。Catena 等[42]研究已经证实螺内酯及其衍生物依普利酮能够降低慢性心力衰竭患者的总死亡率；有研究还发现[43]依普利酮能够降低轻度症状收缩性心力衰竭患者血浆 TGF-β_1 水平，在逆转心肌重构、改善心功能中发挥重要作用，国内外心力衰竭诊疗指南将 MRA 作为心力衰竭治疗的一线用药[19, 44, 45]。目前主要推荐用于 LVEF≤35%，使用 RAAS 抑制剂（ACEI/ARB/ARNI）和 β 受体阻滞剂治疗后仍有症状的患者。

3. 钙拮抗剂（CCB） CCB 类药物能选择性地阻滞电压依赖性钙通道，抑制 Ca^{2+}跨膜内流，降低血管平滑肌细胞内游离 Ca^{2+}水平，进而扩张动脉，降低外周血管阻力和血压；还能改善内皮功能、延缓动脉粥样硬化和改善心肌缺血。CCB 类药物能让全身血管阻力扩张，减轻后负荷，保护缺血状态的心肌。除氨氯地平和非洛地平外，大多数 CCB 有负性肌力作用，会引起心力衰竭患者病情加重和病死率增加，应避免使用；氨氯地平和非洛地平负性肌力弱，不会降低心功能或增加病死率，若高血压性心力衰竭患者的血压在充分使用 ACEI/ARB、β 受体阻滞剂、MRA（根据情况选用）、利尿剂（根据情况选用）后仍不达标，推荐使用氨氯地平或非洛地平[20]。CCB 具有良好的延缓和逆转左室肥厚效果[46]，有试验研究苯磺酸左氨氯地平在改善左室肥厚方面具有更好的效果[47]。

4. ACEI/ARB 20 世纪 80 年代末 ACEI 的问世和应用对心力衰竭的治疗理念产生了重大影响，其相对于其他血管扩张剂如硝酸酯类或肼苯达嗪的优越性也证实了神经内分泌激活尤其RAAS在心力衰竭发生发展中的重要作用。ACEI 是第一种被证实可改善心力衰竭患者症状与预后的RAAS抑制剂，也是循证医学证据积累最多的药物，随后 ARB 也被证实有改善心力衰竭患者预后的有益作用。ACEI 对心力衰竭的作用主要包括抑制 RAAS、抑制缓激肽降解、减少交感神经递质释放和抗氧化作用[48]。

临床研究已经证实 ACEI 在心力衰竭治疗中的益处：①降低心力衰竭患者病死率 16%～28%；②降低心力衰竭的发病率和再入院率；③改善左心室功能，提高 LVEF；④缓解临床症状，提高运动耐量；⑤无症状的左心室收缩功能降低患者同样获益于 ACEI 治疗；⑥与其他抗高血压药物如利尿剂、β 受体阻滞剂联用发挥协同作用[20]。ARB 作为患者不能耐受 ACEI 时的替代药物，ARB 直接作用于血管紧张素Ⅱ1 型受体（AT_1R），全面阻滞 AngⅡ的作用。高血压性心力衰竭患者要早期且终身使用 ACEI，且用至最大剂量，除非有禁忌证或不能耐受。ARB 用于不能耐受 ACEI 的患者。不推荐 ACEI 与 ARB 联合应用。

ACEI/ARB 都是从小剂量开始逐渐加量，直至目标剂量或最大耐受剂量。有研究发现[49]超大剂量 ACEI/ARB 较常规剂量能更加明显地改善心室重构、延缓心力衰竭的进程。在使用 ACEI/ARB 过程中应严密监测血钾、血压及肾功能等相关指标。

5. β 受体阻滞剂 从药理学角度看，β 受体阻滞剂是一种负性肌力药物，以往一直禁用于心力衰竭治疗，直至 20 世纪 90 年代后期才证实 β 受体阻滞剂不是心力衰竭的禁忌证，相反是十分有益的。β 受体阻滞剂作用：①可直接作用于心肌细胞，调控心肌细胞的生长和凋亡；②可阻断 β 受体，减弱儿茶酚胺的毒性，防止心功能恶化；③可阻断 α_1 肾上腺素受体，促进周围血管扩张，降低循环阻力，减轻心脏的后负荷；④可抑制去甲肾上腺素氧化，改善心脏重构基因的表达水平，延缓心肌细胞的凋亡。临床研究证实，β 受体阻滞剂可降低心力衰竭患者死亡率 34%～35%[50]。目前有研究证实，可改善心力衰竭患者预后的 β 受体阻滞剂有高选择性 β_1 受体阻滞剂（如比索洛尔和美托洛尔），以及非选择性 β 和 α 受体阻滞剂（如卡维地洛）。

除禁忌证和不耐受的心力衰竭患者，均推荐应用 β 受体阻滞剂，急性心力衰竭患者在血流动力学稳定下推荐使用[19]。β 受体阻滞剂的负性肌力作用可能会诱发和加重心力衰竭，因此起始治疗时要应用小剂量，缓慢逐渐加量至靶剂量（晨起静息心率 55～60 次/分），整个过程要密切观察心率、心律、血压、体重、心力衰竭的症状及体征等变化。

6. 血管紧张素受体脑啡肽酶抑制剂（ARNI）代表药物是沙库巴曲缬沙坦钠，是由脑啡肽酶抑制剂与 ARB 类的缬沙坦组合而成，既能抑制异常激活的 RAAS，又可以抑制脑啡肽酶对 BNP 的降解，升高内源性 BNP，协同作用于心力衰竭患者，起到扩张血管、改善心肌重构、利尿及减少心肌纤维化等作用。PARADIGM-HF[51]研究显示，沙库巴曲缬沙坦钠与依那普利相比，能使 HFrEF 患者的主要复合终点（心血管死亡和心力衰竭住院）风险降低 20%，减少 20%的心源性猝死。

基于临床试验研究，ARNI 在治疗慢性心力衰竭方面较传统 ACEI/ARB 等药物具有更显著优势，目前已经在心力衰竭领域得到广泛应用，并在相关指南中得到推荐。ARNI 不良反应主要有症状性低血压、血管性水肿、肾功能损害、高钾血症等。

抗高血压药物在血压正常时可作为扩血管药物，要合理选择改善心室重构和心力衰竭预后的药物，避免负性肌力药物。目前国内外心力衰竭诊疗指南推荐应用 ACEI、ARB、β 受体阻滞剂，以及 MRA 等神经内分泌拮抗剂改善心室重构，减少心血管事件风险，改善心力衰竭患者的预后。

7. 钠-葡萄糖协同转运蛋白 2 抑制剂 2021 年公布的欧洲心力衰竭指南与上版指南相比，最大的变化之一就是将钠-葡萄糖协同转运蛋白 2（SGLT2）抑制剂列为 HFrEF 患者的基石药物之一，其推荐力度与 ACEI、β 受体阻滞剂、MRA 及 ARNI 力度等同（均为 I 类推荐）。

SGLT2 抑制剂对心力衰竭预后的改善作用先后被 EMPA-REG OUTCOME、DECLEAR-TIMI58、CANVAS、DAPA-HF 等多个研究证实。2020 年 8 月 ESC 公布的 EMPEROR-Reduced 研究进一步证实了 SGLT2 抑制剂在改善心力衰竭患者预后方面的作用。该研究也表明恩格列净的心血管获益无种族差异，亦与是否合并糖尿病无关。SGLT2 抑制剂治疗心力衰竭的可能机制包括降压、利尿、排钠、减少葡萄糖重吸收、抑制交感神经系统、改善心肌能量代谢等。

随着循证医学证据的增加，心力衰竭的治疗理念也在改变，最开始的“强心、利尿、扩血管”的药物治疗策略早已成为历史，20 世纪末开始主要应用以 ACEI 与 β 受体阻滞剂为核心的神经激素抑制疗法，其并被人们称为“黄金搭档”，直至 21 世纪初 MRA 在慢性心力衰竭治疗中的作用被证实后，“黄金搭档”逐渐演变为由 ACEI、β 受体阻滞剂与 MRA 组成的“金三角”。后来，ARNI 的问世再次给心力衰竭的治疗带来新希望。直至现在，SGLT2 抑制剂在心力衰竭治疗中的作用仍被肯定，标志着我们在攻克慢性心力衰竭这一顽固堡垒的征途中不断前进，慢性心力衰竭的药物治疗必将进入一个崭新时期。

（二）一般性治疗

1. 去除诱因 对心力衰竭患者的一般性治疗包括尽快去除诱因，心力衰竭的诱因以感染多见，如呼吸道感染、感染性心内膜炎等。此外，心律失常（心房颤动多见）、血容量增加、妊娠、输液、过度劳累、环境或气候急剧变化、治疗不当、并发其他疾病（如并发严重贫血、甲状腺功能亢进症及肺栓塞）、原有心脏病加重等都可能诱发心力衰竭。对于高血压性心力衰竭患者，血压升高既是病因，也可以是诱因。

2. 生活方式干预 贯穿高血压患者治疗的全程，能有效降低血压和心血管事件发生风险，此外生活方式干预对心力衰竭患者大有益处，是高血压与心力衰竭其他治疗的基础。

《中国高血压防治指南（2018 年修订版）》推荐高血压患者：①减少钠盐摄入、增加钾盐摄入；②合理膳食，以水果、蔬菜、低脂奶制品、富含食用纤维素的全谷物、植物来源的蛋白质为主，减少饱和脂肪和胆固醇摄入；③控制体重，体重指数（BMI）控制在 18.5～23.9kg/m^2，男性腰围＜90cm，女性腰围＜85cm；④戒烟限酒；⑤保持定期运动等。鉴于心力衰竭患者的特殊性，还要对其进行限盐、限水的生活方式干预。对于进入 C 期的高血压性心力衰竭患者，生活方式调整在限盐方面有其特殊性，对部分患者要限液。

（1）限盐：2013 年美国心脏病学会基金会（American College of Cardiology Foundation，ACCF）/美国心脏协会（AHA）的心力衰竭管理指南建议，心力衰竭 A 期、B 期患者钠摄入量<1.5g/d，C 期和 D 期患者钠摄入量<3g/d[52]。《中国心力衰竭诊断与治疗指南 2018》推荐钠摄入量<3g/d，有助于控制 NYHA 心功能Ⅲ～Ⅳ级心力衰竭患者的症状和体征；当心力衰竭患者急性发作伴容量负荷过重时，钠摄入量<2g/d。

既往研究提示，限盐对心力衰竭患者是有利的。Lennie[53]等研究发现，在 NYHA 心功能分级Ⅲ～Ⅳ级的心力衰竭患者中，钠摄入量<3g/d 的心血管事件发生率较低。Colin-Ramirez[54]等研究提示，钠摄入量≤1.5g/d 可以降低心力衰竭患者的 BNP 水平，改善生活质量。但也有一些研究认为限制钠摄入并不能改善远期预后。Doukky[55]等研究提示，限制钠摄入量<2.5g/d 可能会导致慢性心力衰竭患者死亡或增加心力衰竭住院风险。Machado[56]等研究发现，严格限钠 1.6g/d、限液 800ml/d 并不能改善 HFpEF 患者的临床症状或预后。心力衰竭患者限盐的管理不能一概而论，需要根据不同的临床情况具体分析。

（2）限液：《中国心力衰竭诊断与治疗指南 2018》指出对于轻中度症状患者，常规限制液体并无益处，对于严重低钠血症（血钠<130mmol/L）患者，水摄入量应<2L/d[19]。

（三）各阶段分期的治疗方案和原则

20 世纪末 Braunwald 和 Dzou 等提出了心血管事件链的概念，应用到高血压性心力衰竭患者即从患者出现血压升高开始，到逐渐出现心血管疾病的临床表现并不断加重，慢慢出现严重并发症造成心功能严重受损导致心力衰竭的症状和体征。之后每况愈下，直至到达心力衰竭终末阶段，甚至导致患者死亡。21 世纪初 ACC/AHA 提出的阶段划分法，契合地诠释了心血管事件链的概念。这是对心力衰竭患者较为客观、整体、宏观的评价。此阶段划分对患者而言可进不可退，基于此，近年来心力衰竭的临床工作也从以往治疗为主转变为预防为主。了解各阶段患者的治疗方案与原则，能更好地帮助临床医生做好高血压患者心力衰竭的预防与治疗。

1. A 期　A 期患者查明高血压原因，筛查和处理其他心血管疾病危险因素，加强生活方式干预，如戒烟限酒、运动减重、合理膳食等，个体化选择降压治疗方案，优化药物搭配，保证血压控制达标，预防和控制靶器官损害及心血管疾病的发生。

2. B 期　B 期患者心室肥厚、心室舒张功能减退、心脏结构已有改变。这个时期的治疗原则为在 A 期治疗的基础上，合理选用逆转心室重构的抗高血药物，如 ACEI/ARB、β 受体阻滞剂等，改善和预防心室重构，预防心力衰竭发生。

3. C 期　C 期患者临床已经出现心力衰竭的症状，在降压治疗的同时，要针对心力衰竭进行强心、利尿、扩血管治疗，减轻患者症状，改善患者预后，提高患者生活质量。在常规生活方式改善方面要强化限盐干预。有液体潴留证据的心力衰竭患者，应尽早使用利尿剂治疗，并建议长期小剂量维持；积极处理出现的合并症。有适应证者必要时行心脏再同步化治疗（cardiac resynchronization therapy，CRT），必要时植入植入型心律转复除颤器（implantable cardioverter defibrillator，ICD）预防猝死。

4. D 期　大多 D 期终末期心力衰竭患者需在心血管内科、心脏外科、重症监护室等接受机械循环支持（mechanical circulatory support，MCS）或心脏移植治疗。

各个时期的治疗方案见表 7-101-6。

表 7-101-6　心力衰竭阶段分期的治疗方案

	A 期	B 期	C 期	D 期
降压治疗	√	√	√	√
药物治疗				
CCB	√	√	√	
ACEI/ARB	√	√	√	√
β 受体阻滞剂	√	√	√	√
其他利尿剂			√	√
MRA		√	√	√
ARNI			√	√
正性肌力药			√	√

续表

	A期	B期	C期	D期
生活方式干预				
戒烟限酒	√	√	√	√
减重	√	√	√	√
规律运动	√	√	√	
限盐	√	√	√	√
限水				√

注：ARNI不与ACEI/ARB同用。

（四）高血压相关性心脏疾病病种的治疗

长期高血压导致的不同心脏疾病病种如左室肥厚、冠心病、瓣膜疾病等，应该在积极降压治疗的同时，采取干预手段以治疗不同心脏疾病，预防和延缓心力衰竭发生，不同心脏疾病的处理方法详见第七编“靶器官损害与心血管疾病”。

三、急性心力衰竭的治疗

高血压患者急性心力衰竭包括新发心力衰竭和慢性心力衰竭急性失代偿，前者常见于高血压危象导致急性血流动力学障碍，后者常有一个或多个诱因，如血压显著升高、急性冠脉综合征、心律失常、感染、肾功能恶化、甲状腺功能异常等。急性心力衰竭的临床表现、血流动力学改变及病理生理机制复杂多变。临床上以急性左心衰竭多见，其治疗与慢性心力衰竭有所区别，且预后更差。

（一）病情评估

根据是否存在淤血（分为“湿”和“干”）和外周组织低灌注情况（分为“暖”和“冷”）的临床表现，可将急性心力衰竭患者分为四型（表7-101-7），即“干暖”“干冷”“湿暖”和“湿冷”，其中“湿暖”型最常见。

表7-101-7 急性心力衰竭患者分型

	肺/体循环淤血（-）	肺/体循环淤血（+）
外周组织低灌注（-）	“干暖”	“湿暖”
外周组织低灌注（+）	“干冷”	“湿冷”

（二）治疗

1. 处理原则

（1）“干暖”：调整口服药物即可。

（2）“干冷”：首先适当扩容，如低灌注仍无法纠正，可给予正性肌力药物。

（3）“湿暖”：高血压为主要表现者，首选血管扩张药，其次为利尿剂；体肺循环淤血为主者，首选利尿剂，其次为血管扩张药。

（4）“湿冷”：急性心力衰竭最危重的状态。如收缩压≥90mmHg，则给予血管扩张药、利尿剂，若治疗效果欠佳，可考虑使用正性肌力药物；如收缩压<90mmHg，则首选正性肌力药物，若无效，可考虑使用血管收缩药，低灌注纠正后再使用利尿剂。

2. 一般处理 包括密切监测生命体征、调整体位（静息时呼吸困难明显者，应半卧位或端坐位，双下肢下垂以减少回心血量）、吸氧、适当镇静。明显体液潴留者，应严格限制摄入液体，量少于2000ml。维持液体出入量负平衡，500～1500ml/d。容量负荷过重者，限制钠摄入，<2g/d。注意维持水电解质平衡。

3. 药物治疗注意问题 按照不同急性心力衰竭分型处理原则应用相关药物以改善患者症状，此外也要注意左心室功能的长期重建，以及对相关病种如急性冠脉综合征等予以相应的治疗。急性心力衰竭患者在药物使用中要注意以下问题。

（1）改善预后的药物：慢性HFrEF患者出现失代偿和心力衰竭恶化，如无血流动力学不稳定或禁忌证，可继续原有的优化药物治疗方案，包括β受体阻滞剂、ACEI/ARB/ARNI、MRA，可根据病情适当调整用量。但血流动力学不稳定（收缩压<85mmHg，心率<50次/分）、血钾>5.5mmol/L、严重肾功能不全时应停用。β受体阻滞剂在急性心力衰竭患者中可继续使用，但并发心源性休克时应停用。对于新发心力衰竭患者，在血流动力学稳定后，应给予改善心力衰竭预后的药物。

（2）血管扩张剂：收缩压是评估患者是否适宜应用此类药物的重要指标。收缩压>90mmHg的患者可使用，其可用于急性心力衰竭早期阶段，尤其适用于伴有高血压的急性心力衰竭患者。主要有硝酸酯类、硝普钠、乌拉地尔等。

4. 非药物治疗 在急性心力衰竭治疗中可发挥重要作用，且近年发展较快，包括主动脉内球囊反搏、机械通气、机械循环辅助装置、肾脏替代治疗、心脏移植。

（石乙君 余振球）

参 考 文 献

[1] Kannel WB, Castelli WP, McNamara PM, et al. Role of blood pressure in the development of congestive heart failure. The Framingham study[J]. N Engl J Med, 1972, 287（16）: 781-787.

[2] Tromp J, Teng TH, Tay WT, et al. Heart failure with preserved ejection fraction in Asia[J]. Eur J Heart Fail, 2019, 21（1）: 23-36.

[3] 马文君，马涵萍，王运红，等.《2021 年中国心血管病医疗质量报告》概要[J]. 中国循环杂志，2021，36（11）：1041-1064.

[4] Levy D, Larson MG, Vasan RS, et al. The progression from hypertension to congestive heart failure[J]. JAMA, 1996, 275（20）: 1557-1562.

[5] Tsimploulis A, Sheriff HM, Lam PH, et al. Systolic-diastolic hypertension versus isolated systolic hypertension and incident heart failure in older adults: Insights from the Cardiovascular Health Study[J]. Int J Cardiol, 2017, 235: 11-16.

[6] Wang Z, Chen Z, Zhang L, et al. Status of hypertension in China: Results from the China hypertension survey, 2012-2015[J]. Circulation, 2018, 137（22）: 2344-2356.

[7] Zhang Y, Zhang J, Butler J, et al. Contemporary Epidemiology, Management, and Outcomes of Patients Hospitalized for Heart Failure in China[J]. J Card Fail, 2017, 23（12）: 868-875.

[8] 王华，李莹莹，柴坷，等. 中国住院心力衰竭患者流行病学及治疗现状[J]. 中华心血管病杂志，2019，（11）：865-874.

[9] 于洗河，曹鹏，贾欢欢，等. 1990—2019 年我国及不同 SDI 水平国家和地区高血压性心脏病疾病负担比较分析[J]. 中国卫生经济，2021，40（6）：54-57.

[10]《中国心血管健康与疾病报告》编写组. 中国心血管健康与疾病报告 2020[J]. 心肺血管病杂志，2021，40（10）：1005-1009.

[11] 孙俊. 心血管系统//柏树令，丁文龙. 系统解剖学[M]. 9 版. 北京：人民卫生出版社，2018：180-227.

[12] 武宇明. 血液循环//王庭槐. 生理学[M]. 9 版. 北京：人民卫生出版社，2018：85-147.

[13] 丁宇，李世军. 心脏交感神经对自发性高血压大鼠心肌肥厚与心肌纤维化调节作用[J]. 中华老年心脑血管病杂志，2018，20（12）：1298-1301.

[14] Moniotte S, Kobzik L, Feron O, et al. Upregulation of beta（3）-adrenoceptors and altered contractile response to inotropic amines in human failing myocardium[J]. Circulation, 2001, 103（12）: 1649-1655.

[15] 孙春金，曹梦灵，关宏锎，等. 肾素-血管紧张素-醛固酮系统在高血压和心力衰竭疾病的相关研究进展[J]. 中国心血管病研究，2020，18（5）：446-450.

[16] Wong J. Is there benefit in dual renin-angiotensin-aldosterone system blockade? No, yes and maybe: A guide for the perplexed[J]. Diab Vasc Dis Res, 2013, 10（3）: 193-201.

[17] Bozkurt B, Coats AJ, Tsutsui H, et al. Universal Definition and Classification of Heart Failure: A Report of the Heart Failure Society of America, Heart Failure Association of the European Society of Cardiology, Japanese Heart Failure Society and Writing Committee of the Universal Definition of Heart Failure[J]. J Card Fail, 2021, 27（4）: 387-413.

[18] Hunt SA, Baker DW, Chin MH, et al. ACC/AHA guidelines for the evaluation and management of chronic heart failure in the adult: Executive summary. A report of the American College of Cardiology/American Heart Association task force on practice guidelines（committee to revise the 1995 guidelines for the evaluation and management of heart failure）[J]. J Am Coll Cardiol, 2001, 38（7）: 2101-2113.

[19] 王华，梁延春. 中国心力衰竭诊断和治疗指南 2018[J]. 中华心血管病杂志，2018，46（10）：760-789.

[20] 国家卫生计生委合理用药专家委员会，中国药师协会. 心力衰竭合理用药指南（第 2 版）[J]. 中国医学前沿杂志（电子版），2019，11（7）：1-78.

[21] 孙宁玲，施仲伟，霍勇. 高血压合并左心室肥厚诊治专家共识[J]. 中华心血管病杂志（网络版），2019，2（1）：5.

[22] 邢玉龙，史云桃，邢建东. 慢性心力衰竭与贫血的关系及临床干预研究[J]. 岭南心血管病杂志，2017，23（5）：602-605.

[23] Eyre T, Littlewood TJ. Anaemia in congestive heart failure[J]. Br J Hosp Med（Lond）, 2013, 74（5）: 252-257.

[24] Silverberg DS, Wexler D, Iaina A, et al. The role of correction of anaemia in patients with congestive heart failure: A short review[J]. Eur J Heart Fail, 2008, 10（9）: 819-823.

[25] 高燕. 分析尿常规检验常用指标在老年高血压患者诊断中应用价值[J]. 中国药物与临床，2021，21（12）：2157-2159.

[26] Gheorghiade M, Rossi JS, Cotts W, et al. Characterization and prognostic value of persistent hyponatremia in patients with severe heart failure in the ESCAPE trial[J]. Arch Intern Med, 2007, 167（18）: 1998-2005.

[27] Rossi J, Bayram M, Udelson JE, et al. Improvement in hyponatremia during hospitalization for worsening heart failure is associated with improved outcomes: Insights from the Acute and Chronic Therapeutic Impact of a Vasopressin Antagonist in Chronic Heart Failure（ACTIV

in CHF）trial[J]. Acute Card Care，2007，9（2）：82-86.

[28] Vasan RS，Beiser A，D'Agostino RB，et al. Plasma homocysteine and risk for congestive heart failure in adults without prior myocardial infarction[J]. JAMA，2003，289（10）：1251-1257.

[29] 王森，张强，王义围，等. 老年患者射血分数保留心力衰竭与N端脑钠肽前体、超敏C反应蛋白、血尿酸及同型半胱氨酸的相关性[J]. 中国老年学杂志，2017，37（2）：366-368.

[30] 辛仰勋，金奇，张凝，等. 慢性心力衰竭致心室颤动诱颤阈值变化的电生理机制研究[J]. 中国心脏起搏与心电生理杂志，2013，27（2）：147-150.

[31] 韦荣文，王惠香，黄慧琨. 心脏超声对高血压左室肥厚伴左心力衰竭的临床诊断价值[J]. 影像研究与医学应用，2021，5（20）：62-63.

[32] 陈琛，丁良. 动态血压监测评估心力衰竭患者病情程度及预后的价值分析[J]. 实用医技杂志，2020，27（12）：1675-1676.

[33] Ponikowski P，Voors AA，Anker SD，et al. 2016 ESC Guidelines for the diagnosis and treatment of acute and chronic heart failure：The task force for the diagnosis and treatment of acute and chronic heart failure of the European Society of Cardiology（ESC）. Developed with the special contribution of the Heart Failure Association（HFA）of the ESC[J]. Eur J Heart Fail，2016，18（8）：891-975.

[34] 中国医疗保健国际交流促进会循证医学分会，海峡两岸医药卫生交流协会老年医学专业委员会. 心力衰竭生物标志物中国专家共识[J]. 中华检验医学杂志，2020，43（2）：130-141.

[35] Doust JA，Pietrzak E，Dobson A，et al. How well does B-type natriuretic peptide predict death and cardiac events in patients with heart failure：Systematic review[J]. BMJ，2005，330（7492）：625.

[36] Jaffe AS，Morrow DA，Scirica BM. High-sensitivity troponin in the triage of acute decompensated heart failure[J]. JACC Heart Fail，2016，4（7）：600-602.

[37] 黎百志，李晓慧，张爱文. 心力衰竭新型生物标志物的研究[J]. 医学信息，2021，34（14）：28-31.

[38] Beckett N，Peters R，Leonetti G，et al. Subgroup and per-protocol analyses from the Hypertension in the Very Elderly Trial[J]. J Hypertens，2014，32（7）：1478-1487.

[39] Lewis CE，Fine LJ，Beddhu S，et al. Final Report of a Trial of Intensive versus Standard Blood-Pressure Control[J]. N Engl J Med，2021，384（20）：1921-1930.

[40] 廖莹，高阳旭，张清友，等. 以心力衰竭起病的婴幼儿肾血管性高血压 3 例并文献复习[J]. 中华全科医学，2020，18（11）：1974-1978.

[41] 邸北冰，李虹伟. 原发性醛固酮增多症合并充血性心力衰竭1例报告[J]. 北京医学，2014，36（5）：416-417.

[42] Catena C，Colussi G，Nait F，et al. Aldosterone and the heart：Still an unresolved issue?[J]. Front Endocrinol（Lausanne），2014，5：168.

[43] 曹俊雄，吴丹宁，陈翔，等. 依普利酮治疗轻度症状收缩性心力衰竭患者的临床观察[J]. 重庆医科大学学报，2017，42（10）：1354-1357.

[44] McDonald M，Virani S，Chan M，et al. CCS/CHFS heart failure guidelines update：Defining a new pharmacologic standard of care for heart failure with reduced ejection fraction[J]. Can J Cardiol，2021，37（4）：531-546.

[45] McDonagh TA，Metra M，Adamo M，et al. 2021 ESC Guidelines for the diagnosis and treatment of acute and chronic heart failure：Developed by the task force for the diagnosis and treatment of acute and chronic heart failure of the European Society of Cardiology（ESC）. With the special contribution of the Heart Failure Association（HFA）of the ESC[J]. Eur J Heart Fail，2022，24（1）：4-131.

[46] Derosa G，Maffioli P. Assessment and management of left ventricular hypertrophy in type 2 diabetes patients with high blood pressure[J]. Expert Rev Cardiovasc Ther，2013，11（6）：719-728.

[47] 王勇，王韶屏，卢先本. 缬沙坦联合不同钙拮抗剂对高血压伴左心室肥厚患者超声心动图参数的影响[J]. 中华高血压杂志，2017，25（6）：577-580.

[48] 任利群，林燕珊. 血管紧张素转换酶抑制剂的基石地位：从循证到指南[J]. 中华高血压杂志，2020，28（6）：510-513.

[49] 刘浩林，汪钦，何鸣镝，等. 作用于肾素-血管紧张素-醛固酮系统的心力衰竭治疗新策略[J]. 心脏杂志，2018，30（6）：720-727.

[50] None. A randomized trial of beta-blockade in heart failure. The Cardiac Insufficiency Bisoprolol Study（CIBIS）. CIBIS Investigators and Committees[J]. Circulation，1994，90（4）：1765-1773.

[51] McMurray JJ，Packer M，Desai AS，et al. Angiotensin-neprilysin inhibition versus enalapril in heart failure[J]. N Engl J Med，2014，371（11）：993-1004.

[52] Yancy CW，Jessup M，Bozkurt B，et al. 2013 ACCF/AHA guideline for the management of heart failure：A report of the American College of Cardiology Foundation/American Heart Association Task Force on practice guidelines[J]. Circulation，2013，128（16）：e240-e327.

[53] Lennie TA，Song EK，Wu JR，et al. Three gram sodium intake is associated with longer event-free survival only in patients with advanced heart failure[J]. J Card Fail，2011，17（4）：325-330.

[54] Colin-Ramirez E，McAlister FA，Zheng Y，et al. The

long-term effects of dietary sodium restriction on clinical outcomes in patients with heart failure. The SODIUM-HF（Study of Dietary Intervention Under 100mmol in Heart Failure）: A pilot study[J]. Am Heart J，2015，169（2）: 274-281.

[55] Doukky R，Avery E，Mangla A，et al. Impact of Dietary Sodium Restriction on Heart Failure Outcomes[J]. JACC Heart Fail，2016，4（1）: 24-35.

[56] Machado DK，Rabelo-Silva ER，Souza GC，et al. Aggressive fluid and sodium restriction in decompensated heart failure with preserved ejection fraction: Results from a randomized clinical trial[J]. Nutrition，2018，54: 111-117.

第102章 高血压与冠状动脉粥样硬化性心脏病

冠状动脉粥样硬化性心脏病是指冠状动脉粥样硬化导致管腔狭窄甚至闭塞，引起心肌缺血缺氧或坏死性心脏疾病，简称冠心病（CHD），也称缺血性心脏病。高血压是冠心病最重要的危险因素[1]，要对高血压进行规范诊疗，必须要掌握冠心病的基础理论知识、基本诊断内容、基本治疗方法，了解各种类型冠心病的诊疗工作侧重点、处理原则和方法。

第一节　冠心病概述

首先要了解冠心病的基础理论知识，才能理解相关临床基本知识，能认识到冠心病发病时的病理生理变化而导致的一系列临床表现，从而更好地认识复杂的各种类型冠心病的特征，及时做出明确诊断与制订治疗方案。

一、冠心病病因与发病机制

从冠心病的定义可以看出，冠心病的病因主要是冠状动脉粥样硬化（有部分冠心病的病因是冠状动脉痉挛），所以应先初步了解动脉粥样硬化的危险因素及其形成机制。

动脉粥样硬化的具体病因不明，只能发现和确定相关的危险因素[2, 3]，主要危险因素包括高血压、糖代谢异常、血脂代谢异常、吸烟、肥胖、心血管疾病家族史、年龄增长、性别；其他因素包括精神因素、口服避孕药、不健康的饮食习惯（高热量、高动物脂肪、高胆固醇、高糖饮食）等。

因此，若高血压患者还有长期的糖代谢异常、血脂异常、肥胖、吸烟史等上述动脉粥样硬化危险因素，一定要仔细询问患者是否有冠心病的相关临床表现。

动脉粥样硬化的形成机制有多种学说[4]，包括脂质浸润学说、动脉内皮损伤学说、炎性反应学说、免疫学说、血流动力学说。本章就动脉内皮损伤学说[5]进行介绍，帮助高血压科医师理解冠心病诊断与治疗。

在各种动脉粥样硬化危险因素作用下，动脉血管内皮细胞损伤，细胞之间出现裂隙，低密度脂蛋白胆固醇通过受损的动脉内皮进入血管壁内膜下，并氧化修饰为氧化低密度脂蛋白胆固醇，加重动脉内皮损伤。随后单核细胞和淋巴细胞从受损的内皮细胞之间移入内膜下成为巨噬细胞，吞噬氧化低密度脂蛋白胆固醇，转变为泡沫细胞。泡沫细胞破裂释放脂质积聚形成脂质点；脂质点增多，再加上移行到血管内皮下增殖并吞噬脂质的平滑肌细胞，就形成了脂质条纹。脂质沉积增多，同时平滑肌细胞合成和分泌胶原、蛋白多糖和弹性蛋白等构成斑块基质，就会形成（纤维）粥样斑块。

二、冠心病的临床分型及其意义

冠心病的临床分型与其发病机制密切相关，只有了解了冠心病的发病机制，才能更好地掌握其临床分型。

心肌能量的产生要求大量的氧供。静息时心肌细胞摄取血液氧含量的 65%～75%，明显高于身体其他组织（10%～25%）。因此心肌对血液中氧的摄取已接近于最大量，氧需再增加时已难以从血液中更多地摄取氧，只能通过增加冠状动脉的血流量满足。正常情况下，冠状动脉循环有很大的储备，通过机体的调节，其血流量可随机体状态变化而变化，使冠状动脉供血和心肌需血保持动态平衡；在剧烈体力活动时，冠状动脉适当扩张，血流量可增加到休息时的 6～7 倍。

当冠状动脉因为动脉粥样硬化等原因出现狭窄甚至闭塞、无法正常扩张时，冠状动脉供血＜心肌需血，冠状动脉血流量不能满足心肌代谢需要，就可引起心肌缺血缺氧。短暂的缺血缺氧引起心绞痛，持续严重的心肌缺血可引起心肌坏死，即心肌梗死。

冠心病有两种临床分型[6]。1979 年世界卫生组织（WHO）将冠心病分为隐匿性冠心病（又称无症状性冠心病）、心肌梗死、缺血性心肌病、心绞痛、猝死。根据发病特点和治疗原则不同，心血管疾病专家近年将其分为：①急性冠脉综合征，包括不稳定型心绞痛、心肌梗死（非 ST 段抬高型心肌梗死和 ST 段抬高型心肌梗死）、冠心病猝死；②慢性冠脉综合征[7-9]，包括稳定型心绞痛、缺血性心肌病、隐匿性冠心病。

目前在各种类型冠心病患者中：心肌梗死患者直接就诊于各大中型医院的胸痛中心；高血压科医师遇到心肌梗死患者时强调做到紧急处理的同时联系急救中心转诊至胸痛中心或心血管内科，对于可能猝死患者强调预防猝死发生，做好现场抢救。

高血压科医师在常规临床诊疗、下基层指导等工作中接诊的冠心病患者大多是各种心绞痛、隐匿性冠心病、缺血性心肌病患者等，对这些冠心病患者的处理原则是及时发现并规范诊疗。

多年来在高血压患者诊疗中，笔者认识到一个道理：心血管专科的诊疗理念不一定适用于高血压科诊疗。仔细分析两种冠心病的临床分型会发现：两者的内容都一样，在本质上没有区别，都包括隐匿性冠心病、心肌梗死、缺血性心肌病、心绞痛、猝死。我们认为主要是看不同专业的医师适合应用哪种分型。对于高血压科医师而言，1979 年 WHO 的临床分型最清晰易懂，是适合其应用的临床分型。

第二节　冠心病的诊断

冠心病的诊断复杂多样，有的类型（如各种类型心绞痛）根据病史与症状即可诊断，有的根据辅助检查诊断（如无症状心肌缺血）。本节提出高血压科医师在实践中寻求合理、准确的冠心病诊断依据，为提高高血压科医师诊断高血压患者冠心病的能力，我们总结出适合非心血管内科诊断冠心病的方法——概率诊断法。

概率诊断法是指在诊断高血压患者时，临床医师要先了解患者有无糖尿病和冠心病相关危险因素，如吸烟、血脂异常、高血压、糖代谢异常、肥胖、早发冠心病家族史等，再核查患者有无冠心病的特异性临床特征，接着通过心电图寻找心肌缺血的证据，最后综合分析判断患者有无冠心病及其类型与程度。如果危险因素多、冠心病胸痛特征明显，又有心电图心肌缺血证据，从临床上可诊断为冠心病。在危险因素多、冠心病胸痛特征明显和心肌缺血证据这 3 项中有 1～2 项者临床上高度怀疑冠心病。概率诊断法也适用于伴有严重肾功能不全或有冠状动脉造影其他禁忌证者冠心病的诊断，也可用于各级各类大中型医院高血压科医师在冠心病协同诊疗时参考。

一、临 床 表 现

需要强调的是，冠心病的首发临床表现是猝死、心肌梗死、不稳定型心绞痛。诊断冠心病，首先要从患者的临床表现入手。

（一）症状

对心绞痛患者的评估，病史是重要的一部分，临床医师需详细了解心绞痛的特征及问诊技巧。

1. 心绞痛的特征 ①部位：常见的心绞痛部位是胸骨后或左前胸，可放射至左臂及左手指内侧，疼痛还可发生于颈部、咽部、颌部、上腹部、肩背部等。②范围：不局限，常为拳头左右大小。③性质：常呈紧缩感、绞榨感、压迫感、烧灼感、胸闷或窒息感、沉重感。主观感觉个体差异较大，但一般不会表现为针刺样疼痛。有的患者只表现为胸部不适，有的表现为乏力、气短。④持续时间：呈阵发性发作，持续数分钟，一般不超过 10min，不会转瞬即逝或持续数小时。⑤诱因及缓解方式：慢性稳定型心绞痛的发作与劳力或情绪激动有关，如走路快、爬坡时诱发，去除诱因即可缓解，舌下含服硝酸甘油可缓解。

心绞痛还有其他表现形式，如活动耐力下降。大部分患者不知道活动耐力下降可能是冠心病所导致的，在冠心病早期不认为自己患有该疾病。所以临床医师要先确认患者有哪些危险因素，如果危险因素多，则高度怀疑该患者患有冠心病，若情况紧急，需先按冠心病处理，再确认相关症状；若患者情况稳定，则仔细核查患者是否有冠心病相关临床表现及寻找客观证据。

2. 问诊技巧 在询问患者病史时要注意：同一个人每次心绞痛发作部位通常固定；范围常为拳头左右大小，强调是一个范围而不是一个点，问诊时为了避免差错，应让患者用一个手指指出疼痛范围；同一个人胸痛性质往往相同。稳定型心绞痛发作时间常为 3～5min，所以舌下含服硝酸甘油应在 1～2min 症状缓解。

掌握冠心病心绞痛患者的胸痛特征，就不难进行典型心绞痛、急性心肌梗死和心脏神经官能症胸痛的鉴别诊断，具体见表 7-102-1。

表 7-102-1 典型心绞痛、急性心肌梗死、心脏神经官能症胸痛鉴别

	典型心绞痛	急性心肌梗死	心脏神经官能症
部位	常见于胸骨下、心前区或其他部位，固定	同典型心绞痛	不固定
范围	常为一个拳头大小	同典型心绞痛	不一定，可为一个点，可为一片
性质	压榨性钝痛	疼痛剧烈	不一定
持续时间	多为 3～5min	>30min	不一定
诱因	常为活动时	活动、休息时皆可	常为活动后

（二）体征

稳定型心绞痛不发作时体格检查常无明显异常，心绞痛发作时可有心率增快、血压升高、出汗。有时可闻及第四心音、第三心音或奔马律，或出现心尖部收缩期杂音、第二心音分裂，偶闻及双肺底啰音。体格检查能发现其他相关情况，如心脏瓣膜病、心肌病等非冠状动脉粥样硬化性疾病，也可发现高血压、脂质代谢障碍等危险因素，颈动脉杂音或周围血管病变有助于动脉粥样硬化的诊断，需注意患者是否肥胖（体重指数及腹围），以帮助了解有无代谢综合征。

二、辅 助 检 查

高血压患者 13 项常规检查结果对辅助冠心病诊断有重要作用。例如，血生化检查和餐后 2h 血糖有助于确定动脉粥样硬化的危险因素；心电图检查能发现心肌缺血、心肌梗死的证据；超声心动图检查能发现室壁运动异常，推测是否存在心肌缺血及是否发生心肌梗死；颈动脉、肾动脉 B 超检查可直接发现动脉粥样硬化的证据等。13 项常规检查皆可帮助高血压科医师对冠心病进行诊断、鉴别诊断和规范用药。

冠心病患者的辅助检查可以分为无创检查和有创检查。无创检查中，心电图检查、心肌坏死标志物、超声心动图检查对冠心病的诊断和鉴别诊断有重要意义。

（一）心电图检查

心电图检查有助于找到冠心病心肌缺血的证据和确定是否发生心肌梗死，且方便普及、易学，可反复检查，是高血压患者诊断冠心病常用且重要的检查方法。心电图检查包括常规心电图检查、动态心电图检查、运动负荷试验心电图检查。

1. 常规心电图检查　冠心病心绞痛发作患者进行心电图检查可发现心肌缺血的特征性改变，即缺血性 ST 段（抬高或压低）和 T 波（低平或倒置）改变。ST 段改变指 ST 段抬高或压低≥0.1mV。症状发作时进行心电图检查尤其有意义，与之前心电图对比，可提高诊断价值。随着心绞痛的缓解，心电图动态改变即心肌缺血特征可完全或部分消失。若心电图缺血改变持续 12h 以上，则提示心肌梗死可能。

对于冠心病心肌梗死患者而言，心电图检查对其心肌梗死的诊断、定位、定范围、估计病情演变和预后都有重要作用。

ST 段抬高型心肌梗死患者心电图表现：①病理性 Q 波，即宽而深的 Q 波；②ST 段抬高呈弓背向上型，或与直立的 T 波连接形成单向曲线。

非 ST 段抬高型心肌梗死患者心电图表现：①无病理性 Q 波，有普遍性 ST 段压低≥0.1mV，但 aVR 导联（有时还有 V_1 导联）ST 段抬高；②无病理性 Q 波，也无 ST 段改变，仅有 T 波倒置改变。

2. 动态心电图检查　可连续记录并自动分析 24h 或更长时间的心电图（双极胸导联或同步 12 导联），可发现心电图缺血性 ST 段、T 波改变（ST-T）和各种心律失常。将出现异常心电图表现的时间与患者的活动和症状相对照，有助于确定心绞痛的诊断。

3. 运动负荷试验心电图检查　运动负荷试验主要是通过增加运动量诱发患者心绞痛发作，从而发现心电图异常表现。运动中出现典型心绞痛、心电图改变主要以 ST 段水平型或下斜型压低≥0.1mV（J 点后 60～80ms）持续 2min 为运动试验阳性标准。本试验有一定比例的假阳性和假阴性，所以单纯运动心电图阳性或阴性结果不能作为诊断或排除冠心病的依据。

冠心病有很多种类型，不同类型冠心病的心电图表现不同；特别是患者在基础状态下，其心电图就有不同的改变，如有左束支传导阻滞、右束支传导阻滞等。冠心病心绞痛或心肌梗死发生后会有疾病的演变过程，如 ST 段抬高型心肌梗死患者 ST-T 段有一系列演变。如果心电图上出现缺血性 ST-T 段改变，冠心病心绞痛发作诊断成立。如果心电图上出现 QRS 波形变化，特别是出现 Q 波、QS 波或原有 Q 波加深，应考虑心肌梗死。

（二）心肌坏死标志物检查

心肌坏死标志物如肌红蛋白、心肌肌钙蛋白（cTn）、肌酸激酶同工酶（CK-MB）的测定对于心肌梗死的诊断有重要价值。①肌红蛋白起病后 2h 内升高，12h 内达高峰；24～48h 恢复正常。②肌钙蛋白 I（cTnI）或 T（cTnT）起病 3～4h 后升高，cTnI 于 11～24h 达高峰，7～10 天降至正常，cTnT 于 24～48h 达高峰，10～14 天降至正常。这些心肌结构蛋白含量的增高是诊断心肌梗死的敏感指标。③CK-MB 在起病后 4h 内升高，16～24h 达高峰，3～4 天恢复正常。有研究指出，CK-MB 升高的程度能较准确地反映梗死的范围，其高峰出现时间是否提前有助于判断溶栓治疗是否成功。

（三）超声心动图检查

多数稳定型心绞痛患者静息时超声心动图检查无异常。有陈旧性心肌梗死或严重心肌缺血者，超声心动图检查可探测到坏死区或缺血区心室壁的运动异常。此外，超声心动图检查还有助于发现导致心绞痛的其他疾病，如梗阻性肥厚型心肌病、主动脉瓣狭窄等。

（四）冠状动脉的形态学检查

除了上述检查，诊断冠心病还有两种更为准确的检查方式——冠状动脉造影（简称冠脉造影）和 CT 冠状动脉成像（CTA）。

1. 冠脉造影　是冠心病诊断的金标准，强调冠脉造影的主要目的是为临床诊断明确的冠心病患者提供冠状动脉形态学变化，为患者选择合适的治疗方式提供依据。

对于可疑冠心病患者，冠脉造影检查结果提示冠状动脉主干及其分支血管狭窄程度大于 50%即可诊断为冠心病，其中，血管狭窄程度在 70%～99%时，在不同诱因下可出现各种类型心绞痛，血管完全闭塞时则发生心肌梗死。

冠脉造影检查的适应证可分为两类。第一类为冠心病临床诊断不清，以诊断为主要目的，包括：①不明原因胸痛，无创检查不能确诊；②不明原因心律失常，如顽固性室性心律失常及传导阻滞，需完善冠脉造影排除冠心病；③不明原因心功能不全；④易合并冠状动脉畸形或动脉粥样硬化的心脏疾病术前，如先天性心脏病和瓣膜病等；⑤无症状但可疑冠心病，特别是有多种冠心病危险因素者。第二类是临床诊断冠心病明确，以治疗为主要目的，主要是行冠脉造影进一步明确冠状动脉病变的范围、程度，以帮助选择治疗方案，包括内科治疗效果不佳的心绞痛及心肌梗死。

2. CT 冠状动脉成像检查 主要用于冠状动脉疾病的形态学评价。①冠状动脉狭窄的诊断和定量评价（用于冠心病的初步诊断和介入治疗的筛选）；②冠状动脉斑块的检出和初步定位；③冠状动脉其他病变（如先天性变异和畸形、动脉瘤和夹层等）的诊断；④冠状动脉介入（支架）术后的随访（用于支架再狭窄的评价）。

禁忌证：无论是冠脉造影还是 CT 冠状动脉成像检查，都需要注射造影剂，造影剂可引起肾功能损害，故患者出现急性肾衰竭时，不能进行 CT 冠状动脉成像和冠脉造影检查，对于轻、中度肾功能损害患者，进行 CT 冠状动脉成像和冠脉造影检查时要极其慎重。冠脉造影检查具有一定的侵入性，故严重的心、肝或肾衰竭及碘造影剂过敏者禁用该检查。

三、各类型冠心病的诊断

下面具体介绍心绞痛与心肌梗死的诊断与鉴别诊断，其余类型冠心病的诊断见“各类型冠心病的处理”。

（一）心绞痛

心绞痛的主要临床表现是心肌缺血或耗氧量增加所导致的发作性胸痛。心绞痛分型和命名有很多种。①劳力性心绞痛：包括初发劳力性心绞痛、稳定劳力性心绞痛、恶化劳力性心绞痛；②自发性心绞痛：包括卧位型心绞痛、变异型心绞痛、中间综合征、梗死后心绞痛；③混合性心绞痛：劳力性心绞痛和自发性心绞痛同时存在。

在上述各种心绞痛类型中，除了稳定劳力性心绞痛可称为稳定型心绞痛，其他均为不稳定型心绞痛。

1. 稳定型心绞痛的诊断 稳定型心绞痛指疼痛发作的程度、频度、持续时间、性质及诱发因素等在数月内无明显变化。症状常发生于劳力负荷增加或情绪激动时，表现为阵发性前胸压榨性疼痛或憋闷感觉，主要位于胸骨后部，可放射至心前区和左上肢尺侧，持续数分钟（多为 3～5min），休息或应用硝酸酯制剂后疼痛消失。

2. 不稳定型心绞痛的诊断 不稳定型心绞痛患者胸部不适的性质与典型的稳定型心绞痛相似，通常程度更重，持续时间更长，可达数十分钟。各种不稳定型心绞痛特点如下。

在不稳定型心绞痛中，初发劳力性心绞痛是一个从无到有的过程，患者第一次出现心绞痛的症状 3 个月内可诊断。除此之外，若通过治疗，患者心绞痛症状消失并维持稳定，一段时间后再次出现心绞痛，也诊断为初发劳力性心绞痛。

恶化劳力性心绞痛的特点是，与稳定型心绞痛相比，短期内心绞痛发作的次数突然增加、持续时间延长和程度加重，发作时伴有新的相关症状，如出汗、恶心、呕吐、呼吸困难等。诱发心绞痛的体力活动阈值突然或持久降低，甚至休息时亦发作，含服硝酸甘油部分不易缓解或者部分缓解。

卧位型心绞痛是指在休息或熟睡时发生的不稳定型心绞痛，由冠状动脉粥样斑块形成或冠状动脉痉挛所致。卧位型心绞痛常见的临床特点如下：①在卧位时发生。常在休息平卧时发作，以饱餐后平卧最易见。发作时患者被迫立即坐起或站立，即可缓解。②发作多见于夜间。③疼痛程度比较严重，持续时间比稳定型心绞痛更长。④心率加快明显。白天轻度活动时心率常在 90～100 次/分，而夜间平均心率不低于 70 次/分。发作时心率增快更为明显。⑤血压升高。患者平时血压可正常，但在发作前或发作时有明显血压升高的迹象。卧位型心绞痛患者发作时心电图出现 ST 段明显压低，多表现在左心导联。

变异型心绞痛与稳定型心绞痛胸痛性质相似，特征为静息型心绞痛（发作于休息时，持续时间通常为 20min），表现为短暂的 ST 段动态改变，其发病机制为冠状动脉痉挛。

若患者有心肌梗死的病史，规范治疗后再出现不稳定型心绞痛症状，即需要考虑该患者是否诊断为心肌梗死后心绞痛。

3. 鉴别诊断

（1）胃食管反流病：患者可有胸痛，常见症状是反酸、胃灼热感，胸痛与体位变化有关，卧位时加剧，所以常发生于夜间睡眠时。心绞痛患者无反酸、胃灼热感，且大部分胸痛与体位改变无关。卧位型心绞痛胸痛与体位有关，可通过有无冠心病危险因素、舌下含服硝酸甘油可否缓解、心电图是否发现心肌缺血证据等与胃食管反流病进行鉴别诊断。

（2）消化性溃疡：某些心绞痛患者可表现为上腹部不适、疼痛。消化性溃疡与进食有关，患者进食前疼痛考虑十二指肠溃疡；患者进食后疼痛考虑胃溃疡或心绞痛。心绞痛还常在活动时发作，胃溃疡与活动无关。

（3）肋间神经痛和肋软骨炎：前者疼痛常累及 1～2 个肋间，但并不一定局限于胸前，为刺痛或灼痛，多为持续性而非发作性，咳嗽、用力呼吸和身体转动可使疼痛加剧，沿神经行径处有压痛，手臂上举活动时局部有牵拉疼痛；后者则在肋软骨处有压痛。

（二）心肌梗死

对于高血压科医师而言，心肌梗死诊断的侧重点为临床诊断，主要是要求其在诊室或指导基层诊疗工作时根据患者的症状及体征进行诊断，进一步采取及时、有效的抢救措施。

1. 临床诊断　心肌梗死患者疼痛部位和性质与心绞痛相同，但诱因不明显，且常发生于安静时，程度较重，持续时间较长，可达数小时或更长时间，休息和含服硝酸甘油多不能缓解。患者常烦躁不安、出汗、恐惧，胸闷或有濒死感，同时可伴有发热、胃肠道症状（恶心、呕吐等）、严重心律失常、休克、心力衰竭等。出现上述表现的患者需要高度警惕心肌梗死。

静态心电图与心肌坏死标志物检查对诊断心肌梗死有重要意义，是高血压科医师诊断心肌梗死的重要手段，当出现心电图 ST 段改变与血清心肌坏死标志物升高（具体见前述）时需要采取相关急救措施并进行转诊。

2. 鉴别诊断

（1）主动脉夹层：患者胸痛一开始即达高峰，常放射至背、肋、腹、腰和下肢，双上肢的血压和脉搏可有明显差别，可有主动脉瓣关闭不全的表现，偶有意识模糊和偏瘫等神经系统受损症状，但无血清心肌坏死标志物升高。

（2）急性肺栓塞：患者可发生胸痛、咯血、呼吸困难和休克，但有右心负荷急剧增加的表现如发绀、肺动脉瓣听诊区第二心音亢进、颈静脉充盈、肝大、下肢水肿等。

（3）急性心包炎：尤其是急性非特异性心包炎，可有较剧烈而持久的心前区疼痛。但心包炎的疼痛与发热同时出现，呼吸和咳嗽时加重，早期即有心包摩擦音，后者和疼痛在心包腔出现渗液时均消失；全身症状一般不如心肌梗死严重。

第三节　冠心病的治疗

对伴有高血压的冠心病患者，应根据其病理生理、血流动力学和患者的整体情况，有选择性地进行个体化治疗。其治疗与单纯高血压或冠心病有所不同。高血压合并冠心病患者首先必须降压。一旦冠状动脉狭窄到临界水平，保持舒张压在适当水平则有助于维持足够的冠状动脉灌注，从而降低急性心肌梗死或心绞痛发作的可能。本节首先介绍冠心病总体的治疗原则与方法，然后介绍不同类型冠心病的治疗侧重点。

一、治疗原则与方法

对冠心病患者的治疗可分为 3 个方面，包括健康生活方式、药物治疗及其他特殊治疗。

通过健康生活方式发现与处理冠心病患者的各项危险因素。患者应戒烟戒酒，合理饮食，保持适度活动。对于冠心病合并糖尿病患者，要控制空腹血糖≤7.1mmol/L，非空腹血糖≤10mmol/L，并坚持进行血糖监测。血脂方面，要控制低密度脂蛋白＜1.8mmol/L。

（一）冠心病的药物治疗

冠心病药物治疗的目的包括 3 个方面：一是稳定血流动力学；二是改善心肌缺血；三是改善预后，降低心肌梗死及死亡风险。所以高血压合并冠心病的药物治疗包括抗高血压药物、抗心肌缺血药物、抗血小板药物、他汀类调脂药物治疗等。

1. 抗高血压药物治疗 抗高血压药物的使用具体见前文。本部分主要强调伴冠心病的高血压患者抗高血压药物的选用原则，首先在无绝对禁忌证时应优先选择能改善冠心病患者预后的药物，如 β 受体阻滞剂、ACEI 等药物；其次是选择降压效果长效、平稳的药物，如氨氯地平等，以避免血压波动较大而诱发心肌缺血，导致冠心病发作。

2. 抗心肌缺血药物治疗 抗心肌缺血药物治疗的目的是通过增加冠状动脉供血和（或）减少心肌耗氧量，控制病情。其主要包括硝酸酯类药物、β 受体阻滞剂、钙拮抗剂。

（1）硝酸酯类药物：为非内皮依赖性血管扩张剂，能减少心肌需氧和改善心肌灌注，从而缓解心绞痛症状。由于硝酸酯类药物会反射性增加交感神经张力，使心率增快，因此常联合应用负性心率药物如 β 受体阻滞剂或非二氢吡啶类钙拮抗剂治疗。临床上常用药物有硝酸异山梨酯、长效硝酸甘油制剂。硝酸酯类药物的不良反应包括头痛、面色潮红、心率反射性加快和低血压。故第一次服用硝酸甘油治疗时，应注意可能发生直立性低血压。对于梗阻性肥厚型心肌病引起的心绞痛，不宜使用硝酸酯类药物，因为其可降低心脏前负荷，减少左心室容积，进一步增加左心室流出道梗阻程度。严重主动脉瓣狭窄的患者也不宜使用，因为这类患者使用硝酸酯类药物使前负荷降低而进一步减少每搏输出量，有发生晕厥的风险。需要注意的是，冠心病患者在应用硝酸甘油时不能症状一缓解就立即停药，否则会导致病情恶化。目前建议若静脉应用硝酸甘油，需在症状缓解 12～24h 后改用口服制剂。

（2）β 受体阻滞剂：通过抑制心脏肾上腺素能受体，减慢心率、减弱心肌收缩力、降低血压以减少心肌耗氧量，还可通过延长舒张期增加缺血心肌灌注，以达到减少心绞痛发作和增加运动耐量的效果。根据 β 受体阻滞剂的作用特性不同分为三类：①选择性 β_1 受体阻滞剂，主要作用于 β_1 受体，临床上常用药物为美托洛尔、比索洛尔、阿替洛尔等。②非选择性 β_1 受体阻滞剂，作用于 β_1 和 β_2 受体，常用药物为普萘洛尔，目前临床上较少应用。③非选择性 β 受体阻滞剂，可同时作用于 β 和 α_1 受体，具有扩张外周血管的作用，常用药物为阿罗洛尔和拉贝洛尔。β 受体阻滞剂使用剂量应个体化，从较小剂量开始，逐渐增加剂量，以缓解症状，静息心率应控制在 55～60 次/分[10]。严重心动过缓和高度房室传导阻滞、窦房结功能紊乱、有明显的支气管痉挛或支气管哮喘的患者，禁用 β 受体阻滞剂。外周血管疾病及严重抑郁是应用 β 受体阻滞剂的相对禁忌证。对于慢性肺源性心脏病患者，可谨慎应用高度选择性 β_1 受体阻滞剂，如比索洛尔。对没有绝对禁忌证的冠心病患者，要强调应用 β 受体阻滞剂。β 受体阻滞剂不能突然停药或减量，必须根据病情判断是否需要缓慢减量，否则会引发严重停药反应，导致血压升高、心绞痛恶化、心律失常等。

（3）钙拮抗剂：通过抑制钙离子进入细胞内及抑制心肌细胞兴奋-收缩偶联中钙离子的利用，从而抑制心肌收缩，减少心肌耗氧；扩张冠状动脉，解除冠状动脉痉挛，改善心肌供血；扩张外周血管，降低动脉压，减轻心脏负荷；还可降低血流黏滞度，抗血小板聚集，改善心肌微循环。钙拮抗剂分为两类。一类是二氢吡啶类，代表药物有硝苯地平、非洛地平、氨氯地平等；另一类是非二氢吡啶类，代表药物有维拉帕米、地尔硫䓬等。当稳定型心绞痛合并心力衰竭必须应用长效钙拮抗剂时，可选择二氢吡啶类中的氨氯地平或非洛地平。而非二氢吡啶类地尔硫䓬或维拉帕米可作为对 β 受体阻滞剂有禁忌患者的替代治疗。钙拮抗剂的常见不良反应为外周水肿、便秘、心悸、面色潮红，有时也发生低血压。其他不良反应还包括头痛、头晕、虚弱无力等。有严重心动过缓、高度房室传导阻滞和病态窦房结综合征的患者不能应用地尔硫䓬、维拉帕米，因其能减慢房室传导。

3. 抗血小板药物治疗 不仅行经皮冠状动脉介入治疗后患者需要抗血小板治疗，只要没有相关禁忌证，其他冠心病患者也需要抗血小板治疗，以达到预防心肌梗死、改善冠心病患者预后的目的。抗血小板治疗的常规药物是阿司匹林或氯吡格雷。

（1）阿司匹林（乙酰水杨酸）类制剂：通过抑

制环氧合酶（COX）和血栓烷 A_2（TXA_2）的合成达到抗血小板聚集的作用。所有患者如无药物禁忌均应长期服用[11]。阿司匹林的最佳剂量为 75～150mg/d（常用剂量为 100mg/d），其主要不良反应为胃肠道出血或过敏。对水杨酸制剂过敏者、急性胃肠道溃疡或出血患者、严重的肝肾衰竭者禁用阿司匹林，可根据情况改用氯吡格雷作为替代治疗。

（2）氯吡格雷：通过选择性不可逆地抑制血小板表面二磷酸腺苷（ADP）与其受体结合并抑制 ADP 依赖激活的血小板糖蛋白Ⅱb/Ⅲa 复合物活化，减少 ADP 介导的血小板激活和聚集。其主要用于支架置入以后服用阿司匹林有禁忌的患者。氯吡格雷的常用维持剂量为 75mg。常见的不良反应为皮肤瘀斑、鼻出血，也可引起血小板减少、消化道出血等。对于有严重肝脏疾病、活动性病理性出血患者，禁用氯吡格雷。

4. 他汀类调脂药物治疗　他汀类调脂药物能有效降低总胆固醇和低密度脂蛋白，还有延缓斑块进展、稳定斑块和抗炎等调脂以外的作用。目前已有大量证据表明，心肌缺血的风险下降与低密度脂蛋白的降幅有关，故冠心病患者调脂的首要目的是降低低密度脂蛋白水平。所有冠心病患者，如无禁忌证，均应接受降低低密度脂蛋白治疗。低密度脂蛋白的控制目标为＜1.8mmol/L，或至少较基础值降低 50%。有些长期服用他汀类调脂药的患者，认为血脂越低越好，故过度控制饮食，最后导致机体能量不足，影响生活质量。所以临床医师一定要对长期服用他汀类调脂药物的患者强调，应该正常食用瘦肉、鸡蛋等富含蛋白质的食物，以保障机体的正常供能。他汀类调脂药物主要的不良反应为转氨酶、肌酶升高，甚至横纹肌溶解。所以在应用他汀类调脂药物前和应用后都要常规查血脂水平、肝功能和肌酸激酶等，伴有活动性肝脏疾病、妊娠、对他汀类调脂药物过敏者禁用。

5. 血管紧张素转换酶抑制剂（ACEI）/血管紧张素Ⅱ受体阻滞剂（ARB）　可以使冠心病患者的心血管死亡、非致死性心肌梗死等主要终点事件的相对危险性显著降低。在稳定型心绞痛患者中，合并高血压、糖尿病、心力衰竭或左心室收缩功能不全高危患者建议使用 ACEI/ARB。临床常用 ACEI 类药物包括卡托普利、依那普利、贝那普利等；常用 ARB 类药物包括氯沙坦、缬沙坦、替米沙坦。ACEI 主要不良反应为刺激性干咳和血管性水肿。干咳的发生率为 10%～20%，与体内缓激肽增多有关，在停用药物后干咳消失。伴有高钾血症、双侧肾动脉狭窄患者禁用 ACEI。ARB 不良反应较少，一般不引起刺激性干咳，故对于服用 ACEI 类药物引起干咳不能耐受者，可改用 ARB 类药物。ARB 禁忌证与 ACEI 相同。使用 ACEI 或 ARB 类药物期间注意监测血钾、肌酐，血肌酐超过 3mg/dl 时应禁用。

（二）特殊治疗

冠心病的治疗除了生活管理、药物治疗，还有以下两种特殊治疗方式。

1. 经皮冠状动脉介入治疗（PCI）　随着 PCI 技术的迅速发展，PCI 成为急性冠脉综合征患者血运重建的主要方式。对于出现以下任意一条极高危标准的患者推荐紧急侵入治疗策略（＜2h），包括血流动力学不稳定或心源性休克、药物治疗无效的反复发作或持续性胸痛、致命性心律失常或心搏骤停、心肌梗死合并机械并发症、急性心力衰竭及反复 ST-T 波动态改变尤其是伴随间歇性 ST 段抬高等。对于出现以下任意一条高危标准的患者，推荐早期侵入治疗策略（＜24h），包括心肌梗死相关的肌钙蛋白上升或下降、ST 段或 T 波的动态改变（有或无症状）及 GRACE 评分＞140 分；对于出现以下任意一条中危标准的患者，推荐侵入治疗策略（＜72h），包括糖尿病、肾功能不全[eGFR＜60ml/(min・1.73m^2)]、LVEF 40%或充血性心力衰竭、早期心肌梗死后心绞痛、PCI 史、CAB 史、GRACE 评分＞109 分但是＜140 分等；对于无上述危险标准和症状无反复发作的患者，建议在决定有创评估之前先行无创检查（首选影像学检查）寻找缺血证据。

2. 溶栓疗法　如果预计直接 PCI 时间大于 120min，则首选溶栓策略，力争在 10min 给予患者溶栓药物。

（1）适应证：①两个或两个以上相邻导联 ST 段抬高（胸导联≥0.2mV，肢体导联≥0.1mV），或病史提示急性心肌梗死（AMI）伴左束支传导阻滞，起病时间＜12h，患者年龄＜75 岁。②ST 段显著抬高的心肌梗死患者，年龄＞75 岁，经慎重权衡利弊仍可考虑。③急性 ST 段抬高心肌梗死，发病时间已达 12～24h，但如仍有进展性缺血性胸痛、广泛 ST

段抬高者也要考虑。

（2）禁忌证：①既往发生过出血性脑卒中，6个月内发生过缺血性脑卒中或脑血管事件；②中枢神经系统受损、颅内肿瘤或畸形；③近期（2～4周）有活动性内脏出血；④未排除主动脉夹层；⑤入院时严重且未控制的高血压（>180/110mmHg）或慢性严重高血压病史；⑥目前正在使用治疗剂量的抗凝药或已知有出血倾向；⑦近期（2～4周）有创伤史，包括头部外伤、创伤性心肺复苏或较长时间（>10min）的心肺复苏；⑧近期（<3周）有外科大手术史；⑨近期（<2周）曾在不能压迫部位的大血管行穿刺术。

（3）溶栓再通的判断标准：根据冠状动脉造影观察血管再通情况直接判断（TMI分级达到2、3级者表明血管再通）。或根据以下情况间接判断血栓是否溶解：①心电图抬高的ST段于2h内回降>50%；②胸痛2h内基本消失；③32h内出现再灌注性心律失常（短暂的加速性室性自主节律，房室或束支传导阻滞突然消失，或下后壁心肌梗死患者出现一过性窦性心动过缓、窦房传导阻滞或低血压状态）；④血清CK-MB峰值提前（14h内）出现等。

二、各类型冠心病的处理

如上所述，冠心病类型多，治疗方法也多，本部分将高血压科医师对各类型冠心病处理的工作侧重点、处理原则和方法归纳于表7-102-2。

表7-102-2 高血压科医师对各类型冠心病的处理

冠心病的类型	工作侧重点	处理原则和方法
稳定型心绞痛	1. 门诊、社区卫生服务、家庭随访中要问清楚 2. 常规处理工作 3. 与高血压症状鉴别 4. 预防急性冠脉综合征	1. 健康教育 2. 严格控制血压，选用可改善预后的抗高血压药物 3. 必须应用他汀类调脂药物 4. 控制血糖，改善代谢综合征 5. 抗血小板治疗
不稳定型心绞痛或心肌梗死	1. 第一时间识别并现场抢救 2. 稳定生命体征后迅速转送至本医疗机构急诊科或心血管内科	1. 健康教育 2. 含服硝酸甘油 3. 快速合理地控制血压 4. 转送医院急诊科或心内科
隐匿性冠心病	1. 筛选和确定患者 2. 长期处理心血管疾病所有危险因素	1. 健康教育 2. 控制心血管疾病的多重危险因素 3. 按冠心病程序诊断 4. 规范系统治疗，强调“三达标”
缺血性心肌病	1. 及时诊断并管理 2. 病因治疗 3. 调整用药，改善或抑制心肌重构 4. 预防心力衰竭	1. 健康教育 2. 严格饮食控制 3. 选用逆转心肌重构的药物 4. 抗高血压药物合理应用 5. 按心力衰竭治疗 6. 降低交感神经活性
猝死	1. 识别高危人群 2. 改善患者心肌缺血 3. 去除诱因，如补钾	1. 健康教育 2. 对高危人群进行管理 3. 掌握现场抢救措施

（一）稳定型心绞痛

稳定型心绞痛的治疗[12]主要是药物治疗，目的是改善冠状动脉供血和减轻心肌耗氧，防止血栓形成和动脉粥样硬化进展等。药物治疗主要是根据患者的病情，合理应用β受体阻滞剂、钙拮抗剂、ACEI/ARB、硝酸酯类药物、他汀类调脂药物、抗血小板药物治疗。其中，β受体阻滞剂能减少心肌耗氧量，减少心绞痛发作次数，增加患者运动耐量，应作为稳定型心绞痛的初始治疗药物。长效二氢吡啶类钙拮抗剂，特别适用于高血压合并冠心病患者，可作为初始治疗药物。ACEI/ARB、他汀类调脂药、抗血小板药物均可改善冠心病长期预后、预防心肌梗死，对于有冠心病的高血压患者，应强调使用上述药物。

稳定型心绞痛发作时需立刻休息，一般患者在停止活动后症状即逐渐消失。较严重的心绞痛发作，可使用作用较快的硝酸酯类制剂。常用药物为硝酸甘油或硝酸异山梨酯，舌下含服起效最快。硝酸甘油 1～2min 即开始起作用，3～5min 症状缓解，约 10min 后作用消失。硝酸异山梨酯 2～5min 见效，作用维持 2～3h。剧烈胸痛疑诊为急性心肌梗死者，立即静脉滴注硝酸甘油，应用镇静镇痛药物、补液支持等治疗，同时联系胸痛中心，建立绿色通道，进行及时有效的抢救。

（二）不稳定型心绞痛和心肌梗死

不稳定型心绞痛和心肌梗死患者由于病情危重，多于大中型医院心内科或急诊科诊治，所以对于高血压科医师来说，冠心病的转诊是其必须掌握的，重点是及时发现和诊断——关注患者的胸痛症状，注意监测其心电图和心肌坏死标志物的动态变化。若患者疑诊为急性心肌梗死，立即静脉滴注硝酸甘油，进行镇静镇痛、补液抗休克等支持治疗，同时联系急救中心转诊，进行及时有效的救治。

（三）隐匿性冠心病

隐匿性冠心病是指没有心绞痛的临床症状，但有心肌缺血的客观证据（心电活动、心肌血流灌注及心肌代谢等异常）的冠心病，又称无症状性冠心病。其心肌缺血的心电图表现可见于静息时，也可在负荷状态下才出现，常为动态心电图记录所发现。隐匿性冠心病并不意味着病情轻，其预后和有症状的冠心病一样严重，同样可以引起心肌梗死、严重心律失常、猝死等冠状动脉恶性事件。

由于患者没有典型症状，所以通常不会意识到自己患有冠心病。这就要求临床医师高度关注有冠心病/动脉粥样硬化危险因素的患者，如有高血压、糖代谢异常、血脂异常或吸烟者，以及肥胖、性格急躁、有冠心病早发/动脉粥样硬化家族史者，尤其是有以上多种危险因素和（或）老年患者。要根据患者病情选择不同的检查方式，但主要根据静息心电图、动态心电图或负荷试验心电图检查判断患者是否存在心肌缺血。

对于这类患者，如在进行动态心电图或运动试验时，提示有心肌缺血，应行冠状动脉造影检查，以明确诊断并确定血管病变部位及狭窄程度。治疗应严格控制冠心病危险因素，治疗药物同稳定型心绞痛。对于药物治疗后仍有频繁、持续性无症状心肌缺血发作者，应建议其行血运重建治疗。

（四）缺血性心肌病

缺血性心肌病的病理基础是心肌纤维化，为心肌的血供长期不足，心肌组织发生营养障碍和萎缩，或大面积心肌梗死后，以致纤维组织增生所致。其临床特点是心脏逐渐增大，发生心律失常和心力衰竭，与扩张型心肌病相似，故称为缺血性心肌病。诊断主要依靠动脉粥样硬化的证据和排除可引起心脏增大、心力衰竭和心律失常的其他器质性心肌病。治疗主要是改善冠状动脉供血和心肌的营养，控制心力衰竭和心律失常。由于这类患者多数为累及多支血管的弥漫性病变，并且左心室功能差，多不宜行经皮冠状动脉介入治疗。缺血性心脏病的预防在于积极防治动脉粥样硬化，所以能否做好早期冠心病防治工作是能否控制冠心病患者病情进展的关键。

（五）猝死

猝死是指自然发生、出乎意料的突然死亡。心源性猝死是指患者由于心脏疾病急性发作，在 1h 内意识丧失、突然死亡，猝死多发生于院外，预防猝死发生至关重要。

冠心病患者死亡的时间和形式从某个角度来说是可以预料的，预防猝死最关键的因素是控制早期冠状动脉粥样硬化，这要求高血压科医师识别出可能发生猝死的高危人群并加以干预，特别是冠心病患者、低钾血症等电解质紊乱的患者和有“三高”（高血压、高血糖、高血脂）或不健康生活方式的患者。

对于发生猝死的患者，应强调现场抢救，虽然猝死抢救的成功率不高，但对心搏骤停者的抢救是高血压科医师乃至所有医务人员必须掌握的，应详细了解并掌握抢救流程。抢救心搏骤停者，一定要注意对猝死患者的识别，并掌握现场抢救的要点：①快速检查是否没有呼吸或不能正常呼吸，同时判断有无脉搏（10s 内完成），确立心搏骤停诊断后，应立即开始初级心肺复苏；②心肺复苏的同时进行呼救，让周围的人拨打 120；③持续进行初级心肺复苏。

初级心肺复苏包括胸外按压（和早期除颤）、开放气道、人工呼吸。

（1）胸外按压：胸外按压时，患者应仰卧平躺于硬质平面；按压的部位是胸骨下半部，双乳头连线中点；一只手掌根部放在双乳头之间的胸骨上，另一只手平行重叠压在手背上，保证手掌根部横轴与胸骨长轴方向一致，以手掌根部为着力点，保证手掌用力在胸骨上，不要按压剑突；施救者肩、肘、腕位于同轴线，与患者身体平面垂直，按压时肘关节伸直，依靠上身重力垂直向下按压；每次按压后让胸廓完全回弹，放松时双手不要离开胸壁，按压和放松的时间大致相等。按压频率为 100～120 次/分。成人按压胸骨的幅度至少为 5cm，但不超过 6cm。儿童和婴儿的按压幅度至少为胸部前后径的 1/3（儿童约 5cm，婴儿约 4cm）。施救者应尽可能减少中断胸外按压的次数和时间，若因急救需求不得不中断，则应将中断时间控制在 10s 以内。

（2）开放气道：患者无呼吸或出现异常呼吸时，先使患者取仰卧位，行 30 次心脏按压后，再开通气道——其方法为一手置于患者前额用力加压，使头后仰，另一手的示、中两指抬起下颌，使下颌尖、耳垂的连线与地面呈垂直状态，以通畅气道。应清除患者口腔中的异物和呕吐物，若有义齿，应取下。

（3）人工呼吸：开放气道后，首先进行 2 次人工呼吸，每次持续吹气时间在 1s 以上，保证足够的潮气量使胸廓起伏。无论是否有胸廓起伏，两次人工通气后应该立即进行胸外按压。无论是单人还是双人心肺复苏，按压和通气的比例为 30：2（儿童为 15：2），交替进行。

总之，冠心病防治工作任重而道远，高血压科医师要意识到肩上的责任。要帮助冠心病患者牢牢守住早期冠状动脉粥样硬化到严重冠状动脉狭窄/心肌梗死之间的“关卡”，帮助已经患有严重冠状动脉疾病的患者控制病情，改善预后。

（周　雪　余振球）

参 考 文 献

[1] 高润霖. 冠心病疾病负担—中国出路[J]. 中国循环杂志，2017，32（1）：1-4.

[2] 刘金玉，赵颖馨，刘振东，等. 心脑血管病危险因素与颈动脉粥样硬化的相关性[J]. 中国动脉硬化杂志，2014，22（11）：1105-1108.

[3] 徐玲，尹婷婷. 冠心病冠状动脉粥样硬化发生的危险因素多因素 Logistic 分析[J]. 临床和实验医学杂志，2019，18（6）：626-629.

[4] 浦冬青，刘政，周超，等. 近 10 年动脉粥样硬化发病机制研究热点的可视化分析[J]. 世界科学技术-中医药现代化，2021，23（7）：2276-2284.

[5] 李欣雨，邓小燕，樊瑜波，等. 动脉粥样硬化发生过程中单核细胞的迁入与迁出机制[J]. 医用生物力学，2021，36（6）：1002-1008.

[6] 付作林. 冠心病的分型诊断与临床决策[J]. 山东医药，2011，51（23）：111-112.

[7] Knuuti J，Wijns W，Saraste A，et al. 2019 ESC Guidelines for the diagnosis and management of chronic coronary syndromes[J]. Revista Española de Cardiología（English Edition），2020，73（6）：495.

[8] 黄榕翀，郭宏洲. 《2019 欧洲心脏病学会慢性冠脉综合征的诊断和管理指南》解读[J]. 实用心脑肺血管病杂志，2019，27（10）：1-5.

[9] 梁春. 《2019 欧洲心脏病学会慢性冠脉综合征的诊断与管理指南》解读[J]. 上海医学，2019，42（12）：718-720.

[10] 陈旭辉. 阿司匹林在高血压合并冠心病患者中的治疗观察[J]. 健康必读，2021，（30）：43，44.

[11] 中国医疗保健国际交流促进会心血管病学分会. 高血压合并冠心病患者血压管理中国专家共识[J]. 中华医学杂志，2022，102（10）：717-728.

[12] 中华医学会，中华医学会杂志社，中华医学会全科医学分会，等. 稳定性冠心病基层诊疗指南（2020 年）[J]. 中华全科医师杂志，2021，20（3）：265-273.

第103章 高血压与心律失常

高血压可引起心肌肥厚，使心脏舒张功能和收缩功能减退；高血压也是心律失常的常见病因。高血压合并心律失常并不少见，按发病率从高到低依次为房性心律失常（如房性早搏、房性心动过速、心房扑动、心房颤动等）、室性心律失常（如室性早搏、室性心动过速、心室扑动、心室颤动等）、传导阻滞（如束支传导阻滞、房室传导阻滞）。合并心律失常的高血压患者临床表现可能只存在心悸或心律不齐，或者无症状，有的患者直接表现为心律失常所致心源性猝死。高血压与心律失常关系密切，明确发生机制对指导疾病的预防和治疗有着重要的临床意义。本章将从高血压合并心律失常的流行病学、发病机制、诊断和治疗等方面展开阐述。

第一节 高血压合并心律失常的流行病学

高血压是一种常见病、多发病，是引起心血管事件的重要危险因素。根据一项2014年发表于《美国高血压杂志》的流行病学调查研究，我国成人高血压患病率约为29.6%，知晓率、治疗率和控制率分别为42.6%、34.1%和9.3%，接受降压治疗的患者中血压达标率为27.4%，说明高血压的知晓率、治疗率及控制率依然很低[1]。高血压所致心律失常是高血压患者心血管疾病死亡率较高的主要原因之一。长期的血压升高可影响心脏的结构和功能，导致一系列心脏结构改变，如左心房扩大、左心室肥厚等，从而导致各种心律失常。

临床上高血压患者并发的室上性心律失常包括各种室上性早搏（期前收缩）、房室交界性心动过速、房性心动过速、心房扑动、心房颤动等，其中，心房颤动（简称房颤）是高血压患者最常见的室上性心律失常之一。高血压与房颤关系密切，高血压是房颤最常见的独立和潜在危险因素。在高血压存在的情况下，对于男性和女性，房颤的风险分别增加1.5倍和1.4倍[2]。近期还有研究发现，在至少有一项危险因素升高（包括高血压）的个体中，至少1/3的人群会发生房颤[3]。高血压不仅增加房颤的发生风险，还会显著增加房颤患者发生脑血管事件的风险。SPORTIF研究数据显示，高血压显著增加房颤患者脑卒中和栓塞事件发生率，平均收缩压处于高四分位数水平（140.7～191.7mmHg）的患者脑卒中和体循环栓塞事件发生率是低四分位数（84.0～122.6mmHg）患者的 1.83 倍[4]。Conen 等对 34 221 例初始健康的女性随访 12.4 年结果显示，正常血压的高限（收缩压 130～139mmHg 或舒张压 85～89mmHg）较收缩压＜120mmHg 或舒张压＜65mmHg 的人房颤发生率分别增加 29%和 53%[5]。而房颤相关的许多大型临床研究中（如 PIAF、AFFIRM、Record AF、ATHENA、ACTIVE 等研究），合并高血压的患者所占比例均在 50%以上，其中 RELY 研究中高达 90%的患者合并高血压[6]。由此可见，高血压与房颤密切相关，高血压是房颤患者最重要的可调节危险因素，降压治疗在高血压合并房颤的预防和治疗中有着非常关键的作用。

近年来，高血压患者室性心律失常发生率逐年上升，尤其是高血压伴左室肥厚（LVH）的患者。大量研究已经证实，高血压、室性心律失常和心源性猝死之间存在明确的相关性。法国的流行病学调查显示，在 19 600 例男性和 10 800 例女性中，即使无冠状动脉疾病，合并室性早搏的高血压患者的心源性死亡风险增加了 2.2 倍。Framingham 心脏研究数据提示，合并室性早搏的男性猝死风险增加 2.9 倍，女性的猝死风险增加 1.6 倍。此外，室性心律失常发生的严重程度与左心室的构型也有关。总之，存在 LVH 的高血压患者发生室性心律失常尤其是复杂性心律失常的概率明显增高，说明 LVH 与室性心律失常相关性密切。

第二节 高血压合并心律失常的机制

高血压通过一系列复杂的病理生理机制导致心律失常发生。一般认为，高血压所致 LVH、心房结构和血流动力学改变、肾素-血管紧张素-醛固酮系统（RAAS）激活、血钾水平异常等因素在高血压导致房颤的发生过程中均发挥重要作用，构成了高血压患者房颤发生率增高的病理生理学基础。LVH、心肌缺血、电生理紊乱及心肌纤维化等可能降低高血压患者的心肌电稳定性并诱发室性心律失常。

一、高血压导致房性心律失常的机制

心房对正常心功能有重要作用，高血压患者可发生心房扩大等改变。高血压可导致心房解剖重构和电重构。既往研究发现，在出现心房和心室扩大之前，心房就已经出现电重构，表现为心房的电活动异常，心房内可出现传导延缓、除极异质性增加、心房肌细胞不应期缩短等。随着疾病进展，心房容积逐渐扩大，心房肌受到牵张，出现心房肌纤维化和收缩功能减退，即心房组织的解剖重构。心房的电重构和解剖重构都是导致房颤的重要机制。在自发性高血压大鼠模型中，可以见到心房纤维化的发生和可诱导的房性心动过速等房性心律失常[7]。这些动物研究表明，高血压可诱导心房结构改变，增加了房颤等房性心律失常的易感性。大规模人群研究也有类似的发现，AFFIRM 研究纳入 4060 例房颤患者，71%的患者合并高血压，仅 33%的患者心房大小在正常范围内（内径＜40mm）[8]。长期高血压状况下，作用于左心室的过多后负荷导致左心室壁进展性肥厚，即 LVH。左心室僵硬度增加、左心室舒张收缩功能障碍和 LVH 不可避免地增加了左心房压力。这种慢性的心房张力导致进展性左心房增大及心房收缩性和顺应性降低。

RAAS 的激活在高血压和房颤的发生过程中均发挥重要作用。研究表明，血管紧张素Ⅱ（AngⅡ）可以刺激成纤维细胞增生和细胞外基质蛋白聚集，升高炎症和氧化应激水平，从而导致心房纤维化和心房结构重构。此外，AngⅡ可以通过直接改变心肌细胞的细胞电生理特性，改变离子通道和缝隙连接蛋白的表达，导致心肌细胞钙超载等机制最终产生心房电重构。因此，多种机制可能参与 RAAS 激活和房颤发生间的病理生理联系。上述多种机制的共同作用为房颤的发生提供了病理生理学基础。

血压升高导致 LVH，左心室舒张功能和顺应性降低，继而导致左心房压力升高，并造成左心房肥厚并扩张，引起左心房重构和纤维化，形成了房颤的发生机制。Framingham 心脏研究对 1924 例患者的分析资料表明，如心电图检查有 LVH 表现，男性和女性的房颤发病率分别增加 3.0 倍和 3.8 倍；超声心动图测量室壁厚度每增加 4mm，发生房颤的危险增加 1.28 倍[2]。此外，血钾水平异常也是导致房颤发生的原因之一，临床高血压合并低钾血症并不少见，病因复杂，诊断较困难。常见的原因包括醛固酮增多症、类盐皮质激素合成增多、肾脏疾病、

嗜铬细胞瘤等。而血钾水平异常尤其是低钾血症可诱发室上性心律失常。

二、高血压导致室性心律失常的机制

高血压患者 LVH 的发生和发展，是高血压与室性心律失常之间的重要环节。LVH 的发生和发展，最初只是一种自身适应性调节，而 LVH 超过一个临界值后，可明显增加患者的心律失常发病率和死亡率，尤其是心源性猝死[9, 10]。在高血压的早期阶段（轻至中度 LVH），心肌电生理学改变主要是由钙处理和钠-钙交换电流改变所致，如去极化时长延长。LVH 的早期阶段没有连接蛋白丢失和传导减慢[11]。随着疾病进展，AngⅡ和醛固酮水平升高，引起连接蛋白 43 密度下降，以及间质纤维化和胶原沉积，这些都是严重 LVH 的特征性表现[12]。而且，心室肥大将导致缓慢激活延迟整流钾离子通道密度降低，并延长动作电位时长。严重的 LVH 中，复极化钾离子电流如 I_{K1} 和 I_{to} 减少，而且这些效应在心内膜肌细胞中更为显著，并导致跨膜电位的异质性和早期去极化倾向[13]。纤维化及连接蛋白丢失将改变心肌传导速度并增加其电传导的不同质性[14, 15]。多项研究表明，高血压患者出现 LVH 时，室性心律失常发生率增加[16]。然而也有研究表明，室性心律失常及其严重程度与超声证实的轻至中度 LVH 无关联。

心肌缺血是最常见的致心律失常因素，在高血压患者中同样如此。LVH 将导致心肌血液供应和耗氧量不协调。不论高血压患者有没有 LVH，舒张期冠状动脉血流减少都可能引起心内膜缺血[17]。心肌缺血的存在可能会导致高血压患者发生室性心律失常和心源性猝死。缺血可能继发于心外膜冠状动脉粥样硬化，或发生于心肌毛细血管系统病变患者。在高血压患者中，心律失常的发作频率及严重程度与心肌缺血（包括有临床症状的心肌缺血和无临床症状的心肌缺血）具有一定相关性[18]。

已经确定的是，左心室复极化的延长及离散与快速性室性心律失常（包括尖端扭转型室性心动过速和其他室性心动过速）发生风险的增加相关。LVH 的一个显著特征是存在早期后除极和触发活动，这可增加复极化的离散度，有助于心律失常维持。实际上，类似于药物诱导的致心律失常作用，在 LVH 患者中也观察到了 Q-T 间期延长。此外，代表心肌复极化不均质性的 Q-T 离散度与 LVH 及高血压相关。从细胞水平而言，高血压介导的结构重构与细胞-细胞缝隙连接处通信传递受损相关[19]。尽管如此，室颤发生的易感性与异常钙通道处理无关[20]。虽然存在许多其他潜在机制的推测，但能够确定的是，高血压和 LVH 诱导的电生理不稳定性是诱发室性心律失常的重要机制。

心肌纤维化可能是发生心律失常的原因之一，实验研究表明左心室压力增高可导致胶原合成增加[21]。纤维状胶原的过度积累是高血压性心脏病的特征之一。心肌纤维化增加可导致组织结构变形、心肌僵硬度增加，从而引起左心室舒张功能障碍[22]。这一结构改变反之又可使心肌纤维化增加，形成恶性循环，导致心电冲动非同质性传导，引起折返性室性心律失常。高血压性心脏病晚期发生心肌细胞退化凋亡将进一步恶化心电传导功能。冠状动脉血流储备减少，当强体力活动或心动过缓时可引起心肌缺血。心肌交感活性增加时，室性早搏（简称室早）次数增多，导致发生心律失常风险增加[23]。此外，在非同质性电传导的心肌细胞中，室早可触发产生更严重的心律失常，导致猝死。

其他如神经内分泌作用及左心室功能受损，可能是高血压导致室性心律失常的原因。目前，研究已经证实交感神经和 RAAS 的过度激活是原发性高血压和 LVH 的病理生理机制[24]。自主神经功能紊乱（交感神经亢奋）在高血压中发挥着重要作用，交感神经激活已被证实具有直接致心律失常作用，可导致室性心律失常和心源性猝死[25]。虽然目前尚未发现 AngⅡ和室性心律失常有直接关系，但 AngⅡ可通过升高血压引起 LVH，或者可能通过直接调节心脏营养代谢，继而增加对室性心律失常和心源性猝死的易感性[26]。此外，高血压患者心率变异性降低、压力反射敏感性降低。后者被证实是心力衰竭患者死亡风险的敏感指标。因电传导非同步性所导致的左心室功能受损（收缩期或舒张期），同样会增加高血压患者发生心律失常的风险。如果左心室扩大，这种风险则会进一步增加。通常来说，如果高血压患者发生最危险的室性心律失常，通常需要多种上述危险因素的存在（如 LVH、心肌缺血或心室功能受损）。

第三节 高血压合并心律失常的临床特点

高血压患者合并心律失常大多表现为发作性、短暂性。多数情况下，患者已经有明确的高血压诊断，随后出现心律失常相关心悸、胸闷等症状，再根据病史及心律失常相关辅助检查明确心律失常诊断；有时，由于心律失常发作短暂，不易被心电图或其他检查捕捉到，确定诊断困难，明确心律失常的诊断周期较长。部分患者也可能首先出现心律失常相关症状和体征，或者体检或因其他原因住院行心电图检查发现房颤等心律失常，随后进一步系统检查才明确高血压的诊断。因此，对于诊断了高血压或者心律失常的患者，均需要全面评估患者的心血管相关情况，考虑可能潜在的心血管危险因素和合并心血管疾病，才不至于漏诊心律失常或高血压。例如，当患者出现房颤时，应考虑可能是高血压性心脏病的一种表现。高血压患者有提示可能存在心律失常的症状时，及时记录心律失常对后续治疗至关重要。

临床上，高血压合并心律失常增加了诊断和治疗的复杂程度。一般来说，高血压患者合并的心律失常需要鉴别功能性还是心脏结构病变所致。可以从如下几个方面加以鉴别。①年龄：一般情况下，青年人心律失常多属于功能性，因为青年人自主神经不稳定，影响情绪和精神状态的因素多；而老年人的心律失常多属于病理性，多为冠心病所致。②诱发因素：心律失常发生在临睡前或精神紧张、情绪激动、烟酒茶过量等情况下，而又无其他器质性心脏病时，多属于功能性；受某些病理生理因素（如发热、电解质紊乱、感染等）影响而伴发的心律失常多属于一过性、功能性，影响因素一旦去除，心律失常一般也随之消失，若发生于体力活动时，则可能属于病理性。③伴随症状：应仔细采集心律失常患者的主诉、伴随的症状，加以综合分析。功能性心律失常主诉多、症状明显。结构性心律失常自觉症状少或完全无症状。④是否有基础心脏病史：有明确的心脏病史，其心律失常多属于病理性；无器质性心脏病者，多考虑为功能性。

第四节 高血压合并心律失常的诊断与治疗

一、高血压合并心律失常的诊断

高血压合并心律失常的诊断包括心律失常定性、心律失常与高血压是否相关、心律失常的风险评估等几个方面。除基础的病史采集、体格检查之外，临床上常用的辅助检查方法包括以下几种。

（一）心电图和动态心电图

12 导联心电图可进行筛选检查，是检出高血压性心律失常最简单、适用、有效的检查方法。高血压性心律失常早期以房性心律失常多见，包括房性早搏、房性心动过速、心房扑动、房颤等，可能与早期舒张功能不全、心房压升高有关。晚期多见室性心律失常，包括室性早搏、短阵室性心动过速、室性心动过速、室颤、传导阻滞等，其原因与心肌肥厚、心脏扩大、心力衰竭有关。因为左心室内膜受到机械性压力作用，走行于心内膜下的左束支受到损伤，出现完全性左束支传导阻滞，因此左束支传导阻滞在高血压患者中发生率较高。动态心电图（Holter）可以显著提高心律失常的检出率。凡在 12 导联心电图上出现 LVH 表现和 ST-T 改变，或超声心动图显示中重度 LVH 或明显发作性头晕、心悸甚至晕厥的高血压患者，都应该完善动态心动图检查，这对于发现易患心源性猝死的高危患者十分重要。

（二）超声心动图

超声心动图检查可用于检查高血压患者是否合并 LVH 和心房扩大等心脏结构改变。一般来说，室性心律失常临床意义取决于心脏基本病变的类型和严重程度，Lown 分级级别越高，临床意义越大，3 级以上具有病理意义。既往研究显示，心室肥厚并继发 ST-T 改变者，室性心律失常的检出率有所上升，Lown 分级 3 级以上室性搏动占 66%，此外还有研究表明，高血压合并室性早搏的发生率与心室重量呈正相关，而与射血分数（EF）值呈负相关。超声心动图检查作为一项经济而又方便的辅助检查，适用于高血压合并心律失常患者的初步诊断和风险评估。

（三）核素心肌显像、螺旋计算机断层扫描、磁共振成像

心脏螺旋计算机断层扫描（CT）、心脏磁共振成像和核素心肌显像检查也是临床常用的评估心脏结构和功能的特殊辅助检查，可以检测有无LVH、心脏扩大、心肌缺血等。核素心肌显像检查可用于研究高血压患者的左心室功能，从病理生理学角度显示心肌血流灌注情况，并通过定性及半定量的方法分析心肌缺血程度及预后。心肌微血管异常、血管扩张反应受损、冠状动脉扩张储备异常均可表现为心肌灌注显像阳性。核素心肌显像检查对高血压患者的心肌病变诊断具有较高的敏感性和特异性，可作为临床上早期诊断高血压性心肌病变的重要检查方法，对高血压性心肌病变早期诊断、治疗和预后判断具有重要价值。心脏螺旋 CT 和心脏磁共振成像检查能更准确地评估心脏结构异常，还能有效评价是否存在心肌纤维化、淀粉样变等情况，有助于疾病鉴别诊断，如可有助于排除包括致心律失常性右心室心肌病等其他原因导致的心律失常。

二、高血压合并心律失常的治疗

高血压合并心律失常患者的治疗原则：控制血压，逆转左心房和左心室重构，抗心律失常治疗。降压是首要目标，降压的同时逆转心房和心室重构。高血压患者发生的心律失常多在血压较高时出现，血压降至正常水平后，心室腔张力、心房压力均下降，心肌电活动趋于常态，可减少发生心律失常的可能性，因此应首先降低血压，将血压降至理想水平。降压治疗在一定程度上可逆转高血压所致的心脏结构改变。当心律失常频繁严重发作时，可短期使用抗心律失常药物予以控制，至于药物选择，与其他病因引起的心律失常处理无明显区别。

（一）房性心律失常

1. 抗高血压药物治疗　降压治疗对高血压患者的获益已经得到公认，而降压对于房颤患者的重要性在临床实践中未得到充分认识。血管紧张素转换酶抑制剂（ACEI）和血管紧张素Ⅱ受体阻滞剂（ARB）具有抗纤维化和抗细胞凋亡，调节交感张力和离子电流的作用，可能有控制房颤复发的作用。三项前瞻性随机双盲临床研究显示，在常规应用抗心律失常药物的基础上应用 ACEI/ ARB，可以显著减少阵发性房颤的发作次数[27-29]。进一步的分析显示，RAS 抑制剂预防房颤发作的机制可能存在于降压作用之外。即 RAS 抑制剂作用于高血压和房颤的共同病理生理基础，抑制 RAAS 激活导致的心房基质重构和电重构，进而减少房颤的发作。有关 RAS 抑制剂对房颤发作的影响仍需要更大规模的随机对照研究予以证实。2011 年发表于《新英格兰医学杂志》的 ACTIVE-Ⅰ研究使我们对 RAS 抑制剂对房颤合并高血压患者的应用价值有了进一步的认识。研究共入选了 9016 例高血压合并房颤患者，平均随访 4.1 年，结果显示厄贝沙坦未能减少房颤发作，也未降低总的心血管事件发生率。但厄贝沙坦与安慰剂相比使心力衰竭住院风险降低 14%，脑卒中、短暂性脑缺血发作和非中枢性栓塞复合终点降低 13%，并且还减少因心血管疾病住院次数和住院天数[30]。这些研究数据提示，RAS 抑制剂能提供高血压合并房颤患者转复窦性心律之外的获益。

此外，需要将血压控制于适当水平，避免血压过度波动。研究表明，未控制的高血压是房颤患者抗凝过程中发生出血事件（尤其是颅内出血）最重要的危险因素。因此需要将血压控制于合理水平以使房颤抗凝出血风险最小化。值得一提的是，虽然 SPRINT 研究强调了强化降压（收缩压目标值＜120mmHg）能为高危的高血压患者带来额外临床获益，但合并房颤的高血压患者的最佳降压目标值仍不明确。SPRINT 研究的数据分析显示，在其纳入的年龄较大、高风险、无糖尿病的高血压患者中，与标准血压控制目标相比，强化降压（收缩压目标值＜120mmHg）可能不会减少新发房颤的发生率，这项研究中已有房颤的高危患者，强化降压也并不能完全减弱不良心血管事件的风险，提示良好控制血压后，仍应管理好残余心血管风险[31]。

2. 高血压合并房颤患者的抗凝治疗　高血压和房颤都是脑卒中的危险因素，然而临床实践中房颤患者抗凝治疗并不充分。我国和欧美国家房颤管理指南目前均推荐 CHA_2DS_2-VASc 评分系统评估

脑卒中风险，根据风险分层给予适应的抗凝治疗方案[32]。这个评分系统在 $CHADS_2$ 评分基础上将年龄≥75 岁由 1 分改为了 2 分，增加了血管疾病、年龄 65～74 岁、性别（女性）3 个危险因素，最高积分为 9 分。对于 CHA_2DS_2-VASc 评分≥2 分的患者，需要服用口服抗凝药物（oral anticoagulant，OAC）；CHA_2DS_2-VASc 评分为 1 分者，口服 OAC 或阿司匹林均可，但优先推荐 OAC；无危险因素，即 CHA_2DS_2-VASc 评分为 0 分者，可服用阿司匹林或不进行抗栓治疗，不抗栓治疗优先。一些研究证实，与 $CHADS_2$ 评分相比，CHA_2DS_2-VASc 评分具有较好的血栓栓塞预测价值。特别是对于脑卒中低危的患者，CHA_2DS_2-VASc 评分优于 $CHADS_2$ 评分，CHA_2DS_2-VASc 评分为 0 分的患者无血栓栓塞事件，而 $CHADS_2$ 评估为卒中低危的患者血栓栓塞事件发生率为 1.4%。CHA_2DS_2-VASc 评分系统及根据此评分系统制订的抗栓方案明显扩大了房颤患者需要服用华法林的指征，而相形之下，阿司匹林在房颤抗栓治疗中的地位则被削弱。

除华法林外，新型口服抗凝药（novel oral anticoagulant，NOAC）具有良好的药理特征，给房颤患者脑卒中预防带来了新的选择。NOAC 以固定剂量使用，无须监测抗凝活性，与药物、食物相互作用少，具有良好的耐受性和安全性。主要包括Ⅱa 因子抑制剂（达比加群）、Ⅹa 因子抑制剂（利伐沙班、阿哌沙班和艾多沙班）。上述 4 种 NOAC 均已陆续完成相关研究并投入临床使用。相关的研究证实，NOAC 预防脑卒中和栓塞事件的有效性不劣于或优于华法林。更为重要的是，NOAC 与华法林相比出血事件发生率显著降低，尤其是颅内出血事件。随着 NOAC 相关循证医学证据的积累，目前房颤相关的国际指南和国内专家共识都推荐有抗凝指征的非瓣膜性房颤患者首选 NOAC 预防脑卒中。

3. 高血压合并房颤患者的非药物治疗 近年来，越来越多的证据表明，房颤导管消融在有效性和安全性方面优于抗心律失常药物。导管消融可作为部分阵发性房颤的初始治疗，进一步确定了其作为一线治疗的地位。目前一些中心已经将导管消融用于左心房明显扩大、有器质性心脏病或心力衰竭的房颤患者，病例类型也由阵发性房颤扩展到持续性房颤。经导管肾动脉消融术治疗顽固性高血压也是近年来研究的热点，最近还有研究者对房颤射频消融和肾动脉消融联合消融治疗方案进行了探索，Steinberg 等[33]于 2020 年发表在 *JAMA* 杂志的随机对照研究 ERADICATE-AF 研究，共入选 302 例房颤合并高血压的患者，随机分为肺静脉隔离（pulmonary vein isolation，PVI）组和 PVI+肾动脉消融组，随访 12 个月，结果显示 PVI+肾动脉消融组较单纯 PVI 组不仅显著降低患者收缩压和舒张压水平，而且显著降低房颤复发率。这一研究为房颤合并顽固性高血压患者提供了新的思路。

（二）室性心律失常

1. 药物治疗 室性心律失常最合理有效的治疗方案是调节血压、抑制心肌肥厚及纤维化。抗心律失常药物仅用于合并室性心律失常高血压患者的对症治疗。除扩血管药物（如米诺地尔及肼屈嗪），其他几乎所有种类抗高血压药物降压的同时也可以降低左心室重量[34]。利尿剂同样可以降低左心室重量[35]。然而，噻嗪类利尿剂可增加高血压患者心律失常的发生率。Siscovick 等研究提示，噻嗪类利尿剂增加心源性猝死（sudden cardiac death，SCD）的发病率呈剂量依赖性。事实上，与保钾利尿剂相比，使用非保钾利尿剂确实可以增加 2 倍的 SCD 发病风险。相反，近期研究表明，坎地沙坦联合氨氯地平的降压治疗方案并未增加高危高血压患者 SCD 的发病风险。虽然如此，仍需要更多研究证明通过不同种类抗高血压药物减轻高血压所致的左心室结构重构是否可以预防室性心律失常和猝死的发生。

β 受体阻滞剂作为高血压治疗的一线用药目前仍存在争议。但是，对于合并心肌缺血及症状性室性心律失常的患者，使用 β 受体阻滞剂无疑获益颇多。奈必洛尔，一种具有更复杂药理作用的 β 受体阻滞剂，可以提高伴有左心室舒张功能障碍高血压患者的左心室顺应性[36]。这种药物已被证实在不影响左心室重量的情况下可以减少 Q-T 间期离散度，从而降低患者心律失常发生的风险[37]。钙拮抗剂是降压治疗的重要组成部分。它能在降压的同时防止高血压所致的左心室重构。在高血压合并左心室功能不全患者的一些研究中，维拉帕米能够改善患者左心室舒张期的血流[38]。

既往研究表明，卡托普利通过减少心室期外收缩的数量从而逆转 LVH[39]。此外，与 β 受体阻滞剂相比，以 ARB 为基础的降压治疗方案可提供类似的心肌保护机制。虽然β受体阻滞剂可以有效预防心力衰竭及心肌梗死患者 SCD 发生[40]，病例对照研究却显示β受体阻滞剂可以增加高血压患者SCD的发生率[41]。

在 LVH 中，醛固酮通过刺激心肌细胞纤维化产生有害作用。螺内酯通过减少胶原合成而减少心肌纤维化，进而减少心律失常发生。关于醛固酮受体拮抗剂依普利酮和依那普利的一项研究结果显示，联合药物治疗较单一药物治疗减少左心室重量更有优势[42]。肾素抑制剂阿利吉仑可减少动物的心肌肥厚[43]。阿利吉仑在临床上已被证实可有效抑制 RAAS[44]。

心肌肥厚导致室性心律失常机制复杂。心肌肥厚逆转常伴随电生理参数的积极变化和更好的临床结局[45]。因此，应根据患者合并的其他特殊疾病选择抗高血压药物，如合并糖尿病或肾功能不全的高血压患者更倾向使用 ARB 或 ACEI 与其他种类抗高血压药物联合用药[46, 47]。联合使用抗高血压药物可增加降压作用，并更大程度降低 LVH 和相关风险。此外，基因多态性可能会成为最终的研究重点。目前已有研究证实，几种药物对不同基因型患者的降压疗效和左心室重量变化的影响，其中 ACEI 和 ARB 类药物的研究最为深入[48]。

2. 非药物治疗 对于严重的室性心律失常，药物治疗无效或左心室功能明显受损的高血压患者，应考虑射频消融或植入植入型心脏复律除颤器。

（马长生 夏时俊 刘 畅）

参考文献

[1] Wang J, Zhang L, Wang F, et al. Prevalence, awareness, treatment, and control of hypertension in China: Results from a national survey[J]. Am J Hypertens, 2014, 27(11): 1355-1361.

[2] Kannel WB, Wolf PA, Benjamin EJ, et al. Prevalence, incidence, prognosis, and predisposing conditions for atrial fibrillation: Population-based estimates[J]. Am J Cardiol, 1998, 82(8A): 2N-9N.

[3] Staerk L, Wang B, Preis SR, et al. Lifetime risk of atrial fibrillation according to optimal, borderline, or elevated levels of risk factors: Cohort study based on longitudinal data from the Framingham Heart Study[J]. BMJ, 2018, 361: k1453.

[4] Lip GY, Frison L, Grind M. Effect of hypertension on anticoagulated patients with atrial fibrillation[J]. Eur Heart J, 2007, 28(6): 752-759.

[5] Conen D, Tedrow UB, Koplan BA, et al. Influence of systolic and diastolic blood pressure on the risk of incident atrial fibrillation in women[J]. Circulation, 2009, 119(16): 2146-2152.

[6] Manolis AJ, Rosei EA, Coca A, et al. Hypertension and atrial fibrillation: diagnostic approach, prevention and treatment. Position paper of the working group 'hypertension arrhythmias and thrombosis' of the european society of hypertension[J]. J Hypertens, 2012, 30(2): 239-252.

[7] Choisy SC, Arberry LA, Hancox JC, et al. Increased susceptibility to atrial tachyarrhythmia in spontaneously hypertensive rat hearts[J]. Hypertension, 2007, 49(3): 498-505.

[8] AFFIRM Investigators. Baseline characteristics of patients with atrial fibrillation: The AFFIRM Study[J]. Am Heart J, 2002, 143(6): 991-1001.

[9] Kannel WB. Left ventricular hypertrophy as a risk factor in arterial hypertension[J]. Eur Heart J, 1992, 13 Suppl D: 82-88.

[10] Saadeh AM, Jones JV. Predictors of sudden cardiac death in never previously treated patients with essential hypertension: Long-term follow-up[J]. J Hum Hypertens, 2001, 15(10): 677-680.

[11] Cooklin M, Wallis WR, Sheridan DJ, et al. Changes in cell-to-cell electrical coupling associated with left ventricular hypertrophy [J]. Circ Res, 1997, 80(6): 765-771.

[12] Peters NS, Green CR, Poole-Wilson PA, et al. Reduced content of connexin 43 gap junctions in ventricular myocardium from hypertrophied and ischemic human hearts[J]. Circulation, 1993, 88(3): 864-875.

[13] Xu X, Rials SJ, Wu Y, et al. Left ventricular hypertrophy decreases slowly but not rapidly activating delayed rectifier potassium currents of epicardial and endocardial myocytes in rabbits[J]. Circulation, 2001, 103(11): 1585-1590.

[14] Saffitz JE, Kleber AG. Effects of mechanical forces and mediators of hypertrophy on remodeling of gap junctions in the heart[J]. Circ Res, 2004, 94(5): 585-591.

[15] McIntyre H, Fry CH. Abnormal action potential conduction in isolated human hypertrophied left ventricular myocardium [J]. J Cardiovasc Electrophysiol, 1997, 8(8): 887-894.

[16] Messerli FH, Ventura HO, Elizardi DJ, et al. Hypertension and sudden death. Increased ventricular ectopic activity in left ventricular hypertrophy[J]. Am J Med, 1984, 77(1): 18-22.

[17] Ohtsuka S, Kakihana M, Watanabe H, et al. Alterations in left ventricular wall stress and coronary circulation in patients with isolated systolic hypertension[J]. J Hypertens, 1996, 14 (11): 1349-1355.

[18] Zehender M, Meinertz T, Hohnloser S, et al. Prevalence of circadian variations and spontaneous variability of cardiac disorders and ECG changes suggestive of myocardial ischemia in systemic arterial hypertension[J]. Circulation, 1992, 85 (5): 1808-1815.

[19] Hart G. Cellular electrophysiology in cardiac hypertrophy and failure[J]. Cardiovasc Res, 1994, 28 (7): 933-946.

[20] Zaugg CE, Wu ST, Lee RJ, et al. Intracellular Ca^{2+} handling and vulnerability to ventricular fibrillation in spontaneously hypertensive rats[J]. Hypertension, 1997, 30 (3 Pt 1): 461-467.

[21] Bishop JE, Lindahl G. Regulation of cardiovascular collagen synthesis by mechanical load[J]. Cardiovasc Res, 1999, 42 (1): 27-44.

[22] Muller-Brunotte R, Kahan T, Lopez B, et al. Myocardial fibrosis and diastolic dysfunction in patients with hypertension: Results from the Swedish Irbesartan Left Ventricular Hypertrophy Investigation versus Atenolol (SILVHIA) [J]. J Hypertens, 2007, 25 (9): 1958-1966.

[23] Schlaich MP, Lambert E, Kaye DM, et al. Sympathetic augmentation in hypertension: Role of nerve firing, norepinephrine reuptake, and angiotensin neuromodulation[J]. Hypertension, 2004, 43 (2): 169-175.

[24] Goette A, Staack T, Rocken C, et al. Increased expression of extracellular signal-regulated kinase and angiotensin-converting enzyme in human atria during atrial fibrillation[J]. J Am Coll Cardiol, 2000, 35 (6): 1669-1677.

[25] Barron HV, Lesh MD. Autonomic nervous system and sudden cardiac death[J]. J Am Coll Cardiol, 1996, 27(5): 1053-1060.

[26] Harrap SB, Mitchell GA, Casley DJ, et al. Angiotensin Ⅱ, sodium, and cardiovascular hypertrophy in spontaneously hypertensive rats[J]. Hypertension, 1993, 21 (1): 50-55.

[27] Fogari R, Mugellini A, Destro M, et al. Losartan and prevention of atrial fibrillation recurrence in hypertensive patients[J]. J Cardiovasc Pharmacol, 2006, 47(1): 46-50.

[28] Fogari R, Zoppi A, Mugellini A, et al. Comparative evaluation of effect of valsartan/amlodipine and atenolol/amlodipine combinations on atrial fibrillation recurrence in hypertensive patients with type 2 diabetes mellitus[J]. J Cardiovasc Pharmacol, 2008, 51 (3): 217-222.

[29] Fogari R, Derosa G, Ferrari I, et al. Effect of valsartan and ramipril on atrial fibrillation recurrence and P-wave dispersion in hypertensive patients with recurrent symptomatic lone atrial fibrillation[J]. Am J Hypertens, 2008, 21 (9): 1034-1039.

[30] Yusuf S, Healey JS, Pogue J, et al. Irbesartan in patients with atrial fibrillation[J]. N Engl J Med, 2011, 364(10): 928-938.

[31] Parcha V, Patel N, Kalra R, et al. Incidence and Implications of Atrial Fibrillation/Flutter in Hypertension: Insights from the SPRINT Trial[J]. Hypertension, 2020, 75 (6): 1483-1490.

[32] Kirchhof P, Benussi S, Kotecha D, et al. 2016 ESC Guidelines for the management of atrial fibrillation developed in collaboration with EACTS[J]. Eur Heart J, 2016, 37 (38): 2893-2962.

[33] Steinberg JS, Shabanov V, Ponomarev D, et al. Effect of renal denervation and catheter ablation vs catheter ablation alone on atrial fibrillation recurrence among patients with paroxysmal atrial fibrillation and hypertension: The ERADICATE-AF randomized clinical trial[J]. JAMA, 2020, 323 (3): 248-255.

[34] Koren MJ, Devereux RB, Casale PN, et al. Relation of left ventricular mass and geometry to morbidity and mortality in uncomplicated essential hypertension[J]. Ann Intern Med, 1991, 114 (5): 345-352.

[35] Gottdiener JS, Reda DJ, Massie BM, et al. Effect of single-drug therapy on reduction of left ventricular mass in mild to moderate hypertension: Comparison of six antihypertensive agents. The department of veterans affairs cooperative study group on antihypertensive agents[J]. Circulation, 1997, 95 (8): 2007-2014.

[36] Nodari S, Metra M, Dei CL. Beta-blocker treatment of patients with diastolic heart failure and arterial hypertension. A prospective, randomized, comparison of the long-term effects of atenolol vs. nebivolol[J]. Eur J Heart Fail, 2003, 5 (5): 621-627.

[37] Galetta F, Franzoni F, Magagna A, et al. Effect of nebivolol on QT dispersion in hypertensive patients with left ventricular hypertrophy[J]. Biomed Pharmacother, 2005, 59 (1-2): 15-19.

[38] Hung MJ, Cherng WJ, Kuo LT, et al. Effect of verapamil in elderly patients with left ventricular diastolic dysfunction as a cause of congestive heart failure[J]. Int J Clin Pract, 2002, 56 (1): 57-62.

[39] Yurenev AP, Dyakonova HG, Novikov ID, et al. Management of essential hypertension in patients with different degrees of left ventricular hypertrophy. Multicenter trial[J]. Am J Hypertens, 1992, 5 (6 Pt 2): 182S-189S.

[40] Egan BM, Basile J, Chilton RJ, et al. Cardioprotection: the role of beta-blocker therapy[J]. J Clin Hypertens (Greenwich), 2005, 7 (7): 409-416.

[41] Hoes AW, Grobbee DE, Lubsen J. Sudden cardiac death

in patients with hypertension. An association with diuretics and beta-blockers?[J]. Drug Saf, 1997, 16 (4): 233-241.

[42] Pitt B, Reichek N, Willenbrock R, et al. Effects of eplerenone, enalapril, and eplerenone/enalapril in patients with essential hypertension and left ventricular hypertrophy: The 4E-left ventricular hypertrophy study[J]. Circulation, 2003, 108 (15): 1831-1838.

[43] Pilz B, Shagdarsuren E, Wellner M, et al. Aliskiren, a human renin inhibitor, ameliorates cardiac and renal damage in double-transgenic rats[J]. Hypertension, 2005, 46 (3): 569-576.

[44] Azizi M, Menard J, Bissery A, et al. Pharmacologic demonstration of the synergistic effects of a combination of the renin inhibitor aliskiren and the AT_1 receptor antagonist valsartan on the angiotensin Ⅱ-renin feedback interruption[J]. J Am Soc Nephrol, 2004, 15 (12): 3126-3133.

[45] Malmqvist K, Kahan T, Edner M, et al. Comparison of actions of irbesartan versus atenolol on cardiac repolarization in hypertensive left ventricular hypertrophy: Results from the Swedish Irbesartan Left Ventricular Hypertrophy Investigation Versus Atenolol (SILVHIA) [J]. Am J Cardiol, 2002, 90 (10): 1107-1112.

[46] Lopez-Sendon J, Swedberg K, McMurray J, et al. Expert consensus document on angiotensin converting enzyme inhibitors in cardiovascular disease. The Task Force on ACE-inhibitors of the European Society of Cardiology[J]. Eur Heart J, 2004, 25 (16): 1454-1470.

[47] Ibrahim MM. RAS inhibition in hypertension[J]. J Hum Hypertens, 2006, 20 (2): 101-108.

[48] Kurland L, Melhus H, Karlsson J, et al. Polymorphisms in the angiotensinogen and angiotensin Ⅱ type 1 receptor gene are related to change in left ventricular mass during antihypertensive treatment: Results from the Swedish Irbesartan Left Ventricular Hypertrophy Investigation versus Atenolol (SILVHIA) trial[J]. J Hypertens, 2002, 20 (4): 657-663.

第104章

高血压与瓣膜疾病

国外报道高血压患病率高达20%以上，且随着年龄增长而增加。2018年中国成年居民高血压患病与控制状况研究表明，成年居民高血压患病率已达到27.5%[1]。高血压可导致心脑肾的损害及心血管疾病，是危害人类健康的主要疾病。本章将讨论高血压导致的心脏瓣膜损害。

第一节 高血压与主动脉瓣关闭不全

一、流行病学

高血压导致的主动脉瓣关闭不全早在20世纪40年代就有学者报道，但因临床症状轻微，一直没有引起重视[2]。美国Waller等回顾性地总结了1000例高血压患者，主动脉瓣关闭不全的发生率为10%，其中95%为轻度关闭不全，3%为中度关闭不全，2%为重度关闭不全[3]。1982年，Waller首次报道6例高血压导致的严重主动脉瓣关闭不全，需进行瓣膜置换手术治疗[4]。1992年，意大利Lonati等报道高血压导致的主动脉瓣关闭不全的发生率为17.7%[5]。日本Morita等报道高血压导致的主动脉瓣关闭不全的发生率为8%[6]。我国资料表明其发生率为5%～10%[7]，且随着年龄增长发生率明显升高，40岁以上的高血压患者有24%可以发生主动脉瓣关闭不全；老年高血压患者并发主动脉瓣关闭不全的比率达31.71%；并与高血压持续的时间和严重程度呈正相关；高血压患者发生主动脉瓣关闭不全较血压正常者早10～20年[8]。少数重度高血压患者可在1～7年就发生严重的主动脉瓣关闭不全和充血性心功能不全[4]。

二、病　理

高血压引起主动脉瓣关闭不全的病理改变尚

不十分清楚，现将有关因素介绍如下。

1. 主动脉瓣环扩大　长期的高血压使主动脉瓣膜承受的机械应力增大，引起胶原纤维断裂，升主动脉瓣环扩大，主动脉瓣尖不能充分扩展，瓣叶重叠程度减少，引起瓣膜关闭不全[9]。

2. 瓣膜损害　由于高血压患者心血管系统的外周阻力增加，左心室后负荷增大，心肌代偿性肥厚，收缩力增大，收缩期压力增高，使主动脉瓣关闭、开放时间缩短，瓣叶受到的压力增高，碰撞加剧，造成瓣膜受损、钙盐沉着、增厚、钙化，结果妨碍瓣叶舒张期闭合运动。随着高血压程度的加重，病程延长，这种损害加大，最终引起主动脉瓣关闭不全[5, 10]。Agno FS 等根据高血压人群调查发现 9.4%原发性高血压患者有主动脉瓣钙化，并由此引起左心室几何构型异常[11]。

三、病 理 生 理

主动脉瓣关闭不全的病理生理改变取决于反流量的多少，正常时主动脉与左心室在舒张期的压力相差悬殊，在主动脉瓣关闭不全时，血液反流入左心室，致使左心室舒张期容积逐渐增大，左心室肌纤维被动牵张。但高血压导致的主动脉瓣关闭不全反流通常较轻，反流量较少，左心室扩张与容积扩大相适应，左心室舒张末期容积（LVEDV）虽增加，但左心室舒张末期压力（LVEDP）不升高，扩张程度在 Starling 曲线上升段，可以增强心肌收缩力，加之血液反流，早期能增加左心室每搏输出量。随后，左心室逐渐发生肥厚，因此得以维持正常室壁张力，由于 LVEDP 不升高，左心房压和肺静脉压得以保持正常，故多年不发生循环障碍。随着病情的缓慢进展，反流量越来越大，甚至达心排血量的 50%以上，左心室进一步扩张，心肌肥厚，这时仍可通过心率增快起到部分代偿作用。但长期容量负荷过重，必然导致心肌损伤，心肌收缩力减弱，继之每搏输出量减少，左心室收缩和舒张末期容积均增大，LVEDP 升高，同时可出现二尖瓣反流，左心房压和肺静脉压升高，引起肺淤血或肺水肿。主动脉瓣关闭不全达一定程度时，舒张压下降，脉压扩大，冠状动脉灌注减少，可产生头晕或晕厥、心悸、气短或心绞痛等症状，最终导致左心功能不全和右心功能不全。

四、临床表现与诊断

（一）临床表现

1. 症状　高血压引起的主动脉瓣关闭不全患者，大多数起病缓慢，可耐受很长时间而无症状。轻度关闭不全者一般可维持 20 年以上，仅在体检时偶然发现，因有血压升高的一般临床表现，主动脉瓣关闭不全的症状容易被忽略。中、重度主动脉瓣关闭不全可出现典型的临床症状，常见的症状如下。

（1）头痛、头胀：与血压水平有一定关联，高血压性血管痉挛与扩张所致。

（2）头晕、晕厥：与脑部血流灌注不足和短暂性脑缺血发作及心功能减退有关。

（3）呼吸困难：最早出现的是劳力性呼吸困难，表示心脏储备能力已经降低，休息后可缓解。随着病情进展，患者可出现端坐呼吸和阵发性夜间呼吸困难。

（4）胸痛：可能是左心室射血时升主动脉过分牵张或心脏明显增大所致。心绞痛常发生在晚期，是较少见的症状，主要与冠状动脉血流减少和左心室扩大有关。

（5）心悸：左心室明显增大，由于心尖搏动增强，可致心悸。脉压增大，可出现动脉搏动感，尤以头颈部为甚。

2. 体征　当主动脉瓣反流呈轻度时，心脏扩大不严重，检查不出任何不正常体征。当反流逐渐加重时，可出现以下体征。

（1）高血压：收缩压≥140mmHg，出现中、重度主动脉瓣关闭不全的收缩压常≥180mmHg，舒张压略下降，严重时可＜60mmHg。

（2）主动脉瓣听诊区及副听诊区可闻及舒张早期柔和的哈气样杂音，呈递减性，可传至心尖。坐位、前倾位呼气末最清楚。

（3）主动脉瓣区第二心音减弱或消失（反流量大者）。

（4）心尖部舒张期杂音：奥斯汀-弗林特（Austin-Flint）杂音见于大量反流者，可能与反流血液冲击二尖瓣前叶使其震动或反流血液与左心房流入血液发生冲击、混合产生涡流有关。

（5）脉压大及周围血管征：如水冲脉、股动脉枪击音、周围毛细血管搏动及股动脉收缩期与舒张期双重杂音（Duroziez sign）。

（6）左心室增大：心尖搏动向左下移位，范围较广，且可见抬举性搏动，心浊音界向左下扩大。

（二）诊断

根据高血压病史（排除风湿性心脏病、梅毒性心脏病、先天性心脏病和马方综合征等），结合超声心动图检查确诊。典型者还有主动脉瓣听诊区及副听诊区舒张期杂音、周围血管征、脉压大、X 线征象改变等，协助诊断。

1. X 线检查 轻度主动脉瓣关闭不全时，心脏及左心室有无明显增大，升主动脉轻度普遍性扩张，左心室缘和主动脉搏动增强可帮助诊断。病情较重者，心脏呈"主动脉"型中度以上增大，左心室增大、肥厚，升主动脉造影检查大致可以估计关闭不全的程度，但仅用于考虑手术治疗的患者。按造影剂反流量多少及左心室密度将其分为三度：①反流的造影剂仅限于瓣膜下或左心室流出道，于心室收缩期可完全排空，属轻度关闭不全；②心室舒张期，造影剂迅速充盈整个左心室，密度大于主动脉者，属重度关闭不全；③两者之间为中度关闭不全。

2. 心电图检查 左心室肥厚劳损伴电轴左偏。Ⅰ、aVL 及 V_3～V_6 导联有较明显的 Q 波，V_1 导联出现小 r 波，左胸导联 T 波高大。晚期如有心肌损害，可出现室内传导阻滞及左束支传导阻滞等改变。

3. 超声检查 超声心动图可观察到主动脉瓣形态及其运动，因而具有较高的诊断价值。2017 年欧洲心脏病学会发布的心脏瓣膜疾病指南中明确说明超声心动图检查是描述主动脉解剖、量化主动脉反流、评估其机制、确定主动脉形态及确定保留主动脉瓣手术或瓣膜修复的可行性的关键检查[12]。因此，对高血压患者常规进行超声检查可较早地发现高血压性主动脉瓣病变，提高主动脉瓣反流的检出率，并可估计其反流程度，对主动脉瓣关闭不全有肯定的诊断价值，不但可以测量房室大小及主动脉宽度，而且可以提示主动脉瓣的改变和判断（半定量）反流量。二维超声检查可显示主动脉瓣关闭时不能合拢，有时可出现扑动。多普勒超声检查可检测到主动脉瓣反流血流频谱。半定量方法即根据反流束宽度与左心室流出道宽度的比值估计反流程度。反流束宽度占左心室流出道宽度 10%～24%为轻度，25%～49%为中度，＞50%为重度[13]。

4. 放射性核素心血管造影检查 结合运动试验可测定左心室收缩功能，判断反流程度，与心血管造影相比，有良好的相关性。优点是无创伤、无痛苦、方法简便、数据准确。

五、治　　疗

（一）治疗原则

高血压患者发生主动脉瓣关闭不全时，按照 2003 年国际高血压学会/世界卫生组织（ISH/WHO）高血压指南分层属极高危险度人群，需要密切控制血压至理想水平，对一般高血压患者降压目标应是 140/90mmHg 以下，合并糖尿病的患者，血压应控制在 130/80mmHg 以下[14]，控制高血压可延缓主动脉瓣损害[15]。

就主动脉瓣关闭不全而言，与其他原因的瓣膜性心脏病类同，均强调药物治疗，还需适当限制体力活动，预防感染性心内膜炎及一切可诱发心力衰竭的致病因素，患者一般可生存至晚年，预后良好。

（二）选用药物

目前主要强调改善患者症状及延长患者生存期。主动脉瓣关闭不全时，扩张血管药物是首选，这与减少主动脉瓣反流、减轻心脏后负荷有明显关系。在病情稳定期，可应用口服药物，在急性期应静脉滴注硝普钠，能立即见到效果。另外，洋地黄和利尿剂对减轻症状也有明显的作用。最近的大规模临床研究证实，血管紧张素转换酶抑制剂对高血压心力衰竭患者能够降低死亡率，有改善预后的作用。极少数严重反流的患者，需进行瓣膜置换术，但手术风险大，预后不好[4]。

（三）外科治疗

对不同程度的患者，是选择内科治疗还是外科治疗，原则不一：①轻度关闭不全者采取药物控制。②对于重度关闭不全者，应该手术治疗，如出现急性左心衰竭，则先内科治疗，待病情稳定后尽快手术。笔者的经验是，对于高血压伴重度主动脉关闭不全患者，通常在初次发生主动脉瓣关闭不全急性左心衰竭时内科抢救效果好，再次发作也能收到一定的效果，但反复发作以后治疗效果就越来越差，因此强调在心力衰竭发生前及时手术治疗，第一次心力衰竭发生时，积极的内科治疗后立即手术治疗。③中度关闭不全者的手术适应证，无症状中度以上主动脉瓣关闭不全者，心胸比≥0.55，超声心动图检查左心室收缩期末内径（LVESD）>55mm，射血分数（EF）≤50%，短轴缩短率（fractional shortening，FS）≤25%，应该手术治疗。LVESD 在 50～54mm，应半年随访 1 次；LVESD 在 45～49mm，则每年随访 1 次；LVESD<45mm，每两年随访 1 次；如果左心室大小达标或出现左心室功能不全，则应予以手术治疗。

第二节　高血压与二尖瓣关闭不全

一、流行病学

高血压导致的二尖瓣关闭不全在 20 世纪 60 年代开始有学者报道，1973 年，以色列的 Gueron 等首次报道重度高血压导致严重二尖瓣关闭不全伴心力衰竭，其中 4 例需进行二尖瓣置换手术[16]。但大多数高血压导致的二尖瓣关闭不全属轻度范围，需手术治疗的严重二尖瓣关闭不全占极少数。1988 年，Pollick 等报道高血压患者二尖瓣关闭不全的发生率为 35%，轻度关闭不全约占 77.3%，轻中度关闭不全约占 13.6%，中度关闭不全约占 9%，且随着高血压患者年龄的增长，二尖瓣关闭不全的发生率轻度升高[17]。1990 年，日本 Morita 等的研究表明，高血压伴二尖瓣关闭不全的发生率高达 69%，但均属轻度关闭不全[6]。1992 年，意大利 Lonati[5] 的调查显示原发性高血压引起的二尖瓣关闭不全的发生率为 36%，少量反流，属轻度关闭不全，反流面积为（0.8 ± 0.07）cm^2。1999 年，美国 Framingham 心脏研究认为，二尖瓣关闭不全的发生与原发性高血压密切相关[13]。国内报道原发性高血压患者发生不同程度二尖瓣关闭不全，达 52%，不同瓣叶脱垂达 20.5%[18]。严重的高血压患者可短至 0.5～5 年发生严重的二尖瓣关闭不全和心力衰竭[16]。

二、病　理

高血压引起的二尖瓣关闭不全的病理改变有如下报道。

（1）瓣叶损坏：高血压时基本没有二尖瓣解剖形态学的改变[5, 6]。有极少数研究报道二尖瓣边缘有纤维小结和淋巴细胞浸润[16]。

（2）瓣环异常：高血压可引起左心室增大，二尖瓣环扩大，二尖瓣环钙化的发生率也增加[13]。

（3）腱索异常：Waller 发现高血压伴二尖瓣关闭不全的患者中 85%伴有腱索断裂，23%伴有二尖瓣后叶脱垂[19]。

（4）高血压患者左心室前负荷持续增高，左心室流出道、左心室压力升高，使心肌、心内膜损害加重，向心性肥厚者前后乳头肌相对形变，左心室发生位移，表现为其向瓣根部移位，从而导致二尖瓣关闭不全[20]。

（5）血流动力学改变：高血压时，左心室与左心房之间的压力梯度增高，左心室容量负荷增加引起左心室功能损害，可导致二尖瓣反流[19, 21]。

三、病理生理

二尖瓣关闭不全时，左心室射血阻抗降低，使左心室等容收缩期接近于零，于是在主动脉瓣开放之前，即有部分血液反流入左心房。反流量的大小，取决于反流瓣口面积和左心室与左心房间的压力阶差。高血压时，左心室与左心房的压力阶差增大，并常伴有左心室扩大和瓣环扩张，由于这一过程是缓慢进展的，可通过代偿使左心室肥厚、扩大并呈高动力型，每搏输出量和射血分数均增加，而此时左心室的充盈压常无明显增高，这也是高血压伴二尖瓣关闭不全多年无临床症状的原因，但是长期的左心室容量负荷和后负荷过重，可导致左心室功能逐渐减退，每搏输出量和射血分数开始下降，在这些病例中，正常的射血分数已表现代偿不全。这些指标数值中度降低提示心功能已严重受损。射血分数降低，使左心室末期容量增加。因此，LVESD 和容量增大，是此类患者中最敏感的心肌功能减退的指标。最后，LEVDV 增大，LVEDP 升高，患者出现左心衰竭的征象和肺淤血、体循环灌注不足的临床表现，晚期严重患者可出现全心衰竭。

四、临床表现与诊断

（一）临床表现

1. 症状 高血压伴二尖瓣关闭不全患者的症状取决于反流的程度和病情的进展速度，由于大多数反流属轻度，且病程进展缓慢，因此可终身无症状，重度高血压伴中重度关闭不全者可出现典型的临床症状，常见的症状如下。

（1）头痛、头晕：与高血压有关，或短暂的胸部血流灌注不足和心功能减退所致。

（2）疲乏、无力：左心功能受损，心排血量减少所致，使患者活动耐力受限。

（3）心悸：左心室收缩增强或心律失常所致。

（4）劳力性呼吸困难：左心衰竭，肺静脉压力升高所致，严重者可出现夜间阵发性呼吸困难和右心衰竭的征象。

2. 体征 早期无任何不正常体征，反流逐渐加重，中、晚期可出现以下体征。

（1）高血压：收缩压≥140mmHg，舒张压≥90mmHg，严重时，收缩压≥180mmHg，舒张压≥110mmHg。

（2）心尖部柔和的收缩期吹风样杂音：杂音向左腋下传导，呼气时增强，强度多在Ⅲ级以下，严重时可达Ⅲ级以上。

（3）肺动脉瓣第二心音分裂，吸气时更明显，偶可闻及第三心音。

（4）左心室增大：心界向左下扩大，心尖区出现有力的局限性收缩期抬举性搏动。

（二）诊断

高血压性二尖瓣关闭不全主要依据高血压病史（排除其他原因引起的二尖瓣损害）结合多普勒超声检查确诊。典型者可有心尖部收缩期杂音和左心房、左心室增大等，协助诊断。

1. X 线检查 轻度二尖瓣关闭不全时无明显异常发现，中、重度二尖瓣关闭不全时可有左心房增大，同时伴左心室增大。透视下可观察到左心房区或在左心室收缩期有扩张性搏动。对于某些疑难病例，可进行选择性左心室造影检查。主要征象：心室收缩期见造影剂反流入左心房。根据反流量的多少并参考左心房大小、充盈的密度等将其分为三度：①心室收缩期，左心房密度轻度增高或部分显影，为少量反流，属轻度关闭不全；②左心房迅速全部充盈，密度显著增高，为大量反流，属重度关闭不全；③两者之间为中等反流，属中度关闭不全。

2. 心电图检查 轻度二尖瓣关闭不全者，心电图检查正常；较严重者出现左心室肥厚伴劳损心电图特点。

3. 超声心动图检查 2017 年欧洲心脏病学会发布的心脏瓣膜疾病指南认为超声心动图检查在二尖瓣关闭不全诊断中的地位不可替代[12]。超声心动图检查对二尖瓣关闭不全不只有肯定的诊断价值，还可确定二尖瓣关闭不全的原因，如瓣叶脱垂或腱索断裂等。二维超声检查可显示收缩期瓣叶不能合拢。多普勒超声显像技术在左心房内可探及五彩血液反流。半定量方法即根据反流束宽度与左心房流出道宽度比值估计反流程度。反流束宽度占左心房流出道宽度＜20%为轻度，20%～39%为中度，≥40%为重度[10]。定量诊断多采用脉冲多普勒反流分数测定法，因检测复杂，临床上很少应用。

4. 放射性核素检查 门电路心血池断层显像提取的心脏信息是三维的，可测定心室容积和计算反流量，二尖瓣关闭不全时可显示心室舒张末期容积增加，如进行性增加，则提示需行手术治疗。

五、治疗

（一）治疗原则

高血压伴二尖瓣关闭不全因相当长时间内可无症状，因此，在诊断明确后仅需定期随访、适当地限制体力活动和采取抗高血压治疗。一般可终生无症状，预后良好。少数 3 级（重度）高血压患者（收缩压常≥180mmHg，舒张压≥110mmHg）引起的中、重度二尖瓣关闭不全需手术治疗[13]。

（二）选用药物

1. 动脉血管扩张剂 此类药物能减轻心脏后负荷，使前向搏出量增加，反流量减少，从而降低左心房压力。此外，心腔容积减小，还可缩小二尖瓣环和反流瓣口的大小。这种有益的血流动力学效应可改善患者的临床状态达数年[11]。

2. 强心药物　可增加心肌收缩力，起到增加前向搏出量和缓解临床症状的效果。

3. 利尿剂　可改善肺淤血的症状。

（三）外科治疗

对于少数出现临床症状、NYHA 心功能分级Ⅱ～Ⅲ级，左心室收缩和舒张末期容积进行性增大者，应及时手术治疗。

手术适应证：①年龄 40～70 岁；②NYHA 心功能分级Ⅱ～Ⅲ级，射血分数＜0.55，二尖瓣关闭不全（中度以上）；③心胸比 0.5～0.7；④左心室扩大，左心室舒张末期内径＞70mm，LVESD＞45mm。

手术效果：高血压伴中度以上二尖瓣关闭不全的患者，一旦出现临床症状，心功能已遭到不可逆性破坏，将很快发展为心力衰竭，术后心功能差，预后不良，Gueron 报道的 4 例二尖瓣置换术患者中仅有一人存活 7 个月[16]。近年来，随着机械瓣的改进，二尖瓣成形术的运用和心肌保护技术的提高，二尖瓣成形术或置换术预后明显改善，但高血压导致的二尖瓣关闭不全需手术治疗的例数极少，远期效果有待于进一步随访研究。

（黄福华　鞠　帆　郑斯宏）

参考文献

[1] 张梅，吴静，张笑，等. 2018 年中国成年居民高血压患病与控制状况研究[J]. 中华流行病学杂志，2021，42（10）：1780-1789.

[2] Gouley BA，Sickel E. Aortic regurgitation caused by dilatation of the aortic orifice and associated with a characteristic valvular lesion[J]. Am Heart J，1943，26（1）：24-38.

[3] Waller BF，Kishel JC，Roberts WC. Severe aortic regurgitation from systemic hypertension[J]. Chest，1982，82（3）：365-368.

[4] Waller BF，Zoltick JM，Rosen JH，et al. Severe aortic regurgitation from systemic hypertension（without aortic dissection）requiring aortic valve replacement：analysis of four patients[J]. Am J Cardiol，1982，49（2）：473-477.

[5] Lonati L，Cuspidi C，Sampieri L，et al. Prevalence of physiological valvular regurgitation in hypertensive patients：echocardiographic and color Doppler study[J]. Cardiology，1992，81（6）：365-370.

[6] Morita H，Mizushige K，Fukada H，et al. Evaluation of left-sided valvular regurgitation in healthy，hypertensive and myocardial infarction subjects by doppler echocardiography：53th annual scientific session of the japanese circulation society[J]. Jpn Circ J，1990，54（3）：292-297.

[7] 胡旭东. 主动脉瓣疾病[M]//陈明哲. 心脏病学（下册）. 北京：北京医科大学出版社，1999：1017.

[8] Vigna C，Russo A，Salvatori MP，et al. Color and pulsed-wave Doppler study of aortic regurgitation in systemic hypertension[J]. Am J Cardiol，1988，61（11）：928-929.

[9] Kim M. Effect of hypertension on aortic root size and prevalence of aortic regurgitation[J]. Hypertension，1996，28（1）：47-52.

[10] Allen WM，Matloff JM，Fishbein MC. Myxoid degeneration of the aortic valve and isolated severe aortic regurgitation[J]. Am J Cardiol，1985，55（4）：439-444.

[11] Agno FS，Chinali M，Bella JN，et al. Aortic valve sclerosis is associated with preclinical cardiovascular disease in hypertensive adults：The Hypertension Genetic Epidemiology Network study[J]. J Hypertens，2005，23（4）：867-873.

[12] Baumgartner H，Falk V，Bax JJ，et al. 2017 ESC/EACTS Guidelines for the management of valvular heart disease[J]. Eur Heart J，2017，38（36）：2739-2791.

[13] Singh JP，Evans JC，Levy D，et al. Prevalence and clinical determinants of mitral，tricuspid，and aortic regurgitation（the Framingham Heart Study）[J]. Am J Cardiol，1999，83（6）：897-902.

[14]《中国高血压防治指南》修订委员会，高血压联盟（中国），中华医学会心血管病学分会，等. 中国高血压防治指南（2018 年修订版）[J]. 中国心血管杂志，2019，24（1）：24-56.

[15] Takaoka N，Tomiyama H，Yoshida H，et al. Clinical significance of valvular regurgitation during long-term antihypertensive therapy in patients with mild to moderate essential hypertension[J]. J Cardiol，1997，29（4）：209-216.

[16] Gueron M，Hirsch M，Rosenman E，et al. Secondary mitral regurgitation and systemic hypertension[J]. Chest，1973，63（4）：547.

[17] Pollick C. Does hypertension cause mitral regurgitation?[J]. Cardiovascular reviews & reports，1988，9（10）：65-70.

[18] 朱文敏，许楚宏. 高血压左室质量指数异常与二尖瓣及其支持结构的损害[J]. 中国超声医学杂志，1998，14（5）：53-55.

[19] Waller BF，Morrow AG，Maron BJ，et al. Etiology of clinically isolated，severe，chronic，pure mitral regurgitation：

Analysis of 97 patients over 30 years of age having mitral valve replacement[J]. Am Heart J，1982，104（2）：276-288.

[20] Kontos J，Papademetriou V，Wachtell K，et al. Impact of valvular regurgitation on left ventricular geometry and function in hypertensive patients with left ventricular hypertrophy：The LIFE study[J]. J Hum Hypertens，2004，18（6）：431-436.

[21] Hirota Y，Shimizu G，Ishii K，et al. An assessment of left ventricular systolic function in pressure and volume overload heart with two shell compartment model of ellipsoid revolution[J]. Jpn Circ J，1990，54（5）：547-553.

第105章 伴心脏疾病高血压的处理

高血压与心脏疾病的关系极为密切。2017 年，我国有 254 万人（95%不确定性区间 226 万～282 万）死于收缩压升高，其中 95.7%（95.6%～96.4%）死于心血管疾病[1]。高血压是左室肥厚、冠心病、心力衰竭、心律失常等多种心脏疾病的危险因素，对血压进行良好控制可预防这些疾病的发生或改善预后。需要特别指出，心力衰竭是各种心脏疾病发展的终末期，心脏后负荷的大小即血压的高低对心功能具有重要影响。因此，扩血管药物可降低心脏后负荷，使血压控制在一定水平，不仅有利于减轻心力衰竭患者的临床症状、改善心功能，而且也是许多心力衰竭患者治疗和抢救的重要方法，更是改善心力衰竭患者预后的重要措施。另外，各器官系统要维持正常的生理功能需要充分的血流灌注，各种病因的心脏疾病使得血液在心血管系统中循环紊乱，改善和纠正这种异常的循环是心血管疾病治疗的指导方针，而将血压控制在理想水平有利于改善和纠正这种紊乱。因此，控制血压贯穿心血管疾病治疗的始终，各级医师掌握伴有心脏疾病患者的血压控制方法具有重要意义。

近些年来，高危险度高血压患者的治疗更具有挑战性，伴有心血管疾病、肾脏疾病或糖尿病的高血压患者应早期开始药物治疗并将血压控制在较低水平的观点得到广泛认同[2]。2020 年国际高血压学会（ISH）全球高血压实践指南（简称 2020 ISH 指南）明确指出，合并心血管疾病、慢性肾脏病（CKD）、糖尿病或高血压导致的靶器官损害（hypertension mediated organ damages，HMOD）的 1 级高血压（血压为 140～159/90～99mmHg）患者，应在确诊后立即启动药物治疗[3]。一篇囊括了 17 项研究，共纳入 4 533 292 名青壮年、平均随访 14.7 年的 meta 分析指出，收缩压和舒张压均是影响青壮年心血管事件的独立危险因素。当收缩压＞120～129mmHg、舒张压＞80mmHg 时，其心血管事件，包括冠心病、脑卒中风险均随着血压升高而增加[4]。收缩压每降低 10mmHg 或舒张压每降低 5mmHg，冠心病风险降低 20%，心力衰竭风险降低 40%[5]。亚太队列研究（Asia Pacific Cohort Studies Collaboration，APCSC）发现，收缩压每升高 10mmHg，亚洲人群的脑卒中与致死性心肌梗死发生风险分别增加 53%与 31%[6]。ALLHAT 研究是一项大规模降压临床试验，患者随机双盲分组，分别接受氨氯地平（amlodipine）、氯噻酮（chlorthalidone）和赖诺普利（lisinopril）治疗，结果显示此三种治疗方案均能同等程度地降低冠心病死亡和非致死性心肌梗死的联合终点事件发生率，但经过 5～6 年的随访之后，赖诺普利组患者收缩压水平明显高于氯噻酮组，脑卒中和再次冠状动脉重建的概率亦显著高于氯噻酮组患者，氨氯地平组患者获益与氯噻酮组相当[7]，这很可能和赖诺普利组患者收缩压较高有关。

VALUE 试验对氨氯地平和缬沙坦进行了头对头的比较。研究发现，虽然两种药物均有明显的降压效果，但氨氯地平降低收缩压的效果更好，在随访的第 1～3 个月即表现出明显的优势。经过为期 4 年的随访，缬沙坦组发生致命性和非致命性心肌梗死的概率高于氨氯地平组，尤其在随访的第 1 年，差异显著，这可能与收缩压的控制水平有关；然而，虽然氨氯地平组血压控制良好，但此组心力衰竭发生率较高[8]。国内一项多中心随机双盲对照试验显示，贝那普利/氨氯地平联合治疗优于贝那普利单药治疗，原发性高血压患者具有良好的耐受性[9]。ACCOMPLISH 研究结果表明，联合治疗降压预防心血管事件中，血管紧张素转换酶抑制剂（ACEI）/血管紧张素Ⅱ受体阻滞剂（ARB）+ 钙拮抗剂（CCB）组在减少高危险度高血压患者的心血管事件风险方面优于 ACEI/ARB+利尿剂组[10-11]。

由于药物作用机制不同，即使对血压的影响水平相近，最终患者的总体获益也会因药而异。因此，临床医师在选用药物的同时，需根据患者的伴随情况选用经循证医学所证实的具有多器官系统保护作用的药物。

第一节　冠心病患者的血压控制

高血压是冠心病的重要危险因素之一。血管内压力升高对血管内皮造成损伤，内皮下脂肪沉积，形成粥样硬化。EPOCH-JAPAN 关于心血管疾病预防的观察性队列研究数据显示，血压＞120/80mmHg 与 59% 的冠心病死亡、50%的心血管疾病死亡和 52%的脑卒中死亡[12]相关。因此，控制血压是减轻冠状动脉粥样硬化发生发展的重要环节之一。

HOT 研究[13]将患者分为三组，每组患者的舒张压控制在不同水平（≤90mmHg、≤85mmHg、≤80mmHg），比较三组患者在不同血压水平的心血管事件发生率。HOT 研究中使用的抗高血压药物为非洛地平（felodipine），剂量为 5～10mg/d，如果血压下降不理想，加用 ACEI 和（或）β 受体阻滞剂。另外，对部分患者加用阿司匹林 75mg/d 治疗。研究发现，通过药物联合治疗可以进一步降低血压，收缩压 130～140mmHg、舒张压 80～85mmHg 时患者获益最大，而不会出现任何低血压不良反应。舒张压≤80mmHg 的患者心肌梗死发生率低于舒张压控制目标为 85mmHg 者，更远低于舒张压控制目标为 90mmHg 的人群。联用小剂量阿司匹林可进一步降低心血管事件发生率。

EUROPA 研究[14]以稳定型心绞痛患者为对象，观察在标准治疗的同时加用 ACEI 培哚普利（perindopril）是否能够进一步降低低危险度患者的心血管事件。结果表明，在血小板抑制剂、β 受体阻滞剂和调脂治疗等常规二级预防治疗的基础上，加用培哚普利的患者心血管死亡、非致命性心肌梗死和心搏骤停的危险性显著降低了 20%。

一、心　绞　痛

高血压使左心室负荷和心肌耗氧量增加，不利于冠心病患者的病情稳定；降低血压可减少左心室后负荷和左心室做功，降低心肌耗氧量。一般临床上常用心率与血压乘积作为衡量心脏做功和心肌耗氧量的指标。由此可见，降低血压是减少心脏做功和心肌耗氧量的重要手段。有人提出，降低血压会降低冠状动脉灌注压，减少冠状动脉供血。实际上，当心肌耗氧量在一定范围内，冠状动脉内平均压力从 40mmHg 升高至 80mmHg 时，每 100g 心肌的血流量仅由 40ml/min 增加到 80ml/min。而当冠状动脉重度狭窄，代谢调节已达极限时，冠状动脉平均压在 80mmHg 时已达最大冠状动脉血流量，即使灌注压进一步升高，狭窄段远端冠状动脉血流量也未增加[15]，如图 7-105-1 所示。

在正常生理情况下，当平均血压在 60～180mmHg 时，单位重量的心肌血流量变化不大；而当冠状动脉狭窄＞50%时，冠状动脉血流量会较前下降，但静息状态下没有心脏供血不足的表现，但在狭窄＞85%时，最大冠状动脉血流量只能满足静息状态下的心脏耗氧[15]，如图 7-105-2 所示。

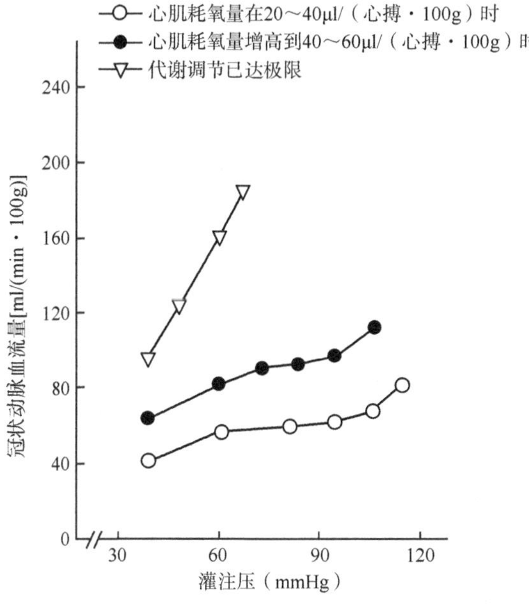

图 7-105-1　冠状动脉血流量与灌注压的关系

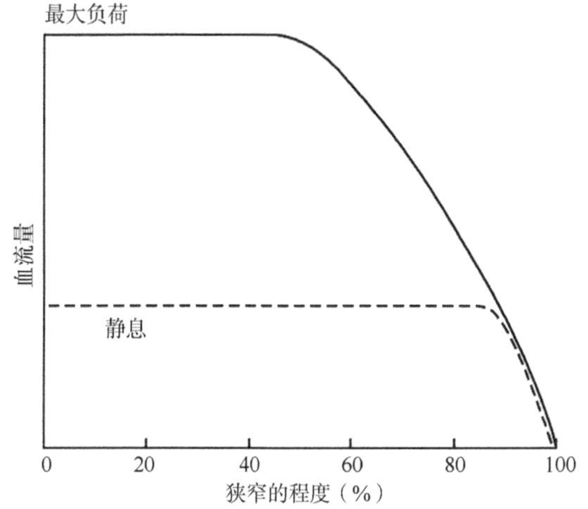

图 7-105-2　静息状态下及最大负荷条件下，冠状动脉狭窄与血流量的关系曲线[1]

要想满足冠心病患者日常活动时的心肌耗氧需求，可通过药物降低心率与血压乘积，从而减少心肌耗氧量。理想状态下，舒张压应控制在≤80mmHg，静息状态下心率为 50～60 次/分，一般体力活动时心率≤70 次/分。以往过于强调舒张期冠状动脉血流的灌注，使人误解为冠状动脉只在舒张期有血流灌注。实际上，冠状动脉血流同全身大动脉一样，无论收缩期还是舒张期均有血流，只是舒张期心肌内小血管阻力减少，有效灌注增加。生理研究表明，心脏心肌的有效灌注压差为 40mmHg 减去回流至右心房的压力（5～12mmHg），只需 50mmHg 灌注压即可满足心肌灌注。所以，增加心肌灌注不是提高舒张期血压，而是依靠延长舒张期时间来延长心肌内小血管的灌流时间。对于高血压患者，其远端小血管阻力较高，可略升高血压以对抗小血管阻力。而对于冠状动脉狭窄≥85%的患者，血管已最大程度扩张，增加灌注压并不增加狭窄远端血流量，只会增加心脏后负荷，增加心肌耗氧量。将血压降至 80mmHg 时，心绞痛普遍减轻。钙拮抗剂和β 受体阻滞剂既可以降低血压，又能减慢心率，可作为首选药物。

CAMELOT 研究[16]是一项在血压正常的冠心病患者中进行的大型、多中心、随机、双盲、安慰剂对照临床试验，比较了氨氯地平和依那普利对冠心病患者心血管事件的影响。在冠心病标准治疗药物的基础上，加用氨氯地平、依那普利或安慰剂，随访 2 年，评价 3 组患者心血管事件的发生率。研究结果表明，在血压正常的冠心病患者中，应用氨氯地平或依那普利可有效降低心血管不良事件发生率。氨氯地平组的主要终点事件与安慰剂组比有显著差异。研究还对 274 例患者在基线和研究结束时进行了冠状动脉血管内超声（IVUS）检查，以评价患者动脉粥样硬化的发展变化。亚组分析表明，与安慰剂组相比，氨氯地平组有显著延缓动脉粥样硬化的趋势。CAMELOT 研究证实，在血压控制正常的冠心病患者中，随着血压进一步降低，动脉粥样硬化进程延缓，心血管事件发生率降低。

在一项关于改善高血压合并血管痉挛性心绞痛的前瞻性随机双盲初步研究中，对患者分别予以奈必洛尔、地尔硫䓬及两者 1/2 剂量联合作为 3 个治疗组，进行为期 12 周的治疗，结果显示，3 组患者均有适度的收缩压降低，奈必洛尔组和地尔硫䓬组均有明显冠状动脉痉挛减轻，但地尔硫䓬组效果更好，血管痉挛的改善幅度最大[17]。

二、心 肌 梗 死

急性心肌梗死时，血压应维持在什么水平呢？一般的原则是血压既有利于降低心肌耗氧量，减少心肌梗死的延展，又不会导致冠状动脉灌注不足。对于既往血压较高的患者突发急性心肌梗死后的血压下降，有观点认为应提高血压以适应该患者以往的血压水平，维持其心脑血流。但是当收缩压维持在 140mmHg 以上时，心脏破裂的发生率明显增加，即使没有发生心脏破裂，心肌梗死恢复期形成室壁瘤的比例也升高，因此该观点未得到普遍认同。右心室心肌梗死者，体循环静脉回流血液输入肺循环减少，使左心前负荷不足而造成低血压状态，应用缩血管药物后心脏后负荷增加，也会使心脏破裂风险增加，应在监测肺毛细血管楔压和血压的前提下适当补液，增加前负荷，使收缩压维持在 110mmHg 以下较为安全。急性心肌梗死后，血压控制的原则是尽量减少心脏后负荷，降低心脏破裂和心肌缺血的危险，又要避免重要器官供血不足。表现：①患者意识清醒、安静（脑供血良好）；②无心电图 ST-T 动态改变及心绞痛发作，心功能没有随血压下降而进一步恶化（心脏供血充分）；③尿量正常（肾脏灌注良好）。

在一定范围内，心血管相关疾病发生率随着血压降低而降低，但有临床试验表明两者并非呈线性相关，而是一“J”形曲线[18-20]。BPLTTC meta 分析的结果表明，无论入组时有无心血管疾病或血压水平如何，降压治疗能带来心血管获益，降低心脏病事件风险[21]。心肌梗死后，梗死相关血管闭塞，提高血压并不能增加梗死部位供血，只能增加缺血心肌的负担，增加闭塞血管供血区的血供需依赖溶栓、冠状动脉介入治疗或冠状动脉旁路移植术等血运重建方法，因而升高血压弊远大于利。

1. 血管紧张素转换酶抑制剂 GISS-3[22]和 ISIS-4[23]临床试验证实，在心肌梗死 24h 内口服 ACEI 可降低 6 周内死亡率，但远期心脏扩大、心力衰竭和死亡没有改善。CCS-1 临床试验共纳入 13 634 名心肌梗死患者，在梗死后 36h 内服用卡托普利，4 周的死亡率高于对照组，可能与收缩压＜100mmHg 的心肌梗死患者使用卡托普利后病情恶化有关[24]。欧美国家多中心临床试验对心肌梗死患者服用 ACEI 的排除标准多采用＜90～105/55～60mmHg。van Gilst 等进行的 CATS 试验结果表明，298 例前壁心肌梗死患者在心肌梗死后 6h 服用卡托普利，可降低心脏扩大和心力衰竭的进展[25]。心肌梗死后早期使用 ACEI 比 2 天后使用对心功能的改善有一定益处。

SAVE 研究的对象是射血分数（EF）＜40%，运动试验无明显缺血的急性心肌梗死患者，在急性心肌梗死后平均 11 天入组，分别给予卡托普利或安慰剂治疗。在随访的第 1 年没有观察到显著的死亡率下降，而在接下来的 3～5 年随访期间，卡托普利组死亡率较安慰剂组下降了 19%[26]。TRACE 研究将急性心肌梗死后左心室功能不全的患者随机分组，分别接受群多普利或安慰剂治疗，随访 108 周，群多普利组患者死亡率为 34.7%，安慰剂组为 42.7%。6 年随访后，群多普利组患者存活时间延长了 15.3 个月（27%）[27]（图 7-105-3）。以上研究证实，只要没有禁忌证，所有急性心肌梗死后心力衰竭的患者均应使用 ACEI[28]，即使没有心功能不全的临床表现，ACEI 亦应长期使用，尤其是合并糖尿病的急性心肌梗死患者[29]。

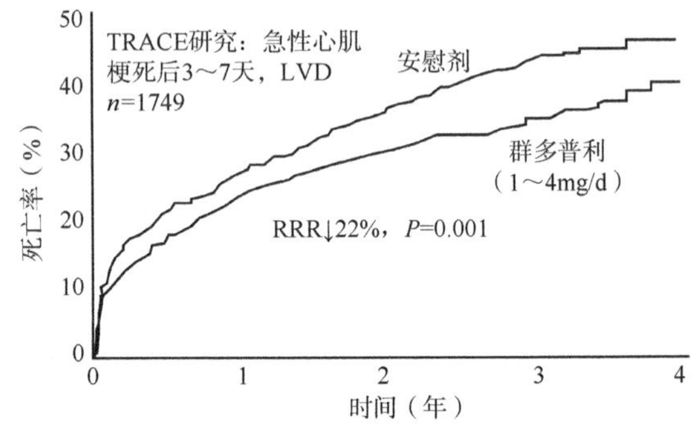

图 7-105-3 ACEI 改善急性心肌梗死后左心功能不全患者的生存率[27]

RRR，相对风险降低率；LVD，左心功能不全

2. 血管紧张素Ⅱ受体阻滞剂（ARB） 近年对于 ARB 的使用，多数专家建议是当急性心肌梗死、心力衰竭患者不耐受 ACEI 时，可以 ARB 替代。LIFE 研究入选原发性高血压、心电图具有左室肥厚表现的患者，随机分为两组，分别接受氯沙坦（losartan）和阿替洛尔（atenolol）治疗，随访了 4 年。研究结果表明，与阿替洛尔组相比，氯沙坦降压效果好，而且耐受性更佳，同时显著降低了发生左心室肥厚的高血压患者的心血管疾病死亡率[30]。VALIANT 研究对缬沙坦、卡托普利及缬沙坦和卡托普利联用在急性心肌梗死合并心力衰竭的患者中的疗效进行比较，结果表明，在高危急性心肌梗死患者中，缬沙坦和卡托普利均能降低心血管事件发生率，但两者联用不能改善生存率，同时不良反应发生率增加[31]。除了心血管系统的保护作用之外，LIFE 研究、VALUE 研究及 CHARM 研究发现，阻断肾素-血管紧张素系统（RAS）能够显著降低新发糖尿病发生率[8, 30, 32, 33]。与其他研究结果不同，2017

年法国的 REACH 研究则肯定了 ARB 的有效性。REACH 研究对 40 625 名高危心血管风险患者（91% 患有高血压）随访 4 年结果显示，ARB 组与 ACEI 组相比，其心血管死亡率、非致命性心肌梗死率更低，指出 ARB 可能比 ACEI 更能对患者的心血管事件提供进一步的保护[33]。

3. 血管紧张素脑啡肽酶抑制剂（ARNI）　Paradigm 研究奠定了 ARNI 在慢性心力衰竭患者中的重要地位，在此基础上，人们期待该类药物在有高危心力衰竭风险的心肌梗死患者中也能起到进一步减少事件的作用。PARADISE-MI 试验结果在 2021 美国心脏病学会（ACC）年会上予以公布，在急性心肌梗死后心力衰竭高危患者中，早期使用 ARNI，与雷米普利相比，未能达到将心力衰竭和心血管死亡复合终点事件降低 15%的预期目标，但 ARNI 的安全性和耐受性与雷米普利相当。亚组分析发现，65 岁以上和接受经皮冠状动脉介入治疗的患者，ARNI 组较雷米普利组的主要终点事件明显减少[34]。

4. β 受体阻滞剂　急性心肌梗死早期患者是否应使用 β 受体阻滞剂长期以来存在争议，多项研究 meta 分析表明，长期使用 β 受体阻滞剂能够降低急性心肌梗死患者的死亡率和再梗死率[35]。COMMIT 研究将患急性心肌梗死的患者进行随机分组，分别接受美托洛尔（metoprolol）（15mg，静脉注射，继之以每天 200mg 口服）和安慰剂治疗，比较两组患者死亡、再梗死或心搏骤停的发生率。研究结果表明，在急性心肌梗死早期使用 β 受体阻滞剂能够降低患者再梗死风险和心室颤动发生率，但是心源性休克发生率增加，尤其在用药后第 1 天非常明显。因此，建议急性心肌梗死患者仅当血流动力学稳定的前提下考虑开始应用 β 受体阻滞剂治疗[36]。

第二节　心力衰竭患者的血压控制

高血压是心力衰竭的首要危险因素[37]，75%以上的心力衰竭患者既往有高血压病史[2]，血压≥160/90mmHg 的高血压患者发生心力衰竭的风险是血压＜140/90mmHg 的患者的 2 倍[38]。心力衰竭可以由心肌收缩功能受损或舒张功能不良，或左心排血机械障碍造成。主要病因：①心肌坏死（心肌梗死、心肌炎、心肌病）；②心肌能量供应、利用不足（冠心病、高血压性左心室肥厚、糖尿病等代谢性疾病导致心脏损害）；③心脏瓣膜病变（二尖瓣和主动脉瓣疾病）使排血受阻等。根据起病的缓急可分成急性和慢性心力衰竭。根据左心室 EF 可分为射血分数降低的心力衰竭（HF with reduced EF，HFrEF）、射血分数中间值的心力衰竭（HF with mid-range EF，HFmrEF）及射血分数保留的心力衰竭（HF with preserved EF，HFpEF）。在高血压合并 HFrEF 患者中，应用 ARNI、ACEI/ARB、β 受体阻滞剂、醛固酮受体拮抗剂（Ⅰ类，A 级）均有明确获益，如血压控制不佳，可加用噻嗪类利尿剂（已用噻嗪类利尿剂的患者转用袢利尿剂）（Ⅰ类，C 级）。考虑氨氯地平和非洛地平未对心功能或病死率造成不良影响，若联用上述药物之后血压仍不能降至 130/80mmHg 以下，推荐使用氨氯地平（Ⅰ类，A 级）或非洛地平（Ⅱa 类，B 级）。高血压性心脏病伴 HFpEF 的患者若存在容量负荷过重，先应用利尿剂降低前负荷并降压，可加用 ACEI/ARB/选择性 β_1 受体阻滞剂改善心脏重构。选择使用 β 受体阻滞剂需谨慎，以防部分患者发生心率降至过低的情况[37]。

心力衰竭患者的血压应控制在一个什么范围内最佳呢？2020 年 ISH 的全球高血压实践指南指出，血压高于 140/90mmHg 时应给予降压治疗，目标值是＜130/80mmHg 及＞120/70mmHg。RAS 抑制剂、β 受体阻滞剂、醛固酮受体拮抗剂均能改善 HFrEF 的临床预后，而利尿剂的作用仅是改善临床症状。钙拮抗剂仅当血压难以控制时才考虑使用[3]。

多年来，针对 HFpEF 的多项研究均未获得突破。近年来，ARNI 围绕 HFpEF 开展了多项研究，已获高血压治疗适应证，一项针对 HFpEF 患者的Ⅱ期临床研究——PARAMOUNT-HF 研究[39]显示，与缬沙坦相比，ARNI 降低了 NT-pro BNP 水平、左心房（LA）大小并改善了心功能分级。2021 年初公布了 PARAGON-HF[40]研究结果，这是在 HFpEF 中进行的以缬沙坦为对照的Ⅲ期临床研究，与缬沙坦相比，ARNI 使心血管死亡风险降低了 13%、心力衰竭住院风险降低 15%。在亚组分析中，女性和左心室 EF≤57%的人群获益显著。同时，NT-pro BNP、KCCQ 评分及 NYHA 心功能分级等指标，在 ARNI 组均较缬沙坦获得显著改善。在 PARAGON-HF 研究结果的基础上，指南对 HFpEF 的治疗推荐得以改写。

长期高血压，特别是收缩期高血压和合并冠心病的患者，易于发生心力衰竭。在收缩功能衰竭的高血压患者中，心排血量可急剧减少，血压降低。在一定诱因下血管剧烈收缩引起舒张压增高时，对这类患者除了按急性心力衰竭的常规进行处理外，迅速降压至关重要。急性左心衰竭患者由于突发急性肺水肿、呼吸困难，伴交感神经兴奋，发作早期血压多升高，可用起效快、半衰期短的减轻心脏前负荷的药物如硝酸盐（nitrate）、呋塞米（furosemide）、吗啡（morphine）及减轻心脏前后负荷的药物如硝普钠（diazoxide）等，迅速减轻心脏前后负荷，缓解急性左心力衰竭。维拉帕米（verapamil）等钙拮抗剂对心肌有抑制作用，在慢性心力衰竭患者中不主张应用，而氨氯地平、非洛地平具有高度的血管选择性，对心肌抑制作用较轻，在心功能稳定的高血压患者中是可以使用的，但要对心功能进行良好评估与监测。PRAISE 研究证实，在非缺血性心脏病心力衰竭患者治疗过程中，与安慰剂相比，氨氯地平可减少临床心脏事件，而在缺血性心脏病的心力衰竭治疗中，死亡率与安慰剂组相同[41]。

在高血压、糖尿病和心力衰竭患者中，肾素-血管紧张素-醛固酮系统（RAAS）过度激活，通过 ACEI、ARB 和醛固酮受体拮抗剂（螺内酯、依普利酮）对 RAAS 阻断，有利于心力衰竭症状的控制，改善预后。

1. ACEI 能够增加心排血量和每搏输出量，降低全身血管阻力和肺毛细血管楔压。长期应用 ACEI 可延迟心力衰竭症状发生，降低无症状的左心功能不全患者因心力衰竭而死亡和住院的联合风险[42]。大量循证医学证据均证实 ACEI 能降低心力衰竭患者病死率，是治疗心力衰竭的首选药物。无论是轻度、中度或重度心力衰竭患者，还是是否合并冠心病的患者，均可从 ACEI 的使用中获益。因此美国心脏病学会/美国心脏病协会（ACC/AHA）或欧洲心脏病学会（ESC）心力衰竭指南指出，只要患者能够耐受，所有左心功能不全的心力衰竭患者均应服用 ACEI，而且应将剂量逐渐滴定到大型临床试验中使用的最大剂量。随后 2016 年 ESC 的心力衰竭指南[43]明确了 HFrEF 治疗中 ACEI 的剂量（表 7-105-1）。

表 7-105-1 HFrEF 治疗中 ACEI 的剂量

药物	初始剂量	靶剂量
卡托普利	6.25mg，TID	50mg，TID
依那普利	2.5mg，BID	10～20mg，BID
赖诺普利	2.5mg，QD	20～35mg，QD
雷米普利	2.5mg，QD	10mg，QD
群多普利	0.5mg，QD	4mg，QD

注：QD. 每天 1 次；BID. 每天 2 次；TID. 每天 3 次。

2. ARB 自 2001 年之后，有关 ARB 在心力衰竭患者中的研究迅速开展。早期的研究如 ELITE Ⅱ 研究认为，应用氯沙坦不能达到与卡托普利相同的疗效[44]。VALIANT 研究指出，对于心肌梗死后有左心室功能不全或心力衰竭症状的患者，缬沙坦的疗效不亚于卡托普利[31]。Val-HeFT 研究则进一步证实，在应用 ACEI 的基础上加用缬沙坦可显著降低心力衰竭患者住院率，改善心力衰竭症状和提高生活质量[45]（图 7-105-4）。

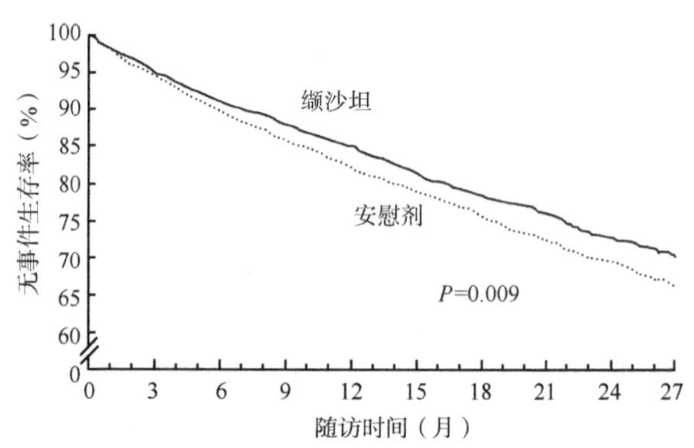

图 7-105-4 Val-HeFT 研究[45]

三项 CHARM 研究的主要目的是评价坎地沙坦对心血管疾病死亡率或心力衰竭住院率联合终点的影响[32, 46-48]。研究结果表明，无论患者是否正在服用 ACEI，加用坎地沙坦能减少心力衰竭患者死亡率和住院率，而坎地沙坦和 ACEI 联用能够使心力衰竭患者进一步获益[45]。上述研究结果的 meta 分析表明，单用 ACEI 仍存在心力衰竭症状的患者中，通过 ACEI 和血管紧张素Ⅱ受体的阻断达到对肾素-血管紧张素系统的双重抑制具有有利作用，但是这种用药模式不作为常规推荐，且需对血压、肾功能和血钾进行严密监测（表 7-105-2）。

表 7-105-2 HFrEF 治疗中 ARB 的剂量[37]

药物	初始剂量（mg/d）	靶剂量（mg/d）
缬沙坦	40，BID	160，BID
坎地沙坦	4～8，QD	32，QD
氯沙坦	50，QD	150，QD

3. ARNI 2014 年，ESC 大会公布了 PARADIGM-HF 研究结果[50]，使得 ARNI 迅速成为近年来 HFrEF 治疗的重大突破。PARADIGM-HF 研究以依那普利作为对照，纳入了 8442 例 NYHA 心功能分级Ⅱ、Ⅲ或Ⅳ级且射血分数≤40%的心力衰竭患者，随机分组接受 ARNI 或依那普利治疗。主要结局为由心血管原因死亡或心力衰竭住院组成的复合终点。中位随访时间为 27 个月，结果显示，与对照组相比，ARNI 组心力衰竭患者的心血管死亡或心力衰竭住院的主要终点事件减少 20%，心血管死亡减少 20%，全因死亡减少 16%，再住院率减少 21%。ARNI 可同时抑制脑啡肽酶和血管紧张素Ⅱ 1 型受体，这种双重阻断作用所产生的降低血压、抑制交感神经活性、减少醛固酮分泌、减少心肌纤维化和肥大及增加尿钠排泄的作用，最终改善了心力衰竭的预后。《中国心力衰竭诊断和治疗指南 2018》亦对 ARNI 进行了重要推荐[51]。

继 PARADIGM-HF 研究之后，在急性心力衰竭患者中迅速开展了系列研究，探索 ARNI 的应用价值。2018 年公布的 TRANSITION 研究结果推动了 ARNI 治疗的前移[52]。TRANSITION 研究是一项多中心、随机、开放标签、平行对照Ⅳ期临床研究，证实了因急性心力衰竭住院治疗的患者血流动力学稳定后，出院前和出院后起始 ARNI 治疗安全性和耐受性，半数以上患者可耐受 200mg 每天 2 次的剂量。PIONEER-HF 研究证实，在急性失代偿 HFrEF 患者中，与依那普利相比，早期使用 ARNI 治疗能使 NT-pro BNP 浓度更大程度地降低，而肾功能恶化、高钾血症、症状性低血压和血管性水肿的发生率没有显著差异[53]。

4. β 受体阻滞剂 在心血管疾病临床的应用历史已达 40 年，在治疗心绞痛、高血压及某些心律失常等方面效果肯定，是临床常用药物。由于 β 受体阻滞剂具有负性变时及变力作用，从而心力衰竭曾被认为是使用 β 受体阻滞剂的禁忌证。但是，多年来临床也一直在尝试利用 β 受体阻滞剂能减慢心率的特点来改善心力衰竭的临床症状。1975 年，瑞典哥德堡大学的医生 Waagstein 等开创了应用 β 受体阻滞剂治疗充血性心力衰竭大样本临床研究的先例。扩张型心肌病伴心力衰竭的患者应用美托洛尔 12～18 个月的研究结果显示，美托洛尔治疗组需做心脏移植的病例数低于对照组，整体指标心功能改善的病例数多于对照组[49]。随后的 MERIT-HF、CIBIS-Ⅱ、US 卡维地洛试验[54-56]等均证实了 β 受体阻滞剂在心力衰竭患者中的疗效，在应用 ACEI 和利尿剂的基础上加用 β 受体阻滞剂长期治疗慢性心力衰竭，能改善临床情况、提高左心功能、降低死亡率和住院率。COMET 研究还指出，在 β 受体阻滞剂的应用中需逐渐滴定到患者能够耐受的最大药物剂量[57]（图 7-105-5）。

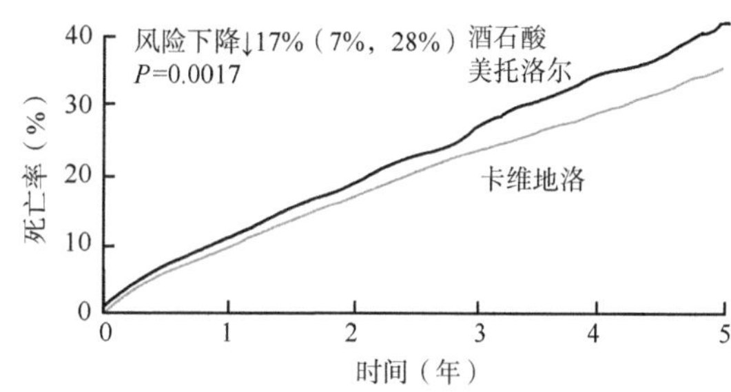

图 7-105-5 COMET 研究：所有病因的死亡率

2016 年加拿大高血压指南指出 ACEI 和 β 受体阻滞剂是合并收缩功能不全高血压患者的初始降压药物[58]。2019 年我国《心力衰竭合理用药指南》指出可用于治疗慢性心力衰竭的 β 受体阻滞剂有比索洛尔、琥珀酸美托洛尔及卡维地洛[37]（表 7-105-3）。

表 7-105-3 HFrEF 治疗中 β 受体阻滞剂的剂量[37]

药物	初始剂量	靶剂量
琥珀酸美托洛尔	11.875～23.750mg，QD	190.0mg，QD
比索洛尔	1.25mg，QD	10mg，QD
卡维地洛	3.125mg，BID	25～50mg，QD

5. 醛固酮受体拮抗剂 醛固酮受体拮抗剂的应用日益受到重视。RALES 试验表明，在 ACEI、袢利尿剂和地高辛的基础上，小剂量应用螺内酯（12.5～50mg）可显著改善进展期心力衰竭（NYHA 心功能分级Ⅲ～Ⅳ级）患者的生存率[59]。在 EPHESUS 试验中，通过依普利酮对盐皮质激素受体

的选择性阻断，死亡率和心力衰竭住院率降低了15%，而且射血分数<30%以下的患者猝死率明显降低[60]。随后 2010 年的 EMPHASIS-HF 研究中，除常规治疗外，随机给予 NYHA 心功能分级Ⅱ级的左心室射血分数<35%患者依普利酮或安慰剂，随访21 个月的结果显示，接受依普利酮患者的一级终点心血管死亡和心力衰竭住院治疗均显著减少[61]。

在临床实践过程中，虽然临床医师已认识到应用上述各种药物的重要性，但通常忽略了药物剂量应逐渐滴定到最大耐受剂量才能使患者得到最大获益的重要意义，而且患者长期服药的依从性亦是亟待解决的问题。

第三节 瓣膜疾病患者的血压控制

一、主动脉瓣狭窄

主动脉瓣狭窄会造成左心室向升主动脉的射血发生阻碍。成人主动脉瓣狭窄的主要病因：①老年钙化性；②风湿性；③先天畸形合并瓣膜钙化。主动脉瓣狭窄造成左心室后负荷增加，左心室收缩压升高，心肌代偿性肥厚。轻度主动脉瓣狭窄患者可在一段时间内无症状，运动时左室射血分数正常。对于中度以上主动脉瓣狭窄（跨主动脉瓣压差>40mmHg），而对于收缩期体循环血压正常者（<140mmHg），降低左心室后负荷的药物治疗并不能有效防止心室肥厚和心力衰竭发展，只有主动脉瓣狭窄合并高血压的患者通过药物降低体循环血压、减少左心室后负荷，从而减缓左心室肥厚的发展。钙拮抗剂能够明显改善肥厚心肌的舒张功能。

主动脉瓣狭窄患者出现临床症状即表明病程迅速进展，预后不佳，此时应用药物不能延长生存期，反而会威胁生命。此类患者发生心绞痛时可以使用硝酸甘油缓解症状，但此药可以使阻力小的动脉和静脉扩张，血压下降，但由于主动脉瓣狭窄时心脏排血受限，心排血量无法代偿性增加，因此含服硝酸甘油后，患者可表现为低血压甚至测不到血压。因此，对于重度主动脉瓣狭窄患者，慎用硝酸甘油，且一定密切观察血压。二氢吡啶类钙拮抗剂可降低周围血管阻力，使后负荷下降，跨主动脉瓣压差增加，狭窄的瓣膜阻力升高，心排血量进一步减少，诱发运动性晕厥，因此在重度主动脉瓣狭窄患者中，禁用二氢吡啶类钙拮抗剂。主动脉瓣狭窄患者通过提高左心室充盈压来维持心排血量，此类患者发生左心扩大、心力衰竭时，慎用利尿剂等降低心脏前负荷的药物，否则前负荷过度降低会导致心排血量突然下降。对于重度主动脉瓣狭窄患者，瓣膜置换可改善预后。

二、主动脉瓣关闭不全

各种病因造成的慢性主动脉瓣关闭不全可导致相同的心脏病理生理和血流动力学改变。主动脉瓣关闭不全是指左心室舒张期血流从主动脉反流入左心室，左心室在接受左心房血液的同时又额外接受从主动脉反流的血液，使得左心室舒张末期容积逐渐增加。左心室容量负荷增加导致心肌收缩增强。虽然重度主动脉瓣关闭不全患者反流入左心室的血流量可高达左心室前向血流的 60%，但由于反流使主动脉内阻力降低，从而左心室排出量增加。主动脉瓣关闭不全反流量大小对病程进展和左心室负荷影响起到了重要作用。反流量大小的决定因素包括以下 4 种。

1. 舒张期主动脉瓣反流面积 舒张期主动脉瓣反流面积达 0.3～0.7cm^2 时为重度主动脉瓣关闭不全。

2. 体循环血管阻力 体循环血管阻力增高使反流增加，因此用药物降低动脉压，减少主动脉瓣反流是治疗主动脉瓣关闭不全的重要措施，常用药物为 ACEI。

3. 心率 心率增加时，收缩期时间不变，而舒张期时间缩短，使舒张期反流减少，所以主动脉瓣关闭不全患者不宜服用β受体阻滞剂等减慢心率的药物。

4. 左心室顺应性 在慢性主动脉瓣关闭不全者，左心室顺应性逐渐增加，能够适应增加的反流容量，而在急性主动脉瓣关闭不全者，左心室顺应性差，以左心室舒张末期压力升高来限制反流量，可引发肺水肿。

由于主动脉瓣关闭不全，舒张期血流从主动脉反流入左心室，舒张期血压降低，重度主动脉瓣关闭不全患者舒张期体循环血压接近左心室舒张压。体循环舒张期血压≤40mmHg 时，提示主动脉瓣关闭不全的反流已经很重了。而由于主动脉瓣反流造成的主动脉阻力降低，以及左心室容积增大，每搏输出量增加，收缩期大量血流进入主动脉，使收缩期血压升高，由此引起体循环脉压增大。ACEI 能够进一步降低外周动脉阻力，使主动脉瓣反流减少，因此成为无症状性主动脉瓣关闭不全的主要药物，延缓了心脏失代偿的出现。在以肼屈嗪为主要治疗药物的一项随机研究中，无症状性主动脉瓣关闭不全患者服用肼屈嗪可减轻左心室扩大，增加射血分数[62]。ACEI 也具有类似治疗效果[63]。硝苯地平与地高辛对照研究表明，硝苯地平能显著延迟外科治疗时间，减少需要外科治疗的患者人数[64]。

由于左心室适应和代偿，主动脉瓣关闭不全患者可在很长时间内无症状，个别患者在运动时存在呼吸困难。但是当患者出现静息呼吸困难、疲倦和心绞痛时，病情将急速进展。发生心绞痛 3～5 年、左心衰竭 2 年后，50%未行换瓣手术的患者发生死亡。主动脉瓣关闭不全最终需行换瓣手术。出现临床症状，且超声心动图检查提示左心室收缩末期直径＜55mm、左室射血分数＞50%时应尽早行换瓣手术。体循环收缩压＞140mmHg、舒张压＜40mmHg 时提示严重主动脉瓣关闭不全，应尽快进行手术治疗。左心室收缩末期直径＞55mm、左室射血分数＜50%时，手术治疗意义降低。

急性主动脉瓣关闭不全患者出现急性左心衰竭时应立即抢救，硝普钠可迅速降低左心室后负荷，缓解肺水肿，使用广泛。病情平稳后可应用 ACEI 巩固疗效。

三、二尖瓣狭窄

二尖瓣狭窄引起血流动力学的变化是左心室流入道阻塞、左心房压力升高造成的。正常的二尖瓣瓣口面积为 4～6cm^2，当瓣口面积缩小到 2cm^2 时，需要借助异常的左心房-左心室舒张期跨二尖瓣压差才能使血液从左心房进入左心室。当瓣口面积＜1.5cm^2 时，左心房压力明显升高，继之肺静脉压、肺毛细血管楔压和肺动脉压升高，出现劳力性呼吸困难。静息状态时左心房压力在 25～30mmHg 时，休息时即存在阵发性呼吸困难，心排血量明显下降，外周血管收缩，以保障心脑肾等重要器官的供血，如果此时使用扩张动脉系统的药物，如 ACEI、钙拮抗剂、硝普钠等，可造成阻力血管扩张，血压下降，重要器官供血严重不足，临床症状加重。在二尖瓣重度狭窄引起左心房衰竭（肺水肿）时，交感神经兴奋，血压升高，切不可使用减轻心脏后负荷的药物，而应使用利尿剂、硝酸盐、吗啡等减轻心脏前负荷的药物，减少回心血量，减轻肺水肿。对于中重度二尖瓣狭窄，地高辛、β 受体阻滞剂、利尿剂或 CCB 可以短暂改善临床症状[37]。另外可使用减慢心率的药物，如 β 受体阻滞剂，可减慢心率、延长舒张期，从而延长左心房血液流向左心室的时间，增加左心室充盈量，减少肺淤血。

四、二尖瓣关闭不全

慢性二尖瓣关闭不全的病因以风湿为主。反流量的多少取决于：①关闭不全的严重程度；②左心室-左心房收缩期的压差。左心室-左心房收缩期压差取决于体循环阻力和前向每搏输出量。体循环阻力增高时，左心室收缩期压力增加，压差增大，二尖瓣反流增多。使用扩血管药物降低左心室后负荷后，压差减小，反流量随之减少。

风湿性二尖瓣关闭不全病情进展缓慢。关闭不全使得左心室心肌张力降低，早期代偿反应为左心室收缩增强，充分排空以增加每搏输出量，随着长期容量过度负荷，左心室舒张末期容积增加，左心室肥厚和扩张。重度二尖瓣关闭不全时，正常的左室射血分数实际上反映了左心室心肌功能受到损害，左心室射血分数减少 40%～50%意味着左心室心肌收缩功能重度减退。根据二尖瓣关闭不全的病理生理学特点，可选用血管扩张剂治疗，如 ACEI[65-66]。二尖瓣关闭不全术前心肌收缩力是决定围手术期死亡率和术后心功能水平的一个重要因素。重度二尖瓣关闭不全患者的术前左心室收缩末期容积如果＜30ml/m^2 体表面积，则术后心功能可维持正常；收缩末期容积在 30～90ml/m^2 体表面积者能耐受手术，但术后常有心功能减退；如果收缩末期容积＞90ml/m^2 体表面积，则手术风险明显增加，术后心力衰竭发生率高。二尖瓣关闭不全患者的预后取决于反流量、左心室心肌状态和并发症。一般在药物治疗组，5 年生存率为 80%，10 年生存率为 60%，但是合并二尖瓣狭窄者预后欠佳，5 年生存率为 67%，10 年生存率为 30%。

急性二尖瓣关闭不全的治疗和预后取决于病因、反流量和左心室功能。急性二尖瓣关闭不全的药物治疗是以其引起的病理变化为基础的。左心房压的急剧升高造成急性肺水肿，左心容量负荷急剧增加，左心室扩大造成左心室功能衰竭。急性二尖瓣关闭不全时，降低后负荷减少左心室射血阻力，从而降低反流量。静脉用硝普钠是治疗急性二尖瓣关闭不全的首选药物。硝普钠从 0.5μg/（kg·min）开始，逐渐增量，最大可用到 8.0μg/（kg·min）。每增加一次剂量应在 5min 内测量 1 次血压，直到收缩压下降 10mmHg 或收缩压降至 90mmHg。急性心肌梗死造成乳头肌断裂或感染性心内膜炎引发急性二尖瓣关闭不全时，最好在药物控制前提下，待血流动力学稳定 4 周后行手术治疗，如果心功能恶化（除了二尖瓣反流使左心室容量负荷突然增加外，心肌缺血坏死或感染均可造成心肌收缩功能障碍），则应尽早使用主动脉内气囊反搏，利用药物进一步降低体循环压力，减少左心室后负荷和反流，血流动力学稳定 1～2 周后可行手术治疗，但手术风险极大，但不行手术，死亡率很高。

二尖瓣脱垂造成的二尖瓣关闭不全需要多次复查超声心动图，如果反流量增加，左心室扩大，或腱索断裂，可考虑手术治疗。部分二尖瓣脱垂的患者在随访几年或使用β受体阻滞剂后二尖瓣关闭不全消失，并不一定需要手术治疗。

五、狭窄合并关闭不全性瓣膜疾病

如前文所述，凡是二尖瓣、主动脉瓣狭窄的患者，不用或慎用降低外周血管阻力的药物，而二尖瓣、主动脉瓣关闭不全者应主要使用降低左心室后负荷、降低体循环血压的药物。那么既有狭窄又有关闭不全的患者该选用何种药物呢？

二尖瓣狭窄合并关闭不全时，如果查体时发现第一心音亢进，超声心动图检查提示左心室不大，说明患者以二尖瓣狭窄为主，合并二尖瓣关闭不全时，左心室充盈不足，二尖瓣瓣叶位置较低，关闭时声音亢进。此时不宜使用减轻后负荷的药物。如果第一心音低钝，收缩期杂音响亮且持续时间长，超声心动图检查提示左心室扩大，说明该患者以二尖瓣关闭不全为主，宜选用降低后负荷的药物。

对于主动脉瓣狭窄合并关闭不全的患者，无论狭窄或关闭不全哪方面严重，为了减少反流、降低左心室负荷，均应使用降低体循环血压的药物，尤其是合并血压偏高者，一旦出现心绞痛、呼吸困难或其他临床症状，应尽早手术。

对于其他如二尖瓣狭窄合并主动脉瓣关闭不全、二尖瓣关闭不全合并主动脉瓣狭窄、二尖瓣关闭不全合并主动脉瓣关闭不全，需仔细分析瓣膜病变对血流动力学的影响，要因人而异，仔细判断分析，从而制订合理的治疗方案。二尖瓣狭窄合并主动脉瓣狭窄时，心排血量下降，禁止使用降低后负荷的药物，只能通过延长心动周期来增加心排血量。

三尖瓣及肺动脉瓣病变与肺循环有关，与体循环相关性小，不宜通过血压来衡量其病变及治疗效果，本章不再赘述。

（李 红 雷 轩）

参考文献

[1] Zhou M，Wang H，Zeng X，et al. Mortality，morbidity，and risk factors in China and its provinces，1990-2017：A systematic analysis for the Global Burden of Disease Study 2017[J]. Lancet，2019，394（10204）：1145-1158.

[2] Wright JT，Bakris G，Greene T，et al. African American Study of Kidney Disease and Hypertension Study Group. Effect of blood pressure lowering and antihypertensive drug class on progression of hypertensive kidney disease：results from the AASK trial[J]. JAMA，2002，288（19）：2421-2431.

[3] 陈晓平，崔兆强，林金秀，等.《2020 国际高血压学会全球高血压实践指南》解读[J]. 中国医学前沿杂志（电子版），2020，5：54-60.

[4] Luo D，Cheng Y，Zhang H，et al. Association between high blood pressure and long term cardiovascular events in young adults：Systematic review and meta-analysis[J]. BMJ，2020，370：m3222.

[5] Williams B，Mancia G，Spiering W，et al. ESC Scientific Document Group. 2018 ESC/ESH Guidelines for the management of arterial hypertension[J]. Eur Heart J，2018，39（33）：3021-3104.

[6] Lawes CM，Bennett DA，Parag V，et al. Blood pressure indices and cardiovascular disease in the Asia Pacific region：A pooled analysis[J]. Hypertension，2003，42（1）：69-75.

[7] ALLHAT Officers and Coordinators for the ALLHAT Collaborative Research Group. The Antihypertensive and Lipid-Lowering Treatment to Prevent Heart Attack Trial. Major outcomes in high-risk hypertensive patients randomized to angiotensin-converting enzyme inhibitor or calcium channel blocker vs diuretic：The Antihypertensive

and Lipid-Lowering Treatment to Prevent Heart Attack Trial（ALLHAT）[J]. JAMA，2002，288（23）：2981-2997.

[8] Julius S，Kjeldsen SE，Weber M，et al. VALUE trial group. Outcomes in hypertensive patients at high cardiovascular risk treated with regimens based on valsartan or amlodipine：The VALUE randomised trial[J]. Lancet，2004，363（9426）：2022-2031.

[9] 樊朝美，闫丽荣，陶永康，等. 贝那普利/氨氯地平复方制剂与贝那普利单药治疗轻中度高血压的多中心随机双盲平行对照研究[J]. 中华心血管病杂志，2011，39（1）：57-60.

[10] Jamerson K，Weber MA，Bakris GL，et al. ACCOMPLISH Trial Investigators. Benazepril plus amlodipine or hydrochlorothiazide for hypertension in high-risk patients[J]. N Engl J Med，2008，359（23）：2417-2428.

[11] Weder AB. The Avoiding Cardiovascular events through COMbination therapy in Patients Living with Systolic Hypertension（ACCOMPLISH）trial：A comparison of first-line combination therapies[J]. Expert Opin Pharmacother，2005，6（2）：275-281.

[12] Umemura S，Arima H，Arima S，et al. The Japanese Society of Hypertension Guidelines for the Management of Hypertension（JSH 2019）[J]. Hypertens Res，2019，42（9）：1235-1481.

[13] Hansson L，Zanchetti A，Carruthers SG，et al. Effects of intensive blood-pressure lowering and low-dose aspirin in patients with hypertension：Principal results of the Hypertension Optimal Treatment（HOT）randomised trial. HOT Study Group[J]. Lancet，1998，351（9118）：1755-1762.

[14] Fox KM，European trial on reduction of cardiac events with perindopril in stable coronary artery disease investigators. Efficacy of perindopril in reduction of cardiovascular events among patients with stable coronary artery disease：Randomised，double-blind，placebo-controlled，multicentre trial（the EUROPA study）[J]. Lancet，2003，362（9386）：782-788.

[15] 浦寿月，苏清芬. 冠脉循环[M]//徐丰彦，张镜如. 人体生理学. 北京：人民卫生出版社，1989：1250-1256.

[16] Nissen SE，Tuzcu EM，Libby P，et al. Effect of antihypertensive agents on cardiovascular events in patients with coronary disease and normal blood pressure：the CAMELOT study：A randomized controlled trial[J]. JAMA，2004，292（18）：2217-2225.

[17] Kook H，Hong SJ，Yang KS，et al. Comparison of nebivolol versus diltiazem in improving coronary artery spasm and quality of life in patients with hypertension and vasospastic angina：A prospective，randomized，double-blind pilot study[J]. PLoS One，2020，15（9）：e0239039.

[18] Cruickshank JM. Coronary flow reserve and the J curve relation between diastolic blood pressure and myocardial infarction[J]. BMJ，1988，297（6658）：1227-1230.

[19] Lindblad U，Råstam L，Rydén L，et al. Control of blood pressure and risk of first acute myocardial infarction：Skaraborg hypertension project[J]. BMJ，1994，308（6930）：681-686.

[20] Madhavan S，Ooi WL，Cohen H，et al. Relation of pulse pressure and blood pressure reduction to the incidence of myocardial infarction[J]. Hypertension，1994，23（3）：395-401.

[21] Blood Pressure Lowering Treatment Trialists' Collaboration. Pharmacological blood pressure lowering for primary and secondary prevention of cardiovascular disease across different levels of blood pressure：An individual participant-level data meta-analysis[J]. Lancet，2021，397（10285）：1625-1636.

[22] Six-month effects of early treatment with lisinopril and transdermal glyceryl trinitrate singly and together withdrawn six weeks after acute myocardial infarction：The GISSI-3 trial. Gruppo Italiano per lo Studio della Sopravvivenza nell'Infarto Miocardico[J]. J Am Coll Cardiol，1996，27（2）：337-344.

[23] ISIS-4 Collaborative Group. ISIS-4：a randomised factorial trial assessing early oral captopril，oral mononitrate，and intravenous magnesium sulphate in 58，050 patients with suspected acute myocardial infarction. ISIS-4（Fourth International Study of Infarct Survival）Collaborative Group[J]. Lancet，1995，345（8951）：669-685.

[24] Chinese Cardiac Study Collaborative Group. Oral captopril versus placebo among 13，634 patients with suspected acute myocardial infarction：Interim report from the Chinese Cardiac Study（CCS-1）[J]. Lancet，1995，345（8951）：686，687.

[25] van Gilst WH，Kingma JH，Peels KH，et al. Which patient benefits from early angiotensin-converting enzyme inhibition after myocardial infarction? Results of one-year serial echocardiographic follow-up from the Captopril and Thrombolysis Study（CATS）[J]. J Am Coll Cardiol，1996，28（1）：114-121.

[26] Pfeffer MA，Braunwald E，Moyé LA，et al. Effect of captopril on mortality and morbidity in patients with left ventricular dysfunction after myocardial infarction. Results of the survival and ventricular enlargement trial. The SAVE Investigators[J]. N Engl J Med，1992，327（10）：669-677.

[27] Køber L，Torp-Pedersen C，Carlsen JE，et al. A clinical trial of the angiotensin-converting-enzyme inhibitor

trandolapril in patients with left ventricular dysfunction after myocardial infarction. Trandolapril Cardiac Evaluation（TRACE）Study Group[J]. N Engl J Med，1995，333（25）：1670-1676.

[28] Torp-Pedersen C，Køber L. Effect of ACE inhibitor trandolapril on life expectancy of patients with reduced left-ventricular function after acute myocardial infarction. TRACE Study Group. Trandolapril Cardiac Evaluation[J]. Lancet，1999，354（9172）：9-12.

[29] Effects of ramipril on cardiovascular and microvascular outcomes in people with diabetes mellitus：Results of the HOPE study and MICRO-HOPE substudy. Heart Outcomes Prevention Evaluation Study Investigators[J]. Lancet，2000，355（9200）：253-259.

[30] Dahlöf B，Devereux RB，Kjeldsen SE，et al. LIFE Study Group. Cardiovascular morbidity and mortality in the Losartan Intervention For Endpoint reduction in hypertension study（LIFE）：A randomised trial against atenolol[J]. Lancet，2002，359（9311）：995-1003.

[31] Pfeffer MA，McMurray JJ，Velazquez EJ，et al. Valsartan in Acute Myocardial Infarction Trial Investigators. Valsartan，captopril，or both in myocardial infarction complicated by heart failure，left ventricular dysfunction，or both[J]. N Engl J Med，2003，349（20）：1893-1906.

[32] Pfeffer MA，Swedberg K，Granger CB，et al. CHARM Investigators and Committees. Effects of candesartan on mortality and morbidity in patients with chronic heart failure：The CHARM-Overall programme[J]. Lancet，2003，362（9386）：759-766.

[33] Potier L，Roussel R，Elbez Y，et al. Angiotensin-converting enzyme inhibitors and angiotensin receptor blockers in high vascular risk[J]. Heart，2017，103（17）：1339-1346.

[34] Jering KS，Claggett B，Pfeffer MA，et al. Prospective ARNI vs. ACE inhibitor trial to DetermIne Superiority in reducing heart failure Events after Myocardial Infarction（PARADISE-MI）：Design and baseline characteristics[J]. Eur J Heart Fail，2021，23（6）：1040-1048.

[35] Freemantle N，Cleland J，Young P，et al. Beta blockade after myocardial infarction：Systematic review and meta regression analysis[J]. BMJ，1999，318（7200）：1730-1737.

[36] Chen ZM，Pan HC，Chen YP，et al. COMMIT（Clopidogrel and Metoprolol in Myocardial Infarction Trial）collaborative group. Early intravenous then oral metoprolol in 45，852 patients with acute myocardial infarction：Randomized placebo-controlled trial[J]. Lancet，2005，366（9497）：1622-1632.

[37] 国家卫生计生委合理用药专家委员会，中国药师协会. 心力衰竭合理用药指南（第 2 版）[J]. 中国医学前沿杂志（电子版），2019，11（7）：1-78.

[38] Lloyd-Jones DM，Larson MG，Leip EP，et al. Framingham Heart Study. Lifetime risk for developing congestive heart failure：The Framingham Heart Study[J]. Circulation，2002，106（24）：3068-3072.

[39] Solomon SD，Zile M，Pieske B，et al. The angiotensin receptor neprilysin inhibitor LCZ696 in heart failure with preserved ejection fraction：A phase 2 double-blind randomised controlled trial[J]. Lancet，2012，380（9851）：1387-1395.

[40] Solomon SD，Rizkala AR，Gong J，et al. Angiotensin receptor neprilysin inhibition in heart failure with preserved ejection fraction：Rationale and design of the PARAGON-HF trial[J]. JACC Heart Fail，2017，5（7）：471-482.

[41] Packer M，O'Connor CM，Ghali JK，et al. Effect of amlodipine on morbidity and mortality in severe chronic heart failure. Prospective Randomized Amlodipine Survival Evaluation Study Group[J]. N Engl J Med，1996，335（15）：1107-1114.

[42] Jong P，Yusuf S，Rousseau MF，et al. Effect of enalapril on 12-year survival and life expectancy in patients with left ventricular systolic dysfunction：A follow-up study[J]. Lancet，2003，361（9372）：1843-1848.

[43] Ponikowski P，Voors AA，Anker SD，et al. 2016 ESC Guidelines for the diagnosis and treatment of acute and chronic heart failure：The Task Force for the diagnosis and treatment of acute and chronic heart failure of the European Society of Cardiology（ESC）. Developed with the special contribution of the Heart Failure Association（HFA）of the ESC[J]. Eur J Heart Fail，2016，18（8）：891-975.

[44] Pitt B，Poole-Wilson PA，Segal R，et al. Effect of losartan compared with captopril on mortality in patients with symptomatic heart failure：Randomised trial--the Losartan Heart Failure Survival Study ELITE Ⅱ[J]. Lancet，2000，355（9215）：1582-1587.

[45] Cohn JN，Tognoni G. Valsartan Heart Failure Trial Investigators. A randomized trial of the angiotensin-receptor blocker valsartan in chronic heart failure[J]. N Engl J Med，2001，345：1667-1675.

[46] Granger CB，McMurray JJ，Yusuf S，et al. CHARM Investigators and Committees. Effects of candesartan in patients with chronic heart failure and reduced left-ventricular systolic function intolerant to angiotensin-converting-enzyme inhibitors：The CHARM-Alternative trial[J]. Lancet，2003，62（9386）：772-776.

[47] McMurray JJ，Ostergren J，Swedberg K，et al. CHARM

Investigators and Committees. Effects of candesartan in patients with chronic heart failure and reduced left-ventricular systolic function taking angiotensin-converting-enzyme inhibitors：The CHARM-Added trial[J]. Lancet，2003，362（9386）：767-771.

[48] Yusuf S，Pfeffer MA，Swedberg K，et al. CHARM Investigators and Committees. Effects of candesartan in patients with chronic heart failure and preserved left-ventricular ejection fraction：The CHARM-Preserved Trial[J]. Lancet，2003，362（9386）：777-781.

[49] Waagstein F，Hjalmarson A，Varnauskas E，et al. Effect of chronic beta-adrenergic receptor blockade in congestive cardiomyopathy[J]. Br Heart J，1975，37（10）：1022-1036.

[50] McMurray JJ，Packer M，Desai AS，et al. PARADIGM-HF Investigators and Committees. Angiotensin-neprilysin inhibition versus enalapril in heart failure[J]. N Engl J Med，2014，371（11）：993-1004.

[51] 中华医学会心血管病学分会心力衰竭学组，中国医师协会心力衰竭专业委员会，中华心血管病杂志编辑委员会. 中国心力衰竭诊断和治疗指南 2018[J]. 中华心血管病杂志，2018，46（10）：760-789.

[52] Atherton JJ，Sindone A，De Pasquale CG，et al. National Heart Foundation of Australia and Cardiac Society of Australia and New Zealand：Australian clinical guidelines for the management of heart failure 2018[J]. Med J Aust，2018，209（8）：363-369.

[53] Velazquez EJ，Morrow DA，de Vore AD，et al. PIONEER-HF Investigators. Angiotensin-Neprilysin Inhibition in Acute Decompensated Heart Failure[J]. N Engl J Med，2019，380（6）：539-548.

[54] MERIT-HF Study Group. Effect of Metoprolol CR/XL in CHF：Metoprolol CR/XL Randomized Intervention Trial in Congestive Heart Failure（MERIT-HF）[J]. Lancet，1999，353：2001-2007.

[55] CIBIS-Ⅱ Investigator and Committees. The Cardiac Insufficiency Bisoprolol Study Ⅱ（CIBIS-Ⅱ）：A randomized trial[J]. Lancet，1999，353：9-13.

[56] Packer M，Bristow MR，Cohn JN，et al. The effect of carvedilol on morbidity and mortality in patients with chronic heart failure. U. S. Carvedilol Heart Failure Study Group[J]. N Engl J Med，1996，334（21）：1349-1355.

[57] Poole-Wilson PA，Swedberg K，Cleland JG，et al. Carvedilol Or Metoprolol European Trial Investigators. Comparison of carvedilol and metoprolol on clinical outcomes in patients with chronic heart failure in the Carvedilol Or Metoprolol European Trial（COMET）：Randomised controlled trial[J]. Lancet，2003，362（9377）：7-13.

[58] 王增武，董莹，亢玉婷. 2016 版加拿大高血压教育计划高血压指南介绍[J]. 中国医学前沿杂志（电子版），2016，5：29-36.

[59] Pitt B，Zannad F，Remme WJ，et al. The effect of spironolactone on morbidity and mortality in patients with severe heart failure. Randomized Aldactone Evaluation Study Investigators[J]. N Engl J Med，1999，341（10）：709-717.

[60] Pitt B，Remme W，Zannad F，et al. The effect of carvedilol on morbidity and mortality in patients with chronic heart failure. U. S. Carvedilol Heart Failure Study Group[J]. N Engl J Med，2003，348（14）：1309-1321.

[61] Zannad F，McMurray JJ，Krum H，et al. Eplerenone in patients with systolic heart failure and mild symptoms[J]. N Engl J Med，2011，364（1）：11-21.

[62] Greenberg BH，DeMots H，Murphy E，et al. Beneficial effects of hydralazine on rest and exercise hemodynamics in patients with chronic severe aortic insufficiency[J]. Circulation，1980，62（1）：49-55.

[63] Schön HR. Hemodynamic and morphologic changes after long-term angiotensin converting enzyme inhibition in patients with chronic valvular regurgitation[J]. J Hypertens Suppl，1994，12（4）：S95-104.

[64] Scognamiglio R，Rahimtoola SH，Fasoli G，et al. Nifedipine in asymptomatic patients with severe aortic regurgitation and normal left ventricular function[J]. N Engl J Med，1994，331（11）：689-694.

[65] Wisenbaugh T，Sinovich V，Dullabh A，et al. Six month pilot study captopril for mildly symptomatic severe isolated mitral and isolated aortic regurgitation[J]. J Heart Valve Dis，1994，3：197-204.

[66] Gaasch WH，John RM，Aurigemma GP. Managing asymptomatic patients with chronic mitral regurgitation[J]. Chest，1995，108：842-847.

第三部分　脑

第106章 高血压与脑卒中

脑卒中是以突然发病、迅速出现局限性或弥漫性脑功能缺损为临床特征的一组器质性脑损伤导致的脑血管病，一般症状持续至少 24h，部分腔隙性脑梗死位于脑的相对静止区，无明显神经缺损症状。脑卒中所引起的局灶性症状和体征与受累脑血管的供血区域相一致。脑卒中包括出血性脑卒中及缺血性脑卒中。

众所周知，高血压是脑卒中的重要发病危险因素，脑卒中处理原则中血压调节也占有很大比例。所以，高血压科医师一定要熟悉脑卒中的发病机制、病理生理、临床表现、诊断与处理。

第一节　基 础 理 论

一、高血压与脑卒中的关系

（一）脑卒中流行病学

2013 年我国脑卒中流行病学调查显示，脑卒中年龄标化患病率和发病率分别为 1114.8/10 万和 246.8/10 万人年。根据《中国卒中报告 2019》，在

2018 年，我国脑血管病的死亡率为 149.49/10 万，造成了 157 万人死亡。脑血管病是我国居民的第三位死亡原因，位列恶性肿瘤和心脏病之后[1]。目前，我国 40～74 岁居民首次脑卒中标化发病率平均每年增长 8.3%。年龄≥40 岁居民脑卒中标化患病率由 2012 年的 1.89%上升至 2018 年的 2.32%，推算年龄≥40 岁居民脑卒中现患人数 1318 万，每年 190 余万人因脑卒中死亡。由于人口老龄化、风险因素（如高血压）的持续高流行率和管理不善，预计负担将进一步增加，我国脑卒中防治仍面临巨大挑战。

不仅在我国，脑卒中也是世界上发病率和死亡率最高的疾病之一。根据 2017 年全球疾病负担研究，1990～2017 年脑卒中造成的过早死亡损失寿命年（year of life lost，YLL）增加了 14.6%，在造成 YLL 的疾病中，脑卒中第三位原因跃升为第一位。2019 年，全球估计共有 1220 万脑卒中发病病例，脑卒中患病人数估计共有 1.01 亿。脑卒中导致了 1.43 亿伤残调整寿命年（disability adjusted life year，DALY）和 655 万人死亡。所有脑卒中发病病例中，62.4%为缺血性脑卒中，27.9%为脑出血，9.7%为蛛网膜下腔出血[2]。

（二）高血压是脑卒中主要和基本病因

在高血压造成的靶器官损害中，脑卒中占有重要地位。高血压是首次脑卒中最重要的危险因素之一，已被公认为脑卒中最重要的可干预独立危险因素。基于人群的研究表明，高血压是首次脑卒中患者中最普遍的危险因素之一，范围为 48%～76%。血压与脑卒中风险之间存在持续的关系。在前瞻性研究合作的流行病学数据 meta 分析中，收缩压每增加 20mmHg 或舒张压每增加 10mmHg 与脑卒中死亡率增加 2 倍相关[3]。中国脑卒中一级预防试验（China stoke primary prevention trail，CSPPT）证实，收缩压平均水平为 120～130mmHg 的患者发生脑卒中的风险最低，收缩压＜120mmHg 和 130～135mmHg 的患者发生脑卒中的风险较高（“J”形曲线）[4]。高血压对于缺血性脑卒中的病理生理机制如下：血压升高冲击血管，血压越高对血管的冲击越大，使其变形、异常，高血压的长期作用使得血管内膜受损，受损处形成瘢痕样增生，使血管壁增厚，血管壁损伤后，血小板等有形成分堆积在粗糙的受损组织表面，持续不断地形成增生，使管腔狭窄，血栓形成。此外，高血压引起的动脉粥样硬化斑块、平滑肌细胞重构、脑血流减少、动脉压力反射功能障碍等均可导致脑血管病。因此，高血压是脑卒中最重要的危险因素之一。

高血压与脑卒中息息相关。即刻血压值、血压变异性等均与脑卒中有密切联系。控制血压、维持血压相对稳定不仅是预防脑卒中，更是治疗脑卒中的重要部分。

二、脑血管解剖、生理功能及血液循环特点

脑血管病变位置与脑卒中后功能障碍密切相关，前循环或后循环病变导致的脑卒中差别较大。熟悉脑血管解剖并了解其循环特点，对脑卒中的诊断及治疗更得心应手。

（一）脑动脉解剖

脑的动脉来源于颈内动脉和椎动脉。以顶枕沟为界，大脑半球的前 2/3 和部分间脑由颈内动脉分支供血；大脑半球后 1/3 及部分间脑、脑干和小脑由椎动脉供血。故可将脑的动脉归纳为颈内动脉系统和椎-基底动脉系统。两系动脉在大脑的分支均可分为皮质支和中央支，前者营养大脑皮质和深面的髓质，后者供应基底核、内囊及间脑。

1. 颈内动脉系统　起自颈总动脉，供应大脑半球前 2/3 和部分间脑。行程中可分为 4 段，即颈部、岩部、海绵窦部和前床突部，其中海绵窦部和前床突部合称为虹吸部，常弯曲，是动脉硬化的好发部位。其血流量占全脑血流量的 4/5，主要分支如下。

（1）大脑前动脉：是颈内动脉的较小终支，在视交叉上方入大脑纵裂，于大脑内侧面延伸，主要分支有眶动脉、额极动脉、额叶内侧动脉、胼胝体周围动脉和胼胝体缘动脉等。其皮质支供应顶枕沟以前的半球内侧面、额叶底面的一部分及额、顶两叶上外侧面的上部；中央支供应尾状核、豆状核前部和内囊前肢（图 7-106-1）。

（2）大脑中动脉：颈内动脉发出大脑前动脉后，在外侧裂内侧面的末端延续为大脑中动脉，为颈内动脉的直接延续。此处正好位于前穿质的下方、视交叉外侧、嗅束的后方。大脑中动脉是所有大脑动脉中最粗大的，主要分支有豆纹动脉、眶额

动脉、中央沟前动脉、中央沟动脉、中央沟后动脉、顶后动脉、角回动脉和颞前动脉等。其皮质支供应大脑半球上外侧面的大部分和岛叶；中央支又称豆纹动脉或者出血动脉，供应尾状核、豆状核、内囊膝和后肢前部（图 7-106-2）。

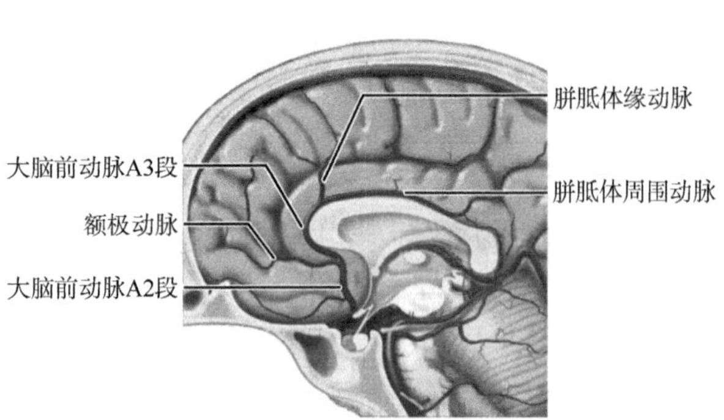

图 7-106-1 大脑前动脉模式图

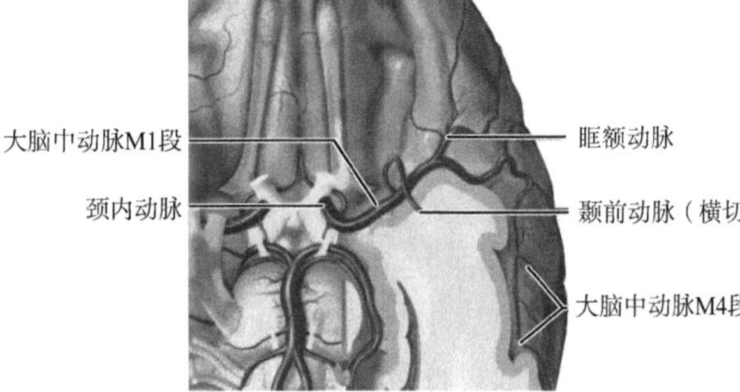

图 7-106-2 大脑中动脉模式图

（3）脉络丛前动脉：在视束下方从颈内动脉分出，供应外侧膝状体、内囊后肢后下部、大脑脚底中 1/3、苍白球等。

（4）后交通动脉：在视束下分出，与大脑后动脉吻合，是颈内动脉系统和椎-基底动脉系统的吻合支。

（5）眼动脉：颈内动脉在穿出海绵窦处发出眼动脉，供应眼部。

2. 椎-基底动脉系统 起自锁骨下动脉，两椎动脉经枕骨大孔入颅后合成基底动脉，供应大脑半球后 1/3 及部分间脑、脑干和小脑。其血流量占全脑血流量的 1/5。主要分支如下。

（1）小脑下后动脉：起自椎动脉或者基底动脉下 1/3 段，其袢曲变异很大。主要分支有蚓支、扁桃半球支、脉络丛支和延髓支。其供应小脑下后部和延髓后外侧部。其脉络丛支组成第四脑室脉络丛。

（2）小脑下前动脉：起自基底动脉的下 1/3 段，先行于展神经根的腹侧，再于面神经和前庭蜗神经的腹侧与之伴行至内耳门附近，折向后下方形成一动脉袢，而后走向小脑，供应小脑下前部。

（3）迷路动脉：供应内耳迷路。

（4）脑桥动脉：供应脑桥基底部。

（5）小脑上动脉：在近脑桥上缘处由基底动脉发出，横越脑桥腹侧面，绕大脑脚侧面至小脑上方，分为内外两终支，见图 7-106-3。内侧支分布于小脑上蚓部、上髓帆等处。外侧支分布于小脑半球上方。并还有分支到脑桥、中脑、第三脑室脉络组织。小脑的血液供应见图 7-106-3。

（6）大脑后动脉：多起自基底动脉。也有人一侧大脑后动脉起自基底动脉，而另一侧起自颈内动脉。双侧大脑后动脉均起自颈内动脉少见。其皮质支供应大脑半球后部，包括枕叶和颞叶底部；深穿支供应脑干、丘脑、海马和膝状体等；脉络丛动脉供应第三脑室和侧脑室的脉络丛（图 7-106-3）。

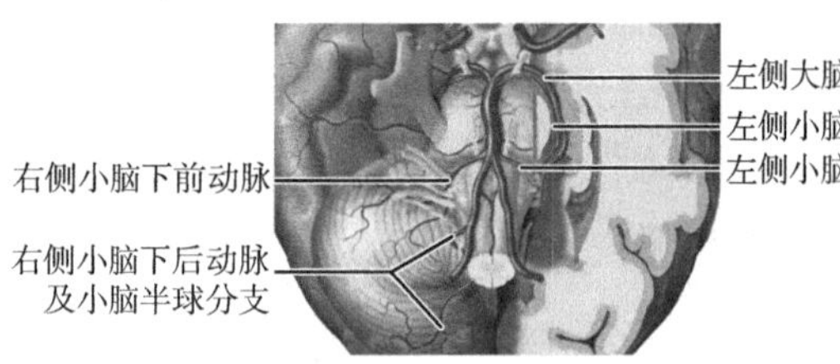

图 7-106-3 椎-基底动脉系统模式图

3. 大脑动脉环（Willis 环） 此动脉环使两侧的颈内动脉系统与椎-基底动脉系统相交通，是潜在的代偿血管。

（二）脑血流影响因素及自动调节

机体为了维持神经系统的功能和代谢活动的正常进行，脑血流在正常生理情况下必须保持相对恒定，这种脑血流恒定是由自动调节来完成的。人的颅腔内的容积是固定的，充盈着脑组织、脑脊液和血液三部分，正常脑脊液占颅腔总体积的 10%，脑血流量占 2%～11%，其余为脑组织。脑脊液和脑组织与颅外不直接相通，但脑血流与颅外相通。因此，颅腔内脑脊液、脑组织和血液三部分失去动态平衡时，首先从脑血流量的改变反映出来。

1. 脑血流影响因素 脑血流量（cerebral blood flow，CBF）与脑灌注压（cerebral perfusion pressure，CPP）成正比，与脑血管阻力（cerebral vascular resistance，CVR）成反比。即

脑血流量（CBF）=脑灌注压（CPP）/脑血管阻力（CVR）

CPP 正常为 60～150mmHg。血压升高使灌注压升高时，血管阻力增加，CBF 下降。血压降低使灌注压降低时，CVR 降低，CBF 增加。正常人血压的调节范围为平均动脉压(mean arterial pressure，MAP）50～150mmHg。慢性高血压患者自动调节上限会相应增加。

颅内压（intracranial pressure，ICP）的变化也可引起脑血流的变化。颅内压升高时，MAP 升高以维持正常的 CPP，同时脑阻力血管收缩，减少颅内血压灌注，缓解颅内压升高。

CVR 的改变也是自动调节的关键。构成 CVR 的因素：管壁的结构和管腔的直径、血管张力、颅内压、血流黏滞度。

局部代谢因素是脑血流的局部化学调节，血 pH 或 PO_2 降低、PCO_2 升高时 CVR 降低，脑血流量增加。此外，自主神经也参与脑血流的调节。

脑血流自我调节的结局是在脑血流、脑组织和脑脊液三者之间维持动态平衡，以保持正常、稳定的脑血液灌注，完成脑的生理功能，避免缺血或过度灌注导致的脑损伤。

2. 脑血流的自动调节　脑血流具有自动调节功能。在正常情况下，MAP 在 50～150mmHg 时脑血流保持不变。血压升高时，小动脉管腔内压增高，小动脉收缩，血流量减少；血压下降时，小动脉管腔扩张，血流量增加，这种自动调节机制称 Bayliss 效应（图 7-106-4）。

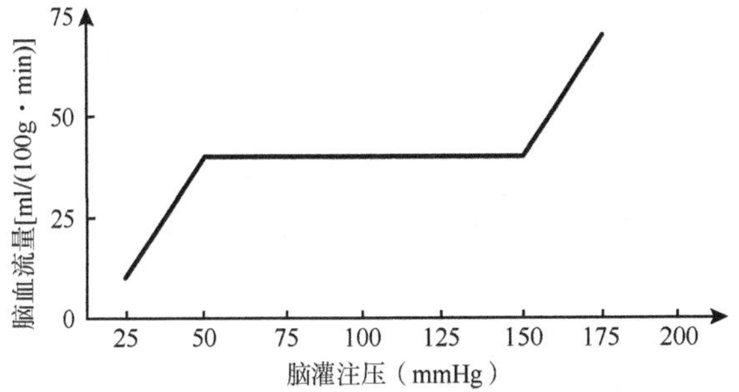

图 7-106-4　脑血管的自动调节功能

长期高血压的患者和老年人为适应血压升高，自动调节范围升高，MAP 自动调节的上限、下限均升高，即高血压患者适应较高的 MAP 水平，高血压患者就有出现低灌注的危险。且上限升高使脑阻力血管持续收缩，加速颅内动脉硬化的过程。

当超过自动调节限度时脑血管即失去自动调节能力，这时 CBF 随血压变化出现大幅度下降或上升，引起脑缺血或脑过度灌注，出现临床症状。脑血流的自动调节功能在许多病理情况下发生紊乱，如高血压患者脑血流自动调节的上限、下限均上移，故对低血压的耐受能力减弱；多数重症急性脑卒中患者脑血流自动调节的下限上移至 MAP 120mmHg 左右，故在血压＜180/100mmHg 时，尤其是在合并高颅压时，不能满足最低 50～70mmHg 的脑灌注压需要，导致脑缺血加重。

三、脑卒中的发病机制

（一）共同发病机制

脑卒中的共同发病机制包括动脉粥样硬化和凝血机制异常，其中，高舒张压或高收缩压主要参与动脉粥样硬化机制，是动脉粥样硬化重要的危险因素。其机制可能如下：肌性血管平滑肌的中膜平滑肌在长期高血压的作用下，先后出现功能代偿和结构代偿，管壁硬化、增厚；血液流速增快，对内膜的切应力增大，导致内皮细胞损伤；内皮受损，血液中的脂蛋白渗入，内膜增厚；在血流动力学的作用下粥样硬化斑块破溃、出血，诱发血栓形成。

动脉粥样硬化具有高度的病灶选择性，即它总是发生在动脉的弯曲、分叉及狭窄部位，主要侵害从主动脉到直径为 3mm 的大、中动脉，最常发生于冠状动脉，其次为颅内动脉、颈动脉、主动脉、腹主动脉。

颅内动脉和颈动脉的动脉粥样硬化是全身动脉粥样硬化的一部分，会造成颅内血管狭窄或阻塞，导致脑卒中发生。脑动脉粥样硬化主要发生在管径 500μm 以上的动脉，以动脉分叉处多见，如颈总动脉与颈内动脉、颈外动脉分叉处，大脑前动脉、大脑中动脉起始段，椎动脉在锁骨下动脉的起始部，椎动脉进入颅内段，基底动脉起始段及分叉部。动脉粥样硬化随着年龄增长而加重，高龄、高血压、脂代谢异常、糖尿病、吸烟等是其重要危险因素。

（二）缺血性脑卒中发病机制

脑动脉粥样硬化的病理变化：动脉内中膜增

厚，形成粥样硬化斑块，斑块体积逐渐增大，血管狭窄甚至闭塞。粥样硬化斑块分为易损斑块和稳定斑块两种类型。易损斑块又称不稳定斑块，或“罪犯斑块”。其特点为斑块表面溃疡、破裂、血栓形成，斑块内出血，薄纤维帽，大脂质核，以及严重血管狭窄等。目前认为易损斑块破裂是动脉粥样硬化导致血栓栓塞事件的重要原因。斑块破裂导致血管胶原暴露，血小板黏附于胶原表面，被胶原激活后发生肿胀和变形，随后释放血小板颗粒，再从颗粒中释放出 ADP、血小板第 4 因子、血栓素 A_2、5-羟色胺（5-HT）等物质，使血液中的血小板不断在局部黏附和聚集，并随着内源性和外源性凝血途径的启动，凝血酶将纤维蛋白原转变为纤维蛋白，后者与受损内膜基质中的纤维连接蛋白结合，使黏附的血小板固定于受损的内膜表面，形成不可逆血小板血栓。脑动脉阻塞后是否导致脑梗死，与缺血脑组织的侧支循环和缺血程度有关，也与缺血持续时间和缺血脑组织对缺血的耐受性有关。

心源性脑栓塞是指脑动脉被来源于心脏的栓子堵塞而引起的脑栓塞。心房颤动是引起心源性脑栓塞的最常见原因。心脏栓子可来自病变或缺损的心脏瓣膜、心腔壁及其隐窝处的附壁血栓，这种血栓主要由心腔内血流相对淤滞和心内膜上皮断裂两大因素相结合形成；而心腔内血流淤滞与心房颤动及心室壁阶段性失运动有关。来源于静脉的栓子经未闭合的卵圆孔和缺损的房间隔也可迁移到脑动脉。

长期高血压可使脑小动脉管壁发生功能和结构改变，成为脑卒中的病理基础。①脑血管通透性增高：高血压时脑血管损害的最早期改变是通透性增高，血浆蛋白沉积于血管壁及神经细胞周围。②血管壁增厚：血管壁的改变主要是脑动脉中膜平滑肌细胞增生、肥大和胶原纤维增生及血管重构。高血压使管腔内压超过正常负荷，主要由中膜平滑肌细胞承受。为适应压力负荷的增加，平滑肌细胞逐渐由功能型转变为代谢型，从而细胞肥大、数量增多，随之管壁增厚。③小动脉玻璃样变、纤维素样坏死：长期慢性高血压时，由于血管通透性增高，血浆蛋白沉积在细小动脉壁层，与修复增生的基底膜物质混合成为玻璃样物质，但也有学者认为这是脂质沉积的结果。当大量血浆蛋白进入血管壁形成玻璃样及纤维素样物质时，平滑肌细胞受到刺激释放溶酶体酶，导致中层平滑肌局部坏死，从而形成纤维素样坏死。小动脉的玻璃样变和纤维素样坏死是高血压动脉硬化性脑卒中的病理基础。在玻璃样变、纤维素样坏死并有内膜损害的血管内，当存在有利于血栓形成的因素时，血小板、纤维蛋白凝集于管壁，导致血栓形成。微动脉瘤内血流缓慢，产生涡流，也可形成血栓。细小动脉的管壁增厚、管腔狭窄及血栓形成，可引起血管闭塞，形成小梗死或腔隙性梗死。④血流动力学：血流动力学所致缺血性脑卒中通常由低血压和心功能障碍在血管病变基础上引起。正常情况下当颈内动脉或椎动脉严重狭窄或闭塞时，脑内血液供应可通过前交通动脉和（或）后交通动脉代偿。但当患者使用抗高血压药物或血管扩张药物导致血压明显快速降低，或因胃出血血压下降，腹泻导致脱水血容量下降，心律失常使心排血量下降时，可出现狭窄动脉支配区和分水岭区血流量减少，出现缺血性脑卒中症状。

高血压、糖尿病、动脉粥样硬化是引起大动脉狭窄或闭塞的常见原因，其他原因包括主动脉内膜剥离症、纤维肌发育不良、动脉扭曲、颈内动脉颅外段动脉瘤、头颈部肿瘤、手术后动脉狭窄或闭塞、动脉内膜切除术后狭窄或闭塞复发。

（三）出血性脑卒中发病机制

高血压脑出血的主要发病机制是脑内细小动脉在长期高血压作用下发生慢性病变破裂。颅内动脉具有中层肌细胞和外层结缔组织少及外弹力层缺失的特点。长期高血压可使脑细小动脉发生玻璃样变性、纤维素样坏死，甚至形成微动脉瘤或夹层动脉瘤，在此基础上血压骤然升高易导致血管破裂出血。豆纹动脉和旁正中动脉等深穿支动脉自脑底部的动脉直角发出，承受压力较高的血流冲击，易出现血管破裂出血，故又称出血动脉。对于非高血压脑出血，由于其病因不同，发病机制各异。

一般高血压脑出血在 30min 内停止出血，血肿保持相对稳定，其临床神经功能缺损仅在出血后 30～90min 进展。近年研究发现 72.9%的脑出血患者出现不同程度的血肿增大，少数高血压脑出血发病后 3h 内血肿迅速扩大，血肿形态通常不规则，密度不均一，尤其是采取抗凝治疗及严重高血压控制不良时，其临床神经功能缺损的进展可延长至

24～48h。多发性脑出血多见于脑淀粉样血管病、血液病和脑肿瘤等患者。

出血性脑卒中的发病原因除高血压外还包括动脉瘤、动静脉畸形、静脉血栓形成、动脉炎、脑淀粉样血管病、烟雾病和药物等。

四、脑卒中病理生理与病理

（一）脑卒中病理生理

1. 缺血性脑卒中的病理生理　依据局部脑组织发生缺血坏死的机制可将脑梗死分为 3 种主要病理生理学类型：脑血栓形成、脑栓塞和血流动力学机制所致的脑梗死。脑血栓形成和脑栓塞均是由脑供血动脉急性闭塞或严重狭窄所致，占全部急性脑梗死的 80%～90%。前者急性闭塞或严重狭窄的脑动脉是局部血管本身存在病变而继发血栓形成所致，故称为脑血栓形成；后者急性闭塞或严重狭窄的脑动脉本身没有明显病变或原有病变无明显改变，是由栓子阻塞动脉所致，故称为脑栓塞。血流动力学机制所致的脑梗死，其供血动脉没有发生急性闭塞或严重狭窄，是由于近端大血管严重狭窄加上血压下降，导致局部脑组织低灌注，从而出现的缺血坏死，占全部急性脑梗死的 10%～20%。

脑细胞缺血缺氧性损害分为 2 个时相。第 1 个时相称"突触传递衰竭"，其局部脑血流（regional cerebral blood flow，rCBF）的阈值为 20ml/（100g · min）。此时，脑自发电活动消失，脑细胞功能完全丧失，但仍有血氧连续进入脑细胞内，只要及时增加脑供血供氧，脑细胞功能仍可恢复，脑损害是可逆的。第 2 个时相为"膜泵衰竭"，其 rCBF 阈值为 10ml/（100g · min）。此时，从毛细血管释放的氧弥散到脑细胞线粒体所需的有效氧分压梯度消失，脑细胞停止获氧，细胞膜离子泵功能衰竭导致细胞内外离子平衡破坏，出现脑细胞水肿、坏死等一系列不可逆的损害。如果全脑的血供完全中断 6s，患者即出现意识丧失；10s 脑自发电活动消失；5min 最易损的特定神经元出现不可逆性损伤。心搏骤停时，如果持续时间超过 5～10min，体温正常的患者难以恢复意识；如果心肺复苏超过 10～20min，通常大脑皮质会出现广泛性选择性神经元坏死。在正常血糖水平时，一般 rCBF＜16ml/（100g · min）持续达 1～2h，脑组织即发生坏死；但在高血糖时，出现脑梗死的时间＜1h；但 rCBF 为 16～20ml/（100g · min）时，发生脑梗死则需数小时，甚至更长时间。

2. 出血性脑卒中的病理生理　脑出血后产生的病理生理变化主要为血肿体积增大、血肿周围组织损伤和水肿形成及颅内压升高。一般高血压脑出血在 30min 内停止出血，血肿保持相对稳定，其临床神经功能缺损仅在出血后 30～90min 进展。近年研究发现，72.9%的脑出血患者出现不同程度的血肿增大，少数高血压脑出血发病后 3h 内血肿迅速扩大，血肿形态通常不规则，密度不均一，尤其是采取抗凝治疗及严重高血压控制不良时，其临床神经功能缺损的进展可延长至 24～48h。而超过首次计算机断层扫描（CT）血肿体积的 33%或 20ml 为血肿扩大，是脑出血病情进行性恶化的首要原因。脑出血后血肿直接压迫周围脑组织，血浆中蛋白质等渗透引起细胞外间隙的胶体渗透压升高及血肿溶解释放细胞毒性物质引起细胞代谢紊乱均可引起血肿周围组织损伤和水肿形成。此外，血肿占位、局部脑血流变化及脑脊液循环障碍使颅内压升高，而且由于血肿压迫周围组织及血液中血管活性物质释放引起继发性脑缺血、脑水肿，颅内压可进一步升高。

蛛网膜下腔出血也可引起一系列病理生理改变：①颅内容量增加，血液流入蛛网膜下腔使颅内体积增加，引起颅内压升高，严重者可诱发脑疝。②梗阻性及交通性脑积水，血液在颅底或脑室发生凝固，或血红蛋白和含铁血黄素沉积于蛛网膜颗粒，均可造成脑脊液回流受阻，引起急性梗阻性或交通性脑积水。③化学性脑膜炎，血液进入蛛网膜下腔后直接刺激脑膜，出血后血液中红细胞裂解产生的氧合血红蛋白、5-羟色胺（5-HT）、前列腺素等各种炎性物质刺激局部脑组织，导致化学性脑膜炎。④血液释放的血管活性物质，如氧合血红蛋白、5-HT、血栓烷 A_2（TXA_2）、组胺等刺激血管和脑膜，在部分患者可引起血管痉挛和蛛网膜颗粒粘连。严重者发生脑梗死和正常颅内压脑积水。⑤丘脑下部功能紊乱，血液及其产物直接刺激丘脑下部引起神经内分泌紊乱、血糖升高和发热。⑥自主神经功能紊乱等。

（二）脑卒中病理

1. 缺血性脑卒中的病理改变　缺血性脑卒中

较多发生于颈内动脉系统，约占 80%，其次是椎-基底动脉系统，约占 20%。闭塞好发的血管依次为颈内动脉、大脑中动脉、大脑后动脉、大脑前动脉及椎-基底动脉等。闭塞血管内可见动脉粥样硬化改变、血栓形成或栓子。局部血液供应中断引起的脑梗死多为白色梗死（即贫血性梗死）。如果闭塞的血管再通，再灌注的血液可经已损害的血管壁大量渗出，使白色梗死转变为红色梗死（即出血性梗死）。

脑梗死首先表现为凝固性坏死，然后是坏死组织液化，最后有可能形成囊腔。脑细胞死亡有坏死性细胞死亡和细胞凋亡（程序性细胞死亡）两种方式。最早的形态学改变发生在细胞死亡 12～24h 后，其典型神经元凝固性坏死的形态学改变为神经元核裂解，细胞质嗜伊红，称为红色神经元。与程序性细胞死亡不同，缺血坏死性细胞死亡与细胞质和线粒体肿胀相关联，并在随后出现细胞膜分解。这两种细胞死亡方式可以并存，通常坏死性细胞死亡主要发生于脑梗死发病数小时内，而程序性细胞死亡在发病数周内都可出现。

脑梗死 1 天后，梗死灶开始出现边界模糊水肿区，并出现大量炎性细胞浸润。梗死 1～2 天后，大量毛细血管和内皮细胞增生，中性粒细胞被巨噬细胞替代。脑梗死 3～5 天脑水肿达高峰，大面积梗死时脑组织高度肿胀，可向对侧移位，导致脑疝形成。在脑梗死发生的数天内，巨噬细胞数量迅速增加，吞噬大量细胞和组织碎片，并最终返回血液循环。7～14 天脑梗死的坏死组织转变为液化的蜂窝状囊腔。3～4 周后，小病灶形成胶质瘢痕，大病灶可形成中风囊。

2. 出血性脑卒中的病理改变 绝大多数高血压性脑出血发生在基底核的壳核及内囊区，约占高血压性脑出血的 70%，脑叶、脑干及小脑齿状核出血各占约 10%。壳核出血常侵入内囊，如出血量大，也可破入侧脑室，使血液充满脑室系统和蛛网膜下腔；丘脑出血常破入第三脑室或侧脑室，向外也可损伤内囊；脑桥或小脑出血则可直接破入蛛网膜下腔或第四脑室。高血压性脑出血受累血管依次为大脑中动脉深穿支豆纹动脉、基底动脉脑桥支、大脑后动脉丘脑支、供应小脑齿状核及深部白质的小脑上动脉分支、顶枕交界区和颞叶白质分支。病理检查可见血肿中心充满血液或紫色葡萄浆状血块，周围组织水肿，并有炎性细胞浸润。血肿较大时引起颅内压升高，可使脑组织和脑室移位变形，重者形成脑疝。幕上的半球出血，血肿向下挤压下丘脑和脑干，使之移位，并常出现小脑幕裂孔疝。如下丘脑和脑干等中线结构下移，可形成中心疝；如小脑大量出血，可发生枕骨大孔疝。1～6 个月后血肿溶解，胶质增生，小出血灶形成胶质瘢痕，大出血灶形成椭圆形中风囊，囊腔内有含铁血黄素等血红蛋白降解产物和黄色透明黏液。

蛛网膜下腔出血的动脉瘤主要位于大脑动脉环及其主要分支血管，尤其是动脉的分叉处。后循环动脉瘤最常见于基底动脉尖端或椎动脉与小脑下后动脉的连接处。多为单发，约 20%为多发。出血后大体上可见呈紫红色的血液沉积在脑底池和脊髓池中，如鞍上池、脑桥小脑脚池、环池、小脑延髓池和终池等。出血量大时可形成薄层血凝块覆盖于颅底血管、神经和脑表面，蛛网膜呈无菌性炎症反应及软膜增厚，导致脑组织与血管或神经粘连。脑实质内广泛白质水肿，皮质可见多发斑片状缺血灶。镜下可见血液进入蛛网膜下腔，软脑膜血管周围见多核白细胞浸润，继之大量淋巴细胞浸润、巨噬细胞反应活跃。脑实质内依病因不同，可见到相应的软化、出血、水肿、髓鞘脱失或轴索改变、胶质细胞增生，血管可见相应的动脉粥样硬化、动脉瘤或血管畸形等。

根据缺血性脑卒中的病理生理，提出了缺血半暗带概念，即缺血性脑卒中后部分脑区是潜在可挽救的，从可逆缺血向不可逆的脑梗死过渡是一个动态过程，脑组织对缺血的耐受性取决于残存的血流和血流的持续时间，及时的再灌注治疗可能是缺血性脑卒中最有效的治疗方法。根据出血性脑卒中的病理及病理生理，许多针对炎症及继发性脑损伤的药物仍在研发中。

第二节 脑卒中临床表现与诊断

脑卒中的分类方法对临床进行疾病诊断、治疗和预防有很大的指导意义，长期以来分类方法较多。目前临床医师主要参考《中国脑血管疾病分类（2015）》，该分类主要根据脑血管疾病的病因和发病机制、病变血管、病变位置及临床表现等因素将脑血管疾病分为十三类。脑卒中为急性脑血管疾病的主要临床类型，包括缺血性脑卒中即急性脑梗死和出血性脑卒中（包括蛛网膜下腔出血及脑出血）。详细分类见表 7-107-3。

一、临 床 表 现

（一）缺血性脑卒中的临床表现

大动脉粥样硬化性及心源性栓塞的临床神经功能缺损和脑实质影像学表现基本相同，不同部位血流中断会造成相应的血管闭塞综合征，但不同类型缺血性脑卒中有各自的特点。

1. 大动脉粥样硬化性脑梗死　多见于中老年患者，常在安静或睡眠中发病，部分患者有肢体麻木、无力等前驱症状，局灶性体征多在发病后 10 余小时或 1～2 天达到高峰，临床表现取决于梗死灶的大小和部位，以及侧支循环和血管变异。

（1）颈内动脉闭塞的表现：症状差异较大。颈内动脉缺血可出现单眼一过性黑矇，偶见永久性失明（视网膜动脉缺血）或颈上交感神经节后纤维受损（Horner 征）。

（2）大脑中动脉闭塞的表现：病情因闭塞部位不同差异较大。主干闭塞导致较大面积脑梗死时，会出现三偏症状（病灶对侧偏瘫、偏身感觉障碍及偏盲），伴双眼向病灶侧凝视、失语（优势半球受累）、体象障碍（非优势半球受累），并可以出现意识障碍，大面积脑梗死继发严重脑水肿时，可导致脑疝甚至死亡。单独皮质支或深穿支闭塞通常症状较主干闭塞少、程度轻且不伴意识障碍。

（3）大脑前动脉闭塞的表现：根据闭塞部位在分出前交通动脉前或后症状有差异。

分出前交通动脉前的主干闭塞：①若前交通开放且代偿较好，可不出现症状。②若双侧动脉起源于同一个大脑前动脉主干，就会造成双侧大脑半球的前、内侧梗死，导致双下肢截瘫、二便失禁、意志缺失、运动性失语和人格改变（额叶脑梗死）等。

分出前交通动脉后的大脑前动脉远端闭塞：对侧的足和下肢感觉运动障碍，上肢轻。若旁中央小叶受损，可以出现尿失禁。若额极与胼胝体受损，可以出现淡漠、反应迟钝、欣快和缄默等。皮质支中胼胝体周围动脉和胼胝体缘动脉闭塞可导致对侧中枢性下肢瘫，可伴感觉障碍，眶动脉及额极动脉闭塞可导致对侧肢体短暂性共济失调、强握反射及精神症状。深穿支闭塞由于累及内囊膝部和部分内囊前肢，可导致对侧中枢性面舌瘫。

（4）大脑后动脉闭塞的表现：因血管变异多和侧支循环代偿差异大，故症状复杂多样。主干闭塞可以出现皮质支和穿支闭塞的症状，但其典型临床表现是对侧同向性偏盲、偏身感觉障碍，不伴偏瘫，仅仅大脑后动脉起始段的脚间支闭塞导致中脑大脑脚梗死才引起偏瘫。

皮质支闭塞：①单侧皮质支闭塞引起对侧同向性偏盲，黄斑区视力不受累，优势半球受累可出现失读（伴或不伴失写）、命名性失语、失认等；②双侧皮质支闭塞可导致完全型皮质盲、面容失认症等，因累及颞叶，记忆受损。

大脑后动脉起始段的脚间支闭塞：引起相应的临床综合征。①中脑中央和下丘脑综合征，包括垂直性凝视麻痹、昏睡甚至昏迷；②旁正中动脉综合征（Weber 综合征），主要表现是同侧动眼神经麻痹和对侧偏瘫（病变位于中脑基底部，动眼神经和皮质脊髓束受累）；③Claude 综合征，同侧动眼神经麻痹和对侧共济失调、震颤（病变位于中脑被盖部、动眼神经和小脑结合臂）；④Benedikt 综合征，同侧动眼神经麻痹和对侧不自主运动和震颤（病变位于中脑被盖部、动眼神经红核和小脑结合臂）。

深穿支闭塞：红核丘脑综合征，表现为病灶侧舞蹈样不自主运动、意向性震颤、小脑性共济失调和对侧偏身感觉障碍；丘脑综合征（丘脑的感觉中继核团梗死），表现为对侧深感觉障碍、自发性疼痛、感觉过度、轻偏瘫、共济失调、手部痉挛和手足徐动症等。

（5）椎-基底动脉闭塞的表现：如一侧椎动脉闭塞，在对侧椎动脉代偿作用下可无症状。但当一侧椎动脉为优势，或一侧椎动脉已重度狭窄或闭塞时，即后循环仅靠一侧椎动脉为供血动脉时，病变较严重。血栓性闭塞多发生于基底动脉起始部和中部，栓塞性闭塞通常发生于基底动脉尖。基底动脉或双侧椎动脉闭塞是危及生命的严重脑血管事件，引起脑干梗死，出现眩晕、呕吐、四肢瘫痪、共济失调、肺水肿、消化道出血、昏迷和高热等。

以下介绍不同血管闭塞引起相应的综合征。①闭锁综合征（locked-in syndrome）：基底动脉的脑桥支闭塞致双侧脑桥基底部梗死，表现为双侧面瘫、延髓麻痹、四肢瘫痪、讲话不能，但脑干网状激活系统未受累，靠睁闭眼和眼球垂直活动表达自己意愿。②脑桥腹外侧部综合征（Millard-Gubler syndrome）：基底动脉短旋支闭塞，表现为同侧面神经、展神经麻痹和对侧偏瘫。③脑桥旁正中综合征（Foville syndrome）：基底动脉的旁中央支闭塞，表现为同侧周围性面瘫、对侧偏瘫和双眼向病变同侧同向运动不能。④基底动脉尖综合征（top of the basilar syndrome）：基底动脉尖端分出小脑上动脉和大脑后动脉受累，表现为眼球运动障碍及瞳孔异常、觉醒和行为障碍，可伴有记忆力丧失、对侧偏盲或皮质盲。CT 及磁共振成像（MRI）显示双侧丘脑、枕叶颞叶和中脑多发病灶可确诊。⑤延髓背外侧综合征（Wallenberg syndrome）：由小脑下后动脉或椎动脉供应延髓外侧的分支动脉闭塞所致，表现为眩晕、恶心呕吐、眼球震颤、声音嘶哑、饮水呛咳、吞咽困难、小脑性共济失调、交叉性感觉障碍、同侧 Horner 征。

2. 脑栓塞 心源性脑栓塞可发生于任何年龄，风湿性心脏病引起的脑栓塞以青年女性为多，非瓣膜性心房颤动、急性心肌梗死引起的脑栓塞以中老年人为多。典型脑栓塞多在活动中急骤发病，无前驱症状，局灶性神经功能缺损体征在数秒至数分钟即达到高峰。因栓子形成未在血管，而是随血流到达血管支配区，所以心源性栓塞可能同时出现多个血管支配区的脑损害。心源性栓塞容易复发和出血。

反常栓塞的患者常有久坐、术后等诱发下肢深静脉血栓的因素，或有脱水、口服避孕药等高凝状态的原因，多在促进右向左分流的活动中发病，如咳嗽、用力排便等。

脑栓塞的患者可并发全身栓塞，如肾栓塞（腰痛、血尿等）、肠系膜栓塞（腹痛、便血等）、皮肤栓塞（出血、瘀斑）等疾病表现，但发生率较低。

3. 小动脉闭塞性脑梗死 小动脉闭塞性脑卒中多见于中老年患者，男性多于女性，多数有高血压病史，突然或逐渐起病，出现偏瘫或偏身感觉障碍等局灶症状，不伴头痛及意识障碍。通常症状较轻，体征单一，预后较好。

Fisher 自 1965 年以来，通过大量病理学和临床研究归纳出 21 种腔隙综合征，其中常见的 5 种如下。①纯运动性轻偏瘫（pure motor hemiparesis，PMH）：是最常见类型，约占 60%，病变多位于内囊、放射冠或脑桥。其表现为对侧面部及上下肢大体相同程度轻偏瘫，无感觉障碍、视觉障碍和皮质功能障碍，常突然发病，数小时内进展，许多患者遗留受累肢体的笨拙或运动缓慢。②纯感觉性卒中（pure sensory stroke，PSS）：较常见，病变多位于对侧丘脑腹后外侧核，特点是偏身感觉缺失，可伴麻木、烧灼或沉重感、刺痛、僵硬感等感觉异常。③共济失调性轻偏瘫：病变位于脑桥基底部、内囊或皮质下白质，表现为病变对侧轻偏瘫伴小脑性共济失调，偏瘫下肢重于上肢（足踝部明显），面部最轻，可伴锥体束征。④构音障碍手笨拙综合征（dysarthric clumsy hand syndrome，DCHS）：约占 20%，病变位于脑桥基底部、内囊前肢或膝部，表现为构音障碍、吞咽困难、病变对侧中枢性面舌瘫、面瘫侧手无力和精细动作笨拙。⑤感觉运动性卒中（sensorimotor stroke，SMS）：病灶位于丘脑腹后核及邻近内囊后肢，以偏身感觉障碍起病，然后出现轻偏瘫。

（二）出血性脑卒中的临床表现

1. 蛛网膜下腔出血 多见于中青年发病，起病突然，多数患者有剧烈运动、用力排便、情绪激动等明显诱因。其临床表现差异较大，轻者可无明显症状，重者可突然昏迷甚至死亡。一般症状主要包括：①头痛，突发异常剧烈全头痛，不能缓解或进行性加重，多伴一过性意识障碍、恶心呕吐。②脑膜刺激征，患者出现颈强直、克尼格征和布鲁津斯基征等脑膜刺激征，以颈强直最多见。③眼部症状：20%患者眼底可见玻璃体下片状出血，发病 1h 内即可出现，是急性颅内压升高和眼静脉回流受阻所致，对诊断具有提示意义。④约 25%的患者可出现精神症状，如欣快、谵妄和幻觉等，常于起病后 2～3 周自行消失。

2. 脑出血 与脑梗死不同，脑出血多在活动或情绪激动时突然发病，发病后病情常于数分钟至数小时内达到高峰，少数也可在安静状态下发病。该病常见于 50 岁以上患者，男性稍多于女性，寒冷季节发病率较高，多有高血压病史。前驱症状一般不明显。脑出血患者发病后多有血压明显升高，伴有头痛、呕吐等颅内压升高症状和不同程度的意识障碍（如嗜睡或昏迷等）。

由于出血量和出血部位不同，脑出血的神经缺损症状也不相同。

（1）基底节区出血：①壳核出血最常见，占脑出血病例的 50%～60%，出血动脉为豆纹动脉。常见症状为病灶对侧偏瘫、偏身感觉缺失和同向性偏盲，还可出现双眼球向病灶对侧同向凝视不能，优势半球受累可有失语。②丘脑出血占脑出血病例的 10%～15%，出血动脉为丘脑膝状体动脉和丘脑穿通动脉。患者常有对侧偏瘫、偏身感觉障碍，通常感觉障碍重于运动障碍，可有特征性眼征。小量丘脑出血致丘脑中间腹侧核受累可出现运动性震颤和帕金森综合征样表现；累及丘脑底核或纹状体可呈偏身舞蹈投掷样运动；优势侧丘脑出血可出现丘脑性失语、精神障碍、认知障碍和人格改变等。③尾状核头出血较少见，多由高血压动脉硬化和血管畸形破裂所致，一般出血量不大，多经侧脑室前角破入脑室。故患者常有头痛、呕吐、颈强直、精神症状。

（2）脑叶出血：占脑出血的 5%～10%，常由脑动静脉畸形、脑血管淀粉样病变、血液病等导致，顶叶最常见。不同脑叶出血，临床症状不同。额叶出血可有偏瘫、尿便障碍、Broca 失语等；顶叶出血可有偏身感觉障碍，轻偏瘫等；颞叶出血可有 Wernicke 失语、精神症状、对侧上象限盲、癫痫；枕叶出血可有视野缺损。

（3）脑干出血：①脑桥出血约占脑出血的 10%，出血动脉多为基底动脉脑桥支，出血灶多位于脑桥基底部与被盖部之间。大量出血（血肿＞5ml）时，累及双侧被盖部和基底部，常破入第四脑室，患者迅即出现昏迷、双侧针尖样瞳孔、呕吐胃内容物、中枢性高热、中枢性呼吸障碍、眼球浮动、四肢瘫痪和去大脑强直发作等。少量出血可无意识障碍，表现为交叉性瘫痪和共济失调性偏瘫，两眼向病灶侧凝视麻痹或核间性眼肌麻痹。②中脑出血少见，常有头痛、呕吐和意识障碍，轻症表现为一侧或双侧动眼神经不全麻痹、眼球不同轴。重症表现为深昏迷、四肢弛缓性瘫痪，可迅速死亡。③延髓出血更为少见，临床表现为突然意识障碍，呼吸、心率、血压等生命体征受影响，继而死亡。

（4）小脑出血：约占脑出血的 10%。出血动脉多为小脑上动脉分支。患者常有头痛、呕吐，眩晕和共济失调。起病突然，可伴有枕部疼痛。出血量较少者，主要表现为小脑受损症状，如患侧共济失调眼震和小脑语言等；出血量较多者，尤其是小脑蚓部出血，病情迅速进展，发病时或病后 12～24h 出现昏迷及脑干受压征象、双侧瞳孔缩小至针尖样、呼吸不规则等。

（5）脑室出血：占脑出血的 3%～5%，分为原发性和继发性脑室出血。原发性脑室出血的出血动脉多为脉络丛血管或室管膜下动脉，继发性脑室出血是指脑实质出血破入脑室。患者常有头痛、呕吐，严重者出现意识障碍如深昏迷、脑膜刺激征、针尖样瞳孔、眼球分离斜视或浮动、四肢弛缓性瘫痪及去大脑强直发作、高热、呼吸不规则、脉搏和血压不稳定等症状。

二、诊　断

（一）脑卒中的识别

脑卒中，特别是缺血性脑卒中的救治对患者从发病到血管再通的时间有着严格的限制，越早治疗，越有可能减轻对大脑的永久性损害。因此脑卒中的早期识别尤其重要。针对脑卒中的主要症状，如突发口角歪斜、言语不利、肢体无力等，总结出“FAST”判断法：F 即 face（脸），是否有口角歪斜，脸部不对称；A 即 arm（胳膊），是否有肢体麻木无力；S 即 speech（言语），是否言语表达困难或口齿不清；T 即 time（时间），明确发病时间，立即就医。

近些年，在“FAST”的基础上，还提出了更简单形象的“中风 120”及更为全面的“BEFAST”等口诀使人们早期识别脑卒中。

（二）病史询问及体格检查

对脑卒中患者进行临床拟诊断时，病史采集和体格检查是必不可少的。通常先根据病史和查体获得的体征进行定位及定性分析，再根据辅助检查验证判断。

现病史询问：①发病时间，明确症状出现的时间非常重要，尤其是患者最后正常时间。如果患者是睡醒后发病，那么发病时间要前推至最后的正常时间。②脑卒中发生时正在从事的活动，是休息还是应激状态。③症状进展时序，如起病即达高峰，或者逐步恶化，亦或者阶梯样恶化。④伴随症状，如有无头痛、颈痛、呕吐、意识下降。⑤其他，如病史中有无导致全身血压下降的情况，或由坐位或卧位变为直立位后发病等。如果合并头痛，要询问头痛的性质、部位、发作频率。如果出现眩晕，则要询问有无恶心、呕吐、出汗、耳鸣、听力减退、血压和脉搏的改变，以及发作的诱因和持续时间，以帮助鉴别周围性眩晕和中枢性眩晕。

既往史询问：有无脑卒中或短暂性脑缺血发作（TIA）病史。危险因素询问：有无高血压、血脂异常、糖尿病，吸烟等。有无心脏及心血管疾病，如心肌梗死、心绞痛、心房颤动、风湿性心脏病、心力衰竭、主动脉动脉瘤、周围动脉病。有无其他引起神经功能缺损疾病，如癫痫、偏头痛、脑肿瘤、脑动脉瘤、头外伤、多发性硬化、药物滥用等。如果是中青年女性，还要询问有无避孕药服用史、多次自然流产史。除了个人既往病史以外，还要简要询问患者的家族中有无类似的病史。

详细的体格检查通常能辅助临床医师判断病灶位置，因此神经科查体不能缺少。

（三）辅助检查

对初步诊断脑卒中的患者，如果在溶栓治疗时间窗内，最初辅助检查的主要目的是进行溶栓指征的紧急筛查。为明确溶栓指征，凝血功能、血糖检查是必要的。脑CT平扫是最重要的初始辅助检查，可排除脑出血和明确脑梗死诊断。

1. 一般检查 脑卒中常规实验室检查的目的是排除类脑卒中或其他病因，了解脑卒中的危险因素，如血常规、尿常规、血糖、血脂、凝血功能、电解质、肝功能等，其他检查如肌钙蛋白、心肌酶谱等心肌缺血标志物，血氧饱和度、心电图、胸部X线检查可了解患者状况，以便进一步处理。

2. CT

（1）颅脑CT检查：急诊脑CT平扫可准确识别绝大多数颅内出血，并帮助鉴别脑肿瘤等非血管性病变，是疑似脑卒中患者首选的影像学检查方法。多数脑梗死患者在发病24h之内，影像学检查没有发生变化，在超早期阶段，发病6h之内也可能有一些变化。超出24h，梗死区就会出现低密度病灶。发病后2～15天可见均匀片状或楔形的明显低密度灶。大面积脑梗死有脑水肿和占位效应，出血性梗死呈混杂密度。病后2～3周为梗死吸收期，由于病灶水肿消失及吞噬细胞浸润，病变脑组织可与周围正常脑组织等密度，难以分辨，称为“模糊效应”。头颅CT检查是最方便、快捷和常用的影像学检查手段，缺点是对脑干、小脑部位病灶及较小梗死灶分辨率差。

对于出血性脑卒中，CT为首选方法，可清楚显示出血部位、出血量、血肿形态、是否破入脑室及血肿周围有无低密度水肿带和占位效应等。病灶多为圆形或卵圆形均匀高密度区，边界清楚。1周后血肿周围有环形增强，血肿吸收后呈低密度或囊性变。脑室积血多在2～3周完全吸收，而较大的脑实质内血肿一般需6～7周才可彻底消散。脑出血后动态CT检查还可评价出血的进展情况，并进行及时处理，减少因血肿扩大救治不及时给患者转归带来的影响。

（2）CT血管成像（CTA）：即静脉注射含碘造影剂后进行CT检查。头颈部CTA检查可以清楚显示主动脉弓、颈总动脉、颈内动脉、椎动脉锁骨下动脉、大脑动脉环，以及大脑前、中、后动脉及其主要分支，为闭塞性血管病变提供重要的诊断依据，可以明确血管狭窄的程度。其可用于脑动脉瘤、颅内外动脉夹层的诊断，特别是动脉夹层的超急性期诊断。CTA检查可以预测血肿扩大，可以辅助观察血肿周边血流灌注情况。且与数字减影血管造影（DSA）检查相比，CTA检查不需要动脉插管，简便快捷，但不能显示小血管分支的病变。

（3）CT灌注成像（CTP）：是一种使用碘造影剂的连续CT成像，目前越来越多用于对急性缺血性脑卒中的脑实质进行评估。从CTP获得的脑血容量（CBV）、CBF、平均转运时间（MTT）和达峰时间（Tmax）图像可以准确测量急性缺血性脑卒中患者的缺血性半暗带和梗死核心。

3. MRI

（1）头颅MRI检查：普通MRI（T_1加权像、T_2加权像及质子相）检查在识别急性小梗死灶和颅后窝梗死方面明显优于脑CT检查。MRI检查可清晰显示早期缺血性梗死，梗死灶T_1加权像呈低信号、T_2加权像呈高信号，出血性梗死时T_1加权像有高信号混杂。MRI弥散加权成像（DWI）在症状出现数分钟内就可显示缺血灶，虽然超早期显示的缺血灶有些是可逆的，但在发病3h以后显示的缺血灶基本代表了脑梗死的大小。T_2加权梯度回波磁共振成像和磁敏感加权成像（SWI）检查可以发现脑 CT 不能显示的无症状性微出血。MRI 还有无电离辐射和不需碘造影剂的优点。其缺点有费用较高、检查时间较长、一些患者有检查禁忌证（如有心脏起搏器、金属植入物或幽闭恐惧症等）。

对于出血性脑卒中，MRI 和磁共振血管造影（MRA）检查对发现结构异常，明确脑出血的病因很有帮助。MRI 检查对检出脑干和小脑的出血灶及监测脑出血的演进过程优于 CT 检查，对急性脑出血诊断不及 CT 检查，见表 7-106-1。

表 7-106-1　头颅 CT 与头颅 MRI 比较

	头颅 CT	头颅 MRI（普通）
检查时间	速度快	耗时，速度慢
特点	方便，快捷（首选）	相对复杂
分辨率	对后循环部位及小梗死灶分辨较差	对后循环部位及小梗死灶分辨较好
辐射	有电离辐射	无电离辐射
费用	费用较低	费用较高
禁忌证	检查禁忌证较少	检查禁忌证较多

（2）MRA 检查：是根据 MR 成像平面血液产生“流空效应”的一种磁共振成像技术。由于血管内血流速度快，从发出脉冲到接收信号时，被激发的血液已从原部位流走，信号已经不存在，因此，在 T_1 加权像和 T_2 加权像上均呈黑色，此现象称流空效应。MRA 通过抑制背景结构信号将血管结构分离出来，可显示成像范围内所有大血管及主要分支。临床主要用于颅内血管狭窄或闭塞、颅内动脉瘤、脑血管畸形等的诊断。MRA 的优点是不需要插管、方便省时、无创及无放射损伤。缺点易产生伪影、对末梢血管的评估准确性不如 CTA 及 DSA 检查。

（3）MRI 灌注加权成像检查：类似于 CTP，灌注加权成像（PWI）检查可显示脑血流动力学状况和脑组织缺血范围。灌注和弥散不匹配（PWI 显示低灌注区而无与其相应大小的 DWI 异常）可提示可能存在的缺血半暗带大小。此外，最近研究发现，在急性缺血性脑卒中患者中，弥散受限区域的液体抑制反转恢复序列（FLAIR）强度衰减与症状开始时间有关。DWI- FLAIR 不匹配已被建议用于急性缺血性脑卒中患者再灌注治疗。

4. DSA　在脑血管病的诊断和治疗方面具有重要的实用价值。全脑血管造影是经肱动脉或股动脉插管，在颈总动脉和椎动脉注入含碘造影剂（泛影葡胺等），然后在动脉期、毛细血管期和静脉期分别摄片，即可显示颅内动脉、毛细血管和静脉的形态、分布和位置。它适用于颅内外血管性病变如动脉狭窄、侧支循环评估、动脉瘤、动静脉畸形、颅内静脉系统血栓形成等，也可用来寻找自发性脑内血肿或蛛网膜下腔出血病因，或者观察颅内占位性病变的血供与邻近血管的关系。但因为注射造影剂，碘过敏者（需经过脱敏治疗后进行，或使用不含碘的造影剂）为检查禁忌。另外，有严重出血倾向或出血性疾病者，严重心、肝或肾功能不全者，脑疝晚期、脑干功能衰竭者也不宜行该检查。

5. 其他

（1）血管超声检查：颈动脉超声检查是评估血管最常用的无创检查手段，包括二维显像、彩色超声多普勒血流影像及多普勒血流动力学分析等，可客观检测颈动脉结构、功能状态或血流动力学改变。有脑卒中危险因素及颈动脉狭窄的高危患者应行颈部动脉超声检查。但由于技术本身的局限性，超声检查可能无法区分血管的不全闭塞和完全闭塞，其结果的最终确定通常要进行其他检查如 CTA、MRA 或 DSA。经颅多普勒超声（transcranial Doppler，TCD）检查是利用颅骨薄弱部位作为检测声窗，应用多普勒频移效应研究颅内动脉主干血流动力学的一种无创检测技术，可辅助诊断颅内外动脉狭窄或闭塞。对于有脑卒中危险因素的患者，可以应用 TCD 检查筛查颅内及颈部血管狭窄或闭塞。此外，对于急性缺血性脑卒中患者，也应尽早进行 TCD 检查，以明确血管闭塞或狭窄部位，明确缺血发病机制。

（2）怀疑心源性栓塞时，根据患者临床表现进行相应的辅助检查，如患者有发热和白细胞增高，应进行血培养，排除感染性心内膜炎。感染性心内膜炎产生含细菌栓子，一般脑脊液白细胞数增高，蛋白多增高，发生出血性梗死时，脑脊液可呈血性或镜下检出红细胞。怀疑非细菌性血栓性心内膜炎时，应进行抗磷脂抗体等免疫学自身抗体检测。怀疑卵圆孔未闭时，应行经胸或经食管超声心动图及经颅多普勒超声发泡试验，以及探查下肢深静脉血栓等静脉栓子来源，化验蛋白 C、蛋白 S、抗凝血酶Ⅲ等筛查高凝状态。怀疑心肌梗死或心房颤动及其他心律失常的患者，应行心电图或24h心电图检查。

不管是缺血性脑卒中，或出血性脑卒中，均为各种原因导致血流障碍，进而导致功能障碍。对于脑卒中来说，早期识别并处理至关重要。脑卒中发病后应通过救护车将患者快速安全地转运至最近的能提供急性缺血性脑卒中溶栓治疗的医院。能治疗急诊脑卒中的医院应开通脑卒中绿色通道，最大程度减少脑卒中的院内延误。

第三节　脑卒中的治疗

对于缺血性脑卒中，挽救缺血半暗带，避免或减轻原发性脑损伤，是急性脑梗死治疗的最根本目标。其急性期治疗原则如下：①监测和维护生命体征，防止导致危及生命的并发症发生发展，维护身体主要器官功能正常及内环境稳定；②尽快使狭窄或梗阻的血管再通，恢复有效脑血流灌注，阻止血栓进一步发展，防止脑灌注进一步下降；③防治缺血再灌注损伤、改善脑细胞代谢、防治脑水肿等；④详细了解缺血性脑卒中的危险因素、病因和发病机制，尽早启动二级预防；⑤尽早启动康复治疗，改善受损的肢体、语言、认知、情绪等功能，以使患者及早回归社会。

对于出血性脑卒中，治疗原则为安静卧床、脱水降颅压、调整血压、防止继续出血、加强护理、防止并发症、挽救生命、降低死亡率、降低残疾率及减少复发。其治疗包括内科治疗和外科治疗，大多数患者均以内科治疗为主，如果病情危重或发现有继发原因，且有手术适应证，则应该进行手术治疗。

一、一般治疗

维持呼吸道通畅，避免窒息，加强翻身拍背，必要时气管插管，尽可能维持血氧饱和度>94%。

心脏监测和心脏疾病处理：缺血性脑卒中后24h之内应该常规监测心电图，尽早发现阵发性心房颤动或严重心律失常等心脏疾病，避免使用加重心脏负荷的药物。

维护脑血液循环：重点是管理好血压，具体血压管理见下文。

血糖：急性期血糖过高或过低对脑组织均有害，应及时将血糖调整至正常范围。如血糖低，可静脉推注高糖溶液以提高血糖水平；如血糖高，适当静脉泵入或皮下注射胰岛素降血糖。

体温控制：凡是体温增高者，都应寻找和处理发热原因，如感染等，并积极对症处理；体温>38℃的患者应该采取物理降温等退热对症措施。

颅内压监测，避免颅内压过高导致脑疝而死亡。床头可以抬高15°～30°，必要时应用甘露醇治疗。

维持水电解质平衡，加强营养支持。

二、专科治疗

（一）缺血性脑卒中治疗

1. 血管再通或血运重建治疗

（1）静脉溶栓：静脉溶栓药物包括重组组织型纤溶酶原激活物（recombinant tissue plasminogen activator，rt-PA）、尿激酶。rt-PA治疗的时间窗为发病3.0～4.5h，尿激酶治疗的时间窗为发病6h。

（2）血管内介入治疗：①动脉溶栓，时间窗为发病6h，药物可以选用rt-PA或尿激酶；②机械取栓，时间窗为发病6～24h；③血管成形术，包括球囊扩张和支架置入术。血管再通时血压控制见下文。

2. 抗血小板治疗　对于不符合静脉溶栓或血管内治疗且无禁忌证的缺血性脑卒中患者，可首选单药阿司匹林100mg/d或氯吡格雷75mg/d长期服用。对于未接受静脉溶栓治疗的轻型卒中患者（NIHSS评分≤3分），在发病24h内应尽早启动双重抗血小板治疗（阿司匹林和氯吡格雷）并维持21天，之后改为阿司匹林或氯吡格雷单药维持治疗。

3. 抗凝治疗　对于反复发作的心源性脑卒中及静脉系统血栓形成患者，可以适时启动抗凝治疗，抗凝药物包括普通肝素、低分子肝素、阿加曲班及口服抗凝剂如华法林、达比加群、利伐沙班等。有消化性溃疡病史、出血倾向、血压>180/100mmHg、严重糖尿病和其他严重的系统疾病（如严重肝肾疾病）及临床不能除外脑出血者禁用。非瓣膜病心房颤动根据血栓栓塞（脑卒中）风险评估决定抗凝策略。根据 CHA_2DS_2-VASc 评分系统，如果男性评分≥2 分、女性评分≥3 分，推荐抗凝治疗。华法林是心房颤动脑卒中预防及治疗的有效药物，其最佳的抗凝强度为国际标准化比值（INR）2.0～3.0，此时出血和血栓栓塞的风险均最低。非维生素 K 拮抗剂口服抗凝药物（NOAC）如达比加群酯、利伐沙班、艾多沙班等由于其疗效好、安全性高和使用方便等特点，可以优先于华法林使用。

4. 降纤治疗　对于不适合溶栓且经过严格筛选的缺血性脑卒中患者，特别是高纤维蛋白原血症患者，可选用降纤治疗。降纤药物包括降纤酶、巴曲酶、蚓激酶、蕲蛇酶等。

5. 降脂治疗　缺血性脑卒中急性期，尽早启动高强度他汀类调脂药物强化降脂治疗能改善患者预后，降低死亡率。

6. 改善脑血液循环药物　丁苯酞、人尿激酞原酶有促进缺血区血管新生，增加脑血流，改善缺血区微循环的作用。有研究显示，马来酸桂哌齐特注射液、依达拉奉右莰醇有改善缺血区微循环的作用。

7. 神经保护　缺血性脑卒中神经保护药物的疗效与安全性尚需更多高质量临床试验进一步证实。目前在临床上有随机对照研究结果显示有临床获益的药物有依达拉奉。

8. 其他疗法

（1）扩容：对于低血压或脑血流灌注不足所致的缺血性脑卒中，如分水岭梗死，可考虑扩容治疗。但应注意有可能加重脑水肿、心功能不全等并发症。

（2）扩张血管：对于血管痉挛导致的缺血性脑卒中，可以考虑采取扩血管治疗，但大多数缺血性脑卒中患者不推荐扩血管治疗。

（3）高压氧、亚低温及缺血预适应治疗：效果和安全性还需开展高质量的随机对照试验证实。

（4）中医药治疗：中医药在我国缺血性脑卒中急性期的临床救治中具有较为广泛的应用。

（二）出血性脑卒中治疗

1. 药物治疗

（1）止血药物：重组Ⅶa 因子（rFⅦa）及氨甲环酸因效果或长期获益不确定，且增加血栓栓塞的风险，均不推荐应用。

（2）神经保护剂：依达拉奉对脑出血患者有恢复神经功能的作用。自发性脑出血 6h 内应用自由基清除剂 NXY-059 治疗是安全、可耐受的，但未改善临床预后。

（3）中药制剂：在我国也较多应用于治疗出血性脑卒中。

2. 外科治疗　外科手术可快速清除血肿、缓解颅高压、解除机械压迫，是脑出血治疗的重要方法。

（1）脑实质出血：可用术式包括开颅血肿清除术、微创手术、去骨瓣减压术等。

（2）脑室出血：脑室外引流联合 rt-PA 治疗脑室出血是安全的，有助于降低重症患者的病死率，但对于神经功能的改善程度有待进一步研究。

（三）血压管理

1. 缺血性脑卒中　缺血性脑卒中后 24h 内血压升高的患者应谨慎处理，建议卒中后 24h 内血压降低不超过 15%。应先处理紧张、焦虑、疼痛、恶心呕吐、尿潴留及颅内压升高等情况。收缩压≥200mmHg 或舒张压≥110mmHg，或伴有严重心功能不全、主动脉夹层、高血压脑病的患者，参考患者既往血压和治疗情况，可慎用抗高血压药物，并严密观察血压变化，注意避免血压过低或血容量不足。

缺血性脑卒中后病情稳定，若血压持续≥140/90mmHg，无禁忌证，可于起病数天后恢复使用发病前的抗高血压药物或开始启动降血压治疗。

缺血性脑卒中后低血压的患者应积极寻找和处理原因，必要时可采用扩容、升压措施。可静脉输注 0.9%氯化钠溶液纠正低血容量，处理可能引起心排血量减少的心脏疾病。

对于准备溶栓及桥接血管内机械取栓的患者，血压应控制在收缩压＜180mmHg、舒张压＜100mmHg。在血管内治疗时，早期术中收缩压的升高及术后收缩压水平的升高可能是不良预后的危险因素，接受血管内治疗的急性缺血性脑卒中患者应严密监测其围手术期血压，尤其是收缩压水平。对于静脉溶栓桥接血管内治疗的急性缺血性脑卒中患者，术前至术后 24h 内血压应＜180/105mmHg，对于术前未接受静脉溶栓的患者，术后维持血压＜180/105mmHg 可能是安全的。术后存在高灌注风险的患者应在充分评估血管再通情况及全身情况的基础上维持血压至较低水平，对于大部分患者，收缩压降至 120～140mmHg 可能是比较合适的降压范围。血管再通成功的患者（mTICI 分级为 2b 级和 3 级），可以控制血压在 140/90mmHg 以下或较基础血压降低 20mmHg 左右，但不应低于 100/60mmHg。血管再通情况不佳（mTICI 分级≤2a 级）或有血管再闭塞风险的患者，不建议控制血压至较低水平。对于急性再灌注治疗，静脉抗高血压药物如拉贝洛尔、尼卡地平、氯维地平等是合理的[5, 6]。

2. 出血性脑卒中 应综合管理脑出血患者的血压，分析血压升高的原因，再根据血压情况决定是否进行降压治疗。

症状出现 6h 内，对于收缩压 150～220mmHg 的住院患者，在没有以下情况时，有肿瘤、动静脉畸形或动脉瘤等潜在的结构性病因，格拉斯哥昏迷评分<6 分，将进行早期神经外科手术以疏散血肿，有大量血肿，预后不良者，数小时内降压至 130～140mmHg 是安全的，在开始治疗的 1h 内，将收缩压目标设定为 130～140mmHg，并将此血压维持至少 7 天。对于症状超过 6h，收缩压>220mmHg，且不存在上述情况的脑出血患者，可密切监测血压，持续静脉滴注药物控制血压，收缩压目标值为 160mmHg。

在降压治疗期间，应严密观察血压水平的变化，避免血压波动，每隔 5～15min 进行 1 次血压监测。常用的静脉抗高血压药物为乌拉地尔、尼卡地平、硝酸甘油等；静脉用药时应避免使用硝普钠，因其可能具有升高颅内压和抑制血小板聚集的副作用。常用的口服抗高血压药物为钙拮抗剂、血管紧张素转换酶抑制剂、β_1受体阻滞剂等[7]。

蛛网膜下腔出血：动脉瘤性蛛网膜下腔出血患者可在监测血压情况下进行降压治疗，并保持足够的脑灌注压，以防止血管痉挛造成迟发性脑缺血损害。对于动脉瘤性蛛网膜下腔出血患者，静脉药物可考虑用尼卡地平、拉贝洛尔、艾司洛尔等；出现急性神经系统症状时不要使用硝普钠；口服尼莫地平能有效减少该病引发的不良结局[8]。非动脉瘤性蛛网膜下腔出血的血压管理尚无定论。

（四）合并症的治疗

1. 脑水肿颅内压增高 缺血性脑卒中患者脑水肿一般在发病后 3～5 天达到高峰，需要控制脑水肿，降低颅内压，预防脑疝。方法：①抬高床头法；②镇痛和镇静；③脱水降低颅内压，尽管缺乏高质量的研究证实，甘露醇仍是我国目前脱水降低颅内压的首选药物，但应该注意其不良反应。

2. 脑梗死后出血（出血转化） 症状性出血转化：停用抗血小板、抗凝、降纤等致脑出血药物。对需要抗栓治疗的患者，可于缺血性脑卒中出血转化病情稳定数天至数周后开始抗栓治疗，关键是权衡利弊，经神经科医师严格评估后再加用。

3. 缺血性脑卒中后痫性发作 是否预防性应用抗癫痫药，尚有争论，一般不推荐预防性应用抗癫痫药。一旦出现痫性发作，可以给予丙戊酸钠或苯妥英钠、卡马西平等一线抗癫痫药物治疗。

4. 感染 缺血性脑卒中后常见的感染为肺炎、泌尿系感染，需要及时评估，有针对性地加强护理，防治相关感染。

5. 深静脉血栓形成（deep venous thrombosis，DVT）**和肺栓塞** 鼓励患者尽早活动、抬高下肢，尽量避免下肢（尤其是瘫痪侧）静脉输液。对于发生 DVT 及肺栓塞高风险且无禁忌证者，可给予低分子肝素或普通肝素，有抗凝禁忌证者，给予抗血小板治疗。可联合加压治疗（长筒袜或交替式压迫装置）和药物治疗预防 DVT，不推荐常规单独采取加压治疗；但对于有抗栓禁忌证的缺血性脑卒中患者，推荐单独采取加压治疗预防 DVT 和肺栓塞。对于无抗凝和溶栓禁忌的 DVT 或肺栓塞患者，首先建议给予肝素抗凝治疗，症状无缓解的近端 DVT 或肺栓塞患者，可给予溶栓治疗

6. 压疮 尽量避免皮肤与黏膜损伤。活动受限的瘫痪患者应定期翻身，防止皮肤受压；保持良好的皮肤、黏膜卫生，保持营养充分；易出现压疮者建议使用特定的器物保护易损部位，直到恢复行动功能。

7. 营养支持 评估吞咽功能，伴吞咽困难者应在发病 7 天内接受肠内营养支持，吞咽困难短期内不能恢复者可早期放置鼻胃管进食，长期不能恢复者可行胃造口进食，尽量保证营养物质足质、足量、均衡。

8. 缺血性脑卒中后精神心理及认知功能障碍 缺血性脑卒中后焦虑、抑郁、认知功能下降严重影响患者预后，应尽早评估，积极干预。

三、康复治疗

缺血性脑卒中患者在病情允许的情况下，发病后 24～48h 进行床边康复、早期离床康复，包括坐、站、走等活动。出血性脑卒中患者也应尽早开始适合的和安全性好的康复治疗，适度的强化康复治疗措施并逐步合理地增加幅度。卧床者病情允许时应注意良姿位摆放。同时应重视语言、脑卒中后认知功能障碍（如血管性痴呆）、精神心理障碍等多方面的康复训练，目的是尽量恢复日常生活自理能力。推荐由经过规范培训的脑卒中康复专业人员实施康复治疗。脑卒中患者出院后，如果仍有神经功能缺损，需要继续在基层医疗卫生机构进行康复。最终实施医院、社区及家庭三级康复治疗措施，并力求妥善衔接，以期患者获得最大益处。

（宋海庆　武　霄）

参考文献

[1] 王拥军，李子孝，谷鸿秋，等. 中国卒中报告 2019（中文版）(1)[J]. 中国卒中杂志，2020，15(10)：1037-1043.

[2] GBD 2019 Stroke Collaborators. Global，regional，and national burden of stroke and its risk factors，1990-2019：A systematic analysis for the Global Burden of Disease Study 2019[J]. Lancet Neurol，2021，20（10）：795-820.

[3] Bejot Y. Targeting blood pressure for stroke prevention：Current evidence and unanswered questions[J]. J Neurol，2021，268（3）：785-795.

[4] Fan F，Yuan Z，Qin X，et al. Optimal Systolic Blood Pressure Levels for Primary Prevention of Stroke in General Hypertensive Adults：Findings from the CSPPT（China Stroke Primary Prevention Trial）[J]. Hypertension，2017，69（4）：697-704.

[5] 彭斌，刘鸣，崔丽英. 与时俱进的新指南——《中国急性缺血性脑卒中诊治指南 2018》解读[J]. 中华神经科杂志，2018，51（9）：657-659.

[6] 霍晓川，高峰. 急性缺血性卒中血管内治疗中国指南 2018[J]. 中国卒中杂志，2018，13（7）：706-729.

[7] 中华医学会神经病学分会，中华医学会神经病学分会脑血管病学组. 中国脑出血诊治指南（2019）[J]. 中华神经科杂志，2019，（12）：994-995.

[8] 中华医学会神经病学分会，中华医学会神经病学分会脑血管病学组，中华医学会神经病学分会神经血管介入协作组. 中国蛛网膜下腔出血诊治指南 2019[J]. 中华神经科杂志，2019（12）：1006-1007.

第107章

伴脑血管病高血压的处理

脑血管病是脑血管病变导致脑功能障碍的一类疾病的总称，是危害中老年人身体健康和生命的主要疾病之一。2018 年，中国居民脑血管病（粗）死亡率为 149.49/10 万，占总死亡人数的 22.33%。在所有死亡原因中，脑血管病位列恶性肿瘤和心脏病之后，为死因顺位的第三位[1]。脑卒中为其主要临床类型，包括缺血性脑卒中和出血性脑卒中，以急性起病、迅速出现器质性脑损伤为共同临床特征。各种原因如动脉硬化、各种栓子、血液学改变等均可引起脑卒中，其中以高血压所致的血管损害最为常见。在我国，高血压的主要转归是脑卒中，其发生率高于心肌梗死。

全球疾病负担研究（global burden of disease study，GBD）数据显示[2]，脑卒中是我国居民死亡的首位原因；2010～2019 年 10 年间，缺血性脑卒中的发病率由 129/10 万上升至 145/10 万人，缺血性脑卒中的患病率由 1100/10 万上升至 1256/10 万。国家卫生健康委员会脑卒中防治工程委员会开展 2020 年中国脑卒中高危人群筛查干预工作。调查结果显示[3]，我国≥40 岁的成年人年龄和性别标准化脑卒中患病率、发病率和死亡率分别为 2.61%、505.23/10 万人年和 343.40/10 万人年。根据我国老龄化趋势和第七次人口普查数据测算，2020 年我国 40 岁以上人群中，脑卒中患者约为 1780 万，脑卒中新发患者约为 340 万，脑卒中相关的死亡患者约为 230 万。

脑卒中也是成人首要的致残疾病，约 2/3 幸存者遗留不同程度的残疾。脑血管病的发病率、患病率和死亡率随着年龄的增长而增高，随着人口老龄化的加剧，脑血管病造成的危害日趋严重。据 2018 年医院质量数据监测系统（Hospital Quality Monitoring System，HQMS）统计，67.4%的缺血性脑卒中患者、77.2%的脑出血患者和 49.1%的蛛网膜下腔出血患者均患有高血压。收缩压与舒张压升高都与脑卒中的发病风险呈正相关，并呈线性关系。亚太队列研究（Asia Pacific Cohort Study Collaboration，APCSC）显示[4]，血压水平与亚洲人群的脑卒中、冠心病事件密切相关，收缩压每升高 10mmHg，亚洲人群脑卒中发生风险增加 53%。在西方高血压人群中，脑卒中与心肌梗死发病率比值为 1∶1，而在我国高血压人群中脑卒中与心肌梗死发病率比值高达（5～8）∶1。这提示我国高血压人群的脑卒中风险更大。鉴于高血压脑卒中的流行及发病状况，对高血压患者进行有效血压控制，以及脑卒中后合理进行血压调整，已显得非常重要。目前伴脑血管病的高血压患者数量大，对这部分人的降压治疗对预防再次脑卒中有着非常重要的意义，既可帮助改善患者生活质量，也可预防心脏疾病、肾脏疾病。

第一节　高血压脑卒中后脑循环及脑代谢的变化

脑部血液供应主要来自两侧颈内动脉系统和椎-基底动脉系统。颈内动脉系统主要通过大脑中动脉和大脑前动脉供应大脑半球前 3/5 部分血液。椎-基底动脉系统主要通过大脑后动脉、小脑上动脉、小脑前下及后下动脉、脑桥动脉供应大脑半球后 2/5 部分、小脑和脑干血液。两大动脉系统通过前交通动脉和后交通动脉相互沟通，在颅底形成动脉环（大脑动脉环）。此动脉环用以调节两大动脉系统对大脑半球血供的平衡，特别是在病态时对侧支循环的形成极为重要。

一、脑循环的生理功能及调节

脑是机体代谢最旺盛的器官，对能量需求量高；脑的能量来源主要依赖于糖的有氧代谢。正常成人的脑重为 1500g，占体重的 2%；但在安静状态下流经脑组织的血液为 50～100ml/（100g · min），占心排血量的 20%；脑组织氧消耗量为 156μmol/（100g · min），占全身耗氧量的 20%～30%；脑葡萄糖消耗量为 5mg/（100g · min），24h 约需 108g。脑组织的血流量分布不均，通常灰质的血流量高于白质，大脑皮质的血液供应最丰富，其次为基底核和小脑皮质（表 7-107-1）。

表 7-107-1　正常人脑各部位血流量、耗氧量和消耗葡萄糖量的标准

脑血流量	50～55ml/（100g · min）
灰质	70～75ml/（100g · min）
白质	30～40ml/（100g · min）
全脑每分钟脑血流量	800～1200ml/（100g · min）
脑耗氧量	156μmol/（100g · min）
脑需氧量	500～600μmol/（100g · min）
脑耗糖量	5mg/（100g · min）
脑需糖量	75～100mg/（100g · min）

脑血流量（CBF）在正常生理情况下相对稳定，其与脑灌注压（CPP）成正比，与脑血管阻力（CVR）成反比。在正常情况下，出颅平均静脉压与平均颅内压相当，因此脑的血流量主要取决于脑平均动脉压（MAP）及 CVR。在 CVR 不变的情况下，唯一决定脑血流量的因素是 MAP，因此血压的高低对脑血流量至关重要。

生理情况下，机体具有对脑血流量的自我调节作用，CVR 在 50～150mmHg 范围内脑血流量保持不变；血压升高时，CPP 增高，反射性引起毛细血管动脉端平滑肌收缩，CVR 随之增高，而脑血流量并不增加，反之亦然，此即 Bayliss 效应。但是，CVR 一旦超过 Bayliss 效应调节上限，脑血流量呈线性升高，会出现脑的过度灌注，表现为颅内压升高和脑水肿；而当 CVR 低于 Bayliss 效应调节下限时，脑血流量呈线性下降，出现脑缺血症状。长期高血压患者存在 Bayliss 效应阈值的缓慢上调，故对低血压的耐受能力减弱，易出现脑缺血，因此高血压患者合理降压对脑卒中的预防及治疗具有重要意义。

二、脑循环的病理生理变化

正常情况下脑组织利用不断供应的氧和葡萄糖维持神经组织正常结构和功能，由于脑内氧及葡萄糖的储存量很少，因此脑细胞对缺血、缺氧性损害十分敏感，血流中断影响脑的能量代谢而导致其结构和功能损伤。

（一）脑卒中后脑循环的病损机制与病损阈

脑细胞缺血、缺氧性损害分为2个时相。第1个时相称"突触传递衰竭"，其局部脑血流的阈值为20ml/（100g·min）。此时，脑自发电活动消失，脑细胞功能完全丧失，但仍有血氧连续进入脑细胞内，只要及时增加脑供血供氧，脑细胞功能仍可恢复，脑损害是可逆的。第2个时相为"膜泵衰竭"，其局部脑血流的阈值为10ml/（100g·min）。此时，从毛细血管释放的氧弥散到脑细胞，线粒体所需的有效氧分压梯度消失，脑细胞停止获氧，因细胞膜离子泵功能衰竭导致细胞内外离子平衡破坏，出现脑细胞水肿、坏死等一系列不可逆的损害（表7-107-2）。

表7-107-2 脑缺血缺氧功能障碍阈

脑血流	50～55ml/min	正常阈
	（18±2）ml/min	临界阈
	（10±2）ml/min	致死阈
脑血流下降	17ml/min	脑电异常
	15ml/min	诱发脑电位异常
	14ml/min	白质受损
	10～12ml/min	灰质受损
脑血流中断	5～7s	眼球固定中间位，意识丧失
	10s	自发脑电活动消失
	5～7min	不可逆损害

（二）脑卒中后脑细胞对缺血缺氧的反应机制

脑组织缺血、缺氧时将产生一系列变化，造成神经元损伤。如果及时采取有效措施，使血流得以重建，氧和葡萄糖的供给及时恢复，则脑组织的缺血性损伤会得到恢复。但有时损伤继续加重，这种现象称为再灌注损伤。若短暂性缺血后血流迅速重建，组织的能量代谢也恢复正常，这时细胞的结构和功能均已正常。但是在数小时或几日后，某些脑区如海马CAI区、纹状体等易形成损伤部位发生神经元逐渐趋于死亡，这种情况称为继发性神经元损伤。

1. 原发性神经元损伤 脑卒中后局部脑血管闭塞后，缺血区脑血流量及代谢均降低，在血流下降最严重的梗死中心区细胞迅速死亡。缺血周边区虽然血流下降，但保留氧和葡萄糖代谢，神经元功能降低，细胞维持离子平衡而存活构成缺血半暗带区（ischaemic penumbra）。缺血半暗带区可以有两个发展方向：如果血流马上恢复，神经元功能可恢复正常；血流持续减少，则可导致此区域神经元最终死亡。在远离病灶的部位如对侧半球甚至小脑亦出现脑血流量及代谢降低，这种现象称为远隔功能障碍。缺血区内血管自身调控功能障碍，血管处于过度扩张状态，此时给予扩血管药物会使病灶区残存的血液流向动脉扩张的区域，形成脑内盗血现象（intracerebral steal），后果是缺血区血流不仅不增加，反而减少。

2. 再灌注损伤 急性脑卒中后在一定时间内再灌流缺血脑组织虽然可能挽救脑细胞或增加恢复的可能性，但也可能有害，导致再灌注损伤。由于急性缺血的治疗时间窗（time window）十分短暂，人们希望能了解再灌注及迟发损伤的机制，以达到临床上可以利用更长时间争取神经元复原和减少其死亡。

目前认为，再灌注损伤主要通过损伤级联反应方式进行。血流再通后，白细胞随血流大量迁移至缺血区，与血管内皮细胞发生黏附，释放氧代谢产物和蛋白水解酶，使内皮细胞进一步破坏，血管通透性增加，进一步激活黏附受体分子的表达，造成炎症反应，同时促发自由基大量生成，引起"瀑布式"自由基连锁反应；并在兴奋性氨基酸毒性作用的活化和神经细胞内钙超载、磷脂膜降解及酸中毒、基因表达的改变和细胞凋亡等一系列病理机制参与下最终导致脑梗死区扩大。另外，血流再通还会引发梗死后出血。

3. 继发性神经元损伤 在短暂脑缺血后，即使局部脑组织代谢已经恢复正常，但数小时或数日后某些易感部位如海马 CAI 区、纹状体等区域都逐渐出现神经元死亡，称为继发性或迟发性神经元损伤。这主要是由于谷氨酸的细胞毒作用。谷氨酸 *N*-甲基-D-天冬氨酸（NMDA）受体兴奋将诱发乙酰胆碱、去甲肾上腺素、组胺、5-羟色胺释放，均能激活磷脂酰肌醇系统，通过磷脂酶降解为二酰甘油（DAC）及三磷酸肌醇（IP），IP 作用于内质网膜，使存在其内的 Ca^{2+}释放出来进入细胞质，缺血时过量释放上述各类递质均会引起 Ca^{2+}异常升高。

对上述病理生理变化了解得越透彻，临床治疗措施越有针对性，则可大大改善缺血性脑卒中患者的预后。

三、高血压脑动脉硬化的类型

（一）高血压脑动脉硬化

高血压造成脑血管损害的早期表现为血管通透性增高，血浆蛋白沉积于血管壁和神经细胞周围。随着血压持续升高，这种沉积逐渐加重，使血管壁发生玻璃样变和纤维素样坏死，血管周围神经细胞变性。在长期高血压的作用下脑动脉中膜平滑肌细胞增生、肥大和胶原纤维增生，引起血管壁增厚及血管重构，促进动脉硬化发生。此时，脑血管的自动调节功能减弱，容易发生脑缺血。增生的平滑肌细胞对缺血缺氧较为敏感，故增厚的血管壁更容易受到损害。脑动脉壁增厚使血管阻力增加，血压进一步升高，又反过来加重血管壁肥厚，形成恶性循环，最终导致脑血管损害，乃至发生脑卒中。

（二）高血压脑动脉粥样硬化

高血压是脑动脉粥样硬化的重要危险因素之一。颅内病变以大脑动脉环和大脑中动脉最为显著，颅外病变则常见于颈动脉。高血压时血流对血管壁的冲击力大，引起内皮损伤和功能障碍，血管张力高，血液脂蛋白渗入内膜，单核细胞黏附并迁入内膜，血小板黏附及中膜平滑肌细胞迁入内膜，促使动脉粥样硬化发生。

动脉粥样硬化的后果有以下 4 方面：①由于较大的动脉粥样硬化斑块的出现引起动脉管腔狭窄，狭窄血管远端血流灌注减少，引起血压下降，低血压易引起脑供血不足；②在血流动力学作用下，粥样斑块可破裂、溃疡、出血，诱发原位血栓形成引起动脉闭塞及供血区脑梗死；③脱落的坏死性粥样物质及血栓碎片进入血液，成为动脉脑栓塞的栓子；④严重动脉粥样硬化时动脉中膜不同程度萎缩，以致不能承受血管内血压的作用而被动扩张形成动脉瘤，血压升高时易发生脑出血。

（三）高血压细小动脉透明变性、纤维素样坏死

细小动脉透明变性、纤维素样坏死是长期高血压引起的较严重的脑血管病变，是高血压动脉硬化性脑出血和脑梗死共同的病理基础。透明变性的动脉壁原有结构消失，代以嗜伊红的玻璃样物质。细小动脉的纤维素样坏死特征为内膜增厚，玻璃样物质及纤维素样物质沉积，中膜肌层坏死，管壁疏松，有白细胞、红细胞浸润。

细小动脉壁结构紊乱或中膜肌层坏死使管壁局部抵抗力减弱，在高压力血流冲击下，管壁膨出，形成微动脉瘤。血压骤升时，微动脉瘤容易破裂出血。玻璃样变、纤维素样坏死及动脉内膜损害容易在内膜形成血栓。另外，微动脉瘤内血流缓慢，产生涡流，也可形成血栓。细小动脉的管壁增厚、管腔狭窄及血栓形成可引起血管闭塞形成小梗死或腔隙性梗死。

第二节　高血压与急性脑血管病

脑卒中后原有高血压病史的患者及原无高血压的患者血压都有升高的趋势。有些患者表现为血压轻度升高，而有些患者表现为血压急剧升高。升高的程度与脑血管受损的部位、程度和范围有直接的关系。

一、急性脑血管病的分类

急性脑血管病分为急性缺血性脑血管病与急性出血性脑血管病，其详细分类见表 7-107-3。

表 7-107-3 中国脑血管疾病分类（2015）（部分）[5]

缺血性脑血管病	短暂性脑缺血发作	颈动脉系统	
		椎-基底动脉系统	
	脑梗死（急性缺血性脑卒中）	大动脉粥样硬化性脑梗死	
			大脑前动脉闭塞综合征
			大脑中动脉闭塞综合征
			大脑后动脉闭塞综合征
			椎-基底动脉闭塞综合征
			小脑下后动脉闭塞综合征
			其他
		脑栓塞	心源性
			动脉源性
			脂肪性
			其他（反常栓塞、空气栓塞）
		小动脉闭塞性脑梗死	
		脑分水岭梗死	
		出血性脑梗死	
		其他原因所致脑梗死	
		原因未明	
	脑动脉盗血综合征	锁骨下动脉盗血综合征	
		颈动脉盗血综合征	
		椎-基底动脉盗血综合征	
	慢性脑缺血		
出血性脑血管病	蛛网膜下腔出血	血管瘤破裂	
		脑血管畸形	
		中脑周围非动脉瘤性蛛网膜下腔出血	
		其他原因	
		原因未明	
	脑出血	高血压性脑出血	
		脑血管畸形或动脉瘤脑出血	
		淀粉样脑血管病脑出血	
		药物性脑出血	
		瘤卒中	
		脑动脉炎脑出血	
		其他原因脑出血	
		原因未明脑出血	
	其他颅内出血	硬膜下出血	
		硬膜外出血	

表 7-107-3 中，除慢性脑缺血外，其他脑血管病均属于急性发作。而脑小血管病（cerebral small-vessel disease，CSVD）中某类型如腔隙性脑梗死亦可有急性脑血管病的临床表现。CSVD 的危险因素主要为高血压和糖尿病，CSVD 时，小血管自动调节能力受损导致脑血流减少和大脑低灌注。

短暂性脑缺血发作（transient ischemic attack，TIA）的血流动力学改变是在各种原因（如高血压所致动脉硬化）所致的颈内动脉系统或椎-基底动脉系统的动脉严重狭窄基础上，血压急剧波动和下降导致原来靠侧支循环维持血液供应的脑区发生的一过性缺血。

二、血压波动与急性脑血管病

人体血压在 24h 内呈周期性波动，入睡后血压下降，达到最低点后不再下降，白昼通常有两个高峰，即清晨 6：00～10：00 和下午 4：00～8：00。目前认为无论短期或长期血压波动，都会对脑血管调节功能造成损害。

近年来动态血压监测的应用可以很好地对血压波动性进行评估。动态血压监测可以反映患者全天血压的平均情况，消除诊室血压的偶然性与其他诸多干扰因素，因此可以比较准确地反映患者的真实血压状况。有研究显示，动态血压监测测得血压较诊室血压有更高的预测风险价值，更能反映高血压对靶器官损害程度，与脑血管相关性更高。根据夜间血压下降率[（白昼血压均值–夜间血压均值）/白昼血压均值]将动态血压形态分为杓型、非杓型、反杓型、超杓型等。生理情况下，大多数正常人血压形态应为杓型血压（夜间平均血压降低≥10%）（表 7-107-4）。

表 7-107-4　病理性动态血压形态

类型	定义
非杓型血压变异	夜间平均血压降低＜10%或与日间平均血压相比无明显下降
反杓型血压变异	夜间平均血压高于日间平均血压
超杓型血压变异	夜间平均血压下降＞20%
夜间高血压	夜间收缩压和（或）舒张压≥120/70mmHg
血压晨峰增大	血压晨峰增大目前尚无统一定义及正常值
清晨高血压	指清晨时段家庭自测血压或动态血压平均水平≥135/85mmHg 和（或）诊室血压≥140/90mmHg

临床研究表明，60%～70%的急性缺血性脑卒中（acute ischemic stroke，AIS）患者存在血压升高，但早期降压治疗并不能改善其临床预后。AIS 急性期的个体血压变异性（blood pressure variability，BPV）与神经功能不良结局密切相关，是独立于血压平均值之外的危险因素。关于急性脑卒中患者血压波动性特点，笔者研究发现急性脑卒中患者更多表现为夜间血压超负荷，并且无论急性期诊室血压升高或诊室血压正常，动态血压形态均表现为非杓型和反杓型为主，表明脑卒中急性期患者夜间血压负荷增加。夜间血压下降幅度减小甚至持续反常升高，可以导致血管张力持续增高，加大血管内皮损伤，加重脑血管损害。

因此，在临床实践中，BPV 是 AIS 急性期血压管理的又一方向，应遵循长效制剂和联合用药原则，并对血压进行密切监测，以保证 BPV 稳定。另有研究显示 BPV 和 CSVD 的发生与发展密切相关，即 BPV 是 CSVD 的独立危险因素，同时也是独立预测因子。BPV 与 CSVD 神经影像标志物负担增加有关，尤其是脑白质高信号（white matter hyperintensity，WMH）。因此在临床实践中，降压治疗的目标除了强调血压的早期达标外，还应重视患者的 BPV 指标。

第三节　脑卒中后的治疗与管理

一、急性脑卒中血压治疗

大部分急性脑卒中患者入院时合并高血压，近半数急性脑卒中患者有高血压病史。大部分脑出血患者血压升高，且有高于缺血性脑卒中患者的趋势，升高的血压在发病后 1 周左右自行下降并达到稳定，仅部分患者血压仍很高。

脑卒中后血压降低，临床比较少见。其原因可能为患者病情危重，多见于脑卒中合并主动脉夹层、血容量减少及心力衰竭、心排血量减少等；脑卒中病灶面积较大，出现严重的脑水肿、脑疝等导致脑干功能衰竭；部分可能因为患者一般情况较差，进食、进水困难等各种原因导致血容量不足及并发消化道出血、感染等导致的休克有关，应积极查找原因，必要时给予补液、扩容治疗。

（一）急性脑卒中后血压升高的可能原因

急性脑卒中后血压升高考虑与以下因素有关。

（1）发病后躁动、紧张、焦虑、睡眠障碍、持续疼痛、脱水、尿潴留等状态相关的应激反应等因素可导致血压升高。

（2）脑卒中后脑组织缺血、水肿或出血灶的占位效应，造成颅内压升高。在颅内压升高情况下，脑循环自动调节机制受损，梗死组织周围缺血半暗区的血流灌注依赖于血压变化，血压升高可改善这个敏感区的血流量。

（3）脑卒中后神经内分泌系统激活（包括交感神经系统、肾素-血管紧张素系统、皮质醇系统），导致儿茶酚胺、肾上腺素、皮质醇等血管活性物质大量释放入血。

（4）其他，包括心排血量增加、白大衣效应等。

（二）不同类型急性脑卒中血压治疗[6]

1. 缺血性脑卒中的血压治疗

（1）降压时机、速度及目标：根据缺血性脑卒中发病的时间、治疗方式选择不同降压时机、速度及目标，且采取个体化方案治疗。

准备溶栓者及桥接血管内取栓者，可将血压控制在180/100mmHg以下。

准备动脉内治疗的患者，推荐手术前控制血压≤180/110mmHg。血管开通后对于高血压患者，控制血压低于基础血压的20～30mmHg，但不应低于90/60mmHg[7]；我国推荐术前血压控制在180/105mmHg及以下。

发病24h内，收缩压≥200mmHg或舒张压≥110mmHg或者伴有其他合并症（如合并急性冠脉综合征、急性心力衰竭、主动脉夹层、子痫或先兆子痫、溶栓后症状性颅内出血等）可早期启动降压治疗，在发病最初24h内降压幅度不应超过原有水平的15%[7]。

脑卒中后病情稳定，血压≥140/90mmHg，无禁忌证，可在发病数天后启动降压治疗。

（2）抗高血压药物：急性再灌注治疗患者的静脉抗高血压药物包括拉贝洛尔、尼卡地平、氯维地平。

（3）急性CSVD的血压管理：对于急性CSVD导致的缺血性脑卒中的血压管理，可参考急性缺血性脑卒中的血压管理方案。另BPV与CSVD预后不良密切相关，与CSVD神经影像标志物负担增加有关，尤其是WMH，因此减少BPV波动对控制CSVD有重要意义。与其他药物类别相比，钙拮抗剂和非环路利尿剂减少了收缩压的个体间变异，而血管紧张素转换酶抑制剂、血管紧张素Ⅱ受体阻滞剂和β受体阻滞剂增加了该变异，且与安慰剂相比，钙拮抗剂可最大程度减少个体间变异，并有减轻动脉粥样硬化的作用，适合选用。

2. 自发性脑出血的血压治疗

（1）降压时机、速度及目标：自发性脑出血的血肿导致颅内压明显升高，同时血压显著升高，因此应该首先降低颅内压。方法：抬高床头；镇痛镇静；可应用甘露醇降低颅内压；脑室引流及外科消除血肿。

根据《中国脑卒中防治指导规范（2021年版）》，对于收缩压＞220mmHg的脑出血患者，应积极使用静脉抗高血压药物降压；收缩压＞180mmHg的患者，可使用静脉抗高血压药物降压。根据患者临床表现调整降压速度，幅度不宜过大，一般收缩压较基线降低不要超过90mmHg以保证足够CPP，每隔5～15min进行1次血压监测。降压目标推荐160/90mmHg，而脑出血早期血压降至140/90mmHg以下是安全的，但对患者预后的有限性仍不明确。

（2）抗高血压药物的选择：常用的静脉抗高血压药物为乌拉地尔、尼卡地平、硝酸甘油等；应用静脉药物时应避免应用硝普钠，因其可能具有升高颅内压和抑制血小板聚集的不良反应。常用的口服抗高血压药物为钙拮抗剂、血管紧张素转换酶抑制剂、β_1受体阻滞剂等。

3. 蛛网膜下腔出血的血压治疗

（1）降压时机、速度及目标：动脉瘤性蛛网膜下腔出血患者在手术夹闭或介入栓塞动脉瘤前，可在血压监测下使用镇痛药物和抗高血压药物进行降压治疗，将收缩压控制在160mmHg以内，CVR应控制在90mmHg以上，并保持足够的CPP，以防止血管痉挛造成迟发性脑缺血损害[8]。

（2）抗高血压药物：对于动脉瘤性蛛网膜下腔出血患者，静脉药物可考虑用尼卡地平、拉贝洛尔、艾司洛尔等；出现急性神经系统症状时不要使用硝普钠；口服尼莫地平能有效减少该病引发的不良结局。

（三）脑卒中急性期抗高血压药物的选择

在保证降压有效的同时，急性脑卒中在选择抗高血压药物时要考虑前文已述的不同脑卒中类型及病期的不同病理生理情况，还应考虑药物对颅内压、脑血管自动调节、脑血流及其他重要器官的影响。

急性脑卒中时，由于脑缺血区的损害，可以影响脑血流的自主调节，血压急骤波动则可影响脑的灌注压，抗高血压药物的选择应避免不按药物代谢规律口服短效抗高血压药物。

急性脑卒中可以采用静脉给予抗高血压药物，调整血压至稳定，再换用长效抗高血压药物（表 7-107-5）。出血性脑卒中患者在选择用药时应特别注意硝普钠等扩张脑血管时对颅内压的影响。另外，有意识障碍或需使用鼻饲方法给药的脑卒中患者，应避免使用缓释或控释口服剂型，尽量选用长效药物，如苯磺酸氨氯地平等。

表 7-107-5　急性脑卒中患者降压治疗建议[7]

血压	治疗
不适宜溶栓者	
血压不能控制/舒张压＞140mmHg	可考虑硝普钠[0.5μg/（kg・min）]降低舒张压，10%～20%硝酸甘油 5mg 静脉注射，其后 1～4mg/h 静脉滴注
收缩压＞180～230mmHg 或舒张压＞105～120mmHg	拉贝洛尔 10mg 静脉注射，之后持续静脉泵入 2～8mg/min
	或尼卡地平 5mg/h 静脉注射，可滴定加量，每 5～15min 加量 2.5mg/h 至达到目标效果，最大剂量 15mg/h
	或氯维地平 1～2mg 静脉注射，可滴定加量，每 2～5min 剂量加倍至达到目标血压，最大剂量 21mg/h
伴有其他合并症（如急性冠脉综合征、急性心力衰竭、主动脉夹层、子痫或先兆子痫、溶栓后症状性颅内出血等）	采用不同的降压策略，患者可能从急性降压中获益
溶栓治疗者	
治疗前收缩压＞185mmHg 或舒张压＞110mmHg	拉贝洛尔 10～20mg 于 1～2min 静脉注射，可重复 1 次
	或尼卡地平 5mg 静脉注射，可每 5～15min 滴定加量 25mg/h，最大剂量 15mg/h，达到目标血压后调整药物剂量以保持血压在合适范围
	或氯维地平 1～2mg/h 静脉注射，可滴定加量，每 2～5min 加量 1 倍，直到目标血压，最大剂量 21mg/h
	其他药物（如肼屈嗪、依那普利）也可考虑
治疗中或治疗后血压监测	每 5min 1 次，持续 2h；之后每 30min 1 次，持续 6h；之后每小时 1 次，持续 16h

注：此建议是共识，非证据，应根据个体差异，考虑临床状况及基础血压；治疗前最初的血压应在 5min 内重复而确定；对于哮喘、心力衰竭、严重心脏传导异常、难治性高血压患者，避免使用拉贝洛尔，考虑应用硝普钠。

急性脑卒中血压平稳后最好选用缓和、长效、能增加脑血流量的口服抗高血压药物，同时不会加重脑缺血和增高颅内压。目前临床较常用的有钙拮抗剂、血管紧张素转换酶抑制剂和 α 受体阻滞剂。其他抗高血压药物亦可根据患者个体情况选用，β 受体阻滞剂适用于合并交感神经亢进、快速心律失常患者。利尿剂适用于心功能不全患者，在降压同时有降低颅内压的作用，也适用于合并颅高压的患者。

二、伴脑血管病高血压的血压管理

伴脑血管病高血压的血压管理即脑卒中二级预防的血压管理，是指对已发生脑血管病的患者进行干预治疗，降低病死率、病残率，防止再次脑血管病发病。对于已患有脑卒中的患者，不论处于急性期、慢性期还是恢复期，无论采用何种药物，继续实施降压方案会减少脑卒中再发及致死性脑卒中出现。

缺血性脑卒中和 TIA 是最常见的脑血管病类型，复发率也很高，我国缺血性脑卒中年复发率高达 17.7%[9]。通常将 TIA 患者作为脑卒中二级预防对待。

高血压是脑卒中患者可干预的危险因素，血压管理是有效进行二级预防的重要措施，对脑卒中后存活的患者大有裨益。大规模临床试验证实降压治疗可降低脑卒中发生率，详见表 7-107-6，临床医师尤其高血压科医师对伴有脑血管病的高血压患者应合理选择抗高血压药物，实现血压优化管理，改善患者预后，降低脑血管病的发生。

表 7-107-6 脑卒中后降压治疗的临床试验

临床试验	结论
PATS 临床试验[10]	脑卒中后经吲达帕胺治疗使血压下降 5/2mmHg 而使致死性与非致死性脑卒中发生的危险性降低 29%，3 年绝对受益为每 1000 例接受治疗的脑卒中患者每年能减少 29 次新的脑血管事件
PROGRESS 试验[11]	脑卒中后单独使用培哚普利，可使血压下降 5/3mmHg，再卒中危险降低 5%，当联合应用吲达帕胺 2.5mg 后，血压降低 12/5mmHg，再卒中的危险降至 43%，从而提示脑卒中后血压降得低一些，预防再卒中的获益会更大
ACCESS 试验	对 500 例脑卒中后 36～72h，平均血压在 180/105mmHg 以上的急性脑卒中患者随机使用坎地沙坦 2～8mg 或安慰剂治疗 7 天，在以后 8～365 天，一组继续使用坎地沙坦，如果血压正常，使用安慰剂，观察急性脑卒中后抗高血压药物的使用对事件发生及死亡的影响。试验结果发现：在死亡、功能丧失、心血管及脑血管事件的发生方面，安慰剂组为 18.7%，而坎地沙坦组仅 9.8%。在死亡与心脑血管事件的发生方面，坎地沙坦组较安慰剂组相对危险降低 47.5%，致死及非致死性脑卒中的发生风险分别降低 24%及 28%

（一）降压治疗原则

对于具体脑卒中类型患者，降压治疗目标需个体化，建议对脑卒中患者进行血管评估、病因查找及危险因素评估确定降压治疗目标。

对于由低血流动力原因导致的脑卒中或 TIA 患者，应权衡降压幅度与速度对脑血流动力学的影响。

降压治疗过程中应根据患者具体情况调整，避免降压过快，注意减少血压变异性。

降压治疗的临床获益主要来自降压作用本身，需要从用药依从性、药物不良反应和经济费用等因素综合考虑制订个体化降压方案

（二）降压时机

既往未接受抗高血压药物治疗的脑卒中患者，发病数天后，若血压＞140/90mmHg，则启动降压治疗[12]。

既往有高血压病史，且长期接受抗高血压药物治疗的脑卒中患者，如果没有绝对禁忌证，则发病数天后启动降压治疗[12]。

（三）降压管理目标

1. 缺血性脑卒中的血压管理 对于缺血性脑卒中或 TIA 患者，建议长期持续控制血压以降低脑卒中复发风险，推荐血压控制在 140/90mmHg 以内，可耐受的情况可降至 130/80mmHg 以下。

2. 出血性脑卒中的血压管理 对于脑出血患者，有研究建议收缩压可降至 130mmHg 以下，这对防止复发有临床意义。对于蛛网膜下腔出血患者，可降至 140/90mmHg。

3. 其他脑血管病的血压管理 对于急性缺血性 CSVD 患者，收缩压＜130mmHg 可能比较合理；小血管闭塞性脑卒中患者收缩压＜130mmHg，可能降低颅内出血比例；对于颅内大动脉狭窄患者，血压控制在 140/90mmHg 以内是合理的；合并糖尿病的患者，建议血压控制在 130/80mmHg 以内；对于严重双侧颈动脉狭窄（＞70%）的患者，需警惕较低血压可能增加脑卒中风险[22]。

（四）抗高血压药物的应用

在脑卒中后抗高血压药物的选择上，目前临床常用的几类抗高血压药物均可应用；遵循小剂量开始、优先选择长效制剂、联合用药的原则。

脑卒中伴高血压患者常以脑动脉硬化为主要血管结构改变，这类患者应选择以抗动脉硬化为主的抗高血压药物，如长效钙拮抗剂，该类药物降压平稳，有抗颈动脉粥样硬化作用，同时减少血压波动，高血压和 BPV 增加与脑卒中后患者的预后有关，被认为是脑卒中后控制血压的首选。

血管紧张素Ⅱ受体阻滞剂对靶器官有保护作用，可在急性缺血性脑卒中伴心功能不全等心脏并发症的患者中使用，且降压过程较平稳。为了使脑卒中患者更平稳地降压达标，使用以利尿剂为基础的治疗，尤其是与血管紧张素转换酶抑制剂联合使用，对脑卒中后患者血管事件的二级预防有积极作用。

临床上常采用以下药物联合：血管紧张素转换酶抑制剂+钙拮抗剂，血管紧张素转换酶抑制剂或血管紧张素Ⅱ受体阻滞剂+利尿剂，血管紧张素转换酶抑制剂或血管紧张素Ⅱ受体阻滞剂+钙拮抗剂+利尿剂。交感神经激活（心率快）的患者可加用 β 受体阻滞剂。

在《缺血性脑卒中住院患者血压变异性管理上海专家建议》中[13]，因沙库巴曲缬沙坦的平稳、长效、强效、器官保护作用，推荐将其用来控制缺血

性脑卒中 BPV。

（五）脑卒中后认知功能障碍与血压管理

血管性认知损伤（vascular cognitive impairment，VCI）是指由脑血管病的危险因素（原发性高血压、糖尿病等）、显性脑血管病（缺血性和出血性脑卒中等）及非显性脑血管病（白质疏松和慢性脑缺血等）引起的一组从轻度认知损害到痴呆的综合征。

高血压作为脑血管病的危险因素，本身可以引起脑血管病，另外长期高血压可造成脑白质病变、脑萎缩及脑梗死等，导致认知损害。对于伴脑血管病的高血压患者，应该积极有效控制血压，预防脑卒中后认知功能障碍，减轻认知功能下降，减少血压相关性认知损害，降低血管性痴呆的发生风险及发病率。CSVD 相关认知障碍是血管性认知功能障碍的重要亚型，也是导致血管性痴呆的常见原因之一，控制血压对于 CSVD 相关认知障碍预防有益。

患者出现脑卒中后，血压异常波动易造成大脑白质更广泛的缺血损害，应积极进行认知的筛查、管理与随访，对血管性因素进行干预，控制脑卒中的危险因素，根据病因进行针对性治疗及二级预防，预测或降低未来患认知障碍的风险。

一项队列研究表明[14]，将 VCI 合并高血压患者收缩压降至 135～150mmHg 可稳定或改善患者的认知功能。PROGRESS 研究显示，降压治疗可显著降低因脑卒中复发而导致的痴呆和认知障碍[11]。Meta 分析结果也显示[15]，抗高血压药物钙拮抗剂、血管紧张素转换酶抑制剂与利尿剂的使用可降低痴呆与脑卒中的风险。

对于抗认知障碍的药物，目前可选择的主要包括：①胆碱酯酶抑制剂，如多奈哌齐、卡巴拉汀、加兰他敏；②非竞争性 *N*-甲基-D-天冬氨酸受体拮抗剂，如美金刚。其他有循证医学证据治疗的药物有丁苯酞、养血清脑颗粒、奥拉西坦、胞磷胆碱、银杏叶制剂及尼莫地平等。他汀类调脂药物和尼莫地平等药物对脑卒中后认知障碍可能有一定的作用。除认知障碍，脑卒中还会导致精神行为异常等临床症状，建议在明确诊断后进行相关的对症处理。此外还应进行积极的康复治疗。

三、其他治疗

（一）急性缺血性脑卒中抗血小板治疗

针对脑卒中患者服用阿司匹林等抗血小板药物能降低患者的不良预后，减少脑卒中的复发，国内外进行了大量临床试验，详见表 7-107-7。

表 7-107-7 国内外进行的抗血小板治疗相关大规模临床试验

临床试验	研究对象	研究方法	研究结果
IST 临床试验[16]	19 435 例急性缺血性脑卒中患者	随机使用阿司匹林、皮下注射肝素的随机试验	两组均能降低脑梗死的发生、14 天后死亡率及 14 天内脑卒中复发率；肝素使脑出血发生增加，总死亡率和脑卒中复发率无改善；阿司匹林未明显增加出血性脑卒中，而使死亡率和非致死性脑卒中发生率明显下降 发病 6 个月后，肝素组无临床获益，阿司匹林组死亡率和脑卒中复发率则出现了有意义的降低，从而提示缺血性脑卒中发生后尽早且长期小剂量应用阿司匹林具有一定的保护作用
CAST 临床试验[17]	4 万余例急性缺血性脑卒中患者（其中中国人 20 000 例）	阿司匹林与安慰剂对照的方法进行治疗（梗死后 48h 内 160mg/d，连服 4 周）	阿司匹林组早期病死率显著下降（3.3% *vs* 3.9%，*P*=004），缺血性脑卒中复发率下降（1.6% *vs* 2.1%，*P*=001），出院时阿司匹林组的死亡率和致残率与对照组相比有下降趋势（30.5% *vs* 31.6%，*P*=008），但差异未达到统计学意义
2002 年抗栓试验组	287 项随机临床对照研究	Meta 分析	具有脑卒中或 TIA 病史的受试者服用抗血小板药物可以显著降低其总病死率（*P*=0002）、血管性病死率（*P*=0.04）、非致命性血管事件（*P*=0.002）、非致命性脑卒中（*P*＜0.0001）和心肌梗死（*P*=0.009）。其中阿司匹林使受试者总血管事件降低 23%

续表

临床试验	研究对象	研究方法	研究结果
妇女健康研究阿司匹林在脑卒中一级预防中应用的研究	39 876 例最初健康的女性（45 岁以上）	接受阿司匹林 100mg，隔天 1 次，观察 10 年	阿司匹林可显著降低女性首次脑卒中发生率达 17%（P=0.04），其中缺血性脑卒中下降 24%（P=0.009），TIA 下降 22%（P=0.01），同时未增加出血性脑卒中风险。65 岁以上女性亚组分析结果显示阿司匹林可同时显著减少主要心血管事件（包括心肌梗死、脑卒中、血管事件死亡）达 26%（P=0.008），降低心肌梗死发生率达 34%（P=0.04）
CHANCE 研究[18]	5170 例 40 岁及以上且发病时间在 24h 内的轻型脑卒中或 TIA 患者	双抗治疗时间为 21 天，随访时间为 90 天	相较于仅使用阿司匹林治疗的患者，接受双抗治疗的患者脑卒中复发风险降低了 32%，且不增加出血风险
POINT 研究[19]	4881 例发病时间在 12h 内的轻型脑卒中患者	双抗治疗时间为 90 天，随访时间为 90 天	双抗治疗使得脑卒中复发率显著降低了 25%；双抗治疗组严重出血风险是仅使用阿司匹林组患者的 2.32 倍，可能是双抗治疗时间过长

结合以上试验，对于不符合静脉溶栓或血管内治疗适应证且无禁忌证的急性缺血性脑卒中患者，应在发病后尽早给予口服阿司匹林 150～300mg/d 治疗。对不能耐受阿司匹林者，可用氯吡格雷替代。

急性期后可按二级预防方案改为 50～300mg/d。对于发病 24h 之内的非心源性轻型脑卒中患者[美国国立卫生研究院卒中量表（National Institute of Health stroke scale，NIHSS）评分≤3 分]和高危 TIA 患者（ABCD2 评分≥4 分），应尽早给予阿司匹林（负荷剂量 150～300mg，然后 50～150mg/d）联合氯吡格雷（负荷剂量 300mg，然后 75mg/d）双重抗血小板治疗 21 天，以预防发病 90 天内的脑卒中复发，但应密切观察出血风险；对于发病 30 天之内的症状性颅内动脉狭窄（70%～99%）患者，应尽早给予阿司匹林（负荷剂量 150～300mg，然后 50～150mg/d）联合氯吡格雷（负荷剂量 300mg，然后 75mg/d）双重抗血小板治疗 90 天。

对于静脉溶栓患者，阿司匹林等抗血小板药物应在溶栓 24h 后开始使用，如果患者存在其他特殊情况（如合并疾病），在评估获益大于风险后可以考虑在阿替普酶静脉溶栓 24h 内使用抗血小板药。

血管内机械取栓后 24h 内静脉泵入替罗非班的疗效与安全性有待进一步研究，可结合患者个体化情况评估后进行决策（是否联合静脉溶栓等）。可单独应用阿司匹林（50～300mg/d）或氯吡格雷（75mg/d），或应用小剂量阿司匹林和缓释双嘧达莫（分别为 25mg 和 200mg，2 次/天）进行二级预防。推荐在脑卒中风险足够高（10 年心脑血管事件风险为 6%～10%）的个体中使用小剂量阿司匹林（50～150mg）进行一级预防。不推荐阿司匹林用于低危险度人群的一级预防。不推荐其他抗血小板药物用于一级预防。

（二）急性缺血性脑卒中抗凝治疗

对于急性缺血性脑卒中患者，抗凝治疗一直存在争议，对脑卒中急性期特别是同时伴有非风湿性心房颤动的患者，进行抗凝治疗是否获益目前还有困惑，抗凝治疗对 TIA 和进展性脑卒中有减少发作、缓解病情进展的优点，也有增加颅内出血的危险。目前为止，关于急性缺血性脑卒中抗凝治疗的试验很多，但抗凝是否对预防及治疗脑卒中有效仍不能确定，目前尚无证据支持脑卒中后即刻给予抗凝治疗，抗凝所带来的近期与远期疗效均不理想。

若患者伴有心房颤动、深静脉血栓形成和（或）肺栓塞等，可在发病后数天采取抗凝治疗，心房颤动患者一般使用华法林。发病前积极进行一级预防。有任何一种高度危险因素（如风湿性心脏瓣膜病、人工心脏瓣膜置换、动脉栓塞）或>2 种中度危险因素（如年龄超过 75 岁、高血压、糖尿病、心力衰竭等）的心房颤动患者，应选择华法林抗凝治疗；对于无其他卒中危险因素者，建议使用阿司匹林抗血小板治疗；仅有一种中度危险因素者，建议使用阿司匹林或华法林抗凝治疗。但在抗凝治疗期间应控制国际标准化比值（INR）在 2.0～3.0，以减少颅内外出血风险。

第四节　脑卒中预防的血压管理

大量临床试验证实对高血压患者进行积极有效的降压治疗在预防脑卒中发生方面具有重要意义，详见表 7-107-8。对此，在高血压治疗策略中积极有效的达标治疗，老年人血压＜150/90mmHg，一般人群血压＜140/90mmHg，糖尿病、慢性肾脏病、心力衰竭或病情稳定的冠心病患者血压＜130/80mmHg 对预防脑卒中都极为重要。

表 7-107-8　国内外降压治疗的循证医学证据

临床试验	研究结果
SHEP 临床研究[20]	收缩压＞160mmHg、舒张压＜90mmHg 老年收缩期高血压患者经过抗高血压治疗后，脑卒中发生率下降 36%，冠心病发生率下降 25%，心力衰竭发生率下降 50%
MRC 临床研究	65～74 岁老年高血压患者治疗后，脑卒中发生率及死亡率平均下降 25%，总的心血管事件发生率下降 70%
STOP 临床研究	70～84 岁老年高血压患者治疗后，脑卒中发生率下降 47%
中国 STONE 临床研究	用钙拮抗剂治疗的老年高血压患者，脑卒中发生率下降 43%

对高血压患者应进行规范血压监测，对脑卒中高危因素应进行筛查及控制，高血压早期及全程应采取治疗性生活方式管理，对生活方式干预效果不佳者应尽早启动抗高血压药物降压治疗。

一般血压控制目标值＜140/90mmHg，具体目标依具体病情而定；抗高血压药物应用基本原则：小剂量开始、优先选择长效制剂、联合用药及个体化；避免大幅降压和血压过度波动[21]；脑卒中一级预防的抗高血压药物优先推荐钙拮抗剂、血管紧张素Ⅱ受体阻滞剂；药物的选择应个体化。

（宋海庆　孙　蔚）

参 考 文 献

[1] 《中国心血管健康与疾病报告》编写组. 中国心血管健康与疾病报告 2020[J]. 心肺血管病杂志，2021，40（10）：1005-1009.

[2] GBD 2019 Stroke Collaborators. Global，regional，and national burden of stroke and its risk factors，1990-2019：A systematic analysis for the Global Burden of Disease Study 2019[J]. Lancet Neurol，2021，20（10）：795-820.

[3] 王陇德，吉训明，康德智，等.《中国卒中中心报告 2020》概要[J]. 中国脑血管病杂志，2021，18（11）：737-743.

[4] Lawes CM，Rodgers A，Bennett DA，et al. Blood pressure and cardiovascular disease in the Asia Pacific region[J]. J Hypertens，2003，21（4）：707-716.

[5] 吴江，杨弋，饶明俐. 中国脑血管疾病分类 2015[J]. 中华神经科杂志，2017，50（3）：168-171.

[6] 彭斌，刘鸣，崔丽英. 与时俱进的新指南——《中国急性缺血性脑卒中诊治指南 2018》解读[J]. 中华神经科杂志，2018，51（9）：657-659.

[7] Powers WJ，Rabinstein AA，Ackerson T，et al. 2018 Guidelines for the early management of patients with acute ischemic stroke：A guideline for healthcare professionals from the American Heart Association/American Stroke Association[J]. Stroke，2018，49（3）：e46-e110.

[8] 黄清海，杨鹏飞. 中国动脉瘤性蛛网膜下腔出血诊疗指导规范[J]. 中国脑血管病杂志，2016，13（7）：384-392.

[9] Wang Y，Xu J，Zhao X，et al. Association of hypertension with stroke recurrence depends on ischemic stroke subtype[J]. Stroke，2013，44（5）：1232-1237.

[10] PATS Collaborating Group. Post-stroke antihypertensive treatment study. A preliminary result[J]. Chin Med J（Engl），1995，108（9）：710-717.

[11] Arima H，Chalmers J，Woodward M，et al. Lower target blood pressures are safe and effective for the prevention of recurrent stroke：The PROGRESS trial[J]. J Hypertens，2006，24（6）：1201-1208.

[12] 王拥军，王春雪，缪中荣. 中国缺血性脑卒中和短暂性脑缺血发作二级预防指南 2014[J]. 中华神经科杂志，2015，48（4）：258-273.

[13] 赵玉武，汪昕，董强，等. 缺血性脑卒中住院患者血压变异性管理上海专家建议[J]. 中国临床神经科学，2021，29（6）：601-608.

[14] Peila R，White LR，Masaki K，et al. Reducing the risk of dementia：Efficacy of long-term treatment of hypertension[J]. Stroke，2006，37（5）：1165-1170.

[15] Kavirajan H，Schneider LS. Efficacy and adverse effects of cholinesterase inhibitors and memantine in vascular dementia：A meta-analysis of randomised controlled trials[J]. Lancet Neurol，2007，6（9）：782-792.

[16] Trial TIS. The International Stroke Trial（IST）：A randomised trial of aspirin，subcutaneous heparin，both，or neither among 19435 patients with acute ischaemic stroke. International Stroke Trial Collaborative Group[J]. Lancet，1997，349（9065）：1569-1581.

[17] Chen ZM. CAST：Randomised placebo-controlled trial of early aspirin use in 20，000 patients with acute ischaemic stroke. CAST（Chinese Acute Stroke Trial）Collaborative

Group[J]. Lancet，1997，349（9066）：1641-1649.

[18] Wang Y，Wang Y，Zhao X，et al. Clopidogrel with aspirin in acute minor stroke or transient ischemic attack[J]. N Engl J Med，2013，369（1）：11-19.

[19] Johnston SC，Easton JD，Farrant M，et al. Clopidogrel and aspirin in acute ischemic stroke and high-risk TIA[J]. N Engl J Med，2018，379（3）：215-225.

[20] SHEP Cooprative Research Group. Prevention of stroke by antihypertensive drug treatment in older persons with isolated systolic hypertension. Final results of the Systolic Hypertension in the Elderly Program（SHEP）. SHEP Cooperative Research Group[J]. JAMA，1991，265（24）：3255-3264.

[21]《中国高血压防治指南》修订委员会，高血压联盟（中国），中华医学会心血管病学分会，等. 中国高血压防治指南（2018年修订版）[J]. 中国心血管杂志，2019，24（1）：24-56.

第四部分　肾　脏

第108章 高血压与肾脏损害

早在1827年，Richard Bright就指出肾脏与高血压的发生关系密切。肾脏作为人体最为重要的水、钠调节器官，在长期的血压调节过程中起着重要的作用，但其本身也是受高血压损害的重要靶器官之一。由于我国高血压患病率增加，高血压所致终末期肾病（ESRD）的发病率也在增长。我国血液透析患者病例信息登记系统（China National Renal Data System，CNRDS）数据显示，2011年新导入的透析患者中，高血压肾脏损害引起ESRD者占9.9%，位列造成ESRD原因的第三位[1]。在332 554例患者参与的多重危险因素干预研究（MRFIT）中，约49%的ESRD是由高血压引起的，随着血压升高，高血压患者发生终末肾衰竭的危险性呈指数上升。随后的社区动脉粥样硬化观察研究（Atherosclerosis Risk in Communities Study，ARIC）、高血压检测和随访计划（HDFP）、老年收缩期高血压研究（SHEP）等多项研究也提示收缩压升高是引起ESRD的独立危险因素。国内资料显示，由高血压引起肾小动脉硬化致肾衰竭者占慢性肾衰竭的10.4%～28.2%。但不同地区由高血压造成ESRD的患病比率明显不同，迄今为止，高血压肾脏损害的发病机制亦尚未完全明确，因此进一步探讨高血压肾脏损害的病理生理机制，能够为预防高血压导致ESRD发生提供理论基础。

第一节 肾脏的解剖、血液循环特点及生理功能

一、肾脏解剖

肾脏是实质性器官，位于腰部脊柱两侧，外形似蚕豆，左右各一，紧贴腹后壁的上部，位于腹膜后间隙。左肾上极平第11胸椎，其后方有第11、12肋斜行跨过，下端与第2腰椎齐平。右肾上方与肝相邻，位置比左肾低半个到一个椎体，右肾上极平第12胸椎，下极平第3腰椎，第12肋斜行跨过其后方。两侧肾脏的形态、大小、重量大致相同，其大小约为11cm×6cm×2.5cm，重量为100～150g。

肾脏的解剖生理单位称为肾单位，肾单位由肾小体和肾小管组成。每个肾脏约有100万个肾单位，90%以上分布在肾皮质。正常情况下，肾单位交替进行活动，因此肾脏具有很强大的储备代偿功能。肾小体是由肾小球及包围在其外的Bowman囊组成。肾小球的核心是一团毛细血管网，它的两端分别与入球小动脉及出球小动脉相连。肾小球外覆以Bowman囊，囊的壁层上皮细胞与肾小管上皮细胞相延续，其囊腔与肾小管腔相通。肾单位按其在肾脏部位不同，分为皮质肾单位和髓旁肾单位。在皮质内层近髓质处的称为髓旁肾单位，其肾小管甚长，伸入髓质内层，甚至达乳头部，其出球小动脉除分支形成毛细血管网外，还发出直小血管进入髓质内层。皮质肾单位的肾素含量高于髓旁肾单位。而髓旁肾单位的肾小管长，加上有直血管的逆流交换作用，对保持髓质高渗及尿液浓缩有重要作用。

肾小球滤过膜是指肾小球毛细血管袢的管壁，由3层构成，最内层是毛细血管内皮细胞，中层为基底膜，外层为上皮细胞（也称足细胞，即肾小球囊的脏层）。肾小球滤过膜具有一定的“有选择性”的通透性。这是因为滤过膜各层的孔隙只允许一定大小的物质通过，而且和滤过膜带的电荷有关。正常时滤过膜表面覆盖一层带负电荷的蛋白多糖，使带负电荷的较大分子不易通过，如白蛋白。在病理情况下，滤过膜上负电荷减少或消失，白蛋白滤过增加而出现蛋白尿。足细胞层是影响蛋白尿量的决定性因素。

肾小球系膜是位于肾小球毛细血管袢之间的一种特殊间充质，由系膜细胞和系膜基质组成。系膜细胞与平滑肌细胞有些类似，主要功能如下：支持毛细血管袢的位置；能够收缩以调节肾小球内毛细血管血流；对抗原-抗体复合物的吞噬功能；对系膜基质及肾小球基底膜的更新修复作用等。

肾小球旁器由球旁细胞、致密斑和球外系膜细胞组成。上述三种成分均位于入球小动脉和出球小动脉构成的三角区，致密斑构成三角区的底边，肾小球旁器对入球小动脉压力及肾小管中的钠浓度反应敏感，以此来调节肾素-血管紧张素-醛固酮系统（RAAS）。

肾小管为肾小球囊的延续，有近曲小管、髓袢与远曲小管三部分，肾小管主要调节水盐代谢，即进行重吸收和分泌。肾小管汇合成集合小管，后者又汇合成集合管，穿过肾髓质至肾乳头顶端开口于肾盂。

在肾小管和血管间夹有少量结缔组织，称为肾间质，肾间质在皮质区甚少，而在锥体乳头处则甚丰富。间质内含有纤维、基质和间质细胞。肾间质具有生成前列腺素（PG）、吞噬和促进尿液浓缩功能[2]。

二、血液循环特点

在静息状态下，心排血量的20%左右灌注于肾脏，但肾脏重量只占整个机体的0.5%。每100g肾组织的血流大约为400ml，这个量远远大于其他如心脏、肝脏和脑等血液灌注非常好的器官。如此大的血流量（大约1L/min），却只产生很少的尿。通过检测肾脏动静脉氧含量差发现，产生尿所需氧的量占基础耗氧量的10%，但流经肾脏的血流远远超过了肾脏代谢所需的量，因此高流量的血流是保证尿形成的基础。肾脏的动脉和静脉在结构上与其他器官基本一样。大动脉的外膜是结缔组织，中膜由平滑肌及少量胶原纤维和弹性纤维组成，内膜衬有内皮细胞。最大的动脉被内弹性膜和外弹性膜分为三部分。小一些的动脉只有一层内弹性膜，随着向小动脉过渡逐渐消失。动脉周围的外膜结缔组织是

由胶原组织形成的鞘，将整个血液系统包埋其中。其中有成纤维细胞、淋巴细胞、巨噬细胞、肾内神经纤维和淋巴。皮质的静脉有一层非常薄的没有平滑肌层的内衬内皮细胞。动静脉被动脉外的鞘分隔开。由于静脉直接下降至髓质，其管径增加，需要不规则的平滑肌层。小叶间静脉、弓形静脉及肾静脉都需要连续的、有力的平滑肌层。

皮质和髓质的小动脉和毛细血管与其他器官也没有什么区别。入球小动脉是小叶间动脉的分支末端。每支小动脉长 170～280μm，通常只供应一个肾小球。小动脉是肾脏的主要阻力血管，通过收缩或松弛平滑肌以达到控制肾脏血流的目的。小动脉内衬无孔内皮细胞，有平滑肌层和结缔组织外膜，但没有弹性层。内皮细胞被一层薄薄的基膜包裹，而平滑肌细胞由其自己的基膜包裹。皮质中层和表层肾小球的入球小动脉相比，其出球小动脉管径要大一些，而且有 1～3 层的平滑肌层，管壁也因此厚一些。这个结构特点在指导临床应用血管紧张素系统抑制药物对肾功能是否有影响时具有极其重要的意义。

浅层肾小球的出球小动脉的分支是最长的，直接形成毛细血管网滋养皮质迷路的曲小管。中层皮质的出球小动脉要短一些，滋养髓放线区的直小管和附近的皮质迷路小管。近髓小动脉的中层比其伴随的入球小动脉要厚，有 2～3 层的平滑肌细胞。它们向髓质方向下降，形成直小血管。由于这些直小血管分支进入束间部区域，其平滑肌细胞被血管周围细胞所代替，后者在髓质毛细血管从起始部消失。降直小血管在下降过程中平滑肌层逐渐减少，在内髓部完全消失。升直小血管也没有平滑肌层。当观察外髓带的大体标本时，从断面可以很好区分，降支有平滑肌，而升支只有内皮细胞。

皮质毛细血管占据了小管间形成的空间。小管周围的毛细血管内衬一层薄薄的带有孔的内皮细胞，孔一般被一层薄膜所覆盖，在面向肾小管基底膜的一侧，孔的密度要大，而主要面向间质的毛细血管的内皮孔少，这可能与其功能有关。

肾小球内毛细血管袢再汇成出球小动脉，围绕肾小管，同时由出球小动脉分出一支直小血管伴随肾小管降支、髓袢及升支，然后入小叶间静脉。静脉伴随各分支动脉而行。在有效循环血量不足或交感神经兴奋时，由于入球小动脉收缩，血液经短路直接进入出球小动脉，再经直小血管进入髓质区，这样造成皮质区明显缺血，而髓质区相对充血现象[3]。

三、肾脏的主要生理功能

（一）尿液的生成

正常人两侧肾脏每分血流量为 1000～1200ml，其中每分血浆流量为 600～700ml。单位时间内肾小球滤过的血浆量称为肾小球滤过率，正常成人每分钟为（120±15）ml。两侧肾脏每日从肾小球滤过的血浆总量达 150～180L。所滤过的这部分血浆称为原尿。原尿流经肾小管及集合管，约 99%被重吸收。因此排出体外的尿液——终尿仅有 1500～1800ml。机体在代谢过程中所产生的代谢产物，如尿素、肌酸、尿酸及一些酸性物质由肾小球滤过后通过肾小管排出体外。除了由肾小球滤过外，肾小管尚可直接分泌一些代谢产物，如肌酐、氢离子、钾离子等，以排出体外。但在排泄分泌的同时尚有重吸收过程，如葡萄糖、小分子蛋白质、氨基酸及碳酸氢根能全部被重吸收。

（二）调节酸碱平衡

人体在消化食物过程中及体内糖类、脂肪、蛋白质代谢过程中产生大量酸性物质和少量碱性物质释放入血液，然后排出体外。其中以酸性物质为主。酸性物质分为挥发性酸和非挥发性酸，前者指碳酸，后者包括硫酸、磷酸、乳酸、丙酮酸等。肾脏调节酸碱平衡反应缓慢，但能充分调节血浆 pH 的变化，它通过以下方式完成：①通过肾小管细胞对 $NaHCO_3$ 的重吸收，保留和维持体内必需的碱储备。②肾小管细胞可生成 NH_3，并不断扩散入肾小管腔内，与管腔内的强酸盐负离子（Cl^-、SO_4^{2-}等）结合成 NH_4Cl 或 $(NH_4)_2SO_4$ 等铵盐随尿排出体外。③肾小管所分泌的 H^+，可与滤液中 Na_2HPO_4 所离解的 Na^+进行交换，而使 Na_2HPO_4 转变为 NaH_2PO_4 而排出体外，使尿液酸化。

（三）肾脏内分泌功能

肾脏能产生某些激素类生理活性物质，主要有肾素、缓激肽、前列腺素、红细胞生成素、1-25-

二羟维生素 D_3[1，25-（OH）$_2D_3$]等[4]。

1. 肾素 95%以上肾素来自肾小球旁器，后者是肾素合成、储存、释放场所。另有 2%～5%肾素来自致密斑、间质细胞和出球小动脉内皮细胞。它是一种蛋白水解酶，可使肝脏产生的血管紧张素原的链肽水解，形成血管紧张素Ⅰ（AngⅠ），再在肺组织血管紧张素转换酶（ACE）作用下，转化为血管紧张素Ⅱ（AngⅡ），经氨基肽酶水解，继续转化为血管紧张素Ⅲ（AngⅢ）。AngⅢ亦可由 AngⅠ经脱氨基酶、肺转换酶作用而生成。该 RAAS 的效应主要是调节循环血量、血压及水电解质平衡。目前发现的血管紧张素转换酶Ⅱ也可以分解血管紧张素，其进一步功能尚在研究中，可能还与炎症有关。肾素的分泌受交感神经、压力感受器和体内钠量的调节，也受血管紧张素、醛固酮和抗利尿激素水平的反馈调节。高血钙、高血镁、低血钾等亦可刺激肾素分泌。

2. 激肽释放酶-激肽系统 激肽是多肽类组织激素。它是由激肽释放酶作用于血浆 α_2 球蛋白（激肽原）而生成。90%激肽释放酶来自近端小管细胞。肾脏中亦存在激肽酶，其可使激肽失活，因此激肽是一种起局部作用的组织激素。其主要作用：①对抗血管紧张素及交感神经兴奋，使小动脉扩张；②抑制抗利尿激素（antidiuretic hormone，ADH）对远端肾小管的作用，促进水、钠排泄，从而使血压降低。肾脏激肽释放酶的产生、分泌受细胞外液量、体钠量、醛固酮浓度、肾血流量等因素调节，其中醛固酮最为主要，它可促进激肽分泌，低血钾可抑制醛固酮分泌而减少激肽释放酶，高血钾则反之。

3. 前列腺素（PG） 是由 20 个碳原子组成的不饱和脂肪酸，称为前列腺烷酸，有 1 个环戊烷及 2 条脂肪酸，根据其结构不同，PG 有 A、E、F、H 等多种类型，肾小球主要产生 $PGF_{1\alpha}$、PGE_2。肾内 PG 具有很强的局部扩血管效应，对血压和体液调节起重要作用，亦可刺激环磷酸腺苷形成，对抗 ADH，引起利钠排水，使动脉压下降。但各种 PG 的生理效应有一定差异：PGF_2 的血管舒张及利尿作用最强，PGA_2 与 PGE_2 相似，$PGF_{1\alpha}$ 具有缩血管作用，PGI_2（又称前列腺环素）与血栓素 A_2（TXA_2）是相互对抗的物质。肾内 PG 分泌受许多因素影响，缓激肽可直接刺激肾髓质乳头间质胺、血管紧张素分泌，亦可促进 PG 分泌。PG 因具有利钠排水、扩血管作用，在肾脏降压机制中占有关键性地位。临床上已应用 PGA_2、PGE_2 治疗顽固性高血压，肾脏许多疾病如 Bartter 综合征、溶血性尿毒症综合征、肾衰竭、肾病综合征等，与肾内激肽-前列腺素系统失调有关。

4. 红细胞生成素（EPO） 是一种调节红细胞生成的多肽类激素，90%由肾脏产生，约 10%在肝、脾等器官产生。EPO 主要由肾远端小管和肾皮质及外髓部分肾小管周围毛细血管内皮细胞产生。它是一种糖蛋白，定向与红系祖细胞的特殊受体相结合，加速骨髓幼红细胞成熟、释放，并促使骨髓网织红细胞进入循环，使红细胞生成增加。EPO 的合成与分泌主要受组织氧的供求比例调节，减少氧供或增加组织需氧量，可激活肾脏腺苷酸环化酶，生成 cAMP，使非活性蛋白激酶活化而促进 EPO 分泌。肾衰竭时 EPO 缺乏，导致贫血。一般来说，贫血的程度与肾功能受损程度呈正相关。

5. 1，25-（OH）$_2D_3$ 体内生成或摄入的维生素 D_3 需经肾小管（主要是远端）上皮细胞内线粒体中 1-α 羟化酶作用，从而形成具有高度生物活性的 1，25-（OH）$_2D_3$。其主要生理作用是促进肠道对钙、磷的吸收，促进骨中钙、磷吸收及骨盐沉积。1, 25-（OH）$_2D_3$ 受血钙、血磷的调节，并受甲状旁腺素和降钙素的控制。低血钙、低血磷可促进 1, 25 羟 D_3 生成，反之则减少。甲状旁腺素可激活肾脏 1-α 羟化酶，促进 1，25-（OH）$_2D_3$ 生成，降钙素则抑制 1-α 羟化酶，使 1, 25-（OH）$_2D_3$ 生成减少。肾衰竭时，1-α 羟化酶生成障碍，使得 1, 25-（OH）$_2D_3$ 生成减少，可诱发肾性佝偻病、骨营养不良及骨质疏松症。

另外，肾脏产生利钠激素。利钠激素的主要作用是抑制肾小管对钠重吸收，其来源、性质未明。此外，促胃液素、胰岛素、甲状旁腺素均经肾脏灭活，肾功能不全时很多激素灭活减少。

第二节　高血压肾脏损害与肾血管损害的机制

一、高血压肾脏损害的机制

（一）肾脏机制

肾脏既是高血压的“罪魁祸首”，同时又是高血压的“受害者”。20 世纪 30 年代，Harry Goldblatt 进行了开创性研究，证明肾脏功能异常可引起高血压。20 世纪 60 年代，基于 Guyton 及其同事的发现，越来越多的人认为肾功能障碍是高血压的必要条件。根据这一观点，所有高血压产生的根本原因是肾脏不能排泄过多的因高盐饮食导致的高钠负荷[5]。

1. 过量钠摄入是高血压的主要原因[6]　我们的祖先每天代谢需要的 NaCl＜0.25g（＜10mmol 钠），肾脏有着高效的转运机制以维持钠的滤过，从而有利于盐和水缺乏时机体生存，但也造成了食盐摄入过多时血压升高。在过去几百年，发达国家的盐日均摄入量增至 12g/d，而这样的摄入量打破了肾脏钠平衡。

钠是主要的细胞外阳离子，其作用有扩大血容量、增加心排血量，并触发自动调节反应及增加全身血管阻力。钠离子也可增强内源性缩血管物质引起的平滑肌收缩。我们日常饮食中过量的钠不是来自食盐的过多摄入，而是来自现代食品加工时加入的盐，这些食品的特点是含钠多、含钾少。人类生理适应了低钠高钾环境，似乎没有能力处理目前暴露于高钠和低钾的状态。我们目前对盐的偏好可能是后天习得的，在儿童早期就已经开始。

最新的调查显示，在英国，2003～2011 年每天减少 15%的食盐摄入（1.4g/d），全国人均血压会下降 1～3mmHg，同时脑卒中死亡率降低 42%。在美国，适当减少加工食品的含盐量（减少 3g/d），收缩压将会下降 2～3mmHg，可有效防止每年 54 000～99 000 人患心肌梗死和 32 000～66 000 人患脑卒中，其中非裔美国人的获益最大。

2. 盐导致血压升高的机制探讨

（1）容量依赖性机制：钠是细胞外主要的阳离子，是细胞外液量的主要决定因素，可影响心脏前负荷和心排血量，心排血量增加可能引发高血压，但无论是小血管收缩或大血管硬化，似乎都需要钠的参与。有两种理论——自动调节理论和内源性哇巴因类化合物理论，已成为容量依赖性机制的核心。

1）自动调节理论：Borst 和 de Borst 首先阐述了肾脏的自动调节过程，Guyton 和 Coleman 后来用实验证明了这一过程。根据这一观点，净肾钠潴留是所有高血压状态的促发因素。扩大的血容量可增加心脏收缩力，从而增加心排血量和外周组织的灌注量。组织灌注超过代谢需求，阻力血管收缩，从而阻止过分充盈，但代价是全身血管阻力增加和血压升高。心脏后负荷增加的结果是心排血量恢复正常，意味着血管收缩反应是调节血管平滑肌的固有属性，不需要激素或神经参与。自动调节作用以小动脉更明显，所以可能与老年单纯收缩期高血压的调控关联不大，因为后者主要涉及大血管的调控。它可能在舒张性高血压和肾实质性高血压方面发挥更大的作用。

2）内源性哇巴因类化合物理论：由 Haddy、Overbeck 及 Blaustein 首先提出，主要是由 Na^+-K^+-ATP 酶介导盐敏感性高血压的外周血管收缩。这一理论已有 40 多年的演变，根据这一理论：盐潴留可刺激肾上腺球状带细胞释放强心苷，抑制 Na^+-K^+-ATP 酶活性，进而在血管平滑肌和心肌中通过 Na^+-Ca^{2+}交换体（NCX）增加细胞内 Ca^{2+}浓度，增强血管收缩力和心肌收缩力及 Ca^{2+}依赖性心脏和血管肥大。

（2）容量独立机制：除上述外，还有以下机制。①增加血清钠可增加中枢交感神经的传导。脑脊液（CSF）中 Na^+少量增加即可被穹窿下器的钠通道感知。②细胞外钠刺激内源性核因子-κB（NF-κB）和其他前炎性细胞因子而产生慢性肾脏炎症状态。③细胞外钠刺激生产转化生长因子-β（TGF-β），其是一种促纤维化细胞因子，能促进血管重构和高血压发生。缺乏内源性 TGF-β 抑制剂（EMILIN-1）的小鼠易发生盐敏感性高血压。

3. 压力-尿钠排泄的重要性　在正常人中，当血压上升时肾脏排钠及排水也会增加，从而减少液体回流，维持血压正常。肾灌注压发生较小变化即可导致钠、水的排泄发生较大变化，以作为维持血压平稳的一个强大反馈。当血压上升时，增加的肾灌注压可减少钠的重吸收，特别是在亨氏环升支粗段，从而体液减少，血压恢复正常水平。

原发性高血压，以及每个实验性高血压的遗传模式中均存在压力-钠排泄曲线的重置，这恰恰阻碍了高血压向正常的回转，无法维持容量平衡而导致血压升高[8]。

重置机制[7-9]：高血压状态下发生的压力-钠排泄及其重置主要是由肾小管钠转运体介导的。Cowley 及其同事经过大量试验研究发现，肾髓质是压力-尿钠排泄的关键部位。肾髓质容易发生缺血性改变，有着诸多影响因素。在静息状态下，氧的摄取已接近最大值，以维持能量依赖性钠转运蛋白的基础活性，而钠转运蛋白在肾脏该部位有着很高的浓度。随着血压突然增加，肾髓质血流量也必然增加，以满足这些转运蛋白的能量需求。换句话说，如果压力-钠排泄发生作用，那么肾髓质血流就难以发挥自身调节作用。受损的髓质自身调节功能会损害压力-钠排泄作用，这一点在几乎所有高血压大鼠模型中得到证实。

（二）肾内激素机制

Dickhout等在啮齿类动物中发现了过度激活的RAAS及有缺陷的NO通路（该通路通常维持肾髓质血流量和防止高血压形成）之间的不平衡关系[10]。

1. 肾素-血管紧张素-醛固酮系统（RAAS） 是调节肾钠代谢的关键机制，主要通过血管紧张素Ⅱ 1型受体（AT_1R）发挥其生物学效应。在肾脏，AT_1R刺激肾髓质血管收缩，增加钠重吸收。Coffman及其同事进行的小鼠间肾移植实验发现，无论是否敲除AT_1R基因，均凸显了AT_1R在血压调节和AngⅡ依赖性高血压发生中所发挥的重要作用。此外，脑中AT_1R可调控盐摄入、口渴及ADH释放。

肾上腺AT_1R可促进醛固酮分泌。已经多次证实AngⅡ可导致压力-钠排泄曲线右移[11]，其效果也是明显的，因为在AngⅡ浓度远低于需要引起血管收缩的部位，钠潴留得到大幅增强。在大鼠延髓，AngⅡ通常会协同肾小管降段管周细胞的钙信号促进血管收缩，而升支粗段的肾小管上皮细胞释放NO，其扩散到相邻直管并抵消AngⅡ依赖性血管收缩。其他相关血管收缩因素包括超氧阴离子自由基和过氧化氢；相关血管舒张因子包括环氧合酶和PGE_2。

任何不平衡因素都会导致肾髓质缺血，压力-钠排泄受损及盐诱导性高血压。RAAS在肾钠处理中占据如此重要地位的原因如下：AngⅡ有选择性地在肾脏聚集。Navar等发现AngⅡ在肾内的浓度是血液循环的数倍，因为肾脏可积极分泌并储存AngⅡ[12]。多种高血压相关研究表明，即使血浆AngⅡ水平正常甚至偏低，肾脏内AngⅡ水平仍然偏高。

虽然AT_1R促进钠潴留，但血管紧张素Ⅱ2型受体（AT_2R）促进尿钠排泄（至少在小鼠中是这样），部分介导NO释放[13]。在啮齿类动物实验中发现，AngⅡ受体阻滞剂（ARB）能选择性阻断AT_1R，通过显露并激活近端小管的AT_2R促进钠排泄。尽管有大量实验数据支持，但这一理论仍然未在临床进行试验，因为没有有效的AT_2R阻滞剂用于人体研究。是否存在多个系统可对抗AT_1R介导的钠潴留有待探究。

2. 肾多巴胺能系统 多巴胺通过刺激多巴胺受体（尤其是D1受体）引起啮齿类动物和人体钠的排泄，近端小管细胞能够利用局部的左旋多巴合成多巴胺。对多巴胺受体基因敲除小鼠的研究表明，肾内多巴胺能系统促进肾钠排泄中约50%与盐负荷相关。

3. 肾髓质内皮系统[14] 内皮素-1（ET-1）为一种有效的内皮源性血管收缩物质。其在肾髓质有着较高浓度，能引起血管扩张及尿钠排泄，从而降低血压，并防止盐诱导性高血压发生，这些作用是由ETB受体介导的，而ET致血管收缩及血压维持等作用是由ETA受体介导的。高盐饮食可促进ET在肾脏分泌，通过PG和NO增加肾髓质的血流量，并抑制血管升压素的抗利钠作用。转基因小鼠和大鼠的肾髓质不能产生ET或不能表达ETB受体，从而发展为盐依赖性高血压。因此，ETB受体是一个潜在的新的抗高血压药物靶点。然而，临床内皮素受体拮抗剂可抑制ETA受体和ETB受体，这可能说明了它们在治疗肺动脉高压方面有着较好的效果，而对循环血压的影响非常小。

肾脏是ET-1的主要代谢部位，肾脏的清除能力由于肾功能不全而降低，血浆ET-1水平增加可造成血管收缩，进一步升高血压。肾脏血管的内皮细胞和肾小管上皮细胞能产生ET-1，使NO释放增加，导致尿钠和利尿。ET-1主要受血浆渗透压的影响，通过调节细胞外容量和血压进而影响肾脏的血流动力学、肾小球滤过率及水钠排出。ET-1可能通过以下机制参与慢性肾脏高血压的发生：①ET-1通过作用于其受体而收缩阻力血管引起血压升高。②ET-1使入球小动脉收缩进而引起肾小球滤过率降低，减少水钠排出，使血容量增加，从而引起血压升高。③ET-1使肾小管排出水、钠的作用降低，水钠潴留增加而进一步引起血压升高。红细胞生成素治疗可以升高血压，其机制主要是红细胞生成素能促进血管产生和分泌ET-1[15]。

4. 其他 下面的系统机制也与压力-钠排泄重置及盐敏感性高血压密切相关。

（1）肾交感神经的活动：DiBona 等发现肾交感神经激活会改变压力-钠排泄曲线，并促进大鼠中盐敏感性高血压发生[16]。

（2）β_1 肾上腺素能受体：其激活或应用钙调神经磷酸酶抑制剂可使噻嗪类敏感性氯化钠协同转运蛋白活化，引起啮齿类动物模型盐敏感性高血压，推测这一机制也可能存在于人体。

（三）其他因素

1. 肾脏炎症　啮齿类动物研究指出，肾脏炎症既是肾髓质缺血的原因，同时也是结果[17, 18]。肾脏炎症不管是原因还是结果，都是盐敏感性高血压发生和进展的一个重要标志。最终持续的肾脏缺血会导致肾单位减少，从而使肾小球滤过率下降。

夜尿可能是压力-钠排泄异常的一个临床特征，也可能是不受控制的盐敏感性高血压与衰老相关的一条线索，甚至是减弱或逆转夜间高血压的提示。正常血压的 60～80 岁老年人，夜尿占尿量的 53%，而 25～35 岁的年轻人，夜尿仅占尿量的 25%。高血压患者常有较多的夜尿，大概反映了压力-尿钠排泄的重置。日间液体多在外周血管或组织中，而夜间中心容量增多，血压升高引发压力-钠排泄。

肾小球缺血、炎症反应等使血小板活化，活化后的血小板释放血管活性物质、化学趋化物质及促有丝分裂因子，刺激炎性细胞浸润、免疫复合物沉积，诱导细胞迁移、增殖或与细胞外基质结合，导致肾小球结构改变。

2. 代谢因素　高血压患者常合并肥胖、糖尿病、胰岛素抵抗、高脂血症、高尿酸血症等代谢异常。高血压合并代谢综合征患者尿微量白蛋白明显增多。肥胖是尿微量白蛋白和尿蛋白的重要预测因素。Toto 等[19]通过横断面研究发现，非裔美国人高血压肾脏损害患者体重指数（BMI）与尿蛋白总量和白蛋白排泄率相关，尤其是 BMI＞35kg/m^2 的患者。肥胖加重高血压患者肾脏损害可能的机制是肥胖引起蛋白尿增加及导致足细胞结构和功能改变、肾小球毛细血管高压和脂肪因子增加，后两者增加肾小球毛细血管对蛋白质的通透性，加重肾脏纤维化。此外，高血压肾脏损害伴肥胖的患者 TGF-β 水平与非肥胖的高血压肾脏损害患者具有显著性差异，因而 TGF-β 可能会促进蛋白尿、肾纤维化和肾脏损害进展。

肥胖和胰岛素抵抗与高血压肾硬化的关系可能比血压更密切，且胰岛素抵抗与高血压所导致的进展性肾衰竭相关，高胰岛素血症可通过直接或间接作用使水钠潴留，导致高血压及肾小球内灌注压升高，通过下调 Ca^{2+}-ATP 酶的活性，使细胞内 Ca^{2+} 浓度升高，或者通过刺激 ET-1 分泌，破坏内皮细胞，减少 NO 释放，促使血管平滑肌强烈收缩。

原发性高血压患者出现慢性肾脏病（CKD）、不明原因的高尿酸血症提示肾血管受累。一项长达 10 年的观察性研究发现，高血压肾病患者血尿酸水平升高加重肾功能恶化。这种作用独立于年龄、性别、血压变化和抗高血压药物的影响[20]。铁可能参与高血压肾损害的病理生理过程。在患者和各种肾病动物模型中发现大量铁聚集于近端小管。给予脑卒中易感型自发性高血压大鼠高铁膳食，肾脏出现铁聚集、铁含量和超氧化物增加，过多的铁摄入可诱导氧化应激，通过催化高活性氧的形成，引起细胞和组织损伤。通过严格限制铁摄入可降低尿蛋白肌酐比，缓解严重的高血压和良性肾小动脉硬化，提高脑卒中易感型自发性高血压大鼠的生存率。这些均提示铁代谢影响高血压肾脏损害。

3. 基因与遗传因素[21]　并不是所有高血压患者都会发生高血压肾脏损害，即使发生了高血压肾脏损害，不同个体肾脏损害程度也不尽相同。进展至 ESRD 的高血压肾脏损害患者，其家庭成员也常有相同的疾病状态。通过混合连锁不平衡绘图鉴定出位于 22q12.3 包含 30 个基因的区域与 ESRD 有较强相关性，其中包括非肌肉肌球蛋白重链 9（*MYH9*）基因。*MYH9* 突变引起巨型血小板综合征，许多该病患者随着疾病进展可出现肾小球疾病并导致肾衰竭。随后的研究发现，邻近的载脂蛋白基因变异与疾病有更强的相关性，在对 1030 例高血压相关 ESRD 非裔美国患者和与之地理相匹配的 1025 例来自美国东南部的健康对照组的研究发现，载脂蛋白基因突变与高血压肾脏损害密切相关。

二、高血压肾血管损害的机制

小动脉和大动脉结构与功能的改变在高血压的发生和发展中也起到了举足轻重的作用。在大多数高血压事件中我们可以看到，外周血管阻力是增加的，心排血量却是正常的。由泊肃叶定律得知，血压与心排血量成正比，与血管半径的四次方成反比。因此，血管直径即使发生小的变化，对血压的影响也是巨大的。

（一）血管收缩的细胞学机制

介导血管平滑肌收缩的最后共同通路均有细胞内钙离子增加。在血管阻力增加的转基因小鼠中发现其血压是升高的，这表明仅血管收缩引起高血压，并无肾脏参与[22]。

1. 内皮功能紊乱和 NO 途径[23] 血管内皮细胞对血管功能及结构的维持极为重要，并且是防止动脉粥样硬化和高血压形成的重要保障。

在高血压情况下，肾小球毛细血管内皮承受着较大的压力和切应力，引起内皮细胞功能损伤，使舒血管物质 NO、前列环素生成减少，而缩血管物质 AngⅡ、ET-1、TXA_2生成增加。AngⅡ可刺激血管平滑肌细胞增生、增厚，诱导肾脏系膜细胞产生 TGF-β，影响肾脏细胞的生长和功能，促使细胞外基质增加，最终发展为肾硬化[24]。TGF-β 还可使血管和肾组织中的 ET-1 产生增加，进而使肾血管收缩，肾血流量减少，使肾血管平滑肌细胞增殖和肾小球系膜细胞增生，细胞外基质中的胶原蛋白及层粘连蛋白合成增加，促进肾小球硬化形成与发展，肾小球滤过功能进一步下降。

所有的血管内皮细胞均表达一氧化碳合酶（NOS），它可以通过缓激肽或乙酰胆碱或循环切应力激活。一旦被激活，NOS 将 L-精氨酸转变为瓜氨酸和 NO，NO 扩散到相邻的血管平滑肌激活一系列 G 蛋白激酶，最后导致血管舒张。因此，NO 通路被认为是预防高血压形成的最重要调控机制之一，而 NO 缺乏会促进高血压形成。高血压患者内皮功能障碍的主要机制之一是超氧阴离子和其他活性氧的产生，从而降低了 NO 的生物利用度。两个主要的反应性氧化代谢产物为超氧阴离子自由基（O_2^-）和过氧化氢（H_2O_2）。它们可以激活信号分子，促进细胞生长，促进纤维化及炎症反应，最终导致血管重构。

（1）超氧化物歧化酶的来源：①还原型烟酰胺腺嘌呤二核苷酸磷酸（NADPH）氧化酶，该酶在所有血管细胞普遍表达，通过循环 AngⅡ和其他因素激活；②NOS，只有在重要的辅因子（四氢生物蝶呤，BH_4）缺乏（这一过程称为“NOS 解偶联”）时产生超氧阴离子；③黄嘌呤氧化酶（xanthine oxidase，XO），可产生尿酸；④线粒体。

NADPH 氧化酶的表达产物是介导 AngⅡ诱导高血压的主要物质之一。NADPH 氧化酶也在肾脏和大脑表达，通过实验方法引起肾钠潴留和中枢交感神经激活导致高血压，而 NADPH 氧化酶分别参与了这一过程。RAAS 抑制剂可能抑制 NADPH 氧化酶激活，但缺乏相关证据。

解偶联的内皮型一氧化氮合酶（eNOS）可产生 NO，然而在 L-精氨酸或 BH_4 缺乏时，NOS 抑制 NO 生成，并利用氧气作为底物合成超氧化物。在实验模型中，活性氧（ROS）通过 NADPH 氧化酶氧化 BH_4 和解偶联 NOS 生成。口服 BH_4 可以改善患者血管内皮功能而降低血压。

通过黄嘌呤氧化酶产生的 ROS 可能解释内皮功能障碍和高血压与血清尿酸水平升高的关系。血尿酸水平升高与儿童新发高血压密切相关，试验研究表明，利用别嘌醇或丙磺舒降尿酸后可降低儿童和青少年患者的高血压水平[25]。

线粒体电子传递：体外试验表明，AngⅡ也能通过激活内皮细胞 NADPH 氧化酶形成过氧亚硝基阴离子而引起线粒体功能障碍。

（2）NOS 抑制剂：非对称性二甲基精氨酸（asymmetric dimethylarginine，ADMA）是一种内源性 NOS 抑制剂，其可能导致内皮功能障碍与高血压形成，但未经证实。通过给予 ADMA 或合成甲基精氨酸相关药物后，可大幅提高正常血压大鼠的血压水平[26]和正常人的血压水平。血浆 ADMA 在 ESRD 患者中水平较高，与年轻健康成年人血管内皮功能减弱有关，与是否有高胆固醇血症无关。与健康欧洲白种人相比，健康的非洲黑种人血管内皮功能减弱更明显。血浆 ADMA 是一个独立但较弱的预测群体水平死亡率的指标，其是否与原发性高血压有关或能否预测其发病目前仍然未知。此外，血浆精氨酸（NOS 的内源性底物）比血浆 ADMA 水平高出两个数量级水平，这使得 ADMA 水平太低难以竞争性抑制 NOS。对称性二甲基精氨酸（symmetrical dimethylarginine，SDMA）通常认为是惰性的，不具有意义，但 Dallas 心脏研究发现，SDMA 能够预测全因死亡率，而不是 ADMA[27]。

为什么不使用具有抗氧化作用的维生素降低血压呢[28]？细胞酶超氧化物歧化酶（SOD）将超氧自由基

转换为超过氧化氢，然后通过过氧化氢酶转换为水和氧气。在大鼠和小鼠，高血压可以通过超氧化物歧化酶模拟物如 Tempol 进行治疗，这是一类强大的抗氧化剂。鉴于实验数据的有效性，临床上对高血压和心血管疾病的抗氧化剂研究的结果却令人失望。于是产生这样一个问题：如果氧化应激在人类高血压的发生过程中如此重要，为什么具有抗氧化作用的维生素不能更有效地降低血压呢？最好的解释是，维生素 C 和维生素 E 是弱抗氧化剂，比用于动物研究的 Tempol 和其他抗氧化剂弱得多。不像 Tempol，维生素 E 不能持续地自我更新，并在和超氧化物作用后停止作用。这些维生素补充剂具备了有限的能力实现跨细胞膜——超氧化物产生场所，但不能抑制过氧化氢生产，而过氧化氢本身会损害血管健康。显然，需要更强的抗氧化剂及更好的方法测量体内的氧化应激程度。同时，氧化应激减弱能解释RAAS阻滞剂和他汀类药物及饮食和有规律的锻炼所带来的部分获益。

2. 血管重构[29] 随着时间的推移，内皮细胞功能障碍，神经内分泌激活，血管炎症和血压升高引起血管重构，从而进一步使血压升高。血管中膜相对于管腔直径增加（壁腔比增加）是高血压血管重构的标志。

小血管重构是由血管收缩引发的，从而使室壁应力正常和避免营养性反应。正常的平滑肌细胞围绕一个较小的内腔重新排列，该过程称为内向性富营养化重构。结果是壁腔比增加而中膜横截面面积不变。换句话说，在不改变血管壁组成种类及数量的情况下，内向性富营养化重构造成了管腔直径变小。通过减小外周血管腔直径，内向性富营养化重构增加全身血管阻力。RAAS 似乎在这种形式的重构中占主导地位。AngⅡ通过产生活性氧激活酪氨酸激酶受体，抑制过氧化物酶体增殖物激活型受体（peroxisome proliferators-activated receptor，PPAR）的保护作用来维持该过程。

相比之下，大动脉重构的特点是肥厚基因的表达，中膜厚度的增加，即壁腔比增加。这种肥厚性重构不仅涉及血管平滑肌细胞大小的增加，也包含细胞外基质蛋白的累积，如胶原蛋白、纤维连接蛋白。由此产生的大动脉硬化是单纯收缩期高血压（ISH）形成的原因。血管内压力（即剪切高应力），交感神经及AngⅡ诱导产生的ROS，尤其是过氧化氢，是肥厚性重构的关键要素。

高血压状态下小动脉重构可以通过口服 RAS 抑制剂逆转，而β受体阻滞剂（虽然可降低血压水平）却没有类似效果，提示 AngⅡ在重构过程中的独特作用。当暴露于 AngⅡ时，高血压患者动脉平滑肌产生的超氧化物会增加[30]。

3. 小血管稀疏和组织灌注受损[31, 32] 在各种类型的高血压中常伴有微血管稀疏，表现为在一定体积的组织中小血管数或总长度减小。ROS 可引起前毛细血管收缩并使之功能减弱，促进细胞凋亡并组织缺损（血管平滑肌细胞死亡和血管退化）。微血管稀疏包括皮肤毛细血管开放减少、前臂和冠状动脉循环血流反应性充血减少，甚至在不存在冠状动脉粥样硬化的情况下也会发生。微血管稀疏/缺血是解释高血压和糖尿病共存现象的一个重要机制（特别是骨骼肌中由胰岛素介导的葡萄糖摄取），并且加速这些患者的靶器官损害。此外，胰岛素可通过磷酸化 eNOS 增加肌肉血流灌注，其机制为 eNOS 通过开放毛细血管前括约肌增加毛细血管表面积，以利于氧、营养素、葡萄糖及胰岛素进入骨骼肌细胞，因此 eNOS 缺乏可能为糖尿病和高血压的另一机制。

4. 血流动力学改变 高动力循环状态被认为是高血压肾脏损害的始动因素，高血压最初可致患者肾小动脉反射性收缩、痉挛，导致血流动力学改变，肾血管阻力增加，但因肾脏自身调节能力使其功能基本可维持正常。但时间一长，患者肾小动脉阻力逐渐加大而进一步削弱肾脏的自我调节能力，其内压力增大，毛细血管与肾小球长期处于高压与高滤过状态，损伤肾脏滤过屏障，从而蛋白质可以从尿液中丢失，形成蛋白尿。另外长期高血压会导致肾脏入球小动脉内皮细胞受损而引起肾小动脉血管壁变厚、管腔变窄并发生肾小球硬化。当长期高血压引起血管内压力的改变超过了“肾血管自身调节”范围时，肾血管即发生适应性改变，导致肾小动脉管壁增厚、管腔狭窄，引起肾血流、肾小球滤过率下降，肾小球发生缺血性损害。但也有一种观点认为，原发性高血压患者存在 2 种功能异常的肾单位，一种是以缺血性低灌注为特征的肾单位，这种类型肾单位仅占少部分；另一种是以高灌注为特征的代偿性肾单位，这种类型占大多数，随着疾病进展，将以缺血性低灌注的肾单位为主。

血流动力学并非造成高血压肾脏损害的唯一因素，强化降压治疗未能延缓肾脏疾病进展[33]。

5. 氧化应激与炎症反应 氧化应激是由机体内ROS和抗氧化机制失衡造成的细胞、组织损伤。高血压患者分泌过多AngⅡ，激活了机体线粒体ATP敏感性钾通道（KATP通道）和提升了NOX-4表达，促使ROS生成增加。ROS能直接损伤肾脏固有细胞DNA、脂质与蛋白质，并可直接激活丝裂原活化蛋白激酶（mitogen-activated protein kinase，MAPK）促发凋亡机制，是导致肾脏受损与肾小球硬化的重要因素之一[34]。

患者过多分泌AngⅡ会促使NF-κB经典炎症信号通道被打通，使得诸如肿瘤坏死因子-α（TNF-α）、白细胞介素-1（IL-1）、白细胞介素-6等一系列炎性细胞因子得以释放，部分炎性细胞浸润而发生肾脏炎症反应。肾脏血管内皮炎症反应可致血管收缩、细胞增殖等，引起肾脏纤维化及肾小球硬化，加速肾脏损伤。炎症反应又通过白细胞和巨噬细胞产生ROS，引起氧化应激，加重靶器官损伤[35]。

氧化应激是血管收缩/扩张和减少NO生物利用度的有效调节剂，可使脂质过氧化，激活促炎转录因子，增加生长因子的产生并诱导纤维化。ROS通过增强肾小管球反馈，间接增强传入小动脉张力和反应性，并且直接通过减少内皮源性舒张因子/NO反应的微血管机制增强传入小动脉张力和反应性。活性氧可以减低肾利用氧气的效率，从而降低肾皮质内的血氧分压（PO_2）。肾氧化应激与高血压的发生和维持密切相关，受损肾组织的氧化应激水平显著升高[36]。

综上所述，大动脉和小动脉的重构可能在高血压早期就已经发生，对高血压而言，可能是因，也可能是果。降压治疗可能无法实现最佳的心血管保护，除非能防止或逆转血管重构，做到这一点需要我们恢复正常的血流动力学负荷，恢复内皮细胞功能，控制血管炎症及消除有害的神经激素激活。

（二）激素机制：肾素-血管紧张素-醛固酮系统

众所周知，RAAS激活是导致肾钠潴留、内皮功能障碍、血管炎症和重构，以及最终高血压发生的重要机制之一。

肾素是由肾球旁细胞产生的一种蛋白酶，使血管紧张素原（为肾素底物，由肝脏产生）分解为血管紧张素Ⅰ，后者在ACE作用下转化为AngⅡ。ACE在肺组织中最丰富，同时也存在于心脏和全身血管。糜蛋白酶是存在于心脏和血管的一种丝氨酸蛋白酶，为AngⅠ向AngⅡ转换的另一种途径。

AngⅡ与G蛋白偶联受体AT_1R的结合可激活许多细胞反应过程而导致高血压并加速高血压靶器官损害。具体包括血管收缩、活性氧生成、血管炎症，血管和心脏重构及醛固酮产生。越来越多的证据表明，醛固酮、AngⅡ甚至肾素和肾素原可激活多种信号转导途径引起血管损害，导致高血压。血管紧张素Ⅰ的其他代谢产物，包括血管紧张素-（1—7），可能抑制高血压发生，但临床证据不充足。

1. 醛固酮和上皮钠通道（epithelial sodium channel，ENaC）**调节**[37] RAAS激活建立了短期的防御机制以对抗低血容量性低血压（如出血或盐缺失）。醛固酮与肾集合管细胞胞质内的甘露糖受体相互作用，使钠通道从胞质中显露于肾上皮细胞的表面。这些ENaC增加了钠的重吸收，从而增加血容量。相反，现今的高盐饮食会产生持续的反馈作用而抑制RAAS激活。醛固酮的抑制导致ENaC内吞和破坏（通过去磷酸化激活泛素连接酶Nedd4-2）及肾钠排泄增加，从而减少血容量和预防高盐诱导的高血压。

然而，对于血压正常的个体，若醛固酮水平在“正常”范围逐渐升高，发生高血压的风险会随之增加。黑种人高血压患者的醛固酮水平比白种人高血压患者低，但盐皮质激素受体的敏感性可能更高。由于甘露糖受体在肾外广泛表达，所以醛固酮可以通过多种肾外机制导致血管损伤。醛固酮可通过NADPH氧化酶依赖机制引起氧化应激、Smad途径（减少Smad7表达和增加p-Smad2水平）促进胶原合成和NF-κB激活使TGF-β_1、纤溶酶原激活物抑制剂-1（PAI-1）、骨桥蛋白（OPN）增加，导致小管上皮细胞发生上皮细胞-肌成纤维细胞转分化（epithelial-mesenchymal transition，EMT）、间质纤维化和肾小球硬化。醛固酮和炎性细胞因子IL-1β、TNF-α可引起肾系膜细胞表达趋化因子OPN增加，OPN反过来又可促进醛固酮诱导的炎症反应、氧化应激和肾间质纤维化[38]，形成恶性循环，加重高血压肾脏损害。醛固酮能够放大AngⅡ诱导的血管炎症和血管重构作用，通过刺激心脏和肾脏的甘露糖受体，促进高血压状态下心脏和肾脏纤维化。通过刺激脑干室周器官的甘露糖受体，醛固酮可能引起交感神经过度兴奋。这些证据似乎在表达醛固酮在高钠饮食下可引发机体的各种损害，而这与最近新发现的高钠引起 ENaC“前馈”激活理论相一致。

2. 受体介导的 AngⅡ　AngⅡ是 RAAS 的主要效应物质。血管紧张素受体主要有两种类型，即 AT_1R 和 AT_2R，均为 G 蛋白偶联受体。AT_1R 在血管、肾脏、肾上腺、心、肝、脑等部位广泛表达。AT_1R 激活引发的效应能够解释 AngⅡ导致高血压的大部分原因。如前所述，AngⅡ与 AT_1R 的结合引发血管 NADPH 氧化酶活化，进而导致肾脏和大脑脉管系统活性氧生成。此外，AT_1R 介导的信号传导通路解释了高血压与胰岛素抵抗及动脉粥样硬化共存的机制，并建立了治疗的主要目标：阻断心血管疾病发生发展的每一阶段，即从血管重构和动脉粥样硬化斑块形成开始，到脑卒中、心肌梗死甚至死亡的每一过程。

AngⅡ是 RAAS 中最重要的效应物质，也可以通过 AT_1R 发挥促炎症反应、促纤维化效应和氧化应激，激活如 NF-κB 途径、MAPK 系统和 Rho 激酶（Rho kinase，ROCK）等信号传导系统，上调 IL-1、IL-16、IL-17 和 TNF-α 等炎性因子和 TGF-β、单核细胞趋化蛋白-1（MCP-1）、PAI-1、ET-1、血管细胞黏附分子-1（VCAM-1）和基质金属蛋白酶抑制剂-1（TIMP-1）等促纤维化因子表达，诱导小管上皮发生 EMT，发生肾小球硬化和肾间质纤维化，最终进展为 ESRD。

与此相反，AT_2R 在胎儿大量表达，但在成人只有在肾上腺髓质、子宫、卵巢、血管内皮细胞及部分大脑区域表达。目前多数研究认为 AT_2R 对肾脏有保护作用。AT_2R 基因敲除的老鼠相对其他肾损伤模型老鼠存在更严重的肾小球损伤，出现更高的蛋白尿和死亡率。Landgraf 等[39]研究显示，AT_1R 表达增加、AT_2R 表达减少和 AT_1R/ATR 比例发生改变时，大量巨噬细胞浸润于肾小球和肾小管间质，肾皮质出现胶原沉积，以及小动脉和中型动脉发生增殖性改变时。给予脑卒中易感性自发性高血压大鼠非肽类选择性 AT_2R 激动剂可显著降低蛋白尿、减轻肾脏炎症反应。在啮齿类动物，AT_2R 可通过缓激肽和 NO 促进内皮依赖性血管舒张而对抗大多数 AT_1R 的有害影响。

然而，其他动物实验数据表明，AT_2R 能够促进肾脏纤维化，而人类高血压中 AT_2R 的作用仍待进一步研究。一些血管紧张素代谢产物的发现增加了 RAAS 的复杂性。在啮齿类动物模型中，AngⅡ可以通过特定的神经元池进入脑干，而神经元池的特点是高度血管化，该处的血脑屏障结构薄弱，之后 AngⅡ通过 AT_1R 介导脑 NADPH 氧化酶活化并产生活性氧。

3. 受体介导的肾素原和肾素　关于 RAAS，在传统观点看来，肾素原是肾素的无活性形式前体，其作用仅仅是由血管紧张素原对其进行酶切形成 AngⅠ。有这样一个新观点在迅速形成：肾素原和肾素为心脏和肾脏的毒性物质。这一观点由 Laragh、Sealey 和他的同事首次提出并完善[40]。

肾素原无活性的原因：由 43 个氨基酸形成的铰链处于闭合状态，阻止其与血管紧张素原结合。在肾脏中，当铰链区被酶解时，无活性肾素原便转化为有活性的肾素。当血液中的肾素原与心脏和肾脏上新的肾素（原）受体结合时，铰链区会打开（但不切断），这种酶促过程充分激活肾素，从而 TGF-β 生成速度加快，导致胶原沉积和纤维化。这种受体介导的过程与 AngⅡ的产生是独立的，因此不受 ACEI 和 ARB 影响。虽然这些药物有着很好的降压效果，但它们能够极大地促进肾素原及肾素生成，从而减少 AT_1R 活化抵消部分保护心血管功能。新的肾素直接抑制剂阿利吉仑抑制效果更加强大，能降低肾素酶解血管紧张素原生成 AngⅠ的能力，但不抑制纤维化过程[41, 42]。

因为肾素原水平通常是肾素的 100 倍，所以肾素（原）受体的激活可能是人类发生高血压的重要机制。最近的发现重新引起了人们对以往研究结果的兴趣。Sealey 和 Laragh 在人血浆中发现肾素。20 年后，Wilson 和 Luetscher 发现 1 型糖尿病儿童体内有着高水平肾素原；此外，高肾素水平的患者之后逐渐出现糖尿病并发症：肾衰竭、失明及神经病变等。因此，肾素可能是一个“新”的生物标志物，尤其对高血压和糖尿病的小血管及大血管并发症而言。

（三）一个新的假说——T 细胞与高血压

对小鼠的研究表明，AngⅡ诱导的高血压可能由 NADPH 氧化酶选择性激活引起，这一情况仅发生在血管内，并且仅限于肾脏和脑穹窿下器。Harrison 在试图解释这些结果的过程中发现 T 细胞表面也表达 AT_1R，并合成 NADPH 氧化酶，而且在针对小鼠的实验中发现其在高血压的发生中可能发挥重要作用，而这一机制可能也存在于人体。根据这一最新理论，AngⅡ、盐和慢性应激等都会作用于中枢神经系统增加交感神经兴奋性。室周器官，特别是穹窿下器（SFO），暴露于循环血 AngⅡ和钠离子环境中，而这些器官的特点是高度血管化或是有着结构不完整的血脑屏障。

AngⅡ和钠离子激活 SFO 中的 NADPH 氧化酶，并使 ROS 生成增加，触发系统网络体系（SNA）分化为多样性组织和血管床，导致轻度血压升高（即高血压前期）。其分子机制为 AngⅡ和其他信号增强了 SFO 的氧化应激，包括内质网应激和脑 ENaC 亚型的激活。重要的是，增加的 SNA 也作用于脾和淋巴结，导致增多的 T 细胞被释放入血液循环，增加肾脏 IL-6 合成，并作用于 T 细胞肾上腺素能受体改变其极性。通过这一机制 T 细胞被激活，浸润肾脏和血管，其中可能涉及与树突状细胞的相互作用，该细胞将新的抗原提呈给 T 细胞，使之产生细胞因子，如 IL-17、γ 干扰素等。后者促进水钠潴留、血管收缩、血管重构，从而加速高血压进程。

换句话说，中枢神经系统交感缩血管神经的激活被认为是引发高血压过程的始动因素，而血管和肾脏 T 细胞活化则在高血压从前期到最终形成这一过程中发挥着重要作用。T 细胞激活需要两个信号：①抗原与 T 细胞受体的相互作用；②抗原提呈细胞表面的配体对共刺激分子（如 T 细胞表面的 CD28）的刺激。在小鼠实验中发现，当共刺激被阻断时，AngⅡ和醋酸去氧皮质酮（DOCA）/盐诱导的高血压亦被阻断[43]。

第三节 高血压肾脏损害的病理与病理生理

一、高血压肾脏损害的病理

高血压肾脏损害根据高血压和肾小动脉病理特征的不同分为良性肾小动脉硬化和恶性高血压肾脏损害[44]。

良性高血压可在 5～10 年引起肾脏损害，开始为肾小动脉病变，继之为肾实质损害。肾小动脉病变表现为肾小动脉玻璃样变和肌内膜增厚，以入球小动脉为主，光镜可见均质嗜伊红物质沉积于血管壁，电镜见均质电子致密物先沉积于内皮下，然后扩展至全层；小动脉肌内膜增厚主要出现在小叶间动脉和弓形动脉，表现为平滑肌细胞肥大和增生及肌内膜细胞增生。肾小动脉病变发展到一定程度以后，肾脏供血减少，发生肾小球和肾小管缺血性损害，光镜下表现为肾小球毛细血管逐渐塌陷和基底膜皱缩，继而肾小球硬化、肾小管萎缩、基底膜增厚、系膜基质增加、球囊壁增厚、间质纤维化，最终导致肾萎缩和硬化，免疫荧光无特殊表现；而未受累的正常肾单位因代偿性肥大，可见外观呈细颗粒状的萎缩肾。

恶性高血压肾脏损害的病理特征是小动脉血管内皮细胞变性、脱落及内膜水肿，导致内膜及管壁的纤维素样坏死；弓状动脉和小叶间动脉内膜重度增生、细胞外基质大量增加而呈洋葱皮样表现，最终导致管腔狭窄甚至闭塞。近年研究发现，高血压肾脏损害的肾小球密度明显低于对照组，其中显性蛋白尿的高血压肾脏损害患者肾小球密度降低更为明显。Haruhara 等[45]发现，女性高血压患者中肾小球数比非高血压患者少。

高血压不典型肾脏损害的病理特征：此种不典型肾脏损害类型病理特征主要与患者受胰岛素抵抗影响的代谢综合征关系密切。临床相关不典型病例的报道较少，但在现有报道中均明确指出了与正常人相比，此类患者的肾脏存在较明显的病理变化。得到临床公认的是，此类患者的病理改变主要体现在肾小管萎缩、间质纤维化和肾小球硬化[46]。

二、高血压肾脏损害的病理生理

在原发性高血压导致的肾脏损害病理生理改变中，肾血管病理生理改变是发生肾脏血流动力学改变及大部分肾实质损害的基础，主要表现为肾血管收缩，尤其是肾小球前小动脉收缩。而介导肾血管持续收缩的机制目前认为有以下几方面。

（1）肾素-血管紧张素系统（RAS）：高血压患

者肾血管对 AngⅡ的反应性升高，表现为产生收缩反应的剂量较正常者低，提示高血压状态下肾血管对 AngⅡ的敏感性较正常血压时高。高血压状态下，肾脏局部的 AngⅡ水平调节肾血管的阻力。AngⅡ在使非调节型高血压患者肾血管阻力增高的过程中发挥更为重要的作用。

（2）肾上腺素能系统：不少研究已显示交感神经系统参与肾脏血流的调节。α_1受体及α_2受体均参与神经源性血管收缩，而以α_1受体占优势。

（3）NO：血管内皮细胞可以调控血管的张力，而在血管内皮合成的 NO 是调节血管张力的重要血管活性因子，NO 的合成主要受血管内皮细胞内 NOS 的调节。NO 是调节血压的重要因子，ADMA 可以竞争性地抑制 NOS，进而抑制 NO 合成。高血压产生的切应力和血管张力升高可上调 NOS 的活性，从而使 NO 合成、释放增加，血管扩张。但在部分高血压患者中内皮细胞的反应异常导致 NO 的产生不能相应增加。由于 NO 参与肾血流动力学的调节是通过控制管球反馈、调节肾脏球旁细胞肾素释放来完成的，NO 合成减少将导致肾血管阻力增加、肾小球滤过率下降。此外，在高血压状态下由于内皮细胞异常反应，导致 NO 活性不能相应升高，而 AngⅡ、ET-1 活性上升，从而导致肾血管收缩及损伤。肾小球前血管阻力升高除导致部分肾小球处于低灌注状态外，压力利钠效应受抑制，可促进钠潴留，刺激致密斑和肾小球旁器压力感受器使 RAS 激活，肾素释放增加，升高外周血管阻力并增加肾小管对钠的重吸收。与此同时，健存肾单位并未能完全代偿性利钠，反而邻近缺血肾单位分泌的肾素作用于健存肾单位，引起入球小动脉收缩，并增加近端小管对钠的重吸收，削减了其正常的利钠效应。因而体内总钠量升高，血浆肾素水平上升。因此，不难看出肾小球前小动脉阻力升高的存在，不仅通过使肾脏血流不足对抗高血压状态下的利钠，还通过影响 RAS、干扰 NO 的合成等一系列复杂的机制使钠排泄减少，从而促使系统性高血压进一步发展。

（4）其他机制：在模式生物和人均发现重构可以通过治疗而逆转。Notoya 等给自发性高血压大鼠（SHR）喂血管紧张素转换酶抑制剂（ACEI），发现血管重构被逆转。一系列研究发现 ACEI 能阻止重构，并且发现氟伐他汀也能阻止重构，只是不能降低血压[47, 48]。Pu 等研究脱氧皮质（甾）酮-盐所致的高血压大鼠，结果发现神经内肽酶在脱氧皮质酮-盐高血压大鼠模型中阻止血管重构。总结发现，ACEI、AT_1R 阻滞剂和钙拮抗剂（CCB）均可逆转血管重构。

正如上面对高血压的病理生理进行的讨论，血清尿酸水平增高可能对原发性高血压也有重要作用。在一个高尿酸血症的动物模型中，Mazzali 等发现升高血尿酸水平导致高血压与入球小动脉病有关。已经证实尿酸通过阴离子转运蛋白进入平滑肌细胞，之后能够激活 MAPK 和转录因子导致细胞增殖增加，炎性介质如 COX-2 和 AT_1R 上调。

醛固酮在高血压病理生理和血管壁结构的变化中也起着重要的作用。醛固酮在血管平滑肌细胞诱导细胞肥大和细胞周围纤维化。醛固酮对 PAI 的调节也是很重要的，和 AngⅡ一起改变着血管的纤溶系统。这个观点得到 Chander 等的支持，他们研究了严重高血压大鼠中醛固酮在微血管血栓形成中的作用，醛固酮其他诱发血管损伤的潜在的机制还包括刺激 ROS 产生，增加钠内流入血管平滑肌细胞，抑制 NO 产生[49]。

总之，几个不同的诱发因素，如持续的剪切力、AngⅡ、醛固酮、同型半胱氨酸和尿酸等均与血管的损害有关。剪切力被转换导致几个因子的释放，可促进血管重构。AngⅡ、醛固酮、同型半胱氨酸可使 ROS 增加，导致 NO 降低。AngⅡ还可增加 ET-1 的水平。下降的 NO 伴随醛固酮和 AngⅡ的额外作用可促进前血栓形成。下降的 NO、增加的 ET-1 和尿酸导致血管收缩增加，细胞迁移、细胞增殖，导致血管重构。

第四节 高血压肾脏损害的诊断与治疗

一、临床表现与诊断[50]

高血压肾脏损害通常表现为蛋白尿和肾功能受损。

良性肾小动脉硬化患者肾小管功能损害早于肾小球损害，首发症状常为夜尿增多，表明肾小管浓缩功能开始减退，测定肾血流量和尿渗透压有不同程度降低，但内生肌酐清除率和尿常规检查仍正常。高血压5～10年的患者病程中如出现微量或轻中度蛋白尿或肾功能损害，应考虑高血压肾脏损害，常存在左室肥厚或者高血压眼底动脉硬化，但需排除原发及继发性肾小球疾病，良性肾小动脉硬化要与肾实质性高血压、尿酸性肾病等疾病鉴别。

恶性高血压肾脏损害表现为血压急剧升高，舒张压＞130mmHg，伴有视神经盘水肿及肾功能不全，尿常规检查有蛋白尿甚至大量蛋白尿，可伴有血尿，疾病进展迅速，短期内肾功能进行性恶化。高血压肾脏损害早期，若及时治疗，肾功能是可以逆转的。因此，早期的诊断尤为重要，尿微量白蛋白尿升高是反映高血压肾脏损害的早期指标。Baumann等进行了一项长达4年的随访研究发现，视网膜小动脉狭窄与尿微量白蛋白若同时存在，肾脏终点事件（肾功能损失50%，开始肾移植治疗）风险增加16.2倍。而单纯视网膜小动脉狭窄的患者肾脏终点事件相对风险增加3.7倍；单纯尿白蛋白的患者肾脏终点事件风险增加5.4倍。高血压肾脏损害患者肾小管功能损害发生较早，表现为尿液浓缩和稀释异常及重吸收功能减弱，表现为尿*N*-乙酰β-D-氨基葡萄糖苷酶（NAG）、尿视黄醇结合蛋白增高及尿渗透压降低。

此外尚有多种因素影响其发生：①男性较女性易发病；②老年人易患此病；③黑种人是进入ESRD的特殊危险因素；④高血压合并的代谢异常如糖尿病、高脂血症、高尿酸血症与高血压一起促进肾脏损害。

1. 肾脏表现

（1）夜尿增多：为最早出现的症状。原发性高血压患者肾脏内高血流动力循环，为适应这种高动力循环，肾小动脉的顺应性下降，管腔变窄，持续进展出现肾小动脉的组织学改变。临床上高血压肾脏损害肾小管损伤出现时间早于肾小球，表现为夜尿增多。由于肾小管对缺血较敏感，表现为肾小管浓缩功能障碍，故首发症状常为夜尿增多，此时测定肾血流量及尿渗透压已有不同程度降低。

（2）蛋白尿：血流动力学改变还可使足细胞脱落，基底膜裸露，引起蛋白尿，蛋白尿是肾小球缺血或肾小球高压形成局灶性硬化所致。当病变累及肾小球后，尿常规检查即开始发现蛋白，可为微量白蛋白，微量白蛋白尿是高血压肾脏损害早期敏感指标。随机尿微量白蛋白与肌酐比值可以排除血压、蛋白摄入量、运动、发热及精神因素等干扰因素，更好地反映肾脏损害程度，因此检测随机尿微量白蛋白与肌酐比值能够更加敏感地发现早期高血压肾脏损害。良性高血压导致的蛋白尿一般为轻至中度（+～++），24h定量小于1.5～2g，少有大量蛋白尿。但当高血压程度严重时，肾小球内压随之增高，尿蛋白排泄量可明显增高，与血压升高成正比，降压治疗后蛋白尿会减少。

（3）尿沉渣有形成分（红细胞、白细胞、管型）：很少，尿α_1微球蛋白、β_2微球蛋白、NAG及尿中性粒细胞明胶酶相关载脂蛋白（NGAL）增多。α_1微球蛋白和尿β_2微球蛋白可通过肾小球滤过屏障进入肾小管，但是大部分都在近端小管被重吸收。当高血压肾脏损害时，肾小管功能损伤，尿中α_1微球蛋白和尿β_2微球蛋白可明显升高，能够早期诊断高血压肾脏损害，并且尿中α_1微球蛋白不受尿液酸碱度的影响，较β_2微球蛋白更能准确地反映肾小管损伤。尿NAG主要储存于肾近端小管，高血压肾脏损害损伤肾小管时，NAG就会从近端小管释放入尿液，导致尿液中NAG含量明显升高，因此尿NAG水平能够早期、敏感地反映肾小管损伤，是检测早期高血压肾脏损害的敏感指标。NGAL是一种分子量较小的分泌性蛋白，主要由肾脏近曲小管上皮细胞分泌。生理情况下，其分泌量很小，但在肾小管急性损伤时，近曲小管上皮细胞就会分泌大量的NGAL，从而使尿NGAL水平明显升高，因此尿NGAL水平也是高血压肾脏损害重要的检测指标。

（4）实验室检查：可有高血糖、高血脂及高尿酸血症等。由于肾小管易受损害，表现为对尿酸分泌障碍，故本病患者易出现高尿酸血症，发生肾功能不全时，血尿酸升高更为明显。肾功能不全患者常出现肾性贫血，但贫血程度相对较轻。

（5）肌酐清除率（Ccr）：早期可升高，提示有高滤过；随着病情进一步发展，Ccr开始下降，当Ccr下降超过50%时，肾功能失代偿，出现血清肌酐（Scr）和尿素氮（BUN）升高，之后病情迅速进展，进入慢性肾衰竭尿毒症期。

（6）血清胱抑素C（Cys C）：通过肾小球滤过屏障，经尿液排出体外，且是其唯一清除途径，不受肌肉量、运动、炎症及性别等因素的干扰，因此血清胱抑素水平直接由肾小球滤过功能决定。检测血清胱抑素水平能够较为准确地反映肾小球滤过率轻微变化，是诊断高血压肾脏损害较为敏感的指标。

（7）肾脏 B 超：会有肾脏缩小和（或）双侧肾脏大小不一。肾动脉彩色多普勒超声血流成像可以检测肾动脉血流阻力指数（RI），进而可以发现早期高血压肾脏损害。研究发现，肾脏叶间动脉比其他肾脏各级动脉血流阻力出现得更早，对于诊断早期高血压肾脏损害更加敏感，因此临床上常检测叶间动脉的 RI 值来评估高血压肾脏损害。

2. 肾外表现　在发生肾脏损害的同时，良性高血压常导致其他靶器官（心、脑、视网膜）损害。肾外表现比肾脏症状出现得早而重，并成为影响其预后的主要因素。

（1）心脏：左室肥厚、冠心病、心力衰竭。

（2）脑：脑出血或脑梗死，是我国原发性高血压的主要死因。

（3）眼：视网膜动脉硬化、动脉硬化性视网膜病变，一般与肾小动脉硬化程度平行。

根据上述临床表现，决定给患者进行相应检查。其方法、结果和分析详见第 25 章“肾功能检查的评价”。

二、高血压肾脏损害的治疗

（一）非药物治疗[51]

1. 饮食控制　过多的体内脂肪堆积是促发高血压的最重要因素之一。近年报道肥胖型高血压的患者可能易发展为 CKD，腹型肥胖更是罪魁祸首，而睡眠呼吸暂停可能会增加肥胖风险。肥胖不仅仅导致高血压，随着代谢综合征被广泛认识，肥胖相关肾小球疾病在临床上也日见增多，其中尤以局灶节段硬化性改变多见。因此，控制体重不但可以减少高血压导致的间质血管改变，也可以减轻足细胞损伤。超重 10%以上的高血压患者，如果体重减少 5kg，就能有效降低血压，同时，消除和减轻其他危险因素（如糖代谢异常、糖尿病、高脂血症、左室肥厚），对健康也有益处。减肥的速度因人而异，1 个月减重最好不要超过 4kg，以后再根据全身反应和体重情况，决定进一步减肥的速度和目标。对于 2 型糖尿病患者，体重增加对高血压的影响主要与内脏脂肪增加相关，这通常为代谢综合征的一部分，伴有内皮功能受损及 NO 和脂肪细胞因子的合成减少。因为对大多数肥胖者来说，显著减轻体重是非常困难的，临床医师、患者和社会都必须做更多的工作以防止体重增加，特别是对于肥胖和代谢综合征发生率明显增加的儿童，要更为关注。

要合理膳食，首先要控制钠盐摄入，肾功能损害时很容易出现水钠潴留，而低盐膳食有助于降低血压。钠减少至 2.4g/d（每天 6g 氯化钠，100mmol/d）已被证明有平均 5.4/2.8mmHg 的血压降低，在 CKD 进展和肾钠排泄能力减弱时低盐饮食变得尤为重要。钠的摄入量在 1～2g/d（每天 2.5～5g 氯化钠）对 CKD 患者控制高血压是必要的，也是合适的。蛋白尿患者采取低钠饮食可增强抗高血压药物的降压效果。在一项 38 例蛋白尿为 3.8g/d 的 CKD 患者试验中，钠摄入量从 196mmol/d 减少到 92mmol/d 时，蛋白尿减少了 22%[52]。慢性肾脏病患者如钠摄入过多会影响 RAS 抑制剂的作用；Vegter 等[53]研究发现随着钠盐摄入增加，慢性肾脏病患者进展至终末期肾衰竭的风险增加。限制钠摄入量还有如下额外获益：改善大动脉顺应性、增强抗高血压药物的疗效、减少利尿剂引起的钾流失、促进左室肥厚的逆转、减少蛋白尿。世界卫生组织建议每人每天钠盐摄入量不超过 6g。我国膳食中 80%的钠来自烹调或含盐高的腌熏制品。因此，要减少烹调用盐及含盐高的调料，少食各种咸菜及盐腌食品。

其他饮食影响：一些绿叶蔬菜如菠菜、生菜，无机硝酸盐含量较高，可通过内源性生物转化转化为亚硝酸盐产生降压作用。Webb 等与 Kapil 等发现甜菜根汁中含有的硝酸盐具有血管保护和抗血小板作用，硝酸盐生物转化为亚硝酸盐，在缺血或组织损伤引起组织内酸性环境时，产生 NO，诱导血管舒张，从而降低血压。

素食的摄入[54]：素食的一个特点是纤维素含量高。一项 24 项随机安慰剂对照临床试验的 meta 分析中 1966～2003 年发布的数据显示：膳食纤维平均 11.5g/d，血压会平均下降 1.1/1.3mmHg。摄入更多的纤维能显著降低脑卒中和心肌梗死发生率和死亡率。

血尿酸的减少[55]：流行病学证据表明，血清尿酸水平与高血压和心血管疾病之间有着一定关联。对少量患高血压的青少年的研究显示，应用别嘌醇和丙磺舒组血压水平有所下降。而大多数利尿剂能提高血清尿酸水平，从而降低血压和心血管事件的有效性。

蛋白摄入：虽然摄入高蛋白被认为是有害的，在很大程度上额外加重了肾脏负担，但 INTERSALT 研究和 INTERMAP 研究发现食用高植物蛋白的人血压更低。大豆蛋白能降低高血压女性的收缩压。然而，增加红肉摄入量与收缩压升高相关。

抗氧化剂[56]：富含水果和蔬菜的健康饮食会增加抗氧化维生素的摄入，但研究试验显示抗氧化剂（如辅酶 Q_{10}）对降压及预防心血管事件没有作用。

咖啡和茶[57, 58]：虽然较多的咖啡摄入与年龄相关高血压有关，但一项涉及超过 400 000 例患者的前瞻性研究显示，增加咖啡的摄入能降低总死亡率和心血管死亡率，并且多喝绿茶可以降低心血管疾病和脑卒中的风险。然而，meta 分析显示咖啡对血压并没有显著的影响。

2. 其他健康生活方式 所谓健康生活方式，是指均衡膳食、适当运动、戒烟限酒、心胸开朗等。实际上，这也是预防和治疗高血压最有效的措施。

（1）戒烟：是最有效的，也是最重要的，是降低心血管风险最直接的办法，研究显示吸烟是慢性肾脏病进展的主要危险因素。吸烟会加重高血压对死亡率的影响，使动脉僵硬度增加及 NOS 合成减少。吸烟还会降低药物的治疗效果，使患者不得不增加抗高血压药物的剂量和种类。

（2）减轻精神压力、保持心理平衡：长期处于紧张、应激状态，自己又缺乏应变能力者，或心理、性格异常，且经常处于情绪不良状态者（如抑郁、焦虑、不满、沮丧、憎恨、愤怒等），通常会不由自主地接受不健康的生活方式，如酗酒、吸烟。长期如此，不仅容易发生高血压，而且血压通常较难控制在正常范围内。因此要格外注意精神和情绪的调节，也可请求心理医师帮助，逐步具备一定的自控能力。

（3）参加适量运动：运动前，应先了解自己的身体状况，以便决定运动种类、强度、频度和持续时间。中老年人宜参加有氧、伸展、增加肌力练习的三类活动，具体项目可选择健步、慢跑、太极拳等，运动强度可征求经治医师的意见，需因人而定。肾功能不全的患者，不宜进行剧烈的体力活动，因为有氧代谢的增强导致肌酸分解增加，SCr 会明显升高。另外剧烈运动导致血压波动也会使肾小球内压明显上升。

3. 其他方法

（1）降脂药物：尤其是他汀类调脂药物，可改善血管内皮功能障碍与血脂异常，从而降低血压。已经在正常血压和高血压患者人群中发现，应用他汀类调脂药物能够防止动脉粥样硬化，包括脑卒中。在涉及 30 144 例 CKD 患者的 50 项回顾试验中，他汀类调脂药物治疗可降低心血管疾病的发病率和死亡风险，但对死亡率没有影响，此外还有机制不明的肾脏保护作用[59]。

（2）增加 NO：5 型磷酸二酯酶抑制剂现在主要用于治疗勃起功能障碍，但其潜在的功能即通过增加 NO 诱导血管舒张已被提出[60]。

（二）抗高血压药物的应用

1. 原则和目标 为有效防止高血压肾脏损害发生，不仅对 1～3 级高血压患者要认真治疗，控制住血压；而且要对血压正常高值者，甚至血压正常的个体也应积极治疗（包括非药物治疗，即减肥、戒烟、限制钠盐＜6g/d、限酒、适当增加体力活动及保持乐观情绪等）。因为即使是高血压前期（定义为血压＞120/80mmHg，但＜140/90mmHg）也与 CKD 的发病风险增加相关。

治疗的目的是有效降低高血压带来的心、脑、肾脏损害及心血管疾病的发病率与死亡率。过去几十年中，因为有效抗高血压药物的广泛使用，因高血压而致心脑血管疾病已明显减少，而高血压肾病的发生率却有增加的趋势。原发性高血压患者若未经治疗，其肾脏损害的发生率可达到一个较高水平。在抗高血压药物广泛应用的今天，高血压导致 ESRD 的发生率仍呈上升趋势，我国血液透析患者病例信息登记系统（CNRDS）数据显示，2011 年新导入的透析患者中，由高血压肾脏损害引起 ESRD 者占 9.9%，位列造成 ESRD 原因的第三位，提示单纯控制血压的治疗是远远不够的，如何正确选用抗高血压药物是治疗的关键。

良好的血压控制是遏制高血压肾脏损害的基础，降血压时要注意分析高血压是新近升高还是长期慢性升高，从而采取不同的干预或治疗措施。若是持续高血压，且接受长期治疗，则降压不能过快、过猛，以免肾灌注压突然下降，肾功能急剧恶化。

若肾功能原来处于生理减退情况下，因血压近期突然升高导致肾功能急剧下降，则应使用强效抗高血压药物，使血压迅速恢复至正常，从而缓解肾功能受损程度甚至得以逆转。

为了获得最佳的肾脏保护效果，需要怎样与之相应的最适血压控制水平呢？传统的概念是血压控制在 140/90mmHg 以下，但 MRFTT 实验却证实该目标并不充分，不能完全预防高血压肾脏损害发生。目前研究不推荐强化降压治疗。AASK 研究随访了 1094 例估算肾小球滤过率（eGFR）20～60ml/（min・1.73m^2）、非显性尿蛋白、无糖尿病及其他原因引起的肾脏损害患者，强化降压组平均动脉压＜92（120/80）mmHg，对照组平均动脉压控制于 102～107（130/80）mmHg，随访 6 年和 10 年发现，强化控制血压并无明显获益，但对于有微量白蛋白尿的患者，严格控制血压＜130/80mmHg 能够有效延缓肾脏病进展。在 AASK 研究中，与平均血压为 141/85mmHg 没有予以充分降压治疗的患者相比，平均血压为 128/78mmHg，且予以充分降压的患者并没有看到额外的获益[33]。2014 年 JNC 8 将所有年龄高血压合并 CKD，伴或不伴糖尿病患者的血压控制靶目标定于＜140/90mmHg。SPRINT 研究发现，对于没有肾脏基础疾病的患者，强化降压组（收缩压≤120mmHg）肾功能下降 30%或 eGFR＜60ml/（min・1.73m^2）的比例明显高于标准降压组（收缩压≤140mmHg）；而对于已有肾功能损害的患者，两者之间并无差异。该研究还发现强化降压组的心血管事件和全因死亡率较小。对于高血压患者，尤其是合并 CKD 的高血压患者，血压控制目标的确定可能还需要更多的临床研究来证实。

2. 常用抗高血压药物　常用的一线抗高血压药物有利尿剂、β 受体阻滞剂、CCB 及 ACEI 和血管紧张素Ⅱ受体阻滞剂（ARB）。应用抗高血压药物的目的是有效而稳定地控制血压，不出现明显不良反应。抗高血压药物的选择应从患者的年龄、危险因素、伴随疾病、生活方式及经济状况等多方面加以考虑。大剂量利尿剂与非选择性 β 受体阻滞剂均可以升高血糖、甘油三酯与胆固醇，而这些均是导致高血压肾脏损害的重要危险因素。从肾脏角度考虑，以选用 CCB、ACEI 及 ARB 为好。

（1）ACEI：其降压机制如下。①抑制血浆中 AngⅠ转换为 AngⅡ。②降低交感神经兴奋性及减少去甲肾上腺素释放。③抑制激肽酶对激肽的降解，增加 PG 的合成。动物实验和临床观察均发现 ACEI 有潜在的保护肾脏的作用，原因在于其通过扩张肾小球出球小动脉和入球小动脉，减轻肾小球内高压、高灌注和高滤过现象，保护残存肾单位；并可抑制细胞外基质生成，减轻肾小球硬化和间质纤维化。该类药物对肾脏保护作用包括：①改善肾血流动力学；②降低蛋白尿；③抑制细胞外基质沉积，延缓肾小球硬化；④维持肾脏调节水钠平衡的功能；⑤改善胰岛素敏感性；⑥改善脂代谢异常；⑦恢复非调节型高血压患者肾血管的反应性。ACEI 能改善高血压患者的胰岛素抵抗现象和糖代谢异常，对脂质代谢无不良影响，增加大、中血管的顺应性，能通过降低血压和减少心脏局部 AngⅡ的合成而逆转心肌肥厚，对心肌收缩力无不良影响，适用于充血性心力衰竭、各种程度的原发性高血压及肾性高血压。由于 ACEI 在多方面的卓越功能，其已广泛应用于高血压及其肾脏损害的防治，并为大多研究证实其改善肾功能的作用优于其他抗高血压药物。在实际应用中需引起注意的是在高血压肾脏损害后期，入球小动脉已发生明显狭窄，对 ACEI 不能产生相应的扩张，ACEI 可使肾小球滤过率明显下降；对于 SCr 水平在 4～5mg/ml 及以上的患者，ACEI 可使肾功能进一步下降，应该在密切观察肾功能的基础上应用。ACEI 的主要不良反应为咳嗽、皮疹、味觉异常及粒细胞减少。使用时应注意：当存在低容量血症、肾动脉狭窄时其会导致急性肾衰竭，还会导致高钾血症并加重贫血。

（2）ARB：通过阻断 AngⅡ的作用而抑制 RAAS。已知 ARB 对高血压状态下肾脏的保护作用：①改善肾血流动力学；②降低蛋白尿；③抑制 ECM 合成；④抑制系膜细胞增生。AngⅡ受体主要有两个亚型，以 1 型（AT_1）受体介导 AngⅡ的生理作用。ARB 结合特定的 AT_1R，对抗 AngⅡ的作用，引起外周血管阻力下降及心率和心排血量小范围变化。竞争性抑制的结果就是循环中 AngⅡ上升，包括不产生 ACE 的旁路途径。已经证明 AngⅡ水平升高对机体没有明显利弊作用。ARB 和 ACEI 之间的主要差异是 ARB 不增加激肽水平，可能没有 ACEI 常见的不良反应，如咳嗽和血管性水肿。在试验中，对替米沙坦的耐受性良好的患者对 ACEI 不耐受。ACEI 和 ARB 之间的直接比较显示降压疗效差异不大，但只有ACEI具有预防糖尿病患者心血管疾病的作用[61]。与ACEI一样，ARB也伴随肾小球滤过率短暂下降，但长期应用有更好的肾脏保护作用。

低水平 AngⅡ在治疗高血压方面发挥了重要作用。除了缓解血管收缩，其他的影响亦可能有助于其降压，包括减少醛固酮分泌；促进缓激肽增加；增加组织型纤溶酶原激活剂（t-PA）的释放；增加 11-β-羟基类固醇脱氢酶酶活性，通过保护非选择性盐皮质激素受体与皮质醇增加肾钠排泄；钝化血管扩张后交感神经系统活性的增加；抑制内源性内皮素分泌；改善血管内皮功能障碍；通过减少活性氧簇和炎症因子的产生减少氧化应激；刺激内皮祖细胞等。

ACEI和ARB均可减少蛋白尿，同等程度延缓CKD的进展。在28 487例SCr＞6mg/dl的高血压患者中，服用ACEI或ARB的患者较没有给予RAS抑制剂类药物的患者需要长期透析的风险显著降低[62, 63]。ESRD的预防与肾功能损害程度更是直接相关。尽管这些药物有着诸多好处，但无论是ACEI还是ARB均未发现能降低CKD患者的全因死亡率。RAS抑制剂的这些强大作用依赖于其主要通过扩张出球小动脉降低肾小球内压力的能力。肾小球内压力的降低减缓了肾小球硬化的进展，并减少蛋白质从肾小管排出。同时，肾小球滤过率会略有下降，SCr轻度升高。初始肾小球滤过率的下降并不是停止使用ACEI或ARB的因素，事实上，这些药物的肾脏保护作用更加显著。如果Scr升高或肾小球滤过率下降较使用ACEI或ARB前变化超过了30%，应该停止应用ACEI或ARB，同时应纠正其他可能的原因，包括血液浓缩、非甾体抗炎药的使用，尤其是双侧肾血管性高血压的存在。另外，RAAS的抑制可使血钾升高，一般不超过0.5mg。然而，如果血钾高于5.5mg/L，ACEI或ARB的剂量应减少或中止药物使用。显然，在应用ACEI或ARB治疗CKD的开始几天内应该监测血生化，在双侧肾血管疾病或高钾血症患者中，SCr水平可能会持续并迅速上升。

Kunz等研究显示联合使用ACEI和ARB减少蛋白尿的效果比单独用药可增加20%。然而，ACEI和ARB均能降低CKD患者的血红蛋白水平，其作用主要是阻碍AngⅡ对红细胞前体的红细胞生成作用，并提高肾血流量，加强氧化。在RENAAL试验中，给予患者氯沙坦治疗，发现ARB对血红蛋白的最大影响出现在用药后1年，但却并没有发现其对肾脏的保护作用有影响。在替米沙坦单用或与雷米普利联合应用的全球终点试验（ONTARGET）中，ACEI和ARB的联合应用并没有比同一剂量药物的单独使用有优势，反而使肾功能更加恶化[64]。其不良反应表现在低血压，血肌酐升高，加快进入透析的进程。

（3）醛固酮受体拮抗剂：现在认为醛固酮是通过刺激炎症和纤维化加重肾脏损害的一个“加速器”。其分泌主要受血管紧张素影响，所以将抑制醛固酮合成看成RAS抑制剂整体药物作用的一部分。然而，在持续应用RAS抑制剂的过程中，我们从以下几方面发现醛固酮的分泌有明显改变：心力衰竭、高血压及CKD患者治疗过程中。Bomback和Klemmer主导了8项相关研究，醛固酮分泌的改变发生概率从6个月以上的10%上升到1年以上的53%。当醛固酮受体拮抗剂应用于使用ACEI或ARB治疗的CKD患者中时，蛋白尿的下降水平从15%升至54%，并且40%的患者血压有明显下降[65]。这些令人欣喜的效果与醛固酮有什么具体关联目前仍不清楚，但醛固酮受体拮抗剂正越来越多地应用于RAS抑制剂效果不佳的CKD患者。醛固酮受体拮抗剂通常被列为四线治疗药物，而且只能应用于血清钾正常的患者，因为醛固酮受体拮抗剂能抑制钾排泄而增加高钾血症发生的潜在风险。然而，随着醛固酮受体拮抗剂在诸如顽固性高血压患者的血压控制甚至在血液透析患者中的独特效果，其在CKD早期治疗中的应用可能会变得更容易接受。

（4）CCB：通过抑制细胞膜钙通道，抑制血管平滑肌收缩，减少外周血管阻力，使血压下降。CCB现已广泛应用于各类高血压与冠心病的治疗。CCB对盐敏感性高血压作用更明显，包括老年、肥胖及糖尿病患者，对低血浆肾素水平者效果也很好。其特点如下：①可迅速稳定地降低外周血管阻力，对轻、中度高血压效果满意；②降压的同时，不影响重要器官的供血；③不影响糖类、脂类及尿酸的代谢，硝苯地平还可能增加血浆25-羟维生素D的水平，提高对外周血糖的利用率；④可以增加中等血管的顺应性，延迟动脉粥样硬化形成，对有小动脉硬化的高血压、收缩压升高及老年动脉粥样硬化者更为适用；⑤可以逆转左室肥厚，其中以维拉帕米效果最好。

与其他血管扩张剂不同，二氢吡啶类 CCB 利钠作用可能反映了其独特的降压能力，能维持或增加有效肾血流量、肾小球滤过率，降低肾血管阻力，这得益于对肾入球小动脉选择性舒张作用。表面上看，舒张小动脉可增加肾小球滤过率、肾血流量、排钠作用，似乎有利于钙拮抗剂的使用，然而大量实验数据表明，肾血流量和肾小球滤过率增加时肾小球内压力加快肾小球硬化的进展速度。然而在 ACCOMPLISH 试验中，CCB 氨氯地平联合 ACEI 贝那普利与 ACEI 联合利尿剂相比有更好的肾脏疾病预后，但其降低血压程度相当[66]。另外，在大量蛋白尿患者中应用非二氢吡啶类 CCB 减少蛋白尿效果较二氢吡啶类 CCB 有优势，并且蛋白尿减少的程度和肾功能下降程度有强烈关联。

CCB 在高血压治疗中的优良疗效已为人们所公认，CCB 对其他心血管疾病同样有降低死亡率和发病率的作用。然而，它们的抗心力衰竭作用较弱，更多的是预防脑卒中的发生。在非高血压肾脏损害模型中，CCB 同样显示其肾脏保护作用，说明除影响肾小球血流动力学外，尚可通过干预一系列导致肾小球硬化的细胞学机制而发挥作用：①抑制促有丝分裂细胞因子的作用；减少系膜细胞对生长因子及缩血管物质（如血 AngⅡ、血小板源生长因子等）的增殖反应。②减少系膜细胞产生细胞外基质。③调整系膜的大分子物质转运。④减少自由基的产生及缺血肾小球细胞的钙超载。⑤保护 NO 的合成，影响入球小动脉的血管重构，使壁腔比降低。不良反应为头痛、面色潮红及心悸，对于充血性心力衰竭患者，应慎用 CCB。

（5）CCB 与 ACEI 的联合用药：对自发性高血压大鼠（SHR）与糖尿病肾病患者，联合应用上述两种药物，发现其减少肾硬化及延缓肾衰竭进展较单用任何一种药物效果为好。联合用药的优点：①可以增加降压效果；②ACEI 可减少 AngⅡ的产生，而 CCB 可降低靶器官对 AngⅡ的反应；③CCB 可扩张入球小动脉，缓解肾缺血状态，ACEI 可缓解肾小球内高灌注状态；④可以减轻各自的不良反应，CCB 抑制 PG 合成而减轻 ACEI 的咳嗽不良反应，而 ACEI 能减轻 CCB 引起的踝部水肿。

Bakris 等在回顾 28 项随机试验时发现，非二氢吡啶类 CCB 降蛋白尿的效果要比二氢吡啶类 CCB 突出[67]。在一些实验模型中发现非二氢吡啶类 CCB 对出球小动脉血管舒张的影响比二氢吡啶类 CCB 更大。此外，还发现非二氢吡啶类 CCB 能降低肾小球通透性。这种降低蛋白尿效果的不同并没有表现出两者在肾脏保护之间有差异。在 CKD 患者高血压性肾硬化 AASK 试验中发现，对于尿蛋白大于 300mg/d 的患者，起始治疗药物为二氢吡啶类 CCB 氨氯地平，与 ACEI 雷米普利相比，这些患者的肾小球滤过率会下降得更快。然而，在 AASK 试验中多数患者的蛋白尿少于 300mg/d，这些患者中应用氨氯地平的那部分人的肾功能得到了较好的保护。此外，在雷米普利治疗肾病的试验中，在应用 ACEI 或者血压降低时，二氢吡啶类 CCB 的使用能够起到肾脏保护作用，另外，二氢吡啶类 CCB 与 ARB 的联合使用较加倍剂量 ARB 能更加有效地降低血压，并且减少心血管事件发生[68]。因此，任意一种类型的 CCB 均可用于已经使用 ACEI 或 ARB 的慢性肾脏病患者。

（6）利尿剂：ACEI、β 受体阻滞剂和 CCB 联合应用越来越广泛。这样的联合用药既能达到更大的疗效，又能减少剂量依赖性的不良反应。一方面，肾功能进一步恶化及钠不能排出体外使血管内容量扩大，引起血压上升，导致对利尿剂的需求也变得越来越大。另一方面，由于肾功能恶化，利尿剂可能无法发挥应有的效用。所有利尿剂必须进入肾小管液和肾单位管腔侧发挥作用，它们通过有机酸分泌的方式到达近端小管分泌的肾小管液。由于有机酸终产物的累积会与这些利尿剂竞争分泌泵的位置，所以 CKD 患者就会出现对如噻嗪类利尿剂、袢利尿剂等利尿剂的耐受。

在临床实践中，当 eGFR＜50ml/（min・1.73m^2）时，噻嗪类利尿剂的常规剂量（12.5～50mg）通常是不够的。幸运的是，即便肾功能在一个很低的状态，高剂量袢利尿剂也可以很安全地通过分泌屏障发挥利尿作用。一旦达到上限剂量，应经常给予维持剂量。如果容量控制还没有实现，单独应用噻嗪类利尿剂或者加用袢利尿剂，如果有残余肾功能存在，即便在终末期也会有利尿作用。需要注意的是，不要过量使用利尿剂，应严密监测体重。

（7）其他：现今证明，β 受体阻滞剂应用于心血管疾病患者可改善其预后，更适合舒张压升高明显或合并冠心病的患者。除单纯 β 受体阻滞剂外，α/β 受体阻滞剂——卡维地洛及拉贝洛尔，与单纯 β

受体阻滞剂相比对机体的新陈代谢影响更小，另外卡维地洛还能降低 CKD 患者的蛋白尿水平[69]。

（三）心血管危险因素的控制

应积极治疗高血糖、血脂异常、高尿酸等可能导致肾脏损害的危险因素[70]。高血压肾脏损害发展至肾功能不全时，其治疗方式与其他慢性肾脏疾病相同。但是，新近的研究表明，如果患者有心血管疾病，即使没有显著的高血压，也会导致肾功能损伤。肥胖及代谢综合征尤其是腹型肥胖与高血压、早期肾脏损害关系密切。随着全球肥胖人群明显增加，病变的发生更加普遍，人群范围可从老年人到儿童。在治疗高血压时，必须注意不要使该综合征的其他症状恶化。

两项基于社区有限访问的纵向研究（ARIC 和 CHS）收集了患者的资料，在总共 20 993 例患者中，350 例没有年龄、性别、种族或 SCr 基线值的资料，27 例的肾小球滤过率基线估计值低于 15ml/（min · 1.73m^2），对这些患者进行了剔除。在剩余的 20 616 例患者中，6348 例没有 SCr 的最终值，这些患者也被剔除。研究终点包括通过 SCr 最终值是否超过以下水平来确定肾功能降低及肾脏疾病的进展情况，前者由血清中肌酐水平增高 0.4mg/dl 或以上（≥35.4μmol/L）进行确认，后者由血清肌酐基线值增高 0.4mg/dl 或以上（≥35.4μmol/L）来确定，血清肌酐基线值男性低于 1.4mg/dl（<123.8μmol/L），女性低于 1.2mg/dl（<106.1μmol/L）。一项报道揭示动脉粥样硬化与肾衰竭三个指标独立相关，而这三个指标是从对志愿者进行筛分以获得肾脏疾病危险因素研究中确立的。另一个把心血管疾病看作日后肾功能下降和社区人群慢性肾脏病的一个主要独立危险因素。相关评论认为慢性肾脏病可以引起心血管疾病，同时也是心血管疾病的结果，并特别指出有动脉粥样硬化性心脏病应该作为慢性肾脏病发生和发展的独立危险因子。肾病学专家 Barry I. Freedman 和 Thomas D. DuBose Jr 医师认为，这两种疾病有共同的危险因子和病理生理变化，并举例说明：尿检是分析全身脉管系统的一个窗口，因为尿蛋白相对细微的升高就意味着内皮功能不全，同时也是全身动脉粥样硬化的独立危险因素。肾小球滤过率下降也被认为是心血管疾病的危险因素。Eweiner 揭示已经患有心血管疾病者肾功能和慢性肾脏病风险会增加。报道的共同执笔者称赞这两项研究引起了人们对这两种疾病之间联系的关注。他对 Heartwire 说：“你想起一个功能紊乱，就会想起另一个。” Weiner 认为对于心血管疾病患者要注意检查他们的肾功能，一旦发现相关疾病，应该立即治疗。检查肾功能的方法主要是检测 SCr 来估计肾小球滤过率，另外需要定期查尿常规，看是否有尿蛋白。治疗方法在很大程度上与心血管疾病药物治疗的一些方案类似，如侧重于选择 ACEI 和 ARB 控制血压，因为这些药物有保护肾脏作用。

（四）中医药治疗

传统中医药在高血压的控制方面没有明确的有效证据。天然药物中并不存在能够有效降压的药（如果没有现代化方法提纯）。针灸也只能暂时缓解紧张等造成的高血压，不可能作为长期治疗手段。而且中成药大多数未进行毒理试验而在不良反应一栏中标明尚不清楚，因此通常认为对肾脏损伤患者无副作用而造成潜在威胁。毕竟大多数药物要在肾脏浓缩并排泄，因此我们并不建议采取中医药的方法来控制肾脏相关的高血压[71]。

（五）蛋白尿的控制

高血压累及肾脏的首发症状多是轻度白蛋白尿。蛋白尿可作为强的 CKD 进展的预测指标。蛋白质通过肾小球毛细血管直接损伤足细胞和肾小管间质。从 11 项随机对照试验涉及 1860 例患者的 meta 分析[62, 72]显示：大量蛋白尿可加速肾脏损害的进展，尿蛋白超过 1g/d，推进收缩压达 120mmHg 以上的风险相对较高。蛋白尿越多，进展越快。除了其固有的毒性，蛋白尿是判断慢性肾脏病的类型和程度的有用指标。

一项高血压肾硬化患者参与的研究发现，与尿蛋白排泄<500mg/24h 的患者相比，尿蛋白排泄较多的患者肾小球滤过率下降速度更快。尿蛋白/肌酐>0.22 的患者肾小球滤过率每年下降速率为 5ml/min；<0.22 的患者肾小球滤过率每年下降速率则仅为 2ml/min。尿蛋白>300mg/24h 的患者 ESRD 发生率及病死率是无蛋白尿患者的 5 倍。可以看出，蛋白尿与高血压引起的 CKD 的预后有明确关系。因此，制订高血压肾脏损害早期干预措施时，应充分考虑蛋白尿的防治问题，合并选用能延缓和减少高血压患者微量白蛋白尿的发生、降低已经出现的微量白蛋白尿或蛋白尿的治疗措施。NKF 实践指南推荐使用中到大剂量而非小剂量的 RAS 抑制剂以增加其减少微量白蛋白尿和蛋白尿的疗效。Meta 分析结果表明，对于尿蛋白排泄在 1～2g/d 的患者，其收缩压维持在 110～129mmHg 预后最好。这些研究还发现，高尿蛋白患者的血压应该控制得更严格。以高血压肾脏损害为研究对象的 AASK 实验结果显示，采用 ACEI 类药物治疗非裔高血压肾硬化患者，将平均动脉压控制在 107mmHg 取得延缓肾脏损害进展的效果，与将平均动脉压降至 102mmHg 的效果相当，提示 ACEI 发挥了非降压依赖的肾脏保护作用，其中包括其防治蛋白尿的作用。在预防高血压肾脏损害发生和保护肾功能方面，不同的降压方案，效果可能有显著差异。对抗高血压药物种类的合理选择比是否将血压降得更低更重要。

总之，高血压肾脏损害由高血压引起肾脏血流动力学改变、RAAS 激活和基因多态性等因素引起，病理表现为肾小动脉的玻璃样变，其诊断目前主要依靠临床表现及尿液检查。早期发现和良好的血压控制可预防高血压肾脏损害发生，RAS 抑制剂可减少蛋白尿、延缓肾功能损害进展。目前针对高血压肾脏损害患者降压治疗的研究仍然较少，制订符合我国特点的高血压肾脏损害防治工作策略仍是需要解决的问题。

（吴　镝　耿晓东　宋成成）

参 考 文 献

[1] 蔡广研，寇佳，陈香美. 高血压肾损害诊治新认识[J]. 中国实用内科杂志，2013，33（3）：173-175.

[2] 王海燕. 肾脏病学[M]. 2 版. 北京：人民卫生出版社，1996.

[3] Brenner BM，Barry M. Benner & Rector's the Kidney[M]. Amsterdam：Saunders.

[4] 陈香美. 实用肾脏病学[M]. 北京：北京医科大学/中国协和医科大学联合出版社，1995.

[5] Thornton SN. Salt in Health and Disease-A Delicate Balance[J/OL]. New England Journal of Medicine，2013，368（26）：2531-2532.

[6] He FJ，Macgregor GA. Reducing population salt intake worldwide：From evidence to implementation[J]. Progress in Cardiovascular Diseases，2010，52（5）：363-382.

[7] Galley JC，Hahn SA，Miller MP，et al. Angiotensin Ⅱ augments renal vascular smooth muscle sGC expression via an AT_1R FoxO transcription factor signaling axis[J]. Br J Pharmacol，2021，179（11）：2490-2504.

[8] Granger JP，Spradley FT. The Kidneys，Volume and Blood Pressure Regulation，and Hypertension[M] New York：Springer，2018.

[9] Mayer G. An update on the relationship between the kidney，salt and hypertension[J]. Wien Med Wochenschr，2008，158（13-14）：365-369.

[10] Harrison DG，Gongora MC. Oxidative Stress and Hypertension[J]. Medical Clinics，2009，93（3）：621-635.

[11] Hall JE，Brands MW，Shek EW. Central role of the kidney and abnormal fluid volume control in hypertension[J]. J Hum Hypertens，1996，10（10）：633.

[12] Navar LG. Intrarenal renin-angiotensin system in regulation of glomerular function[J]. Curr Opin Nephrol Hypertens，2014，23（1）：38.

[13] Carey RM，Padia SH. Role of angiotensin AT（2）receptors in natriuresis：Intrarenal mechanisms and therapeutic potential[J]. Clin Exp Pharmacol Physiol，2013，40（8）：527-534.

[14] Kohan D. Role of collecting duct endothelin in control of renal function and blood pressure[J]. Am J Physiol Regul Integr Comp Physiol，2013，305（7）：R659-R668.

[15] Miguel CD，Speed JS，Kasztan M，et al. Endothelin-1 and the kidney：New perspectives and recent findings[J]. Curr Opin Nephrol Hypertens，2016，25（1）：35-41.

[16] DiBona Gerald F. Physiology in perspective：The Wisdom of the Body. Neural control of the kidney[J/OL]. Am J Physiol Regul Integr Comp Physiol，2005，289（3）：R633-R641.

[17] Franco M，Tapia E，Bautista R，et al. Impaired pressure natriuresis resulting in salt-sensitive hypertension is caused by tubulointerstitial immune cell infiltration in the kidney[J]. Am J Physiol Renal Physiol，2013，304（7）：F982-F990.

[18] Rodriguez-Iturbe B，Franco M，Johnson RJ. Impaired pressure natriuresis is associated with interstitial inflammation in salt-sensitive hypertension[J]. Curr Opin Nephrol Hypertens，2013，22（1）：37-44.

[19] Toto RD，Greene T，Hebert LA，et al. Relationship between body mass index and proteinuria in hypertensive nephrosclerosis：Results from the African American Study of Kidney Disease and Hypertension（AASK）Cohort[J]. Am J Kidney Dis，2010，56（5）：896-906.

[20] Ohta Y，Tsuchihashi T，Kiyohara K，et al. Increased uric acid promotes decline of the renal function in hypertensive patients：A 10-year observational study[J/OL]. Intern Med，2013，52（13）：1467-1472.

[21] Doris PA. Genetic susceptibility to hypertensive renal

disease[J]. Cell Mol Life Sci，2012，69（22）：3751-3763.
[22] Harrison DG，Marvar PJ，Titze JM. Vascular Inflammatory Cells in Hypertension[J]. Frontiers in Physiology，2012，3：128.
[23] Montezano AC，Touyz RM. Reactive oxygen species，vascular Noxs，and hypertension：Focus on translational and clinical research[J]. Antioxid Redox Signal，2014，20（1）：164-182.
[24] Bellomo R，Forni LG，Busse LW，et al. Renin and survival in patients given angiotensin Ⅱ for catecholamine-resistant vasodilatory shock[J/OL]. Am J Respir Crit Care Med，2020，202（9）：1253-1261.
[25] Soletsky B，Feig DI. Uric acid reduction rectifies prehypertension in obese adolescents[J]. Hypertension，2012，60（5）：1148-1156.
[26] Chen HE，Lin YJ，Lin IC，et al. Resveratrol prevents combined prenatal NG-nitro-L-arginine-methyl ester（L-NAME）treatment plus postnatal high-fat diet induced programmed hypertension in adult rat offspring：Interplay between nutrient-sensing signals，oxidative stress and gut microbiot[J]. J Nutr Biochem，2019，70：28-37.
[27] Gore MO，Luneburg N，Schwedhelm E，et al. Symmetrical dimethylarginine predicts mortality in the general population：Observations from the Dallas heart study[J]. Arterioscler Thromb Vasc Biol，2013，33（11）：2682-2688.
[28] Paravicini TM，Touyz RM. NADPH Oxidases，Reactive oxygen species，and hypertension：Clinical implications and therapeutic possibilities[J]. Diabetes Care，2008，31（Supplement 2）：S170-S180.
[29] Saxena T，Ali AO，Saxena M. Pathophysiology of essential hypertension：An update[J]. Expert Review of Cardiovascular Therapy，2018，16（12）：879-887.
[30] Sievers LK，Eckardt KU. Molecular mechanisms of kidney injury and repair in arterial hypertension[J]. Int J Mol Sci，2019，20（9）：2138.
[31] Levy BI，Schiffrin EL，Mourad JJ，et al. Impaired tissue perfusion：A pathology common to hypertension，obesity，and diabetes mellitus[J]. Circulation，2008，118（9）：968.
[32] Barrett EJ，Eggleston EM，Inyard AC，et al. The vascular actions of insulin control its delivery to muscle and regulate the rate-limiting step in skeletal muscle insulin action[J]. Diabetologia，2009，52（5）：752.
[33] Luan LF，Norman SP. Intensive blood-pressure control in hypertensive chronic kidney disease[J]. N Engl J Med，2010，363（26）：2564-2565.
[34] Jang IA，Kim EN，Lim JH. Effects of resveratrol on the renin-angiotensin system in the aging kidney[J]. Nutrients，2018，10（11）：1741.
[35] Xia Y，Jin X，Yan J，et al. CXCR6 plays a critical role in angiotensin Ⅱ-induced renal injury and fibrosis[J]. Arterioscler Thromb Vasc Biol，2014，34（7）：1422-1428.
[36] Viazzi F，Leoncini G，Ratto E，et al. Peripheral artery disease and blood pressure profile abnormalities in hemodialysis patients[J]. J Nephrol，2017，30（3）：1-7.
[37] Korte S，Strter AS，Drüppel V，et al. Feedforward activation of endothelial ENaC by high sodium[J]. FASEB J，2014，28（9）：4015-4025.
[38] Irita J，Okura T，Jotoku M，et al. Osteopontin deficiency protects against aldosterone-induced inflammation，oxidative stress，and interstitial fibrosis in the kidney[J]. Am J Physiol Renal Physiol，2011，301（4）：F833.
[39] Landgraf SS，Wengert M，Silva JS，et al. Changes in angiotensin receptors expression play a pivotal role in the renal damage observed in spontaneously hypertensive rats[J]. Am J Physiol Renal Physiol，2010，300（2）：F499-F510.
[40] Mclaughlin K，Scholten RR，Kingdom JC，et al. Should maternal hemodynamics guide antihypertensive therapy in preeclampsia?[J]. Hypertension，2018，71（4）：550-556.
[41] Feldt S，Batenburg WW，Mazak I，et al. Prorenin and renin-induced extracellular signal-regulated kinase 1/2 activation in monocytes is not blocked by aliskiren or the handle-region peptide[J]. Hypertension，2008，51（3）：682-688.
[42] Schefe JH，Neumann C，Goebel M，et al. Prorenin engages the（pro）renin receptor like renin and both ligand activities are unopposed by aliskiren[J]. J Hypertens，2008，26（9）：1787-1794.
[43] Singh MV，Chapleau MW，Harwani SC，et al. The immune system and hypertension[J]. Immunol Res，2014，59（1-3）：243-253.
[44] 黎磊石，刘志红. 中国肾脏病学[M]. 北京：人民军医出版社出版，2008.
[45] Haruhara K，Tsuboi N，Kanzaki G，et al. Glomerular density in biopsy-proven hypertensive nephrosclerosis[J] Am J Hypertens，28（9）：1164-1171.
[46] Trujillo J，Chirino YI，Natalia MT，et al. Renal damage in the metabolic syndrome（MetSx）：Disorders implicated[J]. Eur J Pharmacol，2018，818：554-568.
[47] Johnson RJ，Bakris GL，Borghi C，et al. Hyperuricemia，acute and chronic kidney disease，hypertension，and cardiovascular disease：Report of a scientific workshop organized by the National Kidney Foundation[J]. Am J Kidney Dis，2018，71（6）：851-865.
[48] Mazzali M，Kanellis J，Han L，et al. Hyperuricemia induces a primary renal arteriolopathy in rats by a blood pressure-independent mechanism[J]. Am J Physiol Renal

Physiol, 2002, 282 (6): F991-F997.

[49] Chander PN, Rocha R, Ranaudo J, et al. Aldosterone plays a pivotal role in the pathogenesis of thrombotic microangiopathy in SHRSP[J]. J Am Soc Nephrol, 2003, 14 (8): 1990-1997.

[50] Baumann M, Burkhardt K, Heemann U. Microcir-culatory marker for the prediction of renal end points: A prospective cohort study in patients with chronic kidney disease stage 2 to 4[J]. Hypertension, 2014, 64 (2): 338-346.

[51] Goit LN, Yang S. Treatment of hypertension: A review[J]. Yangtze Medicine, 2019, 3 (2): 101-123.

[52] Vogt L, Waanders F, Boomsma F, et al. Effects of dietary sodium and hydrochlorothiazide on the antiproteinuric efficacy of losartan[J]. J Am Soc Nephrol, 2008, 19(5): 999-1007.

[53] Vegter S, Perna A, Postma MJ, et al. Sodium intake, ACE inhibition, and progression to ESRD[J]. J Am Soc Nephrol, 2011, 23 (1): 165-173.

[54] Streppel MT, Arends LR, van Veer P, et al. Dietary fiber and blood pressure. A meta-analysis of randomized placebo-controlled trials[J]. Arch Intern Med, 2005, 165 (2): 150-156.

[55] Rojas-Humpire R, Jauregui-Rodriguez K, Albornoz S, et al. Association and diagnostic value of a novel uric acid index to cardiovascular risk[J]. Pract Lab Med, 2021, 26: e00247.

[56] Myung SK, Ju W, Cho B, et al. Efficacy of vitamin and antioxidant supplements in prevention of cardiovascular disease : Systematic review and meta-analysis of randomised controlled trials[J]. BMJ, 2012, 346: f10.

[57] Freedman ND. Association of Coffee Drinking with Total and Cause-Specific Mortality[J]. N Engl J Med, 2012, 366 (20): 1891-1904.

[58] Steffen M, Kuhle C, Hensrud D, et al. The effect of coffee consumption on blood pressure and the development of hypertension: A systematic review and meta-analysis[J]. J Hypertens, 2012, 30 (12): 2245-2254.

[59] Stevens LA, Coresh J, Levey AS. CKD in the Elderly-Old Questions and New Challenges: World Kidney Day 2008[J]. Am J Kidney Dis, 2008, 51 (3): 353-357.

[60] Brown KE, Dhaun N, Goddard J, et al. Potential therapeutic role of phosphodiesterase type 5 inhibition in hypertension and chronic kidney disease[J]. Hypertension, 2014, 63 (1): 5-11.

[61] Cohen DL, Huan Y, Townsend RR. Home Blood Pressure Monitoring in CKD[J]. Am J Kidney Dis, 2014, 63 (5): 835-842.

[62] Burnier M, Lin S, Ruilope L, et al. Effect of angiotensin receptor blockers on blood pressure and renal function in patients with concomitant hypertension and chronic kidney disease: A systematic review and meta-analysis[J]. Blood Press, 2019, 28 (6): 358-374.

[63] Hsu TW, Liu JS, Hung SC, et al. Renoprotective effect of renin-angiotensin-aldosterone system blockade in patients with predialysis advanced chronic kidney disease, hypertension, and anemia[J]. JAMA Intern Med, 2014, 174 (3): 347-354.

[64] Athavale A, Roberts DM. Management of proteinuria: Blockade of the renin-angiotensin-aldosterone system[J]. Australian Prescriber, 2020, 43 (4): 121-125.

[65] Chung EY, Ruospo M, Natale P, et al. Aldosterone antagonists in addition to renin angiotensin system antagonists for preventing the progression of chronic kidney disease[J]. Cochrane Database of Systematic Reviews (Online), 2020, 10 (1): CD007004.

[66] Bakris GL, Sarafidis PA, Weir MR, et al. Renal outcomes with different fixed-dose combination therapies in patients with hypertension at high risk for cardiovascular events (ACCOMPLISH): A prespecified secondary analysis of a randomised controlled trial[J]. Lancet, 2010, 375 (9721): 1173-1181.

[67] Bakris GL, Weir MR, Secic M, et al. Differential effects of calcium antagonist subclasses on markers of nephropathy progression[J]. Kidney International, 2004, 65 (6): 1991-2002.

[68] Kim-Mitsuyama S, Ogawa H, Matsui K, et al. An angiotensin Ⅱ receptor blocker-calcium channel blocker combination prevents cardiovascular events in elderly high-risk hypertensive patients with chronic kidney disease better than high-dose angiotensin Ⅱ receptor blockade alone[J]. Kidney International, 2013, 83 (1): 167-176.

[69] Pugh D, Gallacher PJ, Dhaun N. Management of hypertension in chronic kidney disease[J]. Drugs, 2019, 79 (4): 365-379.

[70] Chen YJ, Yeung L, Sun CC, et al. Age-Related macular degeneration in chronic kidney disease: A meta-analysis of observational studies[J]. Am J Nephrol, 2018, 48(4): 278-291.

[71] 史载祥，鹿小燕. 中西医结合治疗高血压病应注意的关键问题[J]. 中国中西医结合杂志，2011，31 (11): 1561-1564.

[72] Jafar TH, Stark PC, Schmid CH, et al. Progression of chronic kidney disease: The role of blood pressure control, proteinuria, and angiotensin-converting enzyme inhibition: A patient-level meta-analysis[J]. Ann Intern Med, 2003, 139 (4): 244-252.

第109章 伴肾脏疾病高血压的处理

高血压在全球性疾病负担中居首位[1]。全球成人中 1/3 罹患高血压，其中 65 岁以上成人中 2/3 罹患高血压[2]。全国第五次高血压调查数据显示，我国成人高血压患病率为 27.9%（加权率为 23.2%）[3]。大量前瞻性观察研究已证实高血压是导致心脏疾病、脑卒中、肾脏病发病和致命性死亡的最重要危险因素。流行病学调查显示，全球慢性肾脏病（CKD）患病率约为 14.3%[4]，我国 CKD 患病率约为 10.8%[5]，来自美国肾脏数据系统（USRD）的资料表明，高血压是导致终末期肾病（ESRD）的第 2 位原因。不同国家和地区由高血压造成 ESRD 的患病率有所不同：美国最高（28.5%），欧洲次之（13%），日本最低（6%），我国为 7.1%。我国 2008 年的调研结果显示，ESRD 的主要病因依次是肾小球肾炎（45%）、糖尿病（19%）、高血压（13%）、多囊肾（2%）。

高血压和肾脏密不可分，一方面，肾脏通过体液调节参与血压形成，一旦这种调节失衡将导致高血压发生；另一方面肾脏也是高血压相关损害的重要靶器官之一。高血压和肾脏损害互为因果，互相促进，存在恶性循环。大量研究充分证明，血压升高是 CKD 进展最重要的危险因素之一。多危险因素干预试验（multiple risk factor intervention trial，MRFIF）的资料显示，血压升高已成为进入 ESRD 的独立危险因素。诊室血压与 ESRD 有独立相关性[1, 2]，两者之间的独立相关性适用于所有年龄段和种族的高血压患者[3, 4]。

肾脏早期评估项目（Kidney Early Evaluation Program）和美国健康与营养调查研究（National Health and Nutrition Examination Survey）等数据均显示 CKD 合并高血压具有高发病率、高治疗率，且控制率远远低于一般高血压人群的特点[6, 7]。因此，有必要对高血压患者进行尽早明确肾脏损害的诊断、长期监测、早期防治、全程管理。具体内容包括：及时筛查诊断，合理有效降压，防止并减少蛋白尿，以及改善代谢紊乱。加强高血压科医师肾脏专业知识的培养和实践对改善高血压肾脏损害具有重要的临床意义。

第一节 重视高血压患者肾脏损害的筛查诊断

重视人群中高血压及其肾脏损害筛查是紧急且必要的。2013 年欧洲高血压协会/欧洲心脏协会（ESH/ESC）高血压处理指南规定[8]：高血压肾脏损害是以发现以下情况为基础的，即检出尿白蛋白（微量白蛋白或大量蛋白尿）排泄率增加和（或）肾功能下降。

一、高血压肾脏损害的筛查

肾脏病预后质量倡议（K/DOQI）发布了美国肾脏病基金会慢性肾脏疾病临床实践指南，将尿白蛋白列为 CKD 高危人群的筛查指标。2018 ESH/ESC 高血压处理指南中将尿白蛋白肌酐比率（ACR）（最好选用晨尿）30～300mg/g 作为肾脏损害的标准之一（表 7-109-1）。一次尿液试验阴性并不能排除白蛋白尿。

表 7-109-1 尿白蛋白排泄率的正常范围

	测量方法			
	试纸法	24h 尿蛋白定量（mg）	次尿 ACR（mg/g）	定时留尿 UAE（μg/min）
正常	−	＜150	＜30	＜20
微量白蛋白尿	−	＜500	30～300	20～200
蛋白尿	+	≥500	＞300	＞200

注：UAE，尿微量白蛋白排泄率。

肾功能下降可表现为血清肌酐（SCr）升高，肾小球滤过率（GFR）降低。GFR 可以是测定的，也可以是估计肾小球滤过率（eGFR）。研究表明，4%～16%未接受抗高血压药物治疗的高血压患者有蛋白尿（＞200mg/24h）。

据文献报道，20%～40%未接受抗高血压药物治疗的高血压患者有微量白蛋白尿（MAU）。高血压患者 UAE 随着年龄增长、病程和高血压的严重程度增加而升高。因此，UAE 可以作为独立而可靠的检测指标。简便易行的方法是进行尿常规检查，定性、定量检测尿蛋白和尿微量白蛋白，判断早期肾脏损害的存在。此外，也有学者提出高血压肾脏损害的早期指标还有尿 β_2 微球蛋白（β_2-MG）和 N-乙酰-β-D-氨基葡萄糖苷酶（NAG）排泄增加及尿中畸形红细胞增多等。

一旦发现高血压患者出现肾功能下降和（或）尿白蛋白排泄增高，需要根据 eGFR 对肾功能水平进行分类，eGFR 可采用简化的肾脏病膳食改良（MDRD）公式[9]、Cockeroft-Gault（C-G）公式或慢性肾脏病流行病学合作研究组（CKD-EPI）提出的公式[10]计算。这些公式有助于在 Scr 处于正常范围内时检出轻度肾功能损害。开始或强化降压治疗时，在使用肾素-血管紧张素系统（RAS）抑制剂初始，有可能出现一过性肾功能下降，最大下降 20%，此时不应该视之为一种进展性肾病恶化的征象。

二、常见高血压肾脏损害的诊断

传统上高血压导致的肾脏损害分为良性小动脉性肾硬化症和恶性小动脉性肾硬化症，绝大多数临床所见的高血压肾脏损害是以良性小动脉性肾硬化症为主。一般说来，未经治疗的高血压患者血压持续升高 5～10 年，即可引起良性小动脉性肾硬化症。良性小动脉性肾硬化症的发生与高血压的程度和持续时间呈正相关。

在临床上诊断高血压良性小动脉性肾硬化症主要依据如下。

（1）有确切和持续高血压病史。

（2）高血压的发病年龄多为 25～45 岁，且病程通常在 10 年以上，年龄越大，发病率越高。

（3）伴有高血压的其他器官损害，如左室肥厚、眼底血管病变等。

（4）临床上突出表现为肾小管间质损害，如夜尿增多、尿渗透压低、尿浓缩功能减退，部分患者可表现为蛋白尿及少量红细胞，少数患者表现为 SCr 升高。

（5）肾脏 B 超检查显示肾脏缩小或两肾大小不一，表面呈颗粒状，凹凸不平。

（6）排除原发性肾脏疾病伴高血压的病例。

（7）肾活检呈现以肾小动脉硬化为主的病理改变。

病理特征：入球小动脉壁玻璃样变，小叶间动脉及弓状动脉壁肌内膜肥厚，致使血管腔狭窄，肾脏供血减少，可有不同程度的缺血性肾实质损害及较明显的小管间质病变、肾小球毛细血管皱缩，血管壁增厚、系膜基质增加、球囊壁增厚，肾小球萎缩、硬化。

由于仅有少数高血压肾脏损害患者能够耐受肾活检，一直以来高血压肾脏损害的诊断主要依靠临床证据（如病史、体格检查）、实验室检查（如尿液检查、血清学检查）、影像学检查等，而非肾活检。良性小动脉性肾硬化症临床诊断准确性始终是争论的焦点。在为数不多的从肾脏病理学角度分析良性小动脉性肾硬化症的临床研究中，Zuccheli 等的研究结果表明只有 48%的病例病理组织学证实为良性小动脉性肾硬化症，35%的病例实际是动脉粥样硬化症。但 Fogo 等报道的关于非裔美国人的资料表明，采用严格临床诊断标准所诊断的原发性高血压肾脏损害患者中，85%的病例病理组织学证实为良性小动脉性肾硬化症，诊断符合率很高。

临床上诊断良性小动脉性肾硬化症时要注意与原发性肾脏疾病引起的高血压进行鉴别。通常如果先出现尿检异常，后出现高血压，则要考虑原发性肾脏疾病伴发高血压的可能；而先出现高血压，之后再出现尿检异常者，则原发性高血压引起肾脏损害可能性较大。原发性高血压引起的肾脏损害初期通常以肾小管间质损害为主（蛋白尿<1.5g/24h，以小分子蛋白为主）；而原发性肾脏疾病伴发高血压却大多以肾小球病变为主。

第二节 合理有效降压，加强肾脏保护

大量基础、临床及循证医学研究已证明，尽早给予降压治疗、尽快降压达标是高血压肾脏损害治疗的关键。当前对高血压肾脏损害的治疗不仅要强调降压达标带来的肾保护作用，而且要重视某些抗高血压药物特有的降压外的肾保护作用。具体应该从以下几方面关注。

一、选择合理的降压时机

对于高血压患者，降压治疗的起始时机，已由过去从中、重度高血压开始采取药物治疗预防心血管疾病发生，到现在临床研究证实，对伴有心血管疾病、糖尿病或心血管疾病多危险因素的正常高值血压患者，也应考虑给予抗高血压药物治疗，使血压降低同时能预防心血管疾病发生发展。2013 ESH/ESC 高血压处理指南明确建议，由于无症状性器官损害、糖尿病、心血管疾病而使总体心血管危险增高时，甚至当高血压处于 1 级范围内时，也应用药物降压。MRFIT 研究结果表明，血压正常偏高（131～139/81～89mmHg）的个体发生 ESRD 的危险性较正常血压（120/80mmHg）个体高 2 倍；而高血压为 3 级（180～209/110～119mmHg）或 4 级（>210/120mmHg）的患者发生 ESRD 的危险性较正常血压个体高 12 倍。由此看出，随着血压水平增高，高血压患者发生 ESRD 的危险性明显增高，即便是血压正常偏高的高血压患者，也会发生终末期肾衰竭。因此越早控制血压，就越能有效地防止高血压肾脏损害发生，不仅要对各级高血压患者认真治疗，控制高血压；而且对血压正常高值的个体，也应积极治疗，包括非药物和药物治疗。图 7-109-1 显示收缩压与 ESRD 密切相关。

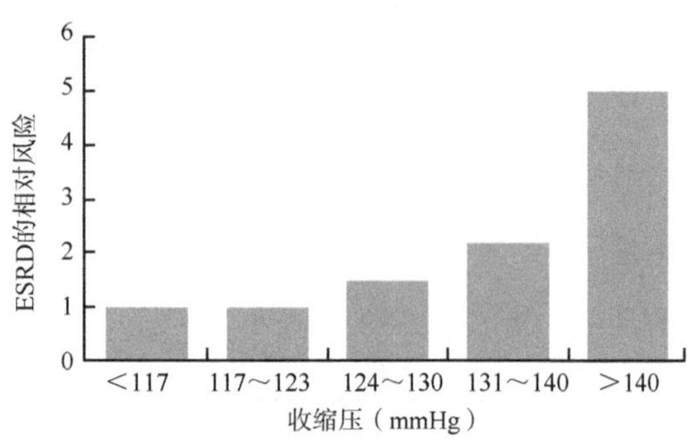

图 7-109-1 收缩压与 ESRD 的关系

二、确定适宜的降压目标

MRFIT 研究已证实将血压降至 131～139/81～89mmHg 不能完全预防高血压肾脏损害发生。那么，血压应降至多少才能预防高血压肾脏损害呢？20 世纪 90 年代初美国国立卫生研究院进行了“肾脏病改变饮食试验”（MDRD 试验），MDRD 协作组进行了多中心、大样本、前瞻性的临床对照观察，比较了不同降压目标值对延缓肾脏病患者肾脏损害进展的影响。其研究结果认定，对于尿蛋白超过 1g/d（尤其出现大量蛋白尿）的肾脏病患者，平均动脉压（MAP）必须严格控制达 92mmHg 才能有

效延缓肾脏损害进展，而且在相同 MAP 水平上，降低收缩压（及脉压）比降低舒张压更重要。因此 MDRD 协作组推荐尿蛋白超过 1g/d 的患者应将血压控制至 125/75mmHg 以下。但在 MDRD 试验中，尿蛋白低于 1g/d 的患者 MAP 被降至 92mmHg（125/75mmHg）与降至 97mmHg（血压 130/80mmHg）预后无异。数年前的一些指南如美国国家肾脏基金会肾脏病预后质量倡议（NKF-K/DOQI）临床实践指南、2003 ESH/ESC 高血压处理指南、2004 年世界卫生组织/国际高血压联盟（WHO/ISH）高血压指南及美国预防、检测、评估与治疗高血压全国联合委员会第七次报告（JNC7）等均将 CKD 的降压目标定为：尿蛋白超过 1g/d，应将血压控制至 125/75mmHg；尿蛋白低于 1g/d，应将血压降至 130/80mmHg。2012 年 KIDGO 指南建议血压控制靶目标如下：持续 CKD 无白蛋白尿的患者血压控制≤140/90mmHg，持续 CKD 有白蛋白尿和（或）接受肾移植的患者血压控制至 130/80mmHg。

《中国高血压防治指南（2018 年修订版）》[11] 强调合并肾脏病高血压患者目标血压可控制在 130/80mmHg 以下。2018 ESH/ESC 高血压处理指南建议在糖尿病或非糖尿病性慢性肾脏病患者中收缩压目标＜140mmHg。最新 2021 年全球改善肾脏病预后组织（KDIGO）指南建议的最佳目标是收缩压＜120mmHg，这一推荐低于 2012 年指南推荐的目标值（＜130mm/Hg）。这一推荐主要基于收缩压干预试验（SPRINT）的结果，强化降压治疗能够带来额外的心脏保护、生存和认知获益。此外，该建议不适用于肾移植或接受透析的患者。

高血压各项新指南都充分强调降压达标对保护肾脏的重要性，首先指出降压治疗的肾脏获益取决于降低血压本身。临床研究认为，严格控制血压可以减慢肾脏疾病进展速度。Perry 等在对高血压患者的长期随访研究中证实收缩压降低超过 20mmHg，可使 ESRD 发生率下降约 2/3。那么，降压达标能否逆转高血压肾脏损害呢？Siewert 等对 686 例年龄在 47～55 岁、血压控制良好的高血压患者随诊 20 年，研究 20 年后慢性肾衰竭的发生率，结果显示患者 15 年后 SCr 平均为（133±8）μmmol/L，20 年后为（139±7）μmmol/L，其中仅 12 例（1.7%）SCr 升高，无一例患者发展为肾衰竭。此外，充分的临床研究证实对于一些特殊人群如合并高血压的糖尿病或肾脏疾病患者，选择血管紧张素转换酶抑制剂（ACEI）或血管紧张素Ⅱ受体阻滞剂（ARB）类抗高血压药物控制血压，可通过降低血压达到保护肾脏的目的，更重要的是此类药物尚具有降压效应之外的独特肾脏靶器官保护作用。

三、抗高血压药物选择

高血压肾脏损害发生后，抗高血压药物的应用以保护残存肾单位、延缓肾脏损害进展为目的，故应首选能延缓肾功能恶化，保护肾单位的药物，如 ACEI 和 ARB。

ACEI 和 ARB 的临床应用是近 40 年高血压及肾脏疾病药物治疗中最重要的进展之一，它们突出的肾脏保护功能得到了大量循证医学证实。美国肾脏病基金会糖尿病及高血压工作组建议对有肾脏损害或有蛋白尿的高血压患者，在选择抗高血压药物时首选 RAS 抑制剂。

2021 年 KDIGO 指南推荐：对于高血压合并 CKD，有严重蛋白尿者，建议开始使用 RAS 抑制剂，如 ACEI 或 ARB（推荐证据级别ⅠB）；对于高血压合并 CKD，有中度蛋白尿且无糖尿病的患者，建议开始使用 ACEI 或 ARB（推荐证据级别ⅡC）；对于高血压合并 CKD，有中重度蛋白尿且合并糖尿病的患者，建议开始使用 ACEI 或 ARB；对于患或不患糖尿病的 CKD，避免 ACEI、ARB 和直接肾素抑制剂（DRI）联合应用（推荐证据级别ⅠB）。

临床大规模试验 AIPRI 首次证明了 ACEI 可明显减少尿蛋白的排泄，显著降低终末肾病的危险度，具有超越降压作用以外的肾功能保护作用。以高血压肾脏损害为研究对象的 AASL 研究也充分显示，在肾脏保护方面，ACEI 方案优于 β 受体阻滞剂或钙拮抗剂（CCB）方案，其中包括其防治蛋白尿的作用。目前所有有关 ACEI 和 ARB 的研究都一致显示，ACEI 和 ARB 显著减少蛋白尿的作用明显优于其他类型的抗高血压药物。

（一）血管紧张素转换酶抑制剂

ACEI 是保护肾脏最有效的药物之一，对延缓肾脏损害进展疗效尤为显著。实验研究证实，ACEI 对肾脏的保护机制如下：①血流动力学效应，扩张入球小动脉和出球小动脉，但对出球小动脉的扩张作用强于入球小动脉，有效降低肾小球内“三高”；②非血流动力学作用，抑制细胞因子，减少尿蛋白和细胞外基质积蓄，达到延缓肾小球硬化发展和肾保护作用，具体机制见图 7-109-2。

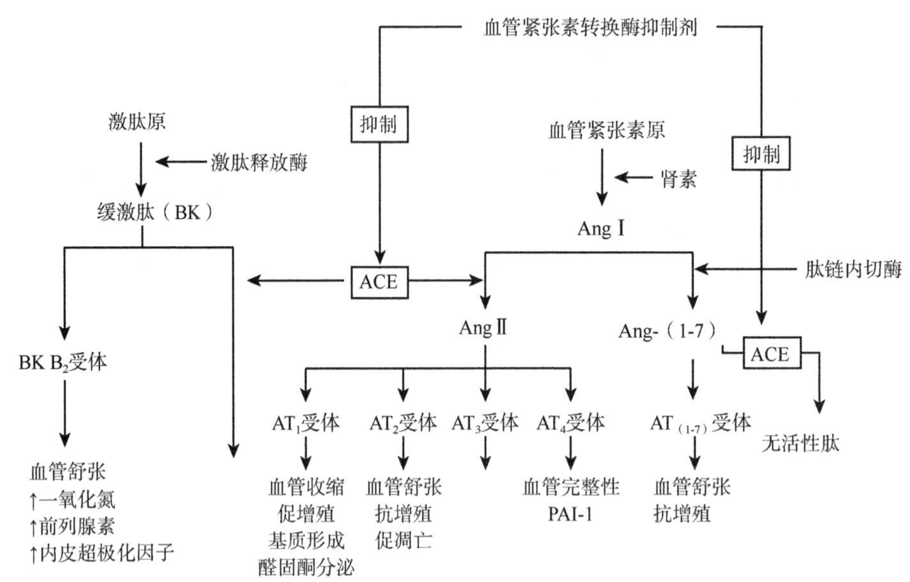

图 7-109-2 ACEI 作用机制

PAI-1. 纤溶酶原激活物抑制剂-1

临床大规模试验 AIPRI 证实了盐酸贝那普利治疗可使多种原因所致肾功能不全发生率降低 53%，使 SCr 轻度升高的肾病患者肾功能不全发生率降低 71%[12, 13]。雷米普利的肾脏保护临床试验也证实了雷米普利可明显降低非糖尿病性肾脏疾病患者的肌酐和尿蛋白排泄，降低 ESRD 的发生率[14, 15]。通过重要的 AASK 研究[16]可获悉，尽管严格控制血压没有进一步阻止 CKD 进展，但在肾脏保护方面，ACEI 方案优于 β 受体阻滞剂或 CCB 方案。此外，尚有大量临床依据充分证明了 ACEI 的肾脏保护作用，如美国国家肾脏基金会（NKF）指南及 RENAAL、IDNT、REIN 等研究。表 7-109-2 为与 ACEI 肾脏保护相关的临床试验。

表 7-109-2 与 ACEI 肾脏保护相关的临床试验

试验名称	例数（*n*）	用药	剂量	转归
AIPRI	583	贝那普利	10mg	肌酐倍增降低 53% 肾功能不全发生率降低 71% （*N Engl J Med*，1996）
REIN	352	雷米普利	5mg	尿蛋白下降 13% （*Lancet*，1997）
ESPIRAL	241	福辛普利	30mg	尿蛋白下降 57% （*J Hypertens*，2001）

应用 ACEI 时有如下几条原则供参考：①应选用对肾组织渗透力高的药物，如贝那普利（benazepril）及雷米普利（ramipril）。对肾组织渗透力高才能最有效地抑制肾脏局部 RAS，发挥最大治疗效益。②宜选择肾脏及肾外双通道排泄的药物。ACEI 中福辛普利（fosinopril）从胆汁排泄量最大，至 ESRD 前无须调整剂量，而贝那普利及雷米普利也能部分从胆汁排泄，肌酐清除率＜30ml/min 才需减量，均为较好的双通道排泄药物。③对合并肾功能不全，但 SCr＜265μmol/L（3mg/dl）的高血压患者，可应用 ACEI 降血压及保护肾功能，但是必须密切监测血钾与 SCr 变化。若 1 周内 SCr 增幅不超过 30%，为正常药物反

应，这与 ACEI 阻断血管紧张素Ⅱ（AngⅡ）生成导致出球小动脉适度扩张至 GFR 下降相关，不应停用 ACEI。但是，如果 1 周内 SCr 增幅超过 30%，即为异常药物反应，应及时停用 ACEI，停药后一般可恢复。④肾功能不全严重至 SCr＞265μmol/L（3mg/dl）时，原则上应禁用 ACEI。双侧肾动脉狭窄或孤立肾伴肾动脉狭窄者禁用。

（二）血管紧张素Ⅱ受体阻滞剂

2007 年《欧洲高血压处理指南》明确指出，ARB 是一类可作为降压治疗起始药物，同时也能够很好控制血压的药物。近年来一些临床试验如 RENAAL、REIN 等证明 ARB 能防止或改善糖尿病肾病的发生和发展，对合并糖尿病的高血压患者尤为有效。还应特别强调的是，所有的研究都一致显示 ARB 和 ACEI 显著减少蛋白尿的作用明显优于其他类型的抗高血压药物。表 7-109-3 为与 ARB 肾脏保护相关的临床试验。

在治疗高血压肾脏损害方面，与 ACEI 相比，ARB 阻断 RAAS 更加完全、彻底，同时不良反应更少，安全性更好。ARB 具有与 ACEI 类似的疗效，还可能较 ACEI 类药物具有以下优点：①无缓激肽蓄积，无刺激性咳嗽等不良反应，药物耐受性较好；②疗效不受 AngⅡ非血管紧张素转换酶（ACE）催化生成的影响；③疗效不受 ACE 基因多态性影响；④扩张出球小动脉、入球小动脉强度，ARB 不如 ACEI 明显，故肾功能不全患者服用 ARB 后 SCr 升高较少见；⑤肾脏储钾作用较 ACEI 轻，发生高钾血症少。

表 7-109-3 与 ARB 肾脏保护相关的临床试验

试验名称/研究者	例数（n）	用药	剂量（mg）	肾脏转归	期刊
IDNT	1715	厄贝沙坦	300	肌酐倍增降低 37%	*N Engl J Med*，2001
RENAAL	1513	氯沙坦	100	肌酐倍增降低 25%	*N Engl J Med*，2001
MARVAL	332	缬沙坦	80	微量白蛋白下降 44%	*Circulation*，2002
IRMA2	590	厄贝沙坦	150	主要事件下降 5.2%，白蛋白排泄率下降 6%	*N Engl J Med*，2001
Galle J	885	替米沙坦	80	24 小时尿蛋白降低 33%	*Nephrol Dial Transplant*，2008
Galle J	160	缬沙坦	160	24 小时尿蛋白降低 33%	*Nephrol Dial Transplant*，2008
DROP	391	缬沙坦	320	ACR 降低 25%，应用 30 周尿蛋白恢复正常	*Circulation*，2006
SMART	73	缬沙坦	80	微量白蛋白排泄率下降 32%	*Diabetes Care*，2007
ROAD	172	氯沙坦	50～100mg	ACR 降低 41%，微量白蛋白尿下降 40%～50%	*Nephrol Dial Transplant*，2019

注：ACR，尿白蛋白肌酐比率。

在高血压肾脏保护及 CKD 治疗方面，何为 RAS 抑制剂最适宜剂量问题一直都是大家关注的焦点和实施难点。NKF 指南推荐使用中到大剂量而不是小剂量 RAS 抑制剂治疗蛋白尿，以增加其减少蛋白尿的疗效，达到肾脏保护作用。许多临床研究证实，增加 ACEI 或 ARB 剂量可以进一步减少蛋白尿，对血压影响很小，建议当血压降至靶目标时，若蛋白尿仍未正常，应进一步加大剂量，最终达到降低 ESRD 发生率的目的。但是，应该加大剂量到何种程度适宜呢？

Strippoli[18]等通过检索 Medline（1966 年至 2005 年 12 月）、Embase（1980 年至 2005 年 12 月）和 Central（截至 2005 年第 4 期）等数据库，比较了 ACEI 或 ARB 与安慰剂及 ACEI 与 ARB 治疗 CKD 的研究，并进行 meta 分析。亚组分析显示，与应用半量或不足半量的最大耐受量 ACEI 的患者相比，应用全剂量 ACEI 者的全因死亡率显著降低（RR=0.78）。就对进展至 ESRD、SCr 倍增，由微量蛋白尿进展至巨白蛋白尿和由微量蛋白尿恢复正常肾脏转归的影响而言，ACEI 与 ARB 同样有益。令人遗憾的是，此 meta 分析并未涵盖不同剂量 ACEI 与 ARB 对肾脏转归的影响。有动物试验研究发现，进一步增加 ACEI 或 ARB 剂量（常规剂量 10 倍）可获得逆转肾小球硬化作用，且不良反应并未增加。换言之，剂量越大，肾脏保护作用越佳。可是也有学者持相反观点，认为不同的 ACEI 和 ARB 性质有所差别，所以最大剂量就是最佳剂量不适用于每一种 RAS 抑制剂。KASPER[19]等的研究结果表明，坎地沙坦的最佳肾脏保护剂量是 16mg/d，而不是 32mg/d。ROAD 研究[20]表明，氯沙坦的最佳肾脏保护剂量是 100mg/d，而不是 150mg/d。Hollenberg 等研究[21]表明，缬沙坦的最佳肾脏保护剂量是 320mg/d，而不是 640mg/d。

笔者认为，对于高血压肾脏损害患者而言，应用 ACEI 或 ARB 时，应遵循 3 个剂量-效应曲线，即剂量与降低血压曲线、剂量与降低蛋白尿曲线、剂量与逆转肾小球硬化曲线。针对不同治疗对象，选用适宜的 RAS 抑制剂，探索患者的最佳有效剂量，最终目的是降低 ESRD 发生率。笔者归纳总结了几种常见不同剂量 ACEI/ARB 的肾脏保护作用，见表 7-109-4。

表 7-109-4 几种常见不同剂量 ACEI/ARB 肾脏保护作用试验

文献	例数（*n*）	用药	剂量（mg/d）	转归
Carl EM，et al（*Hypertension*，2003）	481	培哚普利/吲达帕胺	2/0.625	ACR 降低 30%
			4/1.25	ACR 降低 37%
			8/2.50	ACR 降低 42%
		依那普利	10	ACR 降低 25%
			20	ACR 降低 25%
			40	ACR 降低 27%
Rossing K，et al（*Kidney Int*，2005）	52	厄贝沙坦	300	ACR 降低 31%
			600	ACR 降低 40%
			900	ACR 降低 46%
Kasper R，et al（*Diabetes Carel*，2003）	23	坎地沙坦	8	ACR 降低 41%
			16	ACR 降低 48%
			32	ACR 降低 36%
Michael J，et al（*J Am Soc Nephrol*，2005）	28	氨氯地平	5	ACR 降低 56%
			10	ACR 降低 61%
		坎地沙坦	8	ACR 降低 43%
			16	ACR 降低 54%
ROAD 研究（*J Am Soc Nephrol*，2007）	406	氯沙坦	50	ACR 降低 41%
			100	ACR 降低 53%
DROP 研究（*J Hypertens*，2007）	391	缬沙坦	160	ACR 降低 25%
			320	ACR 降低 51%
			640	ACR 降低 49%

注：ACR，尿白蛋白肌酐比率。

（三）钙拮抗剂

二氢吡啶类 CCB 治疗高血压的疗效早已被肯定，但其是否具有肾脏保护作用，多年来一直是备受争议的问题。从降压机制来说，二氢吡啶类 CCB 同 ACEI 类似，对肾小球血流动力学也有直接作用，但是它的作用却与 ACEI 正好相反，是扩张入球小动脉强于扩张出球小动脉。因此有学者认为，二氢吡啶类 CCB 虽能降低系统高血压，但它同时扩张了入球小动脉，故肾小球内“三高”不是降低，而是升高，对保护肾脏不利。这一观点主要来自某些动物试验，Griffin 等[22]比较依那普利和硝苯地平对大鼠肾脏 5/6 切除模型诱导的肾小球硬化的影响，结果显示仅依那普利改善肾小球硬化，硝苯地平治疗组却使肾小球内压和平均动脉压曲线左移，最终导致肾小球硬化。Wright 等临床研究也认为，应用氨氯地平治疗高血压患者导致蛋白尿增加，可能与氨氯地平增加了压力介导的肾小球损害相关。

然而大量新近临床研究却就 CCB 对肾脏不利的观点给予了解释，主要从如下三方面加以澄清。①二氢吡啶类 CCB 降压能否达到有效的肾脏保护，关键要看能否将系统高血压降至目标值。研究证明，将系统高血压降至目标值后，此时降低高血压的效益完全能够克服其扩张入球小动脉的弊端，而使肾小球内“三高”改善。②二氢吡啶类 CCB 也具有一些非血流动力学效应，据报道该类药物能减轻肾脏肥大，减少系膜组织对大分子物质的捕获，减弱生长因子的有丝分裂反应，抑制自由基形成，促进一氧化氮产生，改善线粒体钙负荷及降低残存肾单位代谢等，它们也都可能发挥肾脏保护效益。③三代二氢吡啶类 CCB（包括氨氯地平、贝尼地平、拉西地平等）的出现为 CCB 降压并发挥肾脏保护作用提供了新的证据。该类 CCB 为 T 型 CCB，在肾脏出球小动脉主要为 T 型钙离子通道，以往一、二代二氢吡啶类 CCB 属于 L 型，故扩张出球小动脉作用弱于扩张入球小动脉。三代二氢吡啶类 CCB 为 T 型，可产生较强的扩张出球小动脉作用。这种潜在的益处可以延缓肾小球硬化，发挥肾脏保护作用[23]。

与 ACEI 及血管紧张素Ⅱ1 型受体（AT_1R）阻滞剂相比，CCB 在治疗高血压方面还有如下优点：降血压作用强，降血压作用不受钠摄入量影响；肾衰竭患者仍能应用，无高钾血症不良反应。

另外现代常用降压药如利尿剂、β 受体阻滞剂、α 受体阻滞剂都能降低系统高血压而间接改善肾小球内"三高"，但尚未发现它们具有非血流动力学肾小球保护作用，所以只能作为配伍药物。另外，大剂量利尿剂与非选择性 β 受体阻滞剂可以升高血糖、甘油三酯与胆固醇，而这些均是导致高血压性肾脏损害的重要危险因素。使用 β 受体阻滞剂应选择高选择性 β_1 受体阻滞剂。

微量蛋白尿、蛋白尿和高血压与 CKD 的预后明确相关。1974 年微量蛋白尿被首次提出并应用于临床，微量蛋白尿是反映肾脏受血流动力学和若干代谢因素（高血压、血脂异常、糖代谢异常等）影响的敏感指标，同时它也是全身血管内皮细胞受损的一个重要标志。近年来微量蛋白尿已成为包括糖尿病（DM）、高血压及其他 CKD 患者甚至普通人心血管并发症、肾脏疾病预后及死亡的独立预测因子。HARVEST 研究[24]是对从未接受降压治疗且不伴微量蛋白尿的 1 级高血压患者进行历时 7～8 年的研究，结果证明，随着微量蛋白尿的进展，GFR 逐渐降低；早期降压治疗能明显改善肾功能恶化。

四、伴严重肾功能损害时高血压患者的管理

恶性高血压是一组以血压显著升高和广泛性急性小动脉损害为特征的临床综合征，它并发肾功能异常的概率达 84%～100%。目前认为，恶性高血压发病与以下 3 个因素有关：①血压升高的直接作用，当血压显著升高时血管壁张力增大，使得血管内皮细胞损伤，通透性增强，血液中纤维素等成分渗入血管壁，产生小动脉的病理改变。②肾素、血管紧张素的作用，在恶性小动脉性肾硬化时血中肾素和血管紧张素水平升高，提示其在发病中起一定作用。当高血压引起肾血管损伤时，肾组织明显缺血，激活肾素-血管紧张素-醛固酮系统，使肾素、血管紧张素产生增加，这又加剧了血压升高和肾血管的病变，加重肾脏缺血，从而构成恶性循环。③微血管内凝血，高血压时血管壁的直接损伤作用激活了凝血系统，使管壁发生血小板凝聚和纤维蛋白沉积，刺激平滑肌细胞肥大和增生。同时血中的红细胞在通过病变的血管时易损伤破坏，从而引起微血管内凝血和局部血管内溶血，加重肾小血管损伤。

恶性高血压引起的肾脏损害可累及肾小动脉和肾小球，肾小动脉受累称为恶性肾小动脉硬化症。有两种改变：一种是弓状动脉至入球小动脉血管壁的纤维素样坏死；另一种是弓状动脉至小叶间动脉肌内膜高度增厚，细胞外基质明显增加，细胞与基质酸性黏多糖和假弹性纤维构成同心圆形结构，呈"洋葱皮"样改变，管腔狭窄及闭塞。但肾脏病理是可以逆转的。对第一种改变而言，血压下降后纤维素样坏死性病变可被胶原成分取代而遗留玻璃样变，继之纤维化；对第二种改变而言，血压下降后呈"洋葱皮"样改变的肾小动脉有可能再通，小动脉内皮细胞也可以被纤维组织取代而遗留不同程度的管腔狭窄，部分肾单位代偿性肥大。

恶性肾小动脉硬化的临床表现经常与高血压的其他器官损害表现并存。早期症状通常为头痛、视物模糊，患者出现心力衰竭和（或）神经系统症状如抽搐、局灶性神经功能异常、昏迷等。与此同时，伴有 SCr 迅速升高，通常有肉眼或镜下血尿、蛋白尿，病情发展迅速，可以出现少尿/无尿。部分患者可以肾脏表现作为主诉。迅速、正确诊断与及时、有效降压处理对改善患者预后起重要作用。在高血压危象患者的处理中，常需要应用静脉制剂，包括硝普钠、拉贝洛尔等，此处不再赘述。临床上需要注意的是：①避免降压过急、过猛，以免造成肾脏、大脑及心脏等重要器官缺血。②避免使用对

肾功能或肾实质有损害的药物。③多数恶性高血压患者显示高肾素水平的特点,因此ACEI及ARB的应用常带来良好的反应。④对于已存在慢性肾功能不全的患者，在应用抗高血压药物时应注意调整药物的剂量和避免药物的不良反应。

第三节 改善代谢紊乱

高血压患者常伴有代谢异常包括胰岛素抵抗（IR）、高尿酸血症、脂质代谢紊乱等，其共同促进肾脏损害发展。美国国家胆固醇教育计划的成人治疗专家组Ⅲ（National Cholesterol Education Program-Adult Treatment Panel Ⅲ，NCEP-ATP Ⅲ）中指出代谢综合征的主要临床结局即为心血管疾病，必然会引起或加重肾脏损害。因此，一定要重视代谢紊乱的调节。

一、高血压与胰岛素抵抗

IR被认为是组织对胰岛素反应不够敏感，主要是肝脏、脂肪组织、骨骼肌对胰岛素反应敏感性降低，需要超常量的胰岛素才能引起生物学效应的一种状态。它是多种疾病特别是糖尿病及心血管疾病的共同危险因素，可先于糖尿病及心血管疾病多年而存在。

1966年Welborn首先报道了原发性高血压患者有明显的高胰岛素血症，迄今这种现象已获得学术界的一致认可。20世纪80年代末期，Ferrannini等采用GC技术研究发现，原发性高血压患者与正常对照组比较，其胰岛素敏感性下降了40%[26]。圣安东尼奥心脏研究（San Antonio Heart Study）证实3000例肥胖、高血压、糖尿病、糖耐量异常和血脂异常的患者中有1650例为高胰岛素血症，其中高血压患者占2/3。众所周知，高胰岛素血症是IR的标志，由此可见，IR与高血压的关系极为密切。大量临床和流行病学研究结果均表明，IR在高血压的发生、发展中起着重要作用，IR引发的代偿性高胰岛素血症是导致高血压的机制，并且IR与高血压的进展及心脑肾损害密切相关。近年来，IR对肾脏疾病的影响也受到了广泛重视。对于合并IR的高血压患者，肾脏面临双重损害，即高血压肾脏损害和IR所致肾脏损害。

在IR早期进行干预，可防止或延缓糖尿病及心血管疾病的发生、发展，降低发病率及病死率，这已被HOPE试验所证实[27]。对于合并IR的高血压患者，根本的治疗措施是积极降压治疗，同时合理有效逆转IR，延缓肾脏病变进展。具体处理如下：①改善生活方式。戒烟、限酒、合理饮食、控制体重等。高脂肪饮食、高蛋白饮食可以引起肥胖，引起IR和高胰岛素血症，促使肾脏肥大，减肥可以减缓高血压发展，减少尿微量白蛋白，减少肾脏高灌注、高滤过。因此，改善生活方式不仅有助于血压控制及有益于改善IR,而且对高血压及IR相关的肾脏损害也有好的矫正作用。②积极合理降压（本章第二节已经详述，此处不再重复）。③胰岛素增敏剂的应用。噻唑烷二酮（TZD）可以逆转体内IR。其改变IR的作用机制是通过减少循环中的自由脂肪酸和改进内皮功能、抑制脂肪分泌功能实现的。研究发现，TZD可通过抑制瘦素基因表达，抑制脂肪酸合成，增加胰岛素敏感组织葡萄糖转运蛋白4表达和转位，以发挥胰岛素的增敏作用。TZD还可以使组织中IR因子mRNA的含量下降，以达到胰岛素增敏[28]。口服双胍类降糖药，以二甲双胍应用最广，其主要通过抑制肝脏的糖异生，降低肝糖原输出，促使骨骼肌、脂肪等组织摄取和利用葡萄糖，促进胰岛素与其受体结合，增强糖原合成酶活性，从而改善胰岛素敏感性。

二、高血压与高尿酸血症

尿酸（uric acid，UA）是体内嘌呤代谢的终产物，通常由黄嘌呤氧化酶催化产生，同时生成超氧阴离子自由基。体内UA生成增多和（或）排泄减少时，出现循环血UA含量增高。临床上将正常男性空腹血清尿酸（SUA）＞420mmol/L，女性＞360mmol/L称为高尿酸血症。

近年来，大量流行病学和临床研究证实，SUA升高与高血压相关。据统计，约30%的原发性高血压患者伴发高尿酸血症[29]。Olivetti心脏研究中心对547例中年男性随访12年发现，SUA每增加59.5μmol/L，发生高血压的危险就增加23%，基础SUA水平是高血压发生的最强独立预测因子。美国第三次美国国家健康与营养检查调查（NHANES Ⅲ）研究表明，高尿酸血症是高血压患者发生心血管事件的独立危险因素。Messerli 等研究认为，高尿酸血症与肾硬化症存在相关关系[30]，动物研究[31]提示，大鼠轻度的高尿酸血症可导致高血压和肾脏损害，可能与同时伴随的肾素-血管紧张素系统兴奋和神经型一氧化氮合成酶表达下调有关。Edward 等证明[32] SUA 浓度增加与原发性高血压患者血管阻力增高呈正相关，而与肾血流量呈负相关。UA 是一种通过肾小球滤过并排出的物质，也由肾小管分泌和重吸收，这都与肾血流量及肾小管的有效分泌和吸收功能有关。故认为高血压患者 SUA 浓度增加提示肾血流量减少，是肾脏受损的早期表现。此外，高尿酸血症持续存在可导致尿酸盐沉积于肾小管-间质造成肾间质炎症及纤维化，即慢性痛风肾病。

对于伴高尿酸血症的高血压患者，为减轻高血压和高 UA 对肾脏造成的双重损害，除了上述所介绍的积极有效降压外，还需要注意如下两方面。

（1）非药物治疗：饮食控制，避免进食高嘌呤食物，如动物内脏、骨髓等；限量食用含嘌呤的食物，如一般的肉类、淡肉汤等。减轻体重。多饮水，稀释尿液中的 UA，使尿液碱性化，有利于 UA 盐的溶解和排泄，每日饮水量最好维持在 2000ml。

（2）药物治疗：对于有痛风家族史，或 SUA 男性＞420mmol/L，女性＞360mmol/L 的高血压患者，应进行药物干预。有研究[33]报道，氯沙坦除具有降压作用外，也是目前唯一被证实具有促 UA 排泄作用的 ARB。因此，对伴有高尿酸血症的高血压患者而言，氯沙坦具有双重作用。氯沙坦降 SUA 机制为其减少肾小管对 UA 重吸收，增加 UA 排泄；同时，氯沙坦还能抑制 AngⅡ引起的近曲小管对 HCO_3^-的重吸收，使尿液 pH 升高，从而避免形成尿酸结石，提高安全性。由于氯沙坦母体化合物比其他的 ARB 对肾小管 UA/氨交换部位有更强的亲和力，故降低 SUA 作用是氯沙坦在众多 ARB 中独特的生化表现，这种作用只与氯沙坦本身有关，而不涉及其代谢物[34]。

三、高血压与血脂异常

血脂异常一般是指血中胆固醇、低密度脂蛋白胆固醇（LDL-C）、甘油三酯（TG）水平超过正常范围和（或）高密度脂蛋白胆固醇（HDL-C）水平低于正常范围。血脂异常与高血压的关系密切。高血压患者比血压正常者有更高的胆固醇水平[34, 35]，血压与血脂之间存在着生物学上的相互关联[36]。Bonaa 等[37]在一项观察注射 Ang Ⅱ对血压影响的研究中，发现胆固醇水平尤其是低密度脂蛋白（LDL）水平与 Ang Ⅱ注射后收缩压和舒张压的改变相关；多因素分析表明年龄、性别及 LDL 水平是解释注射 Ang Ⅱ后收缩压变化的 3 个要素，但仅 LDL 与注射 Ang Ⅱ后舒张压的变化显著相关。早期的 Oslo、TROMSO、Framingham 研究等大量的流行病学研究证实，血胆固醇水平和血压呈正相关[38-42]。

血脂异常与高血压存在相关性的机制主要是血脂异常可损害动脉血管内皮功能，而动脉的收缩性在很大程度上受血管内皮功能的调节。血管内皮功能受损时，动脉血压也将受影响。此外，IR 也参与部分机制，原发性高血压患者存在 IR 现象，IR 直接与高血压的严重程度相关[43]。许多研究显示高胰岛素血症与脂质代谢紊乱如高密度脂蛋白（HDL）水平降低、TG 水平升高相关[44, 45]。在一项非糖尿病患者的 8 年随访研究中发现低 HDL 和高 TG 脂质异常血症，血压增高及 UA 增高与 IR 相关[46]。

众所周知，高血压、血脂异常均为冠心病、脑血管病及肾脏疾病的危险因素，高血压合并血脂异常普遍存在于高血压肾脏损害患者。其中，高 TG、高 LDL-C、高 LDL 和低 HDL 血症与高血压肾脏损害的发生、发展相关。在高血压患者中，在原有肾脏损害基础上，增多的脂质通过受体或受体后机制在肾小球内聚集，直接或间接影响细胞间信号传递，刺激平滑肌细胞和系膜外基质增殖，分泌大量炎性介质和细胞因子，吸引炎性细胞趋化和聚集，并形成恶性循环，导致肾小球破坏和硬化。近年研究发现脂蛋白 A 是独立的致动脉粥样硬化因素，脂蛋白 A 升高与高血压肾脏损害有密切关系。肾活检证实高胆固醇血症与高血压肾小球硬化相关。

对于高血压合并血脂异常的患者，肾脏面临着双重损害，除积极降压外，还必须辅以调脂治疗。一些降脂药物除了可有效降低血中 TG、胆固醇，降低 LDL、升高 HDL 水平，尚可发挥肾脏保护作用。

（一）他汀类调脂药物

以往临床上，他汀类调脂药物主要发挥其调脂作用，而近期大量研究发现，他汀类调脂药物具有调脂以外的多种作用，包括抗炎、免疫调节及直接抑制系膜细胞增殖与系膜基质增加等[47]，这些作用无疑对延缓肾脏疾病进展具有重要意义。Ozsoy 等发现，150 例非糖尿病早期慢性肾衰竭患者中 85%（128 例）的患者 LDL 升高，肌酐清除率下降与血脂异常显著相关，尿蛋白量与胆固醇和 TG 极具相关性。经阿托伐他汀 10mg/d 治疗的患者中，50% 的患者 LDL 达到靶值，平均 LDL-C 下降 39%，TG 下降 18%，无 1 例因药物不良反应而中断治疗。因此，对于 CKD 的血脂异常患者，应尽早应用他汀类调脂药物，可发挥维护残余肾功能及减少心血管疾病并发症的发生率及病死率的作用。尚有研究报道，他汀类调脂药物可降低透析患者的病死率。Seliger 等[48]研究报道，接受透析治疗的 ESRD 患者服用与未服用他汀类调脂药物者总病死率分别为每年 143/1000 人与 200/1000 人，由此得出他汀类调脂药物的应用与透析治疗的 ESRD 患者总病死率及因心血管疾病死亡的病死率下降相关。

（二）贝特类调脂药物

贝特类是一类人工合成的过氧化物酶体增生激活受体 α（PPARα）的配体。PPAR 是配体依赖的核转录因子超家族成员之一，是一类激素核受体，在细胞转录调控中发挥重要作用。PPARα 主要调整脂质代谢和炎症反应。最新研究表明，肾脏近曲小管和髓袢粗段含 PPARα，激活后可表达与脂肪酸 β 氧化有关的因子，在肾脏能量产生和利用的平衡中起很大的作用。缺乏 *PPARα* 基因的小鼠，较野生型小鼠在缺血再灌注时表现出更严重的肾皮质坏死和肾功能损伤[49]。以上发现表明，贝特类药物可通过激活 PPARα 在降脂的同时调控原有肾脏疾病的病理生理状态，从而起到肾脏保护作用。

因此，我们应该重视代谢紊乱对高血压肾脏损害的影响，并积极加强对代谢紊乱的调节和改善。如及时给予调脂治疗、抗血小板治疗、降 UA 治疗和纠正 IR 治疗等。

高血压合并肾功能损害是高血压科医师常常面临的重要临床问题，在积极合理控制血压同时，关注肾脏转归是一项极其重要的临床工作。高血压患者血压的管理一定要遵循全身重要生命器官（心、脑、肾）最大程度获益和保护原则。掌握肾脏专科知识和总结高血压相关肾脏损害治疗临床经验是高血压患者管理和高血压学学科纵向发展的重要方向之一，高血压科医师需要具备这种重要临床技能和经验，努力实现高血压患者有效肾脏保护。

（孔　羽）

参考文献

[1] Zhou M，Wang H，Zeng X，et al. Mortality，morbidity，and risk factors in China and its provinces，1990-2017：A systematic analysis for the Global Burden of Disease Study 2017[J]. Lancet，2019，394（10204）：1145-1158.

[2] Mills KT，Bundy JD，Kelly TN，et al. Global disparities of hypertension prevalence and control：A systematic analysis of population-based studies from 90 countries[J]. Circulation，2016，134（6）：441-450.

[3] Wang Z，Chen Z，Zhang L，et al. Status of hypertension in China：Results from the China hypertension survey，2012-2015[J]. Circulation，2018，137（22）：2344-2356.

[4] Ene-Iordache B，Perico N，Bikbov B，et al. Chronic kidney disease and cardiovascular risk in six regions of the world（ISN-KDDC）：A cross-sectional study[J]. Lancet Glob Health，2016，4（5）：e307-e319.

[5] Zhang J，Zhang L，Wang W，et al. Association between aristolochic acid and CKD：A cross-sectional survey in China[J]. Am J Kidney Dis，2013，61（6）：918-922.

[6] Sarafidis PA，Li S，Chen SC，et al. Hypertension awareness，treatment，and control in chronic kidney disease[J]. Am J Med，2008，121（4）：332-340.

[7] Plantinga LC，Miller ER，Stevens LA，et al. Blood pressure control among persons without and with chronic kidney disease：US trends and risk factors 1999-2006[J]. Hypertension，2009，54（1）：47-56.

[8] Mancia G，de Backer G，Dominiczak A，et al. 2007 Guidelines for the management of arterial hypertension：The task force for the management of arterial hypertension of the European Society of Hypertension（ESH）and of the European Society of Cardiology（ESC）[J]. J Hypertens，2007，25（6）：1105-1187.

[9] Ginsberg HN. Insulin resistance and cardiovascular disease[J]. J Clin Invest，2000，106（4）：453-458.

[10] Levey AS，Bosch JP，Lewis JB，et al. A more accurate method to estimate glomerular filtration rate from serum creatinine：A new prediction equation. Modification of Diet in Renal Disease Study Group[J]. Ann Intern Med，1999，130（6）：461-470.

[11] 《中国高血压防治指南》修订委员会. 中国高血压防治指南（2018 年修订版）[J]. 心脑血管病防治，2019，

19 (1): 1-44.

[12] Levey AS, Eckardt KU, Tsukamoto Y, et al. Definition and classification of chronic kidney disease: A position statement from kidney disease: Improving Global Outcomes (KDIGO) [J]. Kidney Int, 2005, 67 (6): 2089-2100.

[13] Maschio G, Alberti D, Locatelli F, et al. Angiotensin-converting enzyme inhibitors and kidney protection: The AIPRI trial. The ACE Inhibition in Progressive Renal Insufficiency (AIPRI) Study Group[J]. J Cardiovasc Pharmacol, 1999, 33 (Suppl 1): S16-S20, S41-S43.

[14] Locatelli F, Del VL, Andrulli S. REIN follow-up trial. Ramipril efficacy in nephropathy[J]. Lancet, 1998, 352 (9145): 2020-2021.

[15] Agodoa LY, Appel L, Bakris GL, et al. Effect of ramipril vs amlodipine on renal outcomes in hypertensive nephrosclerosis: A randomized controlled trial[J]. JAMA, 2001, 285 (21): 2719-2728.

[16] Wright JJ, Bakris G, Greene T, et al. Effect of blood pressure lowering and antihypertensive drug class on progression of hypertensive kidney disease: Results from the AASK trial[J]. JAMA, 2002, 288 (19): 2421-2431.

[17] Galle J, Schwedhelm E, Pinnetti S, et al. Antiproteinuric effects of angiotensin receptor blockers: Telmisartan versus valsartan in hypertensive patients with type 2 diabetes mellitus and overt nephropathy[J]. Nephrol Dial Transplant, 2008, 23 (10): 3174-3183.

[18] Strippoli GF, Bonifati C, Craig M, et al. Angiotensin converting enzyme inhibitors and angiotensin Ⅱ receptor antagonists for preventing the progression of diabetic kidney disease[J]. Cochrane Database Syst Rev, 2006 (4): D6257.

[19] Rossing K, Christensen PK, Hansen BV, et al. Optimal dose of candesartan for renoprotection in type 2 diabetic patients with nephropathy: A double-blind randomized cross-over study[J]. Diabetes Care, 2003, 26 (1): 150-155.

[20] Hou FF, Xie D, Zhang X, et al. Renoprotection of Optimal Antiproteinuric Doses (ROAD) Study: A randomized controlled study of benazepril and losartan in chronic renal insufficiency[J]. J Am Soc Nephrol, 2007, 18 (6): 1889-1898.

[21] Hollenberg NK, Parving HH, Viberti G, et al. Albuminuria response to very high-dose valsartan in type 2 diabetes mellitus[J]. J Hypertens, 2007, 25 (9): 1921-1926.

[22] Griffin KA, Picken MM, Bidani AK. Deleterious effects of calcium channel blockade on pressure transmission and glomerular injury in rat remnant kidneys[J]. J Clin Invest, 1995, 96 (2): 793-800.

[23] Richard S. Vascular effects of calcium channel antagonists: New evidence[J]. Drugs, 2005, 65 (Suppl 2): 1-10.

[24] Palatini P, Mormino P, Dorigatti F, et al. Glomerular hyperfiltration predicts the development of microalbuminuria in stage 1 hypertension: The HARVEST[J]. Kidney Int, 2006, 70 (3): 578-584.

[25] 郑焕成，邢小远，崔建国. 高血压病与糖尿病相关性观察（附 454 例老年人长期随访报道）[J]. 医学综述，1997 (1): 47, 48.

[26] Ferrannini E, Buzzigoli G, Bonadonna R, et al. Insulin resistance in essential hypertension[J]. N Engl J Med, 1987, 317 (6): 350-357.

[27] Yusuf S, Sleight P, Pogue J, et al. Effects of an angiotensin-converting-enzyme inhibitor, ramipril, on cardiovascular events in high-risk patients[J]. N Engl J Med, 2000, 342 (3): 145-153.

[28] Steppan CM, Bailey ST, Bhat S, et al. The hormone resistin links obesity to diabetes[J]. Nature, 2001, 409 (6818): 307-312.

[29] Puig JG, Torres R, Ruilope LM. AT_1 blockers and uric acid metabolism: Are there relevant differences?[J]. J Hypertens Suppl, 2002, 20 (5): S29-S31.

[30] Messerli FH, Frohlich ED, Dreslinski GR, et al. Serum uric acid in essential hypertension: An indicator of renal vascular involvement[J]. Ann Intern Med, 1980, 93 (6): 817-821.

[31] Mazzali M, Hughes J, Kim YG, et al. Elevated uric acid increases blood pressure in the rat by a novel crystal-independent mechanism[J]. Hypertension, 2001, 38 (5): 1101-1106.

[32] Frohlich ED. Current clinical pathophysiologic considerations in essential hypertension[J]. Med Clin North Am, 1997, 81 (5): 1113-1129.

[33] Alderman M, Aiyer KJ. Uric acid: Role in cardiovascular disease and effects of losartan[J]. Curr Med Res Opin, 2004, 20 (3): 369-379.

[34] Milionis HJ, Nikas S, Elisaf MS. Effects of losartan/diuretic combination treatment on serum uric acid levels in hypertensive patients[J]. Am J Cardiol, 2001, 88 (9): 1084.

[35] Williams RR, Hunt SC, Hopkins PN, et al. Familial dyslipidemic hypertension. Evidence from 58 Utah families for a syndrome present in approximately 12% of patients with essential hypertension[J]. JAMA, 1988, 259 (24): 3579-3586.

[36] Julius S, Jamerson K, Mejia A, et al. The association of borderline hypertension with target organ changes and higher coronary risk. Tecumseh blood pressure study[J]. JAMA, 1990, 264 (3): 354-358.

[37] Bønaa KH, Thelle DS. Association between blood

pressure and serum lipids in a population. The Tromsø Study[J]. Circulation, 1991, 83（4）: 1305-1314.

[38] Vuagnat A, Giacche M, Hopkins PN, et al. Blood pressure response to angiotensin Ⅱ, low-density lipoprotein cholesterol and polymorphisms of the angiotensin Ⅱ type 1 receptor gene in hypertensive sibling pairs[J]. J Mol Med（Berl）, 2001, 79（4）: 175-183.

[39] Hjermann I, Helgeland A, Holme I, et al. The association between blood pressure and serum cholesterol in healthy men: The Oslo study[J]. J Epidemiol Community Health, 1978, 32（2）: 117-123.

[40] Castelli WP, Anderson K. A population at risk. Prevalence of high cholesterol levels in hypertensive patients in the Framingham Study[J]. Am J Med, 1986, 80（2A）: 23-32.

[41] Criqui MH, Cowan LD, Heiss G, et al. Frequency and clustering of nonlipid coronary risk factors in dyslipoproteinemia. The Lipid Research Clinics Program Prevalence Study[J]. Circulation, 1986, 73（1 Pt 2）: I40-I50.

[42] Laurenzi M, Mancini M, Menotti A, et al. Multiple risk factors in hypertension: Results from the Gubbio study[J]. J Hypertens Suppl, 1990, 8（1）: S7-S12.

[43] 孟秋云，陈燕，李桂英. 胰岛素抵抗与高血压及其血压严重程度的相关性研究[J]. 临床内科杂志，2006（5）: 337-339.

[44] Godsland IF, Crook D, Walton C, et al. Influence of insulin resistance, secretion, and clearance on serum cholesterol, triglycerides, lipoprotein cholesterol, and blood pressure in healthy men[J]. Arterioscler Thromb, 1992, 12（9）: 1030-1035.

[45] Karhapää P, Malkki M, Laakso M. Isolated low HDL cholesterol. An insulin-resistant state[J]. Diabetes, 1994, 43（3）: 411-417.

[46] Kekalainen P, Sarlund H, Laakso M. Long-term association of cardiovascular risk factors with impaired insulin secretion and insulin resistance[J]. Metabolism, 2000, 49（10）: 1247-1254.

[47] Auer J, Berent R, Weber T, et al. Clinical significance of pleiotropic effects of statins: Lipid reduction and beyond[J]. Curr Med Chem, 2002, 9（20）: 1831-1850.

[48] Seliger SL, Weiss NS, Gillen DL, et al. HMG-CoA reductase inhibitors are associated with reduced mortality in ESRD patients[J]. Kidney Int, 2002, 61（1）: 297-304.

[49] Portilla D, Dai G, Peters JM, et al. Etomoxir-induced PPARalpha-modulated enzymes protect during acute renal failure[J]. Am J Physiol Renal Physiol, 2000, 278（4）: F667-F675.

第五部分　血管和眼底

第110章

高血压与主动脉疾病

主动脉疾病具有发病率低、致死率高等特点。高血压与主动脉疾病有着密切的关系，主动脉是高血压直接作用的靶器官。大量研究证实，高血压是影响主动脉疾病发生、发展和预后的重要因素。除遗传性主动脉疾病外，急性主动脉夹层、主动脉壁间血肿及穿透性动脉粥样硬化溃疡等急性主动脉综合征患者发病时多伴有高血压急症发作。因此，只有合理控制血压，才能有效预防主动脉疾病的发生及发展。本章将重点描述与高血压相关的主动脉疾病的定义、病因、发病机制、临床表现、影像学诊断、治疗、预后及相关进展。

第一节 主动脉夹层

主动脉夹层是一种病情凶险、进展快、死亡率高的急性主动脉疾病，是指由于各种原因造成主动脉壁内膜和中层撕裂形成内膜撕裂口，中层直接暴露于管腔，主动脉腔内血液在脉压的驱动下经内膜撕裂口直接穿透病变中层，将中层分离并沿主动脉壁纵向和环形扩展而形成，主动脉腔被分隔为真腔和假腔，形成“双腔主动脉”。

一、基础理论

（一）流行病学与自然病程

1. 流行病学 主动脉夹层是一种灾难性的急性主动脉疾病，发病率较低，文献报道其发病率约为 6/10 万[1]。发病年龄多在 40 岁以上，发病率最高的年龄段是 50～60 岁，患者多合并高血压；年龄小于 40 岁的主动脉夹层患者，多为马方综合征患者，偶尔也可为先天性主动脉缩窄（coarctation of aorta，CoA）或主动脉瓣狭窄患者。男性发病多于女性，为女性的 2～3 倍[2]。与其他心血管疾病比较，主动脉夹层的发病有明显的昼夜及季节性变化。早上 6：00～12：00 发病率较其他时间段高，8：00～9:00 为发病的高峰期，冬季为全年发病的高峰期[3]。

2. 自然病程 主动脉夹层是一种紧迫的危急重症。未经治疗的主动脉夹层急性期死亡率或猝死率极高，仅有极少数患者经内科保守治疗可长期生存或病变自然愈合（假腔消失）。据估计，主动脉夹层发病后 24h 或急性期内总生存率为 40%～90%，但这可能忽略了分型，即 Stanford A 型和 B 型的预后（死亡）有明显差别。根据文献报道，未经治疗的急性 Stanford A 型主动脉夹层 1～3 天死亡率每小时为 1%～2%，约 50%以上患者 1 周内死亡，75%以上患者 1 个月内死亡，90%以上患者 1 年内死亡。因此，对于 Stanford A 型主动脉夹层，多数学者主张在急性期或亚急性期应积极采取手术治疗。Stanford B 型主动脉夹层较 A 型凶险性明显降低，在一组 384 例急性 Stanford B 型主动脉夹层的研究中，73%的患者采取内科保守治疗，其住院期间死亡率为 10%，即急性期和亚急性期生存率接近 90%。另一项研究证实 Stanford B 型主动脉夹层内科保守治疗长期生存率，5 年为 60%～80%，10 年为 40%～45%。

影响急性主动脉夹层自然病程和预后的主要因素如下：①升主动脉是否受累，是影响自然病程和预后的最重要因素之一。②发病时间，急性期死亡率明显较慢性期高。③病变范围和程度，病变范围越广及主动脉和假腔扩张越明显，造成破裂出血危险性越大和器官缺血越严重。④有无严重并发症，伴急性心肌梗死、主动脉瓣重度关闭不全、脑卒中、脊髓截瘫、肠缺血和肾衰竭等，均增加急性期的死亡率。⑤血流动力学变化，高血压是影响急性主动脉夹层自然病程和预后的最重要危险因素之一，因血压升高将进一步扩大夹层撕裂范围和增加假腔破裂出血危险性。而假腔内完全或部分血栓化将降低假腔破裂出血或死亡的危险性。⑥年龄。⑦合并症情况。

（二）病因

各种原因导致的主动脉壁退行性变或中层弹力纤维和平滑肌病变是主动脉夹层形成的内因，而主动脉腔内血流动力学变化如高血压是主动脉夹层形成的外因。

1. 内在原因 主动脉壁中层胶原蛋白及弹力纤维退行性变，即所谓的囊性中层坏死，被认为是首要易患因素，文献报道约 20%的急性主动脉夹层患者有囊性中层退行性变。

（1）马方综合征：是急性主动脉夹层形成的一个重要因素，20%～40%的马方综合征患者发展为急性主动脉夹层，马方综合征是人类第 15 号染色体上原纤维蛋白基因缺陷所致的遗传性结缔组织病。其基因缺陷致胶原蛋白合成障碍，最终导致主动脉中层抗压能力减弱。其他遗传性疾病如特纳综合征、Noonan 综合征和 Ehlers-Danlos 综合征等患者，也常发生主动脉夹层。

（2）主动脉瓣二瓣化畸形：常伴发急性主动脉夹层。Larson 和 Edwards 研究证实二瓣化畸形患者急性主动脉夹层的发病率是三瓣叶患者的 9 倍。如此高的发病率可能是二瓣化畸形患者主动脉先天发育异常所致。

（3）主动脉真性动脉瘤：随着动脉瘤体的增大，主动脉壁愈发菲薄，中层弹力纤维发生断裂，极大地增加了主动脉夹层的发生危险。

（4）妊娠后期：主动脉夹层发病率增高，其关系还无法解释，可能与妊娠后期血容量、心排血量增加及血压升高有关。

（5）主动脉壁间血肿：可能是主动脉夹层的先兆病变或特殊类型，是主动脉夹层病因之一。Core 等提出主动脉壁内滋养血管自发破裂形成主动脉壁间血肿，从而导致主动脉壁强度减弱，最终内膜撕裂发展为典型的主动脉夹层。

2. 外在原因　外伤如车祸及坠落伤可造成主动脉夹层。

医源性血管损伤也是导致主动脉夹层的原因之一，如动脉插管损伤（包括各种动脉造影、介入治疗和主动脉球囊反搏等引起的血管损伤）。

主动脉腔内血流动力学变化是主动脉夹层形成最重要的原因。在临床上，70%～90%的主动脉夹层患者伴有高血压或高血压病史。临床和实验研究证明血流动力学变化在主动脉夹层发生和发展方面起着非常重要而复杂的作用。

（三）发病机制与病理生理

1. 发病机制　外伤或高血压急症等导致血流剪切力最大的主动脉管壁发生撕裂，从而出现内膜破口，主动脉腔内血液经内膜撕裂口将中层分离形成夹层，夹层沿主动脉壁纵向和环形扩展，扩展范围可局限和广泛，广泛者可自升主动脉直至腹主动脉分叉处。典型的夹层为顺向分离，即从近端内膜撕裂口处向主动脉远端扩展，但有时也会从内膜撕裂口逆向分离。夹层环形撕裂通常占主动脉管腔周径的 1/2～2/3，少数主动脉管腔环形撕裂。主动脉壁中层分离后被血液充盈形成一个假腔（false lumen），原有的主动脉腔为真腔，形成“双腔主动脉”（double lumen aorta）。剪切力可以导致主动脉夹层中远段内膜片（intimal flap）进一步撕裂形成内膜再破口，为假腔内血流提供出口，从而降低假腔内压力。通常内膜再破口位于主动脉分支血管处或附近，一个至数个不等。主动脉夹层始于内膜撕裂口，内膜撕裂口存在是诊断的先决条件。内膜撕裂口多数位于主动脉腔内流体动力学压力最大或变化最大的管壁处，如升主动脉（窦上数厘米）外右侧壁或降主动脉近端（左锁骨下动脉开口以远）动脉韧带区。文献报道原发内膜破口约 70%位于升主动脉，约 20%位于主动脉峡部，约 10%位于主动脉弓部和腹主动脉。

2. 病理生理　假腔持续扩张和真腔（true lumen）受压变窄或塌陷是主动脉夹层最重要和基本的病理生理改变。夹层形成后会出现以下病理生理结局。

（1）主动脉破裂：被夹层累及的主动脉壁变得菲薄，抗压能力减弱，容易造成主动脉破裂。若破入空腔如心包腔、胸腔及腹腔，则患者循环迅速衰竭，进而猝死。若破裂口被主动脉周围组织连同血栓包裹，则患者循环可暂时保持平稳。即使未发生破裂出血，也可由于流体压力变化，假腔内血液通过薄弱的中膜和外膜外渗，形成纵隔血肿、心包积液、胸腔积液或腹膜后血肿。心脏压塞致循环不稳定，病情危重，需紧急手术。

（2）主动脉瓣关闭不全：当夹层累及主动脉瓣结构时，瓣叶脱垂或瓣叶对合不良，引起主动脉瓣关闭不全。

（3）重要器官血供障碍：主动脉夹层累及主动脉分支血管，真腔受压变窄或塌陷，造成相应器官血供障碍，导致器官缺血或梗死改变，特别是冠状动脉、头臂干、脊髓动脉和腹腔器官血管（如腹腔干、肠系膜上动脉、左右肾动脉）及双髂总动脉。如果真腔明显受压变窄引起分支血管缺血，称为动力型缺血，即狭窄或闭塞的分支血管是真腔供血。如果受累分支血管完全血栓性闭塞或完全由假腔或真假腔同时供血，称为静力型缺血。静力型缺血患者可能会出现以下几种临床情况：①在急性期出现不同程度器官缺血症状，如脑卒中、脊髓截瘫、肠坏死和下肢缺血等，严重者需急诊外科手术或介入治疗。②大部分静力型缺血患者，外科手术、覆膜支架植入术和开窗术后，器官缺血会得到相当改善，这主要是术后真腔扩大血流量增加所致。③部分静力型缺血患者的器官缺血或分支血管灌注没有改善，甚至器官缺血加重或分支血管灌注下降。这些可以解释为什么少数患者在外科手术和介入治疗术后出现脊髓截瘫。主动脉夹层累及冠状动脉时，容易误诊为急性心肌梗死，延误诊治，造成严重后果。

（4）主动脉夹层动脉瘤：通常随着时间的推移假腔逐渐扩张，受累的主动脉管径明显增大，形成主动脉夹层动脉瘤。偶尔假腔可部分或完全血栓化甚至消失。

二、诊断与分型

（一）分型

分型的目的是指导临床治疗和评估患者预后。DeBakey 分型和 Stanford 分型是两种目前被广泛应用的主动脉夹层的传统国际分型。前者根据原发内膜破口起源位置及夹层累及范围分型，后者仅根据夹层累及范围分型。由于原发内膜破口的位置不容易被多数辅助检查发现、升主动脉是否有内膜片影响着患者的预后且容易被多数辅助检查诊断，Stanford 分型不强调原发内膜破口位置，仅根据夹层是否累及升主动脉分型，所以其在临床上应用较为广泛。

1. DeBakey 分型

（1）DeBakey Ⅰ型：内膜破口位于升主动脉近端，夹层累及升主动脉和主动脉弓，范围广泛者可同时累及胸降主动脉和腹主动脉。

（2）DeBakey Ⅱ型：内膜破口位于升主动脉，夹层范围局限于升主动脉。

（3）DeBakey Ⅲ型：破口位于左锁骨下动脉开口以远，升主动脉和主动脉弓未受累，夹层范围局限于胸降主动脉者为Ⅲa 型，夹层广泛者同时累及腹主动脉者为Ⅲb 型。部分 DeBakeyⅢ型可发生夹层向主动脉弓和升主动脉逆向撕裂，称为逆撕型 DeBakeyⅢ型。

2. Stanford 分型

（1）Stanford A 型：凡夹层累及升主动脉者均为 A 型，包括 DeBakey Ⅰ型和 DeBakey Ⅱ型（图 7-110-1）。

（2）Stanford B 型：仅累及胸降主动脉者为 Stanford B 型，即 DeBakey Ⅲ型（图 7-110-1）。

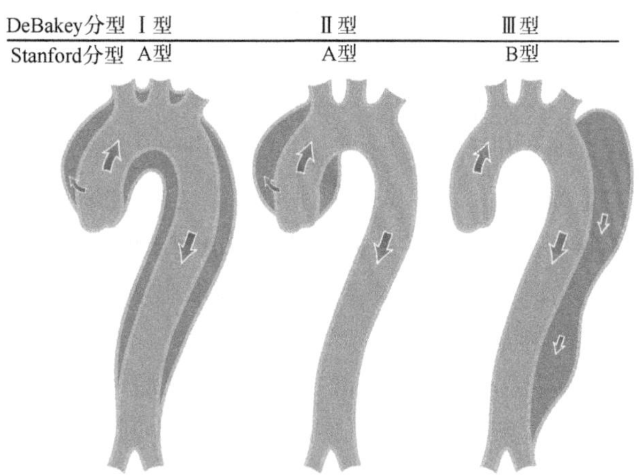

图 7-110-1 DeBakey 分型和 Stanford 分型

3. 孙氏改良细化分型 目前，主动脉夹层诊疗策略完全遵循传统的 DeBakey 分型和 Stanford 分型，这些分型主要反映夹层累及的范围和内膜破口位置，不能准确地反映主动脉夹层病变程度和预后，不能准确地指导个性化治疗方案和最佳手术时机及方式的选择。孙立忠教授领导的研究团队通过系统的临床应用研究，结合大量主动脉夹层治疗经验，根据国人主动脉夹层的特点及主动脉夹层病变范围和程度，在国际通用 Stanford 分型基础上，提出了国人主动脉夹层改良细化分型（也称孙氏改良细化分型），以指导临床医师制订主动脉夹层个性化治疗方案、确定手术时机、决定手术方式和预后评估。

（1）Stanford A 型主动脉夹层细化分型

1）根据主动脉根部病变细化分型：主要依据主动脉窦部管径、有无主动脉瓣交界撕脱和程度及有无主动脉瓣关闭不全和程度进行分型（图 7-110-2）。

A1 型：窦部正常型，窦管交界和其近端正常，无或仅有一个主动脉瓣交界撕脱，无主动脉瓣关闭不全。

A2 型：主动脉根部轻度受累型，主动脉窦部管径小于 3.5cm，夹层累及右冠状动脉导致其开口处内膜部分或全部撕脱，有 1 个或 2 个主动脉瓣交界撕脱，轻度或中度主动脉瓣关闭不全。

A3 型：主动脉根部重度受累型，主动脉窦部管径 3.5～5.0cm，或大于 5.0cm，窦管交界结构因内膜撕脱破坏，重度主动脉瓣关闭不全。

2）根据弓部病变细化分型

C 型：复杂型（complex type），符合下列任意一项者：①原发内膜破口位于主动脉弓部或其远端，夹层逆向剥离至升主动脉或近端主动脉弓部；②主动脉弓部或其远端有动脉瘤形成（管径大于 5.0cm）；③头臂干有夹层剥离或动脉瘤形成；④病因为马方综合征。

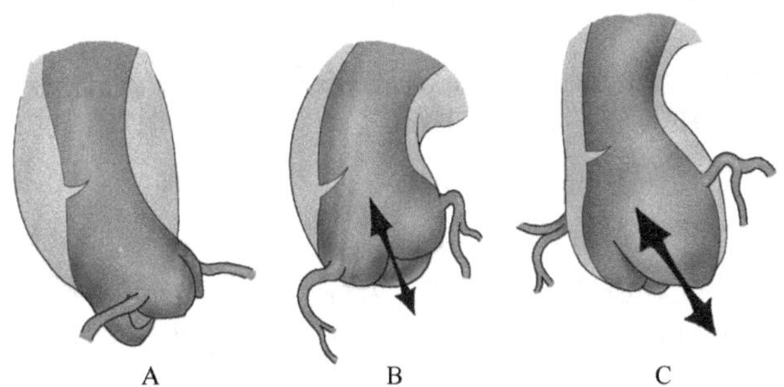

图 7-110-2　根据主动脉根部病变细化分型

A. A1 型，窦管交界及近端正常型；B. A2 型，累及冠状动脉开口和（或）轻中度主动脉瓣关闭不全；C. A3 型，窦管交界及近端重度受累型

S 型：单纯型（simple type），原发内膜破口位于升主动脉，不合并上述 C 型任何病变。

诊断根据实际情况排列组合分型，如 A1C 型。

（2）Stanford B 型主动脉夹层细化分型

1）根据胸腹主动脉扩张部位和程度细化分型（图 7-110-3）

B1 型：胸降主动脉近段型，主动脉无扩张或仅有胸降主动脉近段扩张，中远段无扩张或管径接近正常。

B2 型：全胸降主动脉型，整个胸降主动脉扩张，腹主动脉无扩张或管径接近正常。

B3 型：全胸降-腹主动脉型，整个胸降主动脉和腹主动脉均有扩张。

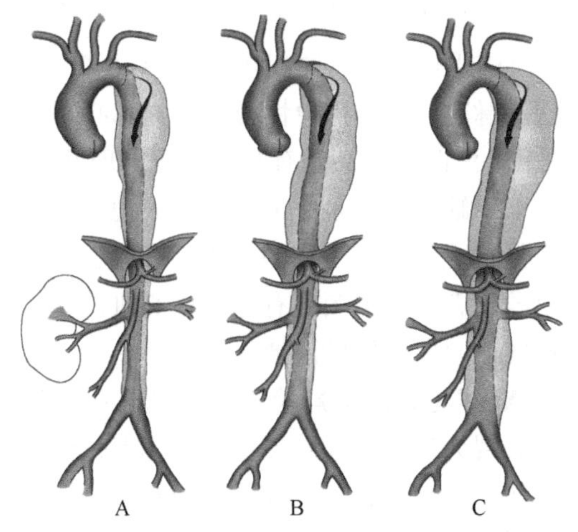

图 7-110-3　根据胸腹主动脉扩张部位和程度细化分型

A. B1 型；B. B2 型；C. B3 型

2）根据主动脉弓部有无夹层累及细化分型

C 型：复杂型（complex type），夹层逆向累及左锁骨下动脉开口或远端主动脉弓部。

S 型：单纯型（simple type），远端主动脉弓部未受累，夹层位于左锁骨下动脉开口以远。

诊断根据实际情况排列组合分型，如 B1C 型。需要注意的是夹层近端逆向累及和范围决定是 C 型或 S 型，而远端累及范围不影响细化分型。

4. 按发病时间分型　发病时间对主动脉夹层预后影响大，所以临床按发病时间将主动脉夹层分为急性、亚急性及慢性主动脉夹层。急性主动脉夹层是指发病时间小于 2 周；亚急性主动脉夹层是指发病时间为 2 周至 3 个月；慢性主动脉夹层则是发病时间为 3 个月及以上。急性期尤其是急性 Stanford A 型主动脉夹层死亡率相当高。而亚急性及慢性主动脉夹层由于主动脉外壁继发炎症反应，增厚并与周围组织粘连，此时夹层外壁多能承受主动脉压力，破裂风险较急性期明显下降。

（二）临床表现

1. 急性主动脉夹层

（1）疼痛：是急性主动脉夹层最常见的临床症状，占 74%～90%。无心电图 ST-T 改变的胸部和（或）背部等处剧烈不缓解的疼痛是急性主动脉夹层最常见的首发症状。疼痛一般位于胸部的正前后方，呈刺痛、撕裂痛、刀割样痛。疼痛常突然发作，很少放射到颈、肩、手臂，这一点常可与冠心病鉴别。升主动脉及主动脉弓部夹层以前胸痛为主，降主动脉夹层以胸背痛为主。疼痛的另一特点为放射性，通常与夹层扩展方向一致，疼痛向腹部甚至大腿放射时，则提示夹层向远端扩展。

（2）高血压或低血压休克：高血压是急性主动脉夹层常见的临床表现之一，主动脉夹层急性期多伴有高血压急性发作。因血压升高可能会进一步扩大夹层撕裂范围或增加假腔内血液急性渗漏或破裂出血的危险，因此控制患者血压是急性期治疗主动脉夹层的重要措施之一。部分患者可表现为不同程度低血压症状，甚至休克症状。其主要原因如下：①假腔破裂出血导致失血性休克或假腔内血液不同程度渗漏到主动脉周围或胸腔。②假腔破裂出血进入心包导致心包积液或急性心脏压塞。③夹层累及冠状动脉导致急性心肌梗死或急性心室颤动。

④夹层累及冠状动脉或主动脉瓣重度关闭不全导致急性充血性左心衰竭。有报道约38%的患者双上肢血压不一致，因为夹层累及或压迫头臂干及左锁骨下动脉，这可以造成所谓的“假性低血压”，甚至可能造成不必要的升压和扩容治疗。

（3）重要器官缺血症状：主要分支血管受累导致器官缺血是主动脉夹层最重要病理生理改变之一。其临床表现如下：①夹层累及冠状动脉开口可导致急性心肌梗死或左心衰竭，患者可表现为典型急性冠脉综合征症状，如胸痛、胸闷和呼吸困难，心电图ST段抬高和T波改变。根据文献报道约38%的急性主动脉夹层患者早期被误诊为急性冠脉综合征、肺栓塞和其他胸肺疾病。②夹层累及头臂干或左颈总动脉可导致中枢神经症状，文献报道3%～6%的患者发生脑血管意外。当夹层影响脊髓动脉灌注时，脊髓局部缺血或坏死可导致下肢轻瘫或截瘫。③夹层累及一侧或双侧肾动脉可有血尿、无尿和严重高血压甚至急性肾衰竭。④夹层累及腹腔动脉、肠系膜上及肠系膜下动脉可表现为急腹症及肠坏死等。偶尔腹腔动脉受累引起肝梗死或脾梗死。⑤累及下肢动脉可出现急性下肢缺血症状，如无脉、疼痛等。

2. 慢性主动脉夹层 通常无症状，主要临床体征为主动脉扩张，可有剧烈疼痛史。扩张的主动脉侵蚀椎体和神经根时表现为背痛。压迫邻近组织可出现声音嘶哑、吞咽困难、霍纳综合征等。近端主动脉发生慢性夹层时，多合并主动脉瓣关闭不全，严重者产生急性左心衰竭症状，除典型的舒张期泼水样心脏杂音外，多有外周血管征，如毛细血管搏动征阳性、枪击音、脉压增大。慢性主动脉夹层患者也可出现组织灌注不良表现，如餐后肠缺血绞痛、慢性肾衰竭、跛行等。体格检查可发现扩张的主动脉或双上肢血压不对称。少有瘫痪或截瘫的临床表现。

（三）影像学诊断

临床可疑急性主动脉夹层或急性主动脉综合征时，必须迅速并准确地诊断。临床研究证明横断影像学，以及多排螺旋计算机体层摄影（MDCT）、磁共振成像（MRI）和经食管超声心动图检查（TEE），对于诊断和排除急性主动脉夹层是非常准确和可靠的。影像学检查的主要目的：①根据影像学特征，明确有无急性主动脉夹层，即做出定性诊断。②如果主动脉夹层诊断明确，需进一步评价夹层累及主动脉的范围，即明确主动脉夹层的分型。③明确主动脉夹层内膜破口或再破口（内膜出口）的大小、位置和数量。如果诊断Stanford B型主动脉夹层，则需测量内膜破口与左锁骨下动脉开口的距离和远端主动脉弓管径。④测量受累主动脉最大管径、真腔和假腔的管径，明确主动脉有无扩张及程度，真腔和假腔的大小、形态，真/假腔比值，假腔内是否完全血栓或部分血栓形成。⑤主要分支血管受累情况，包括冠状动脉、头臂干、腹腔动脉、肠系膜上动脉、肾动脉和四肢动脉是否受累，明确有无器官梗死或灌注降低。⑥如果诊断Stanford A型主动脉夹层，则需测量主动脉瓣环、主动脉窦和窦管交界管径，明确主动脉瓣膜和窦是否受累、有无主动脉瓣关闭不全及程度或马方综合征。⑦评价左心功能情况。⑧明确有无其他并发症，如心包积液、胸腔积液、主动脉破裂和动脉瘤等。

1. 胸部X线检查 对主动脉夹层的诊断缺乏特异性，但通过一些间接征象结合无明显心电图改变的典型疼痛症状，常可提出提示性意见，为尽早进行如CT和MRI等定性检查争取时间。主动脉夹层在胸部X线片上可出现如下表现：①胸主动脉全程或局部（升主动脉或主动脉弓降部以远）扩张增宽。升主动脉高度扩张者提示继发于马方综合征的主动脉瘤或夹层。②如患者主动脉壁有钙化，则钙化自主动脉壁内移超过4mm提示主动脉壁增宽，钙化部位存在夹层为具有诊断意义的征象。③心影可因继发的主动脉关闭不全或心包积液而增大，胸腔积液多发生于左侧或左侧积液量较对侧多。

2. 心电图检查 对主动脉夹层无诊断能力，累及冠状动脉时，可出现急性心肌缺血和心肌梗死的S-T段、T波改变，甚至有时也出现病理性Q波，左心室下壁缺血改变是心电图常见表现。右冠状动脉受累是左冠状动脉受累的2倍。有冠心病或高血压病史的患者，心电图可有陈旧性心肌梗死、心肌慢性缺血或心肌肥厚的改变。

3. X线主动脉造影检查 主动脉造影检查过去一直被视为诊断主动脉夹层的金标准，根据文献报道，其敏感度为88%，特异度为95%。对于冠状动脉和周围动脉病变或受累情况，选择性血管造影检查仍为首选检查方法和诊断的“金标准”。但对于 Stanford A 型急性主动脉夹层，通常不主张进行主动脉造影，因为可能会增加患者的死亡率和并发症。主动脉造影检查对主动脉夹层诊断的主要优势和特点如下：①根据直接征象诊断，主动脉造影可显示内膜破口、假腔和双腔主动脉或内膜片；②根据间接征象诊断，如主动脉管腔狭窄或变形、主动脉壁增厚、分支血管异常和主动脉瓣反流等。然而，这种技术对于急性主动脉夹层的诊断还存在一些缺点：①属有创性检查，需穿刺插管、需注入碘造影剂，以及存在 X 线辐射，在应用上有一定并发症和死亡率（特别是对于 Stanford A 型急性主动脉夹层，危险性相当高）；②检查时间长，常因为检查延误治疗，从而进一步增加患者的危险性；③没有横断面图像，对内膜破口、真假腔和内膜片有时显示不清，甚至出现假阴性诊断结果。

4. 超声心动图检查　经胸超声心动图（TTE）的最大优点是操作简单和费用低，可以移动到床旁，能对病情较严重或血流动力学不稳定的临床可疑急性主动脉夹层或急性主动脉综合征患者进行检查。TTE 检查诊断夹层的敏感度和特异度主要取决于夹层的位置，对近端夹层诊断率较高，对胸骨后主动脉弓部和降主动脉远端主动脉夹层的评价十分有限。其对 Stanford A 型主动脉夹层诊断的敏感度可达 78%～100%，但对 Stanford B 型主动脉夹层诊断的敏感度仅为 36%～55%。此外，TTE 检查常因肥胖、肺气肿、机械通气、胸腔积液和肋间隙狭窄等而诊断的敏感度和特异度降低。对于病史不清、没有特异性临床症状和体征或临床可疑急性心肌梗死和急性肺栓塞，TTE 检查可能出现漏诊或延误诊断。因此，它仅作为急性主动脉综合征的筛查手段，一旦发现异常或临床上不能除外急性主动脉综合征，应进一步进行其他影像学检查。

TEE 是主动脉疾病诊断最重要的影像学检查方法之一。由于血管图像分辨率高，它能清晰地显示主动脉解剖和病理，对主动脉夹层诊断的敏感度和特异度可达 95%。它能清晰地显示主动脉夹层的真假腔和内膜片，对于典型主动脉夹层诊断和与其他主动脉疾病鉴别诊断并不困难。TEE 另一个优点是可准确地显示主动脉瓣反流、心包积液或心脏压塞和受累冠状动脉开口。TEE 的局限性是不能对整个主动脉成像或对主动脉某些区域显示不清。由于需要超声探头插入食管进行检查，临床应用较少，对急危重患者有一定的危险性，需严格掌握检查的适应证和禁忌证。例如，食管疾病如狭窄、呼吸衰竭和凝血功能障碍为 TEE 的禁忌证。

5. CT 血管成像（CTA）　根据文献报道，CTA 对主动脉夹层诊断的特异度和敏感度接近 100%；与其他横断影像学检查一样，CTA 的优点是不仅可以显示三维血管形态解剖，还可以显示血管腔、血管壁和血管周围结构，这对显示主动脉夹层影像特征（如内膜破口、内膜片和真假腔等）和主动脉壁异常（如主动脉粥样硬化、溃疡、钙化及主动脉间血肿或附壁血栓）及主要分支血管受累情况非常重要；CTA 因检查快速、简便、无创、准确率高、不受金属伪影影响等优点可以作为主动脉夹层的诊断首选和治疗后随访评价的检查技术。

6. MRI　已成为诊断主动脉夹层成熟而有效的无创技术，目前被认为是诊断主动脉夹层的金标准。根据文献报道 MRI 检查对主动脉夹层诊断的特异度和敏感度接近 100%。其主要优点如下：①多平面和多序列成像，可提供主动脉夹层形态、功能和血流信息，有利于主动脉夹层综合评价和复杂性主动脉夹层诊断。②属无创和没有电离辐射的检查。另外，MRI 检查可不用造影剂进行血管成像，也可用造影剂进行血管造影，但磁共振血管造影（MRA）应用的不是碘造影剂，而是比碘造影剂更安全的钆螯合剂。③可同时提供心脏形态结构、功能和主动脉瓣膜功能信息。对心包积液、胸腔积液和破裂出血等并发症的显示更敏感。

MRI 检查的主要缺点：①MRI 检查速度相对较慢，患者能否配合对图像质量影响大。②检查时监护和抢救患者不方便，不利于急性或重症患者检查。因此，在国内外多数医院或研究所仍将 CTA 检查作为主动脉夹层或急性主动脉综合征首选影像学检查方法。③带铁磁性金属异物患者为 MRI 检查的禁忌证，如植入心脏起搏器者等。另外，虽然主动脉支架多数用非铁磁性金属制成，MRI 检查是安全的，但可产生金属伪影，通常 MRI 不用于主动脉支架术后复查。④一些有幽闭恐惧症的患者也不适合进行 MRI 检查。

三、治　疗

内科治疗、手术治疗和介入治疗是急性主动脉夹层的主要治疗方法。

（一）内科治疗

内科治疗的主要目的是降低收缩压（或控制血压）和降低左心室收缩力。因为左心室收缩力是作用于主动脉壁的主要压力，其增加可增加主动脉夹层扩展和破裂出血的危险。既往药物治疗只用于病情严重不能耐受手术治疗的患者，现在几乎所有患者在明确诊断或手术之前都要先接受药物治疗。此外，药物治疗也是一些拒绝手术治疗和手术存在高危险性或没有并发症的 Stanford B 型主动脉夹层患者长期治疗的首选方法。

所有确诊及高度怀疑急性主动脉夹层的患者必须予以加强监护，稳定血流动力学，监测血压、心率和尿量。为了静脉内用药和紧急时输血或输液，应当建立 2 条较大的静脉通道，如颈内静脉和腋静脉等。对于低血压和充血性心力衰竭患者，为了监测中心静脉压或肺动脉压及心排血量，应当考虑放置中心静脉导管或漂浮导管。建立动脉通道的主要目的是实时监测患者的生命指标，如收缩压、舒张压和脉率等，以便及时调节药物应用剂量及术中监测患者的血流动力学状态。

内科治疗的核心是缓解疼痛、降低血压、减小主动脉壁所受的压力，其次是减小血压的波动范围，降低脉压和左心室搏动性张力。患者剧烈胸痛可加重高血压并造成心动过速，故应迅速使胸痛缓解，可于静脉内缓慢注射吗啡 10mg，必要时可给予冬眠疗法治疗。急性期 β 受体阻滞剂适用于血压轻度升高者。对于血压重度升高者，则需静脉联合应用 β 受体阻滞剂与硝普钠以控制血压及减慢心率，将收缩压控制在 120～100mmHg，心率降至 60～80 次/分或能保持重要器官（心、脑、肾）灌注的最低水平。如主动脉夹层患者表现为严重低血压，则可能存在心脏压塞或主动脉破裂，必须快速扩容。在对低血压患者采取积极治疗前，必须仔细排除假性低血压的可能，这种假性低血压是测量被夹层累及的肢体动脉引起的。如患者情况不稳定，优先采取床旁心脏超声检查。极不稳定的患者可能需要急诊手术处理。对于情况稳定的患者，应急诊进行 CT 或 MRI 检查以明确诊断、分型，并为急诊或择期手术治疗或介入治疗做准备。

（二）手术治疗与介入治疗

1. Stanford A 型主动脉夹层 虽然国内外不同医疗中心的夹层手术治疗结果差异较大，但对于急性 Stanford A 型主动脉夹层，应积极采取手术治疗目前已达成了共识。研究证明，急性 Stanford A 型主动脉夹层手术治疗效果明显优于内科治疗。外科手术的主要目的是防止和避免主动脉破裂出血、急性心脏压塞和严重器官缺血导致患者死亡。对已经破裂或即将破裂的主动脉夹层进行假腔切除术、内膜撕裂口修补术或人工血管置换术，并最大限度恢复主动脉及其主要分支血管的血流。由于外科手术主要是处理主动脉近端病变或多数患者不能切除全部假腔，通常为姑息性治疗，而不会使所有患者病变完全治愈或消失，部分患者甚至需要二次手术治疗。外科手术的另一个目的是纠正 Stanford A 型主动脉夹层导致主动脉瓣膜关闭不全，包括瓣膜成形术或悬吊术和人工瓣膜置换术等。

Stanford A 型主动脉夹层一经确诊，原则上应予以急诊手术治疗，但在我国，由于受地域、诊疗技术和经济条件等限制，部分患者难以得到急诊手术治疗，或即使得到手术治疗，其院内死亡率差异较大。国外报道采用不同手术方式治疗的 Stanford A 型主动脉夹层院内死亡率为 9%～33%。因此，笔者主张可根据国内孙氏改良细化分型、病变的轻重急缓和外科医师技术水平，选择手术时机和方式。主动脉根部病变的处理：①Stanford A1 型患者，主动脉窦和瓣膜及冠状动脉未受累，可行单纯升主动脉人工血管置换术，无需行主动脉窦和瓣膜手术。②Stanford A2 和 A3 型患者，Stanford A2 型根据主动脉窦部受累程度、主动脉瓣反流量大小和外科医师技术水平，选择不同的手术方式。主动脉窦部病变较轻，主动脉瓣反流量少，可以进行主动脉窦部成形术加主动脉瓣交界悬吊术；主动脉窦部病变偏重，主动脉瓣有少至中等量反流，可以进行 David 手术或部分主动脉窦部置换术加主动脉瓣成形术；对于主动脉瓣有中至大量反流量的 Stanford A2 和 A3 型患者，应采取 Bentall 术式，即主动脉根部人工血管和瓣膜置换术。然后将冠状动脉与人工血管相吻合。主动脉弓部处理：①S 型，主动脉弓行部分主动脉弓置换术；②C 型，主动脉弓行全主动脉弓置换术加支架象鼻手术（也称孙氏手术）。

2. Stanford B型主动脉夹层　对于Stanford B型主动脉夹层患者，在急性期或亚急性期选择何种治疗方法，是内科治疗，还是手术治疗或介入治疗，国内外还存在许多争议。对于伴有并发症的急性Stanford B型主动脉夹层患者，选择覆膜支架置入术或外科手术目前也已达成共识，并发症包括主动脉破裂、主动脉周围积液或胸腔积液增多、主动脉管径迅速增大、不能控制的高血压、充分药物治疗不能缓解的持续胸痛和器官（如脑、脊髓、腹腔器官或肢体）缺血等。研究证明，覆膜支架置入术和外科手术的长期生存率明显高于内科治疗。但对于不伴有并发症的急性Stanford B型主动脉夹层患者，选择何种治疗方法，长期以来还存在许多争议。一些学者认为覆膜支架置入术和外科手术均存在一定并发症和死亡率，治疗费用高，且长期生存率与内科治疗没有太大差别。一些研究证明，这部分患者内科治疗和手术治疗效果没有差别。因此，主张这部分患者应采取长期随诊和内科治疗。但国外研究也证明未经治疗Stanford B型主动脉夹层由于长期假腔开通和血流持续存在，在慢性期高达74.6%的患者假腔进一步扩张，一些患者可发展为主动脉瘤，少数患者甚至因主动脉破裂而死亡。另外，慢性期主动脉和假腔的进一步扩张，也将增加覆膜支架置入术和外科手术的并发症和死亡率，增加手术操作的难度。目前，另一部分学者主张对于无论伴有或不伴有并发症的急性Stanford B型主动脉夹层患者，只要有内膜破口或假腔内有流动血流存在，就应选择外科手术或覆膜支架置入术。腔内修复术由于疗效肯定、操作相对简单，已被临床医师和患者广泛接受。目前它已成为主动脉弓部未受累的Stanford B型主动脉夹层的主要治疗方法。近年研究表明，其并发症发生率较低，但有些严重并发症甚至需手术处理。由于操作造成早期死亡也有一些报道。这种方法的其他不足是治疗费用高和长期疗效不确定。目前，尚未见其长期预后与其他治疗（如内科治疗和手术治疗）比较的研究报道。

根据国内孙氏改良细化分型，孙立忠等提出了Stanford B型主动脉夹层外科手术和介入治疗的适应证：①Stanford B1S型应首选腔内血管覆膜支架置入，亚急性期（发病后1～2周）是介入治疗的最佳时机。②部分Stanford B1C型（特别是老年患者），即夹层累及头臂干，可以进行头臂干转流术加腔内修复术，即杂交手术。③Stanford B型主动脉夹层手术方式，不适合介入治疗的Stanford B1C和B1S型患者可以进行部分胸降主动脉置换术或部分胸降主动脉置换术加短支架象鼻手术。Stanford B2型可以进行部分胸降主动脉置换术加远端血管成形术。Stanford B3型可以进行全胸降主动脉及腹主动脉人工血管置换术。

（三）治疗效果

国内外有许多主动脉夹层中长期随访的报道，根据治疗时期和方法、医疗中心、分型、手术方式和术后长期药物控制血压的不同，其结果差异非常大。

1. Stanford A型主动脉夹层　急性Stanford A型主动脉夹层由于发病急、病情危重和手术技术复杂及难度较大，院内死亡率较高，死亡率差异较大，文献报道为9%～33%。另一项国外多中心208例急性Stanford A型主动脉夹层手术治疗研究证明院内死亡率平均为26%（23%～29%）。Crawford等研究证明，Stanford A型主动脉夹层术后1个月、1年、5年、10年和15年生存率分别为79%、66%、46%、46%和37%。另一组研究证明术后1年、5年、10年和15年生存率分别为67%、55%、37%和24%。孙立忠在1991～1993年对48例Stanford A型主动脉夹层患者进行手术治疗，其院内死亡率为20.8%，5年生存率为55%；1994～2001年6月，对167例Stanford A型主动脉夹层患者进行手术治疗，其院内死亡率为7.2%，5年生存率为90.2%；2001年6月至2007年12月，602例Stanford A型主动脉夹层患者接受手术治疗，其院内死亡率为4.3%，5年生存率为86.8%。而主动脉夹层国际统计中心（IRAD）对1996～2003年的682例Stanford A型主动脉夹层多中心手术治疗的统计结果显示，其院内死亡率为23.9%，5年生存率为72%。国内首都医科大学附属北京安贞医院手术治疗的生存率和死亡率明显优于国外，其原因可能是安贞医院为单一医疗中心研究和国内急性主动脉夹层患者发病时比国外年龄小，另外我国医疗条件差，许多危重患者未到医院，或未明确诊断，或术前就已经死亡。

在过去，急性Stanford A型主动脉夹层早期死亡的主要原因是术后出血和急性心力衰竭。近年，由于新的无创影像学检查技术进步、手术经验积累和技术提高，患者术前准备更完善和充分，上述并发症导致术中和术后的死亡率明显降低，而脑损伤和重要器官（如肾脏和肠道）缺血已成为术后早期死亡的重要原因。心力衰竭和心肌梗死被认为是术后晚期死亡的最常见原因。约20%的患者晚期死亡与主动脉破裂或新的夹层形成有关。IRAD 研究证明患者年龄≥70 岁是院内早期死亡的最危险因素。Sabik 等研究证实高龄是术后晚期死亡最危险的因素。糖尿病特别是术前有肾衰竭是术后死亡的危险因素之一。手术方式的选择和操作技术的熟练程度也是影响死亡率的重要原因。例如，中国医学科学院阜外医院 1993 年之前手术早期死亡率为 20.8%，明显高于 1993 年之后手术的早期死亡率（7.2%～4.3%），这反映了近年手术经验积累和技术提高及术前准备更完善。在任何情况下，手术操作失败（包括内膜破口修补不全）和并发症出现（吻合口漏和重要器官血管闭塞等）均是导致术后早期和晚期死亡率增加的危险因素。夹层同时累及冠状动脉或伴冠心病，患者需同时进行冠状动脉搭桥术是导致术后早期死亡率增加的危险因素。术后患者出现心力衰竭、中枢神经系统并发症或肾衰竭需血液透析是术后早期死亡的危险因素。

不论选择何种手术方式，主要是处理近端主动脉病变，使胸降主动脉或腹主动脉残余假腔闭塞和逐渐血栓化，并最终完全血栓化或消失。但许多患者远端主动脉残余假腔持续存在，甚至形成动脉瘤或破裂出血。另外，Stanford A1 型和 A2 型主动脉夹层，可以进行主动脉窦部成形术加主动脉瓣交界悬吊术、David 手术或部分主动脉窦置换术加主动脉瓣成形术，这些患者术后不需要服用抗凝药物，无抗凝药物相关并发症发生，患者的生活质量较好。然而，如果手术方式选择不合理，患者可能会出现中重度主动脉瓣关闭不全。上述情况患者均有可能二次手术。文献报道 174 例急性 Stanford A 型主动脉夹层患者接受手术治疗，其中 30 例接受了二次手术（17%）。1 年、5 年、10 年和 15 年免于二次手术的比率分别为 94%、83%、65%和 65%。多因素分析证实二次手术的数量与患者生存时间成正比，年轻患者是预测二次手术的唯一危因素。马方综合征患者二次手术的可能性更大。另外，Stanford A 型主动脉夹层患者术后 50%～100%残余假腔持续存在，术后 5 年动脉瘤样扩张率为 14%～38%，二次手术率约为 10%。残余假腔或吻合口处形成的假性动脉瘤破裂出血是术后死亡的主要原因。

2. Stanford B 型主动脉夹层 急性 Stanford B 型主动脉夹层早期死亡率明显低于 A 型，且内科治疗和外科手术治疗效果无明显差别。Estrera 等报道一组 129 例患者，其手术院内死亡率为 10.1%，内科治疗院内死亡率为 8.3%，并认为急性期首选内科治疗，但如患者发生主动脉破裂和器官缺血等危及生命的并发症，则应行急诊外科手术和腔内修复术。Duke 等早期报道一组有危及生命并发症的患者，其腔内修复术院内死亡率为 16%。而文献报道同样状态患者急诊外科手术院内死亡率可达 40%，内科治疗院内死亡率甚至高达 70%。Umana 等报道一组 189 例有并发症的 Stanford B 型主动脉夹层患者 36 年治疗结果，总的生存率 1 年 71%、5 年 60%、10 年 35%和 15 年 17%。长期预后结果（包括二次手术率、晚期并发症发生率和死亡率）内科治疗和外科手术无明显差别。IRAD 1996～2003 年对 242 例外科手术 Stanford B 型主动脉夹层荟萃分析，早期院内死亡率为 10%。中国医学科学院阜外医院 1989～1993 年的 29 例外科手术，院内死亡率为 27.8%，5 年生存率为 50%；1994～2001 年 57 例外科手术，院内死亡率为 5.26%，5 年生存率为 87.6%；2001～2007 年 400 例外科手术或介入治疗，院内死亡率为 3%，5 年生存率为 96.7%。近年，国内外研究证实血管腔内覆膜支架置入术治疗 Stanford B 型主动脉夹层，其早期院内死亡率为 2.2%～8.4%，明显低于内科治疗和外科手术。

血管腔内覆膜支架置入术并发症发生率国内外报道差异较大（0～75%），影响并发症发生的主要因素有患者全身状态和病变的复杂程度、不同厂商支架和操作者的经验，后者更为重要。主动脉夹层支架治疗的并发症主要包括：①支架置入失败，包括支架移位、支架远端位于假腔或骑跨于真腔和假腔之间；②内漏；③脑卒中和缺血性脊髓损伤造成的截瘫及下肢麻痹；④动脉瘤形成；⑤入路血管损伤（入路血管撕裂、医源性逆撕夹层、动脉切口缝合处血栓形成及狭窄等）；⑥切口感染、缝线肉芽肿。各种并发症中以内漏、脊髓损伤及动脉瘤形成后果最为严重。

（四）主动脉夹层治疗的热点及难点

1. 术前服用双重负荷剂量抗血小板药物的急性主动脉夹层治疗　胸痛是主动脉夹层及急性冠脉综合征的典型症状，因为急性冠脉综合征的发病率约是急性主动脉夹层的 200 倍[4]，当主动脉夹层累及冠状动脉开口致出现心电图改变或心肌损伤标志物升高时，主动脉夹层较容易被误诊为急性冠脉综合征而进行双重抗血小板治疗。原则上，急性 Stanford A 型主动脉夹层一旦确诊，就需要急诊手术，但矛盾的是如即刻进行手术治疗，由于血小板功能被抑制，加之术中体外循环及低温对凝血功能的打击，术后出血风险较大。国内多数中心此类患者需等待约 1 周，待双抗峰值药效过后，再考虑手术治疗，但在等待期间有主动脉夹层破裂死亡的可能。而笔者所在的中心对此类患者的救治更为积极，根据笔者中心的经验，急性 Stanford A 型主动脉夹层术前负荷剂量双重抗血小板治疗会增加术后出血量，但并不增加术后出血相关事件及死亡的发生[5]。所以笔者认为，双重抗血小板治疗并不是急性 Stanford A 型主动脉夹层急诊手术的禁忌证。笔者的研究结果也得到了 Hansson 等[6]的进一步证实。

2. 合并器官灌注不良的主动脉夹层治疗　器官灌注不良是 Stanford A 型主动脉夹层救治最为棘手的情况。严重的器官灌注不良，病情进展极为迅速，如术前冠状动脉受夹层累及致心源性休克、合并脑部灌注不良致昏迷、肠系膜上动脉闭塞致血便、髂动脉真腔受压闭塞致下肢感觉运动丧失进而出现骨筋膜室综合征患者，此类患者病情进展极为迅速，除存在主动脉夹层破裂的可能外，还有器官缺血致全身状态恶化最终死亡的可能。即使主动脉夹层不破裂，如未行积极手术治疗，此类患者多数在发病的 48h 内死亡。手术治疗也不是理想的治疗方式。术前合并灌注不良的急性 Stanford A 型主动脉夹层手术死亡率极高，一旦合并上述情况，就认为是外科手术的禁忌证。总体来说，笔者所在中心也尝试过救治这类患者，但外科手术效果很有限。在无法行外科手术时，这类患者逐渐尝试介入治疗，通过介入方法如夹层内膜开窗术、主动脉真腔支架置入术、主动脉分支血管支架置入术改善相关器官的缺血情况。即使微创介入治疗，死亡率依然很高，死于后期的主动脉夹层破裂或者器官无法逆转的缺血损伤致器官衰竭。所以此类患者的救治根本在于确诊和救治要及时，如果在发病 12h 后才确诊，任何治疗效果都不理想，因为缺血已经产生了不可逆损伤致器官衰竭。如果在发病的 6h 内确诊，多数在缺血的早中期，积极的介入治疗先改善相关器官的缺血，后期观察若症状无进展、内环境有改善，则立即行外科手术治疗。总体来说，国内外尝试过各种治疗方案，目前尚未有统一的治疗方案。

3. 主动脉弓手术方式选择　目前国内外对主动脉弓的处理方式选择不一。2021 年美国胸外科学会（AATS）急性 Stanford A 型主动脉夹层外科治疗专家共识[7]提出对于主动脉弓部存在以下情况的病变，行全弓替换手术的推荐等级为Ⅱa 类：①主动脉弓或者降主动脉近端动脉瘤变或者破裂；②脑部或者外周器官灌注不良；③原发破口位于主动脉弓或者降主动脉近端。对于不合并上述情况的多数急性 Stanford A 型主动脉夹层，远端开放吻合行部分弓替换予以Ⅰ类推荐。所以，升主动脉远端开放吻合行部分弓替换是国外主动脉弓处理方式的主流术式，约占 90%。而国内情况不尽相同，鉴于国内夹层发病患者相对年轻（平均年龄约为 45 岁）[8]，为降低主动脉弓扩张瘤变致二次手术可能及为远期胸腹主动脉瘤手术创造良好的手术条件（可外科缝合的支架型人工血管提供胸腹主动脉手术的近端缝合区），全主动脉弓替换+支架象鼻置入术（孙氏手术）为主动脉夹层弓部处理的标准手术方法。笔者所在中心报道显示全主动脉替换可提高假腔闭合率、延缓主动脉重构及扩张，降低再次手术率，提高远期生存率[8, 9]。

第二节　主动脉壁间血肿

主动脉壁间血肿（aortic intramural hematoma，IMH）是指主动脉壁环形或新月形增厚，增厚的主动脉壁没有内膜撕裂和真假腔血流交通，被视为主动脉夹层的一种特殊类型或先兆病变。其分型与 Stanford 主动脉夹层分型相似，若病变累及升主动脉，则为 A 型主动脉壁间血肿，否则为 B 型主动脉壁间血肿。主动脉壁间血肿累及升主动脉、主动脉弓及降主动脉分别约占 48%、8%及 46%[10]。

一、基础理论

（一）病因与发病机制

主动脉壁间血肿的诱发因素主要为高血压，占70%～95%，其他如马方综合征、外伤及主动脉穿透性溃疡等。1920年，Krukenberg等首先提出了主动脉壁内滋养血管破裂导致主动脉夹层的学说，并将其称为“没有内膜撕裂口的主动脉夹层”。1950年，Gore 提出主动脉壁内滋养血管自发破裂出血形成主动脉壁间血肿是导致主动脉夹层的病因之一，他们认为主动脉壁变性更容易导致滋养血管自发破裂形成主动脉壁间血肿，而血肿形成后导致主动脉壁强度减弱，最后造成内膜撕裂而形成典型主动脉夹层。在临床上一些急性主动脉壁间血肿最终演变为典型主动脉夹层也进一步验证了这一理论假说。

滋养血管自发破裂形成主动脉壁间血肿的发病机制理论假说得到了广泛的支持或接受。然而，另一些学者认为穿透性动脉粥样硬化性溃疡或溃疡样病变可能是主动脉壁间血肿形成的原因之一，因为在临床上穿透性动脉粥样硬化性溃疡患者常伴发范围不等的主动脉壁间血肿。Granaha 等对有溃疡样病变和没有溃疡样病变的两组主动脉壁间血肿患者进行了研究，结果发现有溃疡样病变患者的病变呈明显进展过程，而没有溃疡样病变患者的病变表现为良好的预后过程。他们认为两组患者呈现完全不同临床特征和预后结果。另外，在临床上原发性主动脉壁间血肿也可出现新的溃疡样病变。溃疡样病变是主动脉壁间血肿的原因和结果还不十分清楚，还存在许多争议。

（二）流行病学与自然病程

主动脉壁间血肿的发病率国外文献报道差异较大，国内文献尚未见报道。国外尸检证实主动脉壁间血肿的发病率约占急性主动脉疾病的8%～15%，而无创伤性影像学检查报道约占急性主动脉综合征的12.8%。Yamada 等在应用CT检查和MRI检查诊断34例典型主动脉夹层中发现14例主动脉壁间血肿（41%）；而 Shimizu 等报道96例急性主动脉夹层患者随访中，主动脉壁间血肿的发生率高达53%。主动脉壁间血肿的发病率国外文献报道差异较大，可能原因如下：①尽管TEE对主动脉壁间血肿的诊断有较高的特异性和敏感性，但TEE不能显示主动脉全程，对主动脉壁间血肿或其他主动脉病变累及的某一主动脉段可能显示不清，造成某一区域的内膜片或内膜断裂未被显示而将典型主动脉夹层或穿透性动脉粥样硬化性溃疡误诊为主动脉壁间血肿。②在过去，由于传统的CT检查或MRI检查图像的空间分辨率相对较低，有时不能更详细地显示主动脉壁病变，如小的内膜撕裂口和溃疡样病变可能被漏诊。因此，一些继发性主动脉壁间血肿如主动脉壁间血肿伴溃疡样病变或血栓闭性主动脉夹层等被误诊为原发性主动脉壁间血肿。

急性主动脉壁间血肿的自然病程还不十分清楚，对其预后结果评价差异较大和治疗方案选择还存在许多争议。过去的临床研究证明，主动脉壁间血肿可以完全吸收，也可以出现恶性进展，如发展为典型主动脉夹层，形成主动脉瘤或主动脉破裂。Evangelista 等对68例主动脉壁间血肿中50例患者进行了3个月、6个月和12个月的影像学随诊，证明主动脉壁间血肿最常见的并发症是主动脉瘤或假性动脉瘤（54%），完全吸收仅占1/3，仅有少部分发展为典型主动脉夹层（12%）。最近，一项国际多个医疗中心注册的急性主动脉综合征研究组，对1010例急性主动脉综合征中的58例主动脉壁间血肿进行了研究，主动脉壁间血肿总死亡率类似于典型主动脉夹层（20.7% *vs* 23.9%），而降主动脉壁间血肿与主动脉夹层的死亡率为8.3%比13.1%，升主动脉是39.11%比29.9%，并认为升主动脉壁间血肿与夹层有同样高的死亡率。

（三）影响预后的因素

一些研究证实某些影响因素可作为主动脉壁间血肿良性或恶性预后的预测指标。主动脉壁间血肿的发生部位（即类型）是被多数研究证实与患者预后关系最密切的因素，即A型主动脉壁间血肿的预后比B型差。其他预后因素有主动脉最大管壁厚度（血肿厚度）、最大管径及溃疡样病变，但这些预测指标还存在一些差异和争议。Kaji 等认为最大主动脉管径是 A 型主动脉壁间血肿恶性进展的唯一有意义的预测指标，最大主动脉管径临界值是50mm，如大于50mm，其预后较差。而 Nishigami 等报道A型和B型主动脉壁间血肿最大主动脉管径小于 45mm 均可能有更好的预后。Song 等认为最初血肿厚度可能是预测主动脉壁间血肿不良进展的最好预测指标，当主动脉血肿厚度达临界值 11mm 时，其对恶性进展预测的敏感度为 89%和特异度为 69%，血肿厚度＜11mm 时没有恶性结果发生。Murray 等认为 A 型主动脉壁间血肿与 A 型主动脉夹层一样，有较高的并发症危险和死亡率，他们认为血肿的发生部位是预测主动脉壁间血肿恶性发展的重要预测指标，但他们研究证实 A 型与 B 型主动脉壁间血肿的最大主动脉厚度没有差异，并认为血肿厚度不是主动脉壁间血肿预后的预测指标。

几项研究认为主动脉壁间血肿出现溃疡样病变可能是不良预后结果的有意义预测指标。Jang 等对 98 例主动脉壁间血肿患者研究证实有溃疡样病变者并发症发生率明显高于无溃疡样病变者。Sueyoshi 等在 52 例主动脉壁间血肿随访研究中，证实 17 例主动脉壁间血肿出现新的溃疡样病变（33%），而且 17 例中的 12 例出现了并发症（71%），包括 10 例主动脉瘤和 2 例主动脉夹层。在 12 例出现并发症的患者中，溃疡样病变发生于升弓部 9 例，降主动脉 3 例。他们认为溃疡样病变及其发生部位也是主动脉壁间血肿不良预后结果的有意义预测指标，特别是主动脉瘤并发症的发生。

二、诊断与治疗

（一）影像学诊断

主动脉壁间血肿与主动脉夹层和穿透性动脉粥样硬化性溃疡有着类似临床表现和并发症，如突发性胸背痛、高血压或高血压病史、胸腔积液和心包积液等，基于临床症状和体征，对主动脉壁间血肿与主动脉夹层或穿透性动脉粥样硬化性溃疡进行诊断和鉴别诊断较困难。影像学检查被认为是主动脉壁间血肿诊断最重要的方法。

1. TEE 是主动脉疾病诊断最重要的影像学检查方法之一。由于血管图像分辨率高，TEE 能清晰地显示主动脉解剖和病理，对主动脉夹层诊断的敏感度和特异度可达 95%。典型主动脉壁间血肿的 TEE 表现是环形或新月形主动脉壁增厚及没有内膜断裂和主动脉腔与主动脉壁间血肿的血流交通。TEE 能清晰地显示主动脉夹层的内膜片，这有利于鉴别典型主动脉夹层与典型主动脉壁间血肿。但 TEE 检查对主动脉壁间血肿与其他原因引起的主动脉壁增厚疾病（包括多发大动脉炎、主动脉粥样硬化和主动脉瘤伴附壁血栓）的鉴别诊断有时较困难。TEE 检查另一个优点是可准确地显示主动脉瓣反流、心包积液或心脏压塞和受累近段冠状动脉。

TEE 检查的局限性是不能对整个主动脉成像或对主动脉某些区域显示不清。例如，由于右主支气管位于升主动脉和食管之间，TEE 检查不能显示约 40%的升主动脉段；TEE 检查也可能显示不清部分主动脉弓和降主动脉及腹主动脉。TEE 可能对患者检查不充分或遗漏某些重要的相关信息，甚至延误急性主动脉综合征的诊断或由于遗漏内膜破口将主动脉夹层误诊为主动脉壁间血肿。TEE 检查另一缺点是超声探头需要插入食管进行检查，临床应用较少，对患者有一定的危险，需严格掌握检查的适应证和禁忌证。食管狭窄或其他食管疾病、呼吸衰竭和凝血功能障碍为 TEE 检查的禁忌证。因此，TEE 检查还没有用于急性主动脉综合征或主动脉壁间血肿的常规临床诊断。

2. CTA 是诊断主动脉壁间血肿的首选辅助检查。CTA 对主动脉壁间血肿的诊断是非常必要的。其特征表现是环形或新月形增厚的主动脉壁无强化，与主动脉腔相比，呈明显低密度，同时没有内膜断裂征象，包括没有内膜破口、没有溃疡样病变和没有血肿强化，主动脉腔内缘表面光整。

3. MRI 特征性表现：①在 SE 序列 T_1 加权像上，由于主动脉腔流空效应而呈无信号或低信号，增厚的主动脉壁呈环形或新月形异常高信号；②在 GRE 序列图像上，由于主动脉腔流动增强效应而呈高信号，增厚的主动脉壁呈环形或新月形低信号；③在相位对比磁共振血管成像，增厚的主动脉壁无血流信号；④在三维对比增强磁共振血管成像（3D CE MRA）上，增厚的主动脉壁没有内膜断裂（包括内膜破口和溃疡样病变）和强化征象。

（二）治疗

由于诊断标准、自然病程和预后还不十分清楚，主动脉壁间血肿的治疗仍存在许多争议。多数研究认为主动脉壁间血肿的预后结果类似于典型主动脉夹层，主张 A 型主动脉壁间血肿早期手术治疗，而 B 型主动脉壁间血肿如无并发症可以采取内科治疗，内科治疗主要是控制血压及心率。主动脉壁间血肿目前无统一手术适应证，主动脉壁间血肿如出现以下情况可考虑手术治疗：①A 型壁间血肿；②受累主动脉最大管径≥50mm；③主动脉管径和血肿厚度增大；④出现溃疡样病变增大；⑤出现主动脉破裂；⑥出现心包积液。

最近发展的腔内修复术用于B型主动脉夹层治疗，已取得较大进展，且疗效肯定。Ganaha 等用这种技术对有溃疡样病变的主动脉壁间血肿患者进行了治疗。他们认为与内科治疗和外科手术相比，腔内修复术对有溃疡样病变的主动脉壁间血肿患者可能是更好的治疗选择。但腔内修复术费用相对高，长期疗效仍不明确。

第三节　妊娠期主动脉夹层

妊娠期主动脉夹层是妊娠期间少见的并发症，占主动脉夹层的 0.1%～0.4%[11]，多发生于妊娠中晚期及产褥期，因其起病凶险，发展迅速，病死率高，严重威胁孕妇及胎儿的生命安全。研究表明，妊娠期主动脉夹层孕妇死亡率约为 30%，胎儿死亡率约为 50%[12]。妊娠期主动脉夹层的发生与妊娠期高血压密切相关。妊娠期主动脉夹层仍然是目前心血管外科面临的巨大挑战。近年来，国内外相关病例报道逐渐增多，手术技巧和抢救成功率均有提高。笔者就目前的经验报道总结如下。

一、病因与发病机制

据统计，40 岁以下女性主动脉夹层患者中约 50%在妊娠期间发病，其中又以妊娠中晚期发病多见[13]。这些患者妊娠前多数有主动脉夹层发病的病理基础或高危因素，如结缔组织病（包括马方综合征、Ehlers-Danlos 综合征等）、高血压、先天性主动脉缩窄及先天性主动脉瓣二瓣化畸形等。妊娠期发生主动脉夹层的确切发病机制尚不清楚，国外文献报道显示，妊娠期间主动脉夹层的发病可能与妊娠本身有关。妊娠是年轻女性发生主动脉夹层的一个独立危险因素[14]。其可能与妊娠期间体内激素水平变化及血容量、心排血量增加和血压升高有关。在整个妊娠期间，主动脉发生了结构及功能的改变，其原因在于：①血流动力学改变，包括血容量增加、心率增快、心排血量增加、左心室壁质量增加、左心室舒张末期内径增宽。在妊娠 32～34 周血容量增加了 40%～45%，达到高峰。②激素水平改变，妊娠期，血清雌孕激素水平的变化影响了结缔组织，改变了主动脉壁的组织结构，重构了主动脉内膜及中层。雌激素可抑制胶原蛋白和弹性纤维沉积于主动脉壁，孕激素可促进非胶原蛋白沉积于主动脉壁，在雌孕激素的双重作用下血管壁弹性降低，更易于因血流动力学压力而受到损伤，主动脉夹层形成和破裂的风险明显增加[15]。以上改变发生于妊娠早期，但在妊娠晚期及产褥期尤为显著。妊娠期高血压疾病更增加了主动脉夹层发生的风险

二、诊断与鉴别诊断

（一）临床表现

妊娠期主动脉夹层临床表现同一般主动脉夹层临床表现。主诉多为胸背部撕裂样疼痛。夹层可造成患者血流动力学不稳定如主动脉瓣反流、心力衰竭、心脏压塞等。严重者常因急性心脏压塞、冠状动脉闭塞或夹层外膜破裂而死亡。夹层累及主动脉分支血管可造成重要器官缺血而引起相应症状。妊娠中晚期发病可因胎盘缺血灌注不足而发生胎儿宫内窘迫、胎死宫内等。

（二）辅助检查

1. 常规化验　常规的实验室检查对主动脉夹层的诊断没有特殊意义，只是用于排除其他诊断。

2. 心电图检查　可以为正常的，也可以为左心室肥大的表现，冠状动脉受累时则为 ST 段改变等心肌缺血的表现。

3. 影像学检查　被广泛用于主动脉疾病的诊断，一旦怀疑有主动脉夹层的可能，应尽早检查。

（1）心脏大血管彩超检查：最大优点是操作简单，方便易行，又不影响胎儿，并可以移至床边对病情较严重或血流动力学不稳定的可疑急性主动脉夹层或急性主动脉综合征患者进行检查。彩超也可以同时评价心脏和瓣膜功能及异常，如观察主动脉是否增宽、升主动脉是否扩张、主动脉腔内是否有撕裂的内膜片回声，显示真假两腔、内膜破口及

主动脉瓣反流、心包积液等。在手术室麻醉后进行TEE 检查，还可明确病变范围，为手术方式选择提供依据。TEE 能够清晰显示整个胸主动脉段的形态结构，对该部位主动脉夹层的诊断符合率几乎达100%。其中 TEE 对主动脉夹层的诊断具有重要的临床价值，该检查安全，无放射性，对胎儿安全，但清醒时行该检查，患者耐受性差，可能有诱发夹层破裂的风险。

（2）MRI 和 CT：对主动脉夹层的诊断特异度和敏感度也接近 100%，对内膜破口的位置、主动夹层部位、分支受累情况的表现更直观。但 CT 扫描有辐射暴露的风险，需权衡母胎利弊后谨慎使用。

（三）鉴别诊断

妊娠期发生主动脉夹层可能误诊为心肌梗死、子痫前期、肺栓塞及急性胰腺炎。在妊娠妇女中，子痫前期和肺栓塞的发病率分别为 5%和 0.3%～4%，远高于主动脉夹层的发病率，易导致误诊。心肌酶、心电图、血气分析和胸部 X 线检查有助于与心肌梗死、肺栓塞进行鉴别，主动脉夹层患者的这些检查结果大多在正常范围。辅助检查有利于进行鉴别诊断。

三、治　　疗

妊娠合并主动脉夹层处理方式的选择取决于主动脉夹层的类型、患者的血流动力学状态及胎儿的发育情况（表 7-110-1）。

表 7-110-1　妊娠前主动脉手术及剖宫产手术主动脉直径阈值

疾病	妊娠前主动脉手术指征	剖宫产手术指征
马方综合征	≥45mm	45mm
特纳综合征	≥27mm/m²	27mm/m²
主动脉瓣二瓣化畸形	≥50mm	45mm
Loeys-Dietz 综合征	≥45	45mm
Ehlers-Danlos 综合征	禁忌	总是
其他	≥50mm	45mm

对于突发急性 Stanford A 型主动脉夹层，无论妊娠处于何期都应该在严密监测母体血流动力学状态及胎儿监护的情况下行急诊手术治疗。如果就诊医院没有心脏外科手术条件，应立即转往有心脏大血管手术条件的医院。胎儿是否娩出取决于胎儿的发育状况。若妊娠处于早期，建议终止妊娠。因胎儿处于器官分化成形期，辅助检查、手术及相关药物很可能导致胎儿严重畸形。

若胎龄＜28 周，建议进行主动脉手术的同时严密监测胎儿宫内状态，积极保胎治疗，尽可能延长孕周。研究表明，保留胎儿在宫内，母亲接受主动脉手术，胎儿死亡率达 36%[16]。手术对胎儿的影响远高于对母亲的影响，这可能主要归结于中低温体外循环对胎儿的不利影响。中低温体外循环可引起流产、早产、胎儿窘迫、死胎、胎儿生长受限，术后胎儿病死率明显增加[17]。因此欧洲心脏病学会（ESC）建议，缩短体外循环时间、维持灌注流量＞2.5L/（min・m²）、灌注压＞70mmHg、母体血细胞比容＞0.28、搏动性灌注、常温灌注，可能改善胎儿预后。若想尽量减少体外循环及手术对胎儿的影响，可考虑行单纯升主动脉置换术或主动脉根部替换术，手术操作较简单，手术时间和体外循环时间短，既能达到挽救患者生命的目的，又能尽可能降低胎儿死亡率。但当主动脉夹层累及主动脉弓部及降主动脉时，该方法由于主动脉弓及降主动脉夹层未做处理，远期存在主动脉弓及远端主动脉扩张，甚至形成动脉瘤而需要再次手术。

若胎龄≥28 周，应首先行剖宫产，然后同期行主动脉手术，可以改善母婴的预后。根据笔者救治妊娠合并主动脉夹层患者的经验，同期先行剖宫产后行主动脉夹层手术可获得较高的母婴生存率[11]。心外科手术和剖宫产或剖宫取胎术同期进行时，需要注意产科手术创面止血，以防止心脏手术时，抗凝治疗引起创面出血，子宫切除术虽然可以有效预防产后大出血，但其不仅增加手术时间和难度，而且使患者失去了生育功能，并非良策。球囊压迫宫腔等治疗措施可以有效治疗产后出血[18]，且不影响生育功能，可以推荐在同期手术中预防出血。对于妊娠合并急性 Stanford B 型主动脉夹层，可先控制血压及心率予以保守治疗，尽可能延长孕周。待胎儿成熟时（≥32 周），再行剖宫产。若合并主动脉夹层破裂或器官缺血（包括子宫缺血或胎盘功能不全）等并发症，以及保守治疗下血压控制不佳或主动脉夹层持续发展等，则有急诊手术的指征，可行主动脉腔内修复术或开放手术。Stanford B 型主动脉夹层的妊娠期妇女，必须在严密监测下采取药物治疗，建议定期行MRI检查以监测主动脉情况。

2011年ESC发布妊娠期心血管疾病诊疗指南[19]，建议于妊娠前应告知具有主动脉夹层高危因素的妇女其对母婴的风险。主要的高危因素包括马方综合征、Ehlers-Danlos综合征、特纳综合征、Loeys-Dietz综合征、家族性主动脉夹层、主动脉瓣二瓣化畸形、主动脉根部直径＞4cm及有主动脉夹层病史。对于有上述高危因素者，在妊娠前需进行全面的评估，完善主动脉影像学检查，从而判断能否耐受妊娠或是否需要在妊娠前先行主动脉手术，而且妊娠期需要在可以进行心外科手术的综合医院进行产检和治疗。该指南也给出了不同高危人群妊娠前的主动脉手术指征及剖宫产手术指征，如表7-110-1所示。妊娠期主动脉夹层的诊断和治疗均颇为棘手。妊娠前筛查高危人群，全面评估，严密监测，妊娠期及产褥期做到早诊断、早治疗，改善疾病预后，降低母婴死亡率。

第四节　主动脉真性动脉瘤

一、胸主动脉瘤

胸主动脉瘤好发部位包括主动脉根部、升主动脉、主动脉弓、降主动脉及波及膈下的胸腹主动脉。在临床上各种原因造成的正常主动脉局部或多处向外不可逆性扩张或膨出，形成的“瘤样”包块称为动脉瘤。量化的定义是动脉管径扩张或膨突超过其正常管径的1.5倍以上。

胸主动脉瘤的发生率目前还无准确的统计。美国Bickerstaff报道的人群中发生率为每年5.9/10万人，平均年龄为59～69岁，男女比例为（2～4）：1。欧洲近10年的研究报道[20]发现其发病率随着年龄增长而增加，40～70岁年龄段比较多见，1998年报道的发生率为每年10.4/10万人。因此，胸主动脉瘤并非少见。国内目前尚缺乏这方面的统计。

（一）病因与预后

1. 病因

（1）动脉壁中层囊性坏死或退行性变：是胸主动脉瘤最常见的病因之一，其发生机制尚不清楚，可能与多种因素相关，如遗传因素、感染、吸烟、滥用毒品、高血压和年龄增长都可能导致动脉壁中层退行性变和坏死。典型患者多见于青、中年男性，其好发部位为升主动脉，并可向远侧扩展至主动脉弓及降主动脉。由于常合并主动脉瓣环扩大，患者可产生严重的主动脉瓣关闭不全。组织学表现主要为平滑肌细胞坏死及消失，弹力纤维稀少、断裂并出现充满黏液的囊性间隙，致使动脉壁薄弱，多形成特殊类型的梭状动脉瘤。

（2）遗传性疾病：以马方综合征为代表和多见，马方综合征是常染色体显性遗传性结缔组织病，75%～85%的马方综合征患者伴有升主动脉扩张或主动脉根部瘤。Ehlers-Danlos综合征Ⅳ型常伴有自发性主动脉破裂、家族性动脉瘤，以升主动脉瘤和主动脉夹层多见，病因不明，但有研究发现该类患者中动脉壁代谢紊乱导致动脉壁降解加速，从而引起动脉瘤形成。

（3）动脉粥样硬化：是胸主动脉瘤最常见病因之一。动脉壁内膜脂质沉积、粥样斑块形成，可阻塞动脉壁营养血管，引起动脉壁中层弹力纤维断裂、坏死，动脉壁变薄弱和动脉瘤形成。50～80岁患者常见，男性多于女性。其常并发冠心病和周围血管阻塞性疾病，主动脉弓及降主动脉瘤较升主动脉瘤多见，也可出现广泛的胸主动脉瘤或瘤样扩张。

（4）主动脉夹层：由于解剖学、病理或血流动力学原因，主动脉内膜撕裂，血液进入主动脉中层，中层发生撕裂和分离，在主动脉壁中层出现血肿或血流，形成真腔与假腔，又称双腔主动脉。由于主动脉壁和血流动力学的异常变化，主动脉夹层可导致假腔扩张和动脉瘤形成或破裂出血。

（5）创伤：随着高速交通工具的迅速发展，车祸、空难增多，近年主动脉损伤有增加趋势，大多形成假性动脉瘤和主动脉夹层。由于加速或减速的剪切力和胸主动脉的解剖特点，破裂或撕裂多发生于头臂干起点下方2cm左右的升主动脉、主动脉瓣环上方3～5cm处和左锁骨下动脉起点的降主动脉峡部。主动脉弓部与腹主动脉较少见。

（6）细菌或真菌感染：细菌可从主动脉邻近组织直接侵犯主动脉壁，多数是随血液循环进入的细菌，细菌开始多从主动脉壁有损伤的部位侵入。在败血症时，细菌也可通过动脉营养血管进入主动脉壁导致动脉瘤形成。真菌性主动脉瘤多为继发性，偶尔也可见原发性真菌性动脉瘤。临床上梅毒性主动脉瘤少见，它是梅毒性主动脉炎的后期并发症，一般是在感染梅毒螺旋体后的 10～20 年出现。梅毒性主动脉瘤发生部位中升主动脉占 50%，主动脉弓占 30%～40%，降主动脉占 15%，腹主动脉占 5%。近年，梅毒螺旋体感染者有增加趋势，临床上应警惕。

（7）先天性：先天性胸主动脉瘤较少见，包括主动脉窦瘤及胸主动脉峡部动脉瘤。先天性胸主动脉瘤患者常并发先天性主动脉瓣狭窄、动脉导管未闭及先天性主动脉缩窄。

2. 预后 多数胸主动脉瘤自然经过不良，其预后受诸多因素影响，如瘤体的大小、部位和扩张的速度及相关并发症（主动脉瓣反流、瘤体破裂、血栓及主动脉夹层）。文献报道已确诊胸主动脉瘤未经治疗的患者，平均破裂时间仅 2 年，生存时间少于 3 年。死亡的主要原因是胸主动脉瘤破裂或主动脉夹层形成。根据 Laplace 定律，管壁承受的压力与血压和管腔的半径成正比。动脉瘤的大小与破裂和血压密切相关，1999 年 Coady 研究发现直径 6.0～6.9cm 的动脉瘤破裂发生率比直径 4.0～4.9cm 的增加 4.3 倍。Shimada 研究发现胸主动脉瘤直径平均每年增长 2.6mm。胸主动脉瘤直径越大，增长越快。按部位考虑，主动脉弓增长最快（每年 5.6mm），升主动脉和降主动脉次之（每年 4.2mm），腹主动脉较慢(每年 2.8mm)。直径小于 40mm、40～49mm、50～59mm 和大于 60mm 胸主动脉瘤，增长率分别为每年 2mm、每年 2.3mm、每年 3.6mm 和每年 5.6mm，可见大于 50mm 的动脉瘤增长明显加快。升主动脉瘤破裂或形成主动脉夹层的平均直径约为 5.9cm，未经治疗胸主动脉瘤破裂率为 42%～70%，升主动脉瘤直径每年增长大于 10mm，其存在破裂或形成主动脉夹层的危险。胸主动脉瘤并发症发生率与其瘤体大小关系如表 7-110-2 所示。

表 7-110-2 胸主动脉瘤并发症发生率与其直径的关系

	>3.5cm	>4cm	>5cm	>6cm
破裂	0.0%	0.3%	1.7%	3.6%
夹层	2.2%	1.5%	2.5%	3.7%
死亡	5.9%	4.6%	4.8%	10.8%
总和	7.2%	5.3%	6.5%	14.1%

另外，病因不同，自然病程也有差异。马方综合征可加速动脉瘤生长并在较小直径（小于 5cm）时就形成主动脉夹层或发生破裂，特别是有家族史的患者，未治疗的马方综合征平均死亡年龄仅 32 岁，家族性动脉瘤患者的动脉增长率是正常人的 2 倍以上，主动脉夹层动脉瘤的增长率比正常人快 6 倍。梅毒性动脉瘤出现症状后，平均生存仅 6～8 个月。创伤性动脉瘤由于病因与病理的差异，如不积极治疗，更易破裂死亡。但如果及时手术治疗，则其自然寿命可达正常人的水平。未经手术治疗的胸主动脉瘤患者 1 年、5 年生存率分别为 60%～70%、13%～39%。

（二）病理与病理生理

1. 病理 主动脉是人体内最主要的弹性动脉，血管壁由内膜、中层和外膜组成，动脉壁的弹性和张力主要来源于中层。大动脉中层主要由弹性纤维、胶原纤维、平滑肌和基质构成，有 45～55 层弹性膜，各层弹性膜由弹性纤维相连。升主动脉弹性蛋白含量最高，随着主动脉的延伸，弹性蛋白含量逐渐减少，中层的厚度也逐渐变薄，在降主动脉和腹主动脉弹性膜减为 20～40 层。主动脉壁是一个生物活性组织，平滑肌细胞的合成和降解、弹性蛋白和胶原代谢都对动脉壁的正常结构和功能起关键作用。动脉壁中任何成分的变化，如平滑肌细胞减少、弹性蛋白降解增加，均将导致中层退行性变或坏死，这些是动脉瘤形成的基础。近年来研究表明胸主动脉瘤的形成与遗传、生物化学、环境和血流动力学及主动脉壁解剖结构缺陷相关。如马方综合征患者由于基因突变，弹性蛋白减少、平滑肌细胞坏死或消失，动脉壁中层可减少至十几层或几层，使主动脉壁薄弱形成动脉瘤。

另外，吸烟、创伤、高血压等可使纤维蛋白溶解酶和胶原酶升高 2～3 倍，破坏了动脉壁内弹性蛋白和胶原蛋白的合成和分解，使弹性蛋白和胶原蛋白降解增加，形成动脉瘤。

2. 病理生理 胸主动脉瘤的主要病理改变是主动脉壁中层弹性纤维变性、断裂或坏死和丧失弹性，导致局部脆弱，并在主动脉腔内高压血流的冲击下，动脉局部薄弱处向外膨出扩大，形成动脉瘤。病变大多数为单发，少数为多发。高血压可加速动脉瘤增长或主动脉夹层形成。动脉瘤一旦形成，有不可逆性发展和增大的趋势，根据 Laplace 定律，$T=P\cdot r/2$（T，张力；P，血压；r，瘤体的半径），瘤壁承受的压力与血压和瘤体的半径成正比，即血压越高，瘤体越大，瘤壁承受的压力越大，破裂的可能性越大，主动脉瘤直径大于 5cm 后扩张速度增快。主动脉根部瘤因主动脉窦和瓣环扩大可引起冠状动脉开口上移和主动脉瓣关闭不全，后者引起左心容量负荷增加及左心室扩大和心肌肥厚，最终可导致左心室功能不全。对于老年患者，动脉粥样硬化是动脉瘤最常见病因，多合并高血压、冠心病及脑、肾血管病变。动脉瘤体发展过程中，刺激周围组织导致粘连、增厚和钙化，同时可压迫周围的组织或器官，会产生疼痛、器官功能失常。动脉瘤局部血流产生涡流，可形成动脉瘤附壁血栓，血栓脱落可导致远端动脉栓塞。如瘤体进一步扩大，其可破入心包、气管、纵隔和胸腔，引起突发的心脏压塞、失血性休克和大咯血等而导致猝死。

（三）分类

1. 根据解剖部位分类

（1）根部动脉瘤：病变累及主动脉瓣环、主动脉窦、窦管交界和近端升主动脉，常合并冠状动脉开口上移、主动脉瓣关闭不全及左心室扩大和心肌肥厚。

（2）升主动脉瘤：单纯升主动脉瘤比较少见，多数为主动脉瓣狭窄后扩张所致。

（3）主动脉弓部瘤：以远端弓部瘤多见。

（4）胸降主动脉瘤：峡部瘤为先天性，病变局限，常合并先天性主动脉缩窄。动脉硬化性动脉瘤累及范围较广。

（5）胸腹主动脉瘤：动脉瘤累及胸主动脉甚至腹主动脉。Crawford 将胸腹主动脉瘤分为 5 型，即 Crawford 分型（图 7-110-4），其是指导手术方式的选择。Ⅰ型动脉瘤累及整个胸降主动脉和肾动脉上腹主动脉；Ⅱ型动脉瘤累及整个胸降主动脉和腹主动脉；Ⅲ型动脉瘤累及胸降主动脉远段和整个腹主动脉；Ⅳ型动脉瘤累及整个腹主动脉，包括肾动脉上腹主动脉，但胸降主动脉正常；Ⅴ型动脉瘤累及胸降主动脉远段和肾动脉上腹主动脉。

2. 根据病因分类

（1）动脉硬化性动脉瘤：多见于老年人，常合并冠心病、高血压和糖尿病等，病变范围广，治疗难度大。

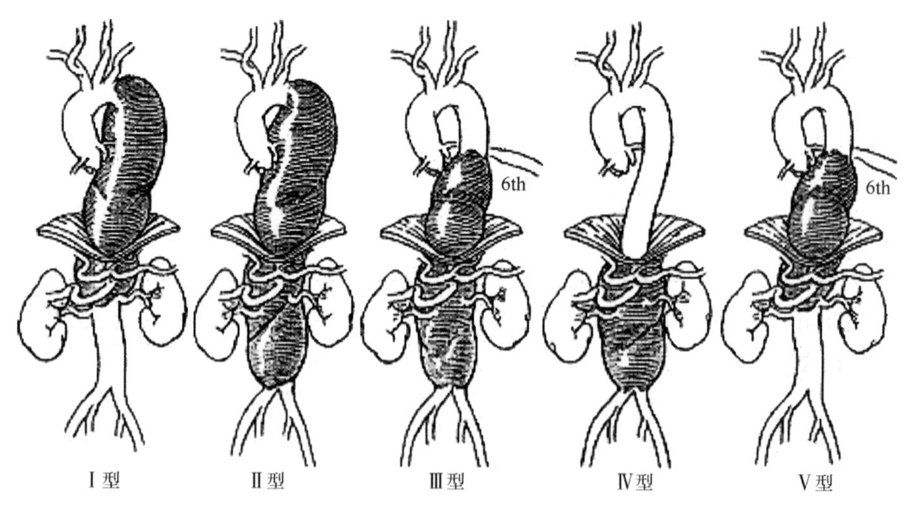

图 7-110-4 胸腹主动脉瘤 Crawford 分型

6th. 第 6 胸椎

（2）先天性动脉瘤：主要位于主动脉窦部和主动脉峡部，多见于青壮年，手术较容易，治疗效果好。

（3）遗传性动脉瘤：如马方综合征，最常累及主动脉根部。

（4）感染性动脉瘤：如梅毒性主动脉瘤，最常累及升主动脉和主动脉弓部。

（5）外伤性动脉瘤：多发生于男性青壮年，主要位于升主动脉、主动脉瓣环上方和降主动脉峡部。

3. 根据形态分类

（1）囊性动脉瘤：主动脉壁局部破坏、变薄和偏心性向外膨出，可形成瘤颈，常见于感染性假性动脉瘤。

（2）梭形动脉瘤：动脉瘤对称性扩张，瘤体中部管径最大，其两端接近正常，形似纺锤形，多见于动脉硬化性真性动脉瘤。

（3）混合性动脉瘤：主动脉广泛迂曲扩张，形态多样，常见于动脉硬化性动脉瘤和先天性动脉瘤。

（四）临床表现

1. 症状 胸主动脉瘤以中老年人多见，马方综合征多发生于 25～40 岁，先天性动脉瘤多发生于 20～30 岁，动脉硬化性动脉瘤多发生于 50 岁以上，感染性和外伤性动脉瘤多发生于青壮年。胸主动脉瘤除急性主动脉瘤破裂或夹层形成外，早期均无明显症状。常在健康体检或以其他疾病就诊时偶然发现。随着动脉瘤增大而压迫周围的组织和器官，患者可出现疼痛和压迫症状。升主动脉根部瘤常合并主动脉瓣关闭不全并累及冠状动脉，可出现心功能不全与心绞痛症状，动脉瘤血栓脱落时患者也可出现远端动脉栓塞的表现。

（1）疼痛：多为钝痛，也有刺痛。有的疼痛呈持续性，也有的可随呼吸或运动而加剧。升主动脉瘤所引起的疼痛多在前胸部。疼痛的原因可能是动脉壁内神经随壁的扩张受到牵拉，或者是动脉瘤压迫周围组织，特别是压迫交感神经节所致。

（2）压迫症状：压迫上腔静脉则可出现上腔静脉阻塞综合征，表现为头面部肿胀和上肢静脉怒张；左无名静脉受压则可出现左上肢肿胀和左侧颈静脉怒张、扩大；压迫气管或食管可出现呼吸困难、喘鸣、咳嗽、咯血、吞咽困难及胸痛等；压迫膈神经和喉返神经可出现膈肌麻痹和声音嘶哑。

（3）左心功能不全与心绞痛：主要出现在主动脉根部瘤的患者，此类患者常伴有严重的主动脉瓣关闭不全，患者可出现心悸、气短等心功能不全的症状，严重者可出现左心衰竭而致死亡。心绞痛的原因一方面是严重主动脉瓣关闭不全造成舒张压过低、脉压过大而产生冠状动脉供血不足，另一方面可能同时合并冠状动脉阻塞性疾病。

2. 体征 物理检查所发现的体征与病因有密切关系，由于动脉瘤腐蚀胸骨、肋骨，患者出现胸廓膨隆、搏动性肿块，多见于梅毒性主动脉瘤，现今几乎见不到。马方综合征患者可见到的胸廓畸形为扁平胸、漏斗胸或鸡胸、四肢过长、蜘蛛指（趾）、晶状体脱位或高度近视、脊柱侧弯等。因升主动脉和（或）主动脉弓部动脉瘤压迫上腔静脉和无名静脉而出现上腔静脉阻塞综合征，可见颈静脉和胸壁的静脉怒张，面颈部肿胀和发绀等体征。当有声音嘶哑时，喉镜检查可见一侧声带麻痹。合并主动脉瓣二瓣化畸形和狭窄的患者，在主动脉瓣听诊区可闻及收缩期杂音；伴有主动脉瓣关闭不全的患者，可闻及舒张期杂音及相应的外周血管征，并可出现脉压增大、水冲脉、枪击音和毛细血管搏动征。

（五）辅助检查与鉴别诊断

1. 心电图检查 无特异性，存在主动脉瓣关闭不全的患者可出现左心室肥厚或高电压。动脉粥样硬化患者可同时显示冠心病和心肌缺血或损伤的证据。

2. 影像学检查

（1）胸部 X 线检查：许多无症状的患者在胸部 X 线检查时发现纵隔影增宽、主动脉根部与升主动脉影增大和（或）主动脉弓迂曲延长等异常表现。如果合并主动脉瓣关闭不全，心影常有不同程度的增大。

（2）超声心动图检查：二维或三维超声心动图检查可显示升主动脉的形态、动脉瘤的大小、主动脉瓣和二尖瓣的结构、瓣叶活动状态及左心室的大小和收缩舒张功能。结合 TEE 对升主动脉瘤和主动脉根部瘤的诊断有很大帮助，并能更精确地显示瓣膜、瘤体和心功能及是否合并主动脉夹层。

（3）CT 和 MRI：多排 CT 与 MRI 临床应用逐渐普及，并已成为辅助诊断主动脉瘤的主要手段。两种影像学检查方法均可提供精确的心脏和大血管解剖及形态学信息，可显示左心室、主动脉瓣膜功能及主动脉瘤大小、形态和范围与头臂干的情况，是目前无创性诊断主动脉瘤和主动脉疾病最可靠和精确的影像学检查方法，对手术方式的选择具有重要指导意义。特别是近年 64 排以上的螺旋 CT 和先进心血管 MRI 技术的发展和临床应用，这些无创性影像学检查方法基本上替代了有创血管造影检查。

（4）主动脉造影检查：属有创检查，具有潜在危险，存在需要术前准备和操作时间长等不足之处。目前，随着无创影像学诊断技术的进展，其已很少作为胸主动脉瘤的首选检查。在怀疑合并冠心病时，采用此技术有助于确定诊断。

在临床上，胸主动脉瘤患者没有特征性临床表现，胸部 X 线检查多数为阴性结果或不能明确诊断，无创影像学检查包括 TEE、CTA 和 MRI 及主动脉造影检查是其诊断最常用和主要检查方法。在影像学上主动脉局部或弥漫性扩张超过正常管径 1.5 倍即可诊断为胸主动脉瘤。

3. 鉴别诊断

（1）纵隔肿瘤：早期无症状，常规胸部 X 线检查显示纵隔影增宽，易与胸主动脉瘤混淆，在血管造影应用之前和无创横断影像出现之前，曾有不少病例术前诊断为纵隔肿瘤而开胸，术中才明确诊断为主动脉瘤。近年来，随着无创影像学检查包括彩色多普勒超声心动图、螺旋 CT 和 MRI 的逐渐普及，这两种病在临床的诊断和鉴别诊断已不存在问题，误诊已非常少见。

（2）主动脉夹层：急性主动脉夹层通常有突发病史，呈撕裂样或刀割样疼痛，有濒死感，如不及时治疗，病情常迅速恶化而死亡。少数胸主动脉瘤并发破裂出血可有类似急性主动脉夹层的临床表现，临床诊断和鉴别诊断较困难，超声心动图、CT 和 MRI 检查可提供明确诊断。

（3）中心型肺癌：有咳嗽、咳痰带血史，痰液癌细胞检查阳性，纤维支气管镜检查可取标本确诊，超声心动图、CT 和 MRI 检查可帮助鉴别。

（六）治疗

胸主动脉瘤一经确诊，原则上应尽早手术治疗，手术方式和时机依患者状况和动脉瘤大小、范围及部位而异。

1. 单纯升主动脉瘤 动脉瘤局限于升主动脉，未累及主动脉根部、冠状动脉开口和头臂干开口，行升主动脉替换术。

（1）基本方法：采用全身麻醉中低温体外循环。体外循环建立包括股动脉或右腋动脉（远端开放吻合需停循环脑灌注时）插入动脉灌注管，右心房插二阶梯静脉引流管，右上肺静脉插入左心引流管。冠状动脉直接灌注心脏停搏液，心表置冰水和冰屑降温，鼻咽温度降至 25～28℃。

（2）手术方法：取纵向胸骨正中切口，上述部位插管体外循环，并同时行动脉瘤远端正常主动脉的部分游离，心室颤动后在该处阻断，切开动脉瘤，显露冠状动脉开口灌注停搏液。清除瘤体内血栓，切除瘤壁，注意防止损伤冠状动脉、上腔静脉和肺动脉，与周围组织粘连紧密处可不切除，严防血栓进入左心室和冠状动脉。以相应的人工血管行置换术。用 3-0 Prolene 缝线以连续缝合法行端-端吻合，先吻合近心端，后吻合远心端，如自体动脉壁过于薄弱，可于腔内垫一周人工血管片或毡片加固，防止出血，吻合时先缝垫片，再从腔内向腔外缝自体动脉，最后缝人工血管，这样就形成双层人造材料中间夹自体组织的结构，可有效防止出血。吻合近完成时停左心引流，体外循环复温，远端吻合口打结时排气并在人工血管上扎粗针头排气，开放主动脉阻断钳，心脏多可自动复搏，如不能自动复搏，可电击除颤。部分累及近端主动脉弓部的升主动脉瘤需先在开放下吻合远端，可使动脉瘤切除更彻底。此种情况下应采用右腋动脉插入动脉灌注管，近心端吻合时，继续降温，当鼻咽温度降至 20℃时，取头低位，降低流量至 10ml/（kg·min）后分别阻断主动脉弓部各分支，经右腋动脉进行单侧顺行性脑灌注，此时全身为停循环，远端在开放条件下吻合。

2. 主动脉根部瘤 动脉瘤累及主动脉窦部、瓣环和部分升主动脉，常合并冠状动脉开口上移和主动脉瓣反流。

（1）基本方法：同升主动脉瘤。如动脉瘤累及主动脉弓部，方法同主动脉弓部动脉瘤。

（2）手术方法：①Bentall 手术。切除动脉瘤壁，游离出左右冠状动脉开口使之呈“钮扣”状。切除主动脉瓣膜，用人工瓣膜和人工血管制成的带瓣管道行主动脉根部替换。带瓣管道近心端缝于主动脉瓣环上，即用 6×14 双头针带垫片褥式缝合，每个瓣窦缝 5 个褥式，注意各瓣膜交界部需更严密缝合，以防止渗血或出血；如瓣环组织较牢固，可采用连续缝合法，即用 2-0 Prolene 缝线分别缝 3 个窦，最后推入带瓣管道，注意拉紧缝线，勿撕脱组织环造成出血。在与冠状动脉开口相对部位的人工血管侧壁上各切开一个直径 1.0～1.5cm 小洞，用 5-0 Prolene 缝线以连续缝合法与冠状动脉开口吻合，先吻合左冠状动脉，再吻合右冠状动脉。如瘤壁组织薄弱或夹层累及冠状动脉开口，则保留瘤壁和不游离冠状动脉开口，直接用人工血管与带瓣管道和冠状动脉吻合。用瘤壁包裹主动脉根部，并与右心房建立分流道，以确保术后出血回流至右心房。最后用 4-0 Prolene 缝线或 3-0 Prolene 缝线连续缝合，将人工血管远端与升主动脉近端行端-端吻合，如动脉壁薄弱，可用垫片。其他处理同升主动脉瘤手术。②David 手术。对于非原发于主动脉瓣叶及瓣环的主动脉疾病，如主动脉瓣叶正常，可在行主动脉根部替换的同时保留主动脉瓣的正常结构和功能，即行保留主动脉瓣的主动脉根部替换术（简称 David 手术）。该手术能避免瓣膜替换术后所致的出血、血栓等并发症。根据手术类型大致分为 David Ⅰ型和 David Ⅱ型术式。David Ⅰ型手术：首先游离主动脉根部，沿主动脉瓣环上 3mm 与瓣环平行弧形切除窦壁。保留 3 个主动脉瓣膜交界处，取相应大小的人工血管，近心端不进行修剪，用 12 针 4-0 Prolene 缝线带垫片从主动脉瓣环由内向外进针，将主动脉瓣环固定于人工血管内。将 3 个瓣膜交界向上悬吊固定至人工血管内。游离左右冠状动脉开口呈“纽扣”状，并端-侧吻合至人工血管上。David Ⅱ型手术：主动脉瓣成形同 David Ⅰ型。取相应大小的人工血管，近心端三等分修剪成“扇贝”状，用 3 根 3-0 Prolene 缝线将其与主动脉窦壁对应连续缝合。瓣膜交界固定于人工血管近心端“扇贝”交界处，游离冠状动脉开口呈“纽扣”状，并将其端-侧吻合至人工血管上。

3. 主动脉弓部瘤[21-27]

（1）基本方法：深低温全身麻醉和建立体外循环，并行全身停循环。单独头部灌注。右腋动脉插动脉灌注管，单独行双侧顺行性脑灌注，其他插管同升主动脉瘤。经主动脉根部冠状动脉插管灌注心脏停搏液。

（2）手术方法：取胸骨正中切口，游离主动脉弓部分支血管。如果左无名静脉影响术中主动脉弓部分支血管视野显露，可在全身肝素化下将其横断和结扎，手术结束后再用 10mm 直径人工血管将其重新接通。经右腋动脉插入 22F～24F 动脉灌注导管，右心房插入二阶梯静脉引流管，并经右上肺静脉插入左心房引流管，建立体外循环。全身降温后，首先阻断升主动脉，切开升主动脉后，经左、右冠状动脉开口插管灌注冷血心脏停搏液保护心肌。当鼻咽温度降至 20℃时，取头低位，流量降至 10ml/（kg・min）后，再分别阻断主动脉弓部三分支血管，经右腋动脉进行单侧顺行性脑灌注。切开动脉瘤，吸除腔内血液，清除血栓，显露降主动脉近端和头臂干开口。此时可松开左颈总动脉阻断钳，观察回血情况，如回血不好，提示经大脑动脉环的双侧颈动脉之间侧支循环差，需另外用 20F 动脉导管插入左颈总动脉，进行双侧顺行性脑灌注，以保证正常最低脑血流灌注，总灌注流量仍为 10ml/（kg・min）。于左锁骨下动脉以远 1cm 处横断主动脉弓远端。采用 4 分支人工血管重建主动脉弓部，首先行 4 分支人工血管远端与胸降主动脉近端吻合，通过人工血管分支插管和灌注恢复胸降主动脉血运，提高体外循环流量至全流量。再依次分别完成左锁骨下动脉、左颈总动脉和头臂干与人工血管分支吻合。每吻合一支血管即开放一支，以尽量缩短上肢及脑缺血时间。混合静脉血氧饱和度达到 90%以上后开始复温。将 4 分支人工血管近端与升主动脉远端进行端-端吻合。最后排气后开放阻断钳，心脏复苏，完成手术。

4. 降主动脉瘤　多数位于主动脉峡部以远，少数累及左锁骨下动脉近端，常见梭形动脉瘤，瘤壁常与周围纵隔和肺组织有粘连，部分病例瘤腔内可有血栓。

（1）基本方法：最常用的三种方式如下。①全身麻醉双腔气管插管，单纯阻断动脉瘤两端。一般要求在 30min 左右完成血管移植。②常温左心转流或股动脉-股静脉转流，需游离和阻断降主动脉瘤两端。③深低温停循环。如动脉瘤的某一端无法游离阻断，需深低温停循环。此方法对患者全身干扰较大，特别是老年患者，术中心、脑、肺、肾的保护非常复杂，术后并发症多，应尽量少用。

（2）手术方法：根据瘤体位置选左侧胸部后外第 4 肋或第 5 肋床切口，必要时可切除相应肋骨，不可过分游离瘤壁与肺的粘连。先游离瘤体远端套带备用，再游离左锁骨下动脉，最后游离主动脉弓。阻断时与上述顺序相反。纵切瘤体前壁，清除血栓，闭合肋间动脉开口，在瘤颈部切断降主动脉瘤，并置换相应口径的人工血管，先吻合人工血管近心端与主动脉弓远侧端-端吻合，用 3-0 Prolene 缝线连续缝合，如自体组织薄弱，可于腔内垫粘条。如前所述，缝合完近心端后，可将阻断钳移至人工血管上，此时观察，如吻合口有出血，可再补缝。人工血管远端吻合方法同上。缝合近完成时，开放远端阻断钳，排气打结。如远端吻合口有出血，可再阻断吻合口远端补针，依次由远至近开放各阻断钳，开放后如血压过低，可将人工血管部分阻断维持上半身血压，待补足血容量以后完全开放。注意检查肋间血管有无出血。左腋中线第 7 肋间安置胸腔引流管，缝合切口各层。如果动脉瘤累及下胸段，可用成形法或再植法重建第 10 胸椎以下的肋间动脉。

二、腹主动脉瘤

正常成人腹主动脉最大管径≤2cm。腹主动脉瘤是指腹主动脉局限性扩张，管径≥3cm 或超过正常管径 50%。也有人认为腹主动脉管径≥4cm 或肾下腹主动脉管径扩张超过肾上腹主动脉 1.2～1.5 倍定义为腹主动脉瘤。临床上腹主动脉瘤较胸主动脉瘤更常见。动脉粥样硬化是腹主动脉瘤最常见病因，少数病例为创伤、感染、动脉壁中层坏死或先天性因素所致。人口老龄化是腹主动脉瘤发生率增加的主要危险因素之一，文献报道，55 岁以上的男性和 70 岁以上的女性发病率急剧上升。经超声检测的流行病学调查发现年龄≥65 岁男性腹主动脉瘤平均发病率为 5%左右。

（一）病因与预后

1. 病因 目前的研究证据表明腹主动脉瘤是多因素相互作用的结果,其中动脉粥样硬化是最主要的病因，其次是年龄、吸烟、高血压和高脂血症。遗传性动脉疾病如马方综合征也可以引起腹主动脉瘤，但常合并其他部位的动脉瘤，很少单发腹主动脉瘤。极少数腹主动脉瘤起因于炎症、创伤和感染。

性别和遗传因素也影响腹主动脉瘤形成。大于 4cm 的腹主动脉瘤患者中男性是女性的 10 倍之多。有家族性腹主动脉瘤病史的患者比普通人危险性增加 30%，不仅发病年龄趋于年轻，而且发生破裂的风险更高。家系发病率研究提示腹主动脉瘤的形成有遗传倾向,28%的腹主动脉瘤患者一级亲属中有同样病史。一项 313 个家系研究证实腹主动脉瘤病因中家族性遗传是重要的因素之一，进一步支持腹主动脉瘤可能是一种显性遗传疾病；但目前尚无明确的遗传标志可以明确主动脉瘤形成与遗传的相关性，参与的遗传因子似乎是不同源的。

2. 预后 腹主动脉瘤患者的主要风险是发生急性破裂出血，其死亡率极高。一项研究显示在腹主动脉瘤发生破裂患者中，25%的患者在到达医院前死亡，51%在到达医院后准备外科手术前死亡，有机会接受手术治疗的患者死亡率也高达 50%，术后 30 天的生存率仅为 11%。然而，腹主动脉瘤破裂之前行择期手术治疗的患者死亡率大大降低，仅为 4%～6%。

腹主动脉瘤破裂的风险随着动脉瘤直径增加而增加，腹主动脉瘤平均增长率为每年 0.4cm。英国的一项研究发现直径＜4cm、4～4.9cm 和 5～5.9cm 的腹主动脉瘤破裂风险分别为 0.3%、1.5%和 6.5%。直径＞6cm 的腹主动脉瘤患者破裂的风险将显著增加。尽管腹主动脉瘤好发于男性，但女性患者更易发生破裂，破裂风险是男性的 3 倍，破裂平均直径更小（女性 5cm 相当于男性 6cm）。此外，吸烟和合并高血压的患者更容易发生破裂。80%的腹主动脉瘤破裂后血液进入左后腹膜，后腹膜组织和血肿能够包裹破裂口，延缓患者失血性休克或死亡。但少数破裂出血直接进入腹腔，引起难以控制的大出血，患者表现为急剧的循环衰竭或很快死亡。腹主动脉瘤破裂进入下腔静脉、髂静脉或肾静脉的情况罕见。

（二）分类与病理生理

1. 分类 腹主动脉瘤的分类有多种方法。根据有无腹痛、周围器官压迫症状可分为有症状腹主动脉瘤和无症状腹主动脉瘤；根据发病部位与肾动脉关系可分为肾上型腹主动脉瘤、肾周型腹主动脉瘤和肾下型腹主动脉瘤；根据瘤壁结构可分为真性动脉瘤、假性动脉瘤、夹层动脉瘤；根据瘤体的形态可分为梭形动脉瘤和囊性动脉瘤；根据腹主动脉瘤的发病原因可分为炎性动脉瘤、粥样硬化性动脉瘤。动脉粥样硬化是腹主动脉瘤最见病因，常累及肾动脉下段腹主动脉，该段是腹主动脉瘤最好发部位，临床上 90%以上腹主动脉瘤为肾下型，仅少数腹主动脉瘤是肾上型，包括胸主动脉瘤的扩展（胸腹主动脉瘤）。与腹主动脉相比，动脉粥样硬化累及胸降主动脉相对少，累及升主动脉更罕见。因此，临床上腹主动脉瘤比胸主动脉瘤更常见。

2. 病理生理　动脉粥样硬化是一种全身血管性疾病，主要累及主动脉及其主要分支，可以引起动脉狭窄或阻塞，也可以引起动脉瘤样扩张。动脉粥样硬化引起主动脉瘤的发病机制尚不清楚，可能是其造成主动脉管壁僵硬和弹性及顺应性下降所致。最近，有学者对腹主动脉瘤好发于肾动脉下段提出了一种假说，认为与正常人胸主动脉壁较丰富滋养血管相比，腹主动脉壁中层缺乏滋养血管。结果影响中层内侧内膜通过弥散方式从管腔血液中吸取氧气和营养，使该段主动脉壁更易发生脂质代谢障碍和沉积。动脉粥样硬化引起内膜增厚，使中层所需的氧气和营养弥散更加困难，进一步加重动脉粥样硬化。吸烟是腹主动脉瘤发生与发展的重要因素。其具体病理生理机制暂不清楚。研究表明，约 90%的腹主动脉瘤患者有吸烟史，严重吸烟人群腹主动脉瘤的发生率是非吸烟人群的 7 倍。同时吸烟可使腹主动脉瘤扩张的速度增加 25%。高血压和主动脉腔内血流动力学变化在主动脉瘤形成方面也起着非常重要的作用。高血压可造成动脉壁中层损害，主动脉壁顺应性和抗压强度减弱，并随着时间推移，主动脉腔逐渐扩张，并最终形成主动脉瘤。按照 Laplace 定律，张力同管壁压力和管腔半径成正比，管腔扩张，管壁张力随之增加，管腔越大，管腔张力越大，继之管腔进一步扩大，这种恶性循环导致主动脉扩张进展迅速。主动脉瘤形成后将改变主动脉腔正常血流方式，即在瘤腔局部出现湍流，沿瘤壁血流可能比较滞缓，从而导致附壁血栓形成，这种附壁血栓及动脉粥样硬化组织碎片可以栓塞远端血管，影响分支动脉的血供。

（三）诊断与治疗

1. 临床表现　多数腹主动脉瘤患者无任何症状和体征，常在健康体检或以其他疾病就诊时无意中发现腹部搏动性肿块。典型患者主要临床表现如下。

（1）疼痛：大多数患者仅有腹部不适和胀痛。当瘤体侵蚀椎体或压迫脊神经根时，患者出现腰背部疼痛。突然出现剧烈腹痛或腰背痛是动脉瘤向腹腔内或腹膜后破裂的征象。

（2）压迫症状：压迫十二指肠及近端空肠引起消化道症状。输尿管受压后，患者出现尿路梗阻临床表现。少数情况下因胆总管受压而出现阻塞性黄疸。

（3）腹部搏动性肿块：大多数位于脐旁左侧腹部，同时有髂动脉瘤时，则向同侧髂窝延伸。搏动具有多向性膨胀感的特点，可伴有震颤及血管杂音。

（4）急性动脉栓塞：瘤腔内血栓或斑块脱落可造成腹主动脉分支急性栓塞，如肠系膜动脉、肾动脉或下肢动脉栓塞，并引起相应的急性动脉缺血的临床表现。

（5）动脉瘤破裂：必将引起大量出血，后果严重。按照动脉瘤破裂的方式，可以表现为腹腔内快速大量出血，患者通常在短时间内死于失血性休克；腹膜后巨大血肿，出现腹部或腰背部突然剧烈疼痛及失血性休克症状；主动脉-肠瘘，引起消化道反复大量出血，导致失血性贫血及休克；主动脉-下腔静脉瘘，引起严重的充血性心力衰竭。

2. 影像学检查　多数腹主动脉瘤患者可无任何症状和体征，临床上常被漏诊或误诊。部分脐周或左上腹部出现膨胀性搏动肿块或出现并发症的典型患者可被临床明确诊断。因此，影像学检查是腹主动脉瘤诊断的最重要手段。

（1）彩色多普勒超声检查：是腹主动脉瘤筛查和诊断首选影像学检查方法，它不仅可明确腹主动脉瘤诊断，同时能观察瘤体大小、瘤壁结构和有无粥样斑块及附壁血栓，并可了解分支血管通畅情况等。

（2）磁共振血管成像和 MRI 检查是近年发展最快的无创血管成像影像学检查方法之一，在临床上已广泛应用于血管疾病的诊断，包括主动脉疾病。3D CE MRA 可提供类似于 X 线血管造影图像，不仅可显示腹主动脉瘤的大小、形态和范围，也可同时显示其与分支血管的关系，特别是肾动脉和髂动脉。MRI 可提供轴位、冠状位和矢状位多平面图像，不仅可在多平面上显示腹主动脉瘤，同时可显示动脉瘤的瘤壁、瘤腔、瘤腔内有无附壁血栓形成和瘤周情况，是一种很有价值的术前诊断和评估方法。

（3）腹主动脉 CTA 检查：类似于 MRI 检查，可同时提供腹主动脉瘤的横断面和三维图像，可清楚显示腹主动脉瘤的大小、形态、位置和长度及瘤体与分支血管和周围器官的关系，是目前最常用的术前影像学诊断和评估方法，基本可以替代有创腹主动脉血管造影。

（4）腹主动脉血管造影检查：可以明确腹主动脉瘤的大小、范围和主要分支血管是否累及，为明确诊断和选择手术方案提供依据。

3. 治疗

（1）药物治疗：直径较小的动脉瘤患者可采取药物治疗，腹主动脉瘤患者由于全身动脉粥样硬化严重，多合并冠心病，冠心病是患者死亡的重要原因，所以药物治疗主要以预防急性心肌梗死及控制心率、血压、血脂为主，同时戒烟也极其重要。药物治疗的患者需定期复查以监测腹主动脉瘤的变化。复查的时间间隔因瘤体直径不一而不同。腹主动脉瘤直径 3.0～4.0cm 者，可每隔 12 个月复查 1 次，而直径在 4.0cm 以上者，时间间隔可缩短到 6 个月。

（2）介入治疗和手术治疗：腹主动脉瘤不可能自愈，最严重的后果是破裂出血致死。瘤体直径≥4cm 时发生破裂的比例明显增高，即使瘤体较小者，同样存在急性破裂的可能。因此，腹主动脉瘤原则上应择期手术，对于手术耐受不佳者，应积极采取内科治疗，为手术创造条件。目前，对于必须手术的最小瘤体直径仍无明确指标，当腹主动脉瘤破裂或出现破裂征象时，需急诊手术。

1）介入治疗：随着主动脉介入治疗的发展，目前主动脉腔内修复术（endo vascular aortic repair，EVAR）因为创伤小、并发症少、ICU 停留时间短、输血少、患者恢复快等优势，已成为腹主动脉瘤治疗的主要方式之一。据报道，EVAR 约占腹主动脉手术量的 50%。理想的介入治疗效果应达到瘤体隔绝良好、瘤体缩小及无内漏。EVAR 治疗远期疗效还不确定，主要的并发症为支架内血栓、内漏、支架移位及支架感染。根据 EUROSTAR 注册研究的报道，约 4.5%的 EVAR 患者术后需要再干预。

2）手术治疗

肾下型腹主动脉瘤：全身麻醉，术前置胃管和导尿管。取腹部正中切口，由剑突下至耻骨联合；或脐下弧形切口，自脐下 2cm 弧形切开达第 12 肋尖端下方 2cm。后者损伤较大，但显露好，适用于肥胖或急诊手术的病例。首先，将大网膜和横结肠推向上方，将小肠推向右侧，显露动脉瘤，解剖分离出肠系膜下动脉，阻断试验显示乙状结肠供血良好，可将其结扎，反之则需将其移植于人工血管上。游离出腹主动脉分叉部或双髂总动脉，最后在肾动脉下方游离出腹主动脉瘤颈；静脉注射肝素 0.5mg/kg 后，依次阻断瘤体近端和远端正常腹主动脉段（瘤颈），切开动脉瘤，清除血栓或粥样斑块，结扎相应的腰动脉；在动脉瘤颈部切断主动脉，并应用相应口径的人工血管行替换术，用 4-0 Prolene 缝线全周连续缝合，吻合近心端后，可将近端阻断钳移至人工血管上，再吻合远心端，最后将人工血管相应部位开一个 1.5cm 圆洞，移植肠系膜下动脉，吻合近完成时，开放远端阻断钳，排气后打结，最后开放近心端阻断钳。检查腰动脉无出血，用瘤壁包裹人工血管。右下腹安置引流管，肠管复位，逐层缝合切口。

肾上型腹主动脉瘤（胸腹主动脉瘤）[28, 29]：此类动脉瘤手术范围大，需暂时阻断腹腔动脉、肠系膜上动脉、双肾动脉、肋间动脉和腰动脉的血液供应，故可影响以上血管供血器官和脊髓的功能。阻断段内血管开口多，手术难度较大和术中出血较多。因此，手术风险大、围手术期并发症多和死亡率较高。近年，笔者采用 4 分支人工血管行胸腹主动脉瘤替换术，使手术更简化和更易止血。以下以累及全胸腹主动脉及双侧髂动脉为例说明基本手术方式和操作，如累及范围较小，手术可相应简化。

患者取右侧斜 45°～60° 卧位，左下肢伸直，经左侧第 5 肋或第 6 肋间切口，切断肋弓向前至左侧腹直肌旁，向下切开达耻骨联合上方 5cm。切开膈肌，不开腹腔，于腹膜外将左半结肠、脾、左肾、胰尾推向右侧，显露胸腹主动脉，游离出动脉瘤上方胸主动脉和瘤体远端以备阻断用，从左股动脉插入动脉管，左股静脉插二阶梯管建立体外循环。阻断动脉瘤近端和远端，纵行切开动脉瘤，切断动脉瘤颈部，清除腔内血栓及粥样斑块，认清各动脉开口，缝闭腰动脉开口及第 1～5 对肋间动脉开口，将四分叉人工血管与近端瘤颈吻合，再将腹腔动脉、肠系膜上动脉及右肾动脉开口剪成一共同血管片，与人工血管主血管远端吻合，左肾动脉开口及两侧髂动脉分别与分支血管吻合，第 6～12 对肋间动脉开口处胸主动脉成形为直径 1～1.5cm 管道与一分叉血管吻合，恢复脊髓灌注。最后，将肠系膜下动脉与右髂动脉人工血管行端-侧吻合。每完成一吻合口，则立即恢复该分支供血，尽量缩短器官缺血时间。

第五节　主动脉缩窄

主动脉缩窄（CoA）是一种常见的先天性疾病，指先天性胸主动脉局限性狭窄，病变部位管腔变小，血流受阻，缩窄近远端形成侧支循环是其明显特征。CoA 占所有先天性心脏病的 5%～8%，病变部位绝大多数为主动脉峡部（95%以上），邻近动脉导管或动脉韧带区，常伴有动脉导管未闭（PDA），可合并室间隔缺损、主动脉瓣二瓣化畸形等心血管疾病[30]。缩窄范围通常较为局限，也可为长短狭窄。缩窄程度长短不一，内径可在 2～5mm，也有缩窄至仅可通过探针者。本病与主动脉弓中断区别：CoA 患者的管腔在缩窄部位虽明显狭窄，但仍保持管腔通畅。而主动脉弓中断患者的管腔完全闭塞。

一、基 础 理 论

（一）病因与预后

主动脉峡部缩窄的发病机制尚未明确，一种观点是主动脉峡部胚胎发育和导管闭合机制异常，即动脉导管在闭合过程中导管壁的平滑肌及纤维组织收缩，波及峡部主动脉壁而引起缩窄。但对于 CoA 与动脉导管未闭合并存在、CoA 部位远离动脉导管区的病例，该学说却无法解释。另一种观点是胎儿期主动脉和肺动脉血流量失衡。出生前，胎儿峡部以上由左心室供血，峡部以下由右心室通过动脉导管供血，流经峡部的血流较少。出生三四个月以后峡部逐渐扩张，流经的血流量也逐渐增多。在正常情况下，胎儿时期左心室、右心室的搏出量大致相等。若胎儿时期左心室排出的血流量减少，则主动脉血流量减少，肺动脉血流量相应增多。流经峡部主动脉的血流量持续偏少将导致峡部主动脉狭小甚或闭塞。缩窄段主动脉中层组织形成嵴状或隔膜，凸向腔内，主动脉壁内膜层也肥厚，主动脉管腔细小，位于隔膜的中心部位或偏向一侧，典型者形成明显狭窄，导致血流受阻，造成上下肢血压差。

CoA 通常合并严重高血压，其他可能的并发症有严重脑血管病变、主动脉夹层动脉瘤、动脉炎、左心衰竭等。CoA 预后不良，自然病死率较高，平均生存年龄约为 32 岁。死亡的主要原因为细菌性心内膜炎、主动脉内膜炎、左心室破裂、左心衰竭及脑出血等。

（二）病理生理与分类

1. 病理生理　CoA 的病理生理变化主要表现为血流动力学异常（图 7-110-5），具体如下。

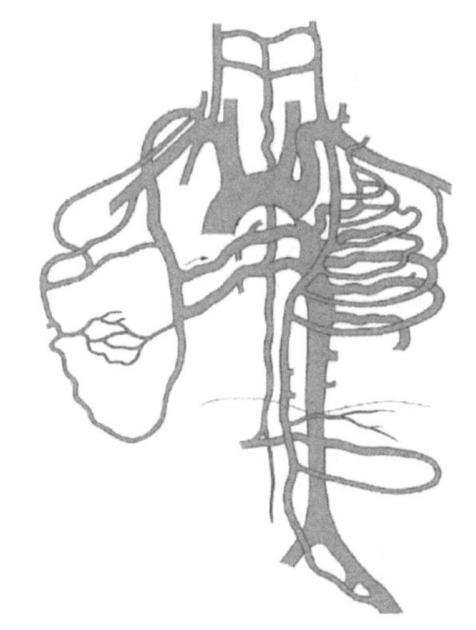

图 7-110-5　主动脉缩窄的病理生理变化

（1）缩窄近心端血压升高，继发左心室肥厚、心肌缺血损伤，甚至出现左心衰竭。脑部血管长期承受高血压可出现动脉硬化改变，甚至发生脑血管意外。

（2）缩窄远端血流减少，血压降低甚至测不到。

（3）侧支循环形成。在 CoA 发展过程中，可形成广泛的侧支循环，其发展程度与缩窄程度及患者的生存时间成正比。锁骨下动脉及其分支对缩窄远端的血液供应起着重要作用，它与肋间动脉特别是第 4～7 对肋间动脉、胸廓内动脉、腹壁上动脉、膈肌动脉及椎前动脉形成广泛侧支，使缩窄近端主动脉的血液经上述血管分流相当量的血液至缩窄远端。若左锁骨下动脉发育不全或缩窄位于左颈总动脉与左锁骨下动脉之间，则只有右侧躯干形成侧支循环。CoA 近侧端的血管及其分支因长期承受高血压，均有不同程度的扩张、增粗甚至呈瘤样改变，血管壁变薄，可发生粥样硬化、血管内膜炎及中层囊性坏死等继发改变。

2. 分类　1903 年，Bonnet 等将 CoA 分为两类：婴儿型和成人型。婴儿型后来称为导管前型，成人型称为导管后型（图 7-110-6）。这是目前临床上最实际而常用的分型。导管前型（婴儿型）缩窄位于动脉导管前，动脉导管多呈开放状态，导管供应降主动脉血流。缩窄范围较广泛，常累及主动脉弓部，侧支循环不充分。此型多见于婴幼儿，常合并其他心内畸形。症状出现早而严重，甚至在出生后第1天或第1周即出现症状，少数可延至出生6个月才出现症状。婴儿期死亡率高。导管后型（成人型）缩窄位于动脉导管之后，且动脉导管多呈闭合状态。缩窄范围多较局限，侧支循环建立充分。此型多见于成人或较大儿童，较少合并心内畸形。缩窄近端左锁骨下动脉明显扩张。缩窄段远端的肋间动脉常出现不同程度膨大与卷曲，肋间动脉在进入降主动脉处大而壁薄，可形成瘤样。CoA 常伴有左心室肥大与上肢高血压。

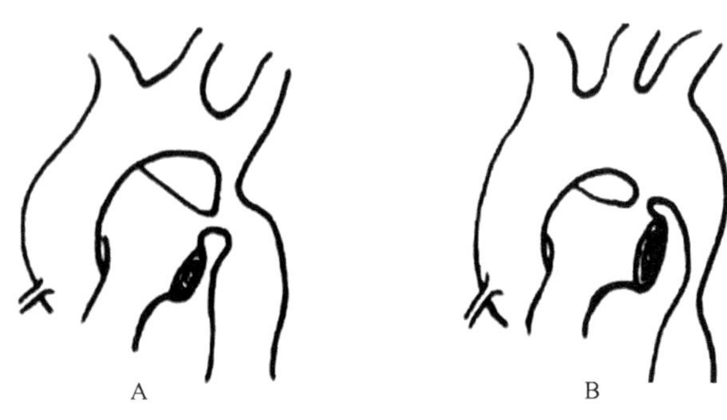

图 7-110-6 主动脉缩窄的分型

A. 导管前型；B. 导管后型

二、诊断与治疗

（一）临床表现

1. 症状

（1）导管前型：发生于婴幼儿，表现为出生后数周即出现症状，下肢血流依赖于动脉导管。如果动脉导管出生后逐渐闭合，由于婴儿侧支循环不足，缩窄远端器官缺血导致肾衰竭和酸中毒，同时左心负荷加重引起急性充血性心力衰竭。

（2）导管后型：多见于成人，常无症状，体检发现上肢高血压。部分患者由于上半身高血压，可能主诉头痛、眩晕、心悸及心前区疼痛，或者由于下肢缺血而感双下肢无力、冷凉感和间歇性跛行。增粗的侧支循环动脉压迫附近器官，产生包括臂丛神经受压所致上肢麻木、瘫痪及脊髓受压所致下肢瘫痪等症状。

2. 体征 成人 CoA 患者体格检查时，最明显的表现经常是上肢血压不同程度升高，下肢血压低于上肢 20～30mmHg 以上，甚至测不到。缩窄累及左锁骨下动脉开口时，双上肢血压可有差别。听诊：胸骨左缘第 2、3 肋间及胸骨上窝处可闻及收缩期喷射性杂音，杂音向颈部传导。

（二）影像学诊断

1. 胸部 X 线检查 儿童期可无异常改变，随着年龄增大而异常征象增多。①10 岁以上患者常显示心影增大，左心室更为明显；②“3”字征：在主动脉结处由扩大的左锁骨下动脉和缩窄段下端胸降主动脉狭窄后扩大所形成；③肋骨切迹：扩大迂曲的肋间动脉侵蚀肋骨后段下缘而形成，仅见于5岁以上的病例，最常见于第 4～9 肋，一般累及双侧肋骨；④“E”字征：食管钡餐检查在 CoA 区显示的狭窄后扩大的胸降主动脉或扩大的右侧肋间动脉在食管左壁形成的压迹。

2. 超声心动图检查 对于新生儿和小婴儿，二维超声心动图检查可明确缩窄部位、程度和长度，动脉导管是否存在及与缩窄部位的关系，是否合并其他心脏血管的畸形，其是该类患者诊断的首选方法。听诊发现心脏杂音的患者除进行胸前超声检查外，一定要常规进行胸骨上窝超声探查，通过胸骨上窝探查可显示升主动脉、主动脉弓及其分支，于降主动脉起始段发现缩窄部位、程度。应明确有无主动脉弓部异常，存在主动脉弓部异常的患者应同时检查胸降主动脉和腹主动脉。CoA 的超声诊断一定要明确缩窄的部位、程度和长度，动脉导管是否存在及与缩窄部位的关系，是否合并其他心脏血管的畸形。心脏超声检查是一种无创检查方法，可进行任意方位扫查，并能实时成像，费用低，特异性高，故已成为诊断 CoA 初筛检查。由于超声心动图检查于胸骨上窝探查主动脉弓部比较困难、易受骨组织（如胸骨）和气体的干扰，且视野小，而且 CoA 大部分是复合畸形，要求操作者不能仅满足于易于发现的心内畸形，一定要逐个部位检查，清楚探测，仔细判断，有明显的操作者依赖性。在术前判断 CoA 的部位、长度及探查缩窄的形态和程度方面，超声心动图仍有一定的局限性，CoA 的漏诊率很高。

3. 心血管造影检查 曾是诊断 CoA 的“金标准”。心血管造影检查不仅可以明确缩窄段的部位、长度及狭窄程度和缩窄距左锁骨下动脉的距离，而且还可以显示侧支循环血管，观察升主动脉、主动脉弓的发育，主动脉分支有无异常，以及是否伴发峡部动脉瘤或侧支循环动脉瘤等。由于其没有横断面，故只能显示二维结构及血管腔内的变化，不能显示动脉壁的解剖变化。当 CoA 段内径<0.5cm 且扭曲时，逆行主动脉插管导管不易通过狭窄段，需采用其他途径，如肱动脉插管等，但也存在一定的技术难度。心血管造影检查属于有创检查，具有辐射损害，有可能出现并发症和碘造影剂造成的不良反应，且患者必须住院检查，费用相对较高。因此，其不作为 CoA 的常规检查手段。

4. 多排螺旋 CT 检查 对于非婴儿期的患者，多排螺旋 CT 检查越来越多地代替导管检查成为术前确诊和术后复查的手段。螺旋 CTA 检查可以对 CoA 进行分型，通过观察血管的走行、形态，明确缩窄发生的部位、程度和范围，并能准确测量缩窄的管腔内径、病变长度，清晰显示缩窄远端主动脉情况，观察动脉导管闭合情况，显示缩窄与主动脉的关系。同时 CTA 检查还可以评估因心脏大血管的病变引起周围气管、支气管受压改变及肺部继发性改变。尽管原始断层图像对 CoA 的诊断十分重要，但存在明显不足，通过后处理软件重组出各种高质量的多角度、多方位的二维和三维影像，能直观、立体地显示 CoA 缩窄程度、范围及侧支循环和有无动脉导管未闭情况。多平面重组长轴位、短轴位图像可观察有无室间隔缺损、房间隔缺损、主动脉瓣二瓣化畸形等心内畸形，可清晰显示动脉导管外形。容积再现技术可直观显示主动脉弓的全貌及其与周围结构的解剖关系，肺动脉发育情况，冠状动脉的起源和走行及心腔内的解剖结构，大范围地显示侧支血管，能够为外科医师提供直观影像。最大密度投影可精确测量狭窄程度和动脉导管管径及长度，对球囊导管封堵术或外科手术的选择及手术方案的制订具有重要价值。

5. MRI 检查 不仅能在术前评估狭窄的部位、长度及狭窄程度等，还能评价其他并存畸形，如动脉导管未闭、室间隔缺损等。多模态 MRI 检查可评价侧支循环的数量和形态，显示有侧支循环时表明缩窄程度较严重。MRI 成像时间长，检查噪声大，有 MRI 检查禁忌证、病情危重的患者及不能合作的儿童不能进行该检查。

（三）治疗

CoA 的治疗目的是解除狭窄，重建主动脉正常血流通道，并尽可能减少并发症和缩窄周围的压力阶差。2008 年美国心脏病学会及美国心脏协会指南[31]推荐当 CoA 近远端动脉峰压差≥20mmHg 或≤20mmHg 但有明显缩窄或侧支血流的影像学证据时应予以干预。但根据笔者所在中心救治 CoA 的经验，手术指征更为保守，当 CoA 处峰值压力阶差≥50mmHg 或平均压差>20mmHg 时，应采取手术治疗或介入治疗。过去认为无症状的患儿可延迟到 4～6 岁手术，但有资料表明远期高血压的发生率与手术年龄呈正相关。小于 3 岁的患儿术后出现持续性高血压的发生率低。新生儿或婴幼儿一旦出现心力衰竭征象，需立即手术。成年人因潜在严重的并发症及较高的自然病死率，所以一经诊断就应积极手术。

1. 介入治疗 包括球囊血管成形术与血管内支架置入。球囊血管成形术：应用扩张球囊使缩窄段血管内中膜局限性撕裂和过度伸展，从而使管腔扩大，最适用于局限性隔膜 CoA，但其术后再狭窄的发生率不容忽视，McCrindle 等报道成年人球囊血管成形术后再狭窄率约为 7%[32]，这可能源于局部组织的弹性回缩或内膜继续增生，同时被破坏的主动脉内壁会成为发生主动脉夹层的危险因素。1991 年血管内支架置入的出现是介入治疗的一大飞跃。血管内支架置入可将内膜紧贴中膜，有效抵抗血管的弹性回缩，减少术中主动脉夹层、主动脉破裂发生。对于 CoA 术后再狭窄的低龄患儿，可选用球囊血管成形术治疗，对于发育充分的青少年，因主动脉的直径变化不会很大，可选用血管内支架置入[33]。对于严重或广泛弓部发育不良且暂不能手术的患儿，球囊血管成形术可作为急诊姑息手术[34]。对于缩窄段较长的成人 CoA，介入治疗的远期效果尚不明确，需要进一步技术改进和临床观察。

2. 外科治疗

（1）楔形切除吻合术：适用于缩窄段短、偏心性缩窄且缩窄上下主动脉管壁良好者。楔形切除缩窄部分的主动脉壁，未完全切断主动脉，将切口上下缘对应缝合，从而解除缩窄。

（2）纵切横缝：仅适用于病变局限于主动脉外

侧壁、长度极短的病例。此方法与楔形切除吻合术类似，也不需要切断主动脉壁，区别是此方法未切除主动脉壁而是将狭窄段主动脉壁纵行切开，再以切口两缘的中点折叠切口的上下缘并缝合，这样可避免主动脉壁全周缝合，减少了瘢痕收缩导致的再缩窄的概率。

（3）补片成形术：适用于非环形缩窄且缩窄段较长或主动脉组织韧性差，不能耐受吻合张力者。切除缩窄部分或纵行切开主动脉壁，修剪人工血管片呈椭圆形以加宽成形主动脉。人工补片成形术可避免广泛游离，吻合口无张力，从而扩大发育不良的峡部及弓部，还具有阻断时间短等优点。过去曾认为人工补片易致修复区形成动脉瘤，但现今认为动脉瘤的形成与缩窄处的内脊是否切除有关。

（4）原位端端吻合：适用于缩窄段较短、主动脉壁韧性良好的患者，能彻底切除缩窄段的组织。对于新生儿和婴儿，常选择左后外侧第3肋间进胸。近端常横经主动脉连同左锁骨下动脉一起阻断，远端主动脉阻断，靠近肺动脉端结扎动脉导管或韧带。主动脉横断后端端吻合，吻合口后壁连续缝合，前壁行间断缝合或用可吸收线连续缝合，但吻合口可能随着主动脉发育而增大。经许多学者长期随访证实，简单切除缩窄段端端吻合术虽然死亡率低，但再缩窄率较高，现已很少应用。导致再缩窄率高的常见原因：导管组织切除不够，因为它可延伸至正常的主动脉，而残留的导管组织纤维化后常可引起再缩窄；环形吻合口限制了吻合部位血管的生长发育。

（5）缩窄段切除及人造血管移植术：适用于缩窄段长，切除后无法行端端吻合者。切除缩窄段后，选用口径相同及长度适宜的人造血管，先将人造血管与近侧降主动脉行端端吻合，近端吻合完毕后，再缝合远端。若左锁骨下动脉受缩窄累及，还可以选用单分支人工血管重建左锁骨下动脉。该方法可使缩窄组织切除彻底，吻合口张力小，术后再狭窄率低，但因人工血管无生长能力，婴幼儿应用此方法成人后易发生人工血管狭窄，成人 CoA 应用此法矫治满意。

（6）锁骨下动脉垂片成形术：利用自体动脉对缩窄部位进行修补成形依然要靠主动脉组织的韧性来牵拉主动脉完成吻合（图 7-110-7），这就决定了这种方法一般只能用于年龄较小的患者。1966年 Waldhausen 和 Nahrwold 介绍了锁骨下动脉垂片成形术，其适用于 10 岁以下儿童。常规采取左后外侧进胸，显露缩窄段和左锁骨下动脉，结扎左上肋间静脉。解剖游离近段左锁骨下动脉、远端主动脉弓和主动脉峡部，包括动脉韧带或导管。在左锁骨下动脉发出分支的近端切断，左颈总动脉与左锁骨下动脉之间的主动脉弓、左锁骨下动脉、缩窄段远端分别阻断，结扎动脉韧带或导管。左锁骨下动脉后面纵行切开，远端下拉与缩窄的主动脉纵行切口吻合。术后要求近远端收缩压差＜10mmHg。这种利用锁骨下动脉修复缩窄的方法均不能完全切除缩窄组织，也不能处理同时存在的发育不良的主动脉弓，术后存在较高的残余梗阻的发生率。其他并发症包括上肢供血不足、晚期瘤样形成、锁骨下窃血综合征、霍纳综合征等。

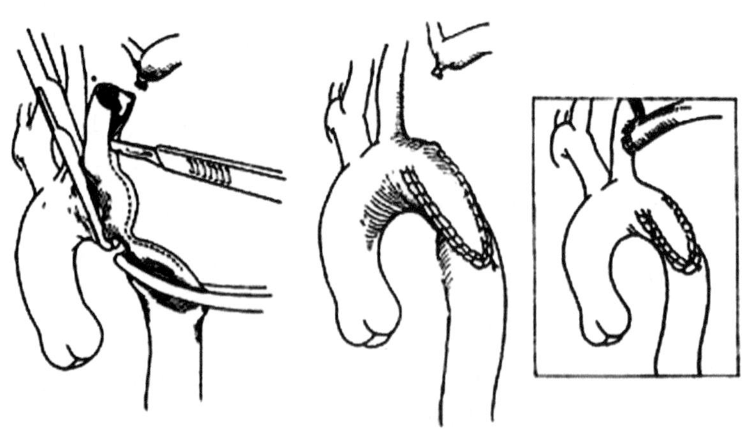

图 7-110-7 锁骨下动脉垂片成形术

（7）人工血管转流术：1974年，Siderys 等首次将人工血管转流术用于 CoA[35]。缩窄范围广泛、缩窄部位不易显露、切除有困难者或严重狭窄的高龄患者可采用人工血管转流术。现常用的有主动脉弓-降主动脉、升主动脉-腹主动脉、升主动脉-双侧髂动脉或股动脉旁路移植。最简单的是心包后径路：右侧开胸，人工血管一端吻合于升主动脉心包内的部分，经过右肺门后方。另一端吻合于膈肌上降主动脉或穿膈肌后至腹主动脉，可同期矫正心内畸形。跨越较远者可选择在腹部皮下组织走行，如此可避免腹部大切口。人工血管转流术的优点：不需要破坏侧支循环；术野清晰，止血方便；不需要深低温停循环，不用完全阻断主动脉，手术时间短；手术适应证广，疗效确切。但术后早期应叮嘱患者避免过度后仰，以防吻合口受力牵拉撕裂出血。人工血管长短设计要适宜，以防压迫周围组织或扭曲，穿横结肠韧带和膈肌处应严密缝合以预防疝发生。

CoA 手术复杂。术后出现的主要问题：①系统性动脉高血压。术后早期可出现反跳性或持久性高血压，高龄患者术后 24h 要求收缩压控制在 110mmHg。以往婴幼儿一般不给予常规的降压治疗，但即使是新生儿术后高血压亦不罕见，北美国家多倾向于术后早期给予艾司洛尔和硝普钠联合应用。②腹痛。5%～10%的患者症状明显，治疗以胃肠减压和降压为主，降压一直维持到症状消退。③乳糜胸。术后如持续有较大量的乳白色液体引流，则需再次手术。④截瘫。如侧支循环发育差，则发生截瘫的风险大，术前尽可能明确侧支的发育情况，如无法确定，主动脉近端阻断后，若测远端压力＜50mmHg，则术中需采用低温、架临时血管桥或左心转流等策略。⑤晚期瘤形成。其多发生于补片成形术后。⑥再狭窄。可能因素有缝合缘生长欠缺、局部内中膜增生、导管组织遗留、缝合缘过紧、补片不合理、管道过细或人工血管扭折。遗留的发育不良弓部可导致残留压差，年龄较小的患者总是有较高的再狭窄率，一旦出现，应积极治疗。总之，各种手术方法都有其优缺点，应根据个体差异选择或制订最适合个体的治疗方案才能取得最佳的手术效果。尽管 CoA 修复后中期观察患者未出现心室肥厚、颈动脉内膜增厚等，但远期监测结果提示大动脉硬度及左心室重量明显增加，这可能会增加心血管风险事件[36]。因此，长期监测对各种治疗方案的远期评估很有价值。

（朱俊明　肖付诚）

参考文献

[1] Howard DP，Banerjee A，Fairhead JF，et al. Population-based study of incidence and outcome of acute aortic dissection and premorbid risk factor control：10-year results from the Oxford Vascular Study[J]. Circulation，2013，127（20）：2031-2037.

[2] Nienaber CA，Fattori R，Mehta RH，et al. Gender-related differences in acute aortic dissection[J]. Circulation，2004，109（24）：3014-3021.

[3] Mehta RH，Manfredini R，Hassan F，et al. Chronobiological patterns of acute aortic dissection[J]. Circulation，2002，106（9）：1110-1115.

[4] Fox KA，Eagle KA，Gore JM，et al. The Global Registry of Acute Coronary Events，1999 to 2009--GRACE[J]. Heart，2010，96（14）：1095-1101.

[5] Xiao FC，Ma WG，Ge YP，et al. Does preoperative dual antiplatelet therapy affect bleeding and mortality after total arch repair for acute type A dissection?[J]. Interact Cardiovasc Thorac Surg，2022，34（1）：120-127.

[6] Hansson EC，Geirsson A，Hjortdal V，et al. Preoperative dual antiplatelet therapy increases bleeding and transfusions but not mortality in acute aortic dissection type A repair[J]. Eur J Cardiothorac Surg，2019，56（1）：182-188.

[7] Malaisrie SC，Szeto WY，Halas M，et al. 2021 The American Association for Thoracic Surgery expert consensus document：Surgical treatment of acute type A aortic dissection[J]. J Thorac Cardiovasc Surg，2021，162（3）：735-758.

[8] Sun L，Qi R，Zhu J，et al. Total arch replacement combined with stented elephant trunk implantation：A new "standard" therapy for type a dissection involving repair of the aortic arch?[J]. Circulation，2011，123（9）：971-978.

[9] Chen SW，Chen Y，Ma WG，et al. Limited vs. extended repair for acute type Ⅰ aortic dissection：Long-term outcomes over a decade in Beijing Anzhen Hospital[J]. Chin Med J（Engl），2021，134（8）：986-988.

[10] Evangelista A，Mukherjee D，Mehta RH，et al. Acute intramural hematoma of the aorta：A mystery in evolution[J]. Circulation，2005，111（8）：1063-1070.

[11] Zhu JM，Ma WG，Peterss S，et al. Aortic dissection in pregnancy：Management strategy and outcomes[J]. Ann Thorac Surg，2017，103（4）：1199-1206.

[12] Immer FF，Bansi AG，Immer-Bansi AS，et al. Aortic dissection in pregnancy：Analysis of risk factors and outcome[J]. Ann Thorac Surg，2003，76（1）：309-314.

[13] Jayaram A，Carp HM，Davis L，et al. Pregnancy complicated by aortic dissection：Caesarean delivery during extradural anaesthesia[J]. Br J Anaesth，1995，75

(3): 358-360.

[14] Pedowitz P, Perell A. Aneurysms complicated by pregnancy. Ⅰ. Aneurysms of the aorta and its major branches[J]. Am J Obstet Gynecol, 1957, 73(4): 720-735.

[15] Collins D. Aetiology and management of acute cardiac tamponade[J]. Crit Care Resusc, 2004, 6 (1): 54-58.

[16] Rajagopalan S, Nwazota N, Chandrasekhar S. Outcomes in pregnant women with acute aortic dissections: A review of the literature from 2003 to 2013[J]. Int J Obstet Anesth, 2014, 23 (4): 348-356.

[17] John AS, Gurley F, Schaff HV, et al. Cardiopulmonary bypass during pregnancy[J]. Ann Thorac Surg, 2011, 91 (4): 1191-1196.

[18] Kaya B, Tuten A, Daglar K, et al. Balloon tamponade for the management of postpartum uterine hemorrhage[J]. J Perinat Med, 2014, 42 (6): 745-753.

[19] Regitz-Zagrosek V, Blomstrom LC, Borghi C, et al. ESC Guidelines on the management of cardiovascular diseases during pregnancy: The Task Force on the Management of Cardiovascular Diseases during Pregnancy of the European Society of Cardiology (ESC) [J]. Eur Heart J, 2011, 32 (24): 3147-3197.

[20] Kieffer E, Fukui S, Chiras J, et al. Spinal cord arteriography: A safe adjunct before descending thoracic or thoracoabdominal aortic aneurysmectomy[J]. J Vasc Surg, 2002, 35 (2): 262-268.

[21] de Bakey ME, Crawford ES. Surgical considerations of acquired diseases of the aorta and major peripheral arteries. Ⅱ. Dissecting aneurysms of the aorta[J]. Mod Concepts Cardiovasc Dis, 1959, 28: 563-564.

[22] Debakey ME, Henly WS, Cooley DA, et al. Surgical management of dissecting aneurysms of the aorta[J]. J Thorac Cardiovasc Surg, 1965, 49: 130-149.

[23] Daily PO, Trueblood HW, Stinson EB, et al. Management of acute aortic dissections[J]. Ann Thorac Surg, 1970, 10 (3): 237-247.

[24] Liu ZG, Sun LZ, Chang Q, et al. Should the "elephant trunk" be skeletonized? Total arch replacement combined with stented elephant trunk implantation for Stanford type A aortic dissection[J]. J Thorac Cardiovasc Surg, 2006, 131 (1): 107-113.

[25] Plantinga LC, Miller ER, Stevens LA, et al. Blood pressure control among persons without and with chronic kidney disease: US trends and risk factors 1999-2006[J]. Hypertension, 2009, 54 (1): 47-56.

[26] Strauch JT, Spielvogel D, Lauten A, et al. Technical advances in total aortic arch replacement[J]. Ann Thorac Surg, 2004, 77 (2): 581-589, 589-590.

[27] Tabayashi K, Tsuru Y, Akimoto H, et al. True aneurysm of the ascending aorta and/or aortic arch; Determinants of late surgical outcome[J]. Kyobu Geka, 2002, 55 (4): 299-304.

[28] 程力剑，孙立忠，朱俊明，等. 63 例全胸腹主动脉置换术患者中期结果分析[J]. 中国胸心血管外科临床杂志，2009，16（5）：339-343.

[29] Hu XP, Chang Q, Zhu JM, et al. One-stage total or subtotal aortic replacement[J]. Ann Thorac Surg, 2006, 82 (2): 542-546.

[30] Perloff JK. The variant associations of aortic isthmic coarctation[J]. Am J Cardiol, 2010, 106(7): 1038-1041.

[31] Warnes CA, Williams RG, Bashore TM, et al. ACC/AHA 2008 guidelines for the management of adults with congenital heart disease: A report of the American College of Cardiology/American Heart Association Task Force on Practice Guidelines (Writing Committee to Develop Guidelines on the Management of Adults With Congenital Heart Disease). Developed in Collaboration With the American Society of Echocardiography, Heart Rhythm Society, International Society for Adult Congenital Heart Disease, Society for Cardiovascular Angiography and Interventions, and Society of Thoracic Surgeons[J]. J Am Coll Cardiol, 2008, 52 (23): e143-e263.

[32] McCrindle BW, Jones TK, Morrow WR, et al. Acute results of balloon angioplasty of native coarctation versus recurrent aortic obstruction are equivalent. Valvuloplasty and Angioplasty of Congenital Anomalies (VACA) Registry Investigators[J]. J Am Coll Cardiol, 1996, 28 (7): 1810-1817.

[33] Suarez DLJ, Pan M, Romero M, et al. Percutaneous interventions on severe coarctation of the aorta: A 21-year experience[J]. Pediatr Cardiol, 2005, 26 (2): 176-189.

[34] 周渊，戴汝平，王桂琴，等. 经皮球囊扩张治疗先天性弓发育不良型主动脉缩窄中远期效果不良[J]. 中华心血管病杂志，2005，(7)：636-637.

[35] Siderys H, Graffis R, Halbrook H, et al. A technique for management of inaccessible coarctation of the aorta[J]. J Thorac Cardiovasc Surg, 1974, 67 (4): 568-570.

[36] Ou P, Celermajer DS, Jolivet O, et al. Increased central aortic stiffness and left ventricular mass in normotensive young subjects after successful coarctation repair[J]. Am Heart J, 2008, 155 (1): 187-193.

第111章 高血压与周围血管疾病

临床上与高血压关系密切的周围血管疾病多为周围动脉疾病（peripheral artery disease，PAD），PAD指除冠状动脉和颅内动脉以外的动脉疾病，包括动脉狭窄、动脉闭塞及动脉瘤。PAD的病因很多，但目前认为动脉粥样硬化仍然是PAD的主要病因，高血压作为动脉粥样硬化明确的危险因素之一，导致高血压患者动脉粥样硬化的发生率可提高至正常人的4倍。PAD可导致严重的后果，包括截肢、偏瘫、肾衰竭、主动脉瘤破裂等，更为重要的是PAD患者心肌梗死和脑卒中的发生率、死亡率明显增加。下肢动脉粥样硬化性疾病（lower extremity atherosclerotic disease，LEAD）患者心肌梗死的危险增加20%～60%，脑卒中的危险增加约40%，而严重肢体缺血的患者1年病死率约为25%，截肢者可达45%。在社区人群动脉粥样硬化发病风险研究中，LEAD患者脑卒中或短暂性脑缺血发作（TIA）风险较其他人增加4～5倍。

鉴于PAD早预防、早发现、早治疗的重要性，随着高血压病因筛查、脑卒中筛查及血管外科的普及，以及影像学技术和治疗手段的不断发展，目前PAD患者对自身病情的知晓率呈明显增加趋势。本章主要阐述PAD的流行病学、发病机制与病理生理、诊断与处理的总原则与方法，并对高血压患者中常见的几种PAD疾病的诊断与处理的特殊性进行介绍。

第一节 基础理论

一、流行病学

在我国年龄大于60岁的人群中，PAD的估测患病率超过10%[1]。其中狭窄、闭塞性病变好发于头臂干、肾动脉、腹主动脉及下肢动脉，而动脉瘤性病变多好发于腹主动脉。PAD的患病率随着年龄的增长和致动脉粥样硬化因素的增多而增加。已有高血压与PAD的横断面研究显示[2]，高血压患者血压水平越高，分级越大，其PAD的患病风险越高，收缩压每升高10mmHg，PAD的患病率增加19%。

LEAD是中老年人常见的临床综合征，国外的流行病学调查结果显示，LEAD的患病率为3.9%～29%。我国文献报道，根据研究人群的不同，LEAD的患病率有较大区别，如35岁以上人群为2.1%～6.0%，北京市60岁以上人群为16.4%，代谢综合征患者为22.5%，糖尿病患者为19.4%。我国的流行病学资料显示，LEAD的发生和严重程度与年龄、吸烟、糖尿病病程、血糖稳定程度、高收缩压、高总胆固醇（TC）和高低密度脂蛋白胆固醇（LDL-C）呈正相关。80%以上的LEAD患者目前正在吸烟或有吸烟史，吸烟使LEAD的危险增加2～6倍，使间歇性跛行的危险增加3～10倍。糖尿病使LEAD发生的危险增加2～4倍，12%～20%的LEAD患者有糖尿病，糖尿病使男性和女性间歇性跛行的危险分别增加3.5倍和8.6倍，糖尿病患者发生严重肢体缺血的危险高于非糖尿病患者；伴有LEAD的糖尿病患者截肢的可能性较非糖尿病患者高7～15倍。TC升高2.6mmol/L，LEAD发生的危险增加5%～10%。

Meta分析显示[3]，随着年龄增长，颈动脉狭窄（carotid artery stenosis，CAS）的患病率升高，范围为0.9%～11.3%。颅外颈动脉狭窄与脑血管病特别是缺血性脑卒中有着十分密切的关系，约30%的缺血性脑卒中是由颅外段颈动脉狭窄病变引起的。国外研究发现65岁以上颈动脉狭窄患者中7%～10%的男性和5%～7%的女性颈动脉狭窄超过50%。颈动脉狭窄程度为75%的患者中，1年发生缺血性脑卒中的可能性为10.5%，5年内为30%～37%，颈动脉狭窄程度为70%～90%且合并脑缺血的患者中1年内26%～28%的患者发生缺血性脑卒中。

锁骨下动脉狭窄诊断大多是基于臂间收缩压差≥10mmHg或15mmHg，与血管造影诊断锁骨下动脉疾病比较，该测量方法特异度高（90%），但敏感度不高（仅50%）；基于这个标准，流行病学调查锁骨下动脉狭窄患病率估计为2%，伴有LEAD的患者中锁骨下动脉狭窄发生率可增至9%[4]。

肾动脉狭窄（renal artery stenosis，RAS）是由多种病因引起的一种肾血管性疾病，长期缺血影响血流动力学可引起缺血性肾病，增加心血管疾病恶化的风险。有研究对美国65岁以上的老年人通过超声检查发现肾动脉疾病的患病率约为7%，且确诊患者中50%以上可发生肾动脉狭窄，其中12%为双侧狭窄，12%已闭塞。尸检筛查发现小于55岁的人群中肾动脉狭窄患病率为6%，大于75岁患病率为40%。而在高危人群中肾动脉狭窄的患病率呈增高趋势，冠状动脉疾病患者的肾动脉狭窄患病率为15%～22%；接受颈动脉狭窄治疗的患者中，其患病率为20%～27%。

腹主动脉瘤（abdominal aortic aneurysm，AAA）曾被认为是威胁生命的常见病，近十余年来由于血管外科诊疗技术的不断发展，腹主动脉瘤的发病率和诊出率越来越高，减少了并发症，延长了患者的生命。在国外，60岁以上人群中腹主动脉瘤发病率达2%～4%，且老年男性多见。流行病学资料表明，未经治疗的腹主动脉瘤患者的5年内破裂率与瘤体直径有关：瘤体直径在4cm以内者为10%～15%，5cm以内者为20%，6cm以内者为33%，7cm以上者为75%～95%。

二、发病机制与病理生理

动脉粥样硬化不仅是心血管疾病的病理基础，也是PAD最主要的病因，PAD患者约90%以上存在动脉粥样硬化。动脉粥样硬化不仅造成血管自身病理变化，还导致严重心血管疾病，严重威胁患者生命。其他如大动脉炎、先天性畸形、创伤、诊疗操作等也可导致PAD。

（一）发病机制

动脉粥样硬化的具体病因不明，只能发现和确定相关的危险因素，主要危险因素包括高血压、糖代谢异常、血脂代谢异常、吸烟、肥胖、心血管疾病家族史、年龄增长、性别，其他因素包括精神因素、口服避孕药、不健康的饮食习惯（高热量、高动物脂肪、高胆固醇、高糖饮食）等。

动脉粥样硬化的形成机制有多种学说，包括脂质浸润学说、动脉内皮损伤学说、炎性反应学说、免疫学说、血流动力学学说。本章就动脉内皮损伤学说进行介绍。在各种动脉粥样硬化危险因素作用下，动脉血管内皮细胞损伤，细胞之间出现裂隙，低密度脂蛋白胆固醇通过受损的动脉内皮进入血管壁内膜下，并氧化修饰成氧化低密度脂蛋白胆固醇，加重动脉内皮损伤。随后单核细胞和淋巴细胞从受损的内皮细胞之间移入内膜下成为巨噬细胞，吞噬氧化低密度脂蛋白胆固醇，转变为泡沫细胞。泡沫细胞破裂释放脂质积聚形成脂质点；脂质点增多，再加上移行到血管内皮下增殖并吞噬脂质的平滑肌细胞，形成脂质条纹。脂质沉积增多，同时平滑肌细胞合成和分泌胶原、蛋白多糖和弹性蛋白等构成斑块基质，就会形成（纤维）粥样斑块。

（二）病理生理

动脉粥样硬化好发于动脉分支开口、弯曲及狭窄部位，在这些部位血液易发生湍流，血管壁受到拉、伸应力也较大，如果合并高血压，则高压力、高流量的血流冲击更易使动脉内膜受损，因此高血压通过促进内皮功能紊乱和动脉斑块形成加速粥样硬化的发展。

1. LEAD　好发于腹主动脉下段、髂动脉、股动脉、腘动脉等大中动脉。当动脉粥样硬化导致下肢动脉管腔明显狭窄，狭窄超过 70%时，则血流动力学发生改变而引起远端供血不足，肢体出现缺血症状，可因供血不足致耗氧量增加（如行走）而出现疼痛，休息后好转，即间歇性跛行；当动脉管腔完全阻塞而侧支循环又不能建立时，足趾可出现干性坏疽；斑块内出血或破裂导致继发性血栓形成，引起肢体重度缺血甚至坏死。而当 LEAD 患者合并糖尿病周围血管病变时，则膝下动脉多受累。

2. 颈动脉狭窄　动脉粥样硬化性颈动脉狭窄好发部位为颈总动脉分叉处，特别是颈动脉小球，其次为颈总动脉起始段；斑块可分为纤维性斑块和复合性斑块两类。颅外段颈动脉硬化病变引起脑缺血症状主要有下述两种机制：斑块或血栓脱落形成栓子致颅内动脉栓塞；狭窄造成远端脑组织血流低灌注。一般认为，颈动脉的狭窄程度、斑块的形态特征与脑缺血症状之间均密切相关。长期供血不足可致脑实质萎缩，表现为脑回变窄、皮质变薄、脑沟变宽变深，脑重量减轻；急性供血不足可导致缺血性脑卒中发生。

3. 锁骨下动脉狭窄　锁骨下动脉或头臂干在其近心端发出椎动脉前管腔狭窄或闭塞引起脑血流经大脑动脉环，再经同侧椎动脉"虹吸"引流，使部分脑血流逆行灌流患侧上肢，从而引起脑局部缺血，即锁骨下动脉窃血综合征（subclavian steal syndrome，SSS），SSS 是椎基底动脉供血不足所致的一组症候群。

4. 肾动脉狭窄　肾动脉粥样硬化病变最常累及肾动脉开口处及主干近侧端，也可累及弓形动脉和叶间动脉。肾动脉狭窄常引起顽固性肾血管性高血压；也可因斑块合并血栓形成导致肾组织梗死，梗死灶机化后遗留较大的瘢痕，多个瘢痕可使肾脏缩小，称为动脉粥样硬化性固缩肾。

肾素-血管紧张素-醛固酮系统（RAAS）和激肽释放酶-激肽系统在肾动脉狭窄引起肾血管性高血压时激活。

不同肾动脉狭窄的患者激活RAAS引起的肾血管性高血压分类：①肾素依赖型高血压，即高肾素型高血压，可见于单侧肾动脉狭窄患者。肾动脉狭窄后，肾内血液供应减少和肾内压降低，促使肾素分泌增多，导致血管紧张素Ⅱ升高而产生高血压。高肾素血症使对侧肾脏的肾素分泌受到抑制，肾素分泌下降和排钠增加，未能反馈性地抑制患侧肾素分泌，血浆肾素水平增多，产生血管紧张素Ⅱ、Ⅲ，形成肾素依赖型高血压。②容量依赖型高血压，即低肾素型高血压，多见于双侧肾动脉狭窄患者。由于血压升高引起的利尿反应消失，肾脏钠排泄降低，血浆容量扩张，通过反馈使肾素水平正常，即容量性高血压。③正常肾素型高血压，又称混合型高血压，是指上述两种机制混合存在，即兼有钠排泄障碍和肾素分泌增加。一方面血容量扩张，另一方面小动脉收缩增强，两者均可导致血压升高。血压升高和血容量增加又可抑制肾素分泌，最后达到动态平衡。

激肽释放酶-激肽系统具有对抗 RAAS 的作用，通过扩张小动脉、促进水盐排出、改善肾皮质血供、拮抗血管紧张素Ⅱ等作用使血压下降。

纤维肌发育不良、多发性大动脉炎等可以导致肾动脉狭窄发生。大动脉炎为主动脉及主要分支的慢性非特异性炎症，累及肾动脉造成狭窄及肾缺血，好发于 30 岁以下女性；肾动脉纤维肌发育不良的病变多位于肾动脉远端 2/3 及其分支，以青中年妇女多见，可分为内膜纤维增生、中膜纤维肌发育不良和外膜或外膜周围纤维增生等亚型。

5. 腹主动脉瘤 由于动脉粥样硬化等原因使动脉壁的结构失去正常的完整性，管腔狭窄使血流形成漩涡及血流增速，对血管壁的冲击力增大，使血管扩张，形成动脉瘤。血管的直径增加，使得血管壁所承受的张力明显增加，在持续高压血流的冲击下，动脉壁薄弱部分越来越膨胀，使瘤体越来越大，最后导致动脉壁破裂，发生致命性大出血。

动脉瘤一般为单个球形或梭形，病理上可分为三类：①真性动脉瘤，瘤壁层结构完整；②假性动脉瘤，无完整动脉壁结构，瘤壁由动脉内膜或纤维组织构成，瘤腔与动脉管腔相通，临床多见于创伤性动脉瘤；③夹层动脉瘤，动脉内膜破裂后，动脉血流经动脉内膜及中膜间穿行，使动脉壁分离、膨出，瘤体远端可与血管腔再相通，呈夹层双腔状。动脉瘤内可形成附壁血栓，可继发感染；瘤壁薄弱处可破裂，引起严重出血。

第二节 周围动脉疾病的诊断

LEAD 是全身动脉粥样硬化的缩影，因此在高血压的诊治过程中，重视对 LEAD 的早期发现并控制高危因素，有助于延缓其他部位动脉粥样硬化进展，减少心脑血管意外发生。

一、临床表现

（一）症状

1. LEAD 根据病变血管管腔狭窄、闭塞及远端肢体缺血程度，LEAD 可分为无症状型、间歇性跛行（intermittent claudication，IC）、严重肢体缺血。

（1）无症状型 LEAD：部分 LEAD 患者无下肢局部缺血或跛行症状，称非典型症状或无症状，但是存在下肢运动功能受损的表现：①站立平衡能力减弱；②由坐姿起立的时间延长；③步行速度减缓，步行距离缩短。该类患者可能病变轻，亦有可能侧支循环建立丰富，基本可以代偿，但合并的危险因素与症状典型患者类似，与正常人群相比，发生心脑血管意外的风险增加。

（2）间歇性跛行：LEAD 患者活动诱发的缺血所致局限于特定肢体肌群的疲乏、不适或单纯疼痛，并随活动进一步加剧，直至患者因不堪痛苦而停步。

其疼痛的发生特点：①步行一段距离时发生一侧或双侧下肢疼痛，疼痛总是累及一个功能肌肉单位（如小腿、臀部、大腿等），其中以小腿肌群疼痛最常见；②疼痛持续存在，直到患者站立休息一段时间，表现为典型的“行走—疼痛—休息—缓解”的重复规律，每次疼痛出现前行走的距离亦大致相当；③病变越重，每次疼痛出现前行走的距离越短。

症状与病变部位：行走时小腿不适，提示股浅动脉狭窄或阻塞；大腿和小腿疼痛，提示髂-股动脉狭窄或阻塞；髋部和臀部疼痛，提示主-髂动脉狭窄或阻塞；男性患者如有勃起功能障碍伴股动脉搏动消失，提示下段腹主动脉全阻塞，或双侧髂内动脉开口近端狭窄或闭塞。

（3）严重肢体缺血：①静息痛，休息时疼痛，提示严重的动脉阻塞，常是肢体丧失运动功能的先兆；②疼痛，常发生于夜间，与平卧位丧失了重力性血流灌注作用有关；③患者常于入睡后数小时因严重烧灼痛而疼醒，肢体下垂后，疼痛可能减轻；④病程晚期，休息时疼痛可持续存在，肢体下垂亦不能缓解。

多种原因（栓塞、继发血栓）引起肢体血流灌注骤然降低导致急性肢体缺血，可能发生于下肢动脉无病变的患者，可以是先前无症状 LEAD 的第一症状，也可以是 LEAD 患者病情恶化的原因。急性肢体缺血患者表现为患肢疼痛、麻痹、感觉异常、皮肤苍白、无脉（即 5P 征）。

2. CAS

（1）无症状性 CAS：部分颈动脉狭窄患者在临床上无任何神经系统的症状，仅体格检查时发现相关体征。但对部分患者进行影像学检查时可能发现腔隙性脑梗死征象。

（2）症状性 CAS：CAS 导致的脑缺血性神经功能损害临床表现主要分为三类，即 TIA、可逆性缺血性脑疾病（reversible ischemic neurologic deficit，RIND）和缺血性脑卒中。①TIA：局部神经症状或功能丧失多在发病 24h 内完全恢复，影像学检查无局灶性病变，症状主要包括一侧肢体感觉或运动功能短暂性障碍、一过性单眼黑矇或失语。②RIND：脑缺血性局灶性神经障碍持续 24h 以上，但在 1 周内完全恢复。影像学检查显示局灶性病变。③缺血性脑卒中：脑缺血性神经障碍恢复时间超过 1 周或有脑卒中后遗症，并具有相应的神经系统症状、体征和影像学征象。

3. 锁骨下动脉狭窄 锁骨下动脉狭窄的症状主要为肢体缺血症状和神经系统缺血症状。

（1）肢体缺血症状：患侧肢体由于供血不足而出现一系列表现，典型的表现为上肢乏力、皮肤苍白、麻木、疼痛、脉弱或无脉，在运动时表现最明显。

（2）神经系统缺血症状：锁骨下动脉狭窄患者可出现眩晕、晕厥、复视、共济失调，也可以出现两侧感觉或运动障碍、构音障碍等。缺血症状可间断出现。上肢运动可以临时减少椎动脉的血液供应，导致大脑后部缺血加重，出现症状。

4. 肾动脉狭窄 大部分肾动脉狭窄患者除高血压外没有明显症状，只是在查体或影像学检查时被偶然发现，或因顽固性高血压就诊时检查发现。肾血管性高血压主要表现为无法用药物控制，舒张压升高更明显。高血压病程通常较短，但进展迅速；或有较长高血压病程，但突然恶化。无高血压家族史，一般抗高血压药物治疗效果不佳。

5. 腹主动脉瘤 多数腹主动脉瘤无明显症状，多为体检时或无意中发现腹部有搏动性肿物。有一些患者会有腹痛，疼痛多位于脐周及中上腹部，如果为突发的疼痛，要警惕有夹层动脉瘤形成及动脉瘤破裂的可能。动脉瘤侵犯腰椎时，可有腰骶部疼痛。

此外，患者常有下肢急、慢性缺血的症状。有时动脉瘤增大，甚至穿入十二指肠或空肠，从而引发上消化道出血；瘤体增大压迫胆总管导致黄疸；瘤体压迫十二指肠引起肠梗阻；腹腔动脉和肠系膜上动脉缺血时，患者可出现餐后疼痛；瘤体压迫输尿管引起肾盂积水、肾绞痛或血尿；瘤体压迫膀胱可引起尿频、尿流呈波动状等。最危险的是瘤壁越来越薄，在血压升高、外伤等因素刺激时，瘤体容易出现破裂，导致失血性休克甚至危及生命。

（二）体征

1. 动脉搏动触诊 检查周围动脉搏动情况是检查周围血管疾病的重要步骤。对 LEAD 患者双侧股动脉、腘动脉、足背动脉、胫后动脉进行触诊，如果一侧搏动显著减弱或消失，提示有动脉闭塞；动脉搏动特别强烈提示动脉瘤的可能。

CAS 时颈动脉搏动减弱或消失。听诊时在颈根部和颈动脉行径可以听到杂音，轻度狭窄、极重度狭窄或闭塞时杂音可能消失。同时还要注意其他部位动脉的情况。神经系统检查可以有阳性体征，有助于了解脑缺血的程度和部位。眼底检查可在眼底动脉分叉处见到微栓，多为胆固醇结晶。

2. 病变血管近端杂音 收缩期杂音提示动脉狭窄，伴有震颤提示动脉狭窄严重。但血管杂音并不一定意味动脉狭窄，因为杂音可能从心脏传导而来，或发生于高血循环量（如甲状腺功能亢进症）、贫血或动静脉瘘患者，狭窄较轻（＜50%）或过于严重（＞90%）患者通常听不到杂音。

于锁骨下动脉狭窄患者的锁骨上窝可以听到血管杂音，患侧血压低于正常侧 20mmHg。

于部分肾动脉狭窄患者上腹部正中或脐部两侧 2～3cm，偶于背部第 2 腰椎水平处，可听到粗糙响亮的收缩期杂音，或收缩期和舒张期均有的连续性杂音。

腹主动脉瘤患者最主要的体征是在脐周围或中上腹部扪及膨胀性搏动的肿块，瘤体直径 3～20cm。病变早期瘤体没有压痛，当增大到一定程度时，可有不同程度的压痛，并可听到收缩期杂音和触及震颤感。有时瘤体增大到一定程度时，瘤内血栓不断形成可以引起下肢缺血症状，如下肢血压下降，胫后动脉和足背动脉搏动减弱或消失，或瘤体内血块或钙化碎片脱落阻塞下肢动脉而引起急性下肢缺血症状。瘤体压迫髂静脉引起下肢肿胀。瘤体压迫精索静脉可引起精索静脉曲张。

3. 其他 将 LEAD 患者患肢上抬，与水平成 60°角，在 60s 内出现皮肤苍白提示动脉闭塞；再将肢体下垂，如肢体皮肤转红的时间＞1s，表浅静脉充盈的时间＞15s，亦提示动脉闭塞，且延长的时间与缺血程度有关。应特别注意 LEAD 患者静脉充盈情况、皮肤色泽和温度，有无肢体部位汗毛脱落、足底皮肤过度角化、趾甲真菌病、压疮及皮肤缺损、坏疽和局部炎症情况。

二、辅助检查

（一）动脉血管硬度

1. 踝臂指数（ABI）测定 是快速有效的 LEAD 确诊方法，间歇性跛行患者初诊时均需由有经验的临床医师测定ABI，但少部分糖尿病或高龄患者可能会因足背动脉硬化、血管弹性差而影响收缩压的测量。方法：用袖带血压计分别测定双侧肱动脉和双侧踝动脉收缩压，并将两者进行比较。ABI的诊断标准：静息ABI＜0.9通常可确诊LEAD，其检出血管造影阳性的LEAD的敏感度为90%，特异度为95%；ABI＜0.4提示重度LEAD；ABI 0.4～0.9提示轻中度LEAD；ABI 0.91～1.3属临界值，需行平板运动试验；ABI＞1.3需进一步检查是否存在LEAD。

ABI运动试验包括平板运动试验及6min步行试验，可进一步评估LEAD患者。

2. 趾肱指数（toe branch index，TBI）测定 是LEAD患者存在小动脉阻塞性疾病时定量测量血流灌注的方法，可用于胫后动脉、足背动脉严重硬化的患者。方法：用特制小袖带置于踇趾，超声多普勒血流仪测量趾动脉收缩压，并与肱动脉收缩压进行比较，TBI＜0.6属于异常，TBI＜0.15（趾动脉压＜20mmHg）见于静息痛患者。TBI可用于诊断血管弹性差、ABI可信度低（通常是因为长期糖尿病或高龄）的可疑LEAD患者。

（二）影像学检查

1. 多普勒超声检查

（1）彩色多普勒超声检查：是快速、简便、无创伤的诊断方法。其可对LEAD患者进行解剖定位，判断狭窄的严重程度，用于选择适合腔内治疗的LEAD患者和适合血管旁路移植术的LEAD患者，对其进行随访，对股浅动脉阻塞检测的准确性比腹主动脉和髂动脉高，但其不能提供可视化的动脉解剖，对扭曲、重叠或严重钙化的动脉节段准确性有限，对髂动脉不敏感。其准确性与操作者的熟练程度有关。

对于CAS患者，彩色多普勒超声检查不但可显示颈动脉的解剖图像，还可显示动脉内血栓及血流量、血流速度、血流方向等。其诊断颈动脉通畅程度的准确性在95%以上。其还可以帮助判断动脉硬化斑块的性质，为治疗方案的制订和判断预后提供比较可靠的资料。同时也是疾病筛查和随访的有效手段。

对于锁骨下动脉狭窄的患者，彩色多普勒超声检查可以帮助观察锁骨下动脉斑块或阻塞、血流减慢等，能帮助发现椎动脉的血液逆流及颈动脉、锁骨下动脉的任何严重狭窄或闭塞性病变。

将腹部B超直接检查肾动脉与彩色多普勒超声测定肾血流技术相结合是目前诊断肾动脉狭窄最常用的筛查方法，检查特异度高，能显示肾动脉解剖结构、肾内血流动力学和肾脏体积。统计显示，该技术诊断肾动脉狭窄的阳性预测值与阴性预测值均在90%以上。临床一般将普通超声与彩色多普勒超声结合起来，通过测量肾动脉的血流动力学指标进行肾动脉狭窄的筛选和随访。

彩色多普勒超声检查有助于腹主动脉瘤的诊断，根据扫描图像可以了解下列问题：有无腹主动脉瘤；腹主动脉瘤的直径大小；动脉瘤腔内有无血栓形成，血栓部位、大小、范围及动脉瘤腔内通道口径大小；动脉瘤壁的厚度、完整性及搏动的幅度；腹主动脉瘤上下端腹主动脉的腔径大小、规则及钙化程度；肾动脉以下是否有正常腹主动脉，如有，则可确定为肾下型腹主动脉瘤；腹主动脉壁是否存在夹层及真假腔的血运情况；髂动脉管腔是否有瘤样扩张，如有，则提示合并髂动脉瘤；因为超声检查为无损伤的检查，可以对非手术患者进行追踪观察，了解瘤体增长程度，可以了解手术后患者手术效果，可以检查腹主动脉瘤腔内隔绝术后的患者是否存在Ⅰ、Ⅱ型内漏。

（2）经颅多普勒超声（TCD）检查：目前TCD检查已被广泛应用于临床，能发现脑血管狭窄或闭塞造成的颅内外血流动力学异常，为脑血管病提供客观的诊断依据。

CAS患者可行TCD检查以了解颅内血流速度和频谱，进而评价大脑动脉环的血流量和血流方向，评价侧支循环建立的情况等。颅骨过厚患者结果欠佳，青光眼患者禁行眼窗检查。

2. CT血管成像（CTA）和磁共振血管成像（MRA）检查 是无创性血管成像检查方法，可以诊断PAD患者的病变解剖部位和明显的狭窄病变，为诊断和治疗提供参考和依据。CTA和MRA已经初步取代过去的动脉造影与数字减影血管造影（DSA）。对MRA检查有禁忌的患者如安装起搏器、除颤器者不可行MRA检查。CTA空间分辨率低于动脉数字减影血管造影，静脉注射造影剂使动脉充盈不明显，精确度和有效性不如MRA检查，因需要用含碘造影剂，肾功能不全的患者使用受限。CTA检查在诊断动脉管壁钙化方面具有优势，但在诊断狭窄程度方面欠准确。MRA 检查对狭窄程度有夸大的倾向。

MRA 检查对诊断 LEAD 病变部位和狭窄程度有帮助，对腔内治疗的病例选择有帮助，可以用于帮助选择适合血管旁路移植术的患者和血管吻合部位，可以用于 LEAD 患者血管重建术后的监测。但 MRA 检查需要钆增强完成，可能高估血管狭窄程度，且不可用于对 MRA 检查有禁忌的患者。

对于 CAS 患者，CTA 和 MRA 检查能极清晰地显示颈动脉及其分支的三维形态、结构，并且能够同时重建颅内动脉影像，可以确切地显示血栓、斑块、有无夹层动脉瘤及颅内动脉的情况等，对动脉内膜和管壁的早期病变参考价值大。

CTA 及 MRA 检查对肾动脉狭窄的敏感度和特异度均在 90%以上，并可以提供主动脉和肾动脉的详细信息，为腔内治疗及手术治疗提供依据。

CTA 检查对肾上型腹主动脉瘤、胸腹主动脉瘤及累及髂总动脉的腹主动脉瘤在诊断和测量方面有明显的优越性，从影像学上它既可得到胸腹段的各个横切面的图像，也可以得到三维的动脉瘤图像，以便了解瘤体与器官的关系；MRA 检查能清晰显示主动脉瘤的形态，除横断面外还可以得到矢状面图像及合成的二维及三维图像，对诊断动脉瘤和动脉瘤夹层等极有帮助。

3. DSA　目前 DSA 检查仍是诊断 PAD 的“金标准”，可以详细了解病变的部位、范围和程度，以及侧支形成情况，为手术治疗和腔内治疗提供最有价值的影像学依据。

考虑行血运重建术的LEAD患者需进行主动脉及其分支 DSA 检查。对于 CTA 检查仍未能明确诊断而临床上有明显动脉缺血症状者，可考虑进行 DSA 检查。

DSA 检查可以清晰地显示患侧锁骨下动脉或椎动脉的狭窄或阻塞情况，但为有创检查，一般不单独作为检查手段，可同期行腔内治疗。

DSA 检查过去列为腹主动脉瘤患者的常规检查，但现在认为腹主动脉瘤腔内常有附壁血栓，造影剂只能通过动脉瘤的中央部分，不能反映全貌。只有在下列情况才能考虑腹主动脉造影：①诊断不确定，但又高度怀疑者；②怀疑兼有肾动脉病变者；③瘤体较大，肿块上段较高，且怀疑肿块在肾动脉以上，需了解病变范围和累及的血管，以决定手术方案者；④存在多处动脉瘤如髂动脉瘤、股动脉瘤者；⑤估计可以行腔内治疗的病例，以测量腹主动脉、髂动脉的内径及瘤体近远心端正常段管腔的长度等。

但 DSA 检查可能引起并发症，如医源性血管损伤、造影剂过敏和肾毒性反应及脑血管意外等。

三、诊断与鉴别诊断

通过临床表现和辅助检查，PAD 多可诊断，并可以初步完成病因学诊断。

（一）诊断

1. LEAD

（1）诊断：①有下肢缺血性症状，如间歇性跛行、下肢静息痛、足温低、毛发少或足部皮肤发绀、股动脉闻及杂音、足背动脉或胫后动脉搏动减弱或消失；②静息 ABI＜0.9，或 TBI＜0.6，或运动后 ABI 下降 20%；③多普勒超声检查和其他影像学检查（CTA、MRA、DSA）显示下肢动脉硬化狭窄或闭塞性病变。

提示肢体危险的 5P 征，即疼痛、麻痹、感觉异常、无脉和苍白，可考虑急性肢体缺血。临床诊断动脉栓塞的依据：①突然发病或症状突然加重；②明确的栓塞来源（包括心房颤动、严重的扩张型心肌病、室壁瘤、大动脉或邻近动脉的动脉粥样硬化斑块、大动脉或动脉瘤血管壁血栓）；③先前无跛行或其他动脉闭塞症状；④其他肢体的动脉搏动和多普勒收缩压正常。

（2）临床分期：国内外临床常用的分期方法有两种，即 Fontaine 法和 Rutherford 法。国内推荐使用 Fontaine 法，具体分期见表 7-111-1。

表 7-111-1　LEAD 分期的 Fontaine 法和 Rutherford 法

Fontaine 法		Rutherford 法		
分期	临床表现	分期	类别	临床表现
Ⅰ	无症状	0	0	无症状
Ⅱa	轻度跛行	Ⅰ	1	轻度跛行
Ⅱb	中重度跛行	Ⅰ	2	中度跛行
Ⅲ	缺血性静息痛	Ⅰ	3	重度跛行
Ⅳ	溃疡与坏疽	Ⅱ	4	缺血性静息痛
		Ⅲ	5	轻度组织缺失
		Ⅳ	6	溃疡与坏疽

2. CAS 根据 DSA 检查将 CAS 分为四级。①轻度狭窄：动脉内径缩小<30%；②中度狭窄：动脉内径缩小 30%～69%；③重度狭窄：动脉内径缩小 70%～99%；④完全闭塞。

3. 肾动脉狭窄 肾动脉狭窄患者的肾血管性高血压与原发性高血压的临床表现相似，如有下列情况之一者，应做肾血管性高血压的筛查检查。①高血压情况异常：高血压起病年龄<30 岁，或>50 岁，以前确证血压正常者突发高血压，或在短期内由轻度高血压突然升高至严重高血压；②抗药性高血压：高血压患者对标准抗高血压药物无效，或对以往有效的药物突然失效；③上腹部、肋腹部或腰部杂音：杂音高调，占整个收缩期；④肾异常：发现肾萎缩；⑤高血压伴有不能解释的肾功能损害；⑥肾区术后，迅速出现高血压。

4. 腹主动脉瘤 腹部脐周围或中上腹扪及膨胀性搏动肿物，伴有腹痛及下肢急性或慢性缺血症状。腹部扪诊瘤体有轻度压痛，一些病例可以闻及血管杂音及扪及血管震颤，即可怀疑腹主动脉瘤，进一步行彩色多普勒超声检查、CT 检查或 MRI 检查，显示腹主动脉瘤直径大小，近远端动脉是否正常和动脉瘤与邻近组织的关系，必要时行腹主动脉造影检查，以进一步明确诊断。

（二）鉴别诊断

与高血压关系密切的 PAD 患者应与血栓闭塞性脉管炎、多发性大动脉炎、结节性动脉周围炎、特发性动脉血栓形成及其他疾病相鉴别。

血栓闭塞性脉管炎多见于男性青壮年，有长期吸烟史，是一种慢性、周期性加重的全身中、小动静脉阻塞性疾病。约 40%的患者在发病早期或发病过程中小腿和足部反复发生游走性血栓性浅静脉炎。脉管炎患者一般无高血压、糖尿病、冠心病病史等。

多发性大动脉炎多见于年轻女性，主要侵犯主动脉及其分支的起始部，如颈动脉、锁骨下动脉、肾动脉等。病变引起动脉狭窄或阻塞，出现脑部、上肢或下肢缺血症状，肾动脉狭窄可出现肾性高血压，如并存双侧锁骨下动脉狭窄，可有上肢低血压，下肢高血压；胸腹主动脉狭窄可导致上肢高血压，下肢低血压。病变活动期有发热和红细胞沉降率增快等特征。

结节性动脉周围炎皮肤常有散在的紫斑、缺血或坏死，常有发热、乏力、体重减轻、红细胞沉降率增快等，并常伴有内脏器官病变，很少引起较大的动脉闭塞或动脉搏动消失，要确诊本病需进行活检。

特发性动脉血栓形成发病较急，多并发于其他疾病如结缔组织病（系统性红斑狼疮、结节性动脉周围炎、类风湿关节炎等）和红细胞增多症，也可发生于手术或动脉损伤后。

其他疾病，如可引起假性间歇性跛行（非血管性间歇性跛行）的其他疾病，包括神经根压迫、椎管狭窄、有症状的贝克囊肿、慢性肌筋膜综合征、神经性疼痛、髋关节炎等。不同点为假性跛行引起的跛行的运动量是不恒定的，与体位有明显关系，站立时症状容易发生，减轻下肢压力时症状可减轻，停止运动通常需数十分钟才能缓解[5]。

第三节 周围动脉疾病的治疗

PAD 的主要病因是动脉粥样硬化，且当一个血管区域受动脉粥样硬化影响时，不仅相应的器官受到危害（如颈动脉疾病对应大脑），而且心血管事件的总风险也会增加（如冠状动脉事件），且动脉粥样硬化影响的每个血管区域都是心血管风险的标志。所以主要阐述动脉粥样硬化 PAD 的处理。

一、周围动脉疾病的内科处理原则

PAD 的发病风险随着年龄和暴露于主要心血管疾病危险因素（包括吸烟、高血压、血脂异常和糖代谢异常）的增加而增加。虽然不同危险因素与各个血管区域之间的关系强度不一，但是所有 PAD 患者都应该积极筛查和控制主要心血管危险因素，降低 PAD 的发生风险及其对相应器官的影响。

（一）针对动脉粥样硬化危险因素的处理

1. 戒烟 在>65 岁的男性吸烟患者中约 5%的人超声检查可发现>50%的颈动脉狭窄，吸烟与颈动脉狭窄严重程度相关（>50% 颈内动脉狭窄的 OR 2.3，95% CI 1.8～2.8；>70%颈内动脉狭窄的 OR 3.0，95% CI 2.1～4.4）[6]，且吸烟还会增加斑块进展。戒烟可降低 PAD 患者发生心血管事件的风险和死亡率，尤其是脑血管病和 LEAD 患者。2016 年欧洲心脏病学会（ESC）的心血管疾病预防指南强调对戒烟的管理，而且建议预防和避免被动吸烟；随后2017年ESC的外周动脉疾病的诊断和治疗指南也强调所有PAD患者都应该戒烟（Ⅰ类，B级）[7]。

2. 血脂异常的处理　血脂水平与动脉粥样硬化和心血管疾病相关，根据2017年ESC外周动脉疾病的管理指南[7]及2017年欧洲心血管外科学会（European Society for Vascular Surgery，ESVS）颈动脉和椎动脉疾病的管理指南[8]，建议所有PAD患者应将LDL-C降至<1.8mmol/L（70mg/dl）；对于LDL-C基线值为1.8～3.5mmol/L（70～135mg/dl）的PAD患者，则建议在基线水平上再降低≥50%。但是2019年ESC/EAS血脂异常指南根据10年致命心血管事件的风险推荐LDL-C从基线水平降低>50%，并将LDL-C目标定为<1.4mmol/L（<55mg/dl）[9]。

在对LEAD患者（从无症状到重症）的观察性研究和随机临床试验研究中发现，他汀类调脂药物治疗可以降低患者的全因死亡率和心血管事件风险[10]。即使在疾病的最晚期，他汀类调脂药物治疗也可降低1年死亡率和主要心血管事件[11]。此外，他汀类调脂药物联合依折麦布治疗对PAD患者也有保护作用[12]。但是苯扎非贝特不能降低LEAD患者的心血管事件发生风险。因此，推荐所有PAD患者应长期服用他汀类调脂药物预防脑卒中、心肌梗死和其他心血管事件（Ⅰ类，A级）[7,8]。为了达到LDL-C控制目标，推荐使用最大耐受剂量的高强度他汀类调脂药物治疗。如果患者服用他汀类调脂药物后血脂仍未达标，则建议应用他汀类调脂药物（如果他汀类药物不耐受，建议低剂量使用）联合依折麦布降脂，如果提示LDL-C还是未达标，可加用PCSK9抑制剂。建议在治疗（8±4）周后监测脂质水平，直到LDL-C达标，此后至少每年监测1次。

3. 抗血小板治疗　PAD患者是动脉粥样硬化血栓性疾病的主要不良心血管事件（major adverse cardiovascular events，MACE）和主要不良肢体事件（major adverse limb events，MALE）的高危患者。对无症状70%～99%狭窄的PAD患者，抗血小板治疗是降低患者脑卒中/心血管疾病死亡率的独立预测因子[13]。虽然服用阿司匹林不能规避脑卒中，但是服用阿司匹林可降低颈动脉粥样硬化脑卒中的严重程度，并改善临床预后。还可降低无症状颈动脉狭窄患者非致死性心肌梗死（myocardial infarction，MI）发生率[14]。但是阿司匹林和氯吡格雷双重抗血小板治疗对无症状PAD狭窄（50%～99%）患者无更多益处。因此无症状颈动脉狭窄患者建议应用低剂量阿司匹林（75～325mg）以预防晚期心肌梗死和其他心血管事件（Ⅰ类，A级），如果阿司匹林不能耐受，应考虑服用氯吡格雷75mg/d（Ⅱa类，C级），对于无症状PAD患者，不建议采用双重抗血小板治疗[8]。

对于有症状的PAD患者，阿司匹林抗血小板治疗可降低MACE的发生率。氯吡格雷在有症状LEAD患者中降低心血管死亡率可能优于阿司匹林[15]，因此氯吡格雷是LEAD患者首选的抗血小板药物[7]。与阿司匹林单药治疗相比，虽然阿司匹林联合氯吡格雷双重抗血小板治疗（DAPT）可降低心肌梗死发生风险，但是可增加出血风险。因此，建议有症状的所有非手术PAD患者都应该长期使用抗血小板治疗（Ⅰ类，C级），LEAD患者首选氯吡格雷。

在接受血管重建术治疗的患者中，双重抗血小板治疗（DAPT）可以降低主要疗效终点。对于PAD支架置入术患者，适当延长双重抗血小板治疗时间获益更多。其中，替格瑞洛和阿司匹林联合治疗可降低28%的MACE风险及46%的MALE风险，包括降低44%急性肢体缺血风险和46%截肢率，虽然双重抗血小板治疗会增加大出血风险，但并非致命或关键器官出血[16]。在接受血管重建术治疗的LEAD患者中，利伐沙班与阿司匹林联合治疗与单用阿司匹林治疗相比，联合治疗患者6个月的主要终点事件（包括急性肢体缺血、血管原因的截肢、心肌梗死、缺血性脑卒中或心血管死亡）绝对风险降低率为1.5%，1年降低2.0%，3年降低2.6%。虽然两组患者大出血风险无显著差异，但利伐沙班联合阿司匹林治疗组大出血发生率显著高于单独服用阿司匹林组[17]。因此，建议所有血运重建的PAD患者都应采用双重抗血小板治疗，其中采用药物洗脱支架血管成形术的PAD患者术后需要采取双重抗血小板治疗至少1个月，而对于使用裸支架血管成形术的PAD手术患者，术后采取双重抗血小板治疗至少3个月，且双重抗血小板治疗干预后应考虑阿司匹林（100mg/d）联合利伐沙班（2×2.5mg/d）治疗。

4. 血糖异常的管理 糖尿病与高血压、血脂异常及急性冠脉综合征的风险增加有关，但是糖尿病患者的斑块负荷和斑块不稳定性并未增加[18]，虽然没有证据表明严格控制血糖能降低脑卒中风险，但是严格控制血糖可降低糖尿病其他并发症发生风险，如微血管病[19]。因此，建议所有 PAD 合并糖尿病患者都应该严格控制血糖[7, 8]。

（二）血压的控制

1. 血压控制目标 高血压与 PAD 发生风险增加有关[20]。控制血压可减缓动脉粥样硬化/狭窄的进展并促进动脉粥样硬化/狭窄逆转。英国前瞻性糖尿病研究发现，与血压控制较差的患者（平均血压154/87mmHg）相比，严格控制血压（平均血压144/82mmHg）可降低糖尿病患者脑卒中相对危险度[21]。因此，建议无糖尿病的 PAD 患者血压应控制在 140/90mmHg 以下，PAD 合并糖尿病的患者血压控制在 140/85mmHg 以下[7, 8]。但针对年老体弱的患者，建议在患者耐受良好且无直立性低血压的情况下才能达到上述水平。同时，因为 PAD 患者中收缩压和心血管事件之间存在 J 形曲线关系，所以应避免收缩压低于 110～120mmHg[22]。

2. 抗高血压药物选择 虽然五大类抗高血压药物[包括利尿剂、β 受体阻滞剂、钙拮抗剂、血管紧张素转换酶抑制剂（ACEI）和血管紧张素Ⅱ受体阻滞剂（ARB）]都可单一或联合用于 PAD 患者。但是针对患者不同部位的动脉疾病，可以适当优化抗高血压药物用药治疗方案。其中，拉西地平与阿替洛尔相比，虽然两者对血压的下降幅度差异较小，但拉西地平可更大程度减缓颈动脉内中膜厚度进展，缩小颈动脉粥样硬化斑块面积，具有独立的抗动脉粥样硬化作用[23]。ACEI 也有类似的效果，但钙拮抗剂比利尿剂、β 受体阻滞剂或 ACEI 的效果更好。在 LEAD 患者中，使用 ACEI/ARB 可降低 MACE 和死亡率[24]。重要的是，ACEI/ARB 可用于治疗有 RAAS 激活的单侧肾动脉狭窄相关的高血压（Ⅰ类，B 级），如果耐受性良好且在密切监测条件下，还可用于双侧肾动脉狭窄但一侧肾动脉完好的患者（Ⅱb 类，B 级）[7]。需要强调的是，β 受体阻滞剂不是 LEAD 患者的用药禁忌，因为 β 受体阻滞剂不会改变轻至中度 LEAD 患者的步行能力[25]。且在 LEAD 合并既往心肌梗死的患者中服用 β 受体阻滞剂可降低 53%的冠状动脉事件风险[26]。但是慢性肢体严重缺血患者应该慎用 β 受体阻滞剂。

二、周围动脉疾病的血运重建处理原则及方法

PAD 患者常用外科手术及腔内治疗行血运重建治疗，血运重建治疗的预后与解剖部位和临床因素有关。

（一）腔内治疗

PAD 患者的腔内治疗包括既往常用的球囊扩张成形术、支架置入术、置管溶栓术等，以及新出现的斑块旋切术、经导管吸栓术、激光消融术、药涂球囊、药涂支架等。

（二）外科手术治疗

外科手术治疗包括自体或异体血管旁路移植术、动脉内膜剥脱术或联合治疗等。血管旁路移植术适用于病变广泛或多处血管病变的患者，可以采用人造血管或自体大隐静脉旁路移植，在闭塞动脉的近、远端作桥式端侧吻合重建动脉血流，开放手术的长期通畅率较腔内治疗高，但因其创伤大、并发症多、再次干预方式少，且需要开放手术者必须评估心血管风险，目前应用呈逐渐减少的趋势。腔内治疗具有微创、简单、易行及可多次反复应用的特点，对下肢动脉狭窄性病变的开通率高，越远端动脉的开通率越低，但随着介入材料的发展和操作技术的进步，既往认为需行开放手术治疗的病例可先尝试施行腔内治疗开通以减少患者的损伤。影响开通率的解剖因素包括动脉病变的严重程度、狭窄或闭塞的长度和病变血管的数量；影响预后的临床因素还包括糖尿病、肾衰竭、吸烟和缺血的严重程度。无论如何，血运重建方式的选择需要血管外科医师评估并最终决定，术前需要进行超声、MRA、CTA、DSA 等检查，以确定采用腔内治疗，还是外科手术治疗。

（三）常见周围动脉疾病的处理方法

1. LEAD 血运重建的指征如下。①症状影响患者的生活质量；②药物治疗无效；③有静息痛；④皮肤溃疡及坏疽。

2. 下肢动脉疾病

（1）间歇性跛行的运动疗法：运动疗法对于间歇性跛行患者是有效的，可以改善症状和生活质量，增加最大步行距离[27]，但是运动并不能改善ABI[28]。当患者不能选择步行锻炼时，可选择其他运动方式（如骑自行车、力量训练和上臂测力等）。虽然运动疗法对严重下肢动脉缺血患者不可行，但在成功的血运重建术后仍可考虑。

（2）间歇性跛行患者的血运重建：①髂-股动脉病变，是间歇性跛行的常见原因。在髂-股动脉狭窄/闭塞（＜5cm）的情况下，腔内治疗可提供良好的长期通畅率（5 年以上＞90%），且并发症风险低[29]。在累及股总动脉的髂-股动脉病变的病例中，需要采用复合手术，通常是股动脉内膜切除术或旁路手术结合髂动脉腔内治疗。如果闭塞部分包括肾动脉开口以下腹主动脉至髂动脉，可以进行主动脉-双髂动脉或股动脉人工血管转流手术，部分不能耐受开腹手术的患者可考虑对吻支架或 CERAB 技术行腔内重建主髂动脉。②股-腘动脉病变，在跛行患者中很常见。如果股总-股深动脉的循环正常，极有可能通过运动疗法缓解跛行，多数情况下无需手术干预。如果需要血管重建，腔内治疗是狭窄/闭塞＜25cm 的首选，如果闭塞/狭窄＞25cm，动脉再通仍然是可能的，但旁路移植手术可以实现更好的长期通畅，特别是移植物使用大隐静脉[30]。③慢性下肢严重缺血（chronic limb-threatening ischemia，CLTI），患者应该尽可能地尝试血运重建，在 CLTI 患者中，旁路移植术与腔内治疗相比[31]，2 年内在无截肢生存率方面没有显著差异，但 2 年后旁路移植术在生存率及保肢率方面优于腔内治疗。在 CLTI 患者中采用腔内治疗时使用药物洗脱球囊与普通球囊血管成形术相比并无优越性[32]。

（3）截肢术：①小截肢，CLTI 患者通常需要轻微截肢（前足水平），去除坏死组织，但在截肢前需要血管重建以促进伤口愈合。②大截肢，是最后的选择，主要应用于广泛坏死或感染性坏疽的患者和活动受限的严重合并症患者，目的是避免或停止不可逆肢体缺血的并发症。对于垂死的患者，可以采取镇痛和其他支持措施。当血运重建失败，不可能再进行干预，或尽管采用了完全移植和最佳管理，但肢体仍因感染或坏死而继续恶化时，应进行二次截肢。在任何情况下，应首选韧带下截肢，因为使用假体后膝关节可有更好的活动能力。对于卧床的患者，股骨截肢可能是最好的选择。

（4）急性肢体缺血：是由肢体动脉灌注突然减少引起的。一旦临床诊断确定，应给予肝素（普通肝素或低分子肝素）治疗，并适当镇痛[33]。急诊治疗指征主要取决于是否合并神经功能障碍，若合并神经功能障碍，则必须紧急行血运重建，可以采用不同的血运重建方式，这取决于是否存在神经功能缺陷、缺血持续时间、定位、合并症、阻塞类型（动脉或移植物）及治疗相关的风险和结局。通常首选腔内治疗，尤其是有严重合并症的患者。对于神经功能缺损患者，行腔内机械取栓、吸栓或手术取栓；对于病情轻、无神经功能缺损的患者，经皮导管直接溶栓治疗或动脉内取栓联合导管溶栓可达到 6 个月截肢率＜10%[34]。血栓清除后，应通过腔内治疗或开放手术处理原发动脉病变。

3. CAS

（1）手术方式选择：外科手术包括颈动脉内膜剥脱术（carotid endarterectomy，CEA），术中可能应用补片及转流管。腔内治疗包括颈动脉球囊扩张支架术联合脑保护装置如保护伞、阻断球囊等。

在两种治疗方式的选择方面，血管外科医师应该根据每位患者的具体情况进行具体的分析判断，如腔内治疗对入路、解剖条件及局部血管的解剖条件要求相对较高。而外科手术对患者的全身状态，特别是心脑血管疾病的要求相对比较高。

从解剖条件来讲，入路血管过度扭曲，特别是主动脉弓部过度扭曲，包括Ⅱ型弓甚至Ⅲ型弓及牛角弓，特别是颈动脉和头臂干起始段有过度迂曲的患者，行腔内治疗就会面临更大的挑战。可能会更容易出现一些手术操作的并发症和给手术带来极大的难度。而存在比较严重的心脏合并疾病或者颈部局部有过手术史，或者放射治疗后导致局部瘢痕比较明显，或者局部有器官切开等其他外伤和不利于无菌操作的相关因素，可能会给手术带来更大的挑战和风险。如果颈内外动脉分叉位置比较高，如超过了第 2 颈椎水平以上，在行颈动脉内膜剥脱术时，解剖、显露、分离都会相对比较困难，由于颈内动脉的颅外段很短，病变如果相对比较长，颅外段很难有一段正常的能够得以控制和下阻断钳的血管，不太有利于手术治疗，而这一类患者更应该趋向行颈动脉球囊扩张支架术。此外当患者颈动脉斑块考虑性质为不稳定性斑块时，亦倾向行 CEA 治疗[35]。

（2）栓子保护装置（embolic protection devices，EPD）：有研究认为 EPD 的使用可以降低围手术期脑卒中的发生率[36]，降低围手术期脑卒中/死亡率[37, 38]。因此，进行颈动脉球囊扩张支架术时应考虑使用 EPD（Ⅱa 类，C 级）[7]。

（3）无症状颈动脉疾病：无症状颈动脉粥样硬化研究（Asymptomatic Carotid Atherosclerosis Study，ACAS）[39]和无症状颈动脉手术试验（Asymptomatic Carotid Surgery Trial，ACST）[39]对狭窄程度 60%～99%的无症状 CAS 患者进行 CEA 和药物治疗的比较发现，在 ACAS 中，CEA 与药物治疗相比，5 年同侧脑卒中发生率分别为 5.1%和 11.0%，10 年分别为 13.4%和 17.9%。ACST 发现 5 年后任何脑卒中发生率分别为 6.4%和 11.8%，致死性/致残性脑卒中发生率分别为 3.5%和 6.1%，10 年后行 CEA 的女性获益较少（ARR 5.8%，P=0.05）。尽管 CEA 优于药物治疗，但获益较少，10 年后脑卒中相对危险度（absolute risk reduction，ARR）降低，仅为 4.6%，表明 95%的无症状患者接受了不必要的干预。重要的是，ACST 没有发现＞75 岁的患者与 5 年或 10 年的同侧脑卒中减少相关的证据。此外，狭窄的严重程度不能作为分层晚期脑卒中风险的标准。在纳入 41 项研究的 meta 分析中发现 50%～69%和 70%～99%狭窄患者的同侧脑卒中分别为 1.9/100 人年和 2.1/100 人年[40]。在动脉内膜切除术高危患者的支架置入和血管成形术（Stenting and Angioplasty with Protection in Patients at High Risk for Endarterectomy，SAPPHIRE）研究中，随机选择有症状和无症状的高危患者进行 CEA 或颈动脉球囊扩张支架术（常规使用 EPD），主要终点发生在 CAS 患者中为 12.2%，在 CEA 患者中为 20.1%。3 年后，同侧重度脑卒中发生率（颈动脉球囊扩张支架术组 1.3% *vs* CEA 组 3.3%）、轻度脑卒中发生率（颈动脉球囊扩张支架术组 6.1% *vs* CEA 组 3.0%）和二次血运重建术（颈动脉球囊扩张支架术组 3.0% *vs* CEA 组 7.1%）差异均无统计学意义。然而，71%无症状患者颈动脉球囊扩张支架术后 30 天的死亡率/脑卒中发生率为 5.8%，而 CEA 后为 6.1%，两者都超过 3%。

因此，部分无症状的 60%～99%颈动脉狭窄患者可考虑保守治疗，但在围手术期脑卒中发生率/死亡率＜3%的治疗中心，且患者预期寿命＞5 年的前提下，有临床或影像学特征提示此狭窄增加同侧脑卒中风险时，可考虑行 CEA 处理（Ⅱa，B），如果是 CEA 高风险患者，则可考虑颈动脉球囊扩张支架术替代（Ⅱa，B）[7]。

（4）症状性颈动脉疾病：对于有症状的颈动脉疾病患者，颈动脉狭窄＜50%的患者不能从手术中获益，在 50%～69%狭窄患者中，CEA 处理后 5 年脑卒中 ARR 为 7.8%。在 70%～99%颈动脉狭窄的患者中，CEA 降低脑卒中的 ARR 为 15.6%[41]。此外，当有 50%～69%狭窄的患者在 14 天内进行 CEA 时，5 年脑卒中的 ARR 为 14.8%。当延迟 2～4 周时，ARR 下降到 3.3%，如果延迟 12 周，则为 2.5%。超过 12 周，CEA 并未预防脑卒中。在狭窄率为 70%～99%的 14 天内接受 CEA 治疗的患者中，5 年脑卒中的 ARR 为 23.0%，延迟 2～4 周的患者 ARR 降至 15.9%，延迟 4～12 周的患者 ARR 为 7.9%。超过 12 周时，5 年脑卒中的 ARR 为 7.4%。当手术时间超过 4 周时，女性似乎几乎没有从 CEA 中获益。且 TIA 后的前几天脑卒中的风险很高。50%～99% CAS 患者在 TIA 后 48h 内脑卒中的早期风险为 5%～8%，72h 为 17%，7 天为 8%～22%，14 天为 11%～25%[42]。

因此，不推荐有症状 CAS＜50%的患者行血管重建术。在围手术期死亡率/脑卒中发生率＜6%的前提下，建议有症状的 CAS 70%～99%的患者应该行 CEA 处理，有症状的 CAS 50%～69%的患者可考虑 CEA 处理，且一旦决定血运重建，应尽快行 CEA，最好在症状出现 14 天内完成；当行 CEA 风险较高时，可以考虑颈动脉球囊扩张支架术替代治疗[7]。

（5）椎动脉疾病：大多数无症状椎动脉疾病患者，不论其严重程度如何，都不需要任何血管重建术。对于有症状的颅外椎动脉狭窄患者，在最佳药物治疗后仍有再发缺血事件，且狭窄程度＞50%的患者可以考虑血管重建术（Ⅱb 类，B 级）[7]。

4. 上肢动脉疾病 对于有症状的患者，包括后循环缺血或同侧上肢缺血患者，需要行血管重建术。对于无症状的患者则使用同侧内乳动脉进行冠状动脉旁路移植术（coronary artery bypass grafting，CABG）、有同侧血液透析通路的患者及有明显双侧锁骨下狭窄/闭塞的患者（为获得正确的血压），应考虑进行血运重建术，对于血管重建，血管内治疗和外科手术治疗都可行，两种方法的严重并发症（包括椎基底动脉卒中）的风险都很低[43]。

（1）外科手术治疗：①颈动脉-锁骨下动脉旁路移植术或颈动脉-锁骨下动脉转位术。采用锁骨上横行切口，显露颈动脉及锁骨下动脉，用人工血管分别行端-侧吻合，如果闭塞段距离椎动脉尚有一定距离，可以将锁骨下动脉在椎动脉近心端切断后与颈动脉行端-侧吻合，即颈动脉-锁骨下动脉转位术。此术式仅需一个切口，术后恢复快，但术前需证实同侧颈动脉没有明显的狭窄及闭塞性病变。②腋动脉-腋动脉人工血管旁路移植术。采用移植物从胸骨上方的皮下隧道，在左右腋动脉之间进行架桥。采用该术式的先决条件是对侧腋动脉必须没有血管闭塞性病变。此术式需取两个切口，人工血管较长，且会影响日后有可能的开胸手术，因此目前一般不作为首选术式。

（2）腔内治疗：经皮锁骨下动脉腔内血管成形及支架置入术，为锁骨下动脉窃血综合征的首选治疗手段，创伤小、安全、术后恢复快。可以选择经股动脉路径或同侧上肢动脉路径，根据患者影像学形态特点进行选择，即使完全闭塞者也有较高的开通成功率，如开通不成功，则选择外科手术治疗。

腔内治疗处理动脉狭窄的成功率为 100%，处理动脉闭塞的成功率为 80%～95%。其中支架置入术与球囊血管成形术相比，支架置入术较单纯球囊血管成形术的 1 年通畅率高，治疗后＞24 个月的通畅率为 70%～85%[44]。因此，对于有手术指征的锁骨下动脉狭窄/闭塞患者，应考虑血管重建术。但是在一些手术风险低、锁骨下动脉闭塞或血管内治疗失败的患者中，外科手术是安全且长期通畅效果较好的选择（5 年通畅率达 96%）[43]。

5. 肾动脉疾病　血运重建术对血压控制的影响：肾动脉支架置入后可改善顽固性高血压患者的血压控制情况，但是血运重建处理和最佳药物治疗相比对血压的控制没有差异，只是血运重建处理后抗高血压药物的使用略有减少[45]。关于肾功能，肾动脉粥样硬化病变的心血管预后试验报告血管内治疗与最佳药物治疗相比对心血管预后差异无意义，血管内治疗组进展性肾衰竭发生率为 16.8%，最佳药物治疗组为 18.9%（P=0.34），永久性肾脏替代治疗在血管内治疗组为 3.5%，最佳药物治疗组为 1.7%（P=0.11），血管内治疗组肾动脉夹层发生率为 2.4%[46]。

因此，血管重建术在心血管疾病的发生率和死亡率方面没有优势。目前动脉粥样硬化性肾动脉狭窄患者是否常规行血运重建仍存在争议[7]，但是在纤维肌性发育不良引起的肾动脉疾病、急性肺水肿或充血性心力衰竭的肾动脉疾病和急性少尿肾衰竭等情况下，应考虑行血管重建术。

（1）腔内治疗：经皮穿刺肾动脉成形术及支架置入术，是本病首选的治疗手段。一般选择经股动脉穿刺，造影检查明确病变后对狭窄部位进行扩张及支架置入。若肾动脉开口完全阻塞或其远端分支有多发狭窄或缺血侧肾脏重度萎缩，则不宜行 PTA 及支架置入术。

（2）外科手术治疗：对于无法或不适合行腔内治疗的患者，可以考虑外科手术进行肾动脉重建，以恢复肾脏的血供，包括旁路移植术及自体肾移植术。如果以上治疗都失败，血运重建术与血管成形术都无法使高血压或血流灌注的情况好转，使用肾切除术切除病变肾脏有可能显著改善患者高血压情况。

6. 腹主动脉瘤

（1）保守治疗：大多数通过筛查发现的腹主动脉瘤直径都小于手术标准，这些患者的药物治疗主要是降低合并的心血管疾病风险和尽可能减缓动脉瘤增长速度。保守治疗包括戒烟及控制血压、血脂等。血压的控制首选 β 受体阻滞剂，其可减缓腹主动脉瘤的增长速度，这一观点在动物试验及临床试验中均得到证实。

（2）外科手术治疗：手术切除是治疗腹主动脉瘤的主要方法。自 1951 年首次报道应用人工移植物治疗 AAA 后，开放手术已经经过 60 年的历程，技术已经相当成熟，也积累了相当多的经验，远期疗效十分理想。

手术适应证：①对于择期腹主动脉瘤手术，随意确定一个手术临界直径应用于所有患者是不合适的，治疗必须因人而异。②随机研究表明，腹主动脉瘤直径≤5.5cm 者破裂的危险性非常小，除非瘤体增长迅速（每年＞1cm）或有症状出现，因此对于直径≤5.5cm 的腹主动脉瘤进行严密观察是安全的。③5.5cm 可认为是治疗的临界直径。然而对于年轻、低危患者，预期寿命较长，可选择早期手术。如果医师本人开展手术的死亡率较低，而且患者自愿，直径为 4.5～5.5cm 者，也可考虑手术。④对于女性或腹主动脉瘤破裂高危患者（如局部瘤体壁菲薄有破裂的趋向），择期手术的临界直径为 4.5～5.5cm。⑤动脉瘤伴疼痛和压痛者。⑥动脉瘤引起远端血管栓塞者。⑦动脉瘤压迫胃肠道者或有其他症状者。

（3）腔内治疗：腹主动脉瘤的腔内修复（endovascular aneurysm repair，EVAR）在 1991 年首次应用于临床后发展迅速，技术及器材不断改进，并已经有多个随机对照研究的结果，显示其在降低围手术期死亡率等方面具有比较明显的优势。近年来腔内血管技术发展迅速，其优点是创伤小，不需要开腹手术，术后恢复快，对心肺功能要求低。腹股沟区取小切口，或经皮穿刺股动脉，在导丝和导管的引导下，将覆膜支架置入动脉瘤的腔内，覆膜支架固定在动脉瘤近远心端正常腹主动脉或髂动脉上，将动脉瘤置于覆膜支架之外，达到闭合瘤腔及治愈的目的。但其有严格的适应证：腔内治疗的适应证应与手术治疗原则一致。但它还有以下具体要求：适于腔内治疗的腹主动脉瘤的瘤颈近端成角不可以小于 120°，髂动脉成角最大不能超过 90°；动脉瘤近端瘤颈长度小于 1.5cm、瘤颈严重钙化、瘤颈内膜附壁血栓形成和梯形瘤颈是腔内治疗的禁忌。

近年，随着腔内治疗技术的进步和腔内器材的改进，腔内治疗的指征也在扩大。原来为腔内治疗禁忌的情况如瘤颈长度小于 1.5cm 可以使用开窗型或分支型覆膜支架治疗。开窗型支架是在腹主动脉覆膜支架的肾动脉开口部位开窗，通常还需要在肾动脉内放置支架，以便能够精确地定位开窗型支架的位置。分支型覆膜支架则是真正分支的模块型支架，这些分支型覆膜支架可以置入内脏动脉中，重建内脏动脉，用于治疗累及内脏动脉的复杂腹主动脉瘤。开窗型支架和分支型支架均需根据患者特点进行定制，且操作复杂，对技术要求高。目前尚缺乏大宗病例的报道，但是随着支架系统新技术的成熟和临床应用，针对复杂主动脉瘤的腔内器材设计将更趋合理，技术操作将更趋安全简单，将会有越来越多的复杂性主动脉瘤得到血管腔内修复治疗。腔内治疗后要严格随访，通常采用多普勒超声及 CTA 检查随访，以了解有无内漏等情况。

（陈 忠 寇 镭）

参 考 文 献

[1] 刘力生. 中国高血压防治指南 2010[J]. 中国医学前沿杂志（电子版），2011，3（5）：42-93.

[2] 赵倩南，关绍晨，王淳秀，等. 高血压与外周动脉疾病患病关系的横断面研究[J]. 中华高血压杂志，2020，28（2）：149-154.

[3] Savji N，Rockman CB，Skolnick AH，et al. Association between advanced age and vascular disease in different arterial territories：A population database of over 3.6 million subjects[J]. J Am Coll Cardiol，2013，61（16）：1736-1743.

[4] Aboyans V，Desormais I，Magne J，et al. Renal artery stenosis in patients with peripheral artery disease：Prevalence，risk factors and long-term prognosis[J]. Eur J Vasc Endovasc Surg，2017，53（3）：380-385.

[5] 李小鹰，管珩，杨庭树，等. 下肢动脉粥样硬化性疾病诊治中国专家建议（2007）[J]. 中华老年医学杂志，2007，（10）：725-740.

[6] de Weerd M，Greving JP，Hedblad B，et al. Prediction of asymptomatic carotid artery stenosis in the general population：Identification of high-risk groups[J]. Stroke，2014，45（8）：2366-2371.

[7] Aboyans V，Ricco JB，Bartelink M，et al. 2017 ESC Guidelines on the Diagnosis and Treatment of Peripheral Arterial Diseases，in collaboration with the European Society for Vascular Surgery（ESVS）[J]. Eur Heart J，2018，39（9）：763-816.

[8] Naylor AR，Ricco JB，de Borst GJ，et al. Editor's Choice-Management of Atherosclerotic Carotid and Vertebral Artery Disease：2017 Clinical Practice Guidelines of the European Society for Vascular Surgery（ESVS）[J]. Eur J Vasc Endovasc Surg，2018，55（1）：3-81.

[9] Mach F，Baigent C，Catapano AL，et al. 2019 ESC/EAS Guidelines for the management of dyslipidaemias：Lipid modification to reduce cardiovascular risk[J]. Eur Heart J，2020，41（1）：111-188.

[10] Antoniou GA，Fisher RK，Georgiadis GS，et al. Statin therapy in lower limb peripheral arterial disease：Systematic review and meta-analysis[J]. Vascul Pharmacol，2014，63（2）：79-87.

[11] Westin GG，Armstrong EJ，Bang H，et al. Association between statin medications and mortality，major adverse cardiovascular event，and amputation-free survival in patients with critical limb ischemia[J]. J Am Coll Cardiol，2014，63（7）：682-690.

[12] Murphy SA，Cannon CP，Blazing MA，et al. Reduction in total cardiovascular events with ezetimibe/simvastatin post-acute coronary syndrome：The IMPROVE-IT Trial[J].

J Am Coll Cardiol，2016，67（4）：353-361.

[13] King A，Shipley M，Markus H. The effect of medical treatments on stroke risk in asymptomatic carotid stenosis[J]. Stroke，2013，44（2）：542-546.

[14] Baigent C，Blackwell L，Collins R，et al. Aspirin in the primary and secondary prevention of vascular disease：Collaborative meta-analysis of individual participant data from randomised trials[J]. Lancet，2009，373（9678）：1849-1860.

[15] CAPRIE Steering Committee. A randomised，blinded，trial of clopidogrel versus aspirin in patients at risk of ischaemic events（CAPRIE）. CAPRIE Steering Committee[J]. Lancet，1996，348（9038）：1329-1339.

[16] Anand SS，Caron F，Eikelboom JW，et al. Major adverse limb events and mortality in patients with peripheral artery disease：The COMPASS Trial[J]. J Am Coll Cardiol，2018，71（20）：2306-2315.

[17] Bonaca MP，Bauersachs RM，Anand SS，et al. Rivaroxaban in peripheral artery disease after revascularization[J]. N Engl J Med，2020，382（21）：1994-2004.

[18] Scholtes VP，Peeters W，van Lammeren GW，et al. Type 2 diabetes is not associated with an altered plaque phenotype among patients undergoing carotid revascularization. A histological analysis of 1455 carotid plaques[J]. Atherosclerosis，2014，235（2）：418-423.

[19] Zhang C，Zhou YH，Xu CL，et al. Efficacy of intensive control of glucose in stroke prevention：A meta-analysis of data from 59，197 participants in 9 randomized controlled trials[J]. PLoS One，2013，8（1）：e54465.

[20] Mathiesen EB，Joakimsen O，Bonaa KH. Prevalence of and risk factors associated with carotid artery stenosis：The Tromso Study[J]. Cerebrovasc Dis，2001，12（1）：44-51.

[21] UK Prospective Diabetes Study Group. Tight blood pressure control and risk of macrovascular and microvascular complications in type 2 diabetes：UKPDS 38. UK Prospective Diabetes Study Group[J]. BMJ，1998，317（7160）：703-713.

[22] Boutouyrie P，Bussy C，Hayoz D，et al. Local pulse pressure and regression of arterial wall hypertrophy during long-term antihypertensive treatment[J]. Circulation，2000，101（22）：2601-2606.

[23] Zanchetti A，Bond MG，Hennig M，et al. Calcium antagonist lacidipine slows down progression of asymptomatic carotid atherosclerosis：Principal results of the European Lacidipine Study on Atherosclerosis（ELSA），a randomized，double-blind，long-term trial[J]. Circulation，2002，106（19）：2422-2427.

[24] Armstrong EJ，Chen DC，Singh GD，et al. Angiotensin-converting enzyme inhibitor or angiotensin receptor blocker use is associated with reduced major adverse cardiovascular events among patients with critical limb ischemia[J]. Vasc Med，2015，20（3）：237-244.

[25] Paravastu SC，Mendonca D，Da SA. Beta blockers for peripheral arterial disease[J]. Cochrane Database Syst Rev，2008，（4）：D5508.

[26] Aronow WS，Ahn C. Effect of beta blockers on incidence of new coronary events in older persons with prior myocardial infarction and symptomatic peripheral arterial disease[J]. Am J Cardiol，2001，87（11）：1284-1286.

[27] McDermott MM. Exercise training for intermittent claudication[J]. J Vasc Surg，2017，66（5）：1612-1620.

[28] Fokkenrood HJ，Bendermacher BL，Lauret GJ，et al. Supervised exercise therapy versus non-supervised exercise therapy for intermittent claudication[J]. Cochrane Database Syst Rev，2013，（8）：D5263.

[29] Indes JE，Pfaff MJ，Farrokhyar F，et al. Clinical outcomes of 5358 patients undergoing direct open bypass or endovascular treatment for aortoiliac occlusive disease：A systematic review and meta-analysis[J]. J Endovasc Ther，2013，20（4）：443-455.

[30] Dake MD，Ansel GM，Jaff MR，et al. Durable clinical effectiveness with paclitaxel-eluting stents in the femoropopliteal artery：5-year results of the Zilver PTX Randomized Trial[J]. Circulation，2016，133（15）：1472-1483.

[31] Dominguez AR，Bahadorani J，Reeves R，et al. Endovascular therapy for critical limb ischemia[J]. Expert Rev Cardiovasc Ther，2015，13（4）：429-444.

[32] Zeller T，Baumgartner I，Scheinert D，et al. Drug-eluting balloon versus standard balloon angioplasty for infrapopliteal arterial revascularization in critical limb ischemia：12-month results from the IN. PACT DEEP randomized trial[J]. J Am Coll Cardiol，2014，64（15）：1568-1576.

[33] Sobel M，Verhaeghe R. Antithrombotic therapy for peripheral artery occlusive disease：American College of Chest Physicians Evidence-Based Clinical Practice Guidelines（8th Edition）[J]. Chest，2008，133（6 Suppl）：815S-843S.

[34] Norgren L，Hiatt WR，Dormandy JA，et al. Inter-society consensus for the management of peripheral arterial disease[J]. Int Angiol，2007，26（2）：81-157.

[35] Mantese VA，Timaran CH，Chiu D，et al. The Carotid Revascularization Endarterectomy versus Stenting Trial（CREST）：Stenting versus carotid endarterectomy for carotid disease[J]. Stroke，2010，41（10 Suppl）：S31-S34.

[36] Garg N，Karagiorgos N，Pisimisis GT，et al. Cerebral

protection devices reduce periprocedural strokes during carotid angioplasty and stenting：A systematic review of the current literature[J]. J Endovasc Ther，2009；16：412-427.

[37] Touze E，Trinquart L，Chatellier G，et al. Systematic review of the perioperative risks of stroke or death after carotid angioplasty and stenting[J]. Stroke，2009，40（12）：e683-e693.

[38] Jansen O，Fiehler J，Hartmann M，et al. Protection or nonprotection in carotid stent angioplasty：The influence of interventional techniques on outcome data from the SPACE Trial[J]. Stroke，2009，40（3）：841-846.

[39] Walker MD，Marler JR，Goldstein M，et al. Endarterectomy for asymptomatic carotid artery stenosis. Executive Committee for the Asymptomatic Carotid Atherosclerosis Study[J]. JAMA，1995，273（18）：1421-1428.

[40] Hadar N，Raman G，Moorthy D，et al. Asymptomatic carotid artery stenosis treated with medical therapy alone：Temporal trends and implications for risk assessment and the design of future studies[J]. Cerebrovasc Dis，2014，38（3）：163-173.

[41] Rothwell PM，Eliasziw M，Gutnikov SA，et al. Analysis of pooled data from the randomised controlled trials of endarterectomy for symptomatic carotid stenosis[J]. Lancet，2003，361（9352）：107-116.

[42] Naylor AR，Sillesen H，Schroeder TV. Clinical and imaging features associated with an increased risk of early and late stroke in patients with symptomatic carotid disease[J]. Eur J Vasc Endovasc Surg，2015，49（5）：513-523.

[43] Duran M，Grotemeyer D，Danch MA，et al. Subclavian carotid transposition：immediate and long-term outcomes of 126 surgical reconstructions[J]. Ann Vasc Surg，2015，29（3）：397-403.

[44] van de Weijer MA，Vonken EJ，de Vries JP，et al. Technical and clinical success and long-term durability of endovascular treatment for atherosclerotic aortic arch branch origin obstruction：Evaluation of 144 procedures[J]. Eur J Vasc Endovasc Surg，2015，50（1）：13-20.

[45] Peck MA，Conrad MF，Kwolek CJ，et al. Intermediate-term outcomes of endovascular treatment for symptomatic chronic mesenteric ischemia[J]. J Vasc Surg，2010，51（1）：140-147.

[46] Cooper CJ，Murphy TP，Cutlip DE，et al. Stenting and medical therapy for atherosclerotic renal-artery stenosis[J]. N Engl J Med，2014，370（1）：13-22.

第112章 高血压与眼底病变

眼底在临床上是指眼球后段的眼球内组织。随着医学技术的改进和创新，临床医师可以在活体上观察到眼底的结构和多种病理变化。目前，眼底的血管系统是人体唯一直接可视的血管系统。通过眼底检查，可以直接观察各种眼底病变，并能够观察某些全身性疾病相关的眼底表现，为全身性疾病特别是心、脑、肾等重要器官病变的诊断、治疗、预后提供帮助。

高血压患者血压未控制或控制不良时，可出现心、脑、肾和眼底血管等器官和组织的一系列病理改变。其中，高血压对眼底的影响最为直观。持续高血压可以导致高血压性视网膜病变、高血压性脉络膜病变和高血压性视神经病变等不同的眼部并发症；可以引起或加重多种原发眼底疾病，如诱发视网膜动脉阻塞、视网膜静脉阻塞，或使糖尿病性视网膜病变加重。同时，眼底血管和脑部小血管等有相同的胚胎起源，高血压眼底病变与高血压心血管疾病相关性密切，并能预示缺血性脑卒中、充血性心力衰竭、心血管疾病死亡的风险[1-3]。因此，在高血压时，观察高血压性眼底病变对掌握系统性血管状况及循环状态，控制血压、判断疾病发展及预后有重要的指导意义。

第一节 眼底的组织结构、生理功能及血液循环特点

一、眼底的组织结构

眼球由眼球壁和眼内容物两大部分组成。眼球壁由外层巩膜、中层脉络膜和内层视网膜组成；眼内容物包括房水、晶状体和玻璃体 3 种透明组织。眼底是指肉眼不可见的，但在检眼镜下可以观察到的眼球后段的眼球内组织，包括玻璃体、视网膜、视神经球内段（视神经盘）、脉络膜等。

玻璃体是无色透明的、无血管的胶质体，填充

于玻璃体腔内，占眼球内容积的 4/5，是支持眼球形态、维持眼内压的重要组织，也是屈光间质的主要组成部分。

视网膜是眼球壁的最内层组织。其内侧为玻璃体，外侧为眼球壁的中层脉络膜；前界为锯齿缘，向后止于视神经盘。视网膜后极部有一无血管凹陷区，该区域色素上皮细胞内含丰富色素，在检眼镜下颜色为褐色，临床上称为黄斑，是视网膜上视觉最敏锐的部位。黄斑鼻侧 3mm 左右、边界清楚的橙红色纵向椭圆形盘状结构即视神经盘，又称视神经乳头，是视神经在眼球内的起始端。视网膜神经纤维向视神经盘走行汇集，组成视神经，由视神经盘部位穿出眼球至眼球后。视神经盘上有视网膜动脉及静脉穿过并向视网膜各象限不断发出多级分支。视网膜的主要功能是感受外来的各种光信号，并转换为生物电信号，经视神经传入大脑，产生视觉。

脉络膜为眼球壁中层的后部，前起于锯齿缘，向后止于视神经盘周围，有丰富的血管和黑色素细胞。脉络膜内层的毛细血管由玻璃膜与视网膜色素上皮相邻，组成结构和功能联系紧密的脉络膜毛细血管-玻璃膜-视网膜色素上皮复合体。

二、视网膜的结构及血液循环特点

视网膜又可分为神经上皮层和色素上皮层。活体上，正常眼底为橘红色。视网膜神经上皮层无色透明，眼底颜色来自视网膜色素上皮层和脉络膜的血管及色素。

视网膜神经上皮层又可分为内层及外层。内层血液供应完全依赖视网膜中央血管系统，为检眼镜检查时眼底血管的可见部分。视网膜中央动脉为眼动脉分支，在眼球后 7～14mm 处穿入视神经，在视神经盘中央偏鼻侧分为上、下两个主干，每一主干又继续分成两支，即鼻上、颞上分支和鼻下、颞下分支，分别向视网膜鼻上、颞上和鼻下、颞下方向走行并继续分为更多小分支，同名的主干分支动脉、静脉基本并行走行。视网膜动脉、静脉交叉处由结缔组织包裹，在高血压及动脉硬化时可出现明显的形态甚至结构改变。此外，视神经盘向内、外侧发出水平走行的小血管分支。视网膜动脉多级分支，直至毛细血管前微动脉，进一步分支形成视网膜毛细血管，再汇入毛细血管后微静脉，经视网膜小分支静脉、分支静脉，于视神经盘中央穿过巩膜筛板聚集成视网膜中央静脉总干，血液回流于眼上静脉或海绵窦。视网膜血管管径由视神经盘至周边逐渐变细，动脉大多与同名静脉并行，管径比为动脉：静脉=2：3。视网膜血管的周细胞及内皮细胞紧密连接阻止血液成分外渗，形成血-视网膜屏障，即视网膜内屏障。高血压时，视网膜内屏障被破坏，血液中的不同成分均可渗漏入视网膜层间，表现为视网膜出血、水肿、渗出等。

视网膜神经上皮外层及色素上皮层血供来自脉络膜血管。视网膜神经上皮外层无血管。色素上皮层由单层色素上皮细胞组成，细胞间由封闭小带相连，形成血-视网膜外屏障，阻止大分子物质由脉络膜渗漏入视网膜。脉络膜血管是检眼镜检查时眼底血管的不可见部分。高血压时，视网膜色素上皮外屏障功能被破坏，脉络膜渗液渗入视网膜神经上皮下，可形成渗出性视网膜脱离。

三、视神经盘的生理功能及血液循环特点

视神经盘为视神经纤维汇集而成的，视神经经巩膜筛板穿出眼球，是视神经球内段。视神经纤维相当于传入神经纤维，将视觉信号传入大脑，同时可将大脑发出的神经冲动传至视网膜，调节视网膜的微循环。

视神经盘无色素层，视神经纤维在巩膜筛板之前无色透明，为眼底检查时观察视神经盘血供状态提供了可视条件。视神经盘血供有 2 层毛细血管网。浅层毛细血管网来源于视网膜中央血管系统，供应视神经盘表面神经纤维层。深层毛细血管网来源于睫状后血管系统和软鞘膜血管，供应筛板及筛板后部视神经，其中 Zinn-Haller 动脉环与视网膜中央动脉有沟通，是视网膜中央血管系统与睫状血管系统的唯一沟通部位。

四、脉络膜的生理功能及血液循环特点

脉络膜是眼球壁的中层，位于眼球壁的外层巩膜与内层视网膜之间，由外向内分大血管层、中血管层及毛细血管层。脉络膜毛细血管呈小叶状分布，小叶中心为毛细血管前微动脉，血液向小叶周

围回流至毛细血管后微静脉，然后汇集成脉络膜静脉，于涡静脉排至眼球外。眼球内血液总量的 90%在脉络膜，其中 70%在脉络膜毛细血管层，后者通过视网膜色素上皮细胞的物质交换，为视网膜色素上皮及神经上皮外层提供营养支持。

正常眼底中，由于视网膜色素上皮层遮挡及脉络膜自身所含色素丰富，检眼镜下脉络膜结构及血管是不可见的。在老年人及某些病理状态下，视网膜色素上皮层色素减少，脉络膜毛细血管萎缩，使脉络膜大中血管暴露而形成豹纹状眼底。

第二节　高血压性眼底病变病理特征及分级

高血压可以诱发多种眼底病变。不论哪种高血压，其继发的眼底改变主要是眼底动脉收缩所致，眼底表现和累及的部位与血压升高的急缓、升高的程度和持续时间等有关。

一、高血压性眼底病变病理特征

在高血压的早期，当全身动脉压升高时，视网膜血管自动调节，眼底表现大多正常，也可以发生视网膜毛细血管前小动脉收缩，或可见视网膜小动脉收缩。短期内血压降至正常，血管上述改变可恢复正常。随着血压长期持续升高，视网膜动脉发生硬化。高血压破坏视网膜内屏障，导致视网膜水肿、出血、脂质渗出，严重时可有黄斑水肿及星芒状渗出。高血压还可使视网膜小血管及毛细血管闭塞，引起视网膜缺血、缺氧，出现棉絮斑。

急进性高血压可致脉络膜小动脉纤维样坏死，视网膜色素上皮屏障（血-视网膜外屏障）被破坏，引发渗出性视网膜脱离。严重者危害视神经，出现高血压性视神经病变。

（一）高血压性视网膜病变

1. 视网膜动脉的改变　随着高血压发病时间延长，视网膜动脉序贯性发生一系列改变，包括视网膜动脉痉挛、视网膜动脉狭窄、视网膜动脉硬化。

（1）视网膜动脉痉挛：视网膜动脉痉挛的局部管径狭窄可发生于多个部位，程度不同，血压恢复正常后，动脉管径可恢复正常。

（2）视网膜动脉狭窄：视网膜动脉普遍狭窄，动脉管腔均匀变细，动脉反光带变窄（图 7-112-1）；视网膜动脉、静脉同级分支管径比例由正常 2∶3 减小为 1∶2、1∶3 甚至 1∶4（图 7-112-2）。

（3）视网膜动脉硬化：是指持续高血压可使视网膜动脉长期痉挛，动脉管壁发生玻璃样变性、纤维化。正常时视网膜动脉管壁透明，在血柱中央可见 1/4 动脉宽度的反光带。视网膜动脉硬化时，动脉管壁增厚，透明度降低；管腔狭窄，反光带增宽或宽窄不一，血管由正常的红色变为黄红色，为视网膜动脉“铜丝样”改变（图 7-112-1）。病情继续进展，动脉管壁进一步增厚而且更不透明，管腔更加狭窄，血管呈现白色，其内完全见不到血柱，为视网膜动脉“银丝样”改变（图 7-112-2）。

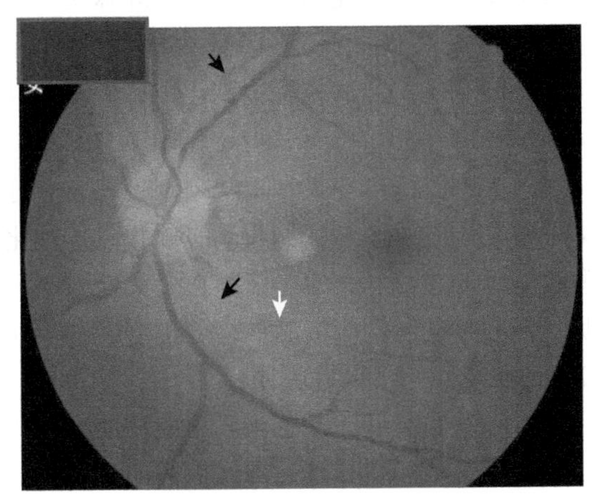

图 7-112-1　左眼高血压眼底病变

视网膜动脉管径不均（黑色箭头）；分支动脉明显变细，呈“铜丝及银丝样”改变（白色箭头）

2. 视网膜静脉及动脉、静脉交叉处的改变　视网膜动脉硬化后，病变血管周围胶质增殖，硬化的动脉和增生的胶质对交叉处的视网膜静脉产生压力并使其管腔缩小，形成视网膜动脉、静脉交叉征。在眼底有下列几种表现。

（1）Gunn 征：是视网膜动脉、静脉交叉压迫征的一种常见表现。在视网膜动脉、静脉交叉处，正常人因为动脉管壁透明，在动脉上下两侧均能看到静脉血柱。在高血压眼底，视网膜动脉管壁透明度降低，使两侧的静脉血柱似被一薄纱遮盖，甚至静脉血柱被“隐蔽”，静脉受压迫变窄，与交叉的动脉之间似有一条空隙（图 7-112-2）。

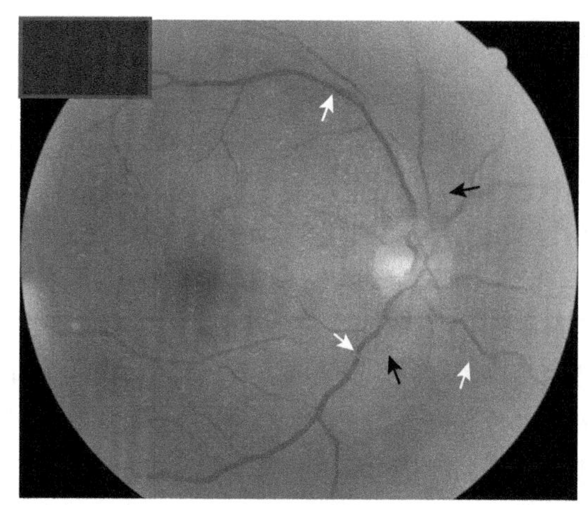

图 7-112-2 高血压性视网膜病变（1）

全视网膜分支动脉变细，管径不均，呈“银丝样”改变（黑色箭头）；颞上、鼻下分支动脉、静脉交叉征（白色箭头，视神经盘颞上为 Gunn 征，鼻下及颞下为 Salus 征）；可见点片状视网膜出血

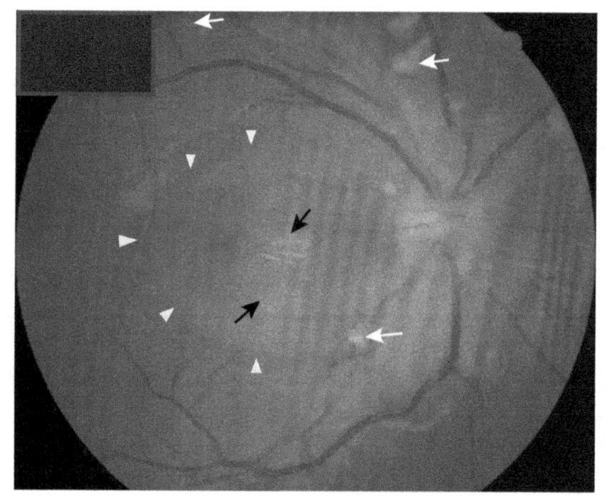

图 7-112-3 高血压性视网膜病变（2）

全视网膜分支动脉变细，大部分呈“铜丝及银丝样”改变；多处线状出血；黄斑部 2 个视神经盘直径大小的水肿区（白色三角围成的区域），由黄斑中心向鼻侧鼻下放射走行的白色渗出（黑色箭头）；多片“棉絮斑”（白色箭头）

（2）Salus 征：也是视网膜动脉、静脉交叉压迫征的一种常见表现。在严重的视网膜动脉硬化眼底，动脉两侧的静脉血柱完全看不见，似被隔断，交叉部位视网膜静脉可有移位（见图 7-112-2）。

（3）视网膜静脉变尖：正常视网膜动脉、静脉交叉处有共同的外膜。视网膜动脉硬化时，硬化的病理改变延伸至静脉，使静脉壁在交叉处增厚且不透明，视网膜动脉两侧静脉血柱变细变尖，尖端朝向交叉压迫处（见图 7-112-4）。

（4）视网膜静脉迂曲扩张：视网膜动脉硬化加重时，动脉管壁压迫静脉，静脉血液回流受阻，以致静脉在交叉部位的近端变细，远端迂曲扩张。如压迫进一步加重，则该支静脉回流完全受阻，发生视网膜分支静脉阻塞。

3. 血-视网膜屏障破坏的表现 高血压性视网膜病变时，眼底除视网膜动脉痉挛、硬化及视网膜动静脉交叉征外，更多更主要表现在血-视网膜屏障破坏而引发一系列病理改变。血压升高时，视网膜血管不规则收缩和扩张，导致视网膜血液循环障碍，出现视网膜水肿、出血、渗出及棉絮斑及渗出（图 7-112-3）。具体表现如下。

（1）视网膜水肿：视网膜小动脉收缩，末梢血管扩张，血液循环迟缓，缺氧使毛细血管壁损害，血浆渗漏到视网膜组织内，引起视网膜水肿，表现为视网膜失去正常透明度，呈灰色或灰白色。水肿在视神经盘附近区域更为明显，向周边逐渐消失。

（2）视网膜出血：由于视网膜小动脉收缩，毛细血管缺氧，管壁屏障功能失常，血细胞、血浆从血管渗漏至视网膜组织内。视网膜出血范围、形态不定及出血斑大小不等。大多位于视网膜神经上皮浅层（神经纤维层），呈线条状、火焰状或放射状；少数位于视网膜深层，呈点状、斑状或不规则状。

（3）棉絮斑：末梢小动脉痉挛收缩，使其供血区域视网膜神经纤维层缺血坏死，神经纤维轴浆断流，局部神经纤维肿胀，形成边界模糊的灰白色斑状病灶。棉絮斑大小不等，大多为 1/4～1/2 视神经盘直径；呈多发性，可孤立散在分布或互相融合；大部分分布于后极部、视神经盘周围。

（4）视网膜硬性渗出：视网膜小动脉长期收缩，组织慢性缺氧，毛细血管扩张渗漏，脂质、血浆蛋白及巨噬细胞等血浆成分渗漏并积聚于视网膜神经上皮层间。眼底表现为不规则的白色或黄白色点片状病灶，大小不等，边界锐利，散在或成簇出现，渗出多者相互融合。由于黄斑中心凹处 Henles 纤维呈放射状排列，黄斑部的硬性渗出呈放射状排列或呈扇形外观。

视网膜水肿、出血及棉絮斑为高血压急性阶段的眼底表现，而视网膜硬性渗出可在高血压的急性阶段和其后的缓解阶段长期存在。

（二）高血压性视神经病变

急进性高血压或缓进性高血压患者突发血压

急速上升时，可引起视神经盘肿胀，称为高血压性视神经病变（hypertensive optic neuropathy）（图 7-112-4）。高血压性视神经病变表现为视神经盘肿胀和视神经表面毛细血管扩张，但无视网膜病变。部分病例可伴发视网膜微血管瘤、点状和火焰状出血及硬性渗出，即伴有高血压性视网膜病变，称为高血压性视神经视网膜病变。

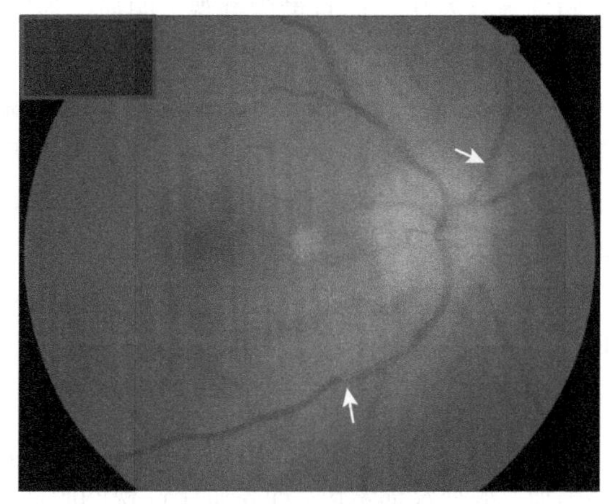

图 7-112-4　右眼高血压性视神经病变

视神经盘隆起、边界不清、线状出血；视网膜动脉细，呈"铜丝及银丝样"改变，视网膜静脉扩张，同级动脉、静脉直径比例为 1：（3～4）；视网膜动脉、静脉交叉征（白色箭头）

高血压性视神经病变时视神经盘水肿发病机制尚不清楚，可能的机制为血压升高引起视神经盘供血的睫状血管痉挛、闭塞，视神经盘缺血、水肿。此外，高血压性视神经病变发病时，大多患者颅内压升高，但也有患者高颅内压降低的过程中或降至正常时视神经盘水肿才出现或加重，可能的发生机制为视神经盘循环障碍或筛板前轴浆流阻断及聚集，导致视神经盘肿胀。因此目前认为，舒张压持续在 130mmHg 以上，引起的高血压性视神经缺血、颅内压升高和高血压脑病都可能是诱发视神经盘水肿的发病机制。

患者双眼视力可不同步下降，伴有高血压引起的头晕、头痛。眼底检查，最突出的表现是视神经盘水肿，视神经盘隆起通常可有几个屈光度，边界模糊；视神经盘周围有点片状黄白色渗出及棉絮斑；视神经盘表面及其周围视网膜有片状或火焰状出血，严重者出血进入玻璃体腔，形成玻璃体积血。此外，比较明显的表现是视网膜血管改变，视网膜动脉血管明显变细，静脉血管正常或迂曲扩张，动脉、静脉直径比例比多在 1：2 以上。双侧视神经盘肿胀常由急进性或恶性高血压引起，多见于 40 岁以下中青年人，具有协助诊断急进性高血压或恶性高血压的临床指导意义，如不积极治疗，可迅速发生尿毒症。

高血压性视神经病变时，短期内血压降至正常，视神经盘水肿消退，视力可恢复。如视神经盘持续肿胀缺血，最终发生视神经盘萎缩或部分萎缩，影响视功能。

（三）高血压性脉络膜病变

高血压性脉络膜病变（hypertensive choroidopathy）是由于血压升高而继发的脉络膜病理性改变。急进性高血压时，脉络膜血管比视网膜血管更易受累。脉络膜位于眼球壁中层，其内侧为视网膜，由于视网膜色素上皮的遮挡及脉络膜自身富含色素，眼底检查时很难直接观察到脉络膜血管病变，脉络膜血管系统对血压变化的反应可以通过视网膜色素上皮的继发性改变体现出来。

高血压患者血压急剧升高或持续升高，脉络膜血管特别是视神经盘周围的脉络膜血管痉挛收缩，脉络膜缺血，从而影响其直接供血的视网膜色素上皮，后者结构及功能发生损伤。由此继发脉络膜和视网膜色素上皮的多种病理改变：

（1）Elschnig 斑（Elschnig spot）：在高血压情况下，脉络膜血管痉挛，脉络膜低灌注，小叶状毛细血管发生纤维样坏死，与坏死区对应的视网膜色素上皮缺血梗死，表现为视网膜下局灶性白色或黄色病灶，称为急性 Elschnig 斑（图 7-112-5）；多在后极部，急进性高血压 24h 内即可出现。随着病情进展，病灶修复，形成病灶中央色素增生和周围萎缩脱色素的斑片状陈旧性改变（图 7-112-6）。

（2）Siegrist 条纹（Siegrist streak）：在慢性高血压时，脉络膜动脉硬化变窄，其对应部位的视网膜色素上皮缺血梗死后可出现线条样色素增殖及沉着，形成沿着脉络膜动脉走向的高低相间的色素状条纹[4]（图 7-112-6）。

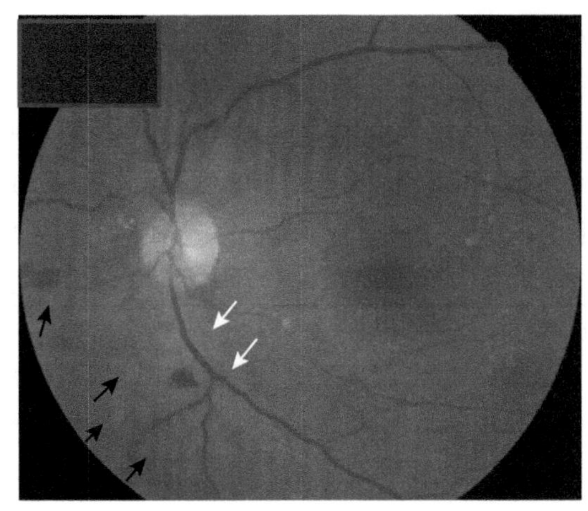

图 7-112-5 左眼高血压性脉络膜-视网膜病变

高血压性脉络膜病变：在视神经盘周围，可见多片 1/4～1/2 视神经盘直径大小的、小叶状灰白色视网膜下斑片状病灶，即急性 Elschnig 斑（黑色箭头），病灶在视神经盘鼻侧、鼻下较为密集；高血压性视网膜病变：视网膜动脉细，呈“铜丝及银丝样”改变，可见动脉“白鞘”（白色箭头）；视网膜静脉扩张，同级动脉、静脉管径比例为 1∶（3～4）；视网膜动脉、静脉交叉征；多片视网膜出血

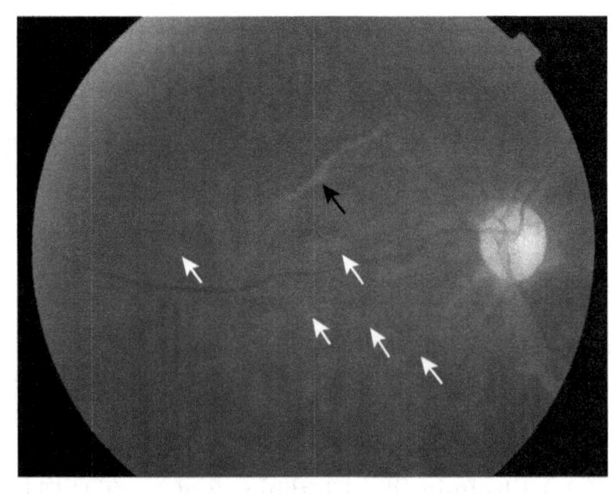

图 7-112-6 左眼高血压性脉络膜-视网膜病变恢复期

视网膜动脉细，呈“银丝样”改变，视网膜静脉细；视神经盘边界清晰，颜色苍白（萎缩）；眼底广泛斑片状带有色素的白色病灶，即 Elschnig 斑（白色箭头）；可见 Siegrist 条纹（黑色箭头）

（3）渗出性视网膜脱离（serous or exudative retinal detachment）：随着高血压性脉络膜血管病变进展，脉络膜血管渗漏加重，视网膜色素上皮缺血，血-视网膜外屏障功能被破坏；与其伴发的是视网膜血管内皮细胞功能失代偿，血-视网膜屏障被破坏。视网膜渗漏及脉络膜液体进入视网膜下腔，可发生严重的渗出性视网膜脱离，引发视力下降，预示全身病情预后不良[1]。当高血压得到有效控制血压迅速下降时，视网膜脱离可很快复位，视功能部分恢复。

（4）脉络膜硬化（choroidal sclerosis）：在高血压性脉络膜病变晚期，视网膜色素上皮弥漫萎缩，脉络膜毛细血管透明样变性和坏死，可直接看到脉络膜大血管。

二、高血压性眼底病变的分级

高血压性眼底病变的分级方法有很多，由于视网膜病变最常发生，而且最为直观、明显，通常采用视网膜病变由轻至重的分级方法。

（1）Keith-Wagener-Barker 分级方法是结合高血压患者全身情况，将高血压性眼底改变分为 4 级。

Ⅰ级：视网膜动脉轻微收缩、迂曲。患者高血压较轻。

Ⅱ级：视网膜动脉局部狭窄，有视网膜动脉、静脉交叉征。患者血压较前升高，一般无自觉症状，心肾功能尚好。

Ⅲ级：视网膜动脉明显局部痉挛收缩，并有视网膜出血、水肿及棉絮斑，即高血压性视网膜病变。多数患者同时有显著动脉硬化，血压持续很高，有心功能、肾功能损害。

Ⅳ级：视网膜病变严重，并有高血压性视神经盘视网膜病变，可伴发 Elschnig 斑。患者心、脑及肾有较严重损害。

（2）Scheie 分级方法将高血压性眼底改变分为以下 5 级。

0 级：高血压患者，眼底无可见视网膜血管异常。

Ⅰ级：广泛的小动脉狭窄。小动脉管径尚均匀，无局部狭窄。

Ⅱ级：小动脉狭窄更明显，可有小动脉局部缩窄，管径不规则。

Ⅲ级：局部和弥漫的小动脉狭窄更为明显与严重，可能有视网膜出血。

Ⅳ级：所有上述异常均可有表现，并有视网膜水肿、硬性渗出及视神经盘水肿。

（3）上述 2 种传统的高血压视网膜病变分级过于精细，Wong 等[8]在人群调查的基础上提出简化高血压性眼底病变，即 Wong 分级方法，具体如下。

1）正常：有高血压病史，无可见的视网膜血管病变。

2）轻度：视网膜小动脉普遍变细，局部缩窄，小动脉管壁呈“铜丝样”或“银丝样”改变，有动静脉压迹，或这些体征同时存在。

3）中度：眼底可见视网膜出血、微动脉瘤、棉絮斑、硬性渗出，或这些体征同时存在。

4）恶性：中度眼底改变基础上出现视神经盘水肿，血压严重升高。

第三节　高血压患者的眼底病变

一、原发性高血压患者的眼底病变

高血压性眼底改变与高血压的类型、发病缓急、病程及患者年龄等多种因素相关，在影响视功能的同时，可预示脑、心、肾疾病发生及加重的可能性[5, 6]。

（一）缓进性高血压患者的眼底改变

缓进性高血压（benign hypertension）多见于 40 岁以上的患者，病因不清，起病隐匿，疾病进展缓慢，病程较长，可达数十年。缓进性高血压眼底改变与高血压程度和持续时间呈正相关。早期可无明显症状，或表现为头晕、头痛、视物模糊、耳鸣、心悸、乏力、记忆力减退等症状；偶有患者突然发生脑出血时才发现患有高血压。无症状而病程较长的患者眼底检查时，大多已经出现视网膜动脉硬化及视网膜动脉、静脉交叉征的改变。因视力下降而就诊的患者，通常已经并发了更为明显的高血压性视网膜病变，如视网膜出血、渗出等，甚至出现了更为严重的并发症，如视网膜动脉阻塞、视网膜静脉阻塞等。位于黄斑部的水肿及沿 Henle 纤维呈星芒状排列的硬性渗出，累及黄斑中心产生视物变形、视力下降。

（二）急进性高血压患者的眼底改变

急进性高血压（accelerated hypertension），或高血压急症（hypertensive emergencies），或缓进性高血压患者血压突然恶化，急骤显著升高（血压 180/120mmHg 以上，舒张压持续 130～140mmHg 或更高）时，患者可出现并不严重的眼部症状，但为较为严重的多种高血压性眼底病变。临床常表现为双眼视力轻度下降，而眼底检查中可出现：①高血压性视网膜病变。因急性血压升高引起末端视网膜小动脉自动调节机制失常，血-视网膜屏障功能被破坏，导致眼底出血、渗出、棉絮斑；由于大分子渗漏和聚集，表现为渗出性视网膜脱离。②高血压性脉络膜病变。血压突然急剧升高，脉络膜血管痉挛，脉络膜缺血，脉络膜小叶状毛细血管闭塞产生眼底急性 Elschnig 斑；视网膜色素上皮发生继发性结构及功能破坏，血-视网膜外屏障功能受损，脉络膜液体进入视网膜下腔，加重渗出性视网膜脱离。③高血压性视神经盘肿胀。在急进性高血压，特别是血压迅速升高发展为的恶性高血压期，出现高血压脑病，眼底检查可见视神经盘肿胀[7]。

上述眼底病变，多同时伴有进行性心脑肾等重要器官功能的急性损害，预示严重危及生命临床综合征的发生。

二、继发性高血压患者的眼底病变

继发性高血压性眼底病变是指由其他疾病或原因继发的高血压引起的眼底改变。继发性高血压可见于多种疾病，病因有如下几大类：①肾脏病变，如肾实质性肾小球肾炎、肾血管狭窄等；②内分泌病变，如库欣综合征、嗜铬细胞瘤等；③血管性病变，如主动脉狭窄、多发性大动脉炎；④颅脑病变，如脑部创伤、颅内肿瘤等；⑤妇产科疾病，如妊娠期高血压等。在这些疾病的病程中，高血压是主要症状。因高血压的病因明确，某些原发病经去除病因及有效控制后，继发性高血压可被治愈或缓解，继发性高血压相关的眼底改变也稳定或缓解。

（一）肾性高血压患者的眼底改变

肾脏疾病引起的高血压是继发性高血压中最常见的一类，简称肾性高血压。肾性高血压共同的病理生理基础是肾功能损害和肾血液供应不足，可分泌大量的肾素、血管紧张素等，使全身小动脉收缩，醛固酮分泌增加，钠潴留，引发高血压；肾小动脉收缩加重肾脏缺血，使血压持续升高。相关眼底改变并非由肾病或蛋白尿引起，而主要是由肾脏疾病继发的高血压所致。

多种肾脏疾病可继发高血压，如肾小球肾炎、肾病综合征、肾血管病变、肾衰竭等，继而可以引发多种肾性高血压性眼底改变，最多见的是肾性高血压性视网膜病变。

（1）急性与亚急性肾小球肾炎：不同阶段患者都可发生高血压，多无明显眼底改变。只有少数显著而持续的高血压患者可出现轻度的视网膜小动脉狭窄、视网膜水肿、线状出血及棉絮斑，全身病情好转后即消退。

（2）慢性肾小球肾炎：对于病程较长、反复发作、血压持续升高的患者，血压在170～180/110～120mmHg时，或出现急进性高血压，血压在230/130mmHg以上时，随高血压情况变化而出现肾性高血压性眼底病变。

眼底表现主要为高血压性视网膜病变。长期肾性高血压引起的眼底改变的眼底表现与原发性高血压视网病变大致相同，具体表现取决于高血压发病的急缓、升高的程度及持续时间等。双眼视网膜动脉收缩，以及血-视网膜屏障破坏的表现，如视网膜出血、水肿和渗出等，反映高血压的发病急骤性及升高的程度；动脉硬化和动静脉交叉压迫征表明肾性高血压已长期存在；渗出性视网膜脱离及高血压性视神经病变提示肾性高血压呈急进性。

肾性高血压被控制后，相应的视网膜病变可以改善或消退。消退过程与原发性高血压相同。如视神经或黄斑长久受累，则视功能将难以恢复。

（二）妊娠期高血压疾病患者的眼底改变

妊娠期高血压疾病眼底改变是妊娠期高血压疾病的重要表现之一，多见于子痫前期/子痫。妊娠期高血压疾病可累及全身多个器官和系统，包括心血管系统、血液系统、泌尿系统及神经系统等。其主要临床特征是高血压、水肿与蛋白尿。眼底改变也是妊娠期高血压疾病的重要临床表现，与高血压、水肿及蛋白尿均呈正相关，与其中的高血压紧密相关，当收缩压升高到150mmHg以上，舒张压升高到100mmHg以上时，眼底易出现病变，且血压越高，以及高血压状态持续时间越长，眼底病变的发生率越高，病变程度也越重。

由于血压持续急剧升高，眼底血管自主调节失衡，视网膜、脉络膜和视神经血管痉挛、狭窄和闭塞，导致微血管阻塞及血-视网膜内、外屏障被破坏，由此产生妊娠期高血压疾病眼底改变，包括妊娠期高血压视网膜病变、妊娠期高血压脉络膜病变和妊娠期高血压视神经病变。上述3种病变可单独发生，也可2种或3种轻重不同的同时出现，其中最多见的是妊娠期高血压视网膜病变。

临床上，妊娠期高血压疾病患者妊娠期或产后可出现不同程度的双眼视力下降。最早的眼底改变为视网膜小动脉痉挛。痉挛的部位和程度可有变异，多见于视神经盘附近的视网膜小分支动脉，或颞上、颞下分支动脉的次级小分支。在痉挛处动脉管壁狭窄，血管中部的反光带亦窄。

随着全身病情进展，视网膜小分支动脉局部痉挛收缩可扩展到该动脉的全支，甚至发展为小分支动脉普遍缩窄；动脉管壁变厚，反光增强，可见动脉、静脉压迹；动脉、静脉直径比例下降，同级视网膜动脉、静脉管径比例由正常2∶3变为1∶2或1∶3甚至1∶4。视网膜动脉局部痉挛和一致性缩窄可同时或分别出现。

如果全身情况继续恶化，眼底动脉痉挛达到一定的严重程度，可引起妊娠期高血压视网膜病变、脉络膜病变及视神经病变。最直观的眼底表现是痉挛的视网膜小分支动脉供血区域毛细血管无灌注及缺血，伴局限视网膜水肿、出血和棉絮斑。如果高血压持续，硬性渗出累及黄斑部，可见黄斑星芒状渗出。妊娠期高血压脉络膜病变主要累及脉络膜毛细血管及其表面的视网膜色素上皮。血-视网膜外屏障被破坏后，脉络膜毛细血管渗出液进入视网膜神经上皮下，形成渗出性视网膜脱离。妊娠期高血压疾病中约1%的患者发生渗出性视网膜脱离，通常为双眼发病，视网膜下液聚积于眼底的下部周边。妊娠期高血压视神经病变则表现为视神经盘肿胀、隆起，边界不清。

大多数妊娠期高血压疾病患者终止妊娠后高血压、水肿、蛋白尿等病理征象均可较快消退。而在眼底病变中，短期的视网膜动脉痉挛为功能性改变，具有可逆性，高血压控制后可减退或消失。高血压已引起弥漫性视网膜病变时，视网膜和全身小动脉几乎均遭受器质性损害，视功能可发生永久性损害。出现妊娠期高血压视神经病变则表明血压升高已经引起视神经供血的睫状血管闭塞，也提示颅内压升高的可能。渗出性视网膜脱离一般预后良好，终止妊娠后数周视网膜可自行复位，遗留色素沉着和Elschnig斑，但视力很少完全恢复。所以妊娠期高血压疾病的眼底检查，对眼底状态诊断、系统病情评估、疾病发展及预后判断有重要的参考意义。

三、高血压性眼底病变的转归

高血压患者血压控制在正常水平后，多数眼底病变及视功能障碍可有一定的恢复。一般视网膜动脉痉挛短期内可缓解，如发展为视网膜动脉硬化，则长期存在。视网膜水肿、出血及棉絮斑可在几周内消退，硬性渗出则需要经过几个月才消退。在严重的病例，患者视网膜病变可达严重程度，视网膜血管细且有白鞘，视网膜上出现脱色素及色素沉着，表示眼底退行性病变[8]。高血压性视网膜病变如不累及黄斑中心，中心视力不受影响。高血压性视神经盘水肿如为高颅内压引起，短期内颅内压控制后，视功能可恢复正常；如为缺血引起，则不可避免地导致视神经萎缩，视力明显下降。妊娠期高血压脉络膜病变引起的渗出性视网膜脱离在终止妊娠后多自行复位，视力预后受视网膜脱离时间及黄斑部继发改变影响。若血压再度上升，在原有眼底陈旧性、退行性改变的基础上，高血压眼底病变还可再度出现，眼底表现较初次发作时复杂。

（史雪辉　马小青）

参 考 文 献

[1] Wong TY, Mitchell P. The eye in hypertension[J]. Lancet, 2007, 379: 425-435.

[2] Wong TY, Klein R, Couper DJ, et al. Retinal microvascular abnormalties and incident stroke: The atherosclerosis risk in communities study[J]. Lancet, 2001, 358: 1134-1140.

[3] Sun C, Liew G, Wang JJ, et al. Retinal vascular caliber, blood pressure, and cardiovascular risk factors in an Asian population: The Singapore Malay Eye Study[J]. Invest Ophthalmol Vis Sci, 2008, 49 (5): 1784-1790.

[4] Klien BA. Ischemic infarcts of the choroid (Elschinig spots). A cause of retinal separation in hypertensive disease withrenal insufficiency. A clinical and histopathologic study[J]. Am J Ophthalmol, 1968, 66 (6): 1069-1074.

[5] Tabatabaee A, Asharin MR, Dehghan MH, et al. Retinal vessel abnormalities predict coronary artery diseases[J]. Perfusion, 2013, 28 (3): 232-237.

[6] Triantafyllou A, Doumas M, Anyfanti P, et al. Divergent retinal vascular abnormalities in normotensive persons and patients with never-treated, masked, white coat hypertension[J]. Am J Hypertens, 2013, 26 (3): 318-325.

[7] Bhargava M, Ikram MK, Wong TY. How does hypertension affect your eyes?[J]. J Hum Hypertens, 2012, 26: 71-83.

[8] Wong TY, Mitchell P. Hypertensive retinopathy[J]. N Engl J Med, 2004, 351: 2310-2317.

第八编
高血压分级诊疗与协同诊疗

本编导读

目前我国高血压患者人数约为2.45亿，且分布范围广，90%的高血压患者在县级及以下医疗机构就医。我国高血压患者治疗率为45.8%，控制率为16.8%，基层医疗机构作为高血压诊疗与管理主要责任体，担当着分级诊疗中的首诊、治疗、双向转诊等重要任务。职责明确、落实到位的分级诊疗对提高我国高血压治疗率、控制率，特别治疗患者的控制率，对有效防治我国心血管疾病意义重大。

本编阐明推进高血压分级诊疗的意义，提出了推进高血压分级诊疗的条件；全面总结我国推进高血压分级诊疗的成就与经验，以贵州省高质量推进高血压分级诊疗的具体做法为典型案例，提出有效推进高血压、心血管疾病等慢病分级诊疗的具体而实用的方法。笔者认为高血压防治网络和体系建立、覆盖程度广泛是分级诊疗能够实施的机构保障；人才培养、人才队伍建设和形成是分级诊疗实施的核心；专家实地指导、畅通转诊渠道、推动双向转诊、以宣传促推进等实际有效的方法是分级诊疗顺利进行的支撑。本编还创新性地制订了高血压分级诊疗的管理规范，对高血压患者的诊疗质量管理要贯穿每一位高血压患者的全诊疗过程。

医院各科高血压协同诊疗是我国高血压防治工作的重要组成部分，是我国心血管疾病防治工作的有力措施，是健康促进的有效环节。本编明确规定并阐释了医院各科高血压协同诊疗的工作范围、诊疗内容与流程等，这些是广大高血压患者接受合理有效诊疗的重要保障；大中型医院各科成为高血压协同诊疗的新力量，促进了医学新领域的拓展，提出加强对这些机构临床医师高血压诊疗能力的培养，加强组织管理，不断提高他们的实际诊疗水平及对新进展、新方法的科学评价能力等，是提高高血压、心血管疾病等慢病诊疗质量的关键。

第113章 分级诊疗的意义与条件

2016年8月全国卫生与健康大会上，习近平总书记发表重要讲话，强调“没有全民健康，就没有全面小康”，要把人民健康放在优先发展的战略地位，着力推进基本医疗制度建设，其中一个很重要的制度就是分级诊疗制度。此次会议使我们认识到推进分级诊疗制度与人民健康息息相关，分级诊疗制度是开展高血压防治的重要保障，是促进全国人民健康的重要环节。

为推进分级诊疗制度，国家在给予明确政策引导和全方位保障的前提下，提出了各方面的具体目标任务，要求各医疗机构在卫健部门领导下，创造一定条件，全面提升分级诊疗能力，逐步形成基层首诊、双向转诊、急慢分治和上下联动的分级诊疗模式。本章总结我国高血压学学科专家在认真搭建高血压防治网络和体系，大力培养各方面高血压防治人才，积极推进高血压分级诊疗方面的成功经验和成果，帮助大家从高血压学学科的角度和医疗实际情况出发认识我国推进分级诊疗制度的意义和需要具备的条件，并以实例的形式，抛砖引玉，阐释分级诊疗具体实施的做法，为今后我国高质量、快速推进高血压分级诊疗提供参考和借鉴。

第一节 分级诊疗的成就与意义

推进高血压分级诊疗过程中，要控制患者血压，促进全民健康，建立高血压防治网络和体系是必要的基础；培养各方面高素质人才并组建人才队伍是实施的关键；加强高血压学学科建设是研究和解决高血压防治工作中不断出现新问题的重要保障。网络和体系建设、人才及人才队伍建设、高血压学学科建设这三者之间，既相辅相成，又相互促进，并对高血压分级诊疗能否有效推进起着决定性作用，也是高血压分级诊疗目标实现的有力支撑。

一、我国推进高血压分级诊疗的成就

我国广大高血压专科学者和其他学科专家学者高度重视高血压诊断、治疗、预防与研究工作，在各地积极作为，建立了高血压防治网络和体系，培养了大批高血压防治人才，为推进高血压分级诊疗工作发挥了重要作用。

（一）各地推进高血压防治网络和体系建设情况

早期高血压防治的摸索阶段要寻找到适合我国的高血压防治方式方法，以降低高血压患病率，提高知晓率、治疗率与控制率，当时由于人力、物力不足，采取了在社区探索高血压防治的试点措施。之后高血压社区防治方式对高血压防治的促进作用明确，经验已经积累，社区防治应该由点及面地铺开。随着高血压防治网络和体系逐渐建立，只要参与高血压防治工作的每个人都各司其职，做好医疗服务工作，就能控制好高血压患病率。高血压防治网络和体系的建立健全为我国高血压防治事业实现新的跨越奠定了坚实基础。

1. 新疆维吾尔自治区高血压防治网络和体系建设 自 1997 年新疆维吾尔自治区人民医院高血压科和高血压研究室成立以来，李南方带领团队长期致力于新疆农牧区高血压、心血管疾病的防治。针对新疆农牧区高血压、心血管疾病高发，而防治意识淡薄、医疗资源匮乏等现实问题，研究、建立和推广农牧区基层高血压、心血管疾病防治的适宜技术和防控三级体系，构建了分工明确、布局合理、医疗资源优化实用的防控网络和体系。李南方团队的努力使得项目实施县的高血压患病率减少了 29.7%，知晓率和治疗率分别提高了 3.63 倍和 2.78 倍，控制率提高了 26.8 倍，脑卒中病死比例下降 34.1%[1]。

李南方带领团队多次在乌鲁木齐、哈密、伊犁、克拉玛依、福海等各地举办高血压、心血管疾病防治学习班，为县级医院和乡镇卫生院培养了一批骨干和专业人才，建立县级高血压防治示范研究基地，应用十分有限的医疗资源极大地提高了当地高血压防控能力和防治水平。为提高农牧区各级基层医师高血压防治水平，组织编写汉语、维吾尔语和哈萨克语的高血压防治教材，逐步提高新疆基层医师高血压防治水平，扩大高血压防治人才队伍，最大程度开展人群防治工作。同时，在国内开展较大规模的睡眠监测研究，探索阻塞性睡眠呼吸暂停低通气综合征与高血压的关系[2]。

2. 河南省高血压防治网络和体系建设 2012 年，河南省高血压防治中心成立，王浩担任中心主任。同期成立了河南省高血压防治专家委员会，王浩担任主任委员。紧接着，成立河南省地市级和县级高血压防治中心。至今，已在全省 70%的地区建立了河南省高血压防治中心地市级中心、县级中心和成员单位，在河南省卫生健康委员会的领导下组建了省级中心—市级中心—县级中心和成员单位，建成防治网点覆盖全省的高血压防治网络架构，形成由卫生行政部门组织、各级疾病预防控制机构和医疗机构共同参与的全省性高血压防治网络，覆盖城乡、职责分明、管理规范、运转高效，确保更多医疗人员参与高血压防治工作中，推动高血压分级诊疗。

王浩带领团队积极开展面向基层医务人员的培训，举办“高血压知识普及、诊治及提高”继续教育学习班。2016 年 3 月，河南省人民医院成立了“高血压教育学院”，常年分批次培养全省各级高血压防治的医护人员。

正是由于有高血压防治网络和体系建设的良好基础，2018 年河南省被世界高血压联盟选为世界卫生组织 HEARTS 项目在中国的首个项目开展省份，使全省近 2000 万高血压患者（尤其是大部分在最基层的患者）能采用世界卫生组织制订的标准、规范而简单易行的高血压治疗方案。

3. 湖南省高血压防控网络和体系建设 自 2017 年以来，袁洪带领团队开启了高血压人群综合防控的建立及新模式、新方法的应用推广，包括湖南省 2700 余家统一的基层高血压专病门诊；400 余所高血压健康教育学校；180 余家高血压专病医联体；省、市、县三级高血压诊疗质控中心；省、市、区、社区、患者高血压实时数据管理体系等。

2018 年，我国 17 项高血压信息团体标准规范首次发布，支撑了信息互联互通与共享，在全国4600 余家医疗机构应用，形成了湖南省区域高血压大数据、互联网、物联网、药品配送等平台。

（二）对接《“健康中国 2030”规划纲要》，迈向高质量发展

2016 年，国家提出健康中国战略，对医疗事业提出了高质量发展的目标，高血压防治事业作为重要的组成部分，也应当走高质量发展道路[3]。我国专业高血压机构应努力推进高血压防治网络和体系建设，大力培养高血压防治人才，制定质控标准，促进同质化管理，解决基层高血压防治的难题，这些都是推进高血压分级诊疗的具体行动，可为高血压分级诊疗推进创造了必要的条件，打下了坚实的基础。

1. 国家心血管病中心高血压专病医联体　2017 年 11 月 25 日，由蔡军等发起的“国家心血管病中心高血压专病医联体”在北京成立，标志着我国第一个全国性高血压专病医联体诞生。截至 2018 年 11 月 30 日，已经有 2723 个医疗机构参与“国家心血管病中心高血压专病医联体”，各级中心、分中心和成员单位分工协作。

2. 福建省高血压防控网络和体系建设　2017 年 8 月，福建省卫生和计划生育委员会发文，由谢良地牵头成立福建省高血压病医疗质量控制中心，谢良地担任中心主任。同年 12 月召开成立大会，之后号召福建省内各地市、各县相继成立市级、县级高血压质控中心，搭建起省-市-县三级高血压质控体系，并制订三级质控中心的质控标准，同时进行人员培训，促进高血压同质化管理。

谢良地团队还建立了“高血压防治网络管理系统”和“高血压患者血管功能数据库”，用于高血压人群特点背景研究等；开展高血压靶器官损害的福州队列研究；主办“健康血压中国行医学教育培训项目”，对基层医师进行培训；开展“武夷高血压高峰论坛”进行高血压相关知识学术交流。

3. 智慧化高血压防控网络　2011 年上海市高血压研究所在上海闵行区的莘庄社区建立了社区高血压防治研究基地，探索社区高血压信息化综合管理模式，推广社区高血压管理新理念。依托上海市闵行区建立的以电子健康档案为核心的高血压信息化管理平台，上海市高血压研究所在闵行区开发了新型的社区血压监测系统，从血压测量、数据采集、传输到储存分析和利用，实现了诊室血压全程自动化管理。在莘庄社区通过开发家庭血压直接传输技术和设备，建立家庭血压管理平台，实现了高血压患者规范化的家庭血压信息化管理。同时，上海市高血压研究所也在进一步探索通过网络实施的远程动态血压分级管理。此外，闵行社区建立的标准化、自动化、规范化高血压信息化管理系统对纳入管理的高血压患者自动进行心血管疾病危险分层，按照《中国高血压防治指南（2009 年基层版）》规定的分级管理内容和要求，实行分级、分层和规范化长期随访管理。

2019 年 1 月 20 日，由中国高血压联盟发起，上海市高血压研究所牵头立项的智慧化高血压诊疗中心（intelligent Hypertension Excellence Center，iHEC）在上海启动，旨在通过在全国范围内推动建立区域 iHEC 体系，打造标准化技术平台，使高血压诊治行为规范化，最终在信息化的平台上实现高血压管理智慧化。

（三）探索高血压分级诊疗实施与管理

2017 年初，余振球在结合自身开展高血压诊疗和帮助全国各地开展高血压防治工作的基础上完成了《中国高血压分级诊疗指南》的撰写。该指南阐明了分级诊疗是做好高血压防治的保障，是促进全民健康的重要环节；提出要注重人才培养，探索高血压分级诊疗实施办法；明确了高血压患者的诊疗内容及流程，如强调各级医疗机构诊疗内容与标准的一致性；提出了合理解决高血压分级诊疗难点推进的方法；要重视健康教育，以及患者与家属在诊疗中的重要作用。

2016 年 8 月 25 日，余振球向贵州省委省政府主要领导提出在贵州建立省级高血压机构的建议得到赞同和重视。2017 年 7 月 8 日，贵州省卫生和计划生育委员会批准成立贵州省高血压诊疗中心（简称省中心），为配合工作于贵州医科大学附属医院建立高血压科。

紧接着，余振球倡议、指导和帮助贵州省各地建立高血压专业诊疗（防治）机构。2017 年 11 月 3 日至 2018 年 8 月 22 日，贵州省实现 9 个市（州）级高血压诊疗中心、高血压科全覆盖。2017 年 9 月 11 日至 2019 年 9 月 25 日实现 88 个县（市、区）级高血压诊疗中心全覆盖。2019 年 11 月 8 日至 2020

年5月20日实现贵州省全省1700多个乡镇（社区）高血压防治中心全覆盖。2021年5～7月，贵州各市（州）卫生健康局对各村卫生室医务人员进行系统高血压规范诊疗与防治知识培训和经验交流，同时在各村建立村级高血压防治点。至此，覆盖省、市、县、乡、村的五级高血压防控网络和体系建成，促进了贵州省基本医疗卫生服务体系的建立和健全[4]。

在建立五级高血压防治网络和体系前后，余振球带领团队以各种形式、各种途径（培训班、远程会诊教学、教学查房、撰写文章等）对各级医疗机构的医务人员（主任、二三级医院内科骨干医师、乡医、村医、妇产科和儿科医师等）和各类人才进行培养[5]。余振球针对各级医疗机构高血压诊疗的特点，及时为不同层级的（防治）中心（点）制定了工作实施规范与建议，激活高血压防治平台的活力，提升各级医疗机构高血压诊疗水平和服务效能，为高血压分级诊疗工作的开展、实施和管理提供标准、规范。

2018年3月30日，贵州省高血压专科联盟成立，贵州省9个市（州）、88个县级人民医院、中医院和各专科医院、民营医院都加入高血压专科联盟，为贵州高血压患者开通了绿色高效的转诊通道[5]。余振球以各种形式、各种途径对各级医疗机构的医务人员进行培养，极大地提高了贵州各级医疗机构高血压防治工作的诊疗能力和防治水平，解决了贵州省基层高血压防治的难题，推动了贵州省高血压等慢病的分级诊疗工作。在贵州开展和推进高血压分级诊疗的理论依据与实践经验初步形成，2021年余振球及时编著出版《高血压分级诊疗实践》，全面总结贵州省高血压分级诊疗行之有效的经验、模式和方法，阐述如何开展高血压学学科建设、高血压防治人才培养、高血压防治网络和体系建设、高血压分级诊疗工作实施与诊疗质量管理等。该书为我国各地开展高血压分级诊疗工作提供可借鉴的经验和做法，也能带动其他医学各科分级诊疗工作的有效开展和推进。

二、推进分级诊疗的意义

（一）提高高血压控制率

高血压分级诊疗最主要的意义是提高我国高血压控制率，达到控制高血压、防治心血管疾病、促进群众健康的目的。新中国成立以来的流行病学调查显示，一方面我国高血压患病率一直在上升，知晓率、治疗率、控制率虽然也在上升，但与患病率的上升速度比要慢得多，特别是治疗中的高血压患者控制率为30%～40%[6]。由于血压没有得到有效控制，加上高血压患者其他心血管疾病危险因素增加，我国心血管疾病患病率增长趋势还没有得到有效遏制，严重影响人群健康。分析高血压控制率低的原因，找出解决问题的办法，提高我国高血压控制率，是做好我国心血管疾病防治的关键，是实现全民健康的重要环节。

高血压患者的病情很复杂。高血压学学科理论指出，高血压患者的诊疗并非只测血压、应用抗高血压药物这么简单，必须到专科诊疗才能取得真正的效果。而广大基层医疗机构目前难以成立高血压专科，大多数二、三级医院也没有建立高血压专科，我国90%以上的高血压患者是由非专科医师诊治，这就是我国治疗中的高血压患者血压控制率低的主要原因，直接影响总的心血管疾病的发病率。高血压防治网络和体系的建立健全，大量高血压诊疗人才的培养，能让各级医疗机构、各级医务人员在高血压学学科理论指导下，明确掌握高血压的专科诊疗思路。在充分应用网络和体系的优势条件下，各级医疗机构的医务人员能得到诊疗水平较高的专家指导，也使基层医师能按高血压专科诊疗思路对患者开展高血压诊疗工作，既利于各级医疗机构的医师共享资源，也能有效实施双向转诊，最终让每一位高血压患者所存在的各种疾病都获得专科水平的诊断、治疗与预防。

高血压学学科理论强调高血压患者的诊疗很特殊，患者分布广泛，既需要大、中型医院的专家学者精心研究、对重症复杂患者进行诊治，又需要广大基层医疗机构的医师诊疗大量的高血压患者，更需要上级医院的医师对下级医疗机构医师进行指导与把关。广大高血压、心血管疾病等慢病患者自愿到基层医疗机构就医，实现基层首诊的目的；对于重症复杂患者，在基层医疗机构接受及时合理的处理后马上转诊到上级医院诊疗；在上级医院，诊断明确、经治疗血压得到控制的高血压患者，要适时转回基层医疗机构继续治疗，并随诊观察等[7]。分级诊疗推进，各地区各级医疗机构形成紧密联系的网络和体系，大量普通患者接受基层医师诊治，复杂、重症患者能及时得到高水平专家诊治，最终使高血压患者获得专科水平的诊疗，血压就能得到有效控制。

（二）建立健全基本医疗卫生服务体系

《中华人民共和国基本医疗卫生与健康促进法》已于2020年6月1日开始实施，强调建立健全基本医疗卫生服务体系。医疗卫生服务体系健全的标准应该包括能看病、看好病。几十年来，社区防治和人群防治主要是针对某一或多个社区的居民或某一行业的人员进行的健康教育、卫生指导和诊疗工作，以预防高血压、心血管疾病发生发展。党和政府对人民健康非常重视，对高血压社区防治与人群防治工作投入很大，专家也克服各种困难，做了大量工作，取得了积极的成效：①始终强调健康生活方式指导，包括适量的娱乐和运动、保持愉快的情绪、合理膳食、戒烟限酒等；②进行流行病学调查，了解发病情况、高血压危险因素防控情况和疾病监测；③寻找治疗方法，包括中医药治疗、常用抗高血压药物的应用等；④高血压防治社区建立，由单纯高血压防治扩展到高血压涉及疾病综合防治，了解各个人群高血压治疗情况，提高研究区域内高血压控制率。通过开展这些防治措施，让人们认识到高血压对人类的危害，通过防治高血压为促进健康带来有利影响。

大多数社区防治和人群防治通常是由医学专家进行课题设计、组织，由专家骨干医师带领当地基层医务人员共同完成某一特定社区高血压防治和管理。我国高血压治疗率、控制率低，特别是治疗的高血压患者控制率低。高血压防治网络和体系是将高血压社区防治和人群防治推广覆盖到全国范围或某个区域内所有基层单位，使各个地区的这些基层单位的所有城乡居民都能接受高血压规范诊疗与健康教育，让居民坚持健康生活方式，使高血压及其他心血管疾病危险因素得到控制，高血压、心血管疾病能得到及时处理，使心脑肾得到保护。区域内高血压防治网络和体系能使这一区域内的高血压患者获得专科水平的诊疗，如果全国各省高血压防治网络和体系都能实现全覆盖，全国的高血压患者就能获得同质化专科水平的诊疗，对全国范围内高血压分级诊疗的有效实施和推进也具有重要的意义。因而，要加强防治方法的研究总结，加强高血压防治网络和体系建立、运行和经验总结，及时有效推广到各地，使全国各地区、各行业的高血压患者都践行健康生活方式，接受规范化和同质化的高血压诊疗，提高我国高血压控制率。高血压防治网络和体系建设的重要性和迫切性就凸显出来，成为需要即刻着手进行的工作。

高血压防治网络和体系的建设，需要依靠卫健部门的支持，充分发挥好平台支撑作用。专业高血压机构应抓紧人才培养和人才队伍建设，为高血压防治网络和体系的建立健全加强基础。高血压防治网络和体系，一方面能促进基本医疗卫生服务体系的建立和健全，另一方面依托国家建立医疗卫生服务体系，开展常见慢病的防治工作，促进和推进高血压分级诊疗工作开展，广大患者也可通过各种途径免费接受健康教育，采取积极、健康的生活方式。

（三）解决百姓“看病难”“看病贵”问题

高血压分级诊疗的重要意义还在于解决患者“看病难”“看病贵”问题。通过推进分级诊疗制度，各级医疗机构对高血压、心血管疾病等慢病诊疗有明确的规定要求，要推进分级诊疗必然要为各级医疗机构培养大量的人才。这样，患者从发生疾病就诊开始，就能接受专科水平的诊断、治疗与保健。轻症患者就近在基层就能得到合理有效的诊疗，急诊患者能获得及时处理。患者就近看好病，既最大程度保证了疾病的早发现、早治疗，也能实施及时处理。

复杂重症患者由医务人员直接转诊至上级医院，由有经验、水平较高的骨干医师临床诊断后决定做相应检查，达到事半功倍的效果，也能避免患者离开家乡到外地求医的各种不便和负担。高血压患者涉及病种多，特别是伴随心脑肾损害和心血管疾病，分级诊疗可保证城乡基层患者得到县级及以上医院专家诊治，获得有益有效的诊疗。

第二节　推进分级诊疗的条件

高血压分级诊疗是指各级医疗机构的医师对不同原因、不同水平、不同危险程度的高血压患者进行连续诊疗活动的过程。参与高血压分级诊疗的医疗机构包括乡村与社区医疗机构、县级医疗机构、专业高血压机构，还包括大、中型医院的各专业学科，如心脏内科、神经内科、肾脏内科、内分泌科、风湿科和妇产科等。可以得出结论，高血压诊疗就是在特定的医疗机构的诊疗活动。规范诊疗离不开有一定技术水平的医师和具备一定设备设施条件的医疗机构，也离不开严密的组织分工与管理。高血压分级诊疗是许多医疗机构先后为同一个患者诊疗，或同一个医疗机构同时为许多患者诊疗，涉及的医疗机构、医师及医疗组织分工构成了分级诊疗的必要条件。

一、高血压防治网络和体系的支撑作用

高血压防治网络和体系是指在全国范围内或某个区域内（如西南地区、京津冀地区），各级卫健行政部门批准建立的高血压诊断、治疗和预防机构的联合整体，这个联合整体在具备一定医疗水平要求的高血压防治人才，且人才队伍基本构建的条件下，能按照一定的秩序和内部联系组合而成，具有管理、协调机制，并能满足全国或某个区域内高血压、心血管疾病等慢病诊断、治疗和预防的需要，又能对推进高血压分级诊疗提供保障，还能对推进心血管疾病等慢病的分级诊疗工作发挥积极作用[8-10]。

实践证明，做好高血压、心血管疾病等慢病防治工作的关键是人才，并要有先进水平的诊疗机构作为技术和人才支撑。大、中型医院建立专业高血压机构不仅是特殊高血压患者诊疗的场所，也是高血压防治人才培养的摇篮。基层医疗机构是基层首诊的落实机构，也是很多高血压、心血管疾病患者长期随诊与管理的公共卫生机构。各级医疗机构是开展高血压诊断、治疗与预防的重要保障，它们是组成高血压防治网络的各个节点、网格，也是高血压防治体系不可或缺的有机组成，将它们组织和联系起来有利于保证高血压、心血管疾病等慢病分级诊疗的推进和落实[5]。

（一）省级专业高血压机构

省级专业高血压机构（包括省级高血压诊疗中心、省级高血压研究所或省级三甲医院成立的高血压科等）一般是本省高血压防治网络和体系的组长单位。每个省由省卫生健康委员会选定1个省级专业高血压诊疗机构牵头，协助省卫生健康委员会建立省级高血压防治网络和体系。

1. 省级专业高血压机构成立步骤 首先省委、省政府领导要重视本省高血压、心血管疾病等慢病防治工作，认识到抓好人才培养与人才队伍建设的重要性，认识到创办具备国内先进水平的专业高血压机构的必要性，以此提高县级及以下医疗机构高血压、心血管疾病等慢病防治的诊疗水平，要让人们自愿到基层医疗机构就医。省卫生健康委员会批准成立省级高血压诊疗中心（简称省级中心）；挂靠的省级三甲医院为此建立高血压专科，协助和配合省级中心开展高血压诊疗与人才培养工作[5]。

省级中心建成后，要将其建成高血压人才培养基地、高血压医疗队伍培训中心，以此打通阻碍高血压分级诊疗推进的瓶颈，改变全省基层高血压防治医疗人才短缺的现状，努力成为推进各种慢病分级诊疗工作的示范单位。省级中心的建立具有以下几方面的实际意义：作为高血压防治知识的传播中心，解决本省高血压防治问题，惠及百姓、造福后代；研究探讨高血压防治方案，为制定全省高血压防治政策提供依据；协助省卫生健康委员会指导各市（州）、县级医院和乡镇与社区医疗机构开展高血压防治工作；为全国推进高血压分级诊疗提供经验。

2. 省级专业高血压机构成立后的工作 明确省级中心边筹建边工作的思路，提出和落实短期内工作任务。

（1）抓好高血压诊疗知识的普及教育：组织承办高血压分级诊疗学习班。组织全省范围内高血压分级诊疗学习班或培训班、学术活动等。要将培训学习普及到全省各市（州）、县的二、三级医院业务院长、内科主任和心血管疾病诊疗骨干。通过开展高血压、心血管疾病等慢病的防治工作，提高群众高血压防治意识，在解决高血压患者“看病难”“看病贵”方面发挥积极作用，从根本上促进群众健康。省级中心和各市（州）卫健部门联合可举办各地区高血压分级诊疗学习班，可采取多种方式进行培训，利用好远程会议平台，面向全省基层医疗机构进行高血压诊疗知识培训，并普及到各乡镇与社区医疗机构、村卫生室的医师。

（2）开展全省短期进修学习班：高血压诊疗是

一项实践性很强的工作，仅参加类似于学术会议的培训，是不能完成高血压临床工作的。为期 3 个月或以上的高血压短期进修学习班能让学员通过参加高血压专科门诊、病房分管床位、写病历，参加教学查房等，在实践中掌握理论知识，将理论知识应用到实践，从而做好高血压诊疗。培养对象不仅包括市（州）级医院、各县级医院的骨干医师，还包括各专科医院、民营医院，甚至乡镇与社区医疗机构的骨干医师，还要把妇幼保健院和危重症孕产妇救治中心、儿童救治中心从事妇产科及儿科的医师纳入高血压诊疗培训人员范围内。

（3）诊治大量的高血压患者：以下高血压患者要到省级中心诊治。血压难以控制的高血压患者；血压波动大的高血压患者；伴心血管疾病的重症高血压患者；需要鉴别继发性原因的复杂高血压患者等。这些患者要依靠专家本人或者专家指导下的专业高血压机构诊治，以使诊断明确，诊疗方案科学合理。

高血压患者往往伴随早期心血管疾病，需要及时发现并进行早期处理，避免发展为心血管疾病，危及健康。对于无症状的心血管疾病患者，一般来说，患者不会到相应的心内科、神经内科或肾脏内科就诊，到高血压专科就诊时，医师一定要有查出潜在危险疾病的意识和执行力，让患者得到及时诊断与治疗。

相关专家要完成国家有关高血压防治的课题、指导研究生学习，探讨高血压防治方向等，也离不开临床实践经验的积累和验证。

（二）市（州）级专业高血压机构

市（州）级专业高血压机构如各市（州）高血压诊疗中心、高血压研究室、三甲医院高血压科可成为省级中心的分中心。硬件设备可参考省级中心的要求，软件条件指骨干专家可相对独立开展工作。工作任务、范围与省级中心相同，还要承担、配合完成省级中心的工作；开展所属地区高血压防治人才培养工作；根据本地区的特点和卫健部门的安排，开展高血压防治的相关工作。

（三）县级专业高血压机构

2021 年 6 月 4 日，国务院办公厅发布《关于推动公立医院高质量发展的意见》明确指出，要发挥县级医院在县域医共体中的龙头作用。按照县乡一体化、乡村一体化原则，积极发展以县级医院为龙头的紧密型县域医共体。县级专业高血压机构如县级高血压诊疗中心（简称县级中心）是本县高血压防治网络和体系建设的关键，人才储备是县级中心建立的重中之重。实践证明，高血压科医师要具备能完成高血压常规诊疗工作需要的技术水平，不是听一次学术讲座、参加一次病例讨论、参加一个学习班、阅读一部学术著作、参加一个学术组织或者一个临床研究项目就能解决的。要成为县级医院的高血压诊疗骨干，需要到省级中心进修学习 3 个月到半年，还需不断地实践，以及接受上级医院专家的实际指导，这样才能独立开展工作。县级中心有义务和能力组建本县高血压防治网络和体系，专家也应承担起带领和指导下级医疗机构诊疗工作的任务，带动乡镇卫生院或社区卫生服务中心，承担本县域范围内高血压诊疗、预防和管理工作[11]。

（四）乡镇（社区）高血压防治中心

各乡镇卫生院和社区卫生服务中心要满足广大城乡高血压患者的看病需求，是高血压等慢病防治的骨干力量，也是开展健康教育和落实广大城乡居民健康生活方式的骨干，更是重症、复杂高血压患者诊疗的第一道防线。乡镇卫生院或社区卫生服务中心的高血压防治骨干要有一定的诊疗能力，必须在有较高水平的高血压诊疗机构学习，如参加省级中心举办的学习班和（或）市级、县级医院进修学习班，学习时长最好在 3 个月及以上，且回去后要不断地学习和实践，要指导村卫生室或社区卫生服务站医务人员，帮助他们解决难题[12]。建立乡镇（社区）高血压防治中心，在县级中心的支持、指导与帮助下开展工作极为重要。再者，乡镇或社区高血压防治中心的骨干医师要有能力深入所辖范围的各村高血压防治点开展工作。

（五）村高血压防治点

各村卫生室或社区卫生服务站作为最基层的医疗机构，直接面对广大城乡居民，主要负责测量全村或社区居民的血压，并将具体情况记录在案，承担着测量血压和筛查患者等工作，发挥着高血压防治前哨的作用；承担着全村或社区居民血压防治的主要任务，通过对高血压患者进行详细病史询问、防治指导、必要的健康生活方式指导和教育；及时发现血压升高患者，督促他们到上级医疗机构就诊，并且随访血压控制情况等，同时要及时发现高血压患者存在的心血管疾病，做好心血管疾病发作的现场处理，与上级医疗机构急救中心联系，做好患者转诊工作；要向上级医疗机构反映患者病情，定期与居民沟通[13, 14]。

二、人才培养与人才队伍的关键作用

功以才成，业由才广。高血压防治事业的发展离不开思想素质高、医疗素质高、职业素养高的专业“三高”高血压人才的努力。在医院，对高血压患者的诊疗，要靠具备一定专业技术水平的医师。在某一个区域或全国范围内，要扼制高血压、心血管疾病的增长，让高血压患者得到合理有效的治疗，实现全民健康目标，需要一批批高素质的高血压防治人才的不懈努力。通过全方位、多角度、多层次培养高血压防治人才，建成梯队型高血压防治人才队伍，才能满足不同患者的诊疗需求。

（一）高血压防治人才素质

1. 树立科学、严谨、规范的高血压诊疗理念 临床工作中，医务人员要具备对高血压患者要查明高血压原因，并对因治疗的观念；确定其他心血管疾病危险因素，同时预防和控制患者并存的其他心血管疾病危险因素；要查明患者已存在的靶器官损害和各种心血管疾病，并采取相应的处理措施，只有这样才能更好地控制血压，使其血压达标，以保护患者的心脑肾等器官。从思想上高度重视高血压的危害和高血压防治工作的复杂性，不能把高血压当作简单问题对待，更不能认为给患者服用抗高血压药物就是完成诊疗工作。从患者需求方面看，高血压、心血管疾病作为慢病，一经确诊，几乎都要终身服药。这就要求高血压防治人才队伍的每一个参与者都必须具备科学、严谨、规范的高血压诊疗理念，并在临床实践中落实，才能将高血压诊疗工作做好，使群众受益。

2. 以控制患者的血压为工作核心 经过多年的健康教育，在知晓高血压的患者中，已有 90%以上的人能够主动接受治疗。如果治疗的高血压患者中 80%的患者血压都能得到控制，我国高血压控制率就会显著提高，人民健康就能得到保证。科学的高血压诊疗理念、高水平的高血压诊疗技术、解决不断出现的诊疗问题的能力等都是有效控制患者血压的诊疗保障。高血压诊疗工作就是以紧密围绕有效控制患者血压、保护患者心脑肾为核心来进行的。

在培养各级医疗机构高血压防治人才的基础上，应充分发挥分级诊疗制度的优势，让广大高血压患者自愿到基层首诊，重症复杂患者到县级医院接受诊疗，疑难或特殊患者到专业高血压诊疗机构诊治。各级医疗机构的医务人员在临床中要不断总结经验、提高综合素养和医疗技术水平，从而使高血压患者的血压得到有效控制。

3. 以保护患者的利益为根本目的 通过控制高血压预防心血管疾病发生发展，大量循证医学证据使“高血压患者要治疗、血压要得到理想控制”的观念深入人心。各专业学科不断发展如心脏病学理论的完善和新治疗方案的实施使很多危重患者转危为安，预后改善。高血压患者发生心脏疾病后，特别是危急重症患者，应遵守心脏疾病治疗的原则和方法。

广大医务人员在以控制患者血压为工作核心的基础上，也要努力保护患者自身的利益。第一，做好健康教育。对全人群进行健康教育是医务工作者的职责之一，对就诊高血压患者更要进行耐心的说服教育，让他们知晓坚持健康生活方式的益处，预防高血压发生和发展。第二，有效控制血压。控制高血压是防治心血管疾病的根本。第三，其他心血管疾病危险因素对心脑肾的损害在高血压患者身上会以成倍的作用表现出来，要积极发现、改善高血压患者的多重心血管疾病危险因素。第四，及时发现患者已存在的心血管疾病。减少心血管疾病引发的死亡。第五，减少患者由检查带来的损害。尽量避免有创检查，如造影检查应该是在详细询问病史、完成基本检查和分析判断后决定是否实施的，而不能作为常规筛查，更不能作为体检项目。

（二）全方位、多角度、多层次培养高血压防治人才

1. 学科带头单位的人才培养 高血压学学科

建设和发展与高血压学学科带头人的努力密切相关。学科带头人在加强高血压学学科建设过程中，应重视人才储备。人才队伍建设中，要注重人才梯队建设，既要有解决高血压防治普遍性问题的人才，其具备真正解决患者实际问题的技能；也要有能够攻克高血压相关领域难题的高层次人才，以解决高血压防治中的难点，探索有益于患者的高血压、心血管疾病新的诊断治疗方法、方案与原则，并推广应用。只有准确把握高血压防治的方向，才能顺利推进我国高血压分级诊疗，推动高血压防治事业发展。

高血压学学科建设和高层次人才培养，先进的设施、高水平的高血压实验室，可以为高血压治疗提供有利的条件。专业医师需要掌握专业、规范的检验医学知识和操作、分析技术，如此既能提高医学检验的科学性、准确性，也能为高血压诊疗人才培养、科研开展、临床诊疗提供强大的支撑。有条件的机构可因地制宜地加强这方面的建设。条件不具备或不成熟的单位可选派人员进修学习，加强这方面的人才培养。

2. 基层人才培养　基层医务工作者要发挥高血压防治的骨干作用，过硬的医疗技术水平是关键。人才是推进高血压防治事业的重中之重。要全方位、多角度、多层次地对基层高血压防治人才进行培养。以贵州省为例，笔者创新人才培养模式和方法，其中既有在省中心开办的学习班，也有到各地授课、教学查房的培训班。以行政区域等级划分而举办的各种培训班，如以市（州）为单位组织召开的高血压分级诊疗培训班；以县为单位，对县级医院内科医师、乡镇与社区医疗机构医务人员进行高血压诊疗规范培训。也有以骨干为重点的各类学习班，如短期主任学习班、医院各科高血压协同诊疗主任研修班、县医院高血压诊疗骨干短期进修学习班、乡镇与社区高血压防治骨干短期培训班等。充分发挥好已建立起来的远程医疗平台的作用，如省级中心一成立就通过远程医疗平台面向全省医疗机构医务人员讲授高血压诊疗知识，仅 2020 年就对全省 1700 多个乡镇与社区医疗机构医务人员进行了 5 次高血压专科知识的培训，同时带动了贵州省其他医学专科的远程培训工作。

高血压防治人才培养中，采用何种教学方式直接关系着学员的学习效果。例如，笔者采用沉浸式教学方法，使学员在真实的诊疗环境中学习并掌握科学、规范的高血压诊疗思路、病史收集、病历分析、诊疗方案制定、临床应用和监测、患者管理等。教学内容和形式既有针对性，又具有普遍性。教学过程注重理论知识与临床实践相结合，除了高血压理论知识学习外，还有门诊带教、查房带教、病历书写、病例讨论等，让学员在学中做，做中学，巩固知识的同时，灵活运用到临床实践中。

根据当前我国脑血管病和心脏病发病急、致死率较高的情况，要加强快速发现和诊断急性脑血管病、急性冠脉综合征和重视高血压患者肾功能监测、肾脏保护等人才的培养，将其列为高血压人才培养的重点内容之一。由于这些疾病及其表现在高血压患者中多发，并常在高血压诊疗过程中出现，它们也成为高血压防治工作的重要组成部分。

人才队伍建设涉及的范围广泛，既要为大、中型医院培养高血压人才，也要重视和加强基层和偏远地区的人才培养，并将其作为重中之重，最大程度为方方面面的患者培养诊疗人才。

三、学科建设的基本保障作用

高血压分级诊疗推进过程中会遇到很多新的、必须解决的实际问题，包括高血压防治网络和体系的搭建，人才队伍建设，各级医疗机构诊疗范围的明确，转诊途径畅通，组织协调管理等。这些问题应以高血压学学科理论为指导和准则，不断研究、发展适合我国防治实际需要的高血压防治理论、原则和方法，为各级医疗机构提供积极的防治措施，不断发展学科理论，做好学科建设。所有这些都离不开权威专家提供精准的思想和理论指导，只有准确把握和真正引领高血压防治方向，才能指导高血压分级诊疗推进。

高血压学学科将人才培养和人才队伍建设作为学科建设和发展的重要内容之一。做好高血压防治工作，必须要有思想素质硬、技术水平高，且能准确把握高血压防治方向的人才队伍。发展高血压学学科，不仅要攻克高血压诊疗难题，落实诊疗实践，全方位、多角度、多层次培养高血压防治人才，还必须以大高血压学学科理论为指导，以学科建设为统领，使学科建设与人才培养相互促进、共同发展。

如何使高血压患者都能接受专科诊疗呢？根据高血压学定义，对于每一名患者，要查明原因、查清心血管疾病危险因素和已存在的心血管疾病，这说明高血压诊疗涉及的病种多。根据我国高血压诊疗实际工作开展情况来看，凡是由高血压科专家诊疗的高血压患者，血压控制率都比较高。因而，高血压患者能够接受专科诊疗成为提高我国高血压控制率的必要途径。

参与高血压分级诊疗工作的医务人员必须掌握和遵守通用的高血压诊疗规范。由于各级医疗机构的诊疗水平和基本设备条件不同，各级医疗机构诊疗的患者及其所存在的疾病不同，这就要求对各级医疗机构诊疗工作进行明确分工、规范，也要求医疗机构内各科室要紧密合作。参加分级诊疗的各级医疗机构是一个紧密联系的医疗联合体，也是高血压防治网络和体系中重要的组成部分，各级医疗机构之间的密切合作是使分级诊疗顺利开展的重要保障。

在分级诊疗过程中，参加分级诊疗的不同医疗机构根据患者及其自身情况进行诊疗工作分工，在患者转诊或推荐患者到上级医疗机构诊治前，要对患者病情严重程度进行准确判断。由于心血管疾病复杂，症状与病情严重程度有时不成比例，基层医师依据病情决定转诊有时困难，开展分级诊疗时随诊观察尤为重要。特别是基层医疗机构，有些心血管疾病是以急性发作为首发症状，之前可能以血压波动或血压难以控制为先兆。这种情况下，下级医疗机构向上级医院转诊时要交代清楚，同时将患者转至上级医院的途中要有急救措施，上级医院专家要及时收治下级医疗机构转诊来的患者，做好预案和预防措施，保障患者安全。

四、协调管理的稳定推进作用

一个地区范围内的高血压分级诊疗需要在当地卫健部门领导下进行，在所属地区各级卫健部门和各大、中型医院的积极支持与参与下才能顺利推进[15]。此外，还要依靠本地区从事高血压、心血管疾病等慢病防治专家，需要他们充分发挥积极性与带头作用，带领全地区各级医疗机构的各级医务人员共同努力。高血压分级诊疗工作涉及范围广，需要全地区各卫健系统和广大医务人员的共同参与，对这项工作的组织、协调与管理直接决定着分级诊疗工作能否实施，必须采取措施做好。

如何对分级诊疗进行组织、协调和管理，采取什么方法和措施来实施呢？我们以省域内推进高血压分级诊疗为例进行阐述和说明。

第一，发挥好省卫生健康委员会组织与协调及省级学科带头人的作用。省卫生健康委员会在全省三甲医院内选拔和聘用学术水平高、组织能力强、责任精神好、身体素质好的权威专家作为省级学科带头人。省级学科带头人要协助省卫生健康委员会做好顶层设计，团结专家队伍一起开展工作。此外，学科带头人必须亲自做好各项制度建设；必须坚持开展常规医疗工作；必须参与各级医疗机构人才培养，特别是要定期到各级医疗机构开展人才培养、教学查房与工作指导；工作中能够及时发现问题，要求现场解决问题，并把发现的问题和大家的意见及时向卫健部门反映，同时提出解决问题的方案等。

省卫生健康委员会要高度重视，支持全省高血压分级诊疗的推进，为建立高血压防治网络和体系创造条件，为搭建高水平的高血压诊断、治疗与研究中心提供保障，为满足本地区重症复杂高血压、心血管疾病患者的诊疗创造条件，也为各级人才培养搭建平台。

第二，发挥、提升各级医疗机构专家（骨干）素养、水平和管理能力。要本着对人民健康认真负责的精神，积极投身到高血压防治事业中，在本单位积极治疗重症复杂的高血压、心血管疾病患者，不断总结经验，认真学习本专业的最新进展与新成果，将这些新进展、新成果与经验及时传播给各级医疗机构的各级医务人员，用于指导各地工作的开展。

要有吃苦耐劳的精神，要到各级医疗机构，深入基层实地开展人才培养、指导工作，同时能及时发现高血压防治工作中的各方面问题和基层的困难，并提出整改意见。

要有责任担当，挑起推进分级诊疗工作的重任，并要有能力做好工作，从顶层设计到各项工作都要有具体计划、规范和管理制度，帮助下级医疗机构提高高血压防治能力，解决实际问题。

发挥现代科学技术的优势作用，将高血压分级诊疗不断推向新的高度。例如，发挥远程会诊作用，既为下级医疗机构解决问题，又能提高他们诊疗水平；既拓宽基层诊疗疾病的范围，又能创新向上级转诊工作模式，为患者节约大量的费用。

各市、县级医疗机构专家要起到带头作用，指导本医院医师工作，严格按诊疗规范和原则处理和诊治患者；为属地的各下级医疗机构培养人才，指导和检查他们对高血压、心血管疾病等慢病的诊疗，为他们解决实际困难，协助卫健部门更好地推进当地高血压防治和分级诊疗工作。

广大乡镇（社区）医疗机构骨干医师要努力学习，提高诊疗技术水平，带动本机构和村卫生室医务人员，为“基层首诊”做出积极努力，对每名首诊患者，要积极认真询问病史，尽量应用以往和当时能做的辅助检查结果，对患者的病情有基本判断，特别是早期心血管疾病的发现和处理，对急危重症患者争取做到做好现场处理的同时与急救中心联系送往就近医院急诊科救治；而单纯轻中度高血压患者则留在乡镇（社区）医疗机构，但还是要送县级医院完成基本检查；复杂、重症患者在本机构处理后上转县级医院相应专科。上级医疗机构诊断明确、治疗有效的患者转回本机构后做好接续诊治，避免或杜绝不做基本处理就直接上转的行为，也不允许将病情危重且复杂的患者留在本机构诊疗，耽误患者病情。

有关高血压分级诊疗的业务管理见第 115 章“分级诊疗的管理规范”。

（余振球）

参考文献

[1] 夏莉涓，李南方：将高血压防治知识变成“种子”[N]. 健康报，2021-08-17.

[2] 李南方. “丝绸之路”血压健康的守护者——新疆自治区人民医院高血压中心、新疆高血压研究所[J]. 中华高血压杂志，2020，28（6）：595-597.

[3] 中国共产党中央委员会，中华人民共和国国务院. “健康中国 2030”规划纲要[J]. 中国实用乡村医生杂志，2017，24（7）：1-12.

[4] 余振球. 贵州省县级高血压诊疗中心全覆盖[J]. 中华高血压杂志，2020，28（10）：987-990.

[5] 余振球. 省级高血压专科联盟建立与管理建议[J]. 中国乡村医药，2021，28（7）：25-27.

[6] Wang Z，Chen Z，Zhang L，et al. Status of hypertension in China：Results from the China hypertension survey，2012-2015[J]. Circulation，2018，137（22）：2344-2356.

[7] 国家心血管病中心国家基本公共卫生服务项目基层高血压管理办公室，国家基层高血压管理专家委员会. 国家基层高血压防治管理指南 2020 版[J]. 中国循环杂志，2021，36（3）：209-220.

[8] 余振球. 抓学科建设，推进高血压分级诊疗（上）[J]. 中国乡村医药，2021，28（1）：27-28.

[9] 余振球. 抓学科建设，推进高血压分级诊疗（下）[J]. 中国乡村医药，2021，28（5）：31-32.

[10] 余振球. 抓学科建设，推进高血压分级诊疗（中）[J]. 中国乡村医药，2021，28（3）：29-30.

[11] 余振球. 县级高血压诊疗中心工作实施规范建议[J]. 中国乡村医药，2019，26（21）：23-26.

[12] 余振球. 乡镇（社区）高血压防治中心工作实施建议[J]. 中国乡村医药，2020，27（1）：28-31.

[13] 余振球. 村高血压防治点工作实施建议（上）[J]. 中国乡村医药，2021，28（13）：21-22.

[14] 余振球. 村高血压防治点工作实施建议（下）[J]. 中国乡村医药，2021，28（15）：24-25.

[15] 国务院办公厅. 国务院办公厅关于推进分级诊疗制度建设的指导意见（国办发〔2015〕70 号）[N]. 中华人民共和国国务院公报，2015.

第114章 推进分级诊疗的做法

2016 年贵州省政府发起并组织医疗卫生援黔专家团，对贵州开展帮扶工作。笔者主动报名参加医疗卫生援黔专家团，向贵州省委、省政府提出在贵州建立省级专业高血压机构的建议，得到其高度重视和大力支持。贵州省卫生健康委员会于 2017 年 7 月 8 日批准成立贵州省高血压诊疗中心（简称省中心），为配合工作，在贵州医科大学附属医院建立高血压科。

省中心贯彻新发展理念，构建新发展格局，在贵州省卫生健康委员会的领导与支持下，笔者倡议并建立了贵州省、市（州）、县、乡、村五级高血压防治网络和体系，为各级医疗机构培养大批人才，提高了全省高血压、心血管疾病等慢病防治水平，特别是在决战脱贫攻坚和疫情防控情况下，高血压防治网络和体系与人才队伍发挥了积极的作用。本章以贵州省高质量推进高血压分级诊疗的做法为主，吸收了我国各地推进高血压分级诊疗的经验，归纳出推进高血压、心血管疾病等慢病分级诊疗的具体而实用的方法，希望能在各地高血压分级诊疗推进中发挥积极作用。

第一节 创新措施与经验做法

省中心、贵州医科大学附属医院高血压科成立后，笔者开始奔赴贵州省各地，探索黔乡百姓健康的各个环节；抓住关键，着手人才培养，在市（州）成立高血压诊疗中心（或高血压科），为贵州省全省高血压防治网络和体系形成奠定了坚实的基础。

一、高血压防治网络和体系建立过程

（一）市（州）与县级高血压诊疗中心全覆盖

建立高血压诊疗中心，提高高血压、心血管疾

病等慢病防治水平，为百姓就近就地就医搭建平台，使全省高血压等慢病患者得到较好的基层首诊、安全的双向转诊，将全省高血压防治工作真正做到实处。各市（州）、县级高血压诊疗中心的创建都是在省中心不懈努力和当地卫健部门、挂靠医院的大力支持下完成的。

各市（州）高血压诊疗中心（市级中心）建设是促进全省高血压等慢病防治网络全面完成、大力推进全省高血压等慢病防治的重要措施，不仅满足贵州省群众家门口就能看好病的需求，又能缓解其“看病难”“看病贵”的问题；市级中心对贵州省高血压、心血管疾病等慢病防治有重要意义。市级中心发挥对所属县级医院、乡镇与社区医疗机构高血压防治人才培养、业务指导、诊疗质量管理与检查等工作的作用，为贵州省创建一支较高水平的高血压、心血管疾病等慢病防治队伍创造条件，并协助省中心建立县级高血压诊疗中心（县级中心）。

2017 年 11 月 3 日，贵阳市高血压诊疗中心率先建立，挂靠贵阳市第四人民医院，同时该院成立高血压科协助贵阳市高血压诊疗中心工作。随后在省中心的倡议和指导下，各市（州）高血压诊疗中心、高血压科相继成立。截至 2018 年 8 月 22 日，贵州省实现了 9 个市（州）高血压诊疗中心、高血压科全覆盖。同时，省中心给每个市（州）安排了 1 或 2 名医师作为网格员，负责联络、沟通事宜。

县级医疗机构是高血压防治的主力，是高血压分级诊疗的主战场。2017 年 9 月 16 日，仁怀市高血压诊疗中心在仁怀市人民医院挂牌。2017 年 11 月 3 日，六枝特区高血压诊疗中心在六盘水市第二人民医院挂牌，该院同时成立了高血压科以协助六枝特区高血压诊疗中心工作。

仁怀市高血压诊疗中心和六枝特区高血压诊疗中心在基层高血压防治工作中发挥了重要的作用，开展了如下工作：制订详细的工作流程与相关规章制度；建立高血压病房，专门用于高血压患者的住院诊治；紧抓人才培养，提高诊疗水平；多次邀请省中心专家进行教学查房、指导工作。笔者及时倡议、动员和指导各县建立县级中心，推进县域内高血压防治工作的开展。2019 年 4 月，在全省医疗管理工作电视电话会议上，省卫生健康委员会副主任安仕海提出“要在全省启动高血压诊疗中心建设工作，今年（指 2019 年）要在 66 个贫困县全部建设完成”。在 2019 年 9 月，贵州省 88 个县高血压诊疗中心全部建设完成，超额完成上述目标。

依据笔者倡议、动员和帮助创建各市级中心和县级中心（高血压科）的经验，以贵州省当时实际情况和这几年培养的人才作为储备基础，笔者及时提出了各县级中心建设实施措施，即申请和审批可先行，确定挂靠医院和骨干后，再根据自身条件完善基础设施建设。在省中心团队、贵州省各市级中心主任和各市（州）卫健局及部分县医院领导、专家的积极联系和沟通下，2019 年 9 月 25 日，贵州全省 88 个县级中心申请与审批工作结束，实现了贵州省县级中心全覆盖[1]。

（二）高血压专科联盟

省中心积极推进全省高血压分级诊疗工作开展并取得一定成效，但各级医疗机构之间在高血压规范诊疗方面发展不平衡。为了全面系统组织和指导各市（州）和各县所有的二、三级医院的高血压防治工作，笔者倡议依托省中心及其大力支持下成立的各市级中心和部分县级中心及高血压科，由贵州医科大学附属医院牵头，在贵州全省建立高血压专科联盟[2, 3]。贵州省 9 个市（州）、88 个县（市、区、特区）的人民医院、中医医院，部分专科医院、民营医院，共计 168 家二、三级医院加入联盟。2022 年续签合同，共计 193 家医疗机构加入贵州省高血压专科联盟。

通过联盟，全省范围内建立起绿色、互通互联、互帮互助、互惠互利的高血压诊疗平台，进一步提升贵州省各级医疗机构的高血压诊疗水平；各级医疗机构开展学术研究的氛围浓厚，加强了各学科间的交流与合作；强化了人才培养工作，尤其是基层人才培养持续推进和深化，上下级医疗机构间的工作指导进入常态化；对于健全规范诊疗体系，建立高血压专科医疗一体化模式，积极推进高血压分级诊疗，带动其他慢病分级诊疗的推进等方面发挥积极的作用，为全省百姓提供更高质量的卫生健康服务。

在省卫生健康委员会积极抓好全省二、三级医院医疗质量与管理工作的背景下，省中心发挥医疗优势，协助联盟各医院努力提高高血压诊疗技术水平与诊疗质量。贵州省高血压患者对各级医院信任、依赖度明显增加，很多本打算外出就诊的急危重症患者留下来找本省专家诊治，不仅获得了理想的效果，而且节约了大量的费用，真正解决了患者“看病难”“看病贵”的问题。

（三）乡镇与社区高血压防治中心（点）全覆盖

建立乡镇（社区）高血压防治中心，将乡镇与社区医疗机构的医务人员组织起来，与县级中心的专家及时、随时取得联系，提高其高血压诊疗和预防水平，能够健全基层医疗卫生服务体系，织密高血压防治网络。2019年11月18日，六枝特区进行全省第一家县级“乡镇（社区）高血压防治中心”全覆盖授牌仪式。之后逐渐以县或市（州）为单位推进乡镇（社区）高血压防治中心的建立。2020年5月20日，贵州省乡镇（社区）高血压防治中心实现全覆盖。

加快村卫生室建设和发展，是农村居民全面发展的保障，是乡村振兴的重要组成部分。帮助各村高血压防治点进行人才培养，是提高高血压防治水平的关键；加强村高血压防治点工作质量管理，是让农村居民获得及时有效的诊断、治疗与预防的保障[4]。2021年5月17至18日，毕节市卫健局举办“高血压防治能力提升培训班”，各乡镇与社区医疗机构及辖区内所有村医参加远程培训。毕节市卫健局领导出席培训班开班仪式，重点提出各县（区）要立刻组织各行政村卫生室将其建成全市高血压防治点，充分发挥起网底防治的作用，提高群众对基本公共卫生服务的满意度。此后，到2021年7月13日，9个市（州）分别举办了“高血压防治能力提升培训班”，开幕式上，各卫健局分管领导职能部门提出要求，各村建立高血压防治点。

2021年8月4日，省卫生健康委员会举办，省中心承办“全省乡村医生高血压防治能力提升培训班”，省卫生健康委员会基层卫生健康处领导强调，村高血压防治点医务人员要有全心全意为村民服务的思想。工作上，要具有奉献精神，对百姓的宣教、劝导要有耐心；技术上，掌握正确测量血压的技能，阅读检查报告、化验结果并进行分析，选择适合药物进行合理治疗等，还要积极学习，不断提升自我，使百姓的健康得到更好的保护。

二、推进分级诊疗的措施

贵州省委、省政府和省卫生健康委员会对抓好省中心建设极其重视，给予大力支持，为省中心建立了专科检验室、超声检查室、睡眠呼吸监测室、动态血压监测室等。贵州医科大学附属医院高度重视高血压科学科建设，支持选送骨干医师到北京、上海、重庆等地区医院的优势学科进修学习，积极培养博士（硕士）研究生。省中心、高血压科建立了高血压神经、肾脏、睡眠医学等9个亚专业学组，使重症复杂高血压患者都能得到及时规范的诊疗。学科理念正确、诊疗水平先进的专业高血压机构对做好全省高血压防治的顶层设计和引领起到保障作用。

（一）组织管理

1. 对高血压专科联盟的管理 高血压专科联盟一成立，省中心立即制定了《省级高血压专科联盟建立与管理建议》，规范高血压专科联盟的工作，明确参加联盟的各级医院工作范围、组织管理，建立分级诊疗目标的考核与评价等。

联盟成立以来，每年由省卫生健康委员会主办、省中心承办、贵州医科大学附属医院协办“联盟工作会议”，省卫生健康委员会主要领导或负责人均出席会议，提出工作与管理的要求。参加会议的人员有各市（州）和各县级卫健局分管负责人，医政医管部门负责人，二、三级医院分管院长，从事高血压、心血管疾病诊疗的主任、骨干医师等。部分参加会议的人员在会上交流并介绍经验。

会上，承担联盟管理与业务工作指导职责的省中心向大家汇报工作开展情况。在报告中指出，要积极培养高血压专科人才，完善联盟的建设。要督促广大医师加强高血压规范诊疗，做好继发性高血压的鉴别诊断，发现早期心血管疾病患者并积极处理；要推广高血压相关疾病如糖尿病、冠心病、脑卒中等疾病的分级诊疗，使城乡居民健康得到更好的保障。各市（州）、县级医院和乡镇与社区医疗机构纷纷加入联盟，成为联盟的成员单位，特别突出了上级医院的职责和作用，强调上级医院每年至少应到成员单位指导高血压分级诊疗工作1或2次，逐级管理，将分级诊疗工作落地，切实解决诊疗实际问题。

加强联盟的组织与管理是控制血压的有力保障。省中心为了更好地指导联盟各医院的高血压诊疗工作，提出高血压患者的诊疗质量要求，就是要诊断明确患者存在的与高血压相关的各种疾病，使血压得到理想控制，心脑肾得到保护。

对联盟各医院管理的触角涉及每个医疗机构的每位医务人员，也涉及每位医师的每一个行为。只有做好管理，团队才有凝聚力，分级诊疗才能高质量推进。管理的内容包括对联盟各医院的工作进行组织协调；对下级医疗机构进行人才培养和教学，对其工作给予指导与帮扶；要了解上级医院接受下级医疗机构的监督与督促情况。

2. 对各级中心（点）的管理　省中心在抓好自身建设的同时，重视和支持各市级中心和县级中心的建设，特别是注重其人才培养与诊疗质量管理。省中心专家到各市级中心、县级中心所在医院实地指导工作至少 1 次，有的县（如曾经的深度贫困县）最多达 6 次。为县级中心、乡镇（社区）高血压防治中心明确制定了《县级高血压诊疗中心工作实施规范建议》《乡镇（社区）高血压防治中心工作实施建议》《村高血压防治点工作实施建议》，为这些单位工作开展提供标准和要求。省中心不仅指导各市（州）、县级和专科医院高血压防治工作，还根据贵州省的实际情况，通过深入乡镇（社区）医疗机构甚至村卫生室，了解实际情况，总结经验，指导基层高血压防治工作开展。还要指导和带动省级三甲医院高血压诊断、治疗与防治工作开展。所以要求市级中心、县级中心的专家要指导、带动本市（州）、县的医疗机构高血压诊断、治疗与防治工作，特别是对下级医疗机构进行人才培养、教学查房和工作指导。按照本中心的工作要求开展本地区高血压防治工作，在高血压专科联盟中起带头作用。

（二）人才培养

省中心一直将各级医疗机构人才培养作为工作和建设的重点，通过多种方式、多种途径持续不断培养具有先进观念、较高水平的高血压、心血管疾病等慢病诊疗人才。主任是“领头雁”，必须要有较强的思想政治素养、扎实的理论基础和先进的诊疗技术及一切为患者着想的服务意识，这样才能带动团队良性发展。2018 年 7 月至 11 月，省中心开办了 8 批短期主任培训班。全省 9 个市（州）、88 个县人民医院、中医医院和专科医院的 197 名主任（骨干）到贵州医科大学附属医院高血压科接受了笔者及省中心团队的理论授课与“手把手、面对面”的实践教学，真正提高了主任（骨干）的高血压诊疗能力。2022 年 3 月 20 日省中心开办医院各科高血压协同诊疗主任研修班，目前已完成 10 批次。在省中心举办进修班，使骨干医师具有协助主任开展工作、落实高血压规范诊疗的能力。从 2017 年 7 月 14 日至 2021 年 9 月已有 220 余名骨干医师分 16 批参加了省中心为期 3 个月的进修班学习。乡镇与社区高血压防治骨干短期培训班（游学班）为基层培养有一定诊疗能力的骨干医师，为实现基层首诊解决关键问题[5]。

也有根据地域不同情况举办的各种培训班，如以市（州）为单位组织召开的 69 次高血压分级诊疗培训班，以县为单位开展的县域内包括县级医院、乡镇与社区医疗机构医务人员参加的 204 次高血压规范诊疗培训班，现场培训 33 539 余人次。

联盟成立后每年召开联盟培训班。按照大高血压学学科概念，与高血压相关的疾病种类很多，医学各学科应从协同和关联的角度发现与诊疗高血压患者已存在的各种疾病。省中心团队对高血压导致肾功能损害、脑血管病变、心力衰竭、冠心病等相关理论知识进行讲解，使相关人员在诊疗高血压的同时也重视心血管疾病的早期识别与处理。

为了培养联盟各医院医务人员科研能力，省中心帮助指导联盟各医院的医师撰写各类文章，其中 990 余篇文章在“余振球与大高血压学”微信公众号发表，30 余篇文章在国家核心期刊发表。

（三）实地指导

省中心团队到联盟各医院进行教学查房、理论培训、工作指导，到省、市（州）级医院共计指导 78 次，到县级医院指导 204 次，到乡镇与社区医疗机构、村卫生室指导 110 次。

在联盟各医院进行病房患者教学查房共 700 余例，门诊患者诊疗示教 179 例。开展教学查房过程中，通过实际案例发现联盟各医院在诊疗高血压、心血管疾病等慢病过程中存在的不足并帮助其改正。这种教学查房的意义在于：与实际结合，加深对高血压防治知识的理解和掌握；提高医务人员工作能力；发现他们在诊疗中的不足，并给予针对性指导；发现医疗工作中的问题，及时帮助整改。

在教学查房时，增加了对急危重症患者的查房，急危重症病例数占总教学查房病例数的35.93%，其中乡镇与社区医疗机构为36.70%，县级医院为36.71%，省、市级医院为30.59%。以上反映出基层医疗机构急危重症患者占比较高，基层医疗机构对急危重症患者的抢救是避免不了的。笔者发现各级医疗机构在急危重症患者的诊疗过程中的缺点与不足，并分析原因，使查房时遇到或发现的300余例急危重症患者都得到及时救治，好转出院。

例如，黔西南州晴隆县人民医院一例78岁急性心肌梗死患者，在宁波市医疗援黔专家的帮助下，及时开通闭塞的血管，成功抢救急性左心衰竭肺水肿。但患者因血压低，依赖静脉使用去甲肾上腺素维持血压出现严重胃肠道症状。此时，正值笔者到该院指导工作，分析发现其血压低的原因是血容量不足，指导省中心第九批进修班学员、晴隆县人民医院心内科医师董家玮合理补充血容量、逐渐停用去甲肾上腺素静脉滴注，合理使用扩血管药物，经过3天的调药与密切观察，最后患者血压平稳康复出院。

（四）推动双向转诊

联盟建立后，各市（州）、各县高血压防治人才的培养达到一定要求，全省各地高血压分级诊疗工作得以顺利推进，为高血压等轻症患者留基层、复杂患者转诊搭建起绿色防治通道。

高血压患者的转诊是高血压分级诊疗的重要环节。对向上级医疗机构转诊和转回相应下级医疗机构的转诊对象进行了明确规定，特别是提出了转诊的原则，包括保护患者、方便经济和提高配合的原则等。通过转诊既保护患者的利益，又提高各级医疗机构、各级医务人员的诊疗水平。

2018年4月至2021年5月，联盟各医院转诊至省中心、贵州医科大学附属医院高血压科患者共计311人，其中继发性高血压患者占16.98%。联盟各医院转诊高血压患者的病种多样，病情复杂。转诊高血压患者中合并脑梗死、脑出血最多，其次是肾衰竭、视网膜病变、心脏疾病等。2021年转诊患者中合并心血管疾病的病例数呈下降趋势，从侧面说明联盟各医院的诊疗水平逐渐提升，使更多患者在出现心血管疾病前就得到合理、规范的诊疗。

（五）召开座谈会

为了更好地开展高血压防治工作，省中心每年都举办各种座谈会，座谈会上广大医务人员分享各自好的经验，提出合理的建议，对遇到的困难进行了分析和讨论。目前，开展各种形式和内容的座谈会182次，覆盖各级医疗机构医务人员4639余人次。座谈会上各专科骨干医师就高血压诊疗工作中遇到的困难、积累的经验及下一步工作实施计划进行了认真研究讨论。

省中心团队到联盟各医院实地指导期间尽量举办座谈会，座谈会上医务人员积极发言，就高血压诊疗工作中遇到的问题进行了讨论交流。当地卫健部门主管领导或医政医管领导、各医院领导出席并主持座谈会，对专家、骨干们反映的问题，如基层医疗条件需加强、已配备的仪器使用率要予以提高、乡镇与社区医疗机构药品要适当调整等都当场一一解答。

（六）宣传协助推进

联盟的一些医院或科室业务骨干、青年医师诊疗水平明显提高，很多骨干踏实肯干，既抓医疗管理，又注重自身学习，这既为高质量服务患者提供了保证，也是贵州各地各级医疗机构学习的榜样。应及时对这些充满正能量的人和事进行宣传报道，对贵州省高血压、心血管疾病等慢病诊疗能力提高的经验与做法，以及高血压防治知识与方法进行广泛宣传。

对省中心在贵州省各地进行人才培养、抓高血压防治网络和体系建设、慢病诊疗等工作取得的一些经验，及时进行系统、连续的报道，不仅会让更多的人看到贵州省医疗卫生与健康事业的进步，也提高了贵州省医疗机构及其医务人员“只有发展才能不断前进、才能双赢”的意识，促进了他们的行动力提升。

第二节　取得的结果、实效

贵州省开展和推进高血压分级诊疗的理论依据与实践经验已经初步形成，并探索出可推广的高血压分级诊疗行之有效的经验、模式和方法，为我国其他各省（区、市）高质量推进高血压分级诊疗工作创造了贵州样板，提供了有效方法，为实现全民健康做出了积极的贡献，并带动其他医学各学科分级诊疗工作有效开展和推进。

一、骨干人才挑重担，诊疗水平大提升

不能等到人才队伍建立后再推进高血压分级诊疗，因此省中心采取了高血压防治人才培养与分级诊疗推进同步进行的方法，正如上文提到的省中心采取的人才培养形式多样、内容丰富、覆盖面广等特点，使全省各级医疗机构、各级医务人员短时间内得到了行之有效的培训，及时补齐了人才紧缺的短板。联盟各医院的主任、骨干培训结束后回去都积极努力开展高血压规范诊疗工作，对下级医疗机构进行人才培养、医疗帮扶等。不少地区群众健康意识得以提高，依从性得到改善，高血压知晓率、治疗率、控制率都有了明显的提升，甚至出现了一些好的模板，值得全省甚至全国各地推广借鉴。

黔南州人民医院于2017年12月11日组建了高血压科，该科骨干医师潘竟很快被选送到省中心参加进修班和短期主任培训班学习，连续两年协助州高血压诊疗中心主任完成州卫健局领导交给的任务，到全州12个县（市）开展高血压分级诊疗培训。以理论授课、教学查房、门诊教学等方式培训基层医务人员，逐步推动本州各县级中心的建设、完善分级诊疗体系、建立健全分级诊疗保障机制。她还利用休息时间以走进课堂、社区等方式，加强高血压健康教育，宣传健康生活方式。2021年她被派往北京大学人民医院进修学习。同年10月黔南州人民医院开设高血压专科门诊，2个月的时间，门诊接诊400余人，筛查出继发性高血压6例（包括肾性高血压2例、原发性醛固酮增多症2例、嗜铬细胞瘤2例）、心血管疾病30余例，血压达标率97%。

位于六枝特区的六盘水市第二人民医院业务院长陇文菊多次到省中心接受短期培训或参观学习；骨干医生江甫育、余艳分别参加省中心第一、二批进修班学习。笔者先后6次到六盘水市第二人民医院进行教学查房、理论授课，使该院高血压科、心内科、神经内科等专科诊疗水平不断提升，对各种心血管急危重症患者的救治能力逐步提升。此外，笔者还到六枝特区乡镇（社区）医疗机构实地指导。在省中心的支持与帮助下，构建了“区有高血压诊疗中心、医院有高血压专科、各乡镇（社区）有高血压防治中心”的高血压防治体系，形成了高血压防治的“六枝样本”，并在《贵州日报》、“学习强国”媒体平台上报道。

黔西市人民医院以广大城乡居民的健康需求为己任，深入探索“以县级医院为龙头、乡镇卫生院为枢纽、村卫生室为基础”的县乡村一体化管理，构建县、乡、村三级联动的县域医疗服务体系，不断推进高血压等慢病分级诊疗工作。该院心血管内科医师欧建敏参加省中心第四批进修班学习，回去后积极主动协助医院抓高血压规范诊疗，并对乡镇与社区医疗机构的医务人员及村医进行培训。

六盘水市钟山人民医院心内科医师昝贵连在到省中心学习前，对妊娠期高血压患者的诊疗没有把握。跟随笔者到紫云县妇幼保健院学习，通过教学查房妊娠期高血压疾病患者，又学习了“育龄期女性血压监测与管理”等课程后，昝贵连掌握了这类患者诊疗的清晰思路和规范流程。在笔者指导与帮助下撰写《关注孕妇血压，守护母婴平安》一文并发表到《中国乡村医药》杂志，向广大基层医务工作者分享学习经验，提醒关注育龄期女性血压情况及重视妊娠前高血压规范诊疗。

贵州省开办短期主任学习班、短期进修班的消息传开，四川、河北、河南、山西、湖南、广西等地二、三级医院的主任（骨干）慕名而来，主动报名参加学习班。他们学习后均表示受益匪浅，认为这样的学习方式带来的效果远胜于以往参加过的培训班和各种学术会议。

二、在脱贫攻坚中发挥积极作用

威宁彝族回族苗族自治县（简称威宁）是150万人口的大县，曾经是国务院确定的连片特困地区县、国家扶贫开发工作重点县。2017年9月30日，笔者到威宁实地帮扶时了解到，该地区患者病情复杂，且治疗不积极；乡镇（社区）医疗机构诊疗工作还没有开展起来，同时县中医院由于基础设备设施限制，也处于发展中，实际上只有县人民医院承担全县的诊疗工作，老百姓看病难问题突出。

做好威宁健康帮扶是脱贫攻坚重点。笔者指出，人才培养是威宁卫生健康事业发展的方向和切实可行的方法。县人民医院首先开展高血压诊疗工作，既带动县级医院慢病诊疗工作开展，又协助建立健全各乡镇（社区）医疗机构，让这些机构能看病、看好病。县卫健局、县人民医院领导采纳笔者的建议，派业务骨干积极参加省中心承办的各种学习班，省中心专家到威宁开展培训班。

威宁高血压诊疗中心和县人民医院高血压科主任王晓鲜参加了贵州省高血压防治工作培训会、乡镇与社区高血压防治骨干短期培训班（游学班）和进修班学习，其业务诊疗水平、行政管理能力明显提高。之后王晓鲜带领团队对县人民医院高血压科和其他科室的医务人员进行高血压规范诊疗培训；在科室积极开展高血压患者的13项常规检查，开展继发性高血压相关检查，发现继发性高血压的病因，使患者及时得到病因诊治；对高血压患者出现的心血管疾病及时筛查确诊并规范正确处理，使心脑肾得到保护。笔者还邀请她参加《高血压分级诊疗实践》一书的撰写，总结分享工作经验等。

2020年10月23日上午，笔者到威宁迤那镇卫生院进行教学查房及工作指导。其中一名患者为中年男性，10余年高血压、糖尿病病史，既往于外省某三甲医院诊断为“扩张型心脏病”。笔者再次询问患者后明确了20年高血压病史，长期未规律服用抗高血压药物，存在严重心脏疾病，应该考虑为“高血压性心脏病”。由于迤那镇卫生院医疗条件的限制，患者转诊到县人民医院高血压科，规范降压治疗后，复查超声心动图提示患者左心房、左心室较以前缩小，进一步证实患者为“高血压性心脏病”。

为了提高基层高血压诊疗水平，威宁高血压诊疗中心开展了很多切实可行的培训工作。威宁乡镇（社区）医务人员到县人民医院高血压科进行为期1个月的科室实践学习，掌握高血压规范诊治流程。王晓鲜带领团队多次到黑石、雪山、迤那、石门等地乡镇卫生院以“义诊＋授课＋教学查房”模式进行高血压、心血管疾病等慢病培训。对威宁各乡镇（社区）医疗机构的医务人员开展4期高血压规范诊疗培训，对500余名乡镇（社区）医疗机构、村卫生室医务人员进行培训；建立了“威宁基层高血压工作交流群”，威宁高血压诊疗中心在交流群中及时给予乡镇（社区）医疗机构和村卫生室医务人员工作指导与帮助；对于危急重症患者，通过交流群积极联系县人民医院高血压科床位，保障患者健康利益同时缩短转运时间，积极救治患者，从而提高患者的治疗率和疾病的控制率。

三、专科诊疗使血压得到控制、心脑肾得到保护

以往高血压诊疗方面一直存在很多不足，导致我国高血压控制率低，特别是接受治疗的高血压患者控制率低。为了克服诊疗方面的不足，尽快提高我国高血压控制率，必须分析原因，找出解决问题的办法。

贵州省、市（州）、县、乡、村高血压防治网络和体系建设已经形成，这大大促进了全省高血压防治工作的开展与分级诊疗的推进。例如，统计贵州医科大学附属医院2015年至2021年6月门、急诊就诊人次发现，主动脉夹层所占比例从2015年的29.38/100万人，逐渐上升到2018年的50.80/100万人，之后又逐渐下降到2021年上半年的35.50/100万人。

省中心特别重视对主任的培养。2017年8月19至20日“贵州省高血压分级诊疗培训班”在贵阳市举办，贵州省各二、三级医院分管院长，从事高血压、心血管疾病诊疗工作的主任、骨干医师等400多人参加。

此外，省中心还举办了短期主任学习班，注重对二、三级医院主任的基础理论和实践能力的培养，带动各级医师精细化管理高血压患者，落实高血压规范诊疗，推进高血压分级诊疗。

榕江县中医院心内科主任杨芳在贵阳、凯里市、榕江县跟随笔者接受现场培训21次，远程培训6次；参加了在榕江县中医院、县人民医院、乡镇卫生院和县妇幼保健院的10余次教学查房。

之后杨芳先后选送3名榕江县中医院心内科骨干医师到省中心参加进修班学习，安排骨干医师每周到其他科室通过理论授课、教学查房等方式进行高血压规范诊疗和培训。杨芳亲自带领11支下沉帮扶团队，每月到榕江县各乡镇（社区）医疗机构、村卫生室进行慢病知识培训。她还邀请榕江县各乡

镇（社区）医疗机构的医师参加每月的难治性高血压病例分析教学和讨论。

榕江县、乡、村高血压防治网络和体系的建立健全，特别是县级医院高血压专科的建立，更好地指导了全县各级医疗机构高血压的专科诊疗。榕江县中医院成立高血压专科门诊以来，每年接诊2000余人次，积极开展高血压患者13项常规检查，保证患者在县域内接受高血压规范诊疗。

杨芳除每周固定在高血压专科门诊坐诊、管理病房的诊疗外，还定期到乡镇（社区）医疗机构进行教学查房，开展业务培训、工作指导。杨芳及下沉帮扶团队在每月为期5天的时间里带领榕江县各乡镇（社区）医疗机构入村入户进行高血压、心血管疾病等慢病患者面访、病情跟踪随访，对于病情严重、治疗效果不好的患者，建议及时转诊。

榕江县高血压诊疗中心建档的高血压慢病患者10 000余人，管理2、3级高血压患者1000余人。2019年榕江县高血压诊疗中心建立了榕江全县高血压患者的详细台账，依据这些台账信息，再次进行回访工作，精准到户地提升高血压、心血管疾病等慢病的控制率和治疗率；还以义诊的形式深入榕江县各村各户，完善台账信息。

四、疫情防控下工作开展

2020年初，新型冠状病毒肺炎疫情在全球暴发并迅速传播，这期间联盟各医院接诊的高血压、心血管疾病等慢病患者中，不乏急危重症患者。为减少人员流动，避免疫情扩散，对这些急危重症患者只能就地抢救和诊疗。由于省中心对各级医疗机构的人才培养，经过系统培训的高血压防治骨干、贵州各级医疗机构的医务人员在做好疫情防控的前提下，也保证了慢病患者的有效诊疗。

省中心重视疫情防控，针对慢病防治工作，突出高血压医师的特殊作用，强调乡镇与社区医师的职责，研究制订特殊时期的降压治疗方案，普及疫情期间的用药知识等。基层医师诊疗水平的提高，使群众在特殊时期外出就诊不方便时在家门口也享受到了较高水平的医疗服务。

在疫情防控下，省中心的实地指导工作受到限制，便充分发挥远程医疗系统的作用，及时指导当时还未脱贫的9个深度贫困县高血压、心血管疾病等慢病的防治工作，并进行远程会诊。

例如，望谟县人民医院心内科收治了一名74岁的男性高血压患者，心率低于40次/分，伴甲状腺功能减退症，但无不适症状。按心率低于40次/分患者是安装心脏起搏器的适应证，该患者需转诊至上级医院行手术治疗。但患者年龄大，家属不愿意转诊。此时省中心为其进行了远程会诊，指导该医院心内科副主任莫军调整治疗方案、观察药物效果等，最终使患者心率恢复到50次/分以上，避免了安装心脏起搏器，大大减轻了患者的经济负担。

研究特殊时期的降压方案。有人担心高血压患者使用ACEI会增加患新型冠状病毒肺炎风险。笔者及时指导学生撰写并发表文章《伴新冠肺炎高血压患者是否继续用ACEI类降压药的讨论》《新冠肺炎对心脏损伤的机制探讨》《能用RAS抑制剂治疗新冠肺炎患者吗？》，结合当时新型冠状病毒肺炎临床资料、最新研究进展等方面否定了使用ACEI类抗高血压药物会增加感染概率的说法。相反，长期使用ACEI类药物能控制血压和保护心血管，如果突然停用，心血管事件风险会增加[6]。

五、百姓健康有保障

高血压是心血管疾病最主要的危险因素，是威胁城乡居民健康和生命的“隐形杀手”，只有有效控制血压，才能减少心血管疾病的发生和发展，才能真正保护心脑肾。

2019年10月，紫云县人民医院心内科骨干医师代茜瑜在省中心参加第十批进修班学习。学成回去后，在科主任的带领下她井然有序地开展高血压诊疗工作，向医院申请后在科室整理出一间5张床位的高血压病房，对高血压患者进行专科专治；积极开展高血压13项常规检查、继发性高血压的特殊检查项目；向高血压患者告知检查的必要性及检查流程，并制订个体化治疗方案，以及积极追踪和管理治疗后效果；对于需转诊的患者，采取双向转诊模式，于上级医院治疗好转后转诊至县人民医院，继续后期管理及治疗；积极对患者进行高血压宣传教育，让患者及家属学习高血压防治知识。

安顺市紫云苗族布依族自治县一名32岁的患者因低血钾、乏力就诊于紫云县人民医院内科门诊，测血压发现升高，遂入住高血压病区。代茜瑜按规范诊疗后发现患者肾素活性降低，醛固酮/肾素水平比值大于30，进行了进一步确诊试验后，考虑为原发性醛固酮增多症（简称原醛症），后做了定位诊断。2020年3月28日，正值笔者第4次到紫云县人民医院实地指导工作，查房时认同代茜瑜对该患者的诊断。但因该医院医疗条件受限，后将其转诊至贵州医科大学附属医院高血压科进一步明确诊断为原醛症，左肾上腺腺瘤，转至泌尿外科行手术治疗后血压得到控制，血钾恢复正常。

疫情期间笔者在紫云县人民医院心内科会诊时，代茜瑜汇报了一例46岁男性，有33余年高血压病史，患者此次因心力衰竭急性发作伴肾衰竭住院，左室射血分数仅27%，心功能Ⅳ级，入院后血钾低，怀疑原醛症。患者长期未规律服用抗高血压药物，此次入院病情危重复杂，药物可能影响内分泌激素检查结果，停用抗高血压药物则检查风险很大。阅读其肾上腺CT片子见双侧肾上腺有可疑病变，本拟稳定血压后进一步按规定检查。通过远程会诊，在笔者的指导下代茜瑜再次翻阅、整理患者既往病历后，发现患者以前住院血钾不低，此次入院血钾低考虑药物和饮食因素导致，并找到既往检查单，显示其肾素不低，原醛症可能性不大。按高血压心力衰竭和肾衰竭救治后，使患者转危为安，明显好转，恢复到一般日常活动不受限。

六、基层首诊实现

各基层医疗机构建立高血压防治人才队伍，是分级诊疗中基层首诊的重要保证。笔者及时推出“游学班”培养模式，带动县、乡医疗机构专科诊疗发展，保证乡镇（社区）医疗机构诊疗水平的提高。

省中心专家到基层开展人才培养、工作指导的过程中，发现不少乡镇与社区医疗机构没有开诊看病；有些单位即使开诊看病，也只是对症治疗或按上级医院诊疗方案结合本机构所有的药物开药。遇到重症、复杂患者，识别不及时或未处理便直接向上转诊。这些直接影响了高血压等慢病的防治，尤其影响分级诊疗的实现。笔者提出基层高质量人才培养是解决问题的关键，为此开展为期一周的“游学班”模式教学，提升基层医务人员水平的决定和方案由此产生。笔者带领省中心的各位骨干医师亲自教学，在7天的短期学习期间，通过教学查房、近20节理论授课、2次门诊教学和不固定的下沉学习等方式对基层医务人员进行培训。

2019年11月28日，笔者来到从江县洛香镇卫生院，本想开展教学查房，但却发现这里并没有患者，并了解到以前当地的高血压患者多在县级医院制订好降压方案再来卫生院开药。洛香镇卫生院的石飞贤医师参加“游学班”学习后，积极筹备开展洛香镇卫生院高血压诊疗工作。2020年3月20日，笔者再次来到这里，发现病房里有很多住院患者正在接受治疗。

“游学班”培养的基层骨干在解决贵州广大城乡居民“看病难”“看病贵”方面发挥了一定的作用，在推进分级诊疗方面，也能发挥落实基层首诊的关键作用。

2020年3月23日笔者到赫章县实地帮扶指导，了解到全县各乡镇卫生院开展高血压、心血管疾病诊疗工作难度比较大。

笔者和赫章县卫健局领导经商讨决定，针对野马川镇中心卫生院和全县各乡镇卫生院开展人才培养。从2020年3月24日到6月2日，分5批完成48名业务院长、科主任或骨干医师等的培训。现在他们都在本单位工作中发挥了积极作用，使全县各乡镇基层的高血压、心血管疾病等慢病诊疗工作顺利开展起来。

2020年10月25日，笔者第三次到野马川中心卫生室查房时，遇到一位患者近期血压明显升高，村医建议立即到野马川镇中心卫生室诊疗。野马川中心卫生室内科负责人陈永佳医师曾在省中心参加游学班，了解了血压波动大最危险的就是心血管疾病发作，随即将该患者收入院。经过系统查体，考虑急性脑血管疾病，建议立即转至赫章县人民医院完善头颅MRI检查后证实，并进行专科治疗。

贵州省1700多个乡镇与社区医疗机构派骨干医师参加“游学班”学习。“游学班”广大学员接受强化训练，并在结束“游学班”学习后，有的回单位开展高血压学学科建设，大力开展专科诊疗，带动当地高血压、心血管疾病等慢病防治事业发展。

毕节市纳雍县寨乐镇卫生院骨干医师张婕参加了第二十七批“游学班”学习，之后又申请了第十三批进修班性学习和省中心超声实验室学习。在

2021 年 4 月中旬向寨乐镇卫生院院领导申请成立慢病科并得到批准，并建立高血压防治特色医疗团队，构建了高血压基层首诊、双向转诊的诊疗模式；积极开展对卫生院和村卫生室医师高血压规范诊疗、高血压患者规范管理培训；对全镇居民进行高血压健康教育，提高其高血压自我监测意识，并指导高血压患者记录血压值以方便随诊和复查时医师了解情况。在卫生院领导的支持下，该卫生院已能开展高血压患者 13 项常规检查中的 9 项，不能完成的项目转诊至纳雍县人民医院完善，在乡镇、县域内能更好地满足高血压患者规范诊疗的需求。寨乐镇卫生院对 58 名血压不达标、依从性差、顽固性高血压患者进行“重点突破”，帮助他们规范诊疗、规律服药，使其血压控制率达到 90%以上；动员 25 名高血压急症/亚急症患者住院规范诊疗，处理后安全转诊至纳雍县高血压诊疗中心、纳雍县人民医院共 6 人。

第三节 典 型 案 例

2020 年 2 月 11 日，已有 30 余年高血压病史、45 岁的患者突然到六盘水市第二人民医院急诊科就诊。他长期吸烟、高盐饮食，高血压未很好控制，导致半个月前活动时胸闷、气喘，也未在意，4h 前出现头晕、视物旋转。急诊科测血压 240/140mmHg，诊断“高血压 3 级原因待查、高血压心脏病心力衰竭、肺部感染、脑梗死、糖尿病待查”，马上收治于高血压科。入院后立即给予硝普钠静脉滴注降压，血压一度降至安全范围，头晕症状好转。为其一边完善高血压相关检查，一边加用贝那普利、非洛地平缓释片、琥珀酸美托洛尔和螺内酯 4 种口服抗高血压药物，但血压仍波动在 170～180/110～120mmHg，头晕、视物模糊、胸闷、气短症状重新出现且加重。

主管医师立即开启联盟绿色通道拟将患者转诊到上级医院专科诊治。

笔者听取其病历介绍后果断决定就地抢救患者。此时主管医师有点犹豫，担心救治困难，没有把握。然而疫情防控时期转诊风险大，就地抢救是必需的。六盘水市第二人民医院在省中心的帮助下，已具备对此患者的救治条件和水平，笔者要求立即启动远程会诊，亲自指导抢救工作。

了解患者的病情后悉知：患者有 4 次明确的血压变化。第 1 次是 30 余年前上初中时测得血压偏高（具体不详）；第 2 次是 27 年前征兵体检血压高（当时高血压的诊断标准是≥160/95mmHg）；第 3 次是 13 余年前测得血压很高（具体不详），之后测血压波动在 160～170/120～130mmHg；第 4 次是 5 年前测血压 240/130mmHg。通过询问，患者少儿时期无反复发热、感冒，前述 4 次血压变化之前也无发热、感冒。4 次血压变化时无腿软、乏力、心悸、夜尿增多。没有发现继发性高血压原发疾病的相关临床表现，辅助检查也不支持继发性高血压的诊断，因此常见的继发性高血压都被一一排除。该患者体型肥胖，长期吸烟，高盐饮食，明确诊断为血脂异常、高尿酸血症、高同型半胱氨酸血症、尿糖阳性、空腹血糖升高，原发性高血压的危险因素多。患者半个月来上 2 楼出现胸闷、气促，乏力，超声心动图检查提示左心房内径 42mm，左心室舒张末期内径 64mm，室间隔 17mm，左心室后壁厚度 16mm，左室射血分数 44%，二尖瓣中度反流，三尖瓣轻度反流，考虑为高血压心力衰竭。由于近期血压显著升高，心力衰竭加重。患者头颅影像学检查提示腔隙性脑梗死，但没有定位的症状和体征，血压下降后头痛、头晕症状好转，考虑腔隙性脑梗死与此次病情无明显相关性。

综上诊断：①原发性高血压 3 级（很高危组），高血压急症；②高血压左心室壁增厚，左心房、左心室增大，心力衰竭，心功能Ⅲ级（NYHA 心功能分级）；③腔隙性脑梗死。结合前述分析诊断，患者已发生心血管疾病，必须规范诊疗，不仅要降血压，还要保护心脑肾。

患者心脏超声显示左室射血分数降低，同时存在二尖瓣中度关闭不全，患者血压明显升高，心脏后负荷增加，所以心力衰竭加重。因此，不论是降血压，还是治疗心力衰竭，抗高血压药物的选择均强调降低外周血管阻力和减轻容量负荷。患者已经使用贝那普利、非洛地平等 4 种抗高血压药物，但血压仍显著升高，应以静脉使用硝酸甘油，根据患者的血压情况调整剂量，勿过快减量和（或）停药，连续使用 1 周。

利尿剂既是顽固性高血压患者需要使用的抗高血压药物，又是心力衰竭的治疗药物。其中，螺内酯等醛固酮受体拮抗剂能抑制心血管重构，改善心力衰竭的远期预后，无禁忌证者均应使用。但是螺内酯起效较慢，为尽快控制血压，避免诱发急性左心衰竭，应该使用起效快的袢利尿剂或噻嗪类利尿剂。该患者为轻度低血钾，应注意补钾，在密切监测电解质的基础上使用利尿剂。

根据前述诊断，给予规范抗心力衰竭治疗及脑血管疾病二级预防治疗等。在六枝特区高血压诊疗中心主任、六盘水市第二人民医院高血压科主任的具体指导下，江甫育及余艳等认真观察病情并及时调整用药，使患者很快转危为安。

另外，该患者胸部CT提示肺部感染、胸腔积液或胸膜增厚可能，疫情期间需鉴别新型冠状病毒肺炎可能，笔者提出请呼吸内科会诊，会诊后考虑为普通肺炎。

此例患者有30余年高血压病史，未规范治疗，辗转于多家医院诊治，但血压仍居高不下，波动大，因此对治疗已失去了信心，依从性差。经过治疗，血压得到控制，症状明显减轻，使他又重拾了对治疗的信心和决心。在医师建议下，他于2020年2月24日转诊到贵州医科大学附属医院高血压科诊治，最终确诊：①原发性高血压3级，很高危组；②高血压左室肥厚，心力衰竭，心功能Ⅲ级（NYHA心功能分级）；③缺血性脑血管病；④高血压肾损害；⑤阻塞性睡眠呼吸暂停低通气综合征（中度）；⑥血脂异常；⑦高同型半胱氨酸血症；⑧痛风，间歇期。经规范治疗后患者的血压控制在120～134/74～86mmHg，胸闷、气促、头晕等症状消失，2020年3月5日出院后又转回六盘水市第二人民医院继续慢病管理。

这位患者之所以能在疫情防控的特殊时期在本地就能将血压控制好，不得不说"六枝样本"在高血压防治工作中是很成功的。

第四节　启示与推广价值

贵州省在高血压防治人才培养、高血压专科联盟建设、推进高血压分级诊疗过程中探索出一条行之可行、行之有效的道路，积累了一定的经验，使全省范围内高血压分级诊疗工作能够顺利推进，使百姓受惠于分级诊疗，使各级医疗机构的资源得到有效、合理利用，形成了具有推广价值的"贵州模式"。笔者及时组织省中心骨干医师、学生，邀请市级中心和县级中心专家及参加各种培训班学习的优秀学员对这些办法、经验进行了总结，编著出版了《高血压分级诊疗实践》，为其他省（区、市）医疗联合体建设及推进高血压、心血管疾病等慢病分级诊疗和医疗行业内各专业分级诊疗的开展与推进提供可以借鉴的范本。"贵州模式"可以为卫健部门与从事高血压防治网络及体系建立和建设的决策者和参与者带来有益的启示。

第一，领导重视与齐心协力。贵州省高血压防治网络和体系与高血压专科联盟的建立健全，在正确学科理念的指导下，得到了全省各级领导和卫健部门的高度重视与大力支持。在快速科学评估、预判决策结果后，将合理化、有益于百姓的建议转化为科学决策。卫健部门、专家及全省各级医务人员齐心协力，使决策得以强有力地贯彻执行。这些必要的因素使得贵州省高血压防治和心血管疾病等慢病分级诊疗顺利开展，也在保护黔乡居民健康方面发挥了重要的作用。

第二，顶层设计与诊疗质量。各级医疗机构要从思想上认识到，高血压分级诊疗是各级医疗机构的医师对不同原因、不同水平、不同危险程度高血压患者进行连续诊疗活动的过程；高血压分级诊疗不是简单地分配患者，而是依据各地医疗机构设备条件与技术水平对患者存在的各种疾病诊疗工作的具体分工，又要联合管理、随诊观察。在具体开展高血压分级诊疗工作时，要从顶层设计好本单位分级诊疗的各个流程，打通本单位分级诊疗的渠道，严格把控各个诊疗环节的质量。作为各级医疗机构的学科带头人，要主动承担起高诊疗质量的带头者、把关者、培养者的职责。各级医疗机构和各单位参与分级诊疗的医务人员各尽其责，才能发挥好各医疗机构在分级诊疗中的纽带作用，使整个医疗体系紧密团结在一起，织密高血压分级诊疗有序、高质量推进的大网，使百姓从自愿就近就医到乐于就医，享受到分级诊疗带来的红利。

第三，学科建设与人才培养。以高血压学理念为指引，准确把握和引领高血压防治方向，研究高血压防治理论，制订并推广适合我国的高血压防治原则与方法，使高血压患者接受先进合理有效的治疗等，都突出了高血压防治人才这个决定性因素。人才队伍对实施高血压分级诊疗的各级医疗机构具有重要的作用，关系着分级诊疗内容的有效实施，决定着处于各阶段分级诊疗患者的有效治疗和安全。人才培养既要满足高血压学学科发展需要，也要根据各级医疗机构的实际情况和承担的分级诊疗职责进行；既要重视对参与分级诊疗全过程的医务人员诊疗水平和素养的培养，也要重视梯队型高血压防治人才队伍建设；更要保证既具有分级诊疗能力，又具有推动学科发展能力人才的培养。人才培养不是短期行为，而是需要长久、持续地开展，这是高血压分级诊疗持续推进的保证，也是我国医疗事业可持续发展的保证，更是人民健康的保证。

第四，体系健全与目标实现。各级医疗机构既是织就防治网络的各个节点，也是基本医疗卫生体系的重要组成部分。各级医疗机构的、高水平诊疗能力是医疗体系健全和完善的重要保障，是分级诊疗工作扎实推进的有力支撑，是分级诊疗渠道绿色、健康、顺畅、高效的保证，是实现高血压分级诊疗目标的重要前提，也是高血压防治网络和体系的根本。层级清晰的高血压防治网络和健全的体系，切实履行职责的各级医疗机构，对于有效落实基层首诊、双向转诊、急慢分治、上下联动的分级诊疗工作具有不可替代的重要作用。

贵州省高血压防治工作取得的成绩——五级高血压防治网络和体系的全覆盖、高血压专科联盟的积极作用、高血压防治人才队伍的不断壮大、高血压诊疗水平的不断提升等，这些可以看得见的、实实在在的效果，为其他区域乃至全国范围内高血压分级诊疗工作的推进带来了新的动力。贵州省高血压学学科建设和防治事业的不断进步将持续造福贵州百姓。

（余振球）

参考文献

[1] 余振球. 贵州省县级高血压诊疗中心全覆盖[J]. 中华高血压杂志，2020，28（10）：987-990.

[2] 余振球. 省级高血压专科联盟建立与管理建议[J]. 中国乡村医药，2021，28（7）：25-27.

[3] 中华人民共和国国家卫生健康委员会. 医疗联合体管理办法（试行）[J]. 中国实用乡村医生杂志，2020，27（8）：4-7.

[4] 国家心血管病中心 国家基本公共卫生服务项目基层高血压管理办公室，国家基层高血压管理专家委员会. 国家基层高血压防治管理指南 2020 版[J]. 中国循环杂志，2021，36（3）：209-220.

[5] 余振球. 抓学科建设，推进高血压分级诊疗（中）[J]. 中国乡村医药，2021，28（3）：29-30.

[6] Kannel WB. High-density lipoproteins：Epidemiologic profile and risks of coronary artery disease[J]. Am J Cardiol，1983，52（4）：9B-12B.

第115章 分级诊疗的管理规范

高血压患者人数众多，高血压涉及的病种很多，各级医疗机构医师都会参与高血压诊疗工作。高血压分级诊疗不是简单地分配患者，而是依据各级医疗机构设备条件与技术水平对高血压患者的各种疾病的诊疗工作的具体分工。在卫健部门的领导下，要明确高血压诊疗过程中各级医疗机构的任务，包括对每一位高血压患者的诊断与治疗；加强对高血压防治网络和体系的管理，将推进高血压分级诊疗落到实处。本章从高血压患者诊疗实际情况出发，明确提出各级医疗机构对高血压患者诊疗工作的分工与合作、具体原则与方法，希望能为各地区组织管理高血压防治工作提供参考。

第一节 分工与合作是落实专科诊疗的有效方法

高血压防治内容包括流行病学调查、人群监测，发现患者、动员就诊，诊断明确、控制血压，健康教育与公共卫生管理等方面，需要动员各级医疗机构医务人员共同参与。高血压分级诊疗不是在某一地区的医疗机构就能完成的，而是根据高血压患者病情在某一地区各医疗机构接受连续诊疗的过程。这就要依赖高血压防治网络和体系中各级医务人员的分工与合作，共同承担与完成高血压防治任务。

一、高血压患者的诊疗内容

只有诊断明确高血压患者已存在的各种疾病并及时给予有效的治疗，高血压才能得到有效控制，其他心血管疾病危险因素才能得到充分管理，患者的心脑肾才能得到保护。所以高血压防治网络和体系中的各级医疗机构、各级医师必须清楚高血压患者诊疗中所涉及的疾病，这样才能更好地防治高血压与推进分级诊疗。

（一）诊断内容

1. 确定高血压　是让患者进入诊疗途径的依据，是让高血压患者所患疾病得到正确诊断与及时处理的首要环节。了解患者长期血压变化趋势及具体血压值，既能发现血压变化的拐点以便于分析高血压的原因，又能了解血压升高的病程以便于判断靶器官损害和心血管疾病的情况。所以应将测量的血压值告知被测者本人及其家属，被测者应主动了解、记住自己的血压值，并在就诊时告知医师。在未使用抗高血压药物的情况下，非同日 3 次测量上肢血压，收缩压≥140mmHg 和（或）舒张压≥90mmHg 就可确定为高血压[1]。如果患者既往已诊断为高血压，特别是正在服用抗高血压药物，无论就诊时血压情况如何都判定为高血压。

2. 明确高血压发病原因　高血压按病因可分为原发性高血压和继发性高血压。原发性高血压占高血压患者总数的 80%～90%，多由高盐饮食、酗酒、吸烟、肥胖和精神紧张等危险因素所致。继发性高血压占高血压患者总数的 10%～20%，是由身体的某些疾病所引起。明确继发性高血压，可针对疾病对因治疗使得血压得到有效控制，使患者的心脑肾得到保护。

3. 发现其他心血管疾病危险因素　不仅要及时处理，还可以对高血压患者心血管疾病发生风险进行评估，确定患者诊疗方案，合理选择抗高血压药物，确定降压目标。《中国高血压防治指南（2018 年修订版）》[1]确定的心血管疾病危险因素、高血压患者的靶器官损害和心血管疾病详见第 5 章“高血压患者的评估”表 1-5-9。

4. 综合评价患者的危险程度　根据高血压患者的血压水平、心血管疾病危险因素、靶器官损害和心血管疾病可将高血压患者分为低危、中危、高危和很高危四个层次。高血压患者心血管疾病风险水平分层详见第 5 章“高血压患者的评估”表 1-5-11。

（二）治疗内容

由于高血压涉及多方面的疾病，针对高血压患者的处理措施不仅包括合理使用各种抗高血压药物，还要求对患者进行健康教育，使患者坚持健康生活方式；并合理应用调脂药物、降糖药物、阿司匹林等保护心脑肾的药物；合理使用中医药治疗；改善患者的症状；某些继发性高血压疾病和部分心血管疾病患者还考虑应用外科手术或介入治疗[1]。针对高血压患者的治疗，不仅要达到降压的效果，还应该能够达到预防高血压、治疗心血管疾病、改善患者预后等效果。高血压患者的治疗措施归纳为表 8-115-1。各级医疗机构的各级医师要改变只单纯使用抗高血压药物控制血压的观念，从而达到控制血压、有效保护心脑肾的目的。

表 8-115-1　高血压患者各治疗措施的作用

治疗措施	高血压一级预防	控制血压	治疗心血管疾病	改善预后
健康生活方式宣教	+++	+++	+++	+++
抗高血压药物合理应用		+++	+++	+++
中医药治疗		++	++	++
保护心脑肾的药物			+++	+++
外科手术或介入治疗		++	+++	+++

注：++表示作用效果较强；+++表示作用效果强。

二、完成高血压患者诊疗的条件

（一）诊断高血压的条件

诊断高血压离不开临床资料的收集与分析和常规检查及特殊检查的合理应用。

1. 临床资料的收集与分析　临床资料包括详细的病史采集与系统的体格检查的结果，可为确定诊疗方向提供依据；为筛查继发性高血压原发疾病提供线索，为发现和确定某些心血管疾病提供重要依据。临床资料收集的具体内容和分析思路易于为各级医疗机构各级医师所掌握并运用到临床实践中。如基层医师在检查资料较少的情况下，仅依靠临床资料收集与分析，就能对相当一部分高血压患者进行初步诊断，就能启动高血压及其伴随的各种心血管疾病的处理。

要掌握临床资料收集与分析方法，医师必须到专业高血压机构跟随上级医师结合临床诊疗工作进行学习；在临床实践中要勤于思考，结合理论知识开展诊疗实践。在掌握临床资料收集与分析方法后，基层医师不仅能为居民测量血压而发现高血压，而且要在启动基层首诊中发挥一定的作用。例如，从问诊中可及时发现心血管疾病患者，不仅能及时给予现场处理，而且可以结合患者具体情况及时、安全地将其转诊到上级医疗机构。

所以临床资料收集与分析是做好高血压防治的保障，更是推进高血压分级诊疗的可靠方法。县级高血压诊疗中心不仅要认真运用这些方法，还要抓紧抓好所属地区乡镇与社区医疗机构医师特别是村医的培训，尽快让他们能熟练、全面、系统、准确地收集高血压患者的临床资料，并能分析这些临床资料。

2. 及时完成常规检查 常规检查是高血压患者不论在哪一级医疗机构就诊都必须接受的检查。常规检查对高血压诊断、治疗与预防具有重要作用，必须完成，如果不完成常规检查就用药，则十分危险。常规检查项目和临床意义见表 8-115-2。

表 8-115-2 常规检查项目和临床意义

检查项目	临床意义			
	鉴别诊断	确定心血管疾病危险因素	评价心脑肾	用药前后观察
血常规	+		+	+
尿常规	+		+	+
血电解质	+			+
血肌酐	+		+	+
血尿酸		+	+	+
血脂四项		+	+	+
空腹血糖		+	+	+
餐后 2h 血糖		+	+	+
基础肾素-血管紧张素-醛固酮系统	+			
甲状腺功能	+			+
肝功能与心肌酶谱				+
心电图			+	+
超声心动图	+		+	+
腹部 B 超	+		+	+
颈动脉 B 超			+	+
肾动脉 B 超	+		+	+
24h 动态血压	+		+	+
四肢血压	+		+	+

注：血电解质、血肌酐、血尿酸、血脂四项、肝功能与心肌酶谱均属于血生化中的内容。+，代表有临床意义

准确的常规检查结果和科学的分析判断能提供重要的诊断依据与诊疗方向。例如，生化检查结果可直接为血脂异常、高同型半胱氨酸血症、糖尿病或空腹血糖受损等提供依据。典型的心电图或超声心动图检查结果可为诊断高血压导致的心律失常、左室肥厚、心脏瓣膜病等提供依据。在排除肾结石的影响，或女性月经干扰后，高血压患者尿常规中尿潜血大于尿蛋白（或红细胞计数）程度，提示原发性肾脏疾病引起的高血压可能性大，反之提示高血压肾损害。因此，高血压患者必须接受常规检查。

常规检查可以在本单位完成，也可以将患者转诊到有条件的医疗机构完成。如乡镇卫生院目前还不能完成高血压患者的全部常规检查，应及时将患者转诊到县级医院。常规检查可在本次就诊时进行，也可以是参考最近的就诊、体检等相关检查结果，对于不全的部分补充完成。

我们强调各级医疗机构的各级医师要严格要求落实高血压患者的常规检查，了解这些检查的意义，特别是异常结果的意义。简单来说，医师要会看检查报告，如村卫生室不可能完成患者的血生化检查，但当村医阅读患者曾经的血生化报告时发现血钾低，要询问患者当时有无胃肠疾病及其饮食习惯，判断是否为钾的吸收和排泄问题引起的低血钾；再判断是否为应用排钾利尿剂且没有同时补钾而造成血钾低；最后要想到某些疾病引起的血钾低，然后及时将患者转诊到上级医院进一步查找高血压伴低血钾的原因。再如发现高血压患者心电图有动态改变时，一定想到急性冠脉综合征（急性心肌梗死、不稳定型心绞痛等），及时进行现场处理，同时联系急救中心转诊到附近有条件的医疗机构救治。

3. 合理应用特殊检查 通过临床资料收集和分析，结合高血压患者常规检查结果，一方面确定继发性高血压筛查对象，并按继发性高血压进行定性、定位和定因诊断，另一方面筛查出靶器官损害和心血管疾病，而这又需要特殊检查给予确诊。继发性高血压患者的特殊检查包括：确诊原发性醛固酮增多症（简称原醛症）患者的肾素-血管紧张素-醛固酮检测，儿茶酚胺、皮质醇测定，影像学检查，核医学检查和造影检查等。心血管疾病特殊检查包括动态心电图、运动负荷心电图、核医学和心血管造影检查等。

这些特殊检查需要专门的设备设施，具有这些设备的医院的临床医师要严格掌握这些检查的适应证和禁忌证，明确做好这些检查的准备条件以保证检查结果准确可靠，按照诊疗程序，充分结合患者临床情况分析特殊检查结果并做出正确的诊断，指导高血压诊疗工作。而对于广大乡镇与社区医疗机构的医师，要了解这些检查的适应证和禁忌证，熟悉哪些是某类疾病患者应接受的相应检查，了解这些检查结果及异常检查结果的临床意义，为向上级转诊选择合理的医院及专业科室提供依据。

（二）治疗高血压的条件

高血压患者治疗必须在诊断明确的基础上，此外各级医疗机构的医师还应注意以下几个方面：①必须会做健康教育。这也依赖于对疾病充分了解的前提下，要了解患者对疾病的认知和重视程度，依赖于患者对高血压防治的积极性和配合程度。②合理应用抗高血压药物。对于中医药和保护心脑肾的药物（包括调脂药物、降糖药物、抗血小板药物、ACEI与ARB类药物、β受体拮滞剂、某些钙拮抗剂等），应该熟悉药理知识和循证医学证据，要清楚疾病发生的病理生理，结合患者的具体情况才能合理选择药物。重症复杂的高血压患者特别是伴有心血管疾病的患者应及时到大、中型医院诊治。待这些患者诊断明确，达到一定治疗效果后，再转回基层医疗机构继续治疗并随诊观察。③接受特殊治疗。继发性高血压疾病诊断明确，需要针对原发性疾病进行治疗，包括手术治疗和特殊药物治疗。例如，原醛症按病因可分为醛固酮瘤、特发性醛固酮增多症（简称特醛症）等多种类型[2]。其中醛固酮瘤和单侧肾上腺增生可采用手术治疗，特醛症应给予醛固酮受体拮抗剂治疗，家族性醛固酮增多症Ⅰ型可给予糖皮质激素治疗[2]。对于明确有心血管疾病的高血压患者，也要接受相应的治疗，如患者诊断为冠心病稳定型心绞痛，可选用药物治疗、经皮冠状动脉介入治疗或冠状动脉旁路移植术治疗。

上述各种特殊治疗需要医疗机构具备一定的设备设施和相应技术水平。继发性高血压患者或明确有心血管疾病的患者一定要转往县级医院、市（州）医院甚至省级医院诊疗。

三、高血压分级诊疗中各级医疗机构的分工

各级医疗机构各种设备、设施条件不一，导致能完成的高血压患者常规检查项目不一，特别是涉及高血压患者诊疗的特殊仪器大都分布在省、市（州）的三级医院。此外，各级医疗机构医师诊疗水平有所差异。因此高血压患者要依据具体病情到各级医疗机构诊治，这就形成了高血压分级诊疗的必然性。分级诊疗不是分患者，而是诊疗内容的分工与合作，各级医疗机构需要完成各自相应的工作任务，把工作做好，保质保量完成高血压患者的诊疗工作。

（一）高血压患者 13 项常规检查的分工

对高血压患者进行必要的实验室检查是发现或提示患者是否存在某些疾病的基本条件。辅助检查条件不同使高血压诊疗内容分工显得尤为重要。通常能完成高血压患者 13 项常规检查的医疗机构见表 8-115-3[3]。

表 8-115-3　高血压患者 13 项常规检查内容与能完成检查的机构

检查项目	完成机构				
	村卫生室	乡镇（社区）医疗机构	县级医院	市（州）医院	省级医院
血常规		√	√	√	√
尿常规		√	√	√	√
血生化			√	√	√
餐后 2h 血糖		√	√	√	√
甲状腺功能		√	√	√	√
RASS 系统			√	√	√
心电图		√	√	√	√
超声心动图			√	√	√
腹部 B 超		√	√	√	√
颈动脉 B 超			√	√	√
肾动脉 B 超			√	√	√
24h 动态血压			√	√	√
四肢血压			√	√	√

因为这些检查需要相应的条件、技术与资质等，县级及以上医院都可以完成，乡镇与社区医疗机构能部分完成，村卫生室是无法完成的。

检查频率设置如下：所有初诊患者必须要有上述常规检查结果，如果没有上述检查结果或者仅有部分检查结果，一定要完善上述全部检查。一年及以上复诊患者，如果中间没有接受过检查，应按上述检查复查；有病情变化者，上述常规检查时间应该酌情缩短。在完善上述常规检查过程中，发现问题者及时结合临床扩大相应检查内容；如为观察药物不良反应者，应按药物说明要求、身体情况及用药目的及时在用药前后复查相关指标。

（二）高血压治疗措施的分工

患者确诊高血压后，还要对患者进行危险度分层，无论是低危险度、中危险度、高危险度，还是很高危险度的高血压患者，采取有效的干预措施是必要的。但是仅仅依靠单个医疗机构是不够的，需要高血压防治网络和体系的各级医疗机构分工协作。各级医疗机构落实高血压患者治疗措施的要求见表 8-115-4[4]。

表 8-115-4　各级医疗机构落实高血压患者治疗措施的要求

治疗内容	完成单位				
	村卫生室	乡镇（社区）医疗机构	县级医院	市（州）医院	省级医院
健康教育	+++	+++	+++	+++	+++
应用抗高血压药物	+	++	+++	+++	+++
应用中医药	+	++	+++	+++	+++
应用保护心脑肾的药物		+	++	+++	+++
外科手术及介入治疗			+	++	+++

注：+表示基本要求。①适应证要对；②用药前要检查；③用药后要观察。++表示熟练掌握。①同+；②血压要达标。+++表示完全掌握。①同++；②要有循证医学的证据；③改善预后。

从表 8-115-4 看出，健康教育是各级医疗机构、各级医务人员共同的职责，必须共同抓好。

对于抗高血压药物、中医药、保护心脑肾药物，村卫生室应该了解药物适应证，用药前具备相关检查，同时使用药物后要观察疗效与不良反应。乡镇（社区）医疗机构则应在村卫生室要求的基础上，要掌握药物的适应证和禁忌证，熟悉药物的药理作用，掌握降压原则，确保高血压患者血压能够达到目标，提高控制率。县级医院到市（州）及省级医院应在乡镇（社区）医疗机构要求的基础上，要根据患者的具体情况合理用药，还要掌握药物的药代动力学及其新的研究进展，对于患者出现的与药理作用相反的情况，要警惕某些疾病的发生；而对出现药物不良反应者要及时辨别与处理。

县级医院应能完成基本的手术治疗和介入治疗。而市（州）医院必须要掌握手术和介入治疗，不仅能独立完成，同时要会处理并发症，还要争取减少这些并发症的发生。对于省级医院，需要在完成常规手术和介入治疗的基础上有所创新和总结，发挥大医院多学科的优势，使重症复杂患者能得到精确而有效的治疗。

但是实践告诉我们，目前大部分村卫生室还只是给予药物治疗而直接结束诊疗，这样的做法是不可取的，是危险的。这种现象不仅存在于村卫生室，在各级医疗机构也都存在，只是医院级别越低，出现的频率越高，而上级医院存在的不规范诊疗现象对患者更加危险，因此需要各级医疗机构、各级医师共同努力。

（三）公共卫生管理的分工

目前高血压是危害城乡居民健康的“隐形杀手”，高血压涉及的病种很多，所以高血压患者涉及的诊断内容和随访工作很多。在高血压防治网络和体系建立后，对于高血压患者的公共卫生管理，要根据各级医疗机构需要完成的任务及能力进行分工。高血压患者的公共卫生管理内容和完成单位见表 8-115-5。

表 8-115-5　高血压患者的公共卫生管理内容和完成单位

公共卫生管理内容	完成单位		
	村卫生室	乡镇（社区）医疗机构	县级医院
监测血压	+++	++	+
健康管理	+++	+++	+
动员就诊	+++	+++	+++
家庭医师签约	+++	+++	+
检查血压达标	+++	+++	+
检查服药是否规范	+++	+++	+

续表

公共卫生管理内容	完成单位		
	村卫生室	乡镇（社区）医疗机构	县级医院
检查心血管危险因素是否控制	+++	+++	+++
健康教育	+++	+++	+++
动员戒烟	+++	+++	+++
动员限酒	+++	+++	+++
低盐低脂饮食	+++	+++	+++
动员按时作息	+++	+++	+++
坚持锻炼	+++	+++	+++

注：+++表示最主要的承担者；++表示主要承担者；+表示积极促进者。市（州）和省级医院作用同县级医院。

从表 8-115-5 可以看出，乡镇与社区医疗机构和村卫生室在高血压公共卫生管理中发挥着主要作用，广大基层医疗机构工作人员需要贡献自己的力量，依托基层医疗机构对慢病实施综合管理。

（四）基层高血压防治任务的分工

目前我国高血压患病率为 27.9%，估计全国高血压患者有 2.45 亿[5, 6]。要让所有高血压患者都得到高水平的诊断与治疗，必须有大量的专科医师。大、中城市大医院只能完成 10%高血压患者的诊治，这些患者往往是因为发生严重心血管疾病而需进行特殊诊疗。90%的患者在县级及以下基层医疗机构就医，这些医疗机构的医师承担着高血压患者检出、登记、治疗及长期系统管理的主要任务。绝大多数高血压患者都会经基层医疗机构诊治，因此对基层医疗机构高血压防治工作的分工尤为重要。基层高血压患者防治工作与完成单位见表 8-115-6[7]。

表 8-115-6　基层高血压患者防治工作与完成单位

防治工作	完成单位		
	村卫生室	乡镇（社区）医疗机构	县级医院
接受高血压诊疗	+	++	+++
完成基本检查	+	++	+++
查找高血压病因	+	++	+++
发现心血管危险因素	+	++	+++
发现靶器官损害与心血管疾病	+	++	+++
控制血压	+	++	+++
控制血脂	+	++	+++
控制血糖	+	++	+++
发现高血压急症	+++	++	+
高血压急诊的现场处理	+++	+++	+++
转送高血压患者	+++	+++	+++
高血压急诊救治	++	+++	+++

注：+++表示最主要的承担者；++表示主要组织者；+表示积极促进者。市（州）和省级医院作用同县级医院。

从表 8-115-6 可以看出，村卫生室承担着督促患者接受高血压诊疗、完成基本检查、查找高血压病因、发现其他心血管危险因素、发现靶器官损害与心血管疾病、控制血压、控制血脂、控制血糖等工作。村卫生室的医师是发现高血压急症并及时现场处理、转送至上级医院的承担者，由于村高血压防治点的上述作用，其实际上发挥了急诊救治启动作用。乡镇（社区）医疗机构是高血压防治的骨干，应在各方面防治工作的分工中起到组织者的作用，承担着高血压患者急诊现场处理、转送和急诊救治的重任。县级医院是高血压防治工作的主力，在各个高血压防治工作中扮演着主要承担者和组织者的角色。

第二节　组织与管理是控制血压的有力保障

高血压作为一门独立的学科，在分级诊疗过程中应对涉及高血压的各种疾病，进行及时、合理、有效的诊断、治疗与预防，这是一个系统工程[8-10]。高血压分级诊疗过程中的各级医疗机构和医务人员构成了这个系统运行的软硬件条件，其中各级医疗机构能承担高血压涉及的哪一部分疾病或承担每一种疾病的哪些防治环节，每一级医疗机构的防治任务统一的质量管理要求等是分级诊疗的重要组成部分。因而，对这些软硬件条件和组成部分的有效组织管理，既是高血压分级诊疗这个系统工程有效运行的保障，又是使高血压患者的血压得到有效控制的有力保障。

一、高血压诊疗质量要求

高血压分级诊疗实施后，目标任务是逐步提高我国高血压患者知晓率、治疗率和控制率，特别是使接受治疗的高血压患者血压控制率达到 70%以上，并遏制我国心血管疾病的发生率和死亡率上升。为达到这一目标，必须重视高血压患者的诊疗质量。各级医疗机构医师在开展高血压诊疗工作过程中，应对高血压患者存在的与高血压密切相关的疾病给予系统、全面、有效的诊治。广大医务人员要加强高血压学学科理念，各级医疗机构要重视高血压患者的诊疗质量，认识到高血压患者诊断与治疗效果和诊疗质量密切相关。在医疗机构管理制度方面，明确提出高血压患者诊疗质量的要求，并在实践中落实。

（一）诊断质量管理

在对患者进行诊断的过程中，既要将高血压涉及的各种疾病诊断出来，又要避免不必要的检查对患者健康造成损害，这就要求各级医疗机构医师必须提高诊断水平，必须要有总体的诊断思路和诊疗原则，加强高血压患者诊疗质量管理。高血压患者各诊断项目的质量要求及对诊疗实际意义与各级医疗机构应达到的目标等级见表 8-115-7。

表 8-115-7　高血压患者各诊断项目的质量要求及对诊疗的实际意义与各级医疗机构应达到的目标等级

项目	质量要求	对诊疗的实际意义	各级医疗机构应达到的目标等级				
			村卫生室	乡镇（社区）医疗机构	县级医院	市（州）医院	省级医院
病史资料收集	准确完整，没有漏掉重要病史	对总体诊断意义大	+++	+++	+++	+++	+++
体格检查	完成系统体格检查（包括四肢血压测量）	发现继发性高血压与心血管疾病	+++	+++	+++	+++	+++
13 项常规检查	全部完成	患者全面诊疗		++	+++	+++	+++
各种继发性高血压疾病相关检查	严格掌握检查适应证和禁忌证，按操作检查，结果准确可靠	有助于继发性高血压原发性疾病诊治		+	++	+++	+++
继发性高血压的病因诊断	诊断明确并针对病因治疗	控制血压，保护心脑肾		+	++	+++	+++
确定心血管疾病危险因素	及时发现与控制全部心血管疾病危险因素并达到目标水平	达到最佳靶器官保护效果	+	+	++	+++	+++
心血管疾病发现	及时发现早期心血管疾病 确定无症状心血管疾病	接受心血管疾病规范治疗，减少心血管疾病急性发生	+	++	+++	+++	+++
发现与确定高血压急症	及时发现，及时送往救治机构	预防急性心血管疾病发作和死亡	+	++	+++	+++	+++

注：+表示基本参与；++表示行动骨干；+++表示完全工作的主体。

从表 8-115-7 看出，对高血压患者诊断质量要求中，各级医疗机构的各级医师都必须要确保病史资料收集准确和完整，这些病史资料可为高血压患者的诊断指明方向，同时患者的体格检查要详细和准确，注意不要漏掉一些特殊的体征（这些体征如四肢血压测量不对称、血管杂音等可为高血压患者的诊断提供客观依据）。这些均要求所有医务人员必须完成，而且能够完成的。高血压患者 13 项常规检查必须全部完成，在上述基础上做好继发性高血压相关检查，发现继发性高血压相关病因才能使患者得到病因治疗；发现心血管疾病危险因素与各种靶器官损害和心血管疾病并及时处理，可使患者心脑肾得到保护[11]。我国高血压患者中重症复杂者多，控制率低，所以导致高血压急症患者多，特别是这些急症分布在各级医疗机构的高血压患者中，所以各级医疗机构医师要重视发现和及时救治这些急症患者。医疗机构级别越高，对高血压患者的诊断要求越高，因此具备高水平诊疗技术的医疗机构医师要带动下级医疗机构医师，使患者健康得到保障。

（二）治疗质量要求

众所周知，高血压是心血管疾病的危险因素，血压越高、合并心血管疾病危险因素越多，患者的心血管疾病就越严重。控制血压是预防心血管疾病的根本，控制高血压患者其他心血管疾病危险因素也是预防心血管疾病的重要措施。即使已经患心血管疾病，继续严格控制血压和其他心血管疾病危险因素，积极治疗心血管疾病，也能预防心血管疾病发展和急性心血管事件发作甚至死亡。这一切都有赖于对高血压患者所存在的各种疾病高质量及严格标准的治疗。高血压患者治疗质量要求见表 8-115-8[1]。

表 8-115-8　高血压患者治疗质量要求

项目	质量要求
1. 血压控制	
所有人群	血压控制在＜138/83mmHg
高危或极高危险度人群	血压控制在＜130/80mmHg
老年人群	血压控制在＜140/90mmHg
2. 血糖控制	
空腹血糖	空腹血糖 4.4～7.0mmol/L
餐后 2h 血糖	餐后 2h 血糖或高峰值血糖＜10.0mmol/L
糖化血红蛋白	糖化血红蛋白＜7%
3. 血脂控制	
LDL-C	一般人群 LDL-C＜2.6mmol/L
	心血管疾病人群 LDL-C＜1.8mmol/L
非 HDL-C	非 HDL-C＜3.4mmol/L
TG	TG＜1.7mmol/L
4. 同型半胱氨酸	血同型半胱氨酸＜15μmol/L
5. 高血压急症	初始阶段（1h 内）血压控制的目标为平均动脉压的降低幅度不超过治疗前水平的 25%。去除诱因，预防急性心血管事件发生
6. 冠心病稳定型心绞痛	心率控制在 55～60 次/分
7. 有靶器官损害和心血管疾病选用药物	剂量要足、联合用药及药物的合理运用

血压控制目标是由循证医学研究证据确定的，目标确定后，高血压患者的血压达标才能达到保护心脑肾的目的。

对于各种继发性高血压原发疾病与各种心血管疾病，其治疗原则和措施要按各个疾病涉及的要求实施。简而言之，该用的药物不用是错误的，不该用的药物应用了也是错误的。而且要达到一定目的，如冠心病患者目标心率是静息心率 55～60 次/分，伴高血压的心血管疾病患者抗高血压药物选择要合理、有效，且要求足量、联合应用。

二、转诊是高血压分级诊疗的重要环节

基层医疗机构设备设施条件有限，医师诊疗技术水平相对不足，难以完成急危重症和病情复杂高血压患者的诊疗，应将这些重症、复杂高血压患者转到上级相应医疗机构诊治。上级医疗机构在患者诊断明确，病情得到控制，血压恢复到目标水平后要制订长期随诊计划，或再转回原下级医疗机构继续诊治。这就是双向转诊的流程，是高血压分级诊疗的重要环节。

（一）确定转诊对象

1. 向上级医疗机构转诊　村卫生室和社区卫生服务站主要是监测血压，发现高血压患者。所有初发现的高血压患者应转诊至上级医疗机构诊治。乡镇卫生院和社区卫生服务中心遇到以下患者或情况时，应及时将患者转到县级医院或就近的专业高血压机构诊治：有靶器官损害特别是有心血管疾病的患者；有糖尿病或其他心血管疾病危险因素多的患者；存在继发性高血压线索的患者；有高血压危象倾向特别是有高血压危象发作史者；顽固性高血压和血压波动异常的高血压患者；特殊人群如老年人、儿童、妇女高血压患者等[7]。另外，患者或家属有转诊要求，根据自愿原则，应尽量满足。

县级医院的医师只有提高自己诊疗水平，积极主动发挥好高血压患者诊疗的主力作用。患者有以下情况时，可以向上级专业高血压机构或三甲医院各相应专科转诊：复杂的继发性高血压患者；伴严重心血管疾病的高血压患者转往三甲医院相应心血管科、神经科和肾脏科进行专科诊疗；高血压患者有某一项具体检查要处理或因某些特殊疾病可转诊到三甲医院相应专科，如查出肾上腺腺瘤时转至泌尿外科接受进一步诊疗，肾动脉狭窄则转至介入科接受专科诊疗等，肾动脉狭窄患者需要造影检查时。

2. 转回相应的下级医疗机构　专业高血压机构或三甲医院相应专科的专家接到前来就诊的患者，特别是从下级医疗机构转诊而来的患者后，应认真采集病史，分析病情，完成一般及相应检查，确诊或排除某些疾病，制订明确的治疗方案

并在见到初步效果后，根据患者的实际情况再将患者转回相应下级医疗机构继续诊治并观察高血压治疗效果。

（二）转诊的原则

1. 保护患者 医疗是为患者服务的，要根据患者病情和医院客观情况对需要转诊的患者及时转诊，以免延误病情，造成不可挽回的损失。另外，所有各级医疗机构高血压患者的首诊医师即为责任医师。重症患者按照就地抢救的原则，乡镇与社区医疗机构要及时与县级医院急救中心联系，由县级医院急救中心决定转诊。转诊途中患者的安全由转出医疗机构把关，到上级医疗机构或专业高血压机构后根据约定，保证患者及时就诊或住院治疗。对于诊断不明确、血压没有得到控制、心血管疾病还没有得到治疗的患者，不能从上级医院转回下级医疗机构，否则患者的安全难以保证。

2. 方便经济 基层医疗机构与上级医疗机构或专业高血压机构应建立畅通的双向转诊关系，既方便转出和转入医疗机构对患者的诊治、管理，也能保证患者得到及时、有效的诊治。在患者转诊时提醒带上病历、检查结果等资料，这样既为患者以后的复诊提供病情、诊断、治疗等方面的资料，方便医师诊断病情，也能为患者节省不必要的、重复检查的开支，还能一定程度上减轻过度检查对患者身体的伤害。

3. 提高配合 下级医疗机构的医师对于不了解或不理解的问题要主动向上级医疗机构或专业高血压机构学习、请教。如果发现治疗原则和方法有明显不合适处，应及时与相关医师取得联系，并针对问题进行讨论。这样做既是对患者负责，也能使转诊双方的责任医师得到提高。对于已在上级医疗机构或专业高血压机构查明病因、血压得到控制、心血管疾病基本稳定、制订了治疗方案、可转回下级医疗机构继续治疗的患者，下级医疗机构的医师应做好接收工作，积极了解患者病情，分析相关病历资料，配合做好转回患者的诊疗工作。

三、高血压分级诊疗组织管理

高血压分级诊疗组织管理其实也是一个系统工程，管理的范围涉及每个医疗机构的医务人员，也涉及各个医师的诊疗行为。只有做好管理，团队才有凝聚力，分级诊疗实施才能顺利。管理的内容包括对高血压防治网络和体系内各级医疗机构的工作进行组织协调；对下级医疗机构进行人才培养和教学；对下级医疗机构医务人员的工作给予指导与帮扶；要了解下级医院接受上级医疗机构的监督与督促情况。

按照上述，各级医疗机构对高血压防治任务进行分工合作，使居民自愿到基层医疗机构首诊，使基层医疗机构合理向上级医院转诊，使专业高血压机构能及时完成诊疗重症、复杂高血压患者的工作，真正解决城乡居民高血压、心血管疾病等慢病防治问题。高血压防治网络和体系的建立必将推动我国高血压防治事业蓬勃发展。

（一）组长单位工作的开展

1. 省级组长单位 是在全省具有高水平的高血压诊疗、研究、预防和教学的先进单位，有能力承担重任。省内所有三甲医院专业高血压机构都应参加、支持与配合组长单位开展高血压防治工作，并成为核心骨干。省级组长单位的权威专家牵头成立省级高血压防治网络和体系专家委员会，为省卫健部门领导制订高血压防治决策提供依据。

省级组长单位作为省级高血压防治网络和体系技术管理机构，承担着本省高血压分级诊疗组织管理的职能，在本省卫健部门领导和督促下行使管理权力，落实和支持指导下级医疗机构的义务。定期到下级医疗机构现场指导，内容包括教学查房、病例讨论、学术讲座，对医疗文件要进行检查考评，并向省卫健部门反映考核结果，提出整改建议。省级组长单位是患者诊疗过程的上级医院，要承担组员单位的重症、复杂患者的转诊和会诊工作，为下级医疗机构高血压处理存在难点的患者提供方便转诊途径。专家要针对学术难点、热点问题组织学术讨论；将高血压防治最新进展、新方法和自己总结的新经验，及时推广到各医疗机构，使其发挥作用。省级组长单位还要与国家卫生健康委员会联系，研究制订本地区高血压防治策略和规程，组织编写规范教材。与宣传媒体合作，推广高血压防治事业。

2. 市（州）级组长单位 其所在的医院从事高血压诊疗相关的科室如心内科、肾内科、神经内科、内分泌科等均为本市（州）高血压诊疗中心的支持单位。每半年派专家指导各县级医院高血压科或高血压诊疗单元工作 1～2 次及以上，内容包括教学查房、病例讨论、学术讲座，对医疗文件要进行检查考评。要承担组员单位重症、复杂患者的转诊和会诊工作。

3. 县级组长单位　各县级医院作为落实高血压分级诊疗的主力，应每季度派专家到各乡镇卫生院或社区服务中心指导工作 1～2 次，解决他们工作中的难题，检查高血压病历管理资料，承担高危、极高危高血压患者的会诊和转诊工作[11]。

各级组长单位对下级医疗机构的人才培养与工作指导建议归纳于表 8-115-9。

表 8-115-9　各级专业高血压机构对下级医疗机构的人才培养与工作指导建议

	省级高血压诊疗中心	市（州）高血压诊疗中心	县级高血压诊疗中心	乡镇（社区）高血压防治中心
市（州）级医院	每年 1 次主任短期培训班 有短期进修学习班的骨干 每年 1 或 2 次实地教学查房 指导和协助开展人才培养			
县级医院	每年 1 次主任短期培训班 有短期进修学习班的骨干 抽样到实地教学查房 指导和协助开展人才培养	每年 1 次骨干培训班 接收骨干医师参加短期进修学习班 每年 1 或 2 次实地教学查房 指导和协助开展人才培养		
乡镇卫生院和社区卫生服务中心	有游学班学习骨干 每年 2 次通过远程医疗系统进行防治能力提升培训	每年 1 次医务人员现场培训 举办骨干医师短期进修学习班	每年 1 次医务人员现场培训 每个机构有骨干参加进修学习班 每年 1 或 2 次实地教学查房 指导和协助开展人才培养	
村卫生室和社区卫生服务站	每年 2 次通过远程医疗系统进行防治能力提升培训	每年 2 次通过远程医疗系统进行防治能力提升培训	每年 1 次医务人员现场培训 村医短期培训班	每年 2 次短期培训班 接受村医跟班学习 每年 2 次教学查房 指导和协助开展健康教育

注：市（州）级医院包括人民医院、中医院、妇幼保健院；县级医院包括人民医院、中医院、妇幼保健院。

（二）组员单位工作的开展

市（州）级医院医师要高标准、高质量完成高血压防治中心的各项工作，为下级医疗机构医师提供工作示范。专家学者们要探讨与制定疑难、重症患者的诊疗方案，解决本地区高血压、心血管疾病等慢病诊疗工作中的实际问题，满足当地群众看病需求。积极接受下级医疗机构转诊的高血压、心血管疾病等慢病患者的诊疗工作。在省级组长单位指导下、在市（州）组长单位领导下完成本地区各级医疗机构人才培养的实地教学工作，为本地区高血压防治人才培养助力。

县级医院作为高血压诊疗的主力和主战场，应为乡镇与社区医疗机构高血压急重症、复杂患者提供转诊渠道，同时研究制订县域内高血压防治策略和规程，接收乡镇和社区医疗机构的医师进行培训学习，并对其进行考核和评估。

经培训后的乡镇与社区医疗机构的医师在提高高血压诊疗技术水平后，应能够独立开展本单位高血压防治健康教育、患者诊治，总结诊治经验；各乡镇卫生院作为落实高血压分级诊疗的骨干，需要连接好各村高血压防治点的工作，为村医提供专业知识培训机会，对村卫生室的基础设施及条件进行核实，并告知上级卫健主管部门。特别是省、市（州）、县级组长单位开展村医培训工作，要发挥好基层带头作用，为村级高血压防治助力。

村卫生室是实现高血压分级诊疗的基石，村医需要如实记录高血压患者的情况，督促基层高血压、心血管疾病等慢病患者到上级医疗机构就诊，同时如实记录城乡居民在高血压、心血管疾病等慢病防治中的实际情况，向卫健部门汇报工作，解决实际问题。其主要承担广大群众的血压监测、随访和对上级医院的督促作用。

各级医疗机构要严格执行病历登记、质量管

理，有问题及时向上级医疗机构请示报告，并接受上级医疗机构专家的指导和建议，介绍本单位实际情况，解决存在的问题。参与上级组长单位关于高血压防治的科研项目，得到学术支持等。

（三）高血压分级诊疗的考核与评价

1. 组织分工 高血压分级诊疗工作开始后，省卫生健康委员会组织、指挥考核与评价工作的实施。各级组长单位与被考核单位执行、落实考核与评价任务。各市（州）和县级组长单位既要执行与落实对下级医疗机构的考核与评价，又要作为被考核单位接受上级组长单位的考核与评价。各地基层高血压分级诊疗工作应纳入政府工作考核中。

2. 考核方式 为推进高血压分级诊疗而开展的教学查房，既是实践教学与理论培训结合的重要手段，也是对各级医疗机构诊疗水平、工作情况的调研，以便及时发现问题并予以指导，或者根据之前发现的问题，对各级医疗机构进行整改结果的检验，也是一种实际考核。教学查房要以保证患者安全为前提，尤其注意查房不能增加下级医疗机构不必要的麻烦和负担；查房的目的既是进一步了解各级医疗机构诊疗的规范性，也是为各级医师开展的生动教学，从而提高他们的高血压诊疗水平。以上工作需要各级卫健部门支持及开展，也需要被考核单位的积极配合。

下级医疗机构也要自觉对上级机构进行监督。管理大部分指上对下的指导协助作用，而高血压分级诊疗工作要强调下级医疗机构医务人员对上级医院行使督促作用，如下级医疗机构患者转诊到上级医院后是否能得到及时正确处理。

全体上下级医务人员要有责任、有担当，最终达到以下管理效果：①专家会看病；②全体按规范诊疗；③杜绝或减少不必要的检查；④杜绝不给患者检查就直接用药的现象；⑤避免患者高血压不能控制也不向上转诊及重症患者直接往下送；⑥患者血压得到有效控制，心脑肾得到保护，群众健康得到保障。

（余振球）

参考文献

[1] 《中国高血压防治指南》修订委员会. 中国高血压防治指南（2018年修订版）[J]. 心脑血管病防治，2019，19（1）：1-44.

[2] 中华医学会内分泌学分会. 原发性醛固酮增多症诊断治疗的专家共识（2020 版）[J]. 中华内分泌代谢杂志，2020，36（9）：727-736.

[3] 余振球. 省级高血压防治网络和体系工作实施与管理规范（2）[J]. 中国乡村医药，2021，28（19）：24-27.

[4] 余振球. 省级高血压防治网络和体系工作实施与管理规范（1）[J]. 中国乡村医药，2021，28（17）：24-25，30.

[5] Wang Z，Chen Z，Zhang L，et al. Status of hypertension in China：Results from the China hypertension survey，2012-2015[J]. Circulation，2018，137（22）：2344-2356.

[6] 《中国心血管健康与疾病报告》编写组. 中国心血管健康与疾病报告 2020 概要[J]. 中国循环杂志，2021，36（6）：521-545.

[7] 国家心血管病中心 国家基本公共卫生服务项目基层高血压管理办公室，国家基层高血压管理专家委员会. 国家基层高血压防治管理指南 2020 版[J]. 中国循环杂志，2021，36（3）：209-220.

[8] 余振球. 抓学科建设，推进高血压分级诊疗（上）[J]. 中国乡村医药，2021，28（1）：27-28.

[9] 余振球. 抓学科建设，推进高血压分级诊疗（下）[J]. 中国乡村医药，2021，28（5）：31-32.

[10] 余振球. 抓学科建设，推进高血压分级诊疗（中）[J]. 中国乡村医药，2021，28（3）：29-30.

[11] 余振球. 省级高血压防治网络和体系工作实施与管理规范（3）[J]. 中国乡村医药，2021，28（21）：21-24.

第116章

医院各科高血压协同诊疗

大高血压学学科指出，高血压患者分布在各个地区、各个人群，推进高血压分级诊疗对我国高血压防治工作意义重大。在医院各科患者中高血压患者也并不少见。既然医院各科不可避免会遇到高血压患者，就要明确医院各科是高血压防治的新力量，积极推进医院各科高血压协同诊疗。医院各科高血压协同诊疗是指医院各科医师认识到高血压的危害，清楚本专科患者中会有一定数量的高血压患者，并通过血压测量及时发现，并在高血压专业医师的指导与帮助下，做好临床资料收集和检查报告分析后，初步判断高血压患者的病情，并以此给予相应处理，达到预防心血管疾病和保证本专科疾病顺利诊疗的目的。与此同时，这也带动了我国高血压知晓率、治疗率和控制率的提高。

本章论述医院各科高血压协同诊疗的必要性和工作范围后，简要介绍了医院各科高血压协同诊疗的内容与流程，并要根据各科疾病与高血压的密切关系，以及各科医师技术水平和条件，提出医院各科对高血压协同诊疗的程度及质量管理问题。

第一节　医院各科高血压协同诊疗的意义与工作范围

目前我国高血压患者已达 2.45 亿，但该人群高血压知晓率、治疗率、控制率分别只达到 51.6%、45.8%、16.8%[1]，由于我国高血压患者的血压没有得到有效控制，患者心脑肾没有得到理想的保护，高血压造成的心血管疾病发病率还在增长，影响着群众健康，因此必须要加强防治。动员医院各科医师参与高血压防治是时代赋予我们的责任，是高血压科医师职责所在，是大高血压学学科建设的重要内容。

一、医院各科高血压患者的来源

医师的职责就是为患者诊疗疾病，医院各科医师对自己本专科疾病进行积极有效诊疗的前提下，应认识到本专科患者中部分患者存在或合并高血压，明确高血压是本专科疾病的一部分，主动承担起高血压诊疗任务；发挥积极指导、帮助患者接受高血压科医师诊疗。

（一）医院各科疾病中包含高血压

1. 各科疾病中包含继发性高血压 高血压学学科理论指出，很多系统、器官的疾病本身就可以引起高血压，这些系统疾病就是继发性高血压原发疾病。很多内分泌科疾病，如原发性醛固酮增多症（简称原醛症）、嗜铬细胞瘤、库欣综合征等，以及肾脏疾病，如肾小球肾炎、IgA 肾病、肾病综合征等患者，都有明显的高血压，或以高血压为主诉就诊于这些专科；还有一些疾病很早表现为高血压，而没有任何不适或非特异性症状，如先天性心血管畸形主动脉缩窄。专科医师在对这些疾病进行高水平诊疗时，对患者存在的高血压应同时处理。

不健康生活方式会使患者既患原发性高血压，又患糖尿病。而对这两种疾病诊疗的内容均有特殊性，如血压、血糖的控制，心血管疾病危险因素的发现与处理，心血管疾病的诊断与治疗等，因此糖尿病专科医师也一定要掌握高血压诊断与治疗方法，判断糖尿病与高血压的关系，从而科学、合理地控制血压、血糖。

很多高血压患者因为未规律运动，或者已经出现靶器官损害或心血管疾病，却未得到及时诊断与治疗，被迫减少运动量，出现血糖升高。这时糖尿病科医师在积极诊疗糖尿病的同时，应做好高血压、心血管疾病诊疗，这有利于糖尿病患者恢复健康。

2. 因靶器官损害和心血管疾病就诊相应专科 高血压特别是没有接受治疗或没有得到合理控制时，会逐渐引起或轻或重的靶器官损害和心血管疾病，患者可以因各种心血管疾病就诊于相应专科。例如，因脑卒中就诊于卒中中心、神经内科、神经外科；出现心肌梗死就诊于胸痛中心、心内科；出现肾功能受损就诊于肾脏内科、透析科；发生急性左心衰竭于急诊科或心内科抢救。这些专科医师要做好心血管疾病的救治，在保证患者生命安全前提下，为使患者心血管疾病得到合理或者必要的治疗，就要诊断与治疗高血压，特别是控制血压及保护心脑肾，所以治疗高血压是这些疾病诊疗工作的重要内容。诊疗高血压不能全部依靠会诊，各科医师要加强高血压诊疗理论学习与实践培训，特别是学科带头人，要把握这些疾病中高血压诊疗工作的方向。

3. 高血压患者是专科的一部分 以儿科为例，以年龄段划分的儿科中包含各种疾病，儿童的高血压和心血管疾病在儿科诊疗。目前不健康生活方式导致肥胖、代谢综合征等情况越来越多，儿科医师必须能系统诊断高血压。高血压儿童中有很多先天性心血管畸形、先天性肾脏疾病患儿，要能及时发现和诊治。

同理，老年内科、综合内科、康复科等收治的患者中也有很多高血压患者，这些专科也要做好高血压诊疗工作。

（二）医院各科患者中包含高血压患者

1. 患者合并高血压 我国高血压患者估计有2.45 亿，这些患者中有很多因高血压之外各科疾病到相应专科就诊，如高血压患者会因为消化性溃疡、急性胃肠炎等疾病就诊于消化内科；高血压患者因意外骨折就诊于骨科等。各临床专科医师不仅要处理本专科疾病，还要及时发现患者存在的高血压，并对高血压进行准确的诊断与适当的处理，动员、指导、帮助患者到高血压科或相应专科处理。

2. 治疗过程中出现的高血压 很多专科疾病本身不会导致高血压，就诊的患者既往没有高血压病史，但是各专科在诊疗疾病的过程中患者可能出现血压升高。例如，烧伤科患者住院过程中出现并发症高血压。临床诊疗过程中会使用多种药物，有些药物会导致血压升高；或者一些药物会导致药物性肾损害，肾功能不全或肾衰竭又会导致肾性高血压。这些专科的医师应该了解这些疾病发生发展过程中，或者使用某些药物过程中有发生高血压的可能，要进行密切观察。同时了解继发性高血压诊断处理的相关内容，一旦发现患者血压升高，就能及时、正确、有效地处理。这不仅是做好高血压防治，更是保证本专科疾病顺利康复的重要措施。

3. 误诊误收患者　很多高血压患者因为不知道自己患有高血压，或未治疗，到后期出现心脏增大、心功能下降，甚至发生慢性心力衰竭。这些患者往往以咳嗽、咳痰为主诉，特别是合并肺部感染情况下，被收入呼吸内科，而抗感染治疗效果并不显著，甚至补液等治疗有诱发心力衰竭急性发作的可能。或者以活动时气促、胸闷就诊，被收入心脏内科，检查显示心脏增大，就可能会被当作扩张型心肌病处理，导致治疗效果不佳。

有些患者出现右心衰竭或全心衰竭时会有体循环淤血症状，有的患者仅表现为恶心、嗳气、食欲缺乏、腹胀等消化系统症状，因基础疾病未被发现或未被重视，被当作消化系统疾病收入消化内科等。以上提示，对于各科重症复杂患者一定要追问患者既往血压情况，及时发现高血压并给予合理诊治。

（三）医院各科高血压患者的特点

任何一个专科的患者均可能合并高血压；各科患者在诊疗中都可能出现药物性高血压；继发性高血压原发疾病会发生在人体各个系统，所以各科都可能有继发性高血压患者。高血压导致靶器官损害和心血管疾病患者不仅会到心脏内科、肾脏内科、神经内科、血管科诊治，也可能会到医院其他专科诊治。医院各科高血压患者来源详见表 8-116-1，可见医院各科高血压有其共性，但在医院各科疾病程度有区别。

表 8-116-1　医院各科高血压患者的来源

专科	继发性高血压原发疾病	靶器官损害和心血管疾病	合并高血压	药物性高血压
肾脏内科	+++	+++	+	++
神经内科	++	+++	+	+
心脏内科	+	+++	/	++
内分泌科	+++	+++	+	+
儿科	+++	+++	/	+++
老年科	++	+++	+++	+
妇产科	+++	++	++	++
泌尿外科	++	++	++	+

续表

专科	继发性高血压原发疾病	靶器官损害和心血管疾病	合并高血压	药物性高血压
神经外科	+	++	+	+
康复科	+	+++	++	++
中医科	+	++	++	++
风湿免疫科	+++	++	+	++
肿瘤科	+++	++	+	++
烧伤科	+++	++	+	+
血管科	+	+++	+	+
五官科	++	+	+	+
呼吸内科	+	++	++	+
血液科	++	++	+	+
消化内科	+	+	+	+
皮肤科	+	+	+	+
普外科	+	+	+	+
骨科	+	+	+	+
口腔科	+	+	+	+

注：+++表示高血压患者数量多；++表示高血压患者数量较多；+表示高血压患者数量较少。

高血压患者数量多指很多本科疾病中不仅包含继发性高血压，还包含很多靶器官损害和心血管疾病。高血压患者数量较少指本科患者合并少量的慢性高血压、靶器官损害和心血管疾病患者。根据各科各病种的特点，将医院各科高血压患者来源和人数归纳如下。

1. 高血压患者来源最广、人数最多的专科　肾脏内科患者的肾脏疾病大多会引起高血压，而高血压患者会发生肾功能损害和肾衰竭而就诊于肾脏内科；多种疾病会导致肾动脉狭窄而发生肾动脉性高血压；除肾脏内科疾病接受免疫抑制剂等药物治疗会导致药物性高血压外，还有其他专科药物也会导致肾功能损害而出现药物性高血压；透析患者在透析过程中会出现高血压；一些肾移植患者会出现肾功能变化、高血压，也会就诊于肾脏内科，其后期管理也离不开肾脏内科。而且肾脏内科各种疾病的患者人数均较多，造成肾脏内科成为高血压病种来源最广、患者人数最多的专科。

心脏内科、神经内科患者多为高血压导致的靶器官损害和心血管疾病；心脏疾病如先天性心血管畸形、神经系统疾病也能导致继发性高血压（较少）。所以这两个科室的高血压病种来源虽然不是最广，但患者人数也很多。

儿科各疾病也与高血压密切相关，如肾血管性高血压就是儿童常见继发性高血压；儿童先天性心血管畸形等也会表现为血压升高。不良生活方式、肥胖、代谢综合征等造成原发性高血压发病率增加。由于儿童高血压患病率也在增加，儿科心血管疾病也较常见。

2. 高血压患者来源较广、人数较多的专科 内分泌科、风湿免疫科很多原发疾病可导致继发性高血压；内分泌科疾病合并慢性高血压也较为常见。目前我国人口老龄化加剧，而老年高血压患者人群较多，所以老年科高血压患者、高血压导致的靶器官损害和心血管疾病也较多，且病情复杂、危重。很多肿瘤科疾病可继发高血压，肿瘤患者化疗时也可能会发生药物性高血压，由于肿瘤本身及其药物治疗，肿瘤科患者发生心血管疾病也较常见。泌尿外科的肾脏疾病与高血压密切相关，很多可能导致高血压的肾上腺疾病于泌尿外科行手术治疗；前列腺肥大患者大多数是老年人，多合并高血压及心血管疾病。这就使得内分泌科、风湿免疫科、老年科、肿瘤科及泌尿外科等专科成为高血压患者来源较广、人数较多的专科。

3. 疾病发展过程中产生高血压的专科 烧伤科患者在救治过程中可能发生继发性高血压。妊娠过程中的高血压包括妊娠期高血压、妊娠合并慢性高血压，这两部分患者随着妊娠时间的延长都可能发生子痫前期/子痫等严重疾病，严重威胁母婴健康和安全。所以这两个专科高血压患者来源特殊，但高血压发生率较高，导致这两个专科高血压患者及其产生的心脑肾损害和心血管疾病并不少见。

4. 高血压患者来源较少、人数较少的专科 高血压患者也会因为患一些专科疾病就诊于医院各专科，如胃肠道疾病、皮肤科疾病、口腔科疾病等，由于这些疾病与高血压本身关系以合并为主，这也导致了普外科、消化内科、皮肤科、口腔科等专科成为高血压患者人数较少的专科。

以上对各科高血压患者来源进行大致分类，便于各科医师了解本科高血压患者分布情况，为做好本科高血压患者防治提供参考。根据高血压患者分布情况，还可分为以下四方面：①包括较多继发性高血压原发疾病的专科，如内分泌科、风湿免疫科、肿瘤科、儿科、妇产科、烧伤科等；②包括较多高血压靶器官损害和心血管疾病的专科，如心脏内科、神经内科、神经外科、血管科、老年科、康复科等；③包括较多继发性高血压原发疾病和较多高血压靶器官损害及心血管疾病的专科，如肾脏内科、儿科等；④合并少量慢性高血压和少量心血管疾病的专科，除前 3 种情况，医院很多专科都在此列。

二、医院各科高血压协同诊疗的必要性、条件与要求

医院各科有如此多的高血压患者来源，从而导致一定数量的高血压患者人群，高血压导致的各种心血管疾病不仅直接危害患者的健康，还会干扰医院各科疾病的诊疗，影响预后。为推进医院各科高血压协同诊疗工作，应根据医院各科高血压患者的实际情况，各科疾病诊治要求，在创造条件、提高诊疗水平基础上，提出医院各科高血压协同诊疗的条件与要求。

（一）医院各科高血压协同诊疗的条件

根据大高血压学学科理论，无论是引起高血压的各种继发性高血压原发疾病，还是高血压导致的各种心血管疾病，都分散在医院各科，涉及高血压各种疾病，各科医师实际上一直在从事疾病诊断与治疗工作，只是重点在本专科疾病诊疗方面。主张和推荐医院各科高血压协同诊疗，就需要这些专科医师在继续做好原有工作的基础上按照大高血压学学科理论将人体作为一个统一整体，对高血压患者存在的所有疾病进行综合诊断与系统处理，如在神经内科处理高血压伴脑血管疾病时要查明高血压的原因，想到患者心功能、肾功能及其疾病情况，同时给予系统正规处理。在内分泌科诊治内分泌系统疾病时，对患者存在的高血压要给予有效治疗，特别是要想到高血压患者易发生靶器官损害和心血管疾病（特别是有内分泌性高血压的患者，发生心血管疾病更严重），所以要注意从内分泌科高血压患者中及时筛查和诊断患者的各种心血管疾病，并给予及时、正确、有效的处理。

大高血压学学科理论明确了医院各科要开展高血压协同诊疗的建议后，应及时确定医院各科高血压患者的诊疗内容与流程，为医院各科高血压协同诊疗提供建议，以便于在实际工作中有据可依，便于医院各科医师与高血压专科医师沟通协调，使患者治疗得到有效衔接，这样不仅可提高诊疗效率，而且还可避免患者身体损害和减轻医疗负担。目前各大、中型医院的医疗设备、设施齐全，完全可以落实医院各科高血压协同诊疗工作，只是医师要应用好这些医疗设备，结合患者实际情况选择检查项目，特别是要充分对这些检查结果进行判读、分析。

医院要有较高水平的学科带头人和团队，从事高血压的诊断、治疗和教学；在医院内可以进行高血压专题病例讨论，有理论和实践的结合；高血压科医师在各科会诊时要介绍高血压诊断与治疗的具体方法；要回答医院各科医师在高血压诊疗过程中遇到的疑问。高血压科学科带头人要及时观察和了解，发现本院各科在高血压诊疗中的问题，通过医务部门协调解决。

（二）医院各科高血压协同诊疗的要求

1. 诊断的要求

（1）诊断的一级要求（发现患者，动员就诊）：医院各科必须给患者测血压，从而发现潜在高血压患者；对于发现的高血压患者，简单了解其高血压病程及既往的治疗情况，包括是否服药，平素血压控制情况；从症状方面询问，如劳力性呼吸困难、夜间阵发性呼吸困难、夜尿增多和四肢活动的情况等。从以上这些信息，了解患者心血管疾病情况。例如，对于高血压病史长，且没有治疗或治疗效果不好，心血管疾病症状严重者，就应该考虑心血管疾病可能，应该动员患者马上就医，并决定就诊于哪个专科，如胸闷、胸痛，则到心脏内科，夜尿增多到肾脏内科，四肢活动障碍到神经内科或神经外科等。

（2）诊断的二级要求（系统诊疗，保障效果）：在诊断的一级要求基础上，较详细地追问高血压患者的真实全面病程和发生发展规律，找到发病源头及当时症状，为鉴别诊断提供依据。追问较详细的诊疗经过，了解高血压控制情况，对哪种抗高血压药物敏感，阅读和分析既往检查资料，筛查心血管疾病危险因素，了解靶器官损害和心血管疾病发生及处理情况。在患者的诊断基本确定后，对于原发性高血压和部分典型继发性高血压患者，可在本专科得到诊断；对于少见或复杂的继发性高血压患者，推荐到相应专科明确诊断。而对于心血管疾病患者，在本专科住院期间就应开始治疗，或准确提供到相应专科诊治。

（3）诊断的三级要求（专科诊疗、最佳效果）：诊断的三级要求属于高血压专科诊疗的要求，明确高血压学学科概念，对高血压患者要查清高血压病因（包括原发性高血压发病因素和继发性高血压原发疾病），筛查存在的所有心血管疾病危险因素、靶器官损害和各种心血管疾病。系统的病史问诊，认真查体（包括四肢血压），完成高血压患者 13 项常规检查，分析以往检查结果后做好鉴别诊断，按照继发性高血压的筛查思路选择辅助检查。按照继发性高血压定性、定位、定因诊断的原则，对本科的继发性高血压给予明确诊断，利于高血压科处理。分析心血管疾病危险因素并处理，查找靶器官损害和心血管疾病并处理。如果合并较多靶器官损害和心血管疾病，各专科之间要协同诊疗。

2. 处理的要求

（1）高血压处理的一级要求：就是要能立即对高血压患者给予有效的处理，强调如果为高血压患者，就要考虑有高血压急症的可能，对高血压患者进行健康生活方式指导；对于 2、3 级高血压患者，立即给予起效快的抗高血压药物治疗，告知患者出院后到相应专科接受诊疗；有心血管疾病的患者，应立即请相应专科会诊，并按专科会诊建议处理或专科诊疗；对于急性心血管疾病患者，应及时发现并立即现场处理，同时联系相关心脏内科、神经内科等专科联合处理。

（2）高血压处理的二级要求：在一级要求的基础上继续健康教育，采用健康生活方式如戒烟、限酒等。把握应用抗高血压药物的时机，如患者为轻中度高血压、无明显心血管疾病证据，要先完成高血压患者常规检查，为做好高血压鉴别诊断提供依据。如果为重度高血压患者，或已有心血管疾病，应立即现场处理，马上启用能立即起效的抗高血压药物。

（3）高血压处理的三级要求：在明确诊断高血

压的条件下，在二级要求的基础上，患者血压达到控制目标，心血管疾病危险因素得到控制，各种心血管疾病得到及时有效治疗。靶器官损害和心血管疾病患者相对较多的专科，应对本专科疾病中的继发性高血压原发疾病给予先进、有效的处理。对于本专科中相应的心血管疾病，也要给予先进、有效的处理，兼顾高血压患者其他靶器官损害和心血管疾病的综合处理。

医院各科高血压协同诊疗要达到一定的效果，各专科要及时发现高血压患者，在本科内及时给予其安全有效的治疗，动员患者出院后及时到高血压科接受专业诊治；对于患者存在的心血管疾病，要及时发现处理。对于与高血压关系密切的专科，应对高血压相关的本科相关疾病做出病因诊断；对本专科相关的心血管疾病进行精准诊疗，使心血管疾病危险因素得到综合控制。对医院各科高血压协同诊疗的要求见表 8-116-2。

表 8-116-2 对医院各科高血压协同诊疗的要求

分类/分级	专科疾病继发性高血压		靶器官损害和心血管疾病		合并高血压	
	诊断	处理	诊断	处理	诊断	处理
高血压患者来源最广、人数最多的专科	Ⅲ	Ⅲ	Ⅲ	Ⅲ	Ⅲ	Ⅲ
高血压患者来源较广、人数较多的专科	Ⅲ	Ⅲ	Ⅲ	Ⅲ	Ⅲ	Ⅲ
疾病发展过程中出现高血压的专科	Ⅱ	Ⅱ	Ⅱ	Ⅱ	Ⅱ	Ⅱ
高血压患者来源较少、人数较少的专科	Ⅰ	Ⅰ	Ⅰ	Ⅰ	Ⅰ	Ⅰ
包括较多继发性高血压原发疾病的专科	Ⅲ	Ⅲ	Ⅱ	Ⅱ	Ⅱ	Ⅱ
包括较多高血压靶器官损害和心血管疾病的专科	Ⅱ	Ⅱ	Ⅲ	Ⅲ	Ⅱ	Ⅱ
包括较多继发性高血压原发疾病及较多高血压靶器官损害和心血管疾病的专科	Ⅲ	Ⅲ	Ⅲ	Ⅲ	Ⅲ	Ⅲ
合并少量慢性高血压和少量心血管疾病的专科	Ⅰ	Ⅰ	Ⅰ	Ⅰ	Ⅰ	Ⅰ

注：Ⅰ表示一级要求；Ⅱ表示二级要求；Ⅲ表示三级要求。

三、医院各科在高血压协同诊疗中的工作范围

（一）测量血压，使患者进入诊疗途径

患者只要发现高血压，就有接受诊疗并获得健康教育的机会，使血压得到控制，心脑肾得到保护。在以往没有测过血压的人员中，因为医院各科高血压协同诊疗的推进，一部分人因各种疾病到医院各科就诊时就能够获得测量血压的机会。

1. 如何发现高血压

（1）对到各科就诊的患者要进行血压测量。众所周知，只要测量血压就有可能发现高血压患者，因此强调对就诊的每一位患者，医院各科都要为其测量血压。慢病或复杂重症患者在稳定期原则上依靠偶测血压值就可以确定高血压和血压的程度。

（2）详细询问高血压病史。病史也是诊断高血压的依据[2-4]，凡诊断明确者或正在服用抗高血压药物的患者均确定为高血压患者。医院各科可问清患者的血压水平、病程及治疗情况。

（3）通过观察患者的血压变化确定高血压。对于病史中提供高血压诊断依据的也要测血压，以判断是否服药和血压的控制程度。对于初次发现高血压的患者也要观察，特别是急诊处理患者或接受药物治疗者。

（4）从常规检查中推测高血压存在。医院各科都要进行血常规、尿常规和生化检查等，通过这些检查结果判断心脑肾功能情况。因为高血压是心血管疾病的重要危险因素，如果发现患者存在心血管疾病，要想到高血压存在的可能。

2. 如何确定高血压水平 只要按照常规诊疗和首诊负责制的原则，认真为患者测量血压，不难发现高血压。以高血压标准，≥140/90mmHg即为高血压[2]，但严格确定血压值存在一定的困难。首先，要求三次非同日血压大于或等于上述标准者才能确定高血压，但患者在各科诊疗其他疾病不方便观察，急诊患者也不允许观察。其次，患者就诊的是相应专科，该科医师的精力和技术集中于本科疾病。以下为确定血压水平的基本方

法，可供参考。

（1）内科常规门诊血压水平：内科慢病患者和内科急诊患者疾病稳定期，外科疾病及外伤患者恢复期，在没有该科疾病干扰下，能够连续在同一专科诊断者，按照本章第二节医院各科患者高血压诊疗内容与流程中的方法确定高血压水平。

（2）急诊条件下血压水平：因为血压测量值受生理活动、疾病痛苦及测量环境的影响，对于急诊条件下所测血压是否可以作为高血压的诊断依据，目前还没有统一的认识和标准，因此探讨急诊血压值及其与患者真实血压水平的联系显得非常重要，必须认真考虑急诊条件下血压值与真实血压值的相关性。详见第 95 章“应激性高血压”。

急诊科患者当时血压值主要作为立即进行急诊期高血压处理的依据，并在患者病情稳定后再测血压并评估血压水平。

对于不伴心血管疾病的 1 级高血压（140～159/90～99mmHg）患者，主要处理急诊科疾病；2 级或以上高血压（≥160/100mmHg）者在处理急诊科疾病时，适当加用起效快、持续时间短的抗高血压药物，使血压能得到及时处理。

对伴有心血管疾病的患者，严格按照伴有心血管疾病的高血压处理，并请心脏内科、肾脏内科、神经内科或高血压科会诊处理。

（二）健康教育，提高高血压控制率

医院各科对于新发现的高血压患者，以及已经诊断明确且在治疗中的高血压患者，特别是没有接受治疗的高血压患者，都应进行健康教育。让患者主动坚持健康生活方式，积极配合药物治疗，使血压控制在理想水平，心脑肾得到保护。具体健康教育内容参照本书第 117 章“高血压防治与健康促进”。

1. 认识控制血压是保护心脑肾的根本　作为医师，应以保护人们健康为己任，所以向人们讲明高血压带来的危害、控制血压的好处，是医院各科医师的共同责任，并非只是高血压科医师的职责。在健康教育中要讲方法，向人们讲明早期高血压治疗的益处；有心血管疾病的患者如积极降压治疗，则可能预防心血管疾病发作；存在靶器官损害的患者如积极降压治疗，则可能预防心血管疾病发作。

2. 心血管疾病危险因素要综合控制　流行病学调查结果显示，高血压本身不仅能引起靶器官损害，而且高血压合并其他心血管疾病危险因素时更容易引起或加重靶器官损害[5]。这些危险因素包括高胆固醇血症、糖尿病或糖耐量降低、吸烟、肥胖等，有学者将上述危险因素称为心血管疾病的危险因素簇。

对于确诊的高血压患者，一定要通过认真询问病史和阅读患者的生化检查报告发现心血管疾病其他危险因素，并逐个进行处理与控制，才能最大限度保护心脑肾。

3. 健康生活方式是控制血压的保障　目前已明确的对血压有影响的生活方式有高盐饮食、大量饮酒、肥胖、吸烟、精神紧张等。

健康生活方式包括：①合理饮食；②戒烟限酒；③控制体重；④适当运动；⑤心理平衡[2]。

4. 抗高血压药物是控制血压的核心　大多数高血压患者病程长且血压难以控制，因此医院各科医师要教育高血压患者坚持长期服药、保持健康生活方式，密切与医师合作，积极治疗。具体治疗应遵循四条原则，即早期性、长期性、个体化和综合性。

（1）早期性：有相当多的高血压患者因无症状而忽视治疗，只有当出现明显心脑肾损害时才就诊治疗。高血压必须尽早治疗，以预防心血管疾病发生。医院各科医师一旦发现高血压患者，就应予以高度重视。

（2）长期性：高血压患者需要终身应用抗高血压药物治疗，一旦治疗开始，原则上很难中断，应持之以恒，将血压控制在一个适当水平。治疗前患者应了解一些高血压防治的知识，高血压患者必须充分认识不治疗或不坚持治疗带来的严重后果，自觉坚持长期治疗以获得满意效果。

（3）个体化：治疗方案要求个体化，要针对患者的具体情况，选择合理的降压方案，无论是应用抗高血压药物降压，还是给予非药物治疗，均如此。

（4）综合性：高血压诊疗并非单一方法，而是多种方案联合治疗，不仅包括抗高血压药物治疗，还有非药物治疗、介入治疗及外科治疗等多种方法。此外，使用药物降压主张联合用药，这样可以

增加降压疗效，减少药物不良反应，增强靶器官保护。

（三）寻找线索，使患者得到病因治疗

虽然继发性高血压只占高血压患者的10%～20%，但我国成人高血压患者总数达2.45亿，所以继发性高血压患者数量也很多。这些疾病分布于医院各科，仅依靠高血压科医师进行继发性高血压筛查，无论人力和条件都不够，而且这些患者表现为其他专科疾病形式，从而不会主动到高血压科进行诊治；广大基层医疗机构医师因诊治水平和设备条件有限，不能将所诊治的高血压患者中相关继发性高血压各原发疾病都筛查出来。树立这方面的诊疗意识，抓住患者的相关线索，及时让患者到相关专科如内分泌科、肾脏内科、风湿免疫科等筛查继发性高血压患者及处理。

（四）关注心脑肾，筛查心血管疾病

高血压对人类最大的危害是导致患者靶器官损害和心血管疾病发生发展。心血管疾病是现在导致人们死亡的最主要原因[6]。因此，针对高血压患者，发现和确定心血管疾病的存在，不仅对保护患者安全有重要意义，而且可保证患者的外科手术、急诊抢救等顺利进行。

1. 高血压对心血管的危害 治疗高血压的主要目的是最大程度降低心血管疾病发生率和由此导致的死亡风险。血压从110/70mmHg开始就会对人体产生危害，且随血压水平增加，这种危害会加重[7]。

（1）心脏损害：心脏是高血压的主要靶器官之一。心脏在某些神经、内分泌激素及血管活性物质和压力负荷的长期作用下，早期可出现单纯室间隔肥厚或室间隔与左心室后壁对称性肥厚，心腔容积减少。后期心腔扩大，引发心力衰竭。肥厚的心肌细胞可引起心电不稳定，易使患者发生心律失常。另外，高血压亦可加速冠状动脉粥样硬化的进程。

（2）脑的损害：高血压可促进脑动脉粥样硬化，长期可导致脑血管狭窄甚至闭塞，引起缺血性脑卒中。在高压力的血流冲击下，脑中部分薄弱血管易发生破裂出血。因此，高血压也是出血性脑卒中的主要原因和诱因。

（3）肾的损害：高血压可使循环和局部的肾素-血管紧张素-醛固酮系统（RAAS）激活，引起肾动脉、肾实质发生结构改变。长期作用下形成恶性循环，使血压进一步升高，肾功能进一步损害，从而引起更严重的肾衰竭。

（4）血管损害：高血压可使大、中动脉内弹力层增厚，小动脉透明样硬化，血管顺应性下降。高血压在吸烟、血脂异常、糖代谢异常等因素的共同作用下，可加速动脉粥样硬化进程，最终导致重要器官缺血。此外，高血压也是主动脉内膜血肿、主动脉瘤的主要致病原因。

2. 发现心血管疾病的途径

（1）常规心血管疾病的诊断思路

1）针对以下患者要想到心血管疾病的可能。①血压长期升高，特别是没有治疗和治疗无效者；②伴糖尿病的高血压患者；③吸烟的高血压患者；④其他心血管疾病危险因素多者；⑤近期血压波动大或难以控制者；⑥已出现心血管疾病症状者。

2）患者如出现相应的心血管疾病症状或体征，就要按这种疾病诊治。高血压患者发生靶器官损害或心血管疾病时会表现出相应的症状。心脏疾病：劳力性呼吸困难、夜间阵发性呼吸困难等。脑血管疾病：头晕、头疼、恶心、呕吐、四肢活动障碍等。肾功能受损：夜尿增多、颜面水肿等。

3）为患者做最基本的检查，包括心电图、尿常规、血生化甚至头颅CT等。

对于上述三条中有任意一条或以上者，要马上请心脏内科、肾脏内科、神经内科等相关科室会诊，或告知患者到这些专科诊治。

从高血压患者中发现早期心血管疾病。早期心血管疾病是针对高血压合并多种其他心血管疾病危险因素和（或）靶器官损害而达不到临床各种心血管疾病诊断标准的高（很高）风险心血管疾病患者群提出的概念。早期心血管疾病提出的意义在于提高人们正确的健康意识和预防观念。对于具有多种其他心血管疾病危险因素的高血压患者，在既没有典型心血管疾病临床表现，又没有找到客观心血管疾病证据时，称为早期心血管疾病阶段。

早期心血管疾病的诊断实际上是对其他心血管疾病危险因素的查找、诊断，高血压患者心血管疾病危险因素越多，心血管疾病风险就越高。而心血管疾病危险因素中以吸烟影响最为严重，其次对

高血压合并糖尿病患者也应该予以重视。

医院各科要重视处于此阶段的患者，及早采取积极的干预措施。

（2）发现无症状或症状不典型的心血管疾病患者：当心血管疾病发作时，稳定的血压会出现不稳定的情况，这是由于心血管疾病发作时，血管活性物质活性改变，从而导致血压产生波动。部分患者可无心血管疾病症状或症状不典型，而仅以血压升高为突出表现。此时医院各科医师要仔细辨别，以免延误病情。

3. 治疗心血管疾病特定阶段 因为高血压会导致心、脑、肾、大动脉及外周血管等靶器官一系列疾病，医院各科在为高血压患者诊治过程中不可避免地要处理这些心血管疾病。但由于这些疾病的治疗专科性很强，医院各科无论是技术水平，还是人力，都难以实现。因此医院各科可以治疗每一种相关疾病的特定阶段。以冠心病处理为例说明，按 1979 年世界卫生组织（WHO）对冠心病的分类，笔者提出高血压科医师对各型冠心病处理工作侧重点与原则方法，见表 7-102-2，医院各科医师均可参考。

第二节 医院各科常规高血压患者诊疗内容与流程

对于在医院各科门诊和住院患者中发现的高血压患者，在处理好本科疾病的同时应该注意高血压的诊疗，特别是怀疑心血管疾病影响患者的安全和干扰本专科疾病诊疗时，做好高血压诊疗意义很大。了解高血压患者的病史很重要，对于医院各科医师来讲，这是容易理解和实现的。从患者曾做过的检查和本次就诊时应做的检查结果中找到与高血压相关的结果进行分析，可以为高血压患者指出今后的就诊方向，针对发现的问题进行健康教育。

一、高血压患者的诊断

（一）诊断内容

1. 确定高血压和血压水平 在医院各科就诊的患者，既往没有高血压病史和不知道自己血压的情况下，当然也是在未使用抗高血压药物的情况下，本次测血压升高者，再在非同日 2 次测量上肢血压，收缩压≥140mmHg 和（或）舒张压≥90mmHg 即可确定为高血压。如果患者既往已诊断高血压，特别是正在服用抗高血压药物，也判定为高血压。对高血压患者要进行分级，分级依据的血压值应符合以下条件：①具有执业医师资格证的医务人员测量的血压；②如果患者已间断服药，以最后一次服药前的血压值为依据，采集一系列血压值的平均值做参考；③排除偶测血压升高，或有明显外界因素如情绪激动等引起的暂时血压升高等。一般将高血压分为 1 级、2 级和 3 级，详见第 5 章“高血压患者的评估”表 1-5-1。

2. 明确高血压发病原因 高血压按病因可分为原发性高血压和继发性高血压。对于来医院各科就诊而首次确定的高血压患者，一定要详细询问病史，进行全面的体格检查，结合有关辅助检查结果，判断高血压是原发性的还是继发性的，以便对症治疗。

调查显示，原发性高血压占高血压患者总数的 80%～90%，多由高盐饮食、肥胖、酗酒、吸烟和精神紧张等因素导致。继发性高血压占高血压患者总数的 10%～20%。导致继发性高血压的病因很多，参见第 73 章“继发性高血压鉴别诊断的思路”表 6-73-1。对于怀疑继发性高血压的患者，待各专科疾病治愈后，建议患者到内分泌科、肾脏内科或高血压科等专科诊治。

3. 发现心血管疾病危险因素簇 流行病学调查结果显示，高血压能导致患者靶器官损害和心血管疾病，而靶器官损害和心血管疾病的发生和严重程度不仅与血压水平和高血压类型（如收缩期高血压、清晨高血压、夜间高血压等）密切相关，还与高血压患者合并的其他心血管疾病危险因素密切相关。发现高血压患者的心血管疾病危险因素，可以对高血压患者的危险度进行评估，确定治疗时机，合理选择药物，确定降压目标。WHO 确定的心血管疾病危险因素见第 5 章“高血压患者的评估”表 1-5-9。

4. 评价心脑肾等靶器官情况 靶器官损害就是患者的心脑肾等器官受到影响，但功能还在代偿状态，没有表现出疾病状态，如左室肥厚而心功能正常，冠状动脉粥样硬化致管腔狭窄＜50%，无心绞痛、缺血证据者称为冠状动脉硬化，这些都属于靶器官损害。

心血管疾病就是患者发生脑卒中、心力衰竭、肾衰竭等明确疾病，如冠状动脉粥样硬化致管腔狭窄≥70%，且伴有胸痛者，称为冠心病心绞痛。

靶器官损害既是高血压的后果，也是早期心血管疾病的形式，更是心血管疾病发生的原因，如动脉粥样硬化是冠心病和脑血管疾病的病因。

如前所述，高血压对人类最大的危害是能引起心脑肾等靶器官损害和（或）一系列心血管疾病。血压水平越高，其他心血管疾病危险因素（如糖代谢异常和血脂异常等）越多，导致的靶器官损害和心血管疾病也越严重。所以早期识别高血压患者的靶器官损害，对于评估高血压患者的心血管疾病风险，早期积极治疗都具有重要的意义。高血压患者靶器官损害和心血管疾病详见第5章“高血压患者的评估”表1-5-9。

5. 综合评价患者的危险程度 根据血压水平、其他心血管疾病其他危险因素、靶器官损害和合并心血管疾病可将高血压患者分为低危险度、中危险度、高危险度和很高危险度4个层次。高血压患者心血管疾病风险水平分层详见第5章“高血压患者的评估”表1-5-11。

各科医师可以简单理解为，血压水平越高，患心血管疾病的危险度越大；同一血压水平，心血管疾病危险因素越多，靶器官损害越严重，心血管疾病危险度越高。

不同危险度的高血压患者，10年内发生心血管疾病的绝对危险性是不一样的，降压治疗获益也有区别，详见第5章“高血压患者的评估”表1-5-12。

高、很高危险度的患者发生心血管事件的风险明显高于低、中危险度患者；而且经降压治疗后获益也大于低、中危险度患者。那么从众多高血压患者中找出高、很高危险度患者很重要。

因为高、很高危险度高血压对人体危害很大，一经发现，就必须及时、有效进行药物治疗，所以应用简单快速的方法从高血压患者中识别高、很高危险度人群尤为重要。医院各科医师可以了解和记忆以下人群（“2个3、1个2、4个合并”）是高、很高危险度的高血压患者：①3级高血压患者[收缩压≥180mmHg和（或）舒张压≥110mmHg]；②≥3个其他心血管疾病危险因素的高血压患者；③2级高血压患者，且舒张压＜70mmHg；④合并1种或1种以上靶器官损害者；⑤合并糖尿病者；⑥合并代谢综合征者；⑦合并心血管疾病或肾脏疾病者。

（二）非专科医师了解、分析患者症状很重要

对于没有相应高血压诊疗经验的医院各科医师来说，在其没有更多的精力和条件为患者进行相应实验室检查的情况下，要分析判断高血压原因、心血管疾病危险因素及靶器官损害和心血管疾病，主要依靠病史中的症状。因此详细了解患者症状并进行分析尤为重要。高血压患者症状及其分析可详见第5章“高血压患者的评估”。

（三）从检查报告中发现高血压诊断和治疗的信息

医院各科高血压协同诊疗当然也离不开各种实验室检查的结果分析。对于与高血压关系密切的专科（肾脏内科、神经内科、心脏内科和内分泌科等）如何完成高血压患者13项常规检查，并进行结果分析与判读，请参考相关章节。而对于医院其他专科，特别是外科系统，笔者强调不能为了诊断高血压而增加患者的检查项目。到医院各科就诊的患者可能会携带一些过去的检查单，同时医院各科医师在诊疗本专科疾病的过程中也会为患者做一些检查，医师可以通过阅读这些检查单发现一些高血压诊疗的线索。本章只简要介绍与高血压病情有关的异常结果分析。

1. 看检查单的原则和方法

（1）要掌握正确方法：医院各科医师需要分析的检查单来源于患者之前的体检和就诊，为了尽可能利用好这些检查单，可以将检查单归类整理，采用不同时期同一种类检查单纵向对比，同一时期不同种类检查单综合分析的方法，了解疾病的发生、发展和病情的转归。

（2）要了解正常值及其影响因素：很多检查单附有正常值参考范围。对于以往检查，要详细询问患者，逐一排除相关影响因素，准确判断其生理性与病理性，复查核实时能正确告知患者其必要性并取得患者的理解和配合。

（3）要会思考：对检查单上的异常结果，思考的内容主要包括继发性高血压线索、心血管疾病危

险因素、靶器官损害和心血管疾病及治疗效果 4 个方面。大多数检查单能提示上述一方面或几方面内容，这完全符合各种检查各有侧重的特点。因为规范的诊疗思路可以帮助我们避免一些疏漏，故笔者建议对各类检查单按照上述内容进行分析。

（4）综合分析：①要能透过现象看到本质，如患者有 2 型糖尿病 20 年却从未治疗，我们要想到血糖多年控制欠佳，其发生糖尿病并发症的风险高，诊疗的范围就不能局限于控制血糖，还得延伸至各种糖尿病并发症的诊疗。②化验单和临床结合，如患者甲状腺功能五项提示甲状腺功能亢进，要联系到患者是否有脾气暴躁、失眠多梦、多食消瘦等临床表现，并核实病史。③与临床情景结合，如患者的体重大、腹围宽，可以初步认定该患者出现代谢综合征的风险高；如患者口角歪斜、言语不利、神志差，可以通过患者本人或其家属核实是否有脑梗死等神经系统病史。总之，临床实际情景可以为医师提供很多检查单以外的信息。

2. 常见化验检查单内容分析

（1）血常规

1）红细胞：红细胞计数和（或）血红蛋白减少时，要除外近期各种原因的失血导致；肾功能不全是引起慢性贫血的最常见疾病之一。至于红细胞计数和血红蛋白增加者，需要想到引起红细胞显著增加的疾病有真性红细胞增多症，而引起红细胞轻微增加的疾病有阻塞性睡眠呼吸暂停低通气综合征等。上述疾病都可导致血压升高。

2）白细胞：白细胞显著增加，近期有感冒发热、咽炎或既往易感冒发热、长期慢性咽炎时，要考虑肾小球肾炎引起的高血压。需要特别注意：抗高血压药物中血管紧张素转换酶抑制剂（ACEI）/血管紧张素Ⅱ受体阻滞剂（ARB）有引起白细胞减少的罕见不良反应，发生时间多在用药后 1 周至 3 个月，大多起病缓慢，病情轻微，一般有食欲缺乏、心悸、头晕、乏力、低热、咽喉炎等非特异表现，通过血常规对比结合服药史即可初步诊断。

（2）尿常规

1）尿蛋白：首先考虑一些病理性原因，肾脏疾病是引起尿蛋白的最常见原因，呈持续性蛋白尿，一般为+～++++。糖尿病、高血压、系统性红斑狼疮、妊娠期高血压疾病等也可引起蛋白尿。长期尿蛋白也可引起和加重肾功能损伤，导致肾性高血压，而高血压又可加重蛋白尿，形成恶性循环。另外，还要除外一些生理性因素，如剧烈运动、发热、寒冷、精神紧张等，一般不超过+，且为一过性。

2）尿隐血和镜下血尿：首先要除外女性月经期引起的生理性血尿，再核实患者既往有无反复多次尿常规提示隐血阳性，甚至出现过肉眼血尿。若既往多次检查都显示隐血，则有可能为肾病。尿沉渣镜检红细胞＞3 个/HP，称为镜下血尿。多形性红细胞＞80%时，为肾小球性血尿，常见于肾小球肾炎、急进性肾小球肾炎、急进性肾炎、慢性肾炎、紫癜性肾炎、狼疮性肾炎等。肾脏炎症、肿瘤或损伤都可能引起肾源性高血压，故隐血或镜下血尿是发现肾源性高血压的重要线索。

3）尿糖：糖尿病最常见；其他内分泌性疾病如库欣综合征、甲状腺功能亢进症、嗜铬细胞瘤、肢端肥大症等患者均可出现尿糖，故尿糖是继发性高血压的重要线索。

如患者尿常规有上述各种异常情况，应立即请肾脏内科医师会诊处理。

（3）血生化检查

1）低血钾：首先要详细询问患者是否有以下两种情况。一是消化系统疾病，如各种功能及器质性消化系统疾病引起的呕吐或腹泻、过度饮食控制等。二是患者低钾期间服用过利尿剂（包括利尿复合成分），包括应用排钾利尿剂，没有补钾，没有和保钾利尿剂或 ACEI/ARB 联合应用等。在除外上述情况后需要想到引起低血钾的继发性高血压，最常见的病因有 3 种，包括原发性醛固酮增多症、肾动脉狭窄和甲状腺功能亢进症（简称甲亢）；皮质醇增多症、肾球旁细胞瘤、肾小管酸中毒等也会引起血钾降低；还包括两种罕见的单基因遗传性疾病，即 Liddle 综合征和表征性盐皮质激素增多症。

2）高血钾：引起高血钾的原因如下。肾源性高血钾，需要特别强调的是肾功能不全进展期可能发生高血钾；平时血肌酐代偿在正常范围或严重肾动脉狭窄者应用 ACEI/ARB 类药物后可出现血钾升高。

3）血肌酐：升高时，首先要除外各种原因引起的脱水，如糖尿病患者严格限水、急性胃肠炎严重腹泻等，再想到各种原因引起的肾小球滤过功能降低、肾源性高血压等。此外，服用 ACEI/ARB 或利尿剂可引起肌酐升高，基于这一作用，在评估肾功能变化之前，要详细询问患者服用药物情况以排除药物因素的干扰。

4）血脂：血胆固醇增高，首先要考虑检查期间有无不良生活习惯的影响，如长期暴食暴饮、酗酒、缺乏运动等。其次再考虑甲状腺功能减退症（简称甲减）、肾病综合征、糖尿病等疾病可引起血总胆固醇升高。低密度脂蛋白胆固醇增高是常见心血管疾病危险因素，可以引起动脉粥样硬化、动脉粥样硬化性心脏病、脑血管病等。在明确甲状腺功能减退症或肾病综合征引起的血脂异常的同时，还要想到两者是继发性高血压的病因。

血总胆固醇降低首先要考虑是否存在饮食摄入不足、吸收不良或腹泻丢失过多等影响，其次再考虑甲状腺功能亢进。

甘油三酯升高首先要考虑不良生活方式的影响，其次再考虑原发性高脂血症、糖尿病、甲状腺功能减退症、肾病综合征等疾病。甘油三酯升高可以引起动脉粥样硬化。

5）血尿酸：高尿酸血症患者通常还伴有其他代谢性危险因素，如肥胖、高血压、高甘油三酯、过量酒精摄入等，它们既是心血管疾病危险因素，也是高尿酸血症发病的危险因素。肾功能受损可导致尿酸增高，而尿酸增高又能反过来加重肾损伤。在未治疗的高血压患者中约半数有高尿酸血症，其中痛风者也不少，故发现高尿酸血症也要反过来评估患者血压情况。利尿剂能促进肾脏近端小管对尿酸的重吸收，导致尿酸水平升高，能诱发痛风的发作；阿司匹林会竞争性抑制尿酸排泄，引起血尿酸水平升高，故发现尿酸升高时要详细询问用药情况。

6）血同型半胱氨酸：超出正常水平时能诱发或促进动脉粥样硬化和动脉血栓形成，且随着血同型半胱氨酸水平升高，其损伤作用增大。当其水平在 100μmol/L 以上时，每增加 5μmol/L，血栓形成危险增加 60%，血栓复发危险增加 2.7 倍[8]。

（4）甲状腺功能五项：甲状腺功能异常可能是甲状腺功能亢进性高血压或甲状腺功能减退性高血压诊断的线索。甲状腺功能异常可以产生一些心血管疾病危险因素，如甲状腺功能亢进症可引起糖代谢异常，甲状腺功能减退症可引起明显的血脂异常。甲状腺功能亢进症时甲状腺毒症对心血管的损伤作用尤为显著，部分患者可出现甲状腺功能亢进症性心脏病，出现与年龄不相符的血管硬化。甲状腺激素可以增加心脏 β 受体对儿茶酚胺的敏感性，直接作用于心肌收缩蛋白，发挥正性肌力作用；甲状腺激素导致外周血管扩张，血管阻力下降，心排血量代偿性增加而诱发心动过速、心房颤动、心力衰竭等心脏疾病发作。

3. 其他检查

（1）心电图：发现心脏各房、室增大，各种心律失常、心脏传导阻滞或 ST-T 改变等，提示可能存在高血压多年，或已经发生心脏疾病。

（2）动态心电图（dynamic electrocardiography，DCG）：有普通心电图不可替代的作用，表现在以下 4 个方面。①心律失常：短暂的，特定情况下出现的心律失常，常规心电图（electr ocardiogram，ECG）易漏诊，而动态心电图可以捕捉到短暂的异常心电变化；②发现猝死的潜在危险因素：心源性猝死最常见的原因是室性心动过速或心室颤动，发生前常有心电活动不稳的室性心律失常，依靠动态心电图易发现其发生线索；③协助判断：动态心电图能协助判断间歇出现的症状如胸闷、心悸、眩晕、黑矇或晕厥是否为心源性；④诊断缺血性心脏病：动态心电图连续监测 12 导联的心电图，对心肌缺血的检出率高，还可进行定位诊断，尤其症状不典型的心肌缺血，其对心肌梗死或无症状心肌缺血具有无可代替的临床价值。

（3）超声心动图：对于心肌肥厚、心室重构、心房心室增大等心脏器质性改变，在除外扩张型心肌病、肥厚型心肌病等遗传相关疾病后，再考虑是否为高血压心脏损害的表现，尤其是年龄特别小的患者，要考虑是否为嗜铬细胞瘤、甲状腺功能亢进症等引起的继发性高血压。瓣膜狭窄、关闭不全等则要在除外风湿性心脏病后，再考虑为高血压心脏损害的表现。

左室射血分数减低、左心舒张功能减低是心功能重要指标，出现异常即可诊断为心脏疾病，多数是发生在心脏器质性病变的基础上，故其分析思路与心脏器质性病变是相通的。

（4）冠状动脉 CT 血管造影（CTA）和冠状动脉造影：狭窄＜50%，提示冠状动脉粥样硬化；狭窄≥50%，提示冠心病。

（5）颈动脉超声：颈动脉内中膜增厚、动脉斑块形成、动脉狭窄或闭塞提示存在颈动脉硬化损伤；血流速度增快或减慢时，在除外先天性血管畸形后，提示颈动脉存在狭窄。

（6）肾动脉超声：肾血管损伤在肾动脉超声上的表现如下。局限性狭窄处血流明显增高；长段狭窄时，呈低流速；完全阻塞时肾动脉无血流频谱。目前多利用肾动脉与腹主动脉收缩期峰值最大血流速度之比（RAR）判断肾动脉的狭窄程度：RAR＜3.5，提示狭窄程度＜50%；RAR≥3.5，提示狭窄程度≥50%。肾动脉一旦发生狭窄或闭塞，则可能引起继发性高血压，它主要通过激活肾素-血管紧张素-醛固酮系统，引起水钠潴留，血容量增加而导致高血压，同时伴有 K^+ 排泄增多，故而出现低血钾，需要与原发性醛固酮增多症、甲状腺功能亢进症、肾小管酸中毒鉴别。

（7）腹部超声：发现肾脏肿瘤、肾脏囊性病变、弥漫性肾脏病变、肾上腺占位或增生、肾上腺外肿物时，可能发现继发性高血压，主要为肾源性高血压和内分泌性高血压。此外，腹部超声发现年轻患者出现大血管狭窄、多发斑块时，可能是大动脉炎、嗜铬细胞瘤等继发性高血压的线索。而年龄较大者则可能是长期高血压或其他风湿免疫性疾病、炎症性疾病引起的靶器官损伤的表现。

（8）胸腹部 CT：发现上述腹部超声发现的病变时的分析思路同上。其发现肾囊肿、脂肪肝、主动脉夹层、主动脉瘤等的准确性较高，可能成为发现肾性高血压、嗜铬细胞瘤等继发性高血压的线索，分析时也要考虑年龄与病程。

（9）头颅 CT：CT 是发现脑缺血性或出血性病变的常见检查。在除外外伤、肿瘤、出血性疾病、脑血管畸形等疾病导致的脑损害的情况下，高血压是引起缺血性或出血性脑病的常见原因。

（10）肢体动脉弹性：同侧上下肢血压差值过小、下肢血压小于等于上肢血压、下肢血压测不到时，需要反复核实，必要时手工测四肢血压，若结果仍异常，要考虑大血管存在狭窄或阻塞，这也提示患者可能存在大动脉炎、先天性血管畸形等继发性高血压原发疾病。颈-股动脉脉搏波传导速度（cfPWV）是反映动脉硬化僵硬度的早期指标，cfPWV＞12m/s 提示动脉硬度增加。

（11）体检血压报告：体检血压是既往血压比较可靠、有参考价值的一部分。若患者发病特别早，应首先考虑排查各种继发性高血压，若近几次体检血压明显升高，且常规抗高血压药物效果不佳，则要考虑靶器官损害严重或继发性高血压。

二、高血压患者的处理

确诊为高血压的患者无论为低危险度、中危险度、高危险度还是很高危险度，都需要进行生活方式干预。高、很高危险度患者要立即开始药物治疗。低、中危险度患者针对高血压的危险因素进行数周干预和监测，而不是数月。若血压低于 140/90mmHg，可继续监测；若收缩压≥140mmHg 和（或）舒张压≥90mmHg，低、中危险度高血压患者亦应开始药物治疗。医院各科医师应充分认识控制血压是防治心血管疾病的根本，了解上述基本治疗原则，注意针对高、很高危险度高血压患者，要及时给予处理，特别是高血压科医师会诊时给予的治疗方案，应在了解患者的高血压、心血管疾病情况下给患者及时落实并进行治疗效果观察。

（一）健康生活方式是控制血压的保证

1. 坚持健康生活方式的效果　众所周知，坚持健康生活方式是预防高血压的根本，也是治疗高血压的保障。导致高血压的不可改变因素有遗传、年龄和性别等。可改变因素有高盐饮食、酗酒、肥胖、吸烟、精神紧张等。医院各科医师应找机会尽量对患者开展健康教育，让高血压患者认识到高血压的危害、防治高血压的益处，控制导致高血压的可改变因素，积极配合治疗。

2. 健康生活方式的具体内容

（1）戒烟：吸烟可导致交感神经兴奋性增强，使血中儿茶酚胺水平升高。吸烟是心血管疾病的主要危险因素之一。医院各科医师要建议高血压患者戒烟。

（2）限酒：饮酒量与血压水平密切相关。不提倡高血压患者饮酒，并建议所有人限酒，每日饮酒量，男性不超过 25g，女性不超过 15g。

（3）限盐：众所周知，钠盐摄入可使血压显著升高，我国的高血压患者中以盐敏感性高血压者居多。世界卫生组织推荐钠盐摄入量为每人每日低于 5g。限盐对高血压患者非常重要，仅单纯限盐就可使收缩压水平下降 8～10mmHg。医院各科医师要加强对高血压患者饮食的宣传教育，指导患者选择科学合理的食盐方式和摄入量，如在烹饪近结束时定量放盐，减少味精、酱油等含钠盐的调味品的使用，少食或不食含钠盐量高的加工食品；可应用醋做菜品的调味剂；增加蔬菜、水果摄入等。

（4）减重：超重和肥胖是导致高血压的重要原因之一，腹型肥胖还可增加高血压、心血管疾病和代谢性疾病的风险。研究表明，每减重 10kg，可使收缩压下降 9mmHg。医院各科医师要指导高血压患者科学减重，一般以每周减重 0.5～1.0kg 为宜，控制饮食结合合理运动的减重方式能取得较好的效果。

（5）体育运动：规律、适当的体育运动可以降低血压、改善糖代谢、增加心脏和血管的储备功能。对于血压控制达标的高血压患者，建议每次 30～45min 的有氧运动，每周坚持 3 次以上为宜。运动方式为慢跑、快走、游泳、骑车、健美操、跳舞等，可以结合适当的抗阻运动，如深蹲起、哑铃提踵等。

（6）减轻心理压力：长期、过度的心理反应，尤其是负性心理反应会显著增加心血管疾病风险。长期心理压力大可致交感神经兴奋性增加，在年轻高血压患者中最多见，此类患者以舒张压升高为特征。医院各科医师要多与此类患者交流，辅以心理疏导，对于严重者，建议到专科门诊就诊。

（二）合理应用抗高血压药物是核心

目前世界卫生组织/国际高血压学会[9]推荐利尿剂、β 受体阻滞剂、钙拮抗剂、ACEI、ARB 和 α 受体阻滞剂六大类抗高血压药物供临床选用。这些药物对一般高血压患者都有较好的降压效果，每种抗高血压药物都有自身的优点和缺点，有相应的临床适应证和禁忌证，因此依据循证医学证据选择适合患者的最优先抗高血压药物方案。其中前五类药物均可在初始治疗时单独选用。α 受体阻滞剂不能作为初始单独选用抗高血压药物，但在某些特殊情况下可以应用。

1. 各科医师应了解抗高血压药物

（1）利尿剂：经过长期实践检验和临床试验证明，利尿剂是最有价值的抗高血压药物之一。利尿剂可分为三大类：①袢利尿剂；②噻嗪类利尿剂；③保钾利尿剂。其中噻嗪类利尿剂一般用于降压治疗，它的主要作用机制为减少血容量，减少心排血量。用药初期，外周血管阻力增加，用药一段时间后心排血量逐渐恢复，小动脉平滑肌松弛，外周阻力降低，降压效果得以保持。利尿剂主要用于轻中度高血压，尤其是盐敏感性高血压、老年收缩期高血压或并发心力衰竭者。利尿剂可以增强其他抗高血压药物的降压效果，常用于联合用药。不良反应主要是低血钾，长期大剂量应用可影响糖代谢、脂代谢、尿酸代谢。因此，应用利尿剂时要注意监测电解质、血糖、血脂、血肌酐、尿酸水平等。

（2）β 受体阻滞剂：主要有选择性 β_1、非选择性（β_1、β_2）和兼有 α 受体阻滞作用三类。它的降压机制为降低交感神经的活性和作用，抑制去甲肾上腺素释放。具体表现：①降低心肌收缩力、减少心排血量，需要注意的是，非选择性 β 受体阻滞剂多伴有外周血管阻力增加，但随着用药时间延长，外周血管阻力会降低；②阻断肾脏 β 受体，抑制肾素释放，增加肾脏供血，兼有 α 受体阻滞作用的 β 受体阻滞剂效果更好；③压力感受器的再建。临床上其主要用于轻、中度高血压，尤其适用于静息心率快的中青年患者或合并心绞痛者。它的不良反应主要有心动过缓、加重气道阻力、影响糖代谢等。需要引起医院各科医师注意的是，对于有呼吸道阻塞性疾病和周围血管疾病的患者及高度房室传导阻滞或显著窦性心动过缓者，应避免使用 β 受体阻滞剂。所以应用 β 受体阻滞剂前一定要做心电图检查并由医师判定。

（3）钙拮抗剂：降压机制主要是通过阻止钙内流，降低血管的收缩阻力。除降压作用外，钙拮抗剂还具有保护缺血心肌、逆转心室肥厚、保护血管内皮功能、抗动脉粥样硬化的作用。二氢吡啶类钙拮抗剂很少有绝对禁忌证，降压作用较强，对糖代谢没有不良影响，临床上最常使用。钙拮抗剂适用于大多数类型高血压，尤其是老年高血压、单纯收缩期高血压及合并稳定型心绞痛、冠状动脉或周围血管动脉粥样硬化的高血压患者。不良反应主要有头痛、颜面潮红、心率增快、踝部水肿、牙龈增生等。对于伴有急性心力衰竭或心动过速者，要谨慎选择使用二氢吡啶类钙拮抗剂。对于不稳定型心绞痛患者，不宜使用短效钙拮抗剂如硝苯地平等。

（4）ACEI：能安全、有效地降低血压。它的降压作用主要是通过抑制循环和组织的血管紧张素转换酶活性，减少血管紧张素Ⅱ的生成，同时抑制缓激肽酶活性使缓激肽降解减少。除此之外，ACEI 还可以改善心肌细胞重构、改善胰岛素抵抗和减少尿蛋白作用。临床上，ACEI 适用于各级高血压患者，尤其是高血压合并慢性心力衰竭、心肌梗死后、心功能不全、糖尿病和非糖尿病性肾病、代谢综合征、蛋白尿/微量白蛋白尿的患者。不良反应有干咳，偶见血管神经性水肿。双侧肾动脉狭窄或只有一个肾的单侧肾动脉狭窄、妊娠、高钾血症者禁用。对于轻度肾功能不全者，应在密切监测下应用。应用 ACEI 前一定要完成肾动脉超声检查、肾功能和电解质检查。应用过程中要监测肾功能和血钾。

（5）ARB：有许多与 ACEI 相同的特点，它的主要作用机制是选择性作用于 AT_1 型受体亚型，从而抑制血管紧张素Ⅱ的以下作用：①收缩血管平滑肌；②快加压反应；③慢加压反应；④渴感；⑤血管升压素释放；⑥醛固酮分泌；⑦肾上腺儿茶酚胺释放；⑧增强去甲肾上腺能神经传递；⑨增加交感神经的张力；⑩肾功能改变，细胞肥大和增生等。其适应证和禁忌证同 ACEI。与 ACEI 相比其优点是没有干咳等不良反应。

（6）α 受体阻滞剂：降压机制主要是抑制神经-肌肉接头突触 α_1 受体介导的缩血管作用。α 受体阻滞剂可改善脂代谢，对糖代谢无不良影响。它适用于伴血脂异常、糖代谢异常等高血压患者。不良反应主要是直立性低血压。所以应用 α 受体阻滞剂一定要从小剂量开始，严密观察血压，特别是首次用药期间。

《中国高血压防治指南（2018 年修订版）》推荐的常用口服抗高血压药物起始剂量、每天服药次数见表 8-116-3。

8-116-3　常用口服抗高血压药物

药物种类	每日剂量（mg）（起始剂量至足量）	每日服药次数
钙拮抗剂		
二氢吡啶类钙拮抗剂		
硝苯地平	10～30	2～3 次
硝苯地平缓释片	10～80	2 次
硝苯地平控释片	30～60	1 次
氨氯地平	2.5～10	1 次
左旋氨氯地平	2.5～5	1 次
非洛地平	2.5～10	2 次
非洛地平缓释片	2.5～10	1 次
拉西地平	4～8	1 次
尼卡地平	40～80	2 次
尼群地平	20～60	2～3 次
贝尼地平	4～8	1 次

续表

药物种类	每日剂量（mg）（起始剂量至足量）	每日服药次数
乐卡地平	10～20	1 次
马尼地平	5～20	1 次
西尼地平	5～10	1 次
巴尼地平	10～15	1 次
非二氢吡啶类钙拮抗剂		
维拉帕米	80～480	2～3 次
维拉帕米缓释片	120～480	1～2 次
地尔硫䓬胶囊	90～360	1～2 次
血管紧张素转换酶抑制剂		
卡托普利	25～300	2～3 次
依那普利	2.5～40	2 次
贝那普利	5～40	1～2 次
赖诺普利	2.5～40	1 次
雷米普利	1.25～20	1 次
福辛普利	10～40	1 次
西拉普利	1.25～5	1 次
培哚普利	4～8	1 次
咪哒普利	2.5～10	1 次
血管紧张素Ⅱ受体阻滞剂		
氯沙坦	25～100	1 次
缬沙坦	80～160	1 次
厄贝沙坦	150～300	1 次
替米沙坦	20～80	1 次
坎地沙坦	4～32	1 次
奥美沙坦	20～40	1 次
阿利沙坦酯	240	1 次
利尿剂		
噻嗪类利尿剂		
氢氯噻嗪	6.25～25	1 次
氯噻酮	12.5～25	1 次
吲达帕胺	0.625～2.5	1 次
吲达帕胺缓释片	1.5	1 次
袢利尿剂		
呋塞米	20～80	1～2 次
托拉塞米	5～10	1 次
保钾利尿剂		
阿米洛利	5～10	1～2 次
氨苯蝶啶	25～100	1～2 次
醛固酮受体拮抗剂		
螺内酯	20～60	1～3 次
依普利酮	50～100	1～2 次
β 受体阻滞剂		
比索洛尔	2.5～10	1 次

续表

药物种类	每日剂量（mg）（起始剂量至足量）	每日服药次数
美托洛尔平片	50～100	2次
美托洛尔缓释片	47.5～190	1次
阿替洛尔	12.5～50	1～2次
普萘洛尔	20～90	2～3次
倍他洛尔	5～20	1次
α、β受体阻滞剂		
拉贝洛尔	200～600	2次
卡维地洛	12.5～50	2次
阿罗洛尔	10～20	1～2次
α受体阻滞剂		
多沙唑嗪	1～16	1次
哌唑嗪	1～10	2～3次
特拉唑嗪	1～20	1～2次
中枢作用药物		
利血平	0.05～0.25	1次
可乐定	0.1～0.8	2～3次
可乐定贴片	0.25	1次/周
甲基多巴	250～1 000	2～3次
直接血管扩张药		
米诺地尔[a]	5～100	1次
肼屈嗪[b]	25～100	2次
肾素抑制剂		
阿利吉仑	150～300	1次

a 欧美国家上市，中国未上市；b 中国已批准注册。

2. 应用抗高血压药物应遵循的原则 到医院各科诊治的高血压患者，宜尽量选用起效快、作用温和且为生理性抗高血压药物，以便尽早控制血压，以利于本科疾病的诊治。其他原则和高血压专科类似。

（1）小剂量：初始治疗通常采用小而有效的治疗剂量，并根据病情，逐渐增加剂量。

（2）优选长效制剂：尽可能使用每日1次给药、持续24h有降压作用的长效药物，以利于有效控制夜间及清晨高血压，从而有效预防心血管疾病发生，还能增加患者治疗依从性。条件所限只能使用中效制剂的情况下，则需每日给药2～3次，以达到平稳控制血压的目的。

（3）联合用药：通过不同作用机制的抗高血压药物联合应用增加降压效果，适用于2级或以上高血压患者、降压幅度大于20/10mmHg以上者和低剂量单药治疗效果不满意者。对于伴有多种心血管疾病危险因素、靶器官损害或心血管疾病的高危人群，联合用药能保护靶器官。联合用药还能减少或相互抵消不同药物产生的不良反应。

（4）个体化用药：根据患者年龄、血压水平和特点、危险因素、靶器官损害情况、合并心血管疾病情况、药物耐受性、长期承受能力等因素，选择适合患者的抗高血压药物。

3. 抗高血压药物的规律 抗高血压药物种类繁多，医院各科医师要针对高血压患者合理选用适合个体的抗高血压药物。这就要求临床医师不仅要熟悉各种抗高血压药物的共同特点，还要掌握抗高血压药物的使用规律。

（1）抗高血压药物降压效果的规律

1）抗高血压药物的降压幅度与治疗前患者的血压水平密切相关。治疗前患者血压水平越高，药物的降压幅度越大，患者服药后降压效果越好。血压不高或者血压稍高的心血管疾病患者在服用治疗心血管疾病的药物如β受体阻滞剂、ACEI、ARB或CCB时，血压一般不会降得过低。

2）抗高血压药物的降压值和降压幅度大致相同。目前，常用的各类抗高血压药物能使收缩压下降10～20mmHg和（或）舒张压下降5～10mmHg。对于2级或3级的高血压患者，选择两种或两种以上抗高血压药物进行联合治疗才能使血压控制在目标水平。否则血压很高的患者只用一种药物治疗，则降压预期目标没有达到，心血管疾病的风险仍然较大。

3）不同种类抗高血压药物联合应用能使降压效果加倍。例如，血压很高的高血压患者选择使用两种或两种以上的抗高血压药物。两种不同药物联合使用，协同降压，还可以使部分不良反应相互抵消。

4）同一种抗高血压药物剂量翻倍，降压幅度增加有限。单纯增加同一种抗高血压药物的剂量，仅增加降压幅度的20%，而且容易产生不良反应。

（2）决定抗高血压药物对心脑肾保护的剂量：一般而言，同一药物足剂量比小剂量对心脑肾保护作用更好；两种或两种以上小剂量的抗高血压药物联合使用比单纯一种大剂量药物能更好对靶器官起到保护作用。高血压患者是否有靶器官损害决定了抗高血压药物的剂量和种类。小剂量能起到降压的作用，足剂量能更好地保护心脑肾等靶器官。就诊于医院各科的高血压患者大多属于重症复杂或已发生心血管疾病者，对于伴心血管疾病的高血压患者，临床医师可使用相对大剂量的抗高血压药并考虑适当剂量联合用药。

4. 医院各科巧用降压药　抗高血压药物降压机制复杂，但我们可以将抗高血压药物的机制归纳为表 8-116-4。

表 8-116-4　不同抗高血压药物作用机制

	心脏动力	血容量	外周阻力
利尿剂		+++	+
钙拮抗剂	+	+	+++
ACEI	+	++	+++
ARB	+	++	+++
β 受体阻滞剂	+++		
α 受体阻滞剂			+++

注：+越多表示作用机制越强。

从表 8-116-4 可以看出，不同抗高血压药物联用一定要考虑抗高血压药物机制的问题，如钙拮抗剂以降低外周阻力为主，还有少量的降低血容量的作用；而 β 受体阻滞剂以降低心脏动力为主。这两种药物联用既针对了高血压形成的不同机制，又互相抵消了不良反应（钙拮抗剂可引起反射性心率加快，β 受体阻滞剂能减慢心率），还能降压作用互补（钙拮抗剂降低收缩期高血压，β 受体阻滞剂降低舒张期高血压）。这两类药物联用是老、中、青各年龄段高血压患者的合理选择。

要求医院各科医师了解抗高血压药物系统知识很难，但其可在了解各抗高血压药物共性知识的基础上，又了解各抗高血压药物起作用的时间、高峰时间、维持时间，为药物选择提供参考。了解药物的代谢途径和排泄途径，就可以指导肝肾功能不全的高血压患者合理选用药物（表 8-116-5）[10]。

表 8-116-5　常用口服抗高血压药物在体内的高峰时间和排泄途径

常用药物	开始起效时间（h）	作用高峰时间（h）	持续时间（h）	主要代谢途径	经肾脏排泄	
					原形药	代谢物
呋塞米	0.5	1～2	4～6	肾	80%	—
布美他尼	0.5	1～2	4～6	肾	45%	37%～40%
托拉塞米	1	1～2	6～8	肝	20%	—
氯噻酮	2	6	24～72	肾	主要	—
氢氯噻嗪	2	4	12～18	肾	主要	—
吲达帕胺	—	12	24	肝	—	70%
螺内酯	24	48～72	停药后 48～72	肝	10%	
氨苯蝶啶	2	6	12～14	肝	—	主要
阿米洛利	2	6～7	6～10	肾	50%	—
普萘洛尔		1～1.5	3～4	肝	<1%	>90%
阿替洛尔	很快	2～4	24	肝	主要	—
比索洛尔		3	24	肝+肾	50%	—
美托洛尔		1～2	（平片）12 （缓释片）24	肝	5%	—
拉贝洛尔	1～2	2～4	8～12	肝		
卡维地洛		1	16～24	肝	—	少数
硝苯地平	0.25	1～2	（缓释片）12 （控释片）24	肝	0.1%	75%
非洛地平	2	2.5～5	24	肝	<0.5%	70%
贝尼地平				肝		
尼莫地平		1～2	2～5	肝	0	15%

续表

常用药物	开始起效时间（h）	作用高峰时间（h）	持续时间（h）	主要代谢途径	经肾脏排泄	
					原形药	代谢物
尼群地平	1	2～3	8	肝	70%	—
氨氯地平		6～12	35～50	肝	10%	60%
拉西地平		0.5～2.5	13～19	肝	＞1%	70%
乐卡地平		1.5～3	24	肝	—	50%
维拉帕米		1～2	6～8	肝	3%～4%	70%
地尔硫䓬	2～3	6～11		肝	＜1%	80%
卡托普利	0.25	1～2	6～12	肝	40%～50%	50%
依那普利	1	4～6	18～24	肝		主要
赖诺普利	2～4	4～8	24～36	—	100%	—
福辛普利	1	2～6	＞24	肝+肾		
雷米普利	1～2	4～6	＞24	肾	—	60%
贝那普利	1	2～4	24	肾	1%	20%
培哚普利	1	4	40	肾		
咪达普利	2	6～8	24	肾		25.5%
氯沙坦	1	6	24	肝	4%	35%
缬沙坦	2	4～6	24	原形	30%	—
坎地沙坦	2～4	6～8	≥24	原形	33%	—
替米沙坦	1	3～9	≥24	肝	＜1%	—
厄贝沙坦	2	3～6	24	肝+肾	＜2%	20%
奥美沙坦	1～2		24	肝+肾	—	35%～50%

（三）心血管疾病危险因素综合控制

治疗高血压时，要对所有其他的可逆性心血管疾病危险因素（如吸烟、血脂异常、肥胖等）进行干预，并对靶器官损害和合并的各种心血管疾病进行治疗。

1. 调脂治疗 高血压伴血脂异常会显著增加心血管疾病危险性。对于高血压合并血脂异常的患者，采取积极降压治疗的同时，要开展适度的调脂治疗。如果患者已接受调脂药物治疗，医院各科医师可提醒患者继续服用。对于没有接受调脂药物治疗的患者，大内科系统的医师应根据相应指南和患者的具体病情尽早开始调脂药物治疗；其他专科的医师应提醒患者到心脏内科、神经内科或高血压科接受调脂药物治疗。

2. 血糖的控制 高血压伴糖尿病患者发生心血管疾病的危险性更高。理想血糖控制的目标为空腹血糖≤6.1mmol/L，糖化血红蛋白（HbA1c）≤6.5%。对于老年人，尤其是病程长、并发症多、自我管理能力差的糖尿病患者，要求空腹血糖≤7.0mmol/L，HbA1c≤7.0%，餐后2h血糖≤10mmol/L。

3. 高同型半胱氨酸血症 会增高动脉粥样硬化、冠心病、脑卒中的发生风险。可以采取补充叶酸的方式降低血同型半胱氨酸，从而降低脑卒中等心血管疾病的风险。

4. 阿司匹林的应用 阿司匹林为环氧化酶抑制剂，小剂量就能有效抑制血小板聚集，减少微栓子形成。长期以来，阿司匹林作为最普遍使用的心血管疾病的一级、二级预防药物。2010年《中国心血管疾病预防指南》明确指出，血压控制在150/90mmHg以下的高血压患者，同时合并下列情况之一者可应用阿司匹林75～100mg/d进行一级预防：年龄＞50岁；合并靶器官损害；糖尿病。在心血管疾病二级预防中，阿司匹林更是被推荐使用。使用过程中，为避免不良反应发生，对于肠溶剂型，需空腹服用，这有利于药物在肠内吸收，提高生物利用度。对于非肠溶剂型，需饭后服用，可降低不良反应，提高耐受性。

（余振球）

参考文献

[1] 《中国心血管健康与疾病报告》编写组. 中国心血管健康与疾病报告 2020[J]. 心肺血管病杂志，2021，40（10）：1005-1009.

[2] 《中国高血压防治指南》修订委员会. 中国高血压防治指南（2018 年修订版）[J]. 心脑血管病防治，2019，19（1）：1-44.

[3] Williams B，Mancia G，Spiering W，et al. 2018 ESC/ESH Guidelines for the management of arterial hypertension[J]. Eur Heart J，2018，39（33）：3021-3104.

[4] Whelton PK，Carey RM，Aronow WS，et al. 2017 ACC/AHA/AAPA/ABC/ACPM/AGS/APhA/ASH/ASPC/NMA/PCNA Guideline for the Prevention，Detection，Evaluation，and Management of High Blood Pressure in Adults：Executive Summary：A Report of the American College of Cardiology/American Heart Association Task Force on Clinical Practice Guidelines[J]. Circulation，2018，138（17）：e426-e483.

[5] Rosengren A，Subramanian SV，Islam S，et al. Education and risk for acute myocardial infarction in 52 high，middle and low-income countries：INTERHEART case-control study[J]. Heart，2009，95（24）：2014-2022.

[6] GBD 2019 Diseases and Injuries Collaborators. Global burden of 369 diseases and injuries in 204 countries and territories，1990-2019：A systematic analysis for the Global Burden of Disease Study 2019[J]. Lancet，2020，396（10258）：1204-1222.

[7] Lewington S，Clarke R，Qizilbash N，et al. Age-specific relevance of usual blood pressure to vascular mortality：A meta-analysis of individual data for one million adults in 61 prospective studies[J]. Lancet，2002，360（9349）：1903-1913.

[8] Homocysteine Studies Collaboration. Homocysteine and risk of ischemic heart disease and stroke：A meta-analysis[J]. JAMA，2002，288（16）：2015-2022.

[9] Whitworth JA，Chalmers J. World health organisation-international society of hypertension（WHO/ISH）hypertension guidelines[J]. Clin Exp Hypertens，2004，26（7-8）：747-752.

[10] 余振球. 医院各科常规患者高血压诊疗内容与流程[M] //余振球，马琳琳，刘静华，等. 医院各科高血压协同诊疗指南. 北京：科学出版社，2016：49-64.

第九编

健 康 促 进

本编导读

流行病学调查资料表明，高血压是心血管疾病的主要危险因素，控制高血压就能预防心血管疾病发生发展。目前由于我国高血压知晓率、治疗率和控制率，特别是治疗者中高血压控制率均较低，我国心血管疾病发病率和死亡率仍在上升，严重影响我国人民健康。有效控制高血压，使高血压患者合并的其他心血管疾病危险得到有效控制，预防心血管疾病等慢病发生发展，是健康促进的重要环节。

本编明确提出，在高血压防治中，要紧紧抓住社区防治与人群防治的基石作用、健康教育的桥梁作用和高血压科医师的主力作用；重视从正常血压者到各种心血管疾病患者都应接受高血压和心血管疾病的全程预防措施，并详细阐述了高血压一级预防、二级预防和三级预防的概念和方法，强调要坚持健康生活方式，合理应用抗高血压药物，以及所有心血管疾病危险因素有效治疗；指出还要重视高血压患者的症状治疗，提高高血压患者的生活质量。大高血压学理论提出要重视全生命周期的血压管理，这对以控制血压促进健康意义重大。本编就此详细阐释了各类人群血压管理的内容、流程与具体实施办法。此外，健康促进的重要组成部分缺一不可——重视老年人血压管理关系到他们的健康长寿、晚年生活质量；抓好儿童少年血压管理能促进他们的健康成长，为将来我国高血压、心血管疾病患病率降低打下基础；做好中青年人血压管理，强化他们体魄，为我国社会发展贡献力量；加强育龄期女性血压管理，能保障母婴安全。本编对以上各方面内容进行了细致而科学的阐释，以建立的全国首个育龄期女性高血压保健门诊为例，创新性地提出了这类门诊的建立和工作开展对健康促进，尤其是提高我国人口质量具有重要意义。

以防治高血压、保护心脑肾为重点促进百姓健康，通过科学有效控制高血压，针对各类人群特点进行健康管理等能为我国居民健康目标的实现发挥积极作用。

第117章 高血压防治与健康促进

2016年10月，中共中央、国务院印发了《“健康中国2030”规划纲要》，要求提高全民健康素养，推进全面健康生活方式行动，强化家庭和高危人群健康生活方式指导及干预。

1986年11月21日世界卫生组织（WHO）在加拿大渥太华召开的第一届国际健康促进大会上首先提出了健康促进的概念，是指运用行政的或组织的手段，广泛协调社会各相关部门及社区、家庭和个人，使其履行各自对健康促进的责任，共同维护和促进健康的一种社会行为和社会战略。

作为从事高血压防治的临床医师，要充分认识到做好高血压防治是健康促进的关键环节。控制高血压、防治心血管疾病、保护心脑肾是实现全民健康的重要举措，医务人员应该积极努力，发挥自身的聪明才智，为实现全民健康做出积极贡献。

第一节　社区防治与人群防治的基石作用

我国高血压患者中，90%的患者在县级医院和乡镇（社区）医疗机构就医，只有10%的患者在大医院诊疗。对于高血压患者，除了要接受系统规范的诊断与治疗外，还需要进行长期监测与管理，这些都离不开基层医疗机构医务人员。所以，针对这种情况进行的高血压社区防治与人群防治，不仅能为当地高血压患者提供方便就医的条件，也为探索我国高血压防治途径、方法与规范提供依据，已成为今后开展高血压防治的宝贵财富。认真总结这方面的工作经验与成就，对我国健康促进具有重要意义。将我国高血压社区防治与人群防治分为启动、建立样板和推广3个阶段。

一、社区防治与人群防治启动

从新中国成立到 1958 年，老一辈医学专家已认识到高血压的危害，重视高血压防治，开始了高血压诊疗的研究，而且已经萌生和形成了高血压社区防治与人群防治的思想。

1953 年，张孝骞提出了高血压防治的方法，提倡规律生活和工作环境良好，适量的娱乐和运动，并强调合理膳食。1953 年，在中华医学会内科学会组织的高血压座谈会上，医学前辈们交换各自对高血压的原因和发病机制的认识，讨论临床各方面的问题。

1954 年，上海市第一人民医院内科增设高血压科门诊，就诊患者甚多，其中年轻患者屡见不鲜。乐文照等推究当时我国高血压患者多见的原因，包括工作、学习、生活紧张，使得其高血压发病率增加等，以及老年人开始看“西医”且就诊时频繁多次测量血压，居民卫生常识增加，要求测血压，居民就诊和健康检查机会增多，中医开始测量血压。

1958～1968 年，流行病学调查和中西医结合开展高血压人群防治是这一阶段的特点。

1960 年，黄家驷总结了我国心血管研究工作的情况及今后发展的方向，提出高血压的研究应着重于进一步查明我国各年龄、性别、职业的高血压发病情况，阐明高血压的病因与发病机制，找出有效降压除症而又巩固的疗法。

二、社区防治与人群防治样板建立

高血压社区防治与人群防治需要工作模式或样板，总结经验，提出可操作性的规范，就能让百姓看到防治效果，配合做好防治工作，实现普及与推广。

（一）建立防治社区

1968～1978 年，流行病学调查和建立高血压防治社区是这一阶段的标志。

1969 年，吴英恺率先在北京首钢和石景山区建立了高血压人群防治基地，防治内容包括：①血压基线普查（＞15 岁者）和冠心病普查（＞35 岁者）；②脑卒中和急性心肌梗死发病与死亡登记；③在地区卫生保健机构配合下开展系统的高血压防治，将血压降至 160/95mmHg 以下，从而减少心血管疾病的发生。

1972 年，吴可贵在福建泉州地区开展高血压防控抽样调查，并进行长达 17 年的随访，发现我国高血压患者中脑卒中为主要事件终点。

1973 年，首钢医院成立心血管防治组。王淑玉作为第一任组长，带领心血管防治组首先对普查出来的高血压患者逐步进行分级管理，建立地段和厂矿保健站、心血管防治组、心脑病房三级防治网，由心血管防治组牵头按统一防治方案给予非药物和药物治疗，经过系统控制血压，年终评定降压治疗效果、登记并发症。1984 年对已管理的 3178 例患者进行分析，管理率达 60.8%，控制在临界以下血压达 71%。

1974 年，首钢医院成为我国最早开展以脑卒中、急性心肌梗死、冠心病猝死为重点的疾病监测，对全部死因进行收集登记的单位[1]。这项工作坚持了 28 年，一方面填补了我国脑卒中、急性心肌梗死、冠心病猝死发病率死亡率方面的空白；另一方面也是评价我们多年高血压与心血管疾病防治效果的基本数据。

1976 年，郭东双在山西盂县开展了高血压普查，在此基础上进行了 6 个乡、134 个自然村 82 016 例患者的心血管疾病防治。

（二）开展疾病监测

1978～1988 年，流行病学病因调查、疾病监测研究成为这一阶段的重要标志。

20 世纪 80 年代至 90 年代初，中国医学科学院阜外医院等 20 个单位协作对南、北 10 余个人群共 25 652 例患者进行平均 5.03 年随访，发现影响高血压发病的危险因素有基线血压偏高、超重、饮酒[2]。在此期间，还有 7 个城市开展了控制血压、戒烟、降血脂和增加运动量等干预危险因素的试验，5 年后干预人群的脑卒中发病率下降约 50%，死亡率下降约 45%[2]。

中国医学科学院阜外医院、首钢医院及陕西汉中市心血管病研究所在工厂和农村小范围内开展一级预防试验点研究，另一分厂和乡作为对照[1,3]。

主要措施为宣教、加强患者管理、限盐，结果试点厂高血压控制率提高，舒张压≤94mmHg 及血压正常者由 53.6%提高到 72.4%，试点乡干预前高血压总死亡率为 4.4%，干预后为 3.3%。

这期间，北京、上海等八市对儿童、青少年人群进行了预防成长为成人后发生高血压的研究，提出高血压家族史、高盐摄入量及肥胖是发生潜在高血压的危险因素。

1984 年，天津市委市政府实现卫生观念和防治行为的大突破，在国内首先成立了包括高血压在内的“四病”办公室，得到卫生部和世界卫生组织的首肯。

1986 年，浙江省卫生厅下发了《关于成立浙江省心脑血管病防治办公室的通知》，决定成立浙江省心脑血管病防治办公室。办公室的主要任务是制定浙江省心脑血管病防治规划，组织、协调全省心脑血管病防治、科研、人才培训工作。

（三）进行高血压综合防治

1988～1998 年，原发性高血压的社区防治和综合防治是这一阶段的主要标志。

1996 年年底，党中央和国务院召开卫生工作会议，明确提出了在我国大力开展社区卫生服务的工作重点，为高血压的社区防治提供了政策依据。我国高血压的社区防治越来越受到重视，并制定了全国心脑血管病社区人群防治 1996～2010 年规划[4]。

1997 年，方卫华参与设计深圳市市民高血压、心血管疾病等的普查工作，发现深圳高血压特点及发展预测，开创深圳高血压防治局面。

1998 年，卫生部为了提高广大群众对高血压危害的认识，动员全社会参与高血压预防和控制工作，普及高血压防治知识，并决定将每年的 10 月 8 日定为“全国高血压日”。

我国“九五”攻关项目中开展了原发性高血压的社区综合防治研究。一项在北京房山区及上海南市区居民中开展的社区调查显示，≥35 岁人群高血压患病率城市明显高于农村，城乡非高血压人群中，约一半的人群具有高血压的危险因素。城市高血压的知晓率、治疗率与控制率均高于农村，城乡既往诊断的高血压患者中，一半以上未应用药物控制血压。

1998 年，为了解我国医疗卫生人员高血压防治观念和防治知识的认知水平，按国家级专科、省部、地县、乡村 4 个级别选取医疗卫生人员共 1609 人，采用自填封闭式问卷进行集中调查，辅以个案访问，其中资料完整者 1573 人，结果显示至少 33.1%的医疗卫生人员不知道抗高血压治疗的目的是预防心血管事件，只有 55.2%的医疗卫生人员认识到单纯收缩期高血压是心血管疾病的独立危险因素，仅 25.4%的医疗卫生人员自述对所有患者测量血压，只有 30.8%的医疗卫生人员选择≥140/90mmHg 为高血压诊断标准，几乎所有医疗卫生人员没有危险分层的概念，其自身高血压知晓率和治疗率尚不如美国一般民众高[5]。为改变这种现状，1998 年卫生部发起了“为人类健康携手：我国社区医疗卫生人员心血管病健康教育（培训）项目”的计划。

三、社区防治与人群防治推广

1998～2008 年，高血压研究全面发展，社区防治、流行病学病因调查、疾病监测研究等方面均有了长足进步。自“九五”攻关项目以来，如何在社区有效进行高血压综合防治就成了我国高血压研究的一个热点。

自1996 年开始，上海新华社区开展以社区为基础的高血压综合干预工作，10 余年来一直坚持不懈，分别于 1995 年、1998 年、2000 年和 2005 年进行高血压调查，显示高血压患病率呈持续增长，由 1995 年的 23.32%上升至 2005 年的 37.83%，10 年间增加了 14.51%，但知晓率、控制率和治疗率均有所提高，脑卒中标化死亡率呈下降趋势，显示社区干预已见成效[6]。

在“十五”期间，“基层医生高血压检出、评估、治疗及预防综合规范研究”课题组的一项对比研究表明，北京城乡社区卫生服务中心就诊高血压患者防治情况不容乐观，血压控制率城乡分别为 47.4%和 24.6%，对高血压的诊断标准知晓率分别为 30.4%和 8.2%，对危险因素的知晓率（除精神紧张外）不超过 20%[7]。

2005 年 6 月至 2008 年 6 月，唐新华等分别选择城市、农村和城镇 3 个社区中≥15 岁常住人群为原发性高血压管理对象；根据《中国高血压防治指南》制定以“规模化、规范化和信息化”为核心的高血压社区疾病管理计划；围绕高血压的防治目标建立信息化管理网络。经过“三化管理”模式后，专业人员的高血压防治水平有大幅度提高，社区人群管理能力及自身发展能力明显提高，社区相关政策及环境显著变化：人群平均血压水平有所下降（平均收缩压下降1.2～3.4mmHg，舒张压下降0.6～2.0mmHg）、不良生活方式及行为有所改善、急性事件的发生较周边社区减少[3个试点社区2006年人群心血管急性事件的发生率分别为199.1/10万、204.7/10万、165/10万，较周边人群和生活方式相似的社区或本地区平均水平（232.3/10万、241.6/10万、204/10万）略低。2007年3个试点社区人群心血管急性事件发生率分别为126.0/10万、138.3/10万、92.4/10万，有继续降低的趋势]；群众对社区卫生服务的信任、满意度增加（年平均就诊人数增加20%～30%、有更多的居民愿意在社区就诊，在社区应用抗高血压药物平均增加17%）[8]。

2007年，沈志霞等报道了开滦煤矿汉族人群原发性高血压遗传学调查结果。调查纳入开滦（集团）有限责任公司在职员工体格检查者1224例，结果显示有家族史者高血压患病率为23.3%，明显高于无家族史者（14.8%）；相对于野生TT基因型患者，携带突变纯合子CC基因型患者的高血压患病率较高[9]。

2008年9月11日，邢立莹等对辽宁省六县153 481名年龄≥35岁农村居民进行血压筛查，了解高血压知晓率、治疗率、控制率情况和患者参加契约式血压管理的意愿。结果共筛查出64 306名高血压患者，检出率为41.9%，知晓率为54.1%，治疗率为39.7%，控制率仅为6.9%，其中42 189名（65.6%）愿意参加契约式血压管理。女性、血压分级高、知晓自己患病、规律测量血压、正在治疗的高血压患者更愿意接受契约式血压管理[10]。

2008～2018年，积极监测各人群高血压治疗情况，特别是明确提高治疗效果的方法和了解不同水平血压的转归。我国高血压治疗率低、控制率低，特别是治疗的高血压患者中控制率只有1/3，调查了解这些原因是高血压防治工作者的责任。在这些年中，人们进行了大量的工作。

2009年，Wong等[11]从香港临床数据库中选择2004年1月至2007年6月以钙拮抗剂作为唯一处方抗高血压药物进行降压治疗的20 156名高血压患者，随访分析发现，到第180天时，这些患者服药依从率、停药率和换药率分别为85.0%、3.1%和5.0%。老年患者、女性患者、付费患者、一开始在家庭医师处就诊患者、随访患者服药依从性较好，年轻患者和新就诊患者依从性差。

同样在2009年，曹正新等报道了影响原发性高血压患者服药依从性的相关因素，其中轻至中程度体力劳动、中学和大学文化程度是服药依从性的保护性因素，而饮酒和对取药间隔不满意是服药依从性的危险因素[12]。

2009年，杨晓辉与姚崇华对北京市20个社区卫生服务站/中心就诊的确诊高血压患者进行调查。1个月收集有效问卷915份，结果显示，每周进行家庭血压测量的患者占42.8%，使用电子血压计、采取健康生活方式的患者家庭自测血压率高。家中自测血压者的血压控制达标率为55.1%，明显高于家中不自测血压者（46.3%）。多因素分析结果表明，家庭自测血压、知晓血压治疗目标值、教育水平高、病程短、生活方式健康、城区患者血压控制达标率高[13]。

2010年，王增武通过对社区高血压规范化管理效果评价显示，在社区高血压患者中进行规范化管理可以显著改善高血压控制状况，并且发现年龄大、男性、基线血压水平较高是高血压控制的不利因素[14]。

2010年，林静等[15]发表了上海市维持性血液透析患者高血压现状的多中心调查结果，受访的维持性血液透析患者高血压患病率为86.3%，治疗率为96.8%，控制率为25.5%。50.4%的患者只应用一种抗高血压药物，应用2、3和4种或以上者分别占34.4%、14.2%和1.0%。

2010年胡大一、吴可贵、谢良地借助《中华高血压杂志》这一平台举办“健康血压中国行”活动，在国内中西部多个省份基层宣传高血压防控知识，提倡政企医患媒合作，10年培训基层医师3万多人。

2016年，我国高血压规范管理人数由2010年的4215.9万人增至2016年的9023万人，高血压患者规范管理率达70.3%[16]。

2011年，王志秀等探讨首钢水钢集团员工体重指数（BMI）、腰围与血压、高血压患病率的关系。通过对2496名首钢水钢集团员工采用多阶段随机整群抽样方法进行调查，显示员工中男性高血压患病率显著高于女性，控制 BMI 和腰围有利于高血压的防控。

2013 年，孙宁玲等代表卫生部“医疗质量万里行”活动“降压在行动”项目组，在全国 127 家医院的高血压专科门诊开展调查，结果显示门诊顺序入组的 32 004 例高血压患者药物治疗率为 89.3%，其中单药治疗率为 69.3%，全部人群血压达标率为 26.8%。

2013 年潘玲等[17]报道了广西壮族自治区壮族村落成人高血压流行病学调查的结果。调查资料完整的研究对象共 2036 例。调查人群的高血压粗患病率为 11.6%，其中，男性为 12.5%，女性为 11.0%；标化后高血压患病率为 10.7%，其中，男性标化患病率为 11.3%，女性标化患病率为 10.4%。调查人群的高血压知晓率为 36.3%，治疗率为 22.8%，控制率为 11.0%。多因素 Logistic 回归分析显示，高血压危险因素包括年龄、饮酒、高盐膳食、糖尿病、肥胖及高甘油三酯血症。

2014 年，卢惠明等[18]选取武汉市武汉钢铁（简称武钢）（集团）公司职工总医院 2008 年 1 月 1 日至 2009 年 12 月 31 日成年体检人群资料 10 405 名患者，以分析武汉社区体检人群高血压检出率及相关危险因素。结果显示，武钢社区人群高血压检出率为 25.3%，男性高于女性（28.7% *vs* 19.2%），且男性和女性的高血压检出率均随着年龄、BMI、空腹血糖、总胆固醇、甘油三酯和低密度脂蛋白胆固醇（LDL-C）的增加而升高，随着高密度脂蛋白胆固醇（HDL-C）的增加而降低；在相同年龄、BMI、空腹血糖和血脂条件下，男性高血压检出率高于女性。根据 Logistic 回归分析，男性、高龄、BMI 增加、空腹血糖升高、高甘油三酯和低 HDL-C 为高血压的危险因素。

2016 年 1 月至 2018 年 11 月，张丹薇等[19]对我国西南地区年龄 35～75 岁成年人进行调查，结果显示 394 957 例患者中，高血压患者 159 014 例，29.8%的患者接受了抗高血压药物治疗。30 445 例患者上报了具体用药信息，其中 22.5%接受了联合用药治疗，联合用药以用传统复方制剂最常见（31.4%），其次为血管紧张素转换酶抑制剂/血管紧张素Ⅱ受体阻滞剂联合钙拮抗剂（22.4%）。

2017 年 5 月 17 日，王继光响应国际高血压学会、世界高血压联盟联合《柳叶刀》高血压委员会发起的“五月血压测量月”活动，由中国高血压联盟主办、上海市高血压研究所承办，启动了中国高血压控制行动计划——“五月血压测量月”血压测量项目。该项目在全国范围内选择 100 个县（市、区），每个县（市、区）各选择 10 个血压测量点，每个测量点每天为 100 人测量血压，连续测量 25 天，每个县（市、区）测量 25 000 人，共测量 250 万人。方案包括了临床实际工作中的血压测量数据的收集和处理，以及为血压监测项目而建立的数据采集系统。按照项目的要求，该系统除收集患者的血压数据外，还包括了患者的相关个人数据及疾病信息，包括腰围、臀围、BMI、吸烟史、糖尿病史、脑卒中史等。

2017 年 11 月 10 日，国家卫生与计划生育委员会联合国家心血管病中心建立“基层高血压办公室”，同时发布《国家基层高血压防治管理指南（2017）》（简称“2017 版指南”），并在云南、贵州两省进行先期试点。2017 版指南在 2014 版的基础上进行修订，其内容更加贴近基层实际，更加简单实用，集技术指导与管理评估于一体。

2012～2016 年，对江苏省 38 家乡镇卫生院（社区卫生服务中心）的 12 893 例患者的调查随访分析显示，经过 1 年的社区规范化管理，与对照组相比，管理组肥胖、向心性肥胖比例下降，饮食偏咸、吸烟、饮酒、不良情绪等比例分别下降 20.5%、9.0%、11.3%、7.9%；经过 4 年的随访，管理组收缩压控制率为 65%，高于对照组的 53.2%；脑卒中发生率为 2.36%，低于对照组的 3.73%；由心血管疾病引起的死亡率为 2.4%，低于对照组的 4.3%。

2017 年 10 月 25 日，《柳叶刀》在线发表了中国医学科学院阜外医院在全国组织实施的“心血管病高危人群早期筛查与综合干预项目”中有关我国高血压管理现状的结果，该项目是我国迄今覆盖最广、规模最大的高血压管理现况调查。调查结果显示，我国 35～75 岁人群中约 1/3 为高血压患者，但仅有 6%的患者血压得到控制。

2018 年韩兴孟等[20]报道了云南省多民族居民高血压患病、治疗、控制及自我管理背景调查的结果。在云南省抽取 6 个县区年龄≥18 岁居民 4789 人进行问卷调查和血压测量，结果显示云南省居民高血压粗患病率为 20.3%，标化率为 18.3%；知晓率、治疗率和控制率分别为 51.2%、40.8%和 15.7%，城市患病率和治疗率均高于农村（均 $P<0.05$），女性知晓率高于男性（$P<0.05$）；少数民族高血压知晓率、治疗率和控制率均低于汉族（45.1% *vs* 53.9%，34.3% *vs* 43.6%，11.8% *vs* 17.5%）。6 个少数民族（回族、彝族、傣族、纳西族、拉祜族、佤族）总体患病率为 16.1%，标化患病率以傣族最高（18.5%），纳西族最低（7.1%）；标化后知晓率、治疗率和控制率均以纳西族最高；少数民族高血压知晓者未采取治疗措施比例远高于汉族居民（14.2% *vs* 8.5%），其中以拉祜族最高（44.4%）；综合治疗率以傣族最高（65.6%），拉祜族最低（11.2%）。

2020 年，张佳基于 1996 年、2007 年和 2015 年 3 次四川凉山彝族移民流行病学调查数据，分析比较彝族农民和彝族移民高血压患病率 20 年变化趋势并计算分析各年代高血压的影响因素[21]。结果显示，凉山彝族高血压患病率在 1996～2015 年呈明显上升趋势（高血压标化患病率分别为 7.26%、9.78%和 16.04%），彝族移民高血压患病率（高血压标化率分别为 10.12%、15.33%和 19.60%）普遍高于彝族农民（高血压标化率为 4.02%、6.28%和 13.09%），且两者间差异在逐渐缩小。过去 20 年间，超重、肥胖对高血压的影响先上升后趋于平稳；除超重、肥胖组外，其他身体成分指标可能与高血压风险紧密相关。

上述各阶段是难以用时间简单分隔开的，老一辈医学家从启动社区防治与人群防治时就开始着手推广，这才是启动这项伟大工程的真正目的和意义；在打造每一个行之有效的防治样板的过程中，启动工作往往很艰辛；而在推广过程中，发现新的更先进的方式和方法，又会有新样板诞生。近些年来，随着高血压学学科建立，各地高血压专科的专家及时建设高血压防治网络和体系，抓住人才培养的关键，对高血压社区防治与人群防治进行更大力度的推广，覆盖本地区所有的乡镇和社区，使群众的高血压、心血管疾病等慢病能接受到规范的诊断、治疗和管理，大大促进了我国人民的健康。

第二节 健康教育的桥梁作用

众所周知，坚持健康的生活方式是高血压预防的根本、有效治疗的保障。健康生活方式知识的传播，需要每位医师以各种形式、通过各种途径向居民、患者及其家属进行宣传教育。当居民、患者及其家属从各种渠道获得健康生活知识，坚持并确认其所带来的好处后，就会在自己甚至全家人的生活和工作中落实，从而达到高血压、心血管疾病等慢病预防与治疗的最佳效果。这是健康促进最有效且经济实用的方法与措施。本节推荐各级医师积极开展对全人群特别是高危人群进行健康教育，在高血压患者就诊时实施健康教育，并提供一些重要且实用的方法。

一、高血压的核心知识

2017 年 1 月 22 日国务院办公厅印发了《中国防治慢性病中长期规划（2017—2025 年）》，要求到 2020 年和 2025 年，居民重点慢病核心知识知晓率分别达到 60%和 70%。对各级医疗机构的医师开展高血压防治工作，不仅要让城乡居民知晓自己的血压，更要让高血压患者知晓高血压的核心知识。有必要对高血压核心知识的定义、内容与范围进行明确的阐明。

（一）高血压防治的核心知识

高血压防治的核心知识是指对城乡居民、高危人群与高血压患者进行健康教育，从而使受教育者主动改变自己的生活方式，使血压正常者能预防高血压发生，使高血压患者主动接受治疗并知晓控制血压及其他心血管疾病危险因素有益，能了解预防靶器官损害和心血管疾病发生的有关知识。此外，要指明高血压防治的目标人群、治疗效果等，说明高血压防治的核心知识并不是简单的知识，而是系统性知识，与大高血压学学科的理念一致。

全人群（正常人、高危人群、高血压患者）高血压防治的核心知识内容包括高血压的定义、高血压发生的原因、高血压的危害、高血压的预防等。针对高血压患者的核心知识内容还包括诊断须知、治疗到位、健康管理与随诊等。具体内容如下。

1. 高血压的定义 高血压是指收缩压与舒张压增高的临床综合征。

2. 高血压发生的原因 高血压发生可能与某些发病因素如高盐、酗酒、肥胖、吸烟和精神紧张等有关，这些因素诱发的高血压称为原发性高血压，占高血压患者总数的 80%～90%。高血压还由某些疾病引起，称为继发性高血压。介绍清楚高血压原因，患者会主动配合，接受检查与治疗，避免只测血压就用药的现象。

3. 高血压的预防　就是有效控制高血压发生的危险因素，预防高血压发生。

4. 高血压的危害　主要是其可以造成患者心脑肾损害和心血管疾病发生。心血管疾病急性发作能危及患者的生命，慢性心血管疾病可致残、使患者丧失劳动能力、影响患者生活质量等。研究表明，患者的血压越高，病程越长，靶器官损害和心血管疾病就越严重。除高血压外，糖尿病或糖耐量异常、血脂异常、吸烟、高同型半胱氨酸血症、向心性肥胖等也是心血管疾病危险因素，这些危险因素越多，心血管疾病越严重。所以高血压的预防不仅仅只是针对高血压本身，而是需要综合防治。

（二）高血压诊疗的核心知识

通过健康教育与健康促进让城乡居民特别是高危人群获得高血压防治核心知识，让高血压患者获得关于疾病诊断、治疗、随诊、管理等的核心知识，这些知识如下。

1. 诊断须知

（1）诊断内容：对高血压患者的诊断内容如下[22]。①查找分析高血压原因，包括原发性高血压和继发性高血压。②发现其他心血管疾病危险因素，如血脂异常、糖尿病、糖耐量异常等。③发现靶器官损害和心血管疾病，如左室肥厚、冠心病、心力衰竭、脑卒中、肾衰竭等。④确定患者危险程度，凡是重度高血压、心血管疾病危险因素多的高血压及伴糖尿病、代谢综合征、靶器官损害或心血管疾病的高血压患者都属于高、极高危险度。高、极高危险度高血压患者更容易发生靶器官损害与心血管疾病，所以更要认真对待。

（2）初诊患者应明确诊疗程序：①患者需向医师详细述说病史，通过早期症状可帮助分析高血压病因，近期症状可帮助判断心脑肾的情况。②接受详细且系统的体格检查，特别强调同一体位四肢血压的测量，心、肺及神经系统等都要检查。③初诊检查要全面，患者应积极配合医师接受这些检查。

（3）定期复诊：高血压患者诊断明确后要边治疗边复诊。随时在家测量血压是最好的复诊，服药方案固定后 2～4 周可进行 24h 动态血压监测并调整药物。在用药 1 个月时要复查生化检查，观察抗高血压药物、调脂药、降糖药等治疗效果和不良反应。对于存在靶器官损害者，3～6 个月可复查相应项目，实现高血压治疗的目的——保护心脑肾。

2. 治疗到位

（1）抗高血压药物的五特性：①血压越高，降压效果越明显，抗高血压药物也是治疗心脏疾病的药物；②任一抗高血压药物使收缩压降 10～20mmHg，舒张压降 5～10mmHg；③两类抗高血压药物联用降压总效果是该两类抗高血压药物各自效果之和；④同一种抗高血压药物剂量加倍，降压效果只增加 20%，但不良反应也会增加；⑤保护靶器官强调剂量要足，抗高血压药物联合应用。

（2）降压方法要正确：①健康的生活方式是高血压患者治疗的保障；②正确应用抗高血压药物是降压的核心；③中医药对改善患者症状有一定作用；④对保护靶器官的药物要合理应用，包括抗高血压药物、调脂药、降糖药、阿司匹林和中药等；⑤特殊高血压患者要接受外科手术和介入治疗。需要注意的是，高血压患者的治疗是综合性的，并非简单应用抗高血压药物。

（3）治疗目标要达到：①血压达标，高血压患者血压应降到 140/90mmHg 以下；高、极高危险度高血压患者的血压应降到 130/80mmHg 以下；但高血压急症患者的首次降压幅度不宜超过其基础血压值的 20%。②心血管疾病危险因素要综合控制，血糖、血脂要达标。③靶器官损害得到逆转，预防、减少或减轻心血管疾病发作，心脑肾得到理想保护。

3. 实用理念

（1）自测血压好处多：①自测血压是高血压诊治中的重要方法，能为医师提供诊断依据；②及时发现与确定白大衣高血压，让患者避免不必要的诊疗过程；③监测治疗效果，减少排队就诊时间；④帮助高血压患者急救、自救，患者在头痛或心悸时，自测血压证实血压高后就可给予及时治疗；⑤提高治疗的依从性。

（2）全程降压均获益：必须告知患者抗高血压药物不能停。高血压早期治疗能够改变患者的一生。低危险度高血压患者或没有心脏病的高血压患者早期积极降压能达到正常人的生活质量。有心脏病的高血压患者积极降压治疗能预防心脏病发作，降低死亡率。对于有靶器官损害的高血压患者，积极降压治疗能预防心血管疾病发作。所以，全程降压治疗具有十分积极的意义。

（3）健康生活是根本：高血压的危险因素分为不可改变的危险因素和可改变的危险因素。这决定了患者在规律用药的同时，还应做到：①低盐饮食，每人每天摄盐＜6g，适当增加钾、钙摄入；②不要酗酒，饮酒越少越好；③控制主食摄入，坚持运动、减肥；④远离烟草，注意不仅要戒烟，也要避免被动吸烟；⑤保持良好的心态和稳定的情绪。

（4）血压波动要注意：高血压患者一定不要忽视血压波动大的情况，血压波动大的原因如下。①老年人血压波动大，特别是季节变化或者伴有其他疾病时。②应用短效抗高血压药物，又不规律服药。③继发性高血压可出现血压波动，如甲状腺功能亢进症、嗜铬细胞瘤等。④心血管疾病急性发作。继发性高血压和心血管疾病发作对患者的健康危害很大，并且发病突然。当高血压患者发现血压波动大时，应及时就医，以免延误病情。

（5）血压难控找专科：血压控制困难是指应用3 种或以上抗高血压药物正规治疗，血压仍不能低于 140/90mmHg。其原因有以下几点：①生活方式未得到改善；②继发性高血压没有得到病因治疗；③高血压患者肾脏受损对高血压治疗的影响；④白大衣高血压；⑤急进性恶性高血压等。血压难以控制的患者应及时接受专科医师诊治。

开展高血压防治是各级医师应尽的职责和使命。大中型城市三甲医院的高血压医师要发挥自己的专业特长，积极参与，指导健康教育，提高科普宣传的针对性和准确性，避免造成误导。作为高血压诊疗主战场的县级医疗机构的内科医师应高度重视高血压的科普宣传，通过将系统性高血压防治知识与患者的实际情况相结合的方式，开展高血压防治健康教育和科普工作。广大基层医疗机构的医师要刻苦钻研，努力掌握新的诊疗技术，使自己的工作更上一个新台阶。

二、预防高血压的健康教育

通过健康教育，使人们了解坚持健康生活方式是十分重要的。健康生活方式是做好高血压三级预防的根本途径。各级医疗机构的医师要把健康教育做到实处，不仅能通过令人信服的实例让人们了解健康教育在高血压预防和治疗中的重要性，也要使患者通过健康的生活方式，切实感受到其带来的好处，这样就能将健康教育的作用真正发挥出来。

（一）环境因素影响大于遗传因素

我国四川省凉山地区的研究是健康教育的经典证据。1986～1991 年，何观清主持调查了四川普格县与凉山州全体人口，分别为 5127 人及 14 685 人，以了解该地区人群血压模式及其影响因素。研究组应用移民流行病学方法，经过前后近十年的研究发现，凉山地区彝族极少有高血压病例，凉山地区彝族的血压水平及高血压患病率在全国范围内，甚至在全世界范围内可能是最低的；单纯过着彝族农民生活的成人血压水平几乎不随年龄增长而上升，不但没有高血压发生，也没有发现心血管疾病；凉山彝族农民若迁居到城镇与汉族杂居生活，其血压模式就与当地汉族人民一样，也随着年龄增长出现高血压病例。这些结果揭示了环境因素比遗传因素对血压模式和原发性高血压发生更具有明显作用，因为凉山彝族农民的膳食特点支持当时少盐、少脂肪膳食预防高血压的说法。

以上结果不仅对于探索人类高血压病因、自然发展规律和高血压的防治做出了贡献，还帮助我们树立正确的预防观念。

第一，健康教育时要科学阐明高血压的遗传问题。疾病是内因和外因相互作用的结果，内因是遗传因素，外因就是环境因素。高血压发生恰恰是个特例，高血压的发生外因起了决定性作用。有遗传因素的个体，也是发生于下列因素的联合作用，如高盐饮食、酗酒、肥胖、吸烟、精神紧张等，即在摄入过多的水钠和肾脏异常引起钠潴留等因素作用下可能发生了高血压，遗传只是遗传了一种可能性。

第二，正确看待年龄问题。环境因素影响下的年龄增长才是高血压发生的一个重要危险因素，而且越发达地区越明显。这种情况下，高血压患病率随年龄增长而增加，35 岁以上上升幅度较大。在性别方面，在 55 岁以前男性高血压患病率高于女性，此后女性高血压患病率又略高于男性。

因此，对于 35 岁及以上人群，重视血压监测和高血压的预防意义十分重大。年龄越大，患高血压的可能性越大，但并不是说，年龄大者就一定会患高血压。相反，现在儿童的高血压患病率节节攀升。所以年龄大的人不要过多担忧，年轻人也不可掉以轻心。

高血压二、三级预防的健康教育：只有控制好高血压，才能预防心血管疾病。只有认真治疗心血管疾病，才能延缓患者心血管疾病的发展、恶化。高血压二级预防的健康教育工作是指导、帮助高血压患者控制好血压，同时控制其他心血管疾病危险因素，预防心血管疾病发生。而高血压三级预防就是合理治疗心血管疾病，降低心血管疾病相关死亡率和致残率。

为了达到控制血压的效果，还要帮助患者克服误区，如血压不高时不吃药，担心药物不良反应太多而不敢吃药，没有症状不需要服药，服用抗高血压药物同时不必改变不健康的生活方式等。

（二）每个人是自己健康的第一责任人

高血压等慢病患者要自觉做到健康生活，配合医务人员接受治疗，控制疾病，恢复健康。

高血压患者积极接受健康教育、坚持健康生活方式，是高血压与心血管疾病预防和治疗的根本与保障。积极接受合理正确的治疗方案控制高血压，高血压患者就能拥有与正常人同样的生存期和生活质量。

高血压防治是一个长期甚至终身的任务，患者及其家属始终起到极其重要的作用。高血压防治过程涉及很多环节，需要患者及其家属积极主动配合，甚至某些环节只能依靠患者及其家属的参与才能落实。

（1）患者的高血压要被发现才能就医，从而进入诊疗途径。很多患者没有症状，只能通过测量血压发现高血压，通过家庭自测血压或动员家人到基层医疗机构测量血压就能发现高血压。

（2）家属是高血压危象发现与现场处理的第一人，也是将患者送至医疗机构就诊的执行者。如果没有家属的参与，大多数高血压危象患者难以得到及时抢救。

（3）患者自测血压贯穿高血压治疗的始终。患者可自己测量血压或到就近医疗机构测血压以便及时监测服药（首次服药或调整治疗方案）后血压的效果。

（4）家庭是坚持健康生活方式及使患者的血压得到控制、心脑肾得到保护的强有力保障。

（5）提供诊断的依据，如白大衣高血压患者血压特点是在诊室血压总是升高，而在家中测量始终正常。对于血压难以控制的高血压患者，且无明确心血管疾病表现和证据者，依靠家庭自测血压值能帮助医师想到白大衣高血压的诊断。

因此，患者及其家属不仅参与高血压防治的各个环节，是血压的管理者，也是高血压分级诊疗工作的启动者，既是分级诊疗工作的基本单位，还是各级医疗机构诊疗的执行者与落实者。

三、抓好就诊时的健康教育

目前，高血压患者就诊的原因有以下几种：出现心血管疾病不能正常劳动和生活；出现头痛、头晕、心悸、乏力等不适症状而影响工作与生活；因周围的同事、朋友出现心血管疾病发作甚至猝死而感到恐惧；部分患者单纯只为控制血压，但已有心血管疾病而未引起自身及家人的重视。出现躯体或心理不适症状的患者对诊疗充满希望，态度积极，当时基本都能配合医师的建议进行检查，并接受医师采取的治疗措施。这种就诊时的健康教育能够收到最佳的效果，高血压医师要抓住时机。对于没有不适症状仅通过查体来发现高血压的患者，医师应积极主动开展健康教育以使患者配合诊疗。

（一）就诊时健康教育的意义

大多数就诊的高血压患者经常关注的是自己患什么病、严重与否、能不能治好等问题。针对这些情况，医师要结合就诊患者的临床症状及辅助检查结果，向患者说明诊断高血压是否成立、高血压的病因、所患高血压的疾病程度（分级）、合并的其他心血管疾病危险因素、靶器官损害与心血管疾病转归及预后等情况，使患者对自身疾病有由浅入深的认识和了解，既让患者认识到高血压是可防可治的，又要让他们认识到高血压控制不佳所带来的危害。通过对疾病防治知识的介绍和针对性健康教育让患者积极主动配合诊断与治疗，使患者的血压得到控制，达到疾病的有效控制与身体功能的恢复。

医师要指导就诊的高血压患者坚持健康的生活方式，对高血压进行规律、有效诊疗，预防或延缓心血管疾病出现。同时，要让患者意识到积极、长期、不间断诊疗的重要性，让患者既能重视疾病、配合治疗，又能消除对疾病的恐惧感，提高治疗的依从性，最终达到控制血压、保护心脑肾、安全有效工作、提高生活质量的目的。

（二）就诊时健康教育的基本内容

各级医疗机构的医师对高血压患者开展的健康教育是诊疗工作的重要组成部分，不可或缺。主要包括以下几个方面。

1. 本次就诊时健康教育的基本内容

（1）本次诊断情况：首先，告知患者高血压诊断是否确立；患者的高血压属于哪种程度；通过本次就诊的临床资料收集和初步结果分析，判断患者目前所患高血压的病因等。其次，告知患者目前存在的其他心血管疾病危险因素。最后，告知患者目前是否有心血管疾病及心脑肾是否有损害等。

（2）本次治疗情况：首先，强调健康生活方式对疾病治疗和预后的重要性，帮助、指导患者坚持健康生活方式，重视疾病治疗。其次，针对患者的病情，选择恰当的药物及服用剂量，介绍抗高血压药物可能出现的不良反应及其处理方法，说明服药的时效性，如抗高血压药物起床时服用，他汀类调脂药物睡前服用，降糖药按照作用机制在饭前、饭中或饭后服用，能分别达到最好的效果。

（3）告知预后情况：要向患者讲明治疗高血压的重要性和高血压可能引起的疾病，向患者说明通过治疗，控制血压和其他心血管疾病危险因素，有利于预防心血管疾病发生和发展。

（4）耐心解答就诊高血压患者的疑问：患者就诊结束后或多或少有一些问题需向医师咨询。这些问题涉及诊疗方案、为何采取这种诊疗方案、药物的不良反应、所患疾病经诊疗后是否能够完全康复、是否对今后的工作和生活产生影响、目前和今后应该注意哪些等。高血压医师在尽力向患者解答的同时，应进一步普及相关健康生活方式的知识，以使患者得到满意的诊疗。

2. 强调控制血压的重要性 医务人员要耐心向高血压患者介绍控制血压是防治心血管疾病的根本。利用患者身边的例子，说明高血压容易使人罹患心脏、脑血管、肾脏等疾病，血压越高，这些疾病越严重，又要说明有效控制血压可预防心血管疾病发生和发展。另外，医师要为患者选择适合个体的用药方案，告知就诊患者个人的血压控制目标值，平稳控制血压，坚持长期治疗，从而使患者的心脑肾得到保护。通过健康教育，使患者明白自身的健康掌控在本人手中，从而使患者意识到控制、治疗高血压的重要性和必要性。不同时期高血压治疗均能获益。

（1）早期单纯高血压患者，早期治疗可改变患者的一生。针对某些心脑肾暂时未受到影响的高血压患者，医师要讲明在血压升高早期就医降压的益处。只有早治疗，才能从根本上预防心血管疾病发生和发展，享受与血压正常者一样的健康人生和生活质量。因此，要教育患者，一旦确定为高血压，早治疗，早受益。

（2）心血管疾病的患者，如积极治疗，则能预防心血管疾病发作。研究和实践表明，对已发生过脑卒中、心肌梗死或肾功能不全等的高血压患者来说，此时的降压治疗可以降低心血管疾病再发的可能性，减少包括心血管死亡在内的事件发生。这些结果一方面鼓励患者放下包袱，积极治疗，改善预后。另一方面，让患者认识到自己所处的极高危心血管状态难以逆转。也就是说，今后发生心血管疾病的风险仍然存在，而且概率较高。所以，一定要长期坚持健康生活方式和有效的药物治疗。

（3）靶器官损害的患者，降压能达到双重效果。对于冠状动脉狭窄小于50%的粥样硬化斑块患者，有的患者因无心绞痛不能诊断心血管疾病，但也不属于早期单纯原发性高血压，此时给予患者积极充分的降压治疗，同时有效应用他汀类调脂药物和阿司匹林，配合戒烟限酒，避免各种诱因，患者冠状动脉内的斑块就会稳定甚至消退，达到预防心血管疾病发生或发作、让患者享受正常人的生命和生活质量的目的。对于左室肥厚患者，积极降压治疗可逆转左室肥厚，也能避免心力衰竭发生，达到预防心血管疾病发生和改善预后的双重效果。

3. 注意高血压患者的复杂性 高血压的复杂

性基于以下几个方面：首先，高血压是由不同原因和疾病引起的，只有查明病因，并针对病因治疗，才能使血压得到控制。其次，高血压患者常存在血脂异常、糖尿病或糖耐量异常、代谢综合征、吸烟等多种心血管疾病危险因素，共同危害患者的心脑肾。这些危险因素越多，心血管疾病就越严重。最后，高血压与其他心血管疾病危险因素能导致心脑肾损害及一系列心血管疾病发生和发展。因此，对高血压的诊断涉及面很广，不是一蹴而就的，不能理解或不配合医师诊疗则难以达到最佳效果。医师要让患者明确自己测量血压后自行用药的做法是极不科学的，甚至易引发危险。

通过健康教育，要让高血压患者明白，如果病情严重或处于心血管疾病不稳定期，采取降压措施对减少心血管事件发生作用相对较大，但降压对延缓疾病进展的效果相对较小。只强调单纯降压，而不去相应专科门诊诊疗，相应疾病的风险不能出现预期的降低。恰当的处理方式是在降压的同时，系统、综合地对高血压可能引起的病症进行诊疗。医师要掌握大高血压学学科诊疗的新理念，对高血压治疗的重点要前移，即对高血压采取前端控制，把对高血压合并心血管疾病的诊治转移到着重关注合并靶器官损害的干预，最大限度降低高血压相关疾病对患者的损害。

第三节 高血压科医师的主力作用

为了控制血压，预防心血管疾病发生发展，高血压科医师应积极参加社区防治与人群防治，大力开展健康教育等与高血压防治密切相关的各方面工作，特别是对大量高血压患者的诊断与处理，也要为各基层医疗机构培养大量专业型高血压防治人才；还应在发展高血压学学科，研究总结新的诊断、治疗与预防方法，制定高血压防治指南、规范方面发挥积极的作用。可以说高血压科医师是我国健康促进事业的主力军，责任重大。

一、开展临床诊疗与健康促进

目前我国高血压患病率为 27.9%，估计成人高血压患者有 2.45 亿[23]。针对这一患者群，各级医疗机构的医师，甚至各个大、中型医院的全科、老年科等大内科医师都承担着高血压诊疗的任务，部分医师特别是年轻的基层医师要改变只测量血压就开抗高血压药物的简单、不合理的诊疗方法。在诊疗过程中，高血压专科医师无论是对普通患者还是重症、复杂患者，都应按高血压专科规范进行诊治。

（一）到高血压科就诊的意义

1. 系统诊疗、综合控制 按照高血压学学科定义，高血压是由不同原因和不同疾病引起的，高血压又可作为原因导致心脑肾损害和心血管疾病。在为患者诊疗过程中，要查清并处理的疾病包括以下三方面：①高血压病因，包括原发性高血压的各种危险因素与继发性高血压原发疾病；②患者同时存在的各种心血管疾病危险因素，如高血糖、血脂异常、高同型半胱氨酸血症、高尿酸血症等；③各种心血管疾病，包括早期或无症状心血管疾病。此外，高血压患者就诊时会合并很多其他疾病，高血压科医师需进行系统诊疗。

长期以来，在高血压患者就医方面一直存在着某些误区，一是把高血压看作一个单一的病种，或者把高血压诊疗工作简单地放在医院的心内科或大内科，甚至放在基层医疗机构。这些医师由于各种条件限制，难以全面了解高血压，导致很多高血压患者得不到病因治疗，高血压难以控制。二是认为仅通过服用抗高血压药物控制血压就可以了，而未对高血压患者存在的各种疾病进行系统检查、诊断与处理，真正的防治高血压、预防心血管疾病的积极作用不能很好地发挥出来。随着高血压学学科理论的提出和逐渐完善，人们注意到高血压诊疗的内容复杂，必须由专科医师诊疗。实践证明，由高血压专科医师诊疗的患者控制率都在 90%以上。

高血压科医师要能按高血压学学科理论要求对患者进行诊疗，也应将各级医疗机构的医师，以及与高血压防治密切相关的各级医师组织起来

2. 全程诊疗、终身健康 流行病学资料证明，高血压是心血管疾病最主要的危险因素，患者的血压越高、病程越长、合并的其他心血管疾病危险因素越多，患者的心脑肾损害和心血管疾病就越严重，而控制患者的血压及其合并的心血管疾病危险因素，就能预防心血管疾病发生发展。临床实践和研究证明，只要合理坚持健康生活方式，就能预防

高血压发生，当然也能起到预防心血管疾病的效果。单纯高血压患者通过规范治疗，患者的血压一般都能得到有效控制；继发性高血压患者只要认真诊断，明确病因，并给予对因治疗，血压也可以得到控制，从而避免发生靶器官损害和心血管疾病，其寿命接近正常人群。

如果高血压患者已发生靶器官损害，只要继续坚持健康生活方式，严格控制高血压、血脂异常、高血糖等心血管疾病危险因素，合理应用保护心脑肾等的药物，靶器官损害就可以逆转，从而避免心血管事件发生。如左室肥厚得到逆转，能避免高血压性心力衰竭；如高血压肾功能损害患者血压得到控制，可延缓肾衰竭及推迟透析；如颈动脉粥样硬化得到及时发现和治疗，能避免急性脑血管病发生；如冠状动脉粥样硬化得到积极治疗，能避免急性冠脉综合征发生。对于已发生心血管疾病的高血压患者，在坚持健康生活方式基础上，做好高血压病因处理，合理应用抗高血压药物，积极治疗其他心血管疾病危险因素，合理治疗心血管疾病，防止心血管疾病再次发生及发展，避免或减少急性心血管事件发生。

（二）指导患者自愿配合诊疗

1. 明确告知诊疗计划 告诉患者就诊的内容绝非只是测量血压及应用抗高血压药物，而是要查明高血压的原因，包括原发性高血压的原因（高盐、肥胖、酗酒、吸烟等）和继发性高血压的原因，同时发现与处理已存在的其他心血管疾病危险因素，及时发现已存在的靶器官损害和各种心血管疾病，并给予及时有效的治疗。为了准确及时诊断这些疾病，医师在完成简要的病史采集后，需讲明要做哪些检查及随后制定的诊疗计划，具体说明医学检查的目的和注意事项。

为了做好高血压患者的诊疗任务，要完成以下诊疗计划[23-25]。

（1）完成详细病史采集：由于高血压涉及的疾病很多，诊断要依靠病史提供线索，因此要告知患者耐心配合就诊医师完成高血压病史的采集工作，医师应将所了解到的高血压发生、发展和诊疗经过系统性记录在病历中。

（2）完成常规检查：建议为高血压患者完善13项常规检查，这对明确高血压原因、发现心血管疾病危险因素、发现心血管疾病及指导用药都有重要意义。

（3）接受特殊检查：综合病史特点和常规检查发现的线索，接受某一项或几项特殊检查以诊断某一特殊疾病。对患者计划进行的检查项目，高血压医师应交代其意义、可能的结果、对人体的影响，以及费用情况等。

对于重要的、非常必要的检查项目，要尽量按时完成，既要避免不必要的检查，也要避免重复在多家医院检查同一项目，更不能在同一家医院通过定期做同一项有创检查观察疾病的发展情况。

2. 保管好自己的检查资料 重症、复杂高血压患者可能会到不同级别的多家医疗机构诊疗。只有正确的诊断才能给患者带来有效的治疗效果。准确、及时的诊断既依赖于现代先进的检查技术，更依赖于全面的临床资料收集、患者历次检查资料结果的动态观察、医师对疾病发生发展的分析及最终形成的准确判断。因此，患者在就诊时，其历次检查的资料对提供诊断信息帮助很大，还能为患者节约费用、减少检查本身对患者造成的损伤。高血压科医师应告知患者要保管好自己的检查资料，特别是X线片、造影检查结果等，并在就诊时带上这些资料。

二、推广高血压专科诊疗

我国高血压知晓率为51.6%，治疗率为45.8%，控制率为16.8%[26]。从以上数据看出，在知晓高血压患者中80%以上的患者会主动接受诊疗，说明人们对高血压危害已有明确认识，也认识到控制血压的重要意义。我国高血压控制率低，特别是治疗患者中血压控制率低，主要原因是高血压患者涉及病种多，高血压诊疗工作很特殊。仅限于测血压后开抗高血压药的诊疗方式是不能使患者获得最佳诊疗效果的。目前，高血压专科暂时还没有得到推广与普及，因此专业高血压诊疗机构的医师应从以下几方面做出努力。

（一）高血压专科诊疗推广到基层

1. 培养专业型基层高血压医师[27, 28] 培养和组建专业型高血压防治人才队伍。由于高血压患者人群巨大，且分布在各地区的乡镇、社区，高血压诊断、治疗、预防与随诊管理工作离不开具有一定专业水平的基层高血压防治人才队伍。要培养这支人才队伍，教学任务巨大，各省（市、自治区）专业高血压机构要承担组织、培养全省基层医疗机构高血压防治人才队伍的重担。各市（州）级和县级专业高血压机构要积极支持、配合工作。各基层医疗机构要积极主动参与培训学习。

笔者长期深入基层，体会到人才培养有如下益处：①解决实际问题，满足老百姓在家门口就能看好病的需求；②让患者的诊疗呈连续性；③分级诊疗减轻患者就医时的经济等压力。

基层培养人才，必须要有相关部门的重视支持，选派优秀医师到大医院高血压科实地学习，为骨干创造学习条件（门诊、病房、设备）。

随着高血压防治网络和体系建立，各级医疗机构人才培养工作的推进，以及基层诊疗能力提升的情况下，抓好乡镇（社区）高血压专科建设，对提高高血压防治水平有着积极的促进作用。

2. 提高县级医院综合诊疗能力　许多高血压患者因无症状或对高血压不重视而未及时诊疗，导致靶器官损害和心血管疾病，少数患者直至心血管疾病的终末期才接受诊疗。如有的患者发生心力衰竭而出现咳嗽、喘息等一系列症状才就诊，而被当作呼吸系统疾病收入呼吸科治疗。如心力衰竭未纠正，则肺部感染很难得到控制，病情反复，治疗效果不佳，甚至危及患者生命。如一位 54 岁女性患者，既往被诊断为“慢性阻塞性肺疾病”，此次因“反复上腹痛 1 个月，加重 1 天”入住消化内科。后因肺部感染加重、呼吸衰竭转入呼吸内科继续治疗。笔者床旁查房时，患者正在使用无创呼吸机，端坐呼吸。经过病史核实与辅助检查分析，患者慢性阻塞性肺疾病诊断依据不充分，心力衰竭难以通过肺源性心脏病进行解释。

多方查找患者既往资料发现，患者 1 月余前住院时服用“厄贝沙坦”，此次入院却未应用该药。而患者 2 次超声心动图检查均提示在不使用厄贝沙坦期间，患者左心室增大，心力衰竭发生后出现低血压，综合考虑患者是高血压导致的心脏疾病。按高血压性心脏病思路进行诊治，小剂量硝酸甘油治疗后，患者血压从 98/88mmHg 升至 150/90mmHg，再次证实患者实则为高血压患者。

（二）带动医院各科高血压协同诊疗

1. 明确任务，制订方案　通过前面的章节，我们可以明确医院各科是高血压防治的新力量，因此要就高血压科与各科协同开展高血压防治的范围提出建议，详细阐明医院各科医师在处理高血压患者时要了解的基本知识、诊疗内容与工作流程，制订医院各科高血压诊断、治疗与防治原则和方案。

2. 培养人才[29]　以妊娠期高血压疾病的诊疗为例，为进一步提高各级医疗保健机构妇产科医师的高血压诊疗水平，应在各级医疗保健机构从事妇幼保健工作的医师中，选拔高年资住院医师、主治医师甚至副主任及以上职称的医师进修学习。他们具有丰富的临床经验、良好的身体素质，具有一定组织管理协调能力，学习后回到原单位可负责开展全院妊娠期高血压疾病患者的诊断、治疗与防治工作。

要制定妇产科高血压诊疗骨干医师短期进修学习班实施纲要。对于参加短期进修学习班的学员，要求能达到一定的高血压专科诊疗水平，能够组织开展区域内妊娠期高血压疾病的诊断和预防，开展育龄期女性血压监测与管理；要求学员具备新的诊疗观念，能用科学的态度诊治妊娠期高血压疾病患者；能够适应复杂高血压的诊疗，真正解决高血压患者的实际问题。

要达到上述培养目标，需要理论授课、实践教学和科研调查相结合，这就必须要建立详细合理的培训管理制度与实施办法，特别强调理论知识与临床实践相结合。

3. 到大中型医院各科教学查房　高血压科疾病涉及范围广泛，医院各科对高血压患者的诊疗既有分工，又强调专业高血压机构与各科之间更好合作、配合，最主要是高血压患者的诊疗必须规范化[23-25]。例如，在很多未建立高血压专科的医院，主要将高血压患者收入心血管内科。在各级医院心血管内科进行教学查房时，指导他们对高血压患者要查清楚高血压原因，发现其他心血管疾病危险因素，查出肾脏损害和脑血管病并给予有效的处理。

三、利用高血压防治网络进行各慢病分级诊疗

正如前述，开展高血压分级诊疗必备条件：①高血压防治网络和体系建立；②人才培养和人才

队伍建设；③学科理论建设；④组织协调管理等。要创造这些条件，需要大量的人力和时间，在卫健部门领导下，高血压科要首先创造推进高血压分级诊疗的条件，可以在推进高血压分级诊疗的同时，推进脑卒中、冠心病、肾衰竭、糖尿病、原发性醛固酮增多症等慢病的分级诊疗，大大提高我国慢病控制率，从而更好地促进全民健康。参见第八编“高血压分级诊疗与协同诊疗”。

（余振球　杨定燕）

参考文献

[1] 吴锡桂，顾东风，武阳丰，等. 首都钢铁公司人群心血管病 24 年干预效果评价[J]. 中华预防医学杂志，2003，37（2）：93-97.

[2] 中国高血压防治指南起草委员会. 中国高血压防治指南（试行本）[J]. 高血压杂志，2000，（1）：94-102.

[3] 刘力生，陈孟勤，曾贵云，等. 高血压研究四十年[J]. 中国医学科学院学报，2002，24（4）：401-408.

[4] 中华人民共和国卫生部. 全国心脑血管病社区人群防治 1996～2010 年规划[J]. 中国公共卫生管理，1997，(2)：79-80.

[5] 武阳丰，王增武，高润霖. 中国医疗卫生人员高血压防治观念和防治知识调查[J]. 中华心血管病杂志，2004，32（3）：264-269.

[6] 刘华，潘尧生，袁丽华，等. 上海新华社区十年高血压防治干预效果评价[J]. 中国卫生资源，2007，10（4）：205-207.

[7] 基层医生高血压检出评估治疗及预防综合规范研究课题组. 北京市城乡社区卫生服务中心高血压防治现状的对比研究[J]. 中华心血管病杂志，2004，32（11）：1021-1025.

[8] 唐新华，金宏义，徐小玲，等. 高血压社区疾病管理计划的应用研究[J]. 心脑血管病防治，2007，7（5）：305-308.

[9] 沈志霞，李宏芬，任燕，等. 开滦煤矿汉族人群原发性高血压遗传学调查[J]. 第四军医大学学报，2007，28(4)：364-366.

[10] 邢立莹，刁文丽，刘懿卿，等. 辽宁省农村地区高血压患病率、知晓率和控制率[J]. 中华心血管病杂志，2010，38（7）：652-655.

[11] Wong MC，Jiang JY，Griffiths SM. Factors associated with compliance，discontinuation and switching of calcium channel blockers in 20，156 Chinese patients[J]. Am J Hypertens，2009，22（8）：904-910.

[12] 曹正新，邢爱君，刘业强，等. 原发性高血压患者服药依从性的相关因素分析[J]. 中华高血压杂志，2009，17（9）：843-844.

[13] 杨晓辉，姚崇华. 北京市社区就诊高血压患者家庭自测血压情况及对血压控制的影响[J]. 中华高血压杂志，2010，18（8）：739-743.

[14] 王增武，王馨，张林峰. 社区高血压控制：血压管理效果的评价[J]. 中华高血压杂志，2010，18（4）：400.

[15] 林静，丁小强，林攀，等. 上海市维持性血液透析患者高血压现状的多中心调查[J]. 中华内科杂志，2010，49（7）：563-567.

[16] 《中国心血管健康与疾病报告》编写组. 中国心血管健康与疾病报告 2020 概要[J]. 中国循环杂志，2021，36（6）：521-545.

[17] 潘玲，宋雅珊，麻锐，等. 广西壮族自治区壮族村落成人高血压流行病学调查[J]. 中华心血管病杂志，2013，41（9）：790-794.

[18] 卢惠明，律冉，林萱，等. 武汉市武汉钢铁社区体检人群 10405 人高血压检出率及相关危险因素调查[J]. 中华高血压杂志，2014，22（2）：169-175.

[19] 张丹薇，崔建兰，吴超群，等. 我国西南地区年龄 35～75 岁成人高血压知晓、治疗和控制现状[J]. 中华高血压杂志，2019，27（3）：235-241.

[20] 韩兴孟，张强，刘志涛，等. 云南省多民族居民高血压患病、治疗、控制及自我管理背景调查[J]. 中华高血压杂志，2018，26（11）：1078-1083.

[21] 张佳. 四川凉山彝族肥胖与高血压关系 20 年趋势研究：1996—2015[D]. 北京：北京协和医学院，2020.

[22] 《中国高血压防治指南》修订委员会，高血压联盟（中国），中华医学会心血管病学分会，等. 中国高血压防治指南（2018 年修订版）[J]. 中国心血管杂志，2019，24（1）：24-56.

[23] 余振球. 省级高血压防治网络和体系工作实施与管理规范（1）[J]. 中国乡村医药，2021，28（17）：24-25，30.

[24] 余振球. 省级高血压防治网络和体系工作实施与管理规范（2）[J]. 中国乡村医药，2021，28（19）：24-27.

[25] 余振球. 省级高血压防治网络和体系工作实施与管理规范（3）[J]. 中国乡村医药，2021，28（21）：21-24.

[26] 胡盛寿，高润霖，刘力生，等.《中国心血管病报告 2018》概要[J]. 中国循环杂志，2019，34（3）：209-220.

[27] 万志敏，余振球，何洪爱. 走访基层，打通慢病防治的最后环节（上）[J]. 中国乡村医药，2020，27（19）：18-19.

[28] 万志敏，余振球，何洪爱. 走访基层，打通慢病防治的最后环节（下）[J]. 中国乡村医药，2020，27（21）：20-21.

[29] 余振球. 育龄期女性高血压诊疗内容与流程[J]. 中国乡村医药，2021，28（23）：33-35.

第118章 高血压的预防

高血压及其导致的心血管疾病已成为全球范围内重大的公共卫生问题。2017 年我国约有 254 万人死于高收缩压，其中 95.7%死于心血管疾病。根据 2015～2025 年中国心血管疾病政策模型预测，与维持现状相比，如果对 1 级和 2 级高血压患者进行干预，每年将减少 80.3 万例心血管事件（脑卒中减少 69.0 万例，心肌梗死减少 11.3 万例），获得 120 万质量调整生命年。同时为响应“健康中国行动”，贯彻“以基层为重点，以预防为主”的国家方针，预防和控制高血压对改善居民生活质量、减轻经济负担起到至关重要的作用。

第一节　一级预防

一、高血压发病危险因素

高血压的发病病因多样，尤其是遗传因素和环境因素交互作用。对于有高血压家族史者，需特别注意早期干预，研究发现父母均有高血压，其子女的高血压患病率高达 46%。就环境因素而言，不健康的生活方式为高血压主要发病原因。

（一）不合理膳食

1. 高钠低钾饮食 我国居民不合理膳食行为是导致高血压负担的首要原因，其中高钠饮食的归因疾病负担占20.2%。高钠低钾摄入是高血压发生、发展过程中的重要危险因素。国际食盐与高血压研究（International Study of Salt and Blood Pressure, INTERSALT）[1]发现，人群24h尿钠排泄量中位数增加100mmol/d，收缩压和舒张压中位数平均升高5～7/2～4mmHg，钾排泄减少50mmol/d，收缩压和舒张压分别增加3.4mmHg和1.9mmHg。

2. 高脂饮食 近年来我国居民膳食脂肪摄入量明显增加，一些经济发达地区居民脂肪摄入量占总能量的比例已超过30%。我国已进入老龄化社会，高血压发病人群仍以中老年人为主，研究[2]表明我国中老年居民脂肪、胆固醇摄入量出现大幅增加，至2009年分别达到75.9g/d、253.9mg/d。同时儿童青少年膳食脂肪、胆固醇摄入量至2009年分别达到65.8g/d和240.0mg/d，比1991年提高了27.0%和68.0%。

3. 高糖饮食 糖类是人体主要供能物质。单糖主要包括葡萄糖、果糖和半乳糖。临床流行病学研究显示，过度摄入果糖可导致人体出现一系列代谢性疾病。健康年轻人在摄入60g果糖后，收缩压升高6.2mmHg，而摄入等量葡萄糖后血压无明显升高。PREMIER试验[3]是一项为期18个月的多中心随机试验，旨在研究生活方式干预在1级高血压患者中的降压作用。结果表明在减少甜味饮品后，血压下降。

4. 营养不均衡 2010～2012年中国居民营养与健康状况监测显示，我国居民谷类食物摄入充足，但膳食结构不合理的趋势仍在延续，杂粮和薯类、蔬菜、水果、奶类、水产品、大豆类、坚果等食物摄入量偏低。常规和微量营养与血压关系（International Study of Macro-and Micronutrients and Blood Pressure, INTERMAP）研究[4]发现，总纤维摄入增加6.8g/1000kcal，收缩压下降1.69mmHg；可溶性纤维摄入增加4.6g/1000kcal，收缩压下降1.81mmHg。

（二）超重和肥胖

超重和肥胖已被公认为高血压的危险因素，最新研究发现向心性肥胖与全因死亡风险呈显著正相关。我国成年人超重和肥胖与高血压发病关系的随访研究发现，随着BMI增加，超重组和肥胖组的高血压发病风险是体重正常组的1.16～1.28倍[5]。该研究还显示控制超重和肥胖可以降低男性7.4%和女性8.8%的高血压发病率。同时肥胖是儿童青少年原发性高血压的第一位危险因素。对1995～2014年943 128名汉族儿童分析发现，超重和肥胖对高血压患病风险的独立贡献（PAR%）从1995年的6.3%上升至2014年的19.2%，对收缩期高血压的PAR%从1995年的7.4%上升至2014年的26.2%。

（三）烟草暴露和饮酒

我国目前15岁以上烟民有3.5亿，且有吸烟低龄化倾向。慢性吸烟可增加氧化应激，降低一氧化氮（NO）的生物利用度，引起内皮功能障碍和心脏重构，从而导致血压升高。吸烟者不仅暴露于尼古丁、烟草、焦油、一氧化碳，也接触到至少50种其他有毒化学物质，同时也会对同环境中不吸烟者的健康造成危害，并且危害程度不比主动吸烟者轻。最新研究发现[6]，烟草暴露（与吸烟者共同生活或自己吸烟）与儿童青少年血压升高有关，在调整潜在的混杂因素后，这种关联仍然存在。有研究发现在1级高血压年轻患者中，不吸烟者的中心动脉收缩压明显低于吸烟者。

大量横断面和前瞻性流行病学研究表明，在不同地域，饮酒是引起高血压最重要的可改变危险因素之一。慢性酒精摄入（每天超过30g乙醇）可增加高血压的发病率和心血管疾病的风险，每摄入10g乙醇可使血压升高1mmHg。在INTERSALT研究中，调整年龄、BMI、吸烟和尿钠钾后，每周饮酒300～499ml的男性与未饮酒者相比，收缩压升高2.7mmHg，舒张压升高1.6mmHg。

（四）精神紧张及焦虑

流行病学研究发现焦虑与高血压发生有密切关联，Yu等[7]的meta分析共纳入13项横断面研究（n=151 389）和8项前瞻性研究（n=80 146），前者表明焦虑与高血压显著相关（OR=1.18），后者发现两者有直接关联（HR=1.15）。Ginty等[8]对455 238名女性进行了7年的队列研究，在调整混杂影响因素后，焦虑与高血压发病有较强相关性

（OR=1.14，95% CI 1.06～1.23），且焦虑可使血压正常人群发生高血压风险增加 2 倍。我国流行病学调查显示高血压合并焦虑的发生率为 24.2%，而国外这一比例高达 56.0%。

除了上述高血压发病危险因素外，睡眠呼吸障碍、睡眠时间过短或过长、大气环境污染、慢性炎症等均可能导致高血压发病风险增加及心血管事件、心血管死亡率及全因死亡率升高。

二、预 防 实 施

快速、有效普及高血压预防知识，提高全民对高血压的认知程度，增强民众的自我保健意识，出台政策、创建支持性环境，倡导人人知晓自己的血压，加强高血压危害宣讲，可对公众健康教育发挥重要作用。例如，乡镇与社区医务人员定期对本地居民进行血压测量；政府加大宣传力度，定期邀请高血压专科或心血管内科医师对高血压进行有侧重点的健康宣讲；印发宣传手册，建立高血压高危患者及患者健康联系卡；就诊患者均需测量血压等。

（一）生活方式干预

2021 年，迄今全球最大规模的高血压研究显示，在过去 30 年中，30～79 岁高血压患者人数从 6.5 亿人增加到 12.8 亿人，其中将近一半人不知道自己患有高血压。高血压的一级预防是在高血压尚未发生时针对危险因素采取措施，也是预防和控制高血压的根本措施。Baljani 等[9]研究发现，生活方式和心血管疾病之间有着必然联系，并且良好的生活方式可作为判断疾病预后和并发症的一个重要因素。因此预防血压升高和高血压发生需着力于改善人们的生活方式。

DASH 饮食是目前公认的对于高血压营养管理最合理的方法。该饮食强调增加水果、蔬菜摄入，多吃谷物、坚果类，减少脂肪摄入，建议高钾低钠饮食，适当增加钙、镁摄入以保持营养均衡。

（1）减少钠盐摄入，增加钾摄入：高钠低钾饮食是我国人群重要的高血压发病危险因素，因此改变饮食习惯是预防的首要方式。我国膳食中约 80% 的钠来自烹调或含盐高的腌制品，因此限盐首先要减少烹调用盐及含盐高的调料，少食各种咸菜及盐腌食品。根据《中国居民膳食营养素参考摄入量》，我国 18 岁及以上人群每天钠的适宜摄入量为 2200mg（约为 6g 食盐）。限制钠盐摄入量的主要措施包括：①减少烹调用盐及含钠高的调味品（包括酱油等）；②避免或减少食用含钠盐量较高的加工食品，如咸菜、火腿、各类炒货和腌制品；③建议在烹调时尽可能使用定量盐勺。

适当增加钾摄入可有效预防和控制高血压，Binia 等[10]对 15 项随机对照试验进行 meta 分析，该研究包括 917 名参与者，其中高血压者 400 例，正常血压者 329 例，混合人群 188 例。大部分试验都以氯化钾片作为钾补充物，试验组每天摄取 60～65mmol。研究发现在所有参与者中钾补充可降低收缩压 4.7mmHg、舒张压 3.5mmHg，高血压患者降压幅度更大，收缩压和舒张压分别降低 6.8mmHg 和 4.6mmHg。补钾最适宜的方法就是多食用含钾丰富的新鲜蔬菜、水果及豆制品等，如一个 131g 的橘子含有 6.0mmol 钾而不含有钠。正常人完全可以通过天然饮食满足膳食钾的推荐量（4.7g/d），同时因为天然食物中的碳酸氢盐前体可以促进钾吸收，所以推荐通过摄入富含钾的食物补钾，而不需额外药物补充。

（2）限制总热量：DASH 饮食推荐每日摄取总热量＜2000kcal。《中国高血压患者教育指南》推荐：①减少动物油和胆固醇的摄入，饱和脂肪酸主要存在于肥肉和动物内脏中，而这是导致血脂异常的确定性因素，需严格控制；②减少反式脂肪酸摄入，主要是各类西式糕点等；③适量选择橄榄油，橄榄油富含不饱和脂肪酸，对降低血胆固醇、甘油三酯和低密度脂蛋白胆固醇有益。长期低脂饮食可降低血甘油三酯及胆固醇水平，而血脂已升高患者除饮食调整，可考虑适当加服调脂药物以预防血压升高。

（3）营养均衡：包括适量补充蛋白质，多食用新鲜蔬菜和水果，增加膳食钙镁摄入。蛋白质可促进细胞代谢，对血管功能有益。多食用新鲜蔬菜和水果，不仅补充钾和镁，增加水溶性维生素摄入，还能增加膳食纤维。而膳食纤维既可增强饱腹感，减少热量摄取，又能通过减重降低血压。Zhang 等[11]的 meta 分析显示每日摄入镁补充物 368mg，坚持 3 个月后收缩压下降 2.00mmHg，舒张压下降 1.78mmHg。

（二）控制体重

推荐将体重维持在健康范围内（BMI 为 18.5～23.9kg/m^2，男性腰围＜90cm，女性＜85cm）。Staessen 等[12]研究发现体重减轻 1kg，收缩压和舒张压分别下降 2.4mmHg 和 1.5mmHg。控制体重的措施包括减少能量摄入、增加体力活动。在膳食均衡基础上减少每日总热量摄入，少进食高热量食物（高脂、高糖食物及酒类等），适当控制碳水化合物摄入；提倡进行规律的中等强度的有氧运动、减少久坐时间，除日常活动外，每周 4～7 日，每日累计 30～60min 的中等强度运动（如步行、慢跑、骑自行车、游泳等）。

（三）避免烟草暴露和限制饮酒

不吸烟可预防高血压发生，戒烟可降低心血管疾病发病率。国家需加大宣传力度，教育青少年终身不吸烟，同时避免二手烟。对于已吸烟患者，需要给予合理的戒烟指导，如尼古丁替代疗法、行为治疗和戒烟计划等。

既往研究认为，与过量饮酒相比，少量或适度饮酒可降低患心血管疾病风险。然而近期一项纳入了我国 50 万人的 10 年随访调查研究显示，适度饮酒并不能预防脑卒中的发生，相反，随着酒精摄入量增加，脑卒中的风险也会稳步上升。相关研究发现饮酒并无健康获益，反而是全世界范围内导致中青年男性（15～49 岁）死亡的主要原因。

（四）舒缓精神压力，保持心理平衡

预防和缓解心理压力是高血压和心血管疾病防治的重要方面。首先需正视现实生活，正确对待自己和别人，避免负性情绪，保持乐观和积极向上的态度。其次，处理好家庭和事业之间的关系，有困难时主动寻求帮助，寻找适合自己的心理调适方法。最后，增强心理承受力，培养应对心理压力的能力，必要时可通过心理咨询来避免和干预心理危机。心理平衡可使人产生身心愉悦感，降低交感神经活性，从而防止血压升高。

第二节 二级预防

高血压二级预防必须是在充分落实一级预防的基础上进行的，同时也必须兼顾其他危险因素。高血压二级预防，同时也是冠心病、脑卒中、动脉粥样硬化的一级预防。

一、控制血压，减少心血管事件

（一）心血管事件

高血压是导致我国居民心血管疾病发病和死亡增加的首要且可改变的危险因素，约 50%的心血管疾病发病和 20%的心血管疾病死亡归因于高血压。研究表明，收缩压降低 10mmHg 或舒张压降低 5mmHg 可使主要心血管事件发生率降低 20%、冠心病发生率降低 20%、心力衰竭发生率降低 40%。糖尿病和心血管行动（ADVANCE）研究结果显示，在糖尿病患者中，低剂量培哚普利/吲达帕胺复方制剂进行降压治疗，与常规降压治疗相比，可降低 9%的大血管和微血管联合终点事件。心脏终点事件预防评估-3（HOPE-3）试验纳入了 12 705 例心血管中危风险但无心血管疾病病史的人群，平均 5.6 年的随访结果显示，坎地沙坦/氢氯噻嗪复方制剂降压治疗与安慰剂相比可使收缩压/舒张压降低 6/3mmHg；基线收缩压在 143.5mmHg 以上时，坎地沙坦/氢氯噻嗪复方制剂能显著降低第一联合终点风险（包括心源性猝死、非致死性心肌梗死和非致死性卒中）（HR= 0.73）；而对于未合并心血管疾病的中等程度心血管风险水平的受试者（平均基线血压为 138.1/81.9mmHg），降压治疗不能降低主要复合终点事件风险。收缩压干预试验（SPRINT）纳入了 9361 例收缩压≥130mmHg 且合并有心血管疾病危险因素（排除糖尿病）的患者，平均随访 3.26 年后表明，与标准治疗（平均收缩压降至 140mmHg 以下）相比，采取强化降压治疗（平均收缩压降至 121mmHg）可显著降低心血管疾病的发生率（HR=0.75，95% CI 0.64～0.89）。

高血压防治指南推荐血压超过 140/90mmHg 的心血管疾病高危患者，应立即启动抗高血压药物治疗，而对于心血管疾病低、中危患者，应综合患者整体情况判断是否启动抗高血压药物治疗，推荐最佳血压目标为＜130/80mmHg，基本血压目标值为＜140/90mmHg。五大类抗高血压药物（利尿剂、β 受体阻滞剂、钙拮抗剂、血管紧张素转换酶抑制剂

和血管紧张素Ⅱ受体阻滞剂）在减少总心血管事件方面作用相似，均可作为降压治疗的初始选择。但是不同种类药物有不同的适宜人群，对不同靶器官损害人群的影响有差异。例如，β 受体阻滞剂对减少脑卒中事件的作用弱于其他四类抗高血压药物，钙拮抗剂预防心力衰竭的作用则较弱。因此在抗高血压药物治疗时需根据患者情况综合评估后选择优势药物，以期达到最佳抗高血压药物治疗效果及靶器官保护效果。

（二）心力衰竭

心力衰竭是各类原因所致心脏疾病的严重表现或终末阶段，我国心力衰竭患者合并高血压的比率为 54.6%，同时高血压患者心力衰竭的发生率为 28.9%。大样本 meta 分析结果显示，收缩压每降低 10mmHg，心力衰竭发生风险显著降低 28%。近期的研究证实，与标准降压治疗（收缩压＜140mmHg）相比，强化降压（收缩压＜120mmHg）可以使高血压患者心力衰竭发生率显著降低 38%。一项包括 42 项随机对照试验（192 487 例患者）的 meta 分析，比较了不同抗高血压药物治疗效果与高血压的预后，结果显示，服用利尿剂降压的高血压患者与安慰剂相比，发展为心力衰竭的相对风险减少 50%。为提高心力衰竭患者生活质量及改善患者预后，合理进行抗高血压药物配伍治疗心力衰竭可保护心功能、延缓疾病进展。

（三）脑卒中事件

22 个国家缺血和出血性脑卒中的危险因素（INTERSTROKE）研究结果显示，90%的脑卒中可归因于 10 个常见的危险因素，在所有危险因素中，高血压仍是导致脑卒中的首位原因，也是可控的危险因素之一。大量临床试验证明，抗高血压药物治疗可有效预防脑卒中。一项包括 31 项随机试验的 meta 分析显示，与未应用药物治疗相比，降压治疗能使脑卒中风险降低 32%（95% CI 25%～39%）。另一项 meta 分析对基线血压＞140/90mmHg 的受试者使用不同类型抗高血压药物作为一线治疗进行了脑卒中风险评估，与安慰剂或不治疗组相比，噻嗪类利尿剂（RR=0.63，95% CI 0.57～0.71）、β 受体阻滞剂（RR=0.83，95% CI 0.72～0.97）、血管紧张素转换酶抑制剂（ACEI）（RR=0.65，95% CI 0.52～0.82）和钙拮抗剂（RR=0.58，95% CI 0.41～0.84）均能降低脑卒中风险。一项包括 13 项临床试验的 meta 分析显示，使用血管紧张素Ⅱ受体阻滞剂（ARB）和 ACEI 类抗高血压药物可降低致死和非致死性脑卒中风险。非洛地平降低脑血管并发症研究（FEVER）纳入 9800 例高血压患者，其中 2368 例患者有脑血管病史，非洛地平组患者较安慰剂组血压下降了 4.0/1.8mmHg，首次脑卒中发生率降低 26%。因此控制血压可有效防治高血压患者脑卒中事件发生，脑卒中一级预防中推荐 140/90mmHg 作为标准降压目标，在可耐受的前提下，可进一步降至 120/80mmHg 的理想血压水平。最新强化降压治疗研究显示将收缩压降至 130mmHg 以下，糖尿病患者强化降压后（收缩压降至 119mmHg）脑卒中发生率显著降低，腔隙性脑梗死患者收缩压降至 127mmHg 后主要终点事件（脑卒中）发生率有降低趋势（HR=0.81，95% CI 0.64～1.03，$P = 0.08$）。目前脑卒中患者血压控制方案比较成熟，我国也推出了《中国脑卒中防治指导规范（2021 年版）》等指南，临床工作中可根据指南选择合适方案，以期达到血压控制。

二、控制心血管疾病危险因素

（一）糖尿病

高血压作为糖尿病患者的合并症使患者罹患心血管疾病的风险进一步增加了 2～3 倍。与血压正常的非糖尿病个体相比，糖尿病合并高血压患者心血管疾病的风险升高 5～7 倍。因此，对于患有糖尿病的高血压患者，积极、严格控制血糖对减少及预防心血管事件至关重要。《中国高血压防治指南（2018 年修订版）》推荐血糖控制目标如下：HbA1c＜7%；空腹血糖 4.4～7.0mmol/L；餐后 2h 血糖或非空腹血糖＜10.0mmol/L。然而，对于容易发生低血糖、病程长、高龄、合并症或并发症多的患者，血糖控制目标需视患者个人情况调整。1 型糖尿病合并肾脏疾病、眼底病等并发症患者，血糖控制目标也可适当放宽。基本原则是不发生低血糖和高血糖急症。主要通过健康生活方式调节和合理规范使用药物对血糖进行综合控制。健康生活方式如前文所述：低糖低脂饮食，控制热量摄入，适度加强运动。在药物治疗方面，新型钠-葡萄糖协同转运蛋白 2（SGLT2）抑制剂或胰高血糖素样肽-1（GLP-1）受体激动剂除了能有效降低血糖，还有轻度降低收缩压和减轻体重的作用。近期临床试验显示，SGLT2 类药物恩格列净和 GLP-1 受体激动剂利拉鲁肽能够降低心血管死亡率。

（二）血脂异常

多项研究表明，我国高血压患者合并至少一种血脂异常，他汀类调脂药物降脂治疗能显著降低高血压合并血脂异常患者的全因死亡率及心血管事件风险，并提示低中等强度他汀类调脂药物用于高血压合并血脂异常患者的一级预防安全有效。《中国成人血脂异常防治指南（2016 年修订版）》首次明确了我国动脉粥样硬化性心血管病（ASCVD）一级预防人群的理想胆固醇水平为低密度脂蛋白胆固醇（LDL-C）＜2.6mmol/L（非 HDL-C ＜3.4mmol/L）。在经过生活方式干预后 LDL-C 仍超过目标值的高血压患者应立即启动他汀类调脂药物降脂治疗，一般首选有循证证据的中等强度他汀类调脂药物。

（三）抗血小板治疗

伴有缺血性心血管疾病的高血压患者，推荐进行抗血小板治疗。心血管疾病相关指南大多推荐心血管高风险的高血压患者使用阿司匹林。对于高心血管风险的高血压患者，如高血压伴糖尿病、高血压伴慢性肾脏病（CKD）、50～69 岁心血管高风险者（10 年心血管总风险≥10%或高血压合并 3 项及以上其他危险因素），可用小剂量阿司匹林（75～150mg/d）进行一级预防。1988 年的高血压最佳治疗（HOT）研究首次证实高血压患者使用阿司匹林获益，研究共纳入 26 个国家 18 790 例患者，平均 61.5 岁，患者被随机分至目标舒张压组（目标舒张压分别为≤90mmHg、≤85mmHg、≤80mmHg），在降压治疗同时，一组服用阿司匹林，另一组服用安慰剂，平均随访 3.8 年。结果显示，阿司匹林组患者主要心血管事件风险降低 15%（$P=0.03$），所有心肌梗死风险降低 36%（$P=0.002$）。高血压患者长期应用阿司匹林应注意：①需在血压控制稳定（＜150/90mmHg）后开始应用。未达良好控制的高血压患者，阿司匹林可能增加脑出血风险。②肠溶性阿司匹林建议空腹服用以减少胃肠道反应。③服用前有发生消化道出血的高危因素，如消化道疾病（溃疡病及其并发症史）、65 岁以上及同时服用皮质类固醇、抗凝药或非甾体抗炎药等，应采取预防措施，包括筛查与治疗幽门螺杆菌感染，预防性应用质子泵抑制剂，以及选择合理联合抗栓方案等。④合并活动性胃溃疡、严重肝病、肾衰竭、出血性疾病者，需慎用或停用阿司匹林。⑤服用阿司匹林出现严重胃肠道出血者，需停药，按出血相关路径处理，轻者可加用质子泵抑制剂治疗。

（四）心房颤动

高血压是心房颤动发生的重要危险因素，60%的心房颤动患者存在高血压，两者共同的严重并发症是脑卒中。欧洲心脏病学会（ESC）发布的《ESC 2020 年心房颤动管理指南》推荐对高血压患者进行心房颤动筛查，同时推荐合并高血压的心房颤动患者注意维持良好的血压，以减少心房颤动复发及脑卒中和脑出血风险。高血压易致心房颤动的高危患者如合并左心房增大、左室肥厚、心功能降低，推荐使用肾素-血管紧张素-醛固酮系统（RAAS）抑制药物（尤其是 ARB）以减少心房颤动发生。目前针对高血压合并心房颤动患者具体的降压目标尚未统一，最新研究表明，接受抗凝治疗的心房颤动患者，控制血压＞140/90mmHg 和＜120/70mmHg 均增加全因死亡风险。由于节律不齐，心房颤动患者血压测量易出现误差，建议采用 3 次测量的平均值。有条件者可以使用能够检测心房颤动的电子血压计。凡是具有血栓栓塞危险因素的高血压合并心房颤动患者，应按照现行指南进行抗凝治疗。可以使用口服抗凝剂华法林，将国际标准化比值（INR）控制在 2.0～3.0。新型口服抗凝药在非瓣膜病心房颤动患者的临床试验中与华法林进行了比较，预防脑卒中和体循环栓塞方面取得了非劣效或优效的结果，出血并发症不多于或少于华法林，所有药物均明显减少颅内出血。

三、高血压健康宣教

生活方式干预在任何时候对任何高血压患者（包括正常高值者和需要药物治疗的高血压患者）

都是合理、有效的治疗方法。因此，在使用药物控制血压的同时，保持上述健康生活方式仍是预防或控制其他危险因素、减少心血管事件的基础。

在公众知晓和教育的基础上，对高血压患者进行健康教育，告知高血压可治疗，为患者提供高血压自我保健的健康教育处方。患者门诊候诊时，采取宣传栏、小册子、广播、医院视频健康教育联播系统等形式开展健康教育。对住院患者进行系统的、循序渐进的高血压防治知识、技巧和自我管理教育。因人而异制订适当的降压目标值。告知患者所用药物的用法、剂量、药物不良反应及用药注意事项等。对于焦虑患者，要采用适当的方式、方法，解除顾虑，增强战胜疾病的信心。

第三节 三 级 预 防

三级预防主要是对高血压患者进行长期随访指导，提倡健康生活方式，根据个体配伍合理的治疗方案，减少心血管疾病的发作，预防终末期心血管疾病发生，降低心血管死亡率与致残率，改善患者生活质量，提高生活品质，延长寿命。

一、三级预防的目的

（一）降低脑卒中复发风险

高血压是脑卒中复发的重要独立危险因素，持续有效控制血压可以显著降低脑卒中事件的复发风险。1995 年我国的脑卒中后抗高血压治疗研究（PATS）和 2006 年国际合作的国际降压治疗预防脑卒中再发的研究（PROGRESS）的一项事后分析结果表明，降压治疗可明显降低我国居民的脑卒中复发危险。其中 PATS 是国际上第一个较大规模的安慰剂对照的脑卒中后二级预防降压治疗临床研究，纳入了 5665 例脑卒中和短暂性脑缺血发作（TIA）患者（其中 71%为缺血性脑卒中），随机分配到降压组和安慰剂组，平均随访 3 年，观察脑卒中事件复发情况。结果表明，吲达帕胺 2.5mg/d 治疗组与安慰剂组相比，脑卒中的再发生率降低了 29%。2003 年一项包括 7 项随机对照研究纳入 15 527 例脑卒中患者的 meta 分析结果表明，降压治疗可显著降低所有脑卒中事件和非致死性脑卒中事件的复发率，同时致死性脑卒中及血管性死亡事件发生率也有下降趋势。2017 年发表的关于血压管理及脑卒中预防的 meta 分析纳入了 14 项随机对照研究，共包含 42 736 例脑卒中患者，分析结果表明降压治疗可显著降低脑卒中复发风险及致残或致死风险，且收缩压及舒张压的降低与脑卒中风险降低及全因死亡呈线性相关。因此持续稳定降压治疗对于脑卒中后患者预防再复发有重要意义，对脑卒中后患者进行血压控制宣教、生活方式指导等以提高降压治疗效果。

（二）减少冠心病患者再发心血管事件

氨氯地平与依那普利减少血栓发生的比较研究（CAMELOT）中 IVUS 亚组研究终点为 24 个月同节段目标冠状血管动脉粥样硬化斑块体积的变化，结果表明，在已有亚临床冠状动脉病变的患者中，血压＜120/80mmHg 者，冠状动脉内斑块体积进展的相对风险下降 50%；血压＞140/90mmHg 的患者，斑块体积进展的相对风险上升 14%，提示长期严格的血压控制可以延缓冠状动脉病变进展。联合治疗预防高血压患者心血管事件的研究（ACCOMPLISH）结果显示，发生过心肌梗死、不稳定型心绞痛住院和冠状动脉重建三种冠心病事件之一的患者，贝那普利与氨氯地平的联合治疗与贝那普利联合利尿剂比较，心血管事件及死亡事件（如致死性心肌梗死、致死性脑卒中、心源性猝死）降低了 20%。

第二项心脏保护研究（HPS-THRIVE）是一项关于调脂治疗的国际多中心大规模随机对照临床研究，我国有 14 个城市的 51 家医院参加了本项研究。基于该项研究发现我国冠心病患者血压控制与指南要求存在很大差距，在大量饮酒及合并糖尿病或脑卒中的患者中更为突出，其中未服药组、服用 1 种药物组、服用 2 种药物组和服用 3 种及以上药物组的血压达标率分别为 21.1%、26.8%、32.3%和 34.9%。因此我国冠心病患者血压控制任重道远，首先需提高患者对血压控制的认知程度及对疾病的重视程度，其次生活方式干预、对危险因素的管理及合理降压药物的选择均可改善冠心病患者血压控制情况。

（三）改善心力衰竭患者预后

MERIT-HF 研究使用琥珀酸美托洛尔缓释片（8

周内滴定至每日 200mg）治疗射血分数降低的心力衰竭（HFrEF），随访 6 个月时治疗组收缩压较基线下降 2.1mmHg，而安慰剂组下降 3.5mmHg，两者差异具有统计学意义，且治疗组总体预后更佳，尤其是心源性猝死发生率，其较对照组绝对值减少了 2.63%[13]。对 PARADIGM-HF 研究数据分析后发现，无论患者基线收缩压水平高低，沙库巴曲缬沙坦对所有 HFrEF 患者均可降低心血管死亡率和心力衰竭再住院率，甚至基线收缩压＜110mmHg 的患者在治疗 4 个月后收缩压较基线水平升高[14]。血压控制对于心力衰竭患者预后有明显改善作用，但目前尚缺乏对心力衰竭患者血压目标水平的临床证据及推荐区间，这就需要临床工作中根据患者整体情况探索最佳血压治疗目标，优化心力衰竭的治疗方案，改善患者预后。

（四）延缓慢性肾脏病进展

高血压与肾脏疾病互为因果关系，原发性及继发性肾脏疾病均可引起高血压；高血压又是慢性肾脏病发展的关键危险因素。有效控制慢性肾脏病患者的血压，对延缓慢性肾脏病进展，保护残余肾功能具有十分重要的意义。慢性肾脏病合并高血压患者收缩压≥140mmHg 或舒张压≥90mmHg 时开始药物降压治疗。目前我国《中国高血压防治指南（2018 年修订版）》推荐降压治疗的靶目标在白蛋白尿＜30mg/d 时为＜140/90mmHg，在白蛋白尿 30～300mg/d 或更高时为＜130/80mmHg，60 岁以上的患者可适当放宽降压目标。

为明确严格强化血压控制是否可降低慢性肾脏病 3～5 期患者死亡风险，Malhotra 等[15]对 18 项随机对照试验进行 meta 分析发现，15 924 例估计肾小球滤过率（eGFR）＜60ml/（min · 1.73m^2）的高血压患者，均基线收缩压为 148mmHg，随机给予强化血压控制和非强化血压控制，主要终点为积极治疗期全因死亡率。强化血压控制组收缩压下降 16mmHg，平均收缩压为 132mmHg；非强化血压控制组收缩压下降 8mmHg，平均收缩压为 140mmHg。强化血压控制组全因死亡风险比非强化血压控制组低 14%（HR=0.86，95% CI 0.76～0.97，$P=0.01$）。强化降压治疗可使得慢性肾脏病患者获益，改善全球肾脏病预后组织（KDIGO）推荐非透析慢性肾脏病患者收缩压靶目标应＜120mmHg，首选 RAAS 抑制剂。

二、高血压患者自我管理

高血压患者自我管理模式是以患者为中心，结合医务人员的专业指导，提高患者的自我管理能力，使患者有效控制血压、降低靶器官损害和减少心血管疾病发生。其中以患者本人或家庭成员为主导的自我管理模式是比较有效的防治高血压的措施，家庭的支持及共同参与管理对高血压患者的血压控制及管理依从性有明显的积极意义。另外随着互联网的广泛运用，互联网+模式也越来越多地得到应用，方便快捷、经济实惠、不受场地限制等优点促使互联网公司开发更多小程序，用以帮助高血压患者随时随地监测血压、上报数据、后台反馈评估，以提高患者自我管理效率。

在高血压的预防中，一级预防贯穿始终，是避免血压升高及调节血压的重中之重。对早期危险因素的预防能起到事半功倍的效果。在我国公民高血压知晓率、治疗率、控制率如此低的情况下，国家需大力发展基层工作，加强宣传，大范围推行慢病治疗减免以提高就医率。

（商黔惠 陈春艳）

参考文献

[1] Group BMJP. Intersalt：An international study of electrolyte excretion and blood pressure. Results for 24 hour urinary sodium and potassium excretion. Intersalt Cooperative Research Group[J]. BMJ，1988，297（6644）：319-328.

[2] 苏畅，王惠君，王志宏，等. 中国 9 省区 1991—2009 年 7～17 岁儿童青少年膳食脂肪和胆固醇摄入状况及变化趋势[J]. 中华流行病学杂志，2012，33（12）：1208-1212.

[3] Chen L，Caballero B，Mitchell DC，et al. Reducing consumption of sugar-sweetened beverages is associated with reduced blood pressure[J]. Circulation，2010，121（22）：2398-2406.

[4] Aljuraiban GS，Griep LMO，Queenie C，et al. Total，insoluble and soluble dietary fibre intake in relation to blood pressure：The INTERMAP Study[J]. Br J Nutr，2015，114（9）：1480-1486.

[5] 冯宝玉，陈纪春，李莹，等. 中国成年人超重和肥胖与高血压发病关系的随访研究[J]. 中华流行病学杂志，

2016，37（5）：606-611.

[6] Levy RV，Brathwaite KE，Sarathy H，et al. Analysis of active and passive tobacco exposures and blood pressure in US children and adolescents[J]. JAMA Netw Open，2021，4（2）：e2037936.

[7] Yu P，Cai W，Qi C，et al. Association between anxiety and hypertension：A systematic review and meta-analysis of epidemiological studies[J]. Neuropsychiatr Dis Treat，2015，11（22）：1121-1130.

[8] Ginty AT，Carroll D，Roseboom TJ，et al. Depression and anxiety are associated with a diagnosis of hypertension 5 years later in a cohort of late middle-aged men and women[J]. J Hum Hypertens，2013，27（3）：187-190.

[9] Baljani E，Rahimi ZH，Heidari SH，et al. The effect of self management interventions on medication adherence and life style in cardiovascular patients[J]. Scientific Journal of Hamadan Nursing & Midwifery Faculty，2013，（3）：58-67.

[10] Binia A，Jaeger J，Hu Y，et al. Daily potassium intake and sodium-to-potassium ratio in the reduction of blood pressure：A meta-analysis of randomized controlled trials[J]. J Hypertens，2015，33（8）：1509-1520.

[11] Zhang X，Li Y，Del Gobbo LC，et al. Effects of magnesium supplementation on blood pressure：A meta-analysis of randomized double-blind placebo-controlled trials[J]. Hypertension，2016，68（2）：324-333.

[12] Staessen J，Fagard R，Amery A. The relationship between body weight and blood pressure[J]. J Hum Hypertens，1989，2（4）：207-217.

[13] MERIT-HF Study Group. Effect of metoprolol CR/XL in chronic heart failure：Metoprolol CR/XL randomised intervention trial in congestive heart failure（MERIT- HF）[J]. Lancet，1999，353（9169）：2001-2007.

[14] Böhm M，Young R，Jhund PS，et al. Systolic blood pressure，cardiovascular outcomes and efficacy and safety of sacubitril/valsartan（LCZ696）in patients with chronic heart failure and reduced ejection fraction：Results from PARADIGM-HF[J]. Eur Heart J，2017，38（15）：1132-1143.

[15] Malhotra R，Nguyen HA，Benavente O，et al. Association between more intensive vs less intensive blood pressure lowering and risk of mortality in chronic kidney disease stages 3 to 5：A systematic review and meta-analysis[J]. JAMA Intern Med，2017，177（10）：1498-1505.

第119章 高血压患者的症状处理

高血压患者病程中通常伴随多种症状，高血压也常和其他疾病共存。其中，头痛是高血压患者就诊最常见的主诉症状之一，而失眠、焦虑、抑郁则是高血压患者最常见的共病。如果未及时处理，部分患者的头痛、失眠、焦虑和抑郁可伴随高血压整个病程，既严重干扰患者正常生活，又影响患者血压的有效控制，高血压专科医师在诊治高血压患者时应该重视患者头部症状和神经心理共病的筛查，了解相关症状和疾病的诊断、鉴别诊断思路及处理原则，帮助患者更好地摒除影响血压控制的不利因素，综合提高患者的生活质量。

第一节 高血压患者合并头痛的处理

头痛是神经系统患病率最高的疾病，也是高血压患者就医的常见原因。如何处理好高血压患者的头痛是高血压专科医师无法回避的临床问题。高血压患者反复头痛可导致患者对控制血压缺乏信心、降压治疗依从性差，从而影响降压效果，而长期血压控制差会引起严重的靶器官损害。

在临床工作中，高血压专科医师应该掌握头痛的基本诊断流程，熟悉头痛的诊断和鉴别诊断，精准有效地改善高血压患者的头痛症状，既可避免患者因头痛影响社会活动，又可避免高血压患者因头痛反复就医造成医疗资源浪费，最终提升高血压和头痛的控制率、减轻头痛复发率，从而为患者家庭和社会减轻负担。

一、高血压与头痛的关系

头痛与高血压的关系存在多样化，头痛既可由血压升高本身导致，也可由高血压脑损害所致，同时也是某些可导致继发性高血压的原发疾病的特征性症状；而部分血压正常的原发性头痛患者在老龄化过程中会发展为高血压。高血压患者血压升高的程度不同，头痛的表现可能不同，其对抗高血压药物和改善头痛的药物的反应亦有区别。总体来说，高血压与头痛可互为因果，头痛可以仅是血压异常升高的症状之一，也可以是高血压引起的严重靶器官损害如高血压脑病、急性脑血管病等的常见临床表现。另外，导致继发性高血压的原发疾病如嗜铬细胞瘤、原发性醛固酮增多症、阻塞性睡眠呼吸暂停低通气综合征等也常以头痛为临床突出症状。不但如此，某些抗高血压药物可导致药物相关的头痛，而治疗头痛的某些药物也可能加重高血压。高血压科医师应该掌握高血压与头痛的关系特点，了解高血压患者常见的头痛类型，才能帮患者更好地改善头痛症状[1]。

（一）流行病学

全球原发性头痛患病率高达 35.4%。我国 18～65 岁人口中，原发性头痛患病率为 23.8%。

1. 高血压患者中头痛的流行病学特点　国内研究发现成人原发性高血压患者中伴头痛者占 30.5%。国外调查研究发现高达 83%的高血压患者合并头痛。而另一项针对门诊高血压患者的调查发现，以头痛为主诉的占 51%。2011 年意大利一项针对普通人群的研究对 2973 名患者调查发现，43%患高血压，40%患偏头痛，17%患有高血压、偏头痛合并症[2-4]。

2. 头痛患者中高血压的流行病学特点　国外有多项研究报道头痛中心的患者中高血压的总患病率为 28%，其中慢性紧张性头痛患者高血压的患病率高达 55.3%，丛集性头痛患者高血压患病率为 35%，在偏头痛患者中高血压患病率为 39.2%。慢性头痛患者的高血压患病率为 16.2%。另一项国外研究则对 29 040 名偏头痛女性患者平均随访 12.2 年，发现其中 52.2%的患者在随访过程中确诊了高血压[5-8]。

（二）高血压患者合并头痛的类型

根据2018年第3版国际头痛诊断标准（international classification of headache disorder-3，ICHD-3）[9]，头痛分为原发性头痛和继发性头痛，总共 14 种亚型。

1. 高血压患者常见的原发性头痛　原发性头痛是指不能归因于另外一种疾病或者没有继发性病因的头痛。其分为 4 种亚型，即紧张性头痛、偏头痛、三叉神经自主神经性头痛和其他原发性头痛。与继发性头痛相比，普通人群的头痛仍以原发性头痛占多数。以下介绍前 3 种亚型：

（1）紧张性头痛：是最常见的原发性头痛，因其头痛性质通常不严重且活动不加重头痛，一般不影响患者的社会活动，故通常单独因头痛就诊的患者较少，而因高血压就诊问出伴随长期头痛病史且头痛与高血压不相关的患者更为常见。ICHD-3 中紧张性头痛分类：伴或不伴眶周压痛的紧张性头痛，偶发或频发慢性紧张性头痛，手法触诊产生的颅周压痛增加为紧张性头痛，其是最有特征性意义的异常表现。

（2）偏头痛：是头痛门诊最常见的一类原发性头痛，青中年特别是青中年女性多见。患者多有头痛家族史，女性头痛发作可与月经周期相关。其主要分为无先兆偏头痛、有先兆偏头痛、慢性偏头痛。其中，高血压患者最常见的为无先兆偏头痛，其头痛以搏动性头痛为主要特点，且并非都为单侧头痛，双侧头痛也多见。偏头痛通常呈中或重度头痛，活动时头痛加重，持续时间一般为 4～72h，伴随症状包括消化道不适症状、畏光、畏声等。

（3）三叉神经自主神经性头痛：此类原发性头痛主要特点为一天中常在固定时间集中发作数次或 1 年内常集中在某 1～2 个季节发作，头痛每次持续时间一般不超过 3h。头痛多表现为单侧眼眶、眶上或头颞侧等部位重度疼痛，且伴有显著的同侧头面部副交感自主神经症状，如伴随同侧结膜充血、流泪、鼻塞、流涕、前额和面部出汗、瞳孔缩小、上睑下垂和（或）眼睑水肿等。

2. 高血压患者常见的继发性头痛　继发性头痛是指与另外一种能够引起头痛的疾病有密切关系的头痛。当一种新的头痛或首次发生的头痛与另一种已知可以导致头痛的疾病在时间上密切相关，或符合有病因关系的其他标准，应将其诊断为某种疾病的继发性头痛。其治疗以原发疾病治疗为主。ICHD-3 将继发性头痛分为 10 种亚型，其中，高血压患者常见的继发性头痛如下。

源于高血压的头痛：继发于高血压的头痛分为 5 种子类型，分别为源于高血压危象而无高血压脑病的头痛、源于高血压脑病的头痛、源于嗜铬细胞瘤的头痛、源于子痫前期/子痫的头痛和源于自主反射障碍的头痛，而前 4 种是高血压专科医师常遇到的头痛类型。上述继发于高血压的头痛中，直接继发于高血压的头痛要求头痛与高血压关系应符合头痛的发生与血压升高在时间上相关和（或）头痛显著加重与高血压恶化并行，而头痛明显改善也应与高血压改善并行。继发于嗜铬细胞瘤的头痛指高血压患者的嗜铬细胞瘤分泌过量儿茶酚胺类物质，导致患者出现间断头痛发作伴阵发性血压升高，同时伴出汗、心悸、面色苍白等交感神经兴奋症状，这类患者在嗜铬细胞瘤切除后，头痛可完全缓解。源于子痫前期/子痫的头痛是指确诊子痫前期/子痫的患者在妊娠期或产后 4 周发生头痛，且头痛与子痫前期/子痫的其他症状的出现和消失相伴随。

其他继发性头痛：除高血压外，头痛还可继发于其他多种疾病，包括脑部器质性疾病及心脏、肾脏等内科系统疾病，而这些继发性头痛的原发疾病性质也多种多样，特别是颅内的感染性疾病、出血性脑血管病常以头痛为突出症状。另外，高血压患者出现药物相关的继发性头痛亦很常见，如使用硝酸甘油、单硝酸异山梨酯或硝酸异山梨酯治疗后出现“一氧化氮供体诱发的头痛”或服用钙拮抗剂（CCB）类抗高血压药物后出现“源于非头痛药物使用的头痛”等。而年老体弱的高血压患者需警惕的继发性头痛还包括三叉神经痛、带状疱疹导致的头面神经痛等。

二、高血压患者头痛的诊断

由于头痛本身是一类分类复杂的疾病，如果不了解头痛特别是高血压患者常见头痛的诊断、鉴别诊断，很容易导致误诊，不仅不能有效中断患者头痛反复发作，而且极大地影响患者降压治疗的信心。最重要的是，对于某些神经系统器质性病变所导致的头痛，如不加以鉴别，更可能危及患者生命，故高血压科医师要对头痛的诊断思路有清晰的认识，在保证患者生命安全的前提下提高患者头痛的控制率。

（一）高血压患者头痛的诊断思路

在临床工作中，临床医师特别是非神经专科医师通常缺乏清晰的诊断思路，对于头痛相关疾病的诊断存在困难。高血压专科医师面对有头痛症状的高血压患者时，由于头痛通常在高血压病程中出现，故患者的头痛常被误诊为继发于高血压的头痛。不管哪种发作形式的头痛，建议按照以下思路诊断。

1. 先区分是原发性头痛还是继发性头痛 头痛诊断应先考虑是继发性头痛还是原发性头痛，诊断原发性头痛必须排除任何一种继发性头痛可能。由于原发性头痛通常呈慢性病程反复发作，故近 3 个月内出现的新发头痛需格外警惕继发性头痛的可能。但是，仅凭头痛病程并不能真正将原发性头痛和继发性头痛区别开，因为原发性头痛首次发作或发作初期病程亦短。这就提醒我们任何头痛最初的诊断均应先考虑继发性头痛，并积极寻找可能导致头痛的原因，如头痛是否和头外伤、血压升高、脑血管病、炎症感染、处于缺氧状态或用药等密切相关。

2. 按头痛临床表现明确头痛的类型 头痛的表现形式多样，根据患者的头痛性质、单侧头痛还是双侧头痛、头痛的持续时间区分不同的头痛类型。

（1）按头痛性质：头痛性质可分为搏动性疼痛、头部压榨或紧箍感疼痛、刺痛、烧灼痛、雷击样（或称为霹雳样）痛及头皮痛。多数继发性头痛无固定的头痛性质，仅某些特殊的继发性头痛有特殊的头痛性质，如继发于带状疱疹病毒感染的头皮痛多表现为头皮疱疹部位的刀割样疼痛伴烧灼感。而原发性头痛的疼痛性质经常有诊断提示作用，如偏头痛多为搏动性疼痛，而紧张性头痛多表现为头部压榨或紧箍感。

（2）按头痛是单侧还是双侧：继发性头痛多为全头痛，头痛左右侧并不固定，如果头痛固定在某一侧或头痛在头单侧的固定区域，要考虑头部局部外伤、局部头皮带状疱疹病毒感染等。另外，需注意原发性头痛中丛集性头痛多为偏侧痛，而偏头痛既可为单侧头痛，也可为双侧或全头痛。

（3）按头痛的发生时间和持续时间：继发性头痛往往与导致头痛的病因伴随出现，并随着病因的消失，头痛完全缓解，如高血压导致的头痛在头痛时测血压升高，而血压降至正常后头痛应该完全缓解。与用药相关的头痛应在药物起效后出现，药物代谢出体外、药效消失后头痛好转。而头痛持续时间不同，头痛诊断亦有不同考虑。若不治疗，偏头痛一般持续 4～72h，丛集性头痛一般持续 15～180min。

3. 按头痛的伴随症状 临床伴随症状通常对诊断有重要提示意义。例如，头痛伴喷射性呕吐，呕吐后头痛无明显缓解，或头痛伴视物模糊、意识改变时，应考虑患者是否存在高血压脑病、急性脑出血的可能。而头痛伴持续的偏侧肢体运动感觉障碍，或头痛时出现口角歪斜、言语不利，也应警惕急性脑血管病。而头痛若伴有阵发性血压升高，并同时出现出汗、心悸、面色苍白等阵发性交感神经兴奋症状，要怀疑是否为嗜铬细胞瘤导致的头痛。原发性醛固酮增多症患者则往往夜间水钠潴留明显导致容量增多，从而出现头痛伴夜尿增多。

（二）常见继发性头痛的诊断

高血压患者常见的继发性头痛包括继发于高血压的头痛，源于继发性高血压的原发疾病的头痛（包括嗜铬细胞瘤、子痫前期/子痫、阻塞性睡眠呼吸暂停低通气综合征等）、源于头颈部血管性疾病的头痛、心脏源性头痛、源于非头痛治疗药物使用的头痛等。

1. 源于高血压危象和（或）合并高血压脑病的头痛 诊断要求血压升高程度符合收缩压≥180mmHg 和（或）舒张压≥120mmHg。高血压脑病定义为血压持续≥180/120mmHg，并且至少具备意识模糊或意识水平下降、视觉障碍（甚至失明）、抽搐 3 种症状中的 2 种。头痛与高血压的关系应符合头痛的发生与血压升高在时间上相关，同时头痛显著加重与高血压恶化并行，和（或）头痛明显改善与高血压改善并行。不伴高血压脑病的高血压性头痛特点为双侧、搏动性、体力活动时减轻。伴高血压脑病的高血压性头痛特点为弥漫性、搏动性及体力活动时加重，且头痛不能用 ICHD-3 中的其他头痛诊断更好地解释。

2. 源于嗜铬细胞瘤的头痛 这种头痛被定义为间断发作的严重头痛，同时伴出汗、心悸、面色苍白和（或）焦虑，头痛的发作和减轻与嗜铬细胞瘤导致的阵发性血压升高和血压恢复正常在时间上相关。该头痛的另一个重要特征是持续时间短，50%的患者持续时间少于 15min，70%的患者持续时间少于 1h。需要特别注意的是，除了肾上腺的嗜铬细胞瘤可导致头痛外，研究发现高达 50%的膀胱嗜铬细胞瘤患者可在排尿后出现霹雳样头痛，故对高血压合并排尿后霹雳样头痛的患者，应想到存在膀胱嗜铬细胞瘤的可能。

3. 源于子痫前期/子痫的头痛 指确诊为子痫前期/子痫的患者在妊娠期或产褥期（产后 4 周）出现的头痛，且头痛随子痫前期/子痫症状恶化而加重和（或）随子痫前期/子痫症状缓解而缓解。头痛需符合双侧性、搏动性、体力活动时加重中至少 2 个特点。

4. 源于阻塞性睡眠呼吸暂停低通气综合征的头痛 确诊阻塞性睡眠呼吸暂停低通气综合征的患者，其头痛通常表现为晨起醒后双侧、压迫性头痛，持续时间不超过 4h。头痛发作与睡眠呼吸暂停在发病时间相关，与睡眠呼吸暂停加重和（或）缓解相关。

5. 源于头颈部血管性疾病的头痛 当新发头痛和头颈部血管病在时间上密切相关，应高度怀疑头痛为源于该血管性疾病的继发性头痛。这类头痛通常部位、性质不固定，无特定的发作模式，但头痛通常起病急，并伴有其他神经功能异常症状和体征，而头痛和这些症状、体征存在时间上的相关性是确诊的关键。其中头部血管性疾病包括脑卒中、颅内动脉瘤及动脉夹层、动静脉畸形、脑静脉血栓形成、中枢神经系统血管炎等。

6. 心脏源性头痛 确诊心肌缺血的患者发生头痛，若头痛呈偏头痛样发作但无畏光、畏声现象，且头痛常在运动时加重，含服硝酸甘油可缓解。头痛发作与心肌缺血发生时间相关，和（或）头痛发作与心肌缺血的加重和（或）缓解相关，排除其他头痛可能后则可诊断为此类头痛。

7. 源于非头痛治疗药物使用的头痛 使用用于其他治疗目的（非治疗头痛）的药物后，头痛可作为该药物的不良反应而发生。此类头痛诊断需符合头痛在使用药物后数分钟到数小时内发生，且在停止使用药物后 72h 内头痛缓解。高血压患者中最常见的是服用硝苯地平等 CCB 类抗高血压药物后出现该类型头痛。

（三）常见原发性头痛的诊断

原发性头痛是普通人群中最常见的头痛类型，其各亚型在 ICHD-3 中有严格的诊断标准，非神经专科医师在诊断原发性头痛方面通常存在一定的困难。高血压专科医师需要了解原发性头痛的诊断原则和标准，才能更好地解决高血压患者的头痛问题，提升高血压的治疗体验。

1. 紧张性头痛 ICHD-3 中该类头痛分为伴眶周压痛/不伴眶周压痛的紧张性头痛，偶发/频发/慢性紧张性头痛。其中偶发紧张性头痛的诊断标准如下。

（1）平均每月发作<1天（每年<12天），至少发作10次以上，并符合诊断标准（2）（3）。

（2）头痛持续30min到7天。

（3）头痛至少符合下列4项中的2项：①双侧头痛；②性质为压迫性或紧箍样（非搏动性）；③轻或中度头痛；④日常活动如走路或爬楼梯不加重头痛。

（4）符合下列全部2项：①无恶心或呕吐；②畏光、畏声中不超过1项。

（5）不能用ICHD-3中的其他诊断更好地解释。

2. 偏头痛 主要包括无先兆偏头痛、有先兆偏头痛和慢性偏头痛、偏头痛并发症和可能与偏头痛相关的周期综合征。其中慢性偏头痛一般由发作性偏头痛转化而来，是指患者每月至少有15天头痛，至少有8天偏头痛发作，并至少持续3个月。而高血压患者最常见的为无先兆偏头痛，其具体诊断标准如下。

（1）符合（2）～（4）标准的头痛至少发作5次。

（2）头痛发作持续4～72h（未治疗或治疗未成功）。

（3）至少符合下列4项中的2项：①单侧；②搏动性；③中重度头痛；④日常体力活动加重头痛或因头痛而避免日常活动。

（4）发作过程中，至少符合下列2项中的1项：①恶心和（或）呕吐；②畏光和畏声。

（5）不能用ICHD-3中的其他诊断更好地解释

3. 三叉神经自主神经性头痛 丛集性头痛是这类头痛的常见类型，还包括阵发性偏侧头痛、持续性偏侧头痛、短暂单侧神经痛样头痛发作等。其中，丛集性头痛诊断标准如下。

（1）符合（2）（3）发作5次以上。

（2）发生于单侧眼眶、眶上和（或）颞部的重度或极重度的疼痛，若不治疗，疼痛持续15～180min。

（3）头痛发作时至少符合下列2项中的1项：①烦躁不安或躁动。②头痛同侧头面部至少伴随以下症状或体征中的1项：结膜充血和（或）流泪；鼻充血和（或）流涕；眼睑水肿；前额和面部出汗；前额和面部发红；耳部胀满感；瞳孔缩小和（或）上睑下垂。

（4）丛集期内超过半数的时间，发作频率1次/隔日至8次/日。

（5）不能用ICHD-3中的其他诊断更好地解释。

高血压患者合并常见原发性头痛的鉴别诊断归纳为表9-119-1。

表9-119-1 常见原发性头痛的鉴别

	偏头痛	紧张性头痛	丛集性头痛
家族史	多有	可有	多无
性别	女性多于男性	女性略多于男性	男性远多于女性
持续时间	4～72h	30min至7天	15～180min
头痛部位	单侧或双侧	多双侧	单侧眼眶、眶上和（或）颞部
头痛性质	搏动性	压迫性、紧箍感、钝痛	锐痛
头痛程度	中重度	轻中度	重度或极重度
活动加重头痛	多有	多无	多无
伴随症状	恶心、呕吐、畏光、畏声	多无	同侧结膜充血和（或）流泪、前额或面部发红和（或）出汗

三、高血压患者合并头痛的处理方法

头痛的处理首先在于去除病因或诱因，特别是继发性头痛，根治的关键在于处理导致头痛的原发疾病，其次才是使用药物镇痛治疗。但是头痛的治疗重点不单是镇痛治疗，还包括处理头痛的伴随症状或共病如消化道症状、焦虑、睡眠障碍等，综合干预有助于高血压患者头痛发作的控制。另外，原发性头痛中对于偏头痛、丛集性头痛均应重视，掌握好预防性用药指征才能最大程度减少头痛发作频率和严重程度，改善患者的头痛症状。

（一）原发性疾病或头痛诱因的处理

由于继发性头痛有明确的病因，临床上处理这类头痛首先应对可能导致头痛的原因进行筛查，消除可疑的病因通常比单纯用药镇痛治疗效果更好。而原发性头痛虽然没有特定的病因，但通常与气候变化、劳累、精神压力、特定的环境等诱因相关，对于有诱因的头痛，在镇痛治疗的同时应该尽量避免诱因。

1. 治疗导致继发性头痛的原发疾病 继发性头痛种类繁多，其原发病因亦各不相同。以高血压患者为例，若患者头痛考虑与高血压相关，首先应该快速平稳地将血压降至正常。若患者血压降至正常，头痛仍未完全缓解，还应考虑其他继发性高血压可能，如原发性醛固酮增多症未治愈时患者血压即使降至正常，仍可能因水钠潴留出现头痛，而嗜铬细胞瘤若不手术切除瘤体，患者头痛亦可能反复发作。另外，由于某些抗高血压药物可导致头痛，高血压患者服用抗高血压药后出现头痛需考虑头痛与抗高血压药物的关系，应停用可能导致头痛的抗高血压药物，同时要及时调整降压方案，避免停药导致血压升高。

2. 原发性头痛的诱因筛查及处理 原发性头痛的诱因有多种，在临床上如遇到头痛患者，则在病史采集时需注意询问头痛发作与某种特定因素的关系，如吹风、日晒、寒冷刺激、情绪改变、劳累、睡眠差等。其中，紧张性头痛通常与患者的精神紧张、高强度工作导致患者长期头颈部肌肉紧张相关，治疗时应建议患者改变工作方式，适当放松，定期活动颈部等。而偏头痛患者可能在强日光刺激或闻到某种特定的气味时发作，避免日晒等可能对减少头痛发作频率有益。

（二）镇痛治疗

多数头痛患者在头痛急性发作期都会使用镇痛药治疗。但是，由于镇痛药与抗高血压药物可能存在相互影响，高血压专科医师在使用镇痛药时不但要掌握镇痛药的选药原则和用药方式，还应了解预防用药的时机，注意避免使用对血压有不利影响的镇痛药，尽可能选用具有降压疗效且可治疗头痛的药物。

1. 镇痛药治疗 头痛的药物治疗不单是镇痛治疗，还包括其他症状的处理。了解镇痛药的阶梯式选药原则并掌握头痛的预防用药时机，才能最大程度发挥药物镇痛效果并避免不良反应

（1）镇痛药的阶梯式用药原则：药物选择时应根据头痛的严重程度、伴随症状、既往用药情况及患者的个体情况而定。根据患者疼痛程度，针对性地选择不同的镇痛药。第一阶段：选择非甾体抗炎药物（NSAID）；第二阶段：如果 NSAID 不能缓解疼痛，可选择神经递质调节剂或离子通道调节剂联合 NSAID 镇痛治疗。第三阶段：可以选用弱阿片类药物或者低剂量的强阿片类药物，并可联合第二阶段药物治疗头痛。

（2）镇痛药的用药时机和疗程：镇痛药应在头痛的早期足量使用，延迟使用镇痛药并不能防止药物依赖，反而可使镇痛疗效下降、头痛复发及不良反应比例增高。但是，过度使用镇痛药也会导致头痛加重。为预防药物过量性头痛，使用单纯 NSAID 制剂每月不超过 15 天，麦角碱类、曲普坦类、NSAID 复合制剂每月不超过 10 天。

（3）原发性头痛的治疗要把握好预防用药的指征：对于偏头痛和丛集性头痛患者，应根据患者情况合理预防用药，减少发作，改善生活质量。

偏头痛存在以下情况时应考虑预防性治疗：①患者的生活质量、工作和学业严重受损（需根据患者本人判断）；②每月发作频率 2 次以上；③急性期药物治疗无效或患者无法耐受；④存在频繁、长时间或令患者极度不适的先兆，或为偏头痛性脑梗死、偏瘫型偏头痛、伴有脑干先兆偏头痛亚型等；⑤连续 2 个月，每月于急性期治疗 6～8 次及以上；⑥偏头痛发作持续 72h 以上。

偏头痛的预防用药包括一线药物：NSAID、维生素 B_2、辅酶 Q_{10}、氟桂利嗪、美托洛尔。二线药物：抗癫痫药（托吡酯、丙戊酸、加巴喷丁等）；5-羟色胺（5-HT）调节剂（阿米替林、文拉法辛等）。其中，抗抑郁药阿米替林和文拉法辛预防偏头痛的疗效均有 RCT 证实，两者均被欧洲和美国偏头痛指南列为偏头痛预防药物 B 类推荐。文拉法辛在预防偏头痛方面疗效与阿米替林相当，但安全性优于阿米替林；而抗癫痫药托吡酯和丙戊酸是偏头痛预防性药物的 A 类推荐。丙戊酸钠可有效预防偏头痛，无增加抑郁的风险，而托吡酯会增加抑郁发生和再发风险，对于高血压合并抑郁的患者应慎用，

且该药使用时需小剂量起始缓慢加量。

2. 常用治疗头痛的药物 临床上，治疗头痛的药物多为镇痛药，根据药物不同的作用机制将镇痛药物分为五大类，包括 NSAID、离子通道调节剂和神经递质调节剂、镇静催眠药、阿片受体调节剂、麻醉药。

（1）非甾体类抗炎药（NSAID）：包括布洛芬、对乙酰氨基酚、阿司匹林、萘普生等。成人急性头痛发作非处方镇痛药推荐见表 9-119-2[10-13]。

表 9-119-2 成人急性头痛发作非处方镇痛药

	药物	推荐剂量（mg）	每日最大剂量（mg）	证据级别	推荐强度	注意事项
COX-2 抑制剂	对乙酰氨基酚	1000	4000	Ⅰ	A	
NSAID	布洛芬	200～800	1200	Ⅰ	A	使用说明书推荐剂量；避免大剂量使用
	阿司匹林	300～1000	4000	Ⅰ	A	不良反应：长期使用主要有胃肠道反应及出血危险 禁忌证：对本药或同类药物过敏者及活动性溃疡、血友病或血小板减少症、哮喘、出血性体质者，孕妇及哺乳期妇女
	萘普生	250～1000	1000	Ⅱ	A	同布洛芬和阿司匹林，2 岁以下儿童禁用
	双氯芬酸	50～100	150	Ⅱ	A	不良反应主要有胃肠道反应、肝损伤及粒细胞减少等

（2）离子通道调节剂：主要包括氟桂利嗪、丙戊酸钠等。非特异性钙拮抗剂氟桂利嗪对偏头痛的预防性治疗证据充足。研究表明，氟桂利嗪预防性治疗 4 周末、8 周末及 12 周末，与治疗前相比，头痛程度明显减轻（均 $P<0.05$），头痛频率明显减少。但需注意，合并抑郁为该药用药禁忌。而多项尼莫地平预防偏头痛的研究结果均未能显示其疗效优于安慰剂，不推荐用于偏头痛的治疗。

（3）神经递质调节剂：主要指选择性 5-HT 阻滞剂（SSRI）和传统的三环类抗抑郁药，包括文拉法辛、阿米替林、度洛西汀等。另外，γ-氨基丁酸（GABA）类似药物也可用于镇痛治疗，如加巴喷丁等。

（4）镇静催眠药：包括苯二氮䓬类与非苯二氮䓬镇静催眠药。苯二氮䓬类药物包括地西泮、劳拉西泮、艾司唑仑、阿普唑仑等，非苯二氮䓬类药物包括右佐匹克隆、唑吡坦、褪黑素等。

（5）阿片受体调节剂：弱阿片类药物有曲马多、曲马多缓释片、可待因等。强阿片类镇痛药有吗啡、芬太尼等。

（6）β 受体阻滞剂：在偏头痛预防性治疗方面同样效果明确，有多项随机对照试验结果支持。其中证据最为充足的是普萘洛尔和美托洛尔。另外，比索洛尔、噻吗洛尔和阿替洛尔可能有效，但证据质量不高。

3. 高血压患者镇痛治疗期间抗高血压药物的选择 治疗高血压患者的头痛，常面临降压和镇痛同时进行，而抗高血压药和镇痛药间有多重关系，明确这些药物间的相互影响，才能为头痛的高血压患者制订更合理的治疗方案。

（1）抗高血压药物相关的头痛，应及时停药。如前文所述，硝苯地平等抗高血压药物容易引起头痛。不但如此，高血压合并冠心病患者常用的硝酸酯类药也能导致头痛。在使用镇痛药前，应先排除抗高血压药物导致头痛的可能，若为药物相关的头痛，停用可能导致头痛的抗高血压药物是治疗的关键。

（2）优先选用有改善头痛作用的抗高血压药物：某些常用的抗高血压药物对头痛有良好的防治作用，如 β 受体阻滞剂美托洛尔，其作为抗高血压药物的同时也是偏头痛的经典预防药物。而研究发现抗高血压药中血管紧张素转换酶抑制剂（ACEI）和血管紧张素Ⅱ受体阻滞剂（ARB）（包括赖诺普利、坎地沙坦、替米沙坦、奥美沙坦、厄贝沙坦和缬沙坦等）对高血压和正常血压患者的偏头痛也有预防治疗效果。在无用药禁忌时，偏头痛患者选用抗高血压药物时可重点考虑 β 受体阻滞剂、ACEI、ARB

类抗高血压药物。

（3）使用对血压有不利影响的镇痛药需慎重：镇痛药中最常用的为非甾体抗炎药，多项研究证实该类药物通过对肾前列腺素的抑制作用可导致水钠潴留，长期使用可诱发、加重高血压。而曲普坦类和麦角胺类药物作为偏头痛急性发作期的经典治疗药物，因其对 5-HT 受体的激动作用，可导致全身血管收缩、血压异常升高，诱发心血管疾病急性发作。对于血压控制差的头痛患者，镇痛药选用时需考虑其对血压的不利作用，必须使用有升压作用的镇痛药时，应确保能随时、连续地监测血压，并及时调整降压方案，在镇痛治疗前将血压控制在安全水平。

（4）镇痛药和抗高血压药物联用有益于患者血压和头痛同步控制：已有研究证实，与无高血压的偏头痛患者相比，血压高的偏头痛患者对曲坦类等镇痛药的反应敏感性更低。而过度使用镇痛药的头痛患者，其高血压治疗的依从性也差。这提示我们同步控制这两种疾病对其治疗效果有促进作用。

4. 非药物治疗　头痛应该综合治疗，除药物治疗外，多种非药物措施均被证实对改善头痛有效。目前临床上非药物治疗包括心理治疗、生物反馈治疗、经颅磁刺激、经颅直流电刺激、经皮电刺激神经疗法等。

（1）心理治疗：主要指认知行为治疗，其强调改变行为和思想的重要性，同时进行患者教育、社会支持等。特别是对于明显有情绪诱因的头痛或源于精神障碍的头痛，心理治疗尤应重视。

（2）生物反馈治疗：是利用现代生理科学仪器，通过人体内生理或病理信息的自身反馈，使患者经过特殊训练后进行有意识的“意念”控制和心理训练，从而消除病理过程、恢复身心健康的新型心理治疗方法。生物反馈治疗对头痛的临床有效性也已被多项研究证实，特别是放松训练，其可改善患者负性情绪和疼痛及多种躯体不适。

（3）神经调控技术：是借助植入或非植入性设备（电极和泵），在体外设定治疗参数后通过电刺激和药物发挥治疗作用。其中，证据比较充分的是经颅磁刺激（transcranial magnetic stimulation，TMS）和经颅直流电刺激（transcranial direct-current stimulation，tDCS）。美国食品药品监督管理局（FDA）先后批准单脉冲 TMS 用于偏头痛急性期治疗和预防性治疗，其可改善慢性偏头痛。tDCS 是预防和治疗偏头痛的安全、有效手段，通过调节自主神经功能减少头痛发作次数及持续时间，对于缓解头痛，疗效明显优于单纯药物治疗。

（三）伴随症状处理

头痛患者通常伴随消化道不适、睡眠障碍等症状，重视伴随症状的处理，可增强患者治疗头痛的信心，避免患者反复更换治疗方案，干扰降压治疗。

1. 消化道症状　恶心、呕吐是头痛常见的伴随症状，头痛发作时的消化道症状会加重患者的不适感，降低患者的治疗信心。在处理消化道症状时，首先应排除导致患者恶心、呕吐的原因是否为危急的消化系统疾病，如急性胃肠炎、消化道出血等。其次，头痛伴呕吐应进一步明确是非喷射性呕吐还是喷射性呕吐，后者通常提示头痛是由脑部疾病导致颅内高压引起，积极降颅压治疗可明显缓解此类消化道症状。若无上述情况，单纯恶心、呕吐患者可使用莫沙必利、多潘立酮、甲氧氯普胺、异丙嗪等改善胃肠动力药和止吐药治疗。

2. 睡眠障碍　夜间头痛患者通常合并睡眠障碍，特别是长期反复头痛者，即使夜间无头痛，睡眠质量可能仍无明显改善甚至发展为失眠，而失眠又可能诱发患者头痛及血压升高，故对于此类患者，应及时干预。治疗失眠可选用阿普唑仑、唑吡坦、佐匹克隆等助眠药物，某些治疗失眠的药物对头痛可能有预防作用，如褪黑素。而治疗头痛的药物可改善睡眠障碍，如氟桂利嗪，在选药时可综合考虑。具体失眠的处理详见本章第二节。

3. 焦虑、抑郁情绪　头痛患者在头痛急性发作期常出现焦虑、抑郁情绪，多数患者可通过自身情绪调节改善。但长期头痛的患者由于头痛反复发作，其焦虑、抑郁情绪容易发展为焦虑、抑郁状态甚至焦虑症、抑郁症。焦虑、抑郁反过来可导致患者对头痛治疗敏感性下降，并导致头痛加重、头痛反复发作。焦虑、抑郁患者除可选用阿米替林、文拉法辛、度洛西汀、米氮平等药物治疗外，还应借助相应的心理治疗。对焦虑、抑郁的处理详见本章第二节。

总之，头痛被视为高血压常见临床症状，研究发现头痛和高血压也同样是焦虑、抑郁的常见共病，反复头痛可严重影响高血压患者的情绪，降低其生活质量，而长期血压控制差则必然引起严重心脑肾损害。同步诊疗高血压和头痛，既能提高高血压和头痛这 2 种常见慢病的诊断效率，又能增强高血压患者的治疗信心，提高用药依从性。最终提升高血压和头痛的控制率，改善高血压患者的生活质量。

第二节　高血压与焦虑、抑郁、失眠共病的处理

焦虑、抑郁和失眠是高血压的常见共病。焦虑、抑郁和失眠既可单独发生，也容易相互伴发，且它们之间通常相互影响。其中，失眠是最常见的睡眠障碍，长期失眠可引发包括焦虑、抑郁在内的一系列精神疾病，也可加重血压升高。而焦虑和抑郁又常导致失眠，并干扰高血压患者的降压治疗。所以，高血压专科医师应该重视高血压与这三种常见共病"同治"的原则[14]。

一、高血压合并焦虑、抑郁

随着社会的发展和生活节奏的加快，焦虑、抑郁的发生率日渐升高，并随着人们对心理健康的逐渐重视，临床对高血压患者合并焦虑、抑郁共病的问题也日益重视起来。高血压患者由于长期疾病和心理负担容易导致焦虑、抑郁，长期的焦虑、抑郁亦可导致患者血压异常波动，并治疗依从性下降，给降压治疗带来一定困难和复杂性。

（一）流行病学与发病机制

1. 流行病学　众多研究发现，焦虑、抑郁与高血压、糖尿病等多种慢病都有着密切的联系，焦虑、抑郁是高血压的独立危险因素。流行病学研究表明，焦虑症、抑郁症患者在随访过程中有较高的高血压检出率。有国外研究发现，焦虑可使正常人群患高血压风险增加约 2 倍，抑郁可使正常人群患高血压风险增加约 3.5 倍。另有国外研究发现高血压患者中同时患有抑郁、焦虑的比例达 25%～54%。而国内的流行病学调查显示，焦虑、抑郁患者合并高血压的发生率分别为 11.6%～38.5%和 5.7%～15.8%。而在经济欠发达地区或农村，这一比例可能更高，有调查显示贵州农村老年高血压患者焦虑和抑郁的发生率分别为 56.61%和 50.51%。

2. 病理机制　关于高血压与焦虑、抑郁相互影响的机制，目前尚无确定结论。高血压多呈慢性病程，通常需要长期服用抗高血压药物治疗，且病程长、血压控制差的高血压患者常合并其他心血管疾病，不仅对患者造成生理上的痛苦，同时也造成精神上的负担，患者易出现各种心理问题。研究发现，焦虑、抑郁患者受负面情绪影响容易出现早醒和再入睡困难及睡眠时间缩短，上述睡眠障碍可增加夜间交感神经的兴奋性，导致中枢神经系统增加儿茶酚胺的合成并激活肾素-血管紧张素系统，在升高血压的同时改变血压的昼夜节律。另外，焦虑、抑郁可引起下丘脑-垂体-肾上腺轴及自主神经功能紊乱，导致人体对血压的自主调控力下降，从而导致血压升高。不但如此，焦虑、抑郁患者往往出现社会行为和饮食习惯改变，此类患者可能摄入更多的盐分、酒精和更高能量食物，从而使其原发性高血压的发病率升高，且患者对使用抗高血压药物的依从性也会降低。

（二）高血压患者焦虑、抑郁的识别、诊断与评估

1. 焦虑、抑郁的识别　临床上通常存在心血管内科或高血压专科医师对焦虑、抑郁合并症不够重视的情况，导致有焦虑、抑郁情况的高血压患者不能得到及时的心理治疗和心理药物干预。作为高血压专科医师，在接诊高血压患者时应善于在病史采集中识别有焦虑、抑郁可能的患者，应做到以下几点：①在对高血压患者进行病史采集时，常规采集患者精神疾病史和相关抗精神病药物服药史；②询问患者血压波动情况时，应同时注意患者血压异常波动与情绪的关系，如患者血压升高前是否有长期的情绪低落或焦虑不安表现；③重视患者躯体症状与情绪的相关性，如出冷汗、四肢乏力、肢体抖动、面色苍白、便意、尿急等自主神经功能紊乱症状与情绪变化的相关性；④特别是白大衣高血压患者，应重点询问患者本人或患者家属患者平日的性格特征和情绪起伏特点。

2. 焦虑、抑郁的诊断、评估　根据中国精神障碍分类与诊断标准第 3 版（Chinese Classification and Diagnose Criterion of Mental Disorder，CCMD-3），焦

虑又称焦虑性神经症，是神经症这一大类疾病中最常见的一种，以焦虑情绪体验为主要特征，主要表现为无明确客观对象的紧张担心，坐立不安，伴自主神经功能失调症状，如心悸、手抖、出汗、尿频等。而抑郁是以情绪低落、愉快感消失、思维迟缓、意志活动减退为主要症状，同时伴有明显躯体不适的一种情绪障碍，也常伴有自主神经系统功能紊乱、失眠等。临床上焦虑的概念包括了焦虑情绪、焦虑状态和焦虑障碍。抑郁的概念包括了抑郁情绪、抑郁状态和抑郁障碍。其中，焦虑情绪和抑郁情绪为非病理状态，是正常人短暂的情绪体验。而焦虑、抑郁状态和焦虑、抑郁障碍由于其持续时间长、具有病理性情绪、伴随躯体化症状，故需要医学处理。

焦虑、抑郁的评定临床上可通过医院焦虑抑郁量表（hospital anxiety and depression scale，HAD）进行初步筛查，HAD 一般不用于患者焦虑、抑郁的临床诊断，对于 HAD 阳性结果的患者，应进一步通过精神科相关量表进行确诊。其中，汉密尔顿抑郁量表（Hamilton depression scale，HAMD）和汉密尔顿焦虑量表（Hamilton anxiety scale，HAMA）是最经典，也是最常用的焦虑、抑郁评估量表。HAMD、HAMA 主要适用于成人焦虑、抑郁状态的评定，也可用于评定神经症及患者的焦虑、抑郁症状的严重程度。

（三）共病的处理

1. 抗焦虑、抑郁药物治疗 高血压合并焦虑、抑郁患者可根据患者焦虑、抑郁的评估情况使用相应的抗焦虑、抑郁药物。多项国内外研究表明，高血压合并焦虑、抑郁患者使用抗焦虑、抑郁药物同步治疗，不但能改善患者焦虑、抑郁症状，更能提高患者的血压控制率和达标率。临床上抗焦虑、抑郁药物主要选择神经递质调节剂，但是在选用抗焦虑、抑郁药物时需注意其对心血管系统的不良反应。例如，曲唑酮可引起血压降低，在合并使用抗高血压药物时需警惕患者血压过低，而文拉法辛和度洛西汀本身有升高血压风险，对于未使用抗高血压药物的高血压患者，需慎用。对于使用抗高血压药物治疗血压已达标的高血压患者，使用上述药物也应注意同步调整降压方案，避免血压异常波动。SSRI 类中氟西汀、帕罗西汀、舍曲林、西酞普兰及 5-HT 受体部分激动剂丁螺环酮、坦度螺酮由于其心血管反应较小，临床上可作为高血压合并焦虑、抑郁患者抗焦虑、抑郁的一线用药[15, 16]。

2. 抗高血压药物治疗 对于合并焦虑、抑郁的高血压患者，抗高血压药物的选择目前无相关指南对此有特别推荐。但国外有研究提示，ACEI/ARB 类药物可能有抗抑郁作用，可减少高血压患者抗焦虑、抑郁药物的使用剂量。焦虑患者常合并心率增快等自主神经功能紊乱症状，而 β 受体阻滞剂对焦虑患者的自主神经亢进症状有减轻作用，故高血压合并焦虑、抑郁患者可考虑优先选用 ACEI/ARB 和 β 受体阻滞剂进行降压治疗。

3. 心理治疗 心理干预是治疗心理疾病的重要手段，尤其是对有明显心理社会因素作用的焦虑、抑郁发作的患者。其方法包括采用松弛冥想干预、情绪转移、行为调整、普及高血压知识、心理咨询等，以消除患者的心理障碍，矫正患者不良行为，改善患者人际交往能力和心理适应能力，从而缓解患者焦虑、抑郁症状，同时有助于抑制高血压发生、发展。

4. 其他治疗 脑深部电刺激、重复经颅磁刺激等均在临床被广泛用于焦虑、抑郁患者的治疗，可考虑作为药物治疗和心理干预治疗效果不佳的患者的补充治疗。多模式干预，即联合用药、患者健康教育、运动疗法和心理干预同步治疗。国外研究发现，在改变行为方式、调整饮食习惯、增加体力活动、改善不良生活方式的同时进行多模式干预，患者的降压治疗效果更好，且精神障碍对患者的心血管系统的不良影响更小。

总之，高血压患者中合并焦虑、抑郁者并不少见，未妥善处理高血压患者的心理疾病，可导致患者降压治疗面临更多的困难，因此医务人员应早期识别高血压患者是否存在焦虑、抑郁，并尽早进行综合干预，减轻患者焦虑、抑郁症状，以提高患者血压控制率，降低血压变异性，进而延缓患者病情进展、改善患者预后[17, 18]。

二、高血压合并失眠

失眠是高血压患者长期的临床合并症。血压异常升高会影响睡眠，而长期失眠又会对血压调控造成负面影响，两者关系密切，互为因果。据国内外文献报道，高血压合并失眠的患者发病率呈逐年上升的趋势，主要表现为高血压患者较正常人入睡困难、睡眠质量差、多梦、易惊醒、睡眠时间短，合并失眠的高血压患者血压短期内又可出现急剧升高，所以无论是主观还是客观的短睡眠时间均是高血压发病的危险因素。不但如此，有研究证实睡眠质量差是顽固性高血压的独立危险因素，治疗失眠能提高顽固性高血压患者的血压控制率。这就提示我们在临床工作中应综合评估高血压患者的睡眠情况，对于合并睡眠障碍的患者，应同步治疗，提高患者的睡眠质量，合理延长患者的有效睡眠时间，不但能改善患者的生活质量，更有助于专科医师更好地帮助患者控制血压。

（一）流行病学与病理机制

1. 流行病学 在高血压的并发症中，失眠位居前列。根据 2017 年中国心血管病中心调查显示，目前我国高血压患者中失眠发生率高达 45.4%。另一国内调查报告也显示在 850 例高血压患者中失眠发生率达 41%。而在失眠患者中，高血压也有高发病率。国内一项多中心横断面成人研究显示，在 40～59 岁人群中，严格控制盐摄入和体重指数后，失眠患者发生高血压的风险仍可达 52%。另外，国外也有文献报道失眠患者合并高血压的发病率为 15%～41%。且研究发现，睡眠时间减少（＜5～6h/d）与高血压特别是女性高血压的发病风险密切相关。

2. 高血压与失眠相互影响的原因

（1）高血压导致失眠：首先，高血压患者存在交感系统持续激活。一方面交感系统可激活脑干上行网状结构而兴奋皮质，影响睡眠。另一方面交感神经兴奋可导致去甲肾上腺素和多巴胺分泌增加，从而促进觉醒，导致失眠。另外，原发性高血压患者通常被告知需长期甚至终身服药，易使患者产生焦虑情绪，常情绪紧张影响睡眠。不但如此，某些高血压治疗药物可能引起失眠，如可乐定具有引发失眠、抑郁的不良反应，而 β 受体阻滞剂则可能导致多梦、日间嗜睡，从而出现夜间睡眠困难。

（2）失眠导致高血压：成人睡眠剥夺后，交感神经兴奋性会增高，同时可激活肾素-血管紧张素-醛固酮系统（RAAS）导致醛固酮分泌增多，加剧水钠潴留。交感神经兴奋性升高及水钠潴留均可导致血压升高。另外研究发现短期睡眠剥夺还可能使血浆中瘦素水平降低及胃饥饿素分泌增加，增加超重和肥胖的风险，并导致胰岛素抵抗，血压升高可能与此亦有一定关系。也有研究发现失眠可能通过损伤血管内皮，促进炎性反应因子分泌，影响血管功能而导致血压升高。

（二）失眠的诊断与评估

根据《中国失眠症诊断和治疗指南》，将失眠症分为慢性失眠症、短期失眠症及其他类型的失眠症。

1. 失眠的诊断 失眠主要分为 3 种类型。①入睡障碍性失眠：就寝 30min 后仍不能入睡；②保持睡眠障碍性失眠：夜间醒来≥ 2 次，觉醒时间＞15%，以多梦为特征；③终末性失眠：指清晨早醒，总睡眠时间＜6h，在起床时间之前 2h 即醒，且无法再入睡。这 3 种类型的失眠都有日间能力损害表现，如白天疲倦、注意力损害、社交能力下降等。上述情况如每周出现至少 3 次并持续＞ 1 个月，可诊断为失眠。失眠持续＞ 6 个月，称为慢性失眠。根据失眠的症状不同可分为入睡困难、睡眠维持困难、早醒。

2. 失眠评估工具 分为主观评估工具和客观评估工具。其中，主观评估工具包括睡眠日记、量表评估（匹兹堡睡眠质量指数、睡眠障碍评定量表、Epworth 嗜睡量表等）。客观评估工具包括多导睡眠图、多次睡眠潜伏期试验、体动记录检查等。

3. 失眠的评估指标 主要包括时间和质量两大类。①睡眠时间：是一个较为简单的评价指标。通常以夜间睡眠时间＜6h 判定为短睡眠时间，而＞9h 判定为长睡眠时间，而 6～9h 为合适时间。由于日间睡眠可能影响夜间睡眠，因此日间睡眠时间也应得到关注。②睡眠质量：是指睡眠是否良好的综合状态。可依据匹兹堡睡眠质量指数评分（PSQI）对患者最近 1 个月的睡眠状况进行睡眠质量的主观评价。在 PSQI 表中，有专门的睡眠质量一项，分为 4 个等级。该评价系统的总评分为 0～21 分，＞5 分为睡眠质量差。而结合多导睡眠图报告的睡眠潜伏期、睡眠效率、觉醒次数和实际睡眠时间等数据，可以较为客观综合地评价睡眠质量。

（三）高血压患者失眠的处理

1. 非药物治疗 包括运动治疗、生活方式调整、心理治疗等。

（1）运动治疗：强调利用运动锻炼心肺功能，调节机体的内平衡，运动的种类包括游泳、舞蹈、慢跑、太极拳、健身操、健步走、八段锦等，运动强度提倡为中、低强度运动。运动时间推荐为全天 40～50min。运动的频率为每周 6～7 次，锻炼总时间大于 6 周。

（2）生活方式调整：重点在于健康的饮食方式和作息时间，加强健康宣教，减少高盐、高脂肪、高热量等不健康的饮食，戒烟限酒。

（3）心理治疗：心理治疗中，认知行为治疗是目前常用的治疗方式，它有助于患者改善失眠的不当行为与认识，树立正确的认知模式，减轻压力，重新回归良好的睡眠次序，包括认知疗法、睡眠限制、刺激控制、松弛疗法、多模式疗法、音乐疗法、催眠疗法等。

2. 药物治疗 目前临床上缺乏对高血压合并失眠的诊疗指南，治疗上多采用抗高血压药物与治疗失眠药物的分别干预方法。

（1）抗高血压药物的选择：提倡个体化治疗，以血压控制达标为选药原则，协同控制多种心血管疾病危险因素。在常用的五类抗高血压药物中，β受体阻滞剂可能对睡眠有不利影响，特别是高脂溶性β受体阻滞剂的失眠风险要高于低脂溶性者，使用该类药物降压时需注意患者的睡眠情况。有研究认为β受体阻滞剂抑制内源性夜间褪黑素分泌是其导致失眠的原因。使用β受体阻滞剂治疗的高血压患者夜间补充 2.5mg 褪黑素 3 周的结果表明，褪黑素明显增加患者总睡眠时间并提高了睡眠效率，同时缩短患者睡眠潜伏期，且使用褪黑素的高血压合并失眠患者无明显的耐药性和撤药反跳作用，应用褪黑素治疗在改善睡眠的同时，可起到辅助降压作用。故在失眠的高血压患者特别是必须使用β受体阻滞剂降压治疗的患者中可考虑使用褪黑素治疗。另外，需注意，高血压患者常会使用利尿剂进行降压治疗，对于失眠患者，利尿剂应避免下午或夜间服药，以免出现夜尿次数增加而加重失眠症状。

（2）助眠药物的选择：治疗失眠一般采用苯二氮䓬类与非苯二氮䓬类镇静催眠药物。苯二氮䓬包括地西泮、劳拉西泮、艾司唑仑、阿普唑仑等，非苯二氮䓬类包括右佐匹克隆、唑吡坦、褪黑素和褪黑素受体激动剂（阿戈美拉汀、雷美尔通）等。应用此类药物时，需考虑患者具体失眠类型个体化选择药物。入睡困难者应选用起效快、半衰期短的药物。睡眠浅、早醒患者应选半衰期中长的药物。老年患者应注意药物的肌松作用和跌倒风险。服用改善睡眠的药物以按需、间断、足量给药为原则，每周服药 3～5 天，睡前 5～10min 服药，建议短期用药，一般总服药疗程不超过 3～4 周。服药超过 1 个月应定期评估患者睡眠情况，必要时改变治疗方案。需要注意的是，对于儿童、孕妇、肝肾功能损害等特殊人群，不建议使用镇静类催眠药物。另外，由于上述镇静催眠药物有呼吸抑制风险，有呼吸系统疾病或有睡眠呼吸暂停的患者禁用此类药物。服药后要注意避免饮用咖啡、浓茶等以免影响药物的催眠效果[19, 20]。

总之，长期失眠对高血压患者的降压治疗有非常不利的影响，血压控制不达标患者又常伴随夜间睡眠障碍，导致生活质量下降，只有综合干预并合理选择药物，同时控制血压和改善患者的睡眠质量，才能更好地使患者血压长期平稳达标，心脑肾等靶器官得到保护。

（钟婧捷）

参考文献

[1] 钟婧捷，余振球. 高血压与头痛关系的研究进展[J]. 心血管病学进展，2021，42（5）：449-452.

[2] 王增武，杨瑛，王文，等. 我国高血压流行新特征——中国高血压调查的亮点和启示[J]. 中国循环杂志，2018，33（10）：937-939.

[3] Finocchi C，Sassos D. Headache and arterial hypertension[J]. Neurol Sci，2017，38（suppl 1）：67-72.

[4] Barbanti P, Aurilia C, Egeo G, et al. Hypertension as a risk factor for migraine chronification[J]. Neurol Sci，2010，31（Suppl 1）：S41-S43.

[5] Mancia G，Rosei EA，Ambrosioni E，et al. Hypertension and migraine comorbidity：Prevalence and risk of cerebrovascular events：Evidence from a large，multicenter，cross-sectional survey in Italy（MIRACLES study）[J]. J Hypertens，2011，29（2）：309.

[6] Pietrini U，de Luca M，de Santis G. Hypertension in headache patients? A clinical study[J]. Acta Neurol Scand，2005，112（4）：259-264.

[7] Gipponi S，Venturelli E，Rao R，et al. Hypertension is a factor associated with chronic daily headache[J]. Neurol Sci，2010，31（Suppl 1）：S171-S173.

[8] Arca KN，Halker Singh RB. The hypertensive headache：

A review[J]. Curr Pain Headache Rep，2019，23（5）：30.

[9] Headache Classification Committee of the International Headache Society（IHS）. The International Classification of Headache Disorders，3rd edition[J]. Cephalalgia，2018，38（1）：1-211.

[10] 中华医学会疼痛学分会头面痛学组，中国医师协会神经内科医师分会疼痛和感觉障碍专委会. 中国偏头痛防治指南[J]. 中国疼痛医学杂志，2016，22（10）：721-727.

[11] Max KM，Roi T，Tommi R，et al. Transcranial magnetic stimulation of the brain：Guidelines for pain treatment research[J]. Pain，2015，156（9）：1601-1614.

[12] Fine PG. Treatment guidelines for the pharmacological management of pain in older persons[J]. Pain Med，2012，13（S2）：S57-S66.

[13] 吕美红，安刚. 慢性疼痛处理指南[J]. 临床麻醉学杂志，2005，21（5）：359-360.

[14] 张琪，任茂佳，宋晓鹏，等. 高血压与焦虑抑郁共病的研究进展[J]. 心血管病学进展，2020，41（3）：288-291.

[15] 中华医学会神经病学分会，中华医学会神经病学分会睡眠障碍学组，中华医学会神经病学分会神经心理与行为神经病学学组. 中国成人失眠伴抑郁焦虑诊治专家共识[J]. 中华神经科杂志，2020，53（8）：564-574.

[16] 林锐波，钟桂锦，卢旭升，等. 抗焦虑抑郁治疗对原发性高血压伴焦虑抑郁患者血压的影响[J]. 广州医科大学学报，2017，45（1）：13-15.

[17] 陆峥.《中国焦虑障碍防治指南》总论[A]//浙江省医学会神经病学分会. 2011 年浙江省神经病学学术年会论文汇编[C]. 浙江省医学会神经病学分会：浙江省科学技术协会，2011：2.

[18] 曾国庆，刘忠镗，高晶，等. 综合干预对高血压合并焦虑抑郁患者血压的影响[J]. 中华高血压杂志，2015，23（9）：880-882.

[19] 韩芳，唐向东，张斌. 中国失眠症诊断和治疗指南[J]. 中华医学杂志，2017，97（24）：1844-1856.

[20] 中华医学会神经病学分会，中华医学会神经病学分会睡眠障碍学组. 中国成人失眠诊断与治疗指南（2017版）[J]. 中华神经科杂志，2018，51（5）：324-335.

第120章 高血压患者的生活质量

高血压是多发的、常见的、全球广泛分布的慢病，也是冠心病、心力衰竭、脑卒中、肾功能不全等疾病的主要危险因素。高血压作为常见慢病，不仅损害患者的身体健康，还给患者带来了长期的精神压力，增加患者经济负担，占据大量的医疗卫生资源。随着现代医疗的发展，传统的生物医学模式已向生物-心理-社会医学模式转变，高血压患者的治疗及管理目标已不单纯局限于血压数值上的达标，而更加注重整体健康水平及生活质量的提高。目前，生活质量已成为评价高血压患者健康结局的重要指标之一。研究高血压患者生活质量及其影响因素，对合理选择干预措施，提高高血压患者血压的控制率及达标率，降低高血压并发症发生率及提高患者生活质量等均具有重要意义。在高血压患者诊疗过程中，不仅要进行躯体疾病的诊疗，更要进行心理及社会相关的综合性诊疗。

第一节　生活质量概述

一、概念及内容

生活质量又称为生存质量或生命质量，涉及心理科学和社会科学等诸多学科。按照 1993 年世界卫生组织（WHO）的定义，与健康有关的生活质量是指不同价值体系中的个体对与他们的目标、期望、标准及所关心的事情有关的生存状况的体验，主要是指个体生理功能、心理功能、社会功能 3 方面的状态评估[1]。随着医学模式的转变，生活质量作为新一代健康评价指标被广泛用于评价个体和群体的生理、心理和社会功能状态。利用生活质量这一指标不仅可认定社会发展水平，评估医疗技术效果，还可以确定临床治疗方案，评估特定人群的健康状态。从宏观的角度其还是评价国家社会发展水平的重要指标。一般认为生活质量由以下 3 个部分组成[2]。

（1）能力：具体包括以下五方面的内容。①日常生活能力，包括生活自理能力、操持家务能力、日常活动量及获得足够睡眠和休息的能力等；②工作能力，包括参加日常工作和各种社交活动的能力；③智能，包括警觉力、记忆力、决策判断力和自信心；④情感状态，包括情绪稳定度，是否感到压抑、悲伤、愤怒、敌视及对生活的满意情况、对未来的希望等；⑤经济状况，能否维持满意的生活标准，这是由工资收入、福利和退休待遇等决定的。

（2）自我感觉：包括健康状态、生活满意程度等。自我感觉的测验结果是有关生活质量的重要主观指标。

（3）症状：疾病的症状及各种治疗的不良反应均可影响生活质量。

二、生活质量测评量表

生活质量测评量表是评价生活质量的重要手段与方法，而生活质量测评量表的选择至关重要。通常认为生活质量测验方法越精细、全面，疾病和治疗对患者影响的特定性质和范围就越清楚。普适性测评量表适用于各个疾病患者及健康人，可在健康与患病人群之间、不同疾病患病人群之间开展生活质量的横向比较，应用范围较广。专用性测评量表是针对某一种疾病或某一类相关疾病而建立的，如肝癌患者生活质量评定量表（EORTCQLQ-C30量表）、绝经综合征评定量表、关节炎患者生活质量评定量表、白血病患者生活质量评定量表等，应用范围相对较小。可用于评定高血压患者生活质量的普适性测评量表较多，而专用性测评量表较少，下面我们将分别介绍常用的评价高血压患者生活质量的普适性及专用性测评量表。

（一）普适性测评量表

1. 90 项症状清单（symptom check list 90，SCL-90） 又称症状自评量表，有时也称 Hopkin 症状清单（HSCL）。SCL-90 最原始的版本是由 Derogaitis 在他编制的 Hopkin 症状清单（HSCL1973）的基础上[3]，于 1975 年编制而成的，曾有 58 项题目的版本和 35 项题目的简本，现在普遍应用的是由 90 个自我评定项目组成的版本，所以称 SCL-90。90 个自我评定项目包含较广泛的精神病症状学内容，感觉、情感、思维、意识、行为直至生活习惯、人际关系、饮食睡眠等均有涉及，并采用 10 个因子（躯体化、强迫症状、人际关系敏感、抑郁、焦虑、敌对、恐怖、偏执、精神病性及其他）分别反映 10 个方面的心理症状情况。

2. 健康调查表（nottingham health profile，NHP）为 McEwen 在英国诺丁汉市建立的诺丁汉健康量表[4]是健康调查表中的一种，最早在英格兰应用，后来被翻译成数种语言在多个国家应用。该量表主要用于评价个人对卫生保健的需求和保健的效果，共 45 条，内容包括六方面的个人体验（睡眠、身体活动、精力、疾病、情绪反应和社会孤独感）和七方面的日常生活活动（职业、家务、社会生活、家庭生活、性活动、嗜好和休假）。该量表与 SCL-90 结合使用兼顾了生命质量研究的共性和特性。

3. 简明健康调查问卷（short form-36，SF-36）又称简化 36 量表，该量表是美国医疗结局研究组（medical outcome study，MOS）开发的一个普适性测评量表[5]。该量表开始于 20 世纪 80 年代初期，形成了不同条目不同语言背景多种版本。1990～1992 年，含有 36 个条目的健康调查问卷简化版 SF-36 的不同语种版本相继问世，均包含躯体功能、躯体角色、肌体疼痛、总的健康状况、活力、社会功能、情绪角色和心理卫生 8 个领域。该量表目前是国际上最为常用的生活质量标准化测量工具之一，在我国已建立中文版本，目前已更新为 SF-36 第 2 版（SF-36-v2）。

4. 世界卫生组织与健康有关生活质量测定量表 100 项（World Health Organization quality of life assessment-100，WHOQOL-100） 是 WHO 20 余个国家和地区共同研制的跨国家、跨文化并适用于一般人群的普适性量表。1991 年开始研制，经几年的探索，条目从 236 条减至 1995 年的 100 条，即 WHOQOL-100 量表[6]。该量表由 6 个领域 24 个小方面外加一个总的健康状况小方面构成。每个小方面由 4 个条目构成，分别从强度、频度、能力、评价 4 个方面反映同一特质。该量表简化版的 WHOQOL-BREF 也被推荐使用。SF-36 与 WHOQOL- 100 目前是全球应用最广的生活质量评定量表。

5. SF-12 比 SF-36 更简化，20 世纪 90 年代后期该量表被推荐使用[7]。Core 等在一项干预试验的研究中，对 SF-36 和 SF-12 各条目得分进行比较，并从内部相关系数、Person 相关系数及线性回归等指标进行分析。结果显示，SF-12 和 SF-36 不论是生理内容综合测量还是心理内容综合测量一致性都很高，呈线性正相关。SF-36 生理和心理方面总得分的大多数方差均可被 SF-12 相应的条目所解释，由此得出在临床治疗和科学研究中 SF-12 可替代 SF-36 用于对高血压患者的生活质量进行测定的结论[8]。近几年来，在总结了十余年来数千个应用 SF-36 和 SF-12 的生活质量研究后，提出了 SF-12 第 2 版（SF-12-v2）和更加简便的 SF-8[9]，较前更简洁和简单，提高易用性和准确性。

6. 欧洲五维度健康量表（EuroQol-5 dimension，EQ-5D）　最早由 EuroQol 集团于 1987 年开发[10]，旨在为临床和经济评估提供一种简单、通用的健康测量方法，设计用于各种临床情况。该量表由多项选择项组成，表示 5 个主观健康领域，即活动能力、自我护理、日常活动、疼痛/不适和焦虑/抑郁。它要求受试者在 3 个级别中选择对自己健康状况的最佳描述，“没有问题（编码为‘1’，级别 1）”、“有一些问题（编码为‘2’，级别 2）”和“有很多问题（编码为‘3’，级别 3）”。该量表已被广泛应用于老年高血压患者生活质量测评的临床研究。

7. 生活质量指数（quality of well-being scale，QWB）　是由 Kaplan 等研究制订的生活质量指数量表[11]，主要包括大部分有关患者日常活动的内容，包括移动、生理活动和社会活动三方面，每个方面下设 3～5 个等级描述，由 21 个症状及健康问题的条目构成。QWB 因指标定义清楚和权重合理而被广泛应用。

8. 疾病影响量表（sickness impact profile，SIP）是由 Marilyn Bergner 制订的疾病影响程度量表[12]，包括 136 个问题，测定身体、心理、社会健康状况、健康受损程度、健康的自我意识等，共分为 12 个大的方面，包括活动能力、自理能力、社会交往、情绪行为、警觉行为、饮食、工作、睡眠和休息、家务管理、文娱活动等。每个问题均经过专家讨论，给予权重。1981 年有学者又进行了改进和最后修订[13]。

9. 生活质量综合评定问卷（generic quality of life inventory-74 scale，GQOLI-74）　广泛参考国外公认、有一定信度和效度的生活质量问卷，结合我国文化特征由我国研究者制订[14]。根据理论构思与问卷编制原则，初步编出 127 项可操作性条目，按随机顺序排列，组成半定式自评问卷。条目分为客观状态的评价与相应内容的主观满意度两类指标，分开计分。主观指标均以 1（极不满意）～5 分（非常满意）记分，客观指标以 1（极差）～5 分（极佳）连续谱评分。该问卷可适用于社区普通成人生活质量评估，对特定人群（如老年人、慢病患者等）进行生活质量综合评定时，其也可作为参考。

（二）专用性测评量表

1. 杜氏高血压生活质量量表（Duchenne hypertension quality of life scale）　最早由美国康涅狄格大学 Croog 等制订[15]，后由哈佛大学公共卫生学院 Testa 博士等对该量表进行简化[16]，该量表包含的主要内容有生理症状、日常生活能力、躯体症状、性功能失调、睡眠状况、焦虑、敌对、压抑、生气或活力、强迫症状、人际关系敏感、工作状态、认知能力 13 个方面，是评价高血压患者生活质量的特异性量表，应用广泛。

2. 西班牙高血压生活质量量表（MINICHAL）由 Badia 等制订[17]，并实际应用于 700 余名高血压患者，进而评定了该调查量表的实用性、效度及可信性。该量表包括 10 个精神状态问题和 6 个躯体症状，每个问题包含 4 个选项（0 分 = 不，一点也不；1 分 = 是的，有点；2 分 = 是的，很多；3 分 = 是的，非常），精神症状评分范围为 0（非常好的健康状态）～30 分（最糟糕的精神状态），躯体症状评分范围为 0（非常好的健康状态）～18 分（最糟糕的精神状态），该量表适用于评定高血压患者生活质量，具有良好的实用性及有效性。

3. 老年原发性高血压患者生活质量量表　由中国学者设计制订[18]，该量表包含躯体健康、心理健康和社会功能 3 个部分，每部分分别含有 9、7 和 6 项条目。该量表适合中国国情，同时信度和效度检验证实该量表可作为老年原发性高血压患者生活质量评定工具。

4. 慢病患者生命质量测定量表体系中的高血压量表（quality of life instruments for chronic diseases-hypertension，QLICD-HY）　由杨瑞雪等结合我国文化特点开发和研制[19]，高血压评定量表中有 17 个条目，将该量表应用于 157 例高血压患者，评定了该量表的效度、信度、区分度和反应度等，实践证实该量表具有良好的信度、实用性和有效性，可以作为测定我国高血压患者生活质量的有效工具。

三、生活质量测评的意义

随着社会的发展，生物医学模式向生物-心理-社会医学模式的转变，医学水平提高，人的寿命大大延长及随之而来的慢病患者数量相对增多，使人们逐渐认识到过去沿用的发病率、病死率、治愈率等反映健康状况的指标在一定程度上具有局限性。正是由于这些原因，生活质量及其测量技术在医学领域的应用得到迅速发展。对于大多数慢病患者而言，治疗的目的为减轻症状或疾病的严重程度、限制病情发展，而不是治愈。因此，无论是从评价疾病对患者的危害程度而言，还是从判断治疗效果而言，单用生物医学指标是远远不够的，因为它忽视了人的心理和社会特征，只有将它与生活质量测评结合起来，才能完整地说明上述问题。

生活质量测评在以下 3 种情况特别适用：①两种或多种治疗方案对某种疾病均有同样效果，在考虑如何选择时；②某些与心理、社会环境因素有密切关系的疾病；③某些症状轻微、并发症少却需要终身治疗的疾病。在这些情况下，生活质量测评可以帮助医师、患者权衡利弊，作出选择。生活质量测评量表是目前广泛使用的一种进行生活质量评估的方法，通过编制具有较好信度、效度和反应度的标准化测评量表，对被测者的生活质量进行客观综合评定。近 20 年间，用于各种不同疾病的生活质量测评量表不断涌现，且日趋精确、完善，目前各类普适性测评量表及专用性测评量表已广泛应用于高血压、冠心病、充血性心力衰竭、慢性支气管炎、糖尿病患者，成为评价药物疗效的标准之一。

四、生活质量测评的注意事项

生活质量作为涉及心理学和社会学的一种多维度评价方法，受年龄、性别、民族、地区、职业和文化程度等因素的影响。因此，对不同的受试对象进行测验时应认真考虑上述因素。在比较几种药物对生活质量的影响时，要注意上述因素是否具有可比性。同样，在解释结果时也要说明上述限定因素，不能简单地将结论推论到其他人群。

文化程度对生活质量测评的影响较大，受教育程度不同，不同患者对问卷题目的理解及作答结果通常存在很大差异，因此在对不同文化程度的人群进行生活质量测评时，最好选用其文化程度相适应的测评量表进行评估。与此同时，在进行生活质量相关的临床研究时，也应将文化程度作为一个重要混杂因素进行校正。

同理，年龄也是影响生活质量评价的重要因素，不同年龄阶段人群学习内容、工作重心、各类疾病谱、生活及心理状态差异巨大，如青少年人群，主要的生活重心是学习、学校及同龄伙伴，对社会生活接触较少，健康状态通常良好；而中年人群主要的生活重心是工作、同事、家庭及各类社会关系，工作、生活及心理负担较重，各类慢病也始发于该年龄阶段；老年人群逐渐退出工作岗位，子女也各自独立，社会关系相对简单，但该年龄阶段身体退化较明显，是各类慢病高发阶段。因此在进行生活质量测评量表设计及使用时，也要格外注意区分不同年龄阶段人群的生活及心理状态。

躯体症状量表的项目可因不同的治疗药物而增删，如应用维拉帕米治疗时应加上便秘、夜尿、心动过缓等项目，应用血管紧张素转换酶抑制剂时应加上咳嗽、皮疹，应用硝苯地平时应加上面红、头痛、心动过速等。

受试环境应安静、舒适、温度恒定。测验应在受试者心情平静的状态下进行，由受试者独立答卷，避免干扰。主试者应态度亲切、耐心，说明测验的意义，争取受试者合作。在解释问卷内容时，主试者应对所有受试者保持一致性。只有这样，才能减少测验误差。当然，对主试者进行有关心理测量的训练是必要的。在进行现场生活质量测试时主试者应做到：①建立良好信任协调关系，测试前应向患者耐心讲解测评的目的、意义与方法，尊重患者，礼貌用语。②调查方式，生活质量测试量表一般由调查对象本人填写，病重、残疾或文化程度较低者，可由调查员解释，代替被测定对象填表，但非导向式。③准确填写调查表，对所有项目都要求受试者按照自己的标准、愿望及自己的感受或体验回答。如果某个问题不能肯定如何回答，就选择最接近自己真实感受的答案。填完后检查一遍，看是否有空项、漏项，及时补上，整个资料一定要完整、准确。

现如今，生活质量测验已成为评价降压治疗效果的一项基本内容。虽然各种各样的评定量表已经很多，但到目前为止，尚缺乏为大家公认和接受的量表。由于使用量表和测验方法的不统一，各项研究之间的结果缺乏可比性。另外，健康状况的复杂性从根本上决定了生活质量测验内容的复杂性，使得许多测验指标只能停留在描述层次。对影响高血压患者生活质量因素的研究不够广泛深入和缺乏针对影响因素进行干预的前瞻性研究。因此，进一步完善和研制既有可比性又有针对性且可行性好的高血压患者生活质量专用评价体系，建立准确、统一的高血压患者生活质量量表是今后研究的重点。同时应在高血压科疾病各项研究中，充分考虑生活质量这一指标，在实施干预（药物和非药物）时对效果进行评估，为提高高血压患者的生活质量提供最准确、科学的研究依据。

第二节　高血压对生活质量的影响

近年来，国内外对高血压患者生活质量及降压治疗对其生活质量影响等问题进行了大量研究。资料表明，高血压患者的生活质量有不同程度的减退，而高血压患者在躯体症状、健康愉快感、工作表现、抑郁水平和认知功能等方面与正常人比较也有明显差异。

一、高血压患者生活质量下降的原因

高血压患者生活质量可能受症状、血压、抗高血压药物的不良反应及其他标签效应、对疾病的治疗态度、信念等因素的影响。高血压患者生活质量下降可能与下列因素有关。

高血压患者易合并多种疾病，如阻塞性睡眠呼吸暂停低通气综合征、肥胖、糖耐量异常、焦虑抑郁状态等，由于多种疾病也会造成日常生活活动低下，或易于陷入家庭环境问题或失眠等状态，从而存在着众多的躯体性、精神性乃至社会性问题而使生活质量降低。

高血压缓慢发展使心脑肾等靶器官受损害，导致患者躯体症状增多、认知功能减退、健康愉快感和生活满意度降低。长期高血压对患者生活质量是有影响的，高血压患者通常存在头痛、焦虑、夜尿、眩晕和性欲下降等症状，生活质量明显降低。

高血压的诊断对患者生活质量也存在影响，被诊断为“高血压”会使患者产生标签效应。由于患者长期担心自己的病情，容易产生焦虑情绪，使工作效率下降，工作缺勤率上升，生活中易产生不自信感，对他人的依赖也增加，导致生活质量下降。

降压治疗是影响患者生活质量的又一因素。降压治疗要求患者降低体重、限制食盐量、按时服药和定期复诊，改变了患者生活习惯和方式。特别是某些抗高血压药物的不良反应对患者生活质量的影响很大。

二、不同高血压人群生活质量现状

（一）青少年及中青年人群

1. 青少年人群　目前，高血压发病年龄日益低龄化，美国心脏病协会研究指出，高达15%的青少年血压高于 120/80mmHg[20]，并表现为血压异常。欧洲调查发现，青少年在压力之下，高血压患病率高达 29% [21]。

研究表明，青少年时期的高血压与成人时期存在一定的轨迹相关性[22]，即儿童期患高血压可以增加成年期患高血压的风险。另外，儿童青少年高血压极易累及心、脑、肾、视网膜、血管等重要靶器官，引起靶器官早期损害，对青少年的生活学习、生长发育和身体健康产生深远影响，使其生活质量远低于同龄健康者。

青少年高血压影响因素复杂多样，包括超重和肥胖、肾素酶/瘦素/脂联素与血清同型半胱氨酸水平、心理健康、运动水平、家族遗传史、睡眠时间、父母经济与受教育水平、环境因素等。这些影响因素与血压水平共同作用于患者，使患者生活质量大幅下降，严重影响青少年的健康成长。

与此同时，青少年处于生理、心理发育成熟的重要人生阶段，对事物的理解程度相对不高，而敏感性及逆反心理较强，因此高血压对青少年患者的标签效应也相对较强，大大影响患者的学习、生活，甚至导致其心理上的焦虑、抑郁、性格孤僻等，促使其生活质量降低。对青少年高血压患者进行药物

干预治疗的同时，也要及时进行生活质量测评及相关心理健康量表评估，动态监测患者的生理、心理及社会生活状态，为青少年高血压患者的健康成长保驾护航。

2. 中青年人群 国家卫生和计划生育委员会2016年发布的数据显示，我国18岁及以上成人高血压患病率为25.2%[23]，中青年发病人数逐年增多，高血压不再是老年病，呈年轻化趋势[24]。高血压年轻化趋势不仅给患者和家庭带来了精神压力及经济负担，对国家人力和财力资源也造成了巨大的耗费。中青年是社会人口的重要组成部分，承担着重要的家庭和社会角色，是国家劳动力和创造力的主要生产者，重视及提高中青年人的健康水平和生活质量十分必要。

研究发现，与老年高血压患者相比，中青年高血压患者起病隐匿，大多数无明显临床症状，常在体检时被发现，少数患者偶有头晕、头痛、胸闷现象；血压变化以舒张压升高、脉压降低多见，男性患者明显多于女性，发病主要受家庭遗传及生活环境影响，大多数患者存在吸烟、饮酒、肥胖、焦虑、熬夜等不良生活方式。

目前，针对中青年原发性高血压患者生活质量现状的专项研究相对较少，大多数文章倾向研究老年高血压患者的生活质量现状。日本学者采用SF-36生活质量量表对日本中青年进行了高血压相关的横断面研究，结果显示中青年高血压患者的生活质量评分低于血压正常者和老年高血压患者，女性中青年高血压患者生活质量评分低于男性中青年患者[25]。同样，一项关于中国人群中青年高血压患者生活质量的横断面调查也表明，高血压显著影响中青年患者的生活质量，造成中青年高血压患者生活质量评分低[26]。此外，还有一些病例对照研究也证实了中青年高血压患者生理、心理、独立能力、社会关系、生活环境、宗教信仰与精神寄托等领域及生活质量总分均低于健康对照组[27-29]。

（三）老年人群

随着全球范围内老龄人口的增加，人口老龄化已成为公众面临的严峻挑战，我国是世界上老龄人口最多的国家，也是老龄化发展速度最快的国家之一，且当前我国正处于人口老龄化的快速发展阶段，因此老年高血压患者的生活质量问题是一个不容忽视的社会问题。

老年高血压的特点包括血管僵硬度增加，多以收缩压升高为主，多伴脉压增大、血压波动性增大等，老年高血压会有季节性变化，一般来讲冬季血压会偏高，夏天血压会偏低。此外老年高血压起病缓慢，进展较慢，起初发病时多数症状不明显，而长期血压升高会显著增加老年人发生冠心病、脑卒中、肾衰竭等疾病的风险，是老年人致残和致死的主要原因之一。老年高血压患者易与多种疾病共存，如糖尿病、前列腺肥大等疾病，使治疗变得更加复杂。

目前国内外多数研究显示老年高血压患者总体生活质量低于正常人群[30-33]。随着老年高血压患者年龄的增加，动脉血管的顺应性下降和弹性下降，和其他人群相比，其心脑肾的破坏将会增加，老年人的自理能力比较差，主动参加社会活动的时间减少，生活质量会下降。高血压属于常见慢病之一，也是多种心脑血管疾病的高危因素，此外，老年人通常易合并多种心脑血管疾病，随着时间的增加，老年高血压患者的生活质量会发生大幅下降。老年人高血压患病率较其他年龄阶段人群明显升高，一项基于社区老年高血压患者生活质量的病例对照研究表明，老年高血压患者健康状况较差，症状及心理损害也比较多，生活质量明显低于健康老年人[34]。

高血压是认知障碍的高危因素，老年人群也同时是认知障碍的高发人群，因此老年高血压患者认知障碍患病率远高于其他人群。认知障碍会导致老年高血压患者并发各种心理问题，自理能力显著下降，生活质量随之发生大幅下降。此外，中晚期认知障碍患者的医疗和护理将大大增加政府财政支出及社会管理成本、增加家庭负担。对于老年高血压患者，应早期、定期进行生活质量监测、靶器官损伤初筛、认知及心理问题评估，及时给予个体化生活方式及药物干预，同时呼吁政府、医疗卫生部门、社会和家庭共同努力尽快建立健全多元化支持服务体系。

第三节 高血压患者生活质量干预方法

随着社会经济与卫生的发展，医学模式逐渐由生物医学模式向生物-心理-社会医学模式转变，健康相关生活质量的概念随之提出。慢病通常无法完全治愈，所以控制、管理、降低并发症发生风险及最小化不良预后和提高生活质量至关重要。当前人们越来越重视和追求生活质量，在评价时使用死亡率、客观临床指标等并不能全面反映患者真实的健康状态，而健康相关生活质量则可以作为评价慢病患者生理、心理、角色功能及社会适应等多方面健康状况的指标，从而为采取合适的保健干预提供依据。

高血压是我国最常见的慢病之一，发病率高，危害人群数量大，在对高血压患者进行治疗时，不能仅仅关注血压水平的控制，更要关注患者的心理健康及生存体验，因此高血压患者生活质量的干预也是高血压疾病管理中不可或缺的一环。然而，目前对高血压患者生活质量的干预仍处于研究阶段，主要干预策略包括综合干预方法和专项干预方法。

一、综合干预方法

高血压患者生活质量的综合干预方法是一种包括病理生理、心理健康、生活方式及医院-社区-家庭-个人网络联合等多方面干预措施为一体的干预策略，综合干预方法对改善高血压患者生活质量效果显著。

传统的综合干预方法包括正确用药、合理饮食、运动、戒烟、限酒、社会支持、心理指导等，家庭护理干预及社区护理则主要侧重于认知干预、心理干预及行为干预 3 个方面。早年间，PREMIER 研究提出，一种综合减重、减少热量摄入、减少钠摄入、增加体力活动、限制酒精摄入的生活方式管理措施可明显降低血压及心血管疾病发病风险[35]。一项综合了 120 项研究，涉及 14 923 例研究对象的 meta 分析结果证实非药物的综合生活方式干预方法还可以有效降低高血压前期患者的血压水平[36]。近年来不少研究提出，医院-社区-家庭-个人联合的阶梯式管理方案，由大医院干预治疗、社区医院跟踪随访、家庭督促支持、个人主动配合 4 级联合管理。高血压患者首先进入大医院进行标准化诊断、继发性高血压筛查及靶器官损伤评估，从而制订合理药物及生活方式干预方案；然后进入长期社区医院跟踪随访阶段，监测患者的用药依从性，对患者进行健康宣教、生活质量评估等；同时对患者家庭进行健康宣教，增加高血压的知晓率，提高家庭成员对高血压疾病的认识，从而对高血压患者进行更强有力的监督、支持及鼓励；通过规律随访、健康宣教而逐步提高患者的健康意识，推动患者个人主动配合，形成良性循环，综合提高患者的生活质量。Mills 等[37]构建了以初级卫生保健为目标的综合干预方法，主要包括医师教育（高血压管理在线继续教育、现场强化培训和年度远程学习重新认证模块）、由社区卫生人员提供的家庭干预和健康知识干预 3 方面，干预 18 个月后，干预组患者血压控制效果提高。一项国内研究采用医院-社区联合健康追踪管理模式对中青年高血压患者进行综合干预 1 年，也证实了综合干预模式可明显提高高血压患者的生活质量[38]。

未来高血压的临床研究及工作中应更多地应用生活质量综合干预方法，明确该干预策略的优势及不足，尽早制订适合我国居民的生活质量综合干预策略实施共识与细则。

二、专项干预方法

高血压患者生活质量的专项干预方法多种多样，包括改善患者服药依从性、健康生活方式、互联网络协助、自我效能或自我管理能力、社会心理压力、睡眠质量及中国传统医学等方面。

高血压作为慢性身心疾病之一，心理因素对其也存在一定影响，焦虑、抑郁等负面情绪也是高血压发病诱因之一。从行为学角度分析，焦虑、抑郁情绪会使其出现明显丧失感，导致兴趣、欲望、信心等明显降低，降低患者治疗配合度，同时增加日常生活中不良生活习惯；从生理学角度分析，焦虑、抑郁情绪会导致交感、副交感神经张力处于失衡状态，同时导致下丘脑功能处于紊乱状态，进而诱发血压升高。心理干预可有效改善高血压患者负性情绪。常用的心理干预手段：由心理医师进行心理状态评估，拟定针对性心理干预方案；合理安排检查及治疗时间、保持诊室环境安静且舒适，帮助患者保持充足睡眠同时避免神经过度紧张；主动与患者沟通，适当介绍治疗团队优势，降低疾病不确定感，并根据患者当下心理状态，通过暗示、鼓励、疏导、劝告等进行负面情绪调节；增加日常探视及沟通频次，通过反复询问、聊天等方式确认系统化健康教育成果，帮助其加强认知及行为，有利于不良情绪改善。已有研究证实对高血压患者的焦虑情绪进行认知、情绪、行为干预后，患者焦虑情绪减轻、治疗效果提高、生活质量改善[39]。

随着现代社会信息技术的发展，基于互联网的网络干预方法也应运而生，并被广泛应用。近年来，随着互联网+医疗模式的兴起，传统医疗与互联网医疗线上线下相结合的方式，有助于构建传统医疗生态，创新医疗服务模式。互联网+慢病管理模式是运用网络平台搭建的社区卫生服务中心与综合医院系统，从不同方位进行信息交流，为患者提供充分的信息交流和连续系统的防治模式。互联网+慢病管理模式的应用，对患者的管理更为严密。因为有互联网平台的帮助，社区疾病知识宣传更为有效，经常测定患者的健康状况，可提高患者对疾病的自我管理能力，不仅可以改善患者的血压情况，而且对患者的生活质量也有良好的改善作用。但此管理模式也存在一些缺点：老年高血压患者受年龄及知识的局限，很难接受新兴事物，传统管理模式很难满足患者需要。一项综合了 13 项互联网干预高血压研究的 meta 分析结果显示，持续干预 6 个月或更长时间后，患者的血压明显降低，提供了通过互联网干预降低血压的初步证据[40]。“互联网+”是必须实施的一种模式，但在实施时需对信息化平台进行完善，信息化平台如何应用于慢病，做好个体化健康管理是仍需进一步研究的问题，未来的研究需要评估特定干预成分的贡献，以便建立一个有效降低血压并改善患者生活质量的最佳实践电子互动管理方案。

自我管理是指个人为了维护自己的健康而进行的活动。美国斯坦福大学患者教育研究中心的 Lorig 等认为：慢病自我管理强调以患者为中心，保健专业人员和患者共同先识别患者最关心的健康问题或疾病信息，然后通过学习和使用自我管理的相关技能解决这些问题，其目的是通过实施自我管理干预措施，使慢病患者的健康状况保持相对稳定[41]。实现患者良好自我管理的干预措施包括：①健康宣教，向患者讲明发病原因、治疗手段，并重点向其强调不良饮食或生活习惯和疾病发生的相关性，促使患者意识到自我管理对疾病恢复及预防疾病进展的作用，从而主动参与疾病管理，自觉改变不良行为习惯。②强化管理行为，以增加患者自我管理信心，主动和患者交流，了解患者实际病情状况，和患者共同制订合适的自我管理计划，并制订具体的行为标准及目标，指导患者对自我行为（每天服药情况、功能锻炼情况、饮食情况、血压情况、规律作息时间等）进行记录，促使患者充分明确自我管理行为目标，以逐渐减少其对医护人员或家属的依赖。③加强社会和家庭支持，良好的社会及家庭支持对增强患者自我管理能力及病情康复具有较积极的意义，并有助于提高患者日常生活质量。所以，除对患者加强干预外，还需结合患者家庭情况对患者家属实施健康教育，如每月可定期举行 1 次讲座，向患者家属讲述疾病知识、患者心理特点、自我管理对疾病恢复的意义等，并鼓励患者家属或亲友参与自我管理全过程，以便患者及时获得家属或亲友的支持和鼓励，进而增强自我管理信心。一项以社区为基础的干预性研究提示，从患者本人及其家庭成员和社区成员着手，采取文化相关的措施，提高高血压患者的自我管理水平，从而提升了高血压控制率[42]。此外，自我管理模式能够有效增强高血压患者的体力，增加自我效能感，提高健康设施使用率，增强症状管理能力，减轻疼痛、疲劳的困扰等，改善健康状况[43]。

近年来关于我国传统医学对改善高血压患者生活质量的研究也层出不穷。中医学认为高血压属眩晕、头痛、肝风等范畴，引起本病的原因不外是风、火、痰、淤、虚等几个方面。传统中医药可标本兼治，照顾全面，从根本上抓住高血压的本质，从而改善高血压患者的躯体不适症状，提高高血压患者生活质量。例如，中药玄参具有滋养肝肾之阴、滋水涵木而稳压的作用，以及降压、降糖的作用；车前子可清肝明目，有利尿、降压作用；丹参可改善心肌缺血，保护心肌耐缺氧能力，降低血脂和减少动脉粥样硬化斑块的形成；淫羊藿具有降压、降糖，调节下丘脑-垂体-性腺轴，改善免疫功能，增加冠状动脉血流和抗衰老的作用。八段锦是传统的健身功法，兼具降压与调节情绪的功效，动作简单易学，强度适中，适合高血压患者锻炼，可在临床上进行推广。范维英[44]等已证实八段锦运动可以改善高血压患者的焦虑、抑郁状态，有效降低血压，提高患者生活质量。

然而值得注意的是，上述各项高血压生活质量专项干预方法仍处于试验研究阶段，在今后的临床研究中，需要进一步探究上述专项干预方法在具体实施过程中的优势与缺陷，同时也应尽可能多地发现及探索新的高血压生活质量专项干预方法。

（赵秋平 陈 慧）

参考文献

[1] WHO. The development of the WHO quality of life assessment instrument[M]. Geneval：WHO，1993：41-57.

[2] Wenger NK，Mattson ME，Furberg CD，et al. Assessment of quality of life in clinical trials of cardiovascular therapies[J]. Am J Cardiol，1984，54（7）：908-913.

[3] Derogatis LR，Rickels K，Rock AF. The SCL-90 and the MMPI：A step in the validation of a new self-report scale[J]. Br J Psychiatry，1976，128（3）：280-289.

[4] Hunt SM，McKenna SP，McEwen J，et al. The Nottingham Health Profile：Subjective health status and medical consultations[J]. Soc Sci Med A，1981，15（3Pt1）：221-229.

[5] Ware JE，Sherbourne CD. The MOS 36-item short-form health survey（SF-36）. Ⅰ. Conceptual framework and item selection[J]. Med Care，1992，30（6）：473-483.

[6] Development of the World Health Organization WHOQOL-BREF Quality of Life Assessment. The WHOQOL Group[J]. Psychol Med，1998，28（3）：551-558.

[7] Ware J，Kosinski M，Keller SD. A 12-Item Short-Form Health Survey：Construction of scales and preliminary tests of reliability and validity[J]. Med Care，1992，30（6）：473-483.

[8] Côté I，Grégoire JP，Moisan J，et al. Quality of life in hypertension：The SF-12 compared to the SF-36[J]. Can J Clin Pharmacol，2004，11（2）：e232-238.

[9] Vilagut G，Ferrer M，Rajmil L，et al. The Spanish version of the Short Form 36 Health Survey：A decade of experience and new developments[J]. Gac Sanit，2005，19（2）：135-150.

[10] EuroQol Group. EuroQol–a new facility for the measurement of health-related quality of life[J]. Health Policy，1990，16（3）：199-208.

[11] Kaplan RM，Bush JW，Berry CC. Health status：Types of validity and the index of well-being[J]. Health Serv Res，1976，11（4）：478-507.

[12] Bergner M，Bobbitt RA，Pollard WE，et al. The sickness impact profile：Validation of a health status measure[J]. Med Care，1976，14（1）：57-67.

[13] Bergner M，Bobbitt RA，Carter WB，et al. The Sickness Impact Profile：Development and final revision of a health status measure[J]. Med Care，1981，19（8）：787-805.

[14] 李凌江，郝伟，杨德森，等. 社区人群生活质量研究-Ⅲ生活质量问卷（QOLI）的编制[J]. 中国心理卫生杂志，1995，9（5）：227-231.

[15] Croog SH，Kong BW，Levine S，et al. Hypertensive black men and women. Quality of life and effects of antihypertensive medications. Black Hypertension Quality of Life Multicenter Trial Group[J]. Arch Intern Med，1990，150（8）：1733-1741.

[16] Testa MA，Sudilovsky A，Rippey RM，et al. A short form for clinical assessment of quality of life among hypertensive patients[J]. Am J Prev Med，1989，5（2）：82-89.

[17] Badia X，Roca-Cusachs A，Dalfó A，et al. Validation of the short form of the Spanish Hypertension Quality of Life Questionnaire（MINICHAL）[J]. Clin Ther，2002，24（12）：2137-2154.

[18] 徐伟，王吉耀，Phillips M，等. 老年原发性高血压患者生活质量量表编制的商榷[J]. 实用老年医学，2000，14（5）：242-244.

[19] 杨瑞雪，潘家华，万崇华，等. 高血压患者生命质量量表研制及评价[J]. 中国公共卫生，2008，24（3）：266-269.

[20] Mozaffarian D，Benjamin EJ，Go AS，et al. Executive summary：Heart disease and stroke statistics—2016 update：A report from the American Heart Association[J]. Circulation，2016，133（4）：447-454.

[21] Shipp EM，Cooper SP，Jiang L，et al. Influence of work on elevated blood pressure in hispanic adolescents in south texas[J]. Int J Environ Res Public Health，2019，16（7）：e1096.

[22] Theodore RF，Broadbent J，Nagin D，et al. Childhood to early-Midlife systolic blood pressure trajectories：Early-Life predictors，effect modifiers，and adult cardiovascular outcomes[J]. Hypertension，2015，66（6）：1108-1115.

[23] 国家卫生计生委合理用药专家委员会，中国医师协会高血压专业委员会. 高血压合理用药指南（第 2 版）[J]. 中国医学前沿杂志（电子版），2017，9（7）：28-126.

[24] 刘文澜. 中青年高血压的特点及防治[J]. 吉林医学，2012，33（21）：4643-4644.

[25] Kitaoka M，Mitoma J，Asakura H，et al. Erratum to：The relationship between hypertension and health-related quality of life：Adjusted by chronic pain，chronic diseases，and life habits in the general middle-aged population in Japan[J]. Environ Health Prev Med，2016，21（4）：215-223.

[26] Xu X，Rao Y，Shi Z，et al. Hypertension impact on health-related quality of life：A cross-sectional survey among middle-aged adults in Chongqing，China[J]. Int J

Hypertens，2016，2016：7404957.

[27] Zhang L，Guo X，Zhang J，et al. Health-related quality of life among adults with and without hypertension：A population-based survey using EQ-5D in Shandong，China[J]. Sci Rep，2017，7（1）：14960.

[28] Qin Y，Guo Y，Tang Y，et al. Impact of hypertension on health-related quality of life among different age subgroups in Shanghai：The subpopulation treatment effect pattern plot analysis[J]. J Hum Hypertens，2019，33（1）：78-86.

[29] Ye R，Liu K，Zhang Z，et al. Health-related quality of life of hypertension in China：A systematic review and meta-analysis[J]. J Cardiovasc Med（Hagerstown），2018，19（8）：430-438.

[30] Zheng E，Xu J，Xu J，et al. Health-related quality of life and its influencing factors for elderly patients with hypertension：Evidence from Heilongjiang Province，China[J]. Front Public Health，2021，9：654822.

[31] Wang R，Zhao Y，He X，et al. Impact of hypertension on health-related quality of life in a population-based study in Shanghai，China[J]. Public Health，2009，123（8）：534-539.

[32] Bardage C，Isacson DG. Hypertension and health-related quality of life. an epidemiological study in Sweden[J]. J Clin Epidemiol，2001，54（2）：172-181.

[33] 高血压联盟（中国），国家心血管病中心，中华医学会心血管病学分会，等. 2014 年中国高血压患者教育指南[J]. 中国循环杂志，2014，29（Z2）131-140.

[34] Battersby C，Hartley K，Fletcher AF，et al. Quality of life in treated hypertension：A case-control community based study[J]. J Hum Hypertens，1995，9（12）：981-986.

[35] Appel LJ，Champagne CM，Harsha DW，et al. Effects of comprehensive lifestyle modification on blood pressure control：Main results of the PREMIER clinical trial[J]. JAMA，2003，289（16）：2083-2093.

[36] Fu J，Liu Y，Zhang L，et al. Nonpharmacologic interventions for reducing blood pressure in adults with prehypertension to established hypertension[J]. J Am Heart Assoc，2020，9（19）：e016804.

[37] Mills KT，Rubinstein A，Irazola V，et al. Comprehensive approach for hypertension control in low-income populations：Rationale and study design for the hypertension control program in Argentina[J]. Am J Med Sci，2014，348（2）：139-145.

[38] 蔡敏，方长庚，曾小茹，等. 中青年高血压患者综合干预前后生存质量评价研究[J]. 中国实用医药，2012，7（32）：24-26.

[39] 张素娟，褚彩娟. 心理干预对中青年高血压患者焦虑情绪及治疗效果的影响[J]. 中国临床研究，2013，26（3）：268-269.

[40] Liu S，Dunford SD，Leung YW，et al. Reducing blood pressure with internet-based interventions：A meta-analysis[J]. Can J Cardiol，2013，29（5）：613-621.

[41] Lorig KR，Holman H. Self-management education：History，definition，outcomes，and mechanisms[J]. Ann Behav Med，2003，26（1）：1-7.

[42] Ameling JM，Ephraim PL，Bone LR，et al. Adapting hypertension self-management interventions to enhance their sustained effectiveness among urban African Americans[J]. Fam Community Health，2014，37（2）：119-133.

[43] Swerissen H，Belfrage J，Weeks A，et al. A randomised control trial of a self-management program for people with a chronic illness from Vietnamese，Chinese，Italian and Greek backgrounds[J]. Patient Educ Couns，2006，64（1-3）：360-368.

[44] 范维英，郑丽维，陈丰，等. 八段锦运动对 38 例老年原发性高血压患者焦虑、抑郁的影响[J]. 福建中医药，2021，52（2）：11-13.

第121章 老年人血压管理

众所周知，高血压是心血管疾病发病与死亡的主要危险因素，心血管疾病是严重威胁我国人民健康和生命安全的最常见慢病，尤其老年人更明显。对老年人进行血压控制与管理无疑是保护老年人健康的重要举措。将先进有效的诊疗手段应用到老年人血压管理中，从而控制高血压，对预防心血管疾病有重要意义。老年人血压管理的意义在于，不仅使高血压得到控制，预防心血管病发生发展；而且在老年人个体中及时发现各种心血管疾病；以大高血压学理念看待人体这一整体，有助于更系统全面发现老年人存在的心血管疾病，接受综合处理，不仅使老年人健康长寿，而且能提高老年人的生活质量。

第一节　老年人血压管理的意义

老年高血压存在血压波动大、血压变异性增加、血压难以控制等特点，导致患者身体和心理压力大，医务人员必须高度重视老年高血压患者，给予特殊关照。老年人合并其他心血管疾病危险因素多，心血管疾病病情严重，心脑肾广泛受累，病情隐匿，风险高，又容易被忽略，所以我们对老年人的病情观察要细致，使其存在的各种疾病得到及时又全面的治疗，避免分段治疗。除此之外，对老年人进行血压管理，还能兼顾其他疾病如糖尿病、血脂异常、慢性支气管炎、前列腺肥大等的管理。

一、老年高血压与心血管疾病的特点

（一）老年高血压特点

1. 以收缩压升高为主，脉压增大 脉压指的是收缩压和舒张压的差值，正常范围是30～40mmHg，脉压是反映动脉弹性的重要指标，也是心血管疾病的重要危险因素。单纯收缩期高血压在老年高血压患者中占65%[1]，老年高血压患者脉压增大更为常见。脉压增大与老年人血管弹性减退及大动脉逐渐管壁增厚、管腔顺应性降低等改变有关。大量临床研究表明，与舒张压相比，收缩压对心脑肾等靶器官的损害更大，60岁以上患者收缩压升高2mmHg，心肌缺血和死亡风险增加7%，脑卒中风险增加10%，收缩压升高20mmHg，心血管死亡率将增加1倍。Framingham心脏研究也发现，65～94岁收缩压≥180mmHg的患者与收缩压＜120mmHg的患者相比，冠心病危险增加3倍[2]。脉压与总死亡率、脑卒中和冠心病均呈显著正相关，Ferreira等发现脉压增大是高血压患者不良心血管事件发生的独立危险因素，且预测效果明显优于收缩压及舒张压[3]。

2. 血压变异性增加、波动大 随着年龄增加，位于颈动脉窦和主动脉弓的压力感受器敏感性降低，血压调节能力下降，导致老年人血压变异性增加，随着情绪、昼夜、季节和体位等因素变化，血压的变化幅度增大，主要表现为血压波动大、昼夜节律异常，由此老年人直立性低血压、清晨高血压及餐后低血压发生率增加，24h动态血压监测对上述情况检出有重要意义。血压变异性增加，不仅增加老年人心血管疾病风险，也给降压治疗增加难度。对于血压波动大的老年人，要重点关注有无心血管疾病急性发作，还需排除继发性高血压及短效抗高血压药物不按时规律用药的情况。

（1）直立性低血压：目前是指由卧位变为直立位3min内收缩压持续下降≥20mmHg，或舒张压持续下降≥10mmHg，在老年患者中尤为多见[4]，患者可出现头晕、晕厥等低灌注症状。Phillip等的研究数据显示直立性低血压的发病率随着年龄增长而增加，在＞65岁老年人中占5%～30%，在＞75岁老年人中占30%，而在长期居住于养老机构的人中高达70%[5]。老年人发生直立性低血压主要由于增龄导致压力感受器敏感性下降，血管顺应性降低，心率反应减弱。且老年人多合并影响自主神经功能的疾病如帕金森病，从而影响直立位时血压调节机制。此外，药物因素也较为常见，如α受体阻滞剂等抗高血压药物、镇静药物等。直立性低血压会导致心脏与脑灌注不足，甚至诱发心血管疾病，对于老年高血压患者，特别是合并直立位低血压的患者，降压治疗要严格选择适当药物及进行用药后严密的观察。

（2）清晨高血压：广义的清晨高血压为清晨家庭自测血压平均值≥135/85mmHg和（或）诊室测量血压平均值≥140/90mmHg，无论其他时段血压水平是否高于正常，包括新诊断的高血压患者及已经接受降压治疗的高血压患者[6]。老年高血压患者容易出现清晨高血压，特别是老年单纯收缩期高血压患者，这一现象比较常见。其机制主要为清晨交感神经系统兴奋性升高，肾素-血管紧张素-醛固酮系统（RAAS）激活，血浆皮质醇、儿茶酚胺、肾素等在清晨显著升高。因此，清晨为心血管事件的高发时间段，可以通过时间治疗学及药物治疗学帮助有效控制清晨高血压，减少心血管事件的发生，更好地保护老年人健康。

（3）餐后低血压：主要表现为餐后2h内收缩压下降≥20mmHg；或餐前收缩压≥100mmHg，而餐后收缩压＜90mmHg；或血压未达到上述标准，但患者出现眩晕、黑矇、跌倒、晕厥及心绞痛等心血管疾病症状[7]。老年人为餐后低血压的高发人群。餐后低血压的发生机制包括压力感受器敏感性下降、交感神经系统功能不全、内脏血液灌注增多、餐后具有扩张血管作用的血管活性肽分泌增多等。餐后低血压不仅会降低患者生活质量，还会增加心血管疾病的风险。

（4）昼夜节律异常：健康成年人或部分轻中度高血压患者的夜间血压水平较白昼降低10%～20%（即杓型血压）。老年高血压患者常存在血压昼夜节律异常，可表现为夜间血压下降＜10%（非杓型）或＞20%（超杓型），甚至夜间血压反而较白昼升高（反杓型），老年高血压患者中非杓型血压发生率高达69%。其发生可能与遗传、睡眠障碍、阻塞性睡眠呼吸暂停低通气综合征、褪黑素水平降低、自主神经功能受损、神经源性直立性低血压、RAAS系统激活、合并慢性肾脏病有关。高血压患者血压昼夜节律紊乱是心血管疾病的重要危险因素，可能增加心脑肾等靶器官损害的风险。

3. 白大衣高血压多　患者在非同一时间至少 2 次诊室测量收缩压≥140mmHg 和（或）舒张压≥90mmHg，而 24h 动态血压监测白昼平均值≤135/85mmHg，同时排除其他继发性高血压。老年人白大衣高血压发生率高于年轻人，为 15%～25%。发病机制尚不明确，可能与交感神经过度激活、免疫系统、心理因素、代谢有关。老年人白大衣高血压漏诊可能会导致过度治疗，甚至出现家中血压降低后重要器官供血不足，诱发心血管疾病发作可能。研究显示，白大衣高血压患者亦有心脑肾靶器官损害风险，所以要注意即使诊断白大衣高血压，也要结合患者合并心血管疾病危险因素及靶器官损害情况，及时适当启动治疗。

4. 老年高血压的特殊类型

（1）隐蔽性高血压：是指诊室血压正常而 24h 动态血压监测或家中自测血压升高，老年人隐蔽性高血压多见。老年人隐蔽性高血压的发生可能与体重指数、生活习惯、生化指标、早发心血管疾病家族史、体力活动、精神压力等有关。隐蔽性高血压患者发生靶器官损害和心血管疾病的危险性显著增加[8]，如果不能及早进行降压治疗，则会发展为持续性高血压，并造成不同程度的靶器官损害。应鼓励并指导帮助老年人广泛进行家庭血压监测，早期发现，早期干预。

（2）假性高血压：是指无创血压计测得的外周血压值高于动脉穿刺直接测得的血压值，老年人多见[9]。Osler 手法（袖带法测压时，当袖带测压超过患者收缩压时，如果能清楚扪及桡动脉或肱动脉搏动，则为 Osler 手法阳性）可帮助筛查假性高血压。但其敏感度和特异度均较低。确诊假性高血压需进行动脉内血压直接测量。假性高血压发生主要是由于动脉粥样硬化及其他的血管随增龄改变，袖带充气测压时血管不能被压缩导致收缩压过高。若将假性高血压错误诊断为顽固性高血压，则将引起过度降压导致的心脑肾供血不足；若将高血压急症误诊为假性高血压而不及时进行降压治疗，则会危及患者生命。

（3）顽固性高血压：是指在改善生活方式基础上应用了可耐受的足够剂量且合理的 3 种或以上抗高血压药物（包括一种噻嗪类利尿剂）至少治疗 4 周后，诊室及诊室外血压仍不能达标，或至少需要 4 种抗高血压药物才能使血压达标[6]。老年顽固性高血压最常见原因包括动脉硬化、肾功能损害或肾功能不全，继发性高血压也是老年顽固性高血压的一个常见原因。老年顽固性高血压通常合并多系统疾病，治疗难度大，心血管疾病容易发作，要重点关注，积极查找原因，及时调整治疗方案使血压达标[10]。

（二）老年心血管疾病特点

1. 合并危险因素多，病情重，风险高　随着年龄增加，心血管疾病如冠心病、心力衰竭、脑卒中及肾衰竭等发病率均呈上升趋势。美国一项调查显示，在 35～44 岁人群中，首发心血管事件的平均发生率为3/1000，85～94 岁人群中增加到 74/1000。老年心力衰竭患者占全部心力衰竭患者的 75%。此外，由于老年高血压患者血压水平高，合并其他心血管疾病危险因素多，所以心血管疾病病情重且复杂。国外一项研究对≥65岁和＜65 岁的急性心肌梗死患者进行比较，老年组多支血管病变的人数多于非老年组。国内研究资料也显示≥65 组多支血管病变冠心病比例高于＜60 岁组。对老年高血压患者的心血管疾病要时刻保持警惕，及时发现，及时治疗。

2. 心脑肾同时受累　老年心血管疾病通常具有多器官同时受累的特点，人作为生命有机整体，各系统器官之间联系密切、互相影响，高血压对老年人心脑肾的损害常同时发生，患者可能因为某一突出器官损害表现而就诊某一专科，我们要从关联的角度发现与诊疗老年高血压患者已存在的各种疾病，即大高血压学学科理念。所以在实际工作中对已经发生某一心血管疾病的老年患者，要想到详细评估其他重要器官的功能，及时发现，早期治疗，全面保护心脑肾。

3. 症状隐匿　老年心血管疾病常隐匿不易发现，主要表现在以下 3 个方面。

（1）总体隐匿：老年心血管疾病不典型症状出现的比例高，患者对症状的感觉常不敏感，对症状感觉模糊或错乱，如将胸痛与上腹痛混淆；某些症状还易被误认为衰老表现。部分老年人已经发生心血管疾病，但因症状不典型或无症状而未及时就诊，常因体检或其他疾病检查而被发现，如陈旧性脑梗死、心肌梗死等。老年人心血管疾病症状隐匿，不易被发现。各级医疗机构要特别注意老年人轻微疾病症状的变化，严格按照规定进行体格检查，认真阅读、分析检查报告。

（2）部分隐匿：老年人常某一靶器官疾病突出，而其他靶器官疾病相对隐匿，心内科、神经内科、肾内科等专科医师可能只关注本科室突出疾病的诊断与治疗，对其他专科疾病未进行评估，或者即使发现也不重视处理。

（3）长期隐匿：老年疾病大多是需要长期治疗的慢病，尤其是心血管疾病。规律的血压监测、定期的门诊随访及药物治疗对老年人无疑是复杂且有负担的，在疾病稳定时期，老年人可能放松警惕而停药，或者长期服药但不观察药物效果，以上种种均可导致心血管疾病再次发作，威胁老年人健康。

4. 发作危急 由于老年心血管疾病危险因素多，病情重，风险高，症状隐匿，且老年高血压有血压波动大、脉压增大、顽固性高血压多等特点，所以老年心血管疾病常急性发作，一旦发作，则严重威胁老年人生命安全及健康。例如，老年人心脏储备功能低下，任何诱因均可使处于边缘状态的心肌氧供需失衡而发生急性冠脉综合征。

正是由于老年高血压患者有上述特点，靶器官损害和心血管疾病多且严重，包括冠心病、脑血管病、心力衰竭、心律失常等，这些心血管疾病是老年人死亡的重要原因。大量临床研究证明，对老年人进行高血压诊疗和管理有助于预防心血管疾病发生，大大减少急性心血管事件造成的死亡。

二、血压管理能兼顾其他疾病管理

人体是一个有机整体，对疾病的诊断与治疗应该是全面的、系统的。对老年高血压患者的管理不仅仅只着眼于降压治疗，而是对患者存在的各种疾病也要同时兼顾。根据大高血压学学科要求，应完善高血压患者病史采集与常规检查，对高血压患者存在的心血管疾病危险因素与各种心血管疾病进行处理。此外还要兼顾以下疾病的处理。

（一）糖尿病

现代社会，高糖饮食、不健康的饮食习惯、作息无规律等使糖尿病发病率逐年上升。按 WHO 标准诊断的总糖尿病加权患病率从 1980 年的 0.67%上升到 2013 年的 10.4%，2015～2017 年针对我国 31 个省、自治区、直辖市 75 880 名≥18 岁成人的横断面研究提示，我国成人糖尿病患病率为 11.2%（WHO 诊断标准）[11]。糖尿病会诱发微血管、大血管等受损，导致糖尿病肾病、糖尿病心肌病变、糖尿病足、糖尿病眼底病变等。糖尿病并发症造成的死亡超过 50%是心血管疾病引起的。我国慢病前瞻性研究发现，糖尿病显著增加缺血性心脏病和脑卒中风险。

糖尿病患者各年龄段中以老年人发病率最高，约 42.7%，且各种并发症多。但 2015～2017 年的调查结果显示糖尿病知晓率为 36.5%，治疗率为 32.2%，治疗控制率为 49.2%，表明我国糖尿病防治仍有较大工作空间。在目前的诊疗工作中，门诊及住院患者仍未将糖尿病筛查作为常规工作，尤其是对餐后 2h 血糖的检查。糖尿病典型多饮、多食、多尿、消瘦症状并非在每名患者中均出现，单纯依靠症状判断患者是否需要进行糖尿病筛查本身并不科学，仅仅进行空腹血糖检查也并不严谨，不利于部分以餐后血糖升高为主的糖尿病患者及糖耐量异常患者的检出。高血压学学科诊疗规范要求高血压患者必须完善空腹血糖及餐后 2h 血糖检查，这就能使高血压患者中存在的糖耐量异常者都能被及时发现与处理，从而对心血管疾病进行预防。

（二）其他并存疾病

老年人常易合并其他疾病，人体是有机的整体，疾病之间也相互联系，对老年高血压患者的诊疗不仅仅着眼于血压的控制，对同一名个体存在的其他并存疾病也要同样关注。

1. 前列腺肥大 老年男性高血压患者大多合并不同程度的前列腺肥大，25%～30%的老年前列腺肥大患者同时合并原发性高血压[11]，常有尿频、尿急并可能发生尿潴留。前述情况易导致患者精神紧张、情绪波动和睡眠不足，从而使血压产生明显的波动。夜间反复起夜会引起反复的急剧体位变化，易导致直立性低血压并引起跌倒和晕厥等。对于前列腺肥大患者，通常为缓解症状而服用 α 受体阻滞剂，这更加容易导致血压降低及直立性低血压。在老年人降压治疗前，应仔细了解相关情况并进行解释和及时调整用药，以防血压明显波动和意外情况发生。

2. 慢性支气管炎 为临床多发性呼吸系统疾

病类型，且以老年人多见，常与高血压合并发生，近年来慢性支气管炎合并高血压发病比例呈上升趋势。两者合并发生时，可相互影响，促使病情恶化，使治疗更为棘手。在临床工作中发现，有些高血压患者由于没有症状而未及时被发现，更没有接受合理的处理，导致了心脏损害，如左心衰竭。此时由于心脏动力下降，患者血压不高甚至偏低，患者出现心力衰竭发作，可能表现为咳嗽、咳痰并就诊于呼吸内科，对于这种情况，要小心甄别。慢性支气管炎患者长期咳嗽会使血压产生波动，同时使用某些抗高血压药物也可能会加重慢性支气管炎症状，如β受体阻滞剂会引起支气管舒张功能降低，血管紧张素转换酶抑制剂（ACEI）可能导致咳嗽出现或加重。在老年人合并上述情况时，需全面考虑，仔细鉴别，避免误诊及使用可能加重病情的抗高血压药物。

3. 骨质疏松　高血压与骨质疏松都是老年人的常见病，有研究提出两种疾病具有相似的发病机制，且具有共同的危险因素[12]。高血压患者持续性高尿钙流失导致骨质疏松风险增加，维生素 D、血清钠、NO、RAAS、细胞因子都可能参与两种疾病的发生。老年高血压患者中，高龄、血同型半胱氨酸升高可能是骨质疏松的危险因素。而女性较男性发生骨质疏松风险更高，与绝经年限、甘油三酯水平有关。抗高血压药物可影响骨质疏松的发生，其中噻嗪类利尿剂是唯一被证明对预防骨密度降低和减少骨折风险有明确保护作用的抗高血压药物，钙拮抗剂类抗高血压药物可能是骨质疏松的保护因素。有研究提出，血管紧张素Ⅱ通过使游离钙离子浓度下降的同时，增加甲状旁腺素对钙代谢的影响，从而增加骨质疏松发生。若老年人骨质疏松导致骨折后运动减少，肌肉萎缩会引起血糖异常，血压升高，长此以往不利于心血管健康。对于老年高血压合并骨质疏松的患者，要两病兼治，合理用药。

4. 青光眼　高血压与青光眼均随着年龄增长而发病率增加，高血压与青光眼在发病机制、病理生理等方面有很多类似之处，高血压通过引起眼灌注压减低、高眼压和房水循环障碍等引起或加重原发性开角型青光眼，但目前尚无明确证据证明高血压与原发性闭角型青光眼是否有关联。血压的变化尤其夜间血压降低可影响视神经盘的血液供应，从而导致青光眼发作。选择不同的心血管治疗药物可对青光眼的发病率产生明显的影响，其中β受体阻滞剂具有保护作用，钙拮抗剂能够提高视神经盘的血液供应从而用于青光眼治疗。据临床研究报道，尼莫地平对视神经具有保护作用。ACEI 和血管紧张素Ⅱ受体阻滞剂（ARB）能够降低眼压，可应用于青光眼患者[13]。此外，高血压并发青光眼患者要慎用利尿剂。

第二节　老年人血压管理内容与流程

对于老年人血压管理，要按照高血压与心血管疾病的防治原则与方法，完成高血压学学科要求的规范的病史采集，并进行相应的辅助检查，还要从老年人生活情况方面着手，全面了解高血压与心血管疾病诊疗情况，发现其他心血管疾病危险因素，对老年人进行全方位的保护。

一、老年人血压管理的内容

（一）了解血压变化趋势

对于老年人，高血压的早期发现、早期诊断、早期治疗是防治心血管疾病的重要手段。定期体检和定期测量血压有利于及早发现高血压并防治相关疾病。各级医疗机构应对所有就诊者严格执行首诊血压测量制度。此外可以利用公共活动场所如老年活动站、居委会等测量血压。提倡家庭自测血压，在早晨、中午、晚上测血压，在季节变换时尤其注意监测血压变化。了解血压数值及变化趋势，发现血压波动规律，可帮助高血压诊断与治疗。

血压的变化与年龄关系密切。随着年龄增加，动脉会逐渐出现两个特征性的生理变化：扩张和僵硬。因此随着年龄增加，收缩压逐渐升高，舒张压会开始下降。要以动态发展的眼光观察老年人血压，如有具体数据支持血压动态上升，即使没有达到高血压诊断阈值，也要警惕靶器官损害，对于特殊情况如糖尿病、心血管疾病，要注意药物治疗启动时机。

老年人每天不同时段的血压也有区别。老年个体每天的血压波动有整体特点，但也有个体特点，所以要监测老年人每天不同时段的血压，以便于确定药物治疗方案，灵活调整药物服用时间。

老年人血压的变化与季节也有关。秋末气温逐渐降低，遇到寒冷刺激时，为减少热量散发，皮肤血管收缩，此外肾上腺素水平上升，心率增快，心排血量增加，血管收缩明显，血管阻力增加，导致血压升高，诱发心血管疾病。此外，由于老年人通常在冬春季节体重增加、运动过少及冬季饮食中可能摄入更多的盐，血压也可能升高。尤其每年的11月到来年的2月，是一年中心血管疾病猝死的高峰月份。这一现象在北方地区更明显。可见，要注意老年人秋冬季与冬春季血压变化及症状变化，使老年高血压患者安全过冬。

老年人血压的变化可能提示心血管疾病发作。在规律治疗且血压稳定的老年高血压患者中，血压突然变化是心血管疾病的表现形式。由于老年人心血管疾病的不典型性，有时心血管疾病的发作可能仅表现为血压变化，对这部分患者更要提高警惕。

（二）了解高血压诊疗情况

首先要明确高血压的可防可控性，对就诊老年人要了解以下情况。

1. 病因诊断情况 高血压病因诊断非常重要，病因不同会造成血压水平、靶器官损害速度及程度、治疗方案不同，不能认为老年高血压一定是原发性高血压，也可能是继发性高血压但长期被误诊，甚至可能在原发性高血压的基础上合并继发性高血压，及时明确病因，纠正病因，制订个体化治疗方案，可帮助降压、减少服药负担，有效保护靶器官。

2. 长期服药情况 询问诊疗过程中使用的具体药物及服药效果，有助于判断心血管疾病风险及诊断病因。例如，对于使用ACEI或ARB类药物后血压明显降低的患者，要考虑合并肾动脉狭窄；对使用β受体阻滞剂后血压不降反升的患者，要警惕嗜铬细胞瘤。但在确定某种药物治疗效果时要有时间连续性，如患者服用药物后未监测血压，随着季节变化或生活方式未控制出现高血压相关症状，测量血压发现血压升高，不能作为该药物治疗效果判定。

3. 血压控制情况 老年高血压患者多有高血压病史长的特点，高血压的治疗强调持续达标，要了解患者长期血压控制情况。若长期血压控制均不达标，心血管疾病风险相对升高，提示医师在全面评估心脑肾情况时，除了询问常规症状，还要进行全面的实验室及影像学等检查，这对部分无症状的心血管疾病检出有重要帮助。

（三）了解心血管疾病危险因素及其防治情况

心血管疾病危险因素包括高血压、年龄（男性>55岁，女性>65岁）、吸烟或被动吸烟、糖耐量异常（餐后2h血糖7.8～11.1mmol/L）或空腹血糖受损（空腹血糖6.1～6.9mmol/L）、血脂异常[TC≥5.2mmol/L（200mg/dl）或LDL-C≥3.4mmol/L（130mg/dl）或HDL-C<1.0mmol/L（40mg/dl）]、早发心血管疾病家族史（一级亲属发病年龄<50岁）、向心性肥胖（腹围：男性≥90cm，女性≥85cm）或肥胖（BMI≥28kg/m^2）、高同型半胱氨酸血症[14]。

老年高血压患者中肥胖、高血压、血脂异常、血糖紊乱增多，吸烟者减少。男性中胆固醇随年龄增加逐渐升高，50岁左右达峰并持续到70岁，此后呈下降趋势，绝经期前的女性HDL-C水平高于男性，绝经期后水平下降。血糖紊乱以耐糖量受损多见，糖尿病患病率在45岁后明显上升，60岁达高峰。

年龄是心血管疾病危险因素，但流行病学资料表明，心血管疾病不一定是衰老的结果，而可能与可改变的心血管疾病危险因素有关。具体、有针对性的预防干预措施最好在患者年轻时实施，但它们对老年人同样有效，不仅可以延长寿命，还可以提高老年高血压患者的生活质量[15]。非专科医师对心血管疾病的诊断要从危险因素评估开始，对了解老年高血压患者心血管疾病危险因素及其防治情况。高血压科医师对心血管疾病的治疗，在控制血压的同时，对其他心血管疾病危险因素如糖耐量异常、血脂异常等也要综合防治。

（四）了解老年人心血管疾病情况

首先，要认识到高血压与心血管疾病的关系，树立诊疗高血压的同时明确有无合并心血管疾病的观念。血压水平与心血管疾病如脑卒中、冠心病发病均呈正相关，合并其他心血管疾病危险因素的多少及高血压原因也与心血管疾病的发生与严重程度密不可分，要严格按照大高血压学学科理念，查找高血压原因，筛查心血管疾病危险因素。

其次，要做好对有症状和体征的常规心血管疾病的诊断。对老年患者要详细询问各种心血管疾病症状，严格做好体格检查，灵活运用辅助检查。对老年人的某些症状，要做好鉴别诊断，如老年人夜尿增多除可能是前列腺疾病外，还要考虑原发性醛固酮增多症或高血压肾损害引起。还有老年人新发的头晕与眩晕，如果与活动相关，要警惕急性冠脉综合征或急性脑血管疾病。

特别要强调，应结合老年高血压病程，合并危险因素多少及老年人血压波动情况，发现无症状性心血管疾病，确保老年高血压患者的安全。

还要重视发现早期心血管疾病，使患者的治疗前移，保护老年人健康。早期心血管疾病不是严格意义上的心血管疾病，其发现主要依靠高血压的病程、心血管疾病危险因素的多少和靶器官损害的全面评估。

（五）了解老年人生活情况

对高血压的诊断与治疗是对人的诊断与治疗。除了疾病本身，老年人的生活情况也不容忽视。影响血压的生活情况包括主观情况与客观情况两方面。

主观情况包括社会心理平衡失调、睡眠质量下降等。社会心理因素可激活交感神经及 RAAS 而导致血压水平升高。由于现代社会发展而出现的“空巢”现象和老年期失去伴侣孤独生活在老年人群中较多见，老年人的抑郁和焦虑现象多于其他人群。国内外研究均认为，社会心理因素是高血压的重要危险因素，因此在老年心血管疾病防治中，要重视社会心理因素对心血管系统的危害，强调心理平衡对保护心脏健康的重要性。睡眠质量差者血压昼夜节律失调，失眠次日可出现心率增快、血压升高，要寻找并消除引起失眠的原因，经相关专科医师评估后制订治疗方案，提高睡眠质量。

客观情况包括家庭成员、经济条件及教育程度等。独居及活动不便者就诊次数少，依从性相对较差。经济条件亦会影响患者就医积极性及治疗连续性。哥伦比亚一项研究表明，与未接受过正规教育者相比，接受过中等或高等教育者合并心血管疾病危险因素比例较低，患高血压的风险低 37%[16]。对于此类患者，要充分考虑客观情况。

了解老年人生活，还能帮助发现心血管疾病。如平时容易情绪激动的老年人突然变得安静，平时热爱活动的老年人变得不想活动，平时不起夜的老年人出现了夜尿，平时控制平稳的血压出现了波动等，均要警惕心血管疾病发作。

二、老年人血压管理的流程

（一）详细临床资料收集

在问诊和体格检查过程中要充分根据老年人的特点及个体的特点，采用适当的方式、方法，及时、客观地获得临床需要的信息和体征，对疾病进行诊断和鉴别诊断。首先在沟通过程中要注意沟通方式，询问方式要简单易懂，注意言语亲切，取得患者信任。老年人语言能力下降可导致症状叙述困难，同时语调低、语速慢，一些方言、口音等也需要详细辨别。然后从主要的问题入手，循序渐进地询问症状的性质、时间、特点等内容，全面了解患者的情况。体格检查过程中，需注意动作轻柔，做好保暖工作，此外对于老年人，除常规体格检查外，尤其需要注意卧立位血压的测量。对于有特殊表现的患者，要进行相关体格检查，如有进食后头晕者，需测量餐后血压。

病史采集的内容：高血压的基本情况，包括继发性高血压的症状鉴别，高血压有无进行治疗，药物治疗效果及长期血压控制情况等；心血管疾病症状的采集及鉴别；其他心血管疾病危险因素及伴随疾病诊治情况；此外，还需要注意关注老年人生活情况，如家庭成员、心理因素等。

病史资料很重要，但又不能完全依靠症状，要注意老年人在同一种心血管疾病症状表现上较中青年人有更强的隐匿性，需仔细鉴别。例如，老年人心血管疾病症状常易与老年人的衰老症状表现混淆，患者自觉某些症状如活动耐量下降是因为衰老，甚至部分医师也容易误认为衰老引起，问诊时应注意将心血管疾病的病理症状与衰老的生理表现相区别。老年人的冠心病、心绞痛或心肌梗死症状多不表现为剧烈疼痛，而可能仅表现为胸闷、心前区不适感，或仅表现为头晕、恶心、乏力、冷汗等非特异性症状，即使胸痛，也常表现为闷痛、隐痛或难以确定性质的不适感觉。

（二）完成系统的辅助检查

对于老年高血压患者，首先要完成规范的高血压患者 13 项常规检查，其次根据患者病情选择针对性检查。

因为老年高血压患者心血管疾病症状常不典型，所以更强调系统检查。老年人常进行常规体检，要注意避免重复检查，可借助体检数据了解血压变化趋势，发现各次体检报告的细枝末节，如患者血肌酐的动态变化。此外尽量不做有创检查，高血压本身可能会导致肾功能损害，随着年龄增加，肾脏结构和功能亦会减退，要精心权衡造影剂检查风险与收益，减少造影剂进一步损伤肾功能。

（三）防治原则与方法指导

高血压是最重要的可改变的心血管疾病危险因素，常并存其他危险因素和（或）临床情况，对每一名初诊的老年高血压患者都应进行高血压类型、总体心血管危险和其他临床情况评估。通过病史询问、体格检查、实验室检查和辅助检查，了解患者高血压的程度、是否为继发性高血压、合并的危险因素、靶器官状况等，以进行个体化的健康教育及制订治疗方案和随访计划。

如何实现以上合理诊疗，需要达到以下要求：①系统。老年高血压患者系统诊疗内容很多，如心血管疾病的有无和严重程度、如何兼顾其他疾病等，严格按照高血压诊疗规范就能实现系统诊疗。②细心。老年人心血管疾病症状经常无特异性，如胸闷、下肢乏力等，常与衰老表现或其他疾病症状混淆，必须细心鉴别，避免遗漏。③知识面广。要做好老年高血压患者诊疗，临床医师的知识面必须要广，临床基础知识及技能操作丰富扎实，这样才能在诊疗过程中准确全面，有的放矢。④耐心。因为老年人的特殊性，常需要反复核对病史、整理相关资料、梳理诊疗思路。

第三节　老年人血压管理与实施

一、医务人员的管理

建立健全基本卫生服务体系，在老年人就医各个环节均做好血压管理，是保护老年人健康的重要措施，老年人血压管理如何具体实施分为以下几方面。

（一）就诊管理

1. 门诊管理　患者对疾病的具体分科大多并不了解，尤其老年患者。每一次就医对老年患者而言并不容易，从挂号缴费到医嘱执行，流程多且复杂，而医师接诊时间有限，可能会因各种原因出现漏诊或反复转诊。老年人可能因各种原因就诊而发现血压升高从而就诊高血压科门诊。结合老年高血压及心血管疾病所述特点，对老年高血压门诊管理要强调快、准、稳。

（1）快：减少就诊等待时间及简化就诊流程，详细交代检查地点及药物服用注意事项。此外，老年人血压波动大易诱发心血管疾病，而老年人心血管疾病常病情重，发作危急，所以门诊要在有限时间内快速辨别老年人心血管疾病，及时处理。

（2）准：了解老年人当次就诊需要重点解决的问题并准确查明高血压原因，识别老年人心血管疾病，根据具体情况准确处理，使老年患者能得到有效治疗。

（3）稳：对老年人血压的控制强调 24h 平稳达标，且对于老年高血压亚急症患者，降压速度不宜过快，以免导致重要器官供血不足。对老年人心血管疾病要保证长期平稳，所以要全面筛查并控制心血管疾病危险因素，并详细告知下次就诊时间、随访内容和方式及疾病和药物服用相关注意事项等。

2. 住院管理　对于疑难、复杂、危重患者，要及时收治入院。在对老年人进行血压管理时，高血压科医师应从疾病发生发展的角度诊治老年人靶器官损害与心血管疾病，做到全面治疗、长期治疗。例如，有一例老年高血压患者，因胸痛就诊，行冠状动脉造影明确诊断冠心病，并有支架置入适应证，但由于其既往有支气管咯血病史，与支架置入术后抗血小板治疗存在治疗矛盾，针对冠心病的治疗就陷入了困境，患者反复就诊于国内数家大医院并多次住院，相关的心内科与呼吸内科医师从本专科角度分析后对介入治疗与否都未给出明确答案。最后患者就诊高血压科，按照高血压学学科理念对患者进行分析，认为如果不进行介入治疗，患者会出现活动量减少、生活质量下降，活动减少后带来的血糖升高风险，还可能出现缺血性心肌病导致的心力衰竭，进一步加重患者生活质量下降，心力衰竭可能逐渐进展造成肺动脉压力升高，亦会诱发或加重支气管咯血情况。综合考虑，患者应进行介入治疗，这一分析得到心内科权威专家的赞同与支持。

（1）全面治疗：分科细致有利于聚焦某一疾病，但对疾病整体把握可能欠缺格局，导致只治疗局部的情况出现。全科医师有整体思维，但很多专科知识储备不够。老年高血压患者常因某一突出问题就诊，但接诊医师可能陷入“头痛医头、脚痛医脚”的情况，尤其在外出会诊时更为常见。高血压科医师要时刻牢记人的整体性与关联性，对心脑肾进行整体评估，病史采集过程要反复确定相关症状的有无及特点，制订个体化检查方案，在老年个体中及时发现各种心血管疾病，全面控制心血管疾病危险因素，全面有效保护老年人健康。

（2）长期治疗：高血压与心血管疾病随着年龄增加逐渐出现或加重，疾病的发生发展是连续的，也是可以预料并干预的。对于单纯老年高血压患者，要治未病之病，全面控制心血管疾病危险因素，避免心血管疾病发生。若患者已合并心脑肾靶器官损害及临床疾病，应进行积极治疗，防止其复发。所以，疾病的诊疗也应该是连续的，尤其老年人，危险因素多，心血管疾病重，合并疾病多，医务人员更要聚焦当时，放眼未来，保证疾病治疗的连续性，长期保护老年人健康。

（二）公共卫生管理

1. 规范管理服务　上医治未病，我国卫健部门强调要将以疾病治疗为主的观念转变为以疾病预防为主。公共卫生管理是疾病预防的第一道防线，做好公共卫生管理对保障老年人健康很重要。老年人公共卫生管理服务对象为所有老年人，而不仅仅是老年高血压患者。老年人服务内容包括常规的生活方式和健康状况评估、高血压筛查、体格检查、辅助检查，对患者进行分类干预，健康指导和随访评估。除此之外，要设定工作指标，保证工作范围内老年人全覆盖管理。

2. 公共卫生管理人员重要性　公共卫生服务人员起到上下承接作用，是重要的桥梁，对老年人的管理不能流于形式，要看到管理内容的真正内涵，要能及时发现问题、及时解决问题。例如，测血压过程中发现血压升高，或者因为测血压发现特殊症状如胸痛、胸闷、双下肢水肿等，要及时建议患者就诊，必要时反复督促患者就诊。所以公共卫生管理人员要有足够的责任心，基础知识要扎实，从而有效甄别老年人各种情况，并引导患者合理就诊。

3. 老年人公共卫生管理特殊性　老年人对公共卫生人员认识可能存在偏差，如对公共卫生人员不信任，有抗拒心理。另外老年人可能对公共卫生人员的身份及工作产生误解，如将公共卫生工作人员当作专科医师，将日常健康检查工作误认为在进行相关诊疗，从而误认为疾病已经得到治疗。老年人可能由于各种因素对公共卫生人员相关建议执行不到位，如孤寡老人无人陪伴就诊，因社会及生活常识缺乏或身体条件有限，以及经济条件限制，主观就诊积极性差。对于特殊人群，要特殊关照。

（三）家庭医师管理

1. 家庭医师管理观念和政策　鉴于高血压患者分布于各大城市社区和乡村，明确乡镇与社区医疗机构是我国高血压防治的“骨干”。结合国际先进的家庭医师管理观念及我国国情，我国逐渐出台家庭医师相关政策。目前，在社区开展的家庭医师签约服务正在有序进行，已经形成多种典型模式，如“1+1+1”签约服务模式、“基础包+个性包”签约服务模式等，也针对老年人提供了个性化的签约服务。在老年人高血压管理中，家庭医师以契约服务的形式为老年人提供连续、协调、可及的综合医疗保健服务，承担着健康守门人的角色，且研究已经显示家庭医师签约服务对于改善社区老年高血压患者血压水平、提高服药依从性和生活质量有重要意义[17]。

2. 家庭医师管理要求

（1）全面管理：针对每一名老年人个体，要按大高血压学学科管理要求发现与诊治老年人的各种疾病。要知道老年人相对年轻人在心血管疾病症状方面的不典型性、合并疾病多、心血管疾病发病风险高特点。在具体工作中，除了常规的心血管疾病危险因素及发病风险评估，了解老年人生活情况，除了与老年人沟通，与家属的沟通也很重要。对老年人生活的了解，也能帮助专科医师发现与解决一些老年人血管控制与心血管疾病难点、疑点。

（2）全程管理：对于老年人，需要管理的大多是需要长期治疗的慢病，要针对个体及其存在的发病风险因素进行定期、连续监测评估等。老年人心血管疾病病情重，依从性相对差，要加强随访，缩短随访时间，在老年人有生活情况改变时，更要加强随访。在随访过程中要能发现一些不易察觉的内容。

（3）优质管理：提高家庭医师管理质量，要注重提高医师素质，制订筛选标准，明确工作内容，建立信任、建立档案、建立体系。对老年人进行血压管理，是全方位的健康管理。可借助信息化管理手段，进行长期的追踪和随访。充分利用信息系统帮助老年人缩短预约时间及减少预约步骤。此外要强调双向联动，家庭医师和家庭成员联动，家庭医师和专科医师联动。

二、个人（家属）管理

每一个人都是自己健康的责任人，各地各级医疗机构的工作人员应鼓励指导每家每户的家属对自家老年人做好血压管理，措施如下。

（一）首先做好血压监测

血压测量是评估血压水平、诊断高血压及观察降压疗效的根本手段和方法。诊室血压测量次数有限，且测量时段与常规每日血压高峰时段多不重合，借助诊室血压测量判断血压水平及治疗效果有其局限性。此外老年人血压波动大，白大衣高血压多见，所以家庭血压监测更适合老年高血压患者，能更真实地反映个体生活状态下的血压状况，可在心血管疾病相关症状出现时可以及时测量血压。此外，家庭血压监测预测心血管风险能力优于诊室血压[18]。家庭血压监测可用于评估数日、数周、数月甚至数年的血压控制情况和长时血压变异，有助于改善患者治疗依从性。

开始家庭血压监测时，首先要告诉老年人及其家属正确的测量方法，动员家庭成员帮助使用经国际标准方案认证合格的上臂式家用自动电子血压计。电子血压计每年至少进行1次校准。要告知老年人血压控制目标值及血压变化规律，但不应过分强调，以免增加老年人精神心理压力，家庭测量血压值一般低于诊室测量血压值，高血压的诊断标准为≥135/85mmHg（对应于诊室测量血压的 140/90mmHg）。在初始治疗阶段、血压不稳定或调整药物治疗方案时，要加强血压测量。最好能详细记录每次测量血压的日期、时间及所有血压值。对于精神高度焦虑的患者，不建议开展家庭血压监测[19]。

（二）重点管理生活方式

生活方式管理包括控制食盐摄入、合理饮食、规律运动、控制体重、戒烟限酒、保持心理平衡、保证睡眠。超重、钠摄入量与血压成正比，老年高血压患者中肥胖者增多，均衡饮食、规律运动有助于控制体重。老年人对钠很敏感，而且钠的升压作用随年龄增加而增强，严格限盐可以有效降低血压，是成本效益最高的高血压防治措施。吸烟是心血管疾病的重要危险因素，要动员家庭成员帮助及督促老年高血压患者严格戒烟。饮酒量越大，血压值越高，饮酒还可对抗抗高血压药物的作用使血压不易控制。少吃动物脂肪及内脏，多吃粗纤维食物，新鲜的蔬菜、水果，预防便秘。避免情绪激动，适当运动，不要过度劳累，保证充足的睡眠和良好的心态。还要强调老年人要缓慢起床，适应起床时的体位变化后再下床活动，以避免血压骤然波动过大。老年高血压患者生活方式管理内容见表 9-121-1。

表 9-121-1 老年高血压患者生活方式管理

项目	内容及要求
限盐	每日摄入量 6g 以下，因老年人盐敏感性增加，建议更加严格限盐
戒烟	严格戒烟，避免被动吸烟
限酒	限酒，每次饮白酒量应小于 50g
饮食	合理膳食，摄入富含膳食纤维及维生素的食物，维持足够钾摄入
运动	增加体育运动，如快走、慢跑、游泳及打太极拳、跳舞等
体重	体重指数应保持在 20～24kg/m^2
睡眠	保证充足睡眠
精神状态	保持平和的心态及良好的精神状态

（三）及时就诊，规范治疗

家属在日常生活中要帮助老年人准确监测血压，若发现血压升高，则及时带患者就诊；帮助老年人更好地与医师沟通，督促老年人规律服药，监测老年人有无服药不良反应等；家属还要注意纠正患者及自己对治疗认知的以下误区：

发现血压升高后不进行全面系统评估，测量发现血压升高后不正规就诊，认为高血压不需要检查，可自行在药店购买药物服用；服药后不监测血压，以为只要服药，血压就一定降低，并以症状来评估血压的高低，认为血压水平的高低和症状成正比；认为血压正常后就不需要继续服用药物，高血压已经被“治愈”；过度解读说明书记录的药物不良反应，造成情绪焦虑，认为服用后降低血压会导致“脑供血不足”；对每日随时间波动规律、血压高峰出现时间不了解，服用药物时间不对，不能有效控制血压高峰；随意频繁更换抗高血压药物，服用一种药物而血压未下降时认为药物效果差；盲目相信市场上所谓的保健产品，如降压帽、降压鞋垫、磁疗鞋垫等，以保健品代替药物。

（钟　娅　余振球）

参考文献

[1] 冯颖青，孙宁玲，李小鹰，等. 老年高血压特点与临床诊治流程专家建议[J]. 中华高血压杂志，2014，22（7）：9.

[2] Mahmood SS，Levy D，Vasan RS，et al. The Framingham Heart Study and the epidemiology of cardiovascular disease：A historical perspective[J]. Lancet，2014，383（9921）：999-1008.

[3] Ferreira AR，Mendes S，Leite L，et al. Pulse pressure can predict mortality in advanced heart failure[J]. Rev Port Cardiol，2016，35（4）：225-228.

[4] Joseph A，Wanono R，Flamant M，et al. Orthostatic hypotension：A review[J]. Nephrol Ther，2017，13：S55-S67.

[5] Low PA. Prevalence of orthostatic hypotension[J]. Clinical Autonomic Research，2008，18（s1）：8-13.

[6] 中华医学会心血管病学分会高血压学组. 清晨血压临床管理的中国专家指导建议[J]. 中华心血管病杂志，2014，42（9）：721-725.

[7] Orshoven NV，Jansen P，Oudejans I，et al. Postprandial hypotension in clinical geriatric patients and healthy elderly：Prevalence related to patient selection and diagnostic criteria[J]. Journal of Aging Research，2010，2010（4）：243752.

[8] Park CG，Choi CU. Cardiovascular disease in masked hypertension：Clinical implications[J]. Curr Hypertens Rev，2010，6（4）：254-259.

[9] Rubio-Guerra AF，Duran-Salgado MB. Recommendations for the treatment of hypertension in elderly people[J]. Cardiovasc Hematol Agents Med Chem，2015，12（3）：146-151.

[10] 唐发宽，林乐健. 老年难治性高血压研究进展[J]. 中华老年心血管病杂志，2016，18（1）：3.

[11] Zusman R. Patients with uncontrolled hypertension or concomitant hypertension and benign prostatic hyperplasia[J]. Clin Cardiol，2010，27（2）：63-69.

[12] Yang S，Nguyen ND，Center JR，et al. Association between hypertension and fragility fracture：Alongitudinal study[J]. Osteoporos Int，2014，25（1）：97-103.

[13] Blaes N，Girolami JP. Targeting the ‘Janus face’ of the B2-bradykinin receptor[J]. Expert Opin Ther Targets，2013，17（10）：1145-1166.

[14]《中国高血压防治指南》修订委员会. 中国高血压防治指南（2018 年修订版）[J]. 心血管病防治，2019，19（1）：1-44.

[15] Noale M，Limongi F，Maggi S. Epidemiology of cardiovascular diseases in the elderly[J]. Adv Exp Med Biol，2020，1216：29-38.

[16] Hessel P，Rodríguez-Lesmes P，Torres D. Socio-economic inequalities in high blood pressure and additional risk factors for cardiovascular disease among older individuals in Colombia：Results fromanationally representative study[J]. PLoS One，2020，15（6）：e0234326.

[17] 赵艳平. 家庭医生签约服务在社区老年人高血压患者中的管理效果观察[J]. 继续医学教育，2021，35（2）：167-168.

[18] Stergiou GS，Siontis K，Ioannidis J. Home blood pressure asacardiovascular outcome predictor：It's time to take this method seriously[J]. Hypertension，2010，55（6）：1301-1303.

[19] 华琦，范利. 中国老年高血压管理指南 2019[J]. 中华老年病研究电子杂志，2019，6（2）：1-27.

第122章

儿童少年血压管理

众所周知，高血压等很多慢病严重危害儿童少年健康。随着人们生活水平的提高，儿童少年高血压的患病率呈上升趋势，已经成为影响儿童少年健康的公共卫生问题[1]。然而，专业健康保健知识的宣传与落实工作并没有同步发展。随着我国《“健康中国2030”规划纲要》的发布和全生命周期慢病健康管理策略的实施，儿童少年血压的规范管理亟待解决。积极预防、及时发现和早期识别儿童少年高血压，并对其进行系统规范的检查与处理，对改善儿童生活质量、促进儿童健康成长，以及预防成人高血压的发生和降低心血管疾病风险具有重要意义。本章阐明了儿童少年血压管理的意义，明确提出了儿童少年血压管理的内容与流程，并对已有高血压的患儿如何进行规范管理提出建议。

第一节 儿童少年血压管理的意义

儿童少年的成长与血压密切相关[2]。儿童正常的生命活动和良好的生长发育需要有正常的血压基础。儿童少年时期血压升高不仅会影响儿童正常生长发育，对各器官产生损害，影响儿童的健康成长，也会增加成年后高血压及心血管疾病的发生风险[1, 3]，严重影响人们的生活质量。因此，对儿童少年血压进行规范管理具有重要的意义。

一、儿童少年高血压的危害

儿童少年血压水平与体重和身高增长及骨骼

的成熟有着密切的关系[2]。高血压对儿童生长发育的影响主要表现在儿童体型发展和骨骼发育加速，而体型发展和骨骼发育加速又可导致高血压及心血管疾病进展[2, 4, 5]。国外有研究对比分析了 54 例新诊断原发性高血压和高血压前期患儿与血压正常儿童的骨龄，结果发现不论是高血压前期或是高血压儿童，其骨龄发育均较血压正常儿童提前，导致身体较高、体形较胖；研究结果还表明骨骼发育加速的超重或肥胖儿童患高血压的风险可能会增加[4]。这可能是由于儿童体细胞生长和动脉压有共同的调控机制，其均是受内分泌因素（如生长激素-胰岛素样生长因子）和神经机制影响所导致的[2, 4]。原发性高血压患儿临床多表现为超重或肥胖，可影响生长激素-胰岛素样生长因子的分泌，从而导致骨骼成熟加速和血管壁平滑肌细胞肥大发生，这在一定程度上导致高血压及心血管疾病进展[2, 4]。不仅如此，患有高血压的儿童较血压正常儿童心肺功能和运动素质差，这可能与户外运动不足有关[5]，这将影响孩子的生活质量。

儿童少年高血压不仅会影响儿童正常的生长发育，还可造成儿童亚临床靶器官损伤，出现心脏、动脉和肾脏的病变，是未来心血管事件的危险因素[6]。一项在我国济南市城区 4 所公立学校进行的抽样调查结果显示，在 333 例高血压患儿中，47.4%有颈动脉内中膜厚度增厚，32.4%有左室肥厚，29.2%有血脂异常，7.6%有肝功能障碍，4.1%有微量白蛋白尿[6]。其中颈动脉内中膜厚度是成人动脉粥样硬化和未来心血管事件的标志[7]，也是脑卒中、心肌梗死和死亡的独立预测因子[3, 6]。在高血压患儿中，心血管系统需要适应因血压升高带来的神经体液调节及血流动力学改变[3]，高血压持续没有纠正可导致动脉粥样硬化和心脏重构发生[8]。一项历时 17 年的随访资料显示，年轻个体的血压与成人心血管危险变量显著相关[9]。国外的研究表明，未经治疗的原发性儿童少年高血压患者左室肥厚的患病率为 46.5%[10]。而左室肥厚已被确定为心血管疾病发病率和死亡率的独立危险因素[11]。最近的研究表明，高血压对心脏的损伤并不仅仅是左室肥厚，而表现为更广泛的心血管微观和宏观结构及功能的改变，这是由于压力超载、旁分泌或自分泌因子共同作用导致心肌损伤和心脏纤维化，以及心房、心室和动脉系统重构[12]，这些改变可以从儿童少年血压升高就开始出现。研究表明，成人动脉粥样硬化性心脏病的病理发展过程在儿童时期就已经出现[13]，儿童期收缩压升高会增加成年后冠状动脉疾病的风险[14]。另有一项对高血压前期患儿早期肾损伤的研究显示，即使是轻度升高的血压负荷，也有发生肾损伤的风险，诱导微量蛋白尿发生[15]。还有研究显示，儿童少年高血压和儿童出血性或缺血性疾病有关，而引起相应的神经系统表现[16]。由此可见，儿童少年血压升高导致的亚临床靶器官损伤在高血压患儿中普遍存在，增加了成人后发生高血压和心血管事件的风险，其危害不容忽视。

二、控制血压与心脑肾的保护

目前已经有大量研究证明，儿童少年血压升高会增加成年期罹患高血压的风险[17-19]，这与儿童少年血压发展的“轨迹现象”有关[20]，即儿童少年血压处于某个百分位数，经过一段时间后，其血压值仍然保持原来的血压百分位数相对不变。所以，儿童少年血压升高在一定程度上可以预测成人期高血压的发生[20]。可以说，成人高血压和儿童少年血压升高密不可分。如前所述，虽然儿童少年血压升高产生的亚临床靶器官损伤很少发生到后期器官功能障碍，但若儿童少年高血压没有得到有效控制，上述亚临床损伤持续进展，发展到成人期将进展为严重的心血管疾病，成为威胁人们健康的主要原因。据《中国心血管病报告 2015》报道，高血压儿童较血压正常儿童在成年后更易患高血压并发生心血管重构，患病风险分别是血压正常儿童的 2.1 倍和 1.5 倍，且风险随着年龄组上升而升高，儿童至成年持续高血压组人群出现心、肾功能损害的风险比血压始终正常的人群增加 3 倍[21]。在前面提到的济南市公立学校的研究中，心血管损伤在 9～14 岁的儿童中比其他年龄组更为普遍[6]，这些高血压患儿可能存在罹患心血管疾病的风险。国内赵地、张明明等对 6～18 岁儿童少年血压研究队列经过 18 年的随访后发现，儿童期高血压至成年后血压正常者，对心肾功能的影响轻微；而儿童期及成年期都存在高血压者，成年后发生高血压心肾功能异常的危险性增强[22]。在一项针对 86 名 5～17 岁儿童原发性高血压的治疗和靶器官损伤的前瞻性研究中发现，如果高血压得到充分控制，则部分亚临床靶器官损伤是可逆的[10]，因此，对儿童少年进行抗高血压治疗可能会使靶器官损伤消退[23]。这些临床研究均提示重视儿童期血压监测的重要意义和及时控制儿童少年血压是保护心脑肾的有效措施。

因此，将血压干预年龄段从成人前移至儿童少年，控制儿童少年血压在正常范围，不仅可以促进儿童健康成长，也可以预防亚临床靶器官损害，早期对心脑肾等重要器官进行有效保护[20, 24, 25]。这与美国心脏协会提出的“实现成人心血管健康和疾病预防的关键是保持从出生到儿童时期及成年早期和以后的理想心血管健康”理念一致，也是实现全生命周期慢病管理的理论基础。因此，早期识别儿童少年心血管风险增高的情况并及时处理，有利于保障儿童时期乃至成人期心血管健康[25]。

三、目前儿童少年高血压流行情况与防治现状

（一）儿童少年高血压的流行情况

目前国内外对儿童少年高血压的患病率报道不一。一项针对全球儿童少年高血压患病率的大规模 meta 分析显示，在过去 20 年中，儿童高血压患病率呈上升趋势[26]。资料显示，截至 2018 年 6 月，全球儿童少年高血压总的患病率为 4%，高血压前期患病率为 9.67%，1 级高血压的患病率为 4%，2 级高血压患病率为 0.95%，超重和肥胖儿童高血压的患病率分别为 15.27%和 4.99%，而正常体重儿童高血压患病率只有 1.90%[26]，提示超重和肥胖儿童高血压的患病率大大增加。

我国梁亚军等使用 2010 年米杰等制定的中国儿童和青少年血压参考标准[27]，利用 1991～2004 年我国健康与营养调查数据，对我国江苏、山东、河南、湖北、湖南、广西和贵州共 8247 名 6～17 岁的儿童和青少年的资料进行分析显示，在调整了年龄、性别和体重因素后，1991～2004 年我国 6～17 岁儿童和青少年的血压水平和高血压患病率呈上升趋势，高血压前期的患病率从 4.1%上升至 7.5%，而高血压的患病率从 7.1%上升至 14.6%，其中 6～12 岁儿童高血压的患病率从 2.8%上升至 8.1%，而 13～17 岁儿童高血压的患病率从 12.4%上升至 21.0%[28]。另有近期的研究利用 1991～2015 年我国健康与营养调查数据，以《中国高血压防治指南（2018 年修订版）》为参考，统计了我国 7～17 岁儿童青少年高血压患病率变化趋势，也得到了相似的结果，即从 1991 年的 8.9%上升到 2015 年的 20.5%[29]。这组数据表明，我国儿童及青少年高血压人群正逐渐扩大，并且高血压患病率随年龄增加呈上升趋势，尤其从青春期到成年早期，患病率大幅上升。

我国幅员辽阔，全国不同地区的儿童少年高血压的患病率有所不同。母昌垒等收集总结了我国华中、华东、华南、华北、西北、西南不同地区的儿童少年高血压的患病率资料，患病率为 4.15%～20.20%，统计见表 9-122-1[30]，提示我国儿童少年高血压患病率随地域分布不同有所差别，甚至在同一城市不同地区有所差异。

表 9-122-1 我国不同地区儿童少年高血压患病率调查情况

研究者	调查年份	研究对象年龄（岁）	样本量	调查地区	筛查策略	血压测量次数（次）	高血压诊断标准	患病率（%）	所属地区
马苏娟	2016	6～12	7538	重庆丰都县	单一时点	3	中国标准	11.83	西南
张光玮	2015	6～12	3749	吉林长春	多时点	3	中国标准	5.07	东北
秦真真	2013	6～15	10091	江苏南京	单一时点	3	中国标准	4.48	华东
焦智兰	2014	6～17	300	吉林长春	多时点	3	中国标准	4.30	东北
杨志锋	2016	9～17	2946	浙江慈溪	单一时点	3	中国标准	17.90	华东
世佳利	2010	6～18	11571	河南焦作	单一时点	2	中国标准	7.30	华中
袁保诚	2015	6～17	11841	重庆	单一时点	2	中国标准	16.10	西南
仇君	2015	13～18	16843	湖南长沙	单一时点	3	中国标准	10.09	华中

续表

研究者	调查年份	研究对象年龄（岁）	样本量	调查地区	筛查策略	血压测量次数（次）	高血压诊断标准	患病率（%）	所属地区
张晓阳	2014	6～17	1371	福建福州	单一时点	3	中国标准	8.50	华东
尤丽吐孜	2015	6～17	4200	新疆	多时点	2	中国标准	15.45	西北
朱珞宁	2013	6～18	5450	辽宁沈阳	多时点	3	美国标准	20.20	东北
王娇	2010	7～12	58748	广东广州	单一时点	3	美国标准	9.40	华南
张肖笑	2014	6～18	7781	重庆	多时点	3	美国标准	6.00	西南
吕秀华	2013	7～17	1383	宁夏银川	单一时点	3	美国标准	6.70	西北
杨云始	2010	7～18	23706	云南	单一时点	3	美国标准	7.51	西南
Tao Xu	2015	8～18	29997	四川、黑龙江、湖南、内蒙古、云南、宁夏	单一时点	2	美国标准	4.15	西南、东北、华中、华北，西北
邹志勇	2014	7～18	214354	31 个省份	单一时点	3	美国标准	6.40	全国

注：单一时点，同一时间连续测量；多时点，不同时间点进行测量，取平均值。高血压诊断标准：美国标准，美国国家高血压教育项目（NHBPEP）参照标准；中国标准，《中国高血压防治指南 2010》中推荐的“中国儿童青少年血压参照标准”。

梁晓华等在 2014 年对我国重庆市县城和农村地区 13 597 名 6～12 岁儿童进行的横断面研究显示，重庆市儿童少年总的高血压患病率为13.75%[31]。另一项 2010 年对我国天津市 1898 名 7～15 岁儿童进行的横断面研究显示，该地区儿童少年高血压患病率为6%[32]。这两项研究的数据也表明，我国儿童少年高血压的患病率南北分布不均，在这两项研究中，重庆市较天津市患病率高，推测主要与这两个地区的饮食习惯不同有关，如过量的盐及腌制食品的摄入。总体来说，儿童高血压患病率的地域性差异影响因素值得进一步流行病学研究，以因地制宜地针对具体因素干预和防治儿童高血压。此外，在重庆的研究中发现高血压患病率城乡差距较大，其中城市为 9.02%，而农村为 17.47%[31]，农村地区情况令人担忧，可能与生活在农村的儿童肥胖较多、社会经济地位低下、饮食失衡和脂质代谢异常有关[31]。这提示我们在防治儿童少年高血压的过程中应该重点关注农村地区，相关部门也应该采取相应措施和加强宣传，以减少这些高危因素的影响。

（二）儿童少年高血压的防治现状

我国人群高血压患病率不断上升，知晓率和控制率并不理想。一项 2014 年 9 月至 2017 年 6 月来自中国成人患者心脏事件评估中心的 1 738 886 人的数据分析显示，高血压患病率、知晓率、治疗率和控制率分别为 37.2%、36.0%、22.9%和 5.7%；其中在 35～75 岁的成年人中，近一半的人患有高血压，不到 1/3 的患者正在接受治疗，不到 1/12 的患者能够控制自己的血压[33]。遗憾的是，目前国内外还没有研究系统地统计儿童少年高血压的知晓率及治疗情况。国外一些小型研究显示，儿童少年高血压未被充分认识和治疗。在国外一项针对糖尿病青少年群体的研究发现，只有 7.4%的 1 型糖尿病患者和 31.9%的 2 型糖尿病患者知晓自身血压状况，即使在诊断高血压后，也只有 57.1%的 1 型糖尿病患者和 40.6%的 2 型糖尿病患者实现了良好的血压控制[34, 35]。国内针对上海中小学 2047 名学生的横断面调查显示，家长对儿童肥胖及包括高血压在内的肥胖相关慢病知识认识不足[36]。一项对山西省汾阳市小学生家长的现况调查显示，家长对儿童高血压知识的知晓率在 50%以下[37]。同样，一项针对重庆市儿童少年肥胖及相关知识的调查也显示，家长对肥胖及相关慢病知晓率低，且城市儿童慢病防治知识知晓率相对高于农村儿童[38]。

儿童少年高血压知晓率和治疗率低的原因包括疾病本身特点和医患双方的认识不足。儿童少年高血压起病隐匿，初期不易被家长及患儿察觉，通常进展至后期才被发现，就诊时通常已出现靶器官损害，病情易被延误。另外，儿科医师也正面临着高血压相关儿童健康问题的重大挑战。当前我国儿科医师缺乏，全科太泛，专科太专，绝大部分医院尚未建立儿童高血压专科，儿科医师缺乏相应专科知识的培训，对高血压相关疾病认识不到位，加之患儿常分散于多科就诊，部分高血压患儿病情及病因复杂，容易导致误诊、漏诊。再者，即使临床诊断明确，也可因缺少指南、目标血压不明确、治疗不全面、诊疗不规范、患儿及家长依从性差、不易坚持用药及儿童用药局限等原因，疾病进一步发展、恶化。儿童少年高血压总体防治现状堪忧，因此应该针对这些原因采取相应措施干预，以逐步提高儿童少年高血压的知晓率和有效治疗率。

第二节　儿童少年血压管理的内容与流程

一、血压管理相关基础知识

（一）儿童血压的测量方法

1. 器械　目前国内使用的通常是通过国际标准方案认证的上臂式医用电子血压计或符合计量标准的水银柱血压计。需要提出的是，应使用合适尺寸的袖带进行测量，充气气囊的长度应为手臂周长的 80%～100%，宽度应至少为周长的 40%，儿童血压计袖带型号、上臂围及年龄参照表 5-61-6。

对于严重肥胖儿童和青少年，可使用大规格气囊袖带。对于新生儿，可使用留置导管进行直接动脉内测量及使用示波技术进行间接测量[39]。

2. 体位　应测量坐位上臂血压，上臂应置于心脏水平，儿童血压的测量首选右臂。婴儿在测量时应仰卧。测量下肢血压时选择俯卧位。

3. 步骤　安静休息至少 5min 后开始测量，袖带的下端应位于肘前窝上方 2～3cm 处。使用水银柱血压计时，听诊器的钟形物应置于肘前窝的肱动脉上方，快速充气使气囊内压力在桡动脉搏动消失后再升高 30mmHg，然后以恒定速率（2～3mmHg/s）缓慢放气，在放气过程中仔细听取柯氏音，观察柯氏音第Ⅰ时相（第一音）和第Ⅴ时相（消失音）水银柱凸面的垂直高度，读数即为收缩压及舒张压。若柯氏音不消失，取柯氏音第Ⅳ时相（变音）为舒张压读数，测量读数应精确到 2mmHg。

4. 测量时点　儿童高血压的诊断需要根据连续 3 个时点的血压水平进行，2 个时点间隔 2 周以上，每个时点测量 3 次血压，计算后两次的平均值或取最低读数作为该时点的血压水平。对初诊测量血压的儿童，应测量四肢血压以排除主动脉狭窄、多发性大动脉炎等先天性心血管疾病。正常情况下，下肢血压较上肢高 10～20mmHg。对 3 岁及以上儿童每年体检时应同时测量血压，并与体格发育指标一起进行监测。

（二）儿童少年正常血压和高血压的评估

为方便临床医师快速诊断儿童高血压，对于 3～17 岁不同年龄的儿童，目前使用公式进行初步判断，详见表 5-61-4[39]。对于可疑高血压儿童，则需参考《中国高血压防治指南》标准进行高血压判定[39]。

儿童正常血压定义为至少分别 3 次测量，平均收缩压和舒张压小于该年龄、性别和身高第 90 百分位数。对于青春期前儿童，正常高值血压指收缩压和（或）舒张压≥第 90 百分位数和＜第 95 百分位数；对于青少年，和成人一样，血压≥120/80mmHg 至＜第 95 百分位数甚至＜第 90 百分位数，应视为正常高值血压。而儿童高血压则是指平均收缩压和（或）舒张压≥第 95 百分位数，并进一步划分为 1 级或 2 级高血压。儿童少年高血压的评估流程见图 9-122-1[39]。

（三）24h 动态血压监测

24h 动态血压监测（ABPM）近年来被广泛应用于儿科临床，测量时应选择合适尺寸的袖带，白昼每 15～20min 读取 1 次读数，晚上每 20～30min 读取 1 次读数。考虑到操作的可行性，一般适用于 5 岁以上儿童。临床上用于鉴别白大衣高血压和持续性高血压；白大衣高血压定义为血压在诊室或临床环境中测值≥第 95 百分位数，但诊室或临床环境之外＜第 95 百分位数。另外，对于慢性肾脏病（CKD）的儿童，作为常规管理的手段，可评估夜间高血压，以更好地控制及延迟肾脏疾病进展。

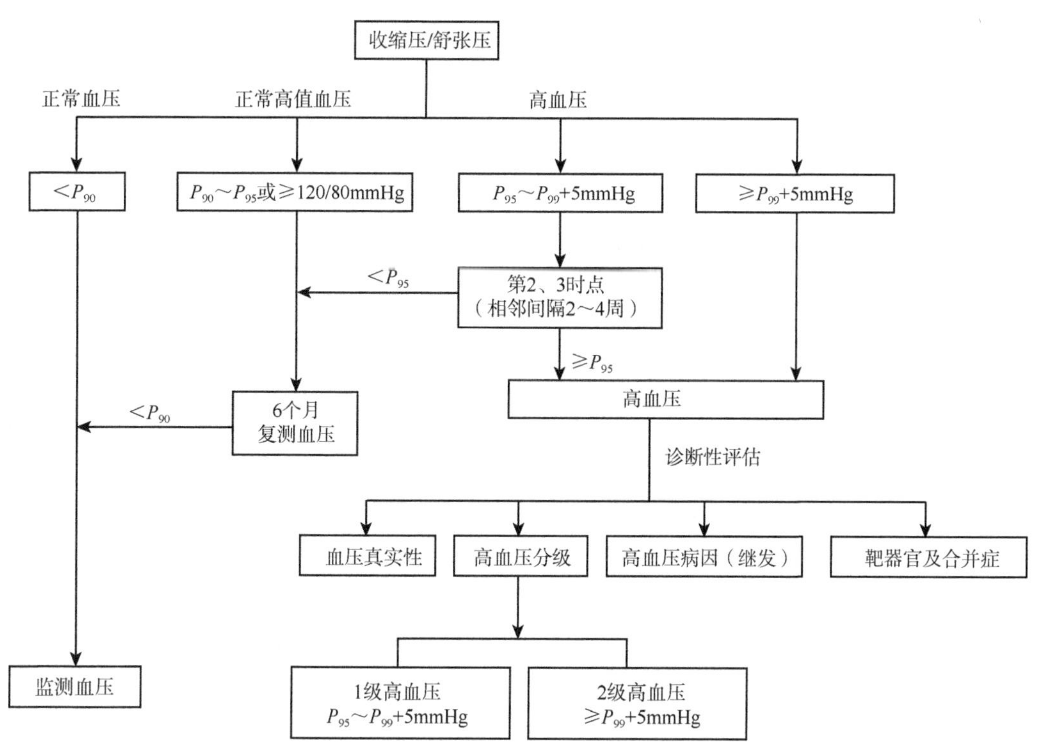

图 9-122-1 儿童少年高血压的评估流程

P_{90}. 第 90 百分位数；P_{95}. 第 95 百分位数；P_{99}. 第 99 百分位数

ABPM 是一个评价血压控制的较好的工具，尤其对于患有 CKD 或糖尿病的儿童，建议每隔 6～12 个月定期进行 ABPM，以排除选择性夜间高血压。

二、各时期儿童少年血压管理的内容

血压管理是早期发现儿童少年高血压的核心环节。我国高血压的防治必须从儿童时期抓起[40]，开展儿童少年各时期的血压管理，定期体检，针对生命不同阶段的特点和主要健康问题及影响因素制订干预措施[41]。

（一）胎儿期

胎儿期的血压管理主要是针对妊娠期的规范管理。有研究发现，妊娠期有子痫前期-子痫、妊娠期高血压病史时均会对胎儿出生后产生不良结局，其后代在晚年患心血管疾病的风险增加[42]。对妊娠期进行妊娠前、妊娠中期的血压规范管理可降低胎儿不良结局的风险，故应加强高血压科和妇产科及相关科室的多学科协作，使其成为妊娠期高血压患者和胎儿的安全保障。有关孕产妇血压管理内容在前文相应章节已详细讲述。有文献研究显示，低或高的妊娠体重增加都与不利的母婴结局相关[43]，故胎儿期应加强对妊娠期体重管理，定期孕检，进行相关指标检查，既要加强妊娠期营养，又要保持孕妇正常体重增长，确保胎儿正常发育。此外，除了血压和体重的管理，还需预防妊娠期各种并发症的发生，若孕检发现其他相关慢病，应该到相应具有专科诊疗能力的医院，或多学科协作进行规范的随诊和管理，其是提高妊娠质量和保证围生期安全的关键。另有研究显示，出生时早产、低出生体重、巨大儿会增加青春期前儿童高血压的风险[44]。故在围生期应视情况增加孕检频率，避免早产、低出生体重、巨大儿等情况发生，减少出生后高血压和心血管疾病发生风险。

（二）新生儿期

有研究显示，出生后母乳喂养能让儿童远期受益，可预防高血压，降低血清胆固醇，预防成人肥胖和超重及心血管疾病发生[45]。出生后应尽早母乳喂养，并增加母乳喂养的持续时间，相关从业人员应帮助母亲增加母乳喂养的信心，保证乳母营养，加强母婴联系，确保乳母良好的营养及心理状态以确保奶量充足，以促使新生儿良好成长，预防今后高血压发生。

维生素D对保证儿童的生长发育至关重要。由于缺乏日光照射，维生素D缺乏普遍存在。有研究显示，维生素D不足对儿童尤其是肥胖儿童代谢失调及高血压的严重程度有关[46]。故足月儿提倡出生后2周、早产儿出生后1周即要补充维生素D，足月儿每天400IU，早产儿每天800IU，除了满足正常生长发育的需要外，也给机体提供了充足的维生素D储备，对今后的儿童少年高血压预防有着重要作用。

另外，随着现代社会的发展和精准医疗的提出，儿童时期先天性和遗传性疾病的筛查和诊断也逐渐精准化。由于儿童继发性高血压的主要原因为肾性高血压，故应重视出生后尤其是新生儿期先天性肾脏和尿路畸形（congenital anomalies of the kidney and urinary tract，CAKUT）等疾病的筛查和管理。CAKUT是常见的出生缺陷，在新生儿中发病率约为2/1000，几乎50%的儿童期CKD是由CAKUT所致，且可表现为高血压和隐匿进展的终末期肾病[47, 48]。所以对妊娠期胎儿泌尿系统超声异常的高危新生儿可通过普及泌尿系统B超和尿常规检查初步进行筛查，对可疑CAKUT的新生儿，可做进一步检查如磁共振尿路造影、肾脏核素显像甚至基因检测来明确。我国上海、北京等地已经开始对高危新生儿行泌尿系统超声筛查和随访工作，并正逐步完善社区卫生服务中心—妇幼保健院—儿童专科医院转诊体系[49, 50]，其经验值得全国推广。

（三）婴儿期

婴儿期是儿童生长发育较快的时期，除了继续母乳喂养、补充维生素D和完善CAKUT筛查外，这个时期的一个主要任务是正确添加辅食[51]，以使其适应以后的营养摄入。众所周知，低钠饮食在高血压的预防及治疗方面起着积极的作用[52, 53]，有研究显示，钠摄入量与儿童和青少年的血压呈正相关[54]。因此婴儿辅食添加必须控制钠过量摄入。另有研究证明，儿童食物中添加糖与儿童心血管疾病风险增加有关，建议儿童每天摄入≤25g的添加糖并避免2岁以下儿童摄入添加糖[55]。故应在给婴儿添加辅食时，除了控制钠的过量摄入，还要注意制作的辅食中不添加盐、糖等成分，警惕辅食加工半成品中隐性盐成分，这样还可以保证婴儿良好的味觉适应，为今后健康饮食习惯打下基础。

除此之外，运动、睡眠都与婴儿血压相关。给婴儿做相应月龄的被动体操锻炼、游泳等活动有助于防治婴儿肥胖发生。另有研究认为，儿童睡眠不足可导致患高血压的风险增加[56]，故应保证婴儿睡眠充足，母亲和孩子的良好交流如抚触可改善婴儿睡眠。

（四）幼儿期

幼儿期除了强调健康饮食习惯养成，还可逐渐培养良好的运动习惯。幼儿期的饮食非常重要，所有照顾儿童的监护者都应在最初的1000天内倡导母亲、婴儿和幼儿期的健康饮食[57]。相关研究显示，钙摄入量与血压呈负相关，钙摄入量增加会略微降低血压正常人群的收缩压和舒张压，表明其在预防高血压方面发挥了作用[58]。幼儿期饮食除应满足每天必需的奶量以保证钙摄入外，也将逐渐增加食物的种类，养成良好的饮食习惯，注意荤素搭配、营养均衡。如适量多吃水果、蔬菜、低脂奶制品、全谷物、鱼、家禽、坚果和瘦肉，包括限制糖和糖果的摄入量及保证较低的钠摄入量。应注意多到户外运动，接受充足的阳光，继续摄入维生素D，避免维生素D缺乏，继续养成良好的运动生活习惯。

（五）学龄前期

学龄前期儿童饮食起居、生活习惯进一步养成和发展，尤其是应减少零食的摄入，避免快餐饮食和含糖饮料，可以水和牛奶作为含糖饮料的替代品[41]，继续养成良好的饮食习惯和适量运动的习惯，以及早睡早起的习惯。更为重要的是，从学龄前期开始就要安排定期体检。这个时期的儿童（>3岁）体检时开始首次测量血压[39]，并在以后的体检中规律测压，动态监测血压变化情况。体检内容应包括常规体格发育指标、血压情况，以及一些必要的实验室检查如血常规、尿常规、肝肾功能、血脂等，以及肾脏、肾血管B超等影像学检查，以早期发现高血压及生长发育异常相关的潜在疾患。如在前面所提及的包括CAKUT在内的先天性泌尿系统疾病，部分患儿会表现为生长发育落后甚至高血压等，定期体检、动态监测有助于早期发现异常，及时干预。另外，建立社区血压管理模式可针对不同血压水平的学龄前期儿童进行分类管理，尤其能提前发现高血压儿童而进入诊疗工作，这对高血压儿童的早发现、早治疗具有重要意义[59]。

（六）学龄期

学龄期儿童开始进入小学生活，因此要提倡规律作息，养成良好的学习、运动、睡眠习惯，继续培养健康的饮食习惯及生活方式。在美国儿科学会的儿童和青少年高血压筛查和管理指南中，提出了针对青少年预防高血压的饮食建议（表 9-122-2）[60]。

表 9-122-2 预防高血压的饮食推荐

食物品种	每天供给份数
水果、蔬菜	4～5 份
低脂奶制品	≥2 份
全谷物	6 份
鱼、家禽和瘦红肉	≤2 份
豆类和坚果	1 份
油和脂肪	2～3 份
添加糖和糖果（包括甜饮料）	≤1 份
膳食钠	＜2300mg/d

在此期采取综合措施预防肥胖发生对预防高血压有积极意义[61]。每周 3～5 天进行 40min 中等强度的有氧运动有助于保持适当的体重、防止血压升高[60, 62]。如前所述，这个时期的儿童开始出现随年龄增加逐渐升高的血压变化趋势，因此对个体动态血压变化的观察尤为重要，故坚持定期体检是必要的。体检时注意记录血压的动态变化，若发现血压升高的范围超出正常，则应及时进行临床诊疗，进行相应处理。此外，在这个时期由于幼儿活动范围增大，容易发生各种常见的感染性疾病，应注意用药安全，避免药物损伤肾脏而引发肾性高血压。

（七）青春期

青春期控制体重增长很重要，尤其是有高血压阳性家族史的患儿，要特别注意采取饮食控制、运动的综合措施减少这个阶段肥胖的发生。此期原发性高血压相对其他年龄段发生率高，更应加强血压监测，定期体检监测发育情况，以及视具体情况适当增加实验室检查项目。提倡在家自测血压并记录，教会少年如何自测血压。对于青春期少年高血压的预防，让少年了解自己的健康状况和养成正确的生活习惯是非常重要的。由于这个阶段的少年尤其是男孩有机会接触烟草制品或饮酒行为，因此有必要对这些影响血压的因素进行早期教育和指导[62, 63]。学校可开设或提供相关课程或知识普及讲座，以提高青春期少年自身对高血压的认识。此外，要关注青春期少年的心理发育情况。青春期少年学习压力大，接触的外界环境复杂，又由于机体激素水平的影响，情绪容易波动，加之每个孩子性格不同，可能会有不同程度的心理压力和消极的心理状态如焦虑、抑郁等情况。国外一项 meta 分析显示，慢性社会心理压力可能是高血压的危险因素[64]。因此提倡青春期少年掌握正确的学习方法，减轻学习压力；多与外界交流，增加户外运动，保持良好情绪，必要时接受学校或医院心理机构给予的心理支持，以减轻情绪波动对血压的不良影响。

三、儿童少年血压管理流程

儿童少年的血压规范管理应首先强调通过各种宣传途径提高家长和儿童少年自身的防范意识；采取预防为主的措施，保持健康生活方式，并且应该主动体检、动态监测，早期识别高血压。

（一）加强宣传，增强意识

如前所述，由于广大群众对儿童少年高血压的知晓率低，治疗不及时和规范，所以如何提高民众对高血压的知晓率、如何让家长和儿童少年对高血压相关问题重视起来，是首要解决的问题。这需要整个社会共同努力、相关从业人员包括媒体的有效宣传。要重视农村儿童少年高血压的管理，乡镇与社区服务中心在儿童少年高血压的防治中应起到关键作用，加强基层医疗机构相关从业人员定期培训是有必要的。通过电视、网络、广播等各种途径加强儿童少年高血压相关知识的宣传，督促儿童少年定期进行健康体检。儿科医师和家庭成员之间需要进行开放的沟通，提供有关最佳高血压管理的适当教育，并在多学科医疗保健团队中建立强有力的伙伴关系，包括儿科及专科医师、营养师、药剂师、护士、心理工作者和其他临床工作人员。

（二）规律生活，缓解压力

健康的生活方式对预防高血压发生有积极作用。让儿童从小建立健康的生活方式，是防治儿童高血压的基础[40]。如前所述，从妊娠期开始规范管理，到出生后健康生活习惯的养成，家长应针对儿童不同年龄阶段培养适合儿童的健康生活方式和习惯，是终身预防高血压的关键。健康生活方式及习惯包括减少钠和糖的摄入、预防肥胖和减轻体重、增加体育运动、避免长期久坐、避免烟酒及特殊药物、规律作息、早睡早起；避免长期精神紧张和生活学习压力过大等，获得必要的社会心理支持，注意问题儿童少年的心理疏导，有针对性地进行辅导，这些措施在儿童血压管理的过程中至关重要。学校和社区服务中心及儿科医院相关科室应承担起相应的宣传和早期教育义务，帮助家长和儿童共同建立良好的生活习惯，减少对儿童少年血压的不良影响。

（三）定期体检，早期识别

对儿童少年定期体检可以早期识别高血压。体检的内容包括身高、体重、血压、营养状况、常规血液检查、B超等影像学检查。儿童应从3岁开始进行血压测量。对于健康儿童，至少每年测量1次血压，尽可能多次测压，有助于动态观察血压变化。对于肥胖、肾脏疾病、糖尿病、心血管疾病患儿，或正在服用已知会升高血压药物的患儿，在每次健康体检时都应该测量血压。小于3岁的幼儿如果患高血压的风险增加，如母亲妊娠<32周或小于胎龄儿、低出生体重儿、需要重症监护的新生儿、先天性心脏病患儿、复发性泌尿系感染、血尿或蛋白尿、已知肾脏疾病或先天性泌尿系统发育畸形、肾脏疾病家族史、实体器官移植或骨髓移植、其他与高血压相关的系统性疾病（如神经纤维瘤病等），也应在积极治疗原发病的基础上，定期测量血压，并视情况调整复诊频率[60]。

家庭及社区医疗机构是首次发现高血压的重要场所。如果有高血压阳性家族史，则需要更密切地监测儿童少年的血压。家庭血压监测可以极大地方便高血压的管理，社区及保健医师应教会家长或儿童在家自测血压。家庭中发现儿童少年血压升高，或出现症状时，要及时就诊。最初发现高血压时可在家每天测量至少3～4次，最好连续7天在早上和晚上测量，每次测量2次，每次间隔1～2min并做好记录[60]。

当发现儿童血压升高时，必须进行再次测量以确定是否存在高血压。由于儿童少年正常血压的动态变化特点，纵向跟踪随访每次体检的结果，动态监测血压值的变化对每一个个体尤为重要。当对儿童自身血压值随时间纵向对比，即使某次血压值正常，但超出个体血压正常升高范围时，亦要警惕儿童高血压的发生。因此，儿科医师及儿童保健医师在早期识别和跟踪儿童少年高血压方面的作用尤为重要。另外，建立完善的高危儿童筛查随访系统和资料保存也是重要的措施。

第三节 儿童少年高血压患者的管理

一、正确诊断，对因处理

儿童少年高血压一旦诊断，必须及时准确评估病情，明确高血压的类型，寻找高血压的原因，评估有无靶器官损害。详细询问围生期史、既往史、家族史及特殊用药史，以及是否伴随靶器官损害的表现。有指南指出，围生期因素如母亲高血压史、患儿宫内和出生后早期生活事件对成人心血管代谢疾病具有重要意义，如早产和低出生体重现已被确定为成人高血压和其他心血管疾病的危险因素[62]。除此之外，还要关注是否存在原发性高血压的危险因素，包括患儿的生活习惯，特别是不良饮食、睡眠、身体活动史、被动吸烟史或饮酒史，还需要关注社会心理史，如儿童期不良经历、学习及生活压力等。

儿科医师需要根据从病史、体格检查和（或）初步筛检结果中获得的线索，进行相应的实验室检查和影像学检查。评估的目的是确定高血压的潜在继发性病因（如肾性或内分泌疾病），这些继发性病因通常需要由专科医师进行指导。某些特殊的检查如肾素水平和醛固酮浓度、血浆皮质醇和尿类固醇代谢产物、肾血管成像、核素肾静态扫描、基因检测则需要根据高血压患儿的实际情况个体化选择。当明确了高血压的病因，需要及时针对病因进行妥善处理。

二、规范管理，改善预后

（一）治疗目标和策略

规范管理儿童少年高血压对预防高血压靶器

官损害和心血管疾病发生非常重要。儿童少年高血压治疗的总体目标是使血压达到目标水平，以降低儿童靶器官损害的风险，并且降低成年后高血压、心血管疾病的风险。治疗策略包括对生活方式的干预和给予药物治疗。在美国心脏协会提出的心血管健康定义中指出，血压控制在第 90 百分位数以下[25]。

1. 非药物干预　主要指对生活方式的调整，可以有效降低血压水平，现已作为预防和治疗儿童少年高血压的基本措施。儿童时期饮食中的钠与血压升高之间存在相关性。低钠饮食推荐 4～8 岁儿童每天钠摄入量为 1.2g（或 53mmol）/d，相当于每天盐摄取量 3.1g，年长儿 1.5g（或 65mmol）/d，相当于每天盐摄取量 3.8g，限钠依从性可通过检测 24h 尿钠排出量判定。除限钠外，还包括增加新鲜蔬菜水果、含纤维素丰富食物、低脂奶制品、全谷物、鱼、家禽、坚果和瘦肉的摄入，以及限制糖摄入。需要特别提出的是，我国幅员辽阔，各地饮食风俗各具特点，要改变观念，提倡健康饮食习惯，摒弃不健康的饮食习惯及快餐、加工食品、腌制食品等需要公共行动支持。

减轻体重与运动相结合是一项行之有效的措施。在儿童和青少年中，肥胖和缺乏运动是一个日益严重的健康问题。肥胖和超重儿童高血压患病率远远高于正常体重儿童。随着科技发展，儿童喜欢玩电子设备而不参加户外活动通常会减少体力活动，并导致体重增加、肥胖、高血压、代谢综合征和增加心血管疾病的风险。当诊断儿童或青少年高血压或高血压前期时，应通过饮食干预，并建议每周至少 3～5 天，每次 30～60min 中等强度的有氧运动，限制久坐，每天应少于 2h，以帮助降低血压。其中轻度高血压和没有靶器官损害的儿童允许在监测下参与体育运动，2 级高血压患儿则应当限制参与竞争性体育运动。这样通过促进体育活动和饮食改变可以有效防止儿童肥胖及肥胖相关性高血压。

除此之外，提高疾病意识，向患儿及家长提供有关高血压的教育，避免被动吸烟及酒精摄入、避免青少年女性口服避孕药、减轻压力、提供社会心理支持和家庭支持的辅助措施也有利于降低儿童少年的高血压。

2. 药物治疗　在改进生活方式的基础上，各种类型高血压的患儿，应在非药物治疗的基础上根据患儿的具体情况选择药物治疗。儿童常用的抗高血压药物有 β 受体阻滞剂、钙拮抗剂（CCB）、利尿剂和血管紧张素转换酶抑制剂（ACEI）、血管紧张素Ⅱ受体阻滞剂（ARB）。治疗原则为首选单一药物疗法，从最低推荐剂量开始，根据治疗效果每 2～4 周调整剂量，直到血压得到控制或达到药物最大剂量；若单药用至最大推荐剂量血压仍控制不佳或出现不良反应，则加用或换用第 2 种抗高血压药物，联合用药时应选择互补作用机制的药物。对于高血压得到长期有效控制的患儿，可以阶梯递减药物的数量和剂量。需要提出的是，对于患有高血压的 CKD、蛋白尿或糖尿病儿童，除非有绝对禁忌证，建议使用 ACEI 或 ARB 作为初始抗高血压药物。此外，对于高血压危象及高血压急症的处理，应选择速效静脉制剂以及时控制血压及避免并发症发生，儿科常用的药物有硝普钠、拉贝洛尔、尼卡地平等。

（二）随访系统的建立

高血压是慢病，应对高血压患儿建立长期有效的随访系统，根据高血压的潜在原因，对大多数儿童进行定期的、可能是终身的随访，随访间隔时间应视病情逐渐延长。在每次随访时，应评估患者的用药情况、血压控制情况，并在治疗中监测药物不良反应，以及定期评估靶器官损害和危险因素，并进行必要的辅助检查，如应至少每年进行 1 次眼底检查、对左心室肥厚或血压控制不充分的患儿，应至少每 6 个月进行 1 次心脏评估。

综上所述，对儿童少年血压的规范管理，是实现全生命周期健康管理的关键措施之一。积极开展健康教育，普及相关知识，提高群众意识，是血压管理的首要步骤。养成健康规律的生活习惯，定期监测随访，做到早识别、早发现，是预防儿童少年高血压的关键问题。总之，对儿童少年血压规范管理，对促进儿童健康成长、降低成人高血压和心血管疾病发生的风险，具有至关重要的意义。

（饶　静）

参考文献

[1] Lurbea E，Agabiti-Roseic E，Cruickshank JK，et al. 2016 European Society of Hypertension Guidelines for the

management of high blood pressure in children and adolescents[J]. J Hypertens, 2016, 34（10）: 1887-1920.

[2] Lever AF, Harrap SB. Essential hypertension: A disorder of growth with origins in childhood?[J]. J Hypertens, 1992, 10: 101-120.

[3] Marcon D, Tagetti A, Fava C. Subclinical organ damage in children and adolescents with hypertension: Current guidelines and beyond[J]. High Blood Press Cardiovasc Prev, 2019, 26（5）: 361-373.

[4] Pludowski P, Litwin M, Niemirska A, et al. Accelarated skeletal maturation in children with primary hypertension[J]. Hypertension, 2009, 54（6）: 1234-1239.

[5] 张迎修，王淑荣，张朋才. 血压偏高儿童的生长发育和体质特点[J]. 中国学校卫生，2006，27（8）：669-670.

[6] Yang L, Yang L, Zhang Y, et al. Prevalence of target organ damage in Chinese hypertensive children and adolescents[J]. Front Pediatr, 2018, 6: 333.

[7] Mookadam F, Moustafa SE, Lester SJ, et al. Subclinical atherosclerosis: Evolving role of carotid intima-media thickness[J]. Prev Cardiol, 2010, 13: 186-197.

[8] Berenson GS, Srinivasan SR, Bao W, et al. Association between multiple cardiovascular risk factors and atherosclerosis in children and young adults[J]. N Engl J Med, 1998, 338（23）: 1650-1656.

[9] Campana EMG, Brandão AA, Pozzan R, et al. Blood pressure in young individuals as a cardiovascular risk marker. The Rio de Janeiro study[J]. Arq Bras Cardiol, 2009, 93（6）: 608-615.

[10] Litwin M, Niemirska A, Śladowska-Kozlowska J, et al. Regression of target organ damage in children and adolescents with primary hypertension[J]. Pediatr Nephrol, 2010, 25（12）: 2489-2499.

[11] Yildiz M, Oktay AA, Stewart MH, et al. Left ventricular hypertrophy and hypertension[J]. Prog Cardiovasc Dis, 2020, 63（1）: 10-21.

[12] Nwabuo CC, Vasan RS. Pathophysiology of hypertensive heart disease: Beyond left ventricular hypertrophy[J]. Curr Hypertens Rep, 2020, 22（2）: 11.

[13] Daniels SR. Understanding the global prevalence of hypertension in children and adolescents[J]. JAMA Pediatr, 2019, 173（12）: 1133-1134.

[14] Erlingsdottir A, Indridason OS, Thorvaldsson O, et al. Blood pressure in children and target-organ damage later in life[J]. Pediatr Nephrol, 2010, 25（2）: 323-328.

[15] Lubrano R, Travasso E, Raggi C, et al. Blood pressure load, proteinuria and renal function in pre-hypertensive children[J]. Pediatr Nephrol, 2009, 24: 823-831.

[16] Kupferman JC, Zafeiriou DI, Lande MB, et al. Stroke and hypertension in children and adolescents[J]. J Child Neurol, 2017, 32（4）: 408-417.

[17] Flynn JT. High blood pressure in the young: Why should we care?[J]. Acta Paediatrica, 2018, 107（1）: 14-19.

[18] 赵地，张明明，陈芳芳. 儿童期高血压对成年期罹患高血压的预测研究[J]. 北京医学，2008，30（11）：657-660.

[19] 梁亚军，米杰. 儿童期高血压预测成年高血压及靶器官损害的前瞻性研究[D]. 北京：北京协和医学院（中国医学科学院），2011.

[20] Chen XL, Wang YF. Tracking of blood pressure from childhood to adulthood: A systematic review and meta-regression analysis[J]. Circulation, 2008, 117: 3170-3180.

[21] 陈伟伟，高润霖，刘力生.《中国心血管病报告 2015》概要[J]. 中国循环杂志，2016，31（6）：521-528.

[22] 赵地，张明明，米杰. 儿童期至成年期血压变化对成年期心肾功能的影响[J]. 中华儿科杂志，2008，46（10）：763-768.

[23] Chrysaidou K, Stabouli S. Treatment of hypertension induced target organ damage in children and adolescents hypertension induced target organ damage in children and adolescents[J]. Current Pharmaceutical Design, 2018, 24（37）: 4378-4384.

[24] Daniels SR, Loggie JM, Khoury P, et al. Left ventricular geometry and severe left ventricular hypertrophy in children and adolescents with essential hypertension[J]. Circulation, 1998, 97（19）: 1907-1911.

[25] Steinberger J, Daniels SR, Hagberg N, et al. Cardiovascular health promotion in children: Challenges and opportunities for 2020 and beyond: A scientific statement from the American Heart Association[J]. Circulation, 2016, 134（12）: e236-e255.

[26] Song P, Zhang Y, Yu J, et al. Global prevalence of hypertension in children: A systematic review and meta-analysis[J]. JAMA Pediatr, 2019, 173（12）: 1154-1163.

[27] 米杰，王天有，孟玲慧，等. 中国儿童青少年血压参照标准的研究制定[J]. Chin J Evid Based Pediatr，2010，5（1）：4-14.

[28] Liang YJ, Xi B, Hu YH, et al. Trends in blood pressure and hypertension among Chinese children and adolescents: China Health and Nutrition Surveys 1991-2004[J]. Blood Press, 2011, 20（1）: 45-53.

[29] Ma SJ, Yang L, Zhao M, et al. Changing trends in the levels of blood pressure and prevalence of hypertension among Chinese children and adolescents from 1991 to 2015[J]. Zhonghua Liu Xing Bing Xue Za Zhi, 2020, 41（2）: 178-183.

[30] 母昌垒，张艳，刘晓强，等. 我国儿童青少年高血压流行病学及影响因素研究进展[J]. 中国高血压杂志，

2018，26（1）：20-24.

[31] Liang X, Xiao L, Luo Y, et al. Prevalence and risk factors of childhood hypertension in urban-rural areas of China：A cross-sectional study[J]. Int J Hypertens，2020，2020：1-18.

[32] Lu Y, Luo B, Xie J, et al. Prevalence of hypertension and prehypertension and its association with anthropometrics among children：A cross-sectional survey in Tianjin，China[J]. J Hum Hypertens，2018，32（11）：789-798.

[33] Lu J，Lu Y，Wang X，et al. Prevalence，awareness，treatment, and control of hypertension in China: data from 1.7 million adults in a population-based screening study（China PEACE Million Persons Project）[J]. Lancet，2017，390（10112）：2549-2558.

[34] Matossian D. Pediatric Hypertension[J]. Pediatr Ann，2018，47（12）：e499-e503.

[35] Rodriguez BL，Dabelea D，Liese AD，et al. Prevalence and correlates of elevated blood pressure in youth with diabetes mellitus：The search for diabetes in youth study[J]. J Pediatr，2010，157（2）：245-251.

[36] 冯海霞，万燕萍，周一泉，等. 上海学生家长对儿童肥胖及其相关慢病知晓率的横断面研究[J]. 中国儿童保健杂志，2016，24（1）：57-61.

[37] 李红梅，田朝霞，刘爱梅，等. 汾阳市小学生家长儿童高血压知识与培训意愿调查分析[J]. 现代预防医学，2017，44（15）：2784-2787，2801.

[38] 丁贤彬，张春华，毛德强，等. 重庆市城市与农村 6～13 岁儿童肥胖率及相关知识与态度比较分析[J]. 热带医学杂志，2014，14（11）：1505-1508.

[39]《中国高血压防治指南》修订委员会. 中国高血压防治指南（2018 年修订版）[J]. 中国心血管杂志，2019，24（1）：24-56.

[40] 米杰. 我国高血压的防治必须从儿童抓起[J]. 中华预防医学杂志，2014，48（5）：337-339.

[41] Genovesi S，Giussani M，Orlando A，et al. Prevention of cardiovascular disease in children and adolescents[J]. High Blood Press Cardiovasc Prev，2019，26：191-197.

[42] Plummer MD，Andraweera PH，Garrett A，et al. Hypertensive disorders of pregnancy and later cardiovascular disease risk in mothers and children[J]. J Dev Orig Health Dis，2021，12（4）：555-560.

[43] LifeCycle Project-Maternal Obesity and Childhood Outcomes Study Group. Association of gestational weight gain with adverse maternal and infant outcomes[J]. JAMA，2019，321（17）：1702-1715.

[44] Ordóñez-Díaz MD，Pérez-Navero JL，Flores-Rojas K，et al. Prematurity with extrauterine growth restriction increases the risk of higher levels of glucose, low-grade of inflammation and hypertension in prepubertal children[J]. Front Pediatr，2020，8：180.

[45] 苏建强，戴耀华. 母乳喂养益处和现状的研究进展[J]. 中国妇幼健康研究，2011，22（2）：231-233.

[46] MacDonald K, Godziuk K, Yap J, et al. Vitamin D status，cardiometabolic，liver，and mental health status in obese youth attending a Pediatric Weight Management Centre[J]. J Pediatr Gastroenterol Nutr，2017，65（4）：462-466.

[47] 沈茜. 先天性肾脏和尿路畸形诊断治疗进展[J]. 中华实用儿科临床杂志，2020，35（5）：321-326.

[48] 缪千帆. 儿童慢性肾脏病的病因及并发症的临床研究[D]. 上海：复旦大学，2014.

[49] 张晓娥，徐虹，毕允力. 单中心 6 年先天性肾脏和尿道畸形病因构成分析[J]. 中国循证儿科杂志，2012,（4）：263-268.

[50] 李宁宁，季丽娜，晁爽. 新生儿先天性肾脏和泌尿道畸形的超声筛查及随访[J]. 北京大学学报（医学版），2019，51（6）：1062-1066.

[51] 中国营养学会膳食指南修订专家委员会妇幼人群指南修订专家工作组. 7～24 月龄婴幼儿喂养指南[J]. 临床儿科杂志，2016，34（5）：381-387.

[52] Schwingshackl L, Chaimani A, Hoffmann G, et al. Impact of different dietary approaches on blood pressure in hypertensive and prehypertensive patients：Protocol for a systematic review and network meta-analysis[J]. BMJ Open，2017，7（4）：e14736.

[53] Yang Q，Zhang Z，Kuklina EV，et al. Sodium intake and blood pressure among US children and adolescents[J]. Pediatrics，2012，130（4）：611-619.

[54] Leyvraz M，Chatelan A，Da CB，et al. Sodium intake and blood pressure in children and adolescents：A systematic review and meta-analysis of experimental and observational studies[J]. Int J Epidemiol，2018，47（6）：1796-1810.

[55] Vos MB，Kaar JL，Welsh JA，et al. Added sugars and cardiovascular disease risk in children：A scientific statement from the American Heart Association[J]. Circulation，2017，135（19）：e1017-e1034.

[56] 郭潇繁. 儿童青少年睡眠时间与高血压相关性研究[D]. 沈阳：中国医科大学，2012.

[57] Schwarzenberg SJ，Georgieff MK. Advocacy for improving nutrition in the first 1000 days to support childhood evelopment and adult health[J]. Pediatrics，2018，141（2）：e20173716.

[58] Cormick G，Ciapponi A，Cafferata ML，et al. Calcium supplementation for prevention of primary hypertension[J]. Cochrane Database Syst Rev，2015（6）：D10037.

[59] 陈奕彤，马明静，姬阆. 学龄前儿童社区血压管理模式研究[J]. 中国全科医学，2021，24（4）：496-502.

[60] Flynn JT，Kaelber DC，Baker-Smith CM，et al. Clinical

practice guideline for screening and management of high blood pressure in children and adolescents[J]. Pediatrics, 2017, 140（3）: e20171904.

[61] Smith JD, Fu E, Kobayashi MA. Prevention and management of childhood obesity and its psychological and health comorbidities[J]. Annu Rev Clin Psychol, 2020, 16: 351-378.

[62] Kawabe H, Azegami T, Takeda A, et al. Features of and preventive measures against hypertension in the young[J]. Hypertens Res, 2019, 42（7）: 935-948.

[63] Kharbanda EO, Asche SE, Sinaiko A, et al. Improving hypertension recognition in adolescents, a small but important first step in cardiovascular disease prevention[J]. Acad Pediatr, 2020, 20（2）: 163-165.

[64] Liu MY, Li N, Li WA, et al. Association between psychosocial stress and hypertension: A systematic review and meta-analysis[J]. Neurol Res, 2017, 39（6）: 573-580.

第123章

中青年血压管理

中青年人是社会工作和生活的主体，中青年人的健康与社会的发展关系密切。众所周知，高血压是当今社会最常见的慢病，也是靶器官损害和心血管疾病进展的主要危险因素，血压长期控制平稳达标就可以逆转靶器官损害、延缓心血管疾病的发展，最终阻止进展到终末期器官疾病阶段。血压控制良好的高血压患者可以获得和健康人相似的生活质量和生命长度。但是如果血压升高没有能够被及时发现并及时治疗，大概率会给个人、家庭和社会带来沉重的疾病负担。据统计 2017 年，中国有 254 万人死于高收缩压，其中 95.7%死于心血管疾病[1]。目前中青年人由于工作学习任务重，加之不重视健康，高血压控制率低，结果引起心血管疾病多发而且严重，故务必加强中青年血压管理达到强健中青年体魄的作用。

第一节 中青年血压管理的意义

一、中青年高血压的危害

（一）流行病学情况

随着社会经济的飞快发展和人们生活方式的改变，我国高血压患者的数量呈现逐渐上升的趋势，除了总患病人数增加外，也呈现出年轻化的趋势。北京协和医院李静牵头开展的研究显示[2]，在中国 35～49 岁人群中，高血压的患病率为 26.2%。2012～2015年中国高血压调查（CHS）[3]发现我国≥18 岁居民高血压患病粗率为 27.9%（加权率为 23.2%）；青年人群（18～34 岁）高血压患病率为 10.1%，35～44 岁人群高血压患病率达 15.0%（见第 62 章“中青年血压”）。估计我国≥18 岁成人高血压患病人数为 2.45 亿。我国≥18 岁居民血压正常高值检出粗率为 39.1%，加权率为 41.3%；估计全国有血压正常高值人数为 4.35 亿，正常高值人数庞大且多见于年龄＜65 岁的中青年，他们将是未来我国高血压患者的主力军，也必将会带来我国高血压患病率的持续增高。

（二）高血压是中青年心血管疾病的危险因素

既往的大规模研究多以老年人群为目标人群，针对老年人群的研究较易在较短的时间得出结果，而因为中青年人群未来 5～10 年心血管疾病事件发生率较低，多需要随访很长时间，故其相关的预后与改善的循证证据也较少。

来自国外和国内的研究表明[3-6]，从高血压前期（血压 120～139/80～89mmHg）到高血压，心血管疾病风险逐渐增加，尤其是中青年人群。我国的队列研究发现，65%的基线血压为 130～139/80～89mmHg、年龄为 35～59 岁的受试者，在之后的 15 年随访中血压升高至＞140/90mmHg，与血压维持在＜130/80mmHg 者相比，心血管疾病风险增加 3.0 倍[5]。对来自芝加哥心脏协会工业检测项目研究的年轻受试者为期 31 年的随访中也观察到类似的心血管疾病死亡风险增加[6]。Luo 等[7]发表的 meta 研究结果，包括了 18～45 岁成年高血压患者 450 万人，平均随访时间为 14.7 年，与血压正常的年轻人相比，血压较高的年轻人心血管事件的风险增加，且血压分级与心血管事件风险增加之间也存在进行性关联，针对冠心病和脑卒中也观察到了类似的结果；血压升高的年轻人在以后的生活中发生心血管事件的风险可能会略有增加。美国一项研究对 61 585 例既往无心血管病的中年人进行长达 14 年的随访，结果发现，55 岁后血压升高进展为高血压者继发心血管疾病终身风险高达 42%～69%，而血压维持或降至正常者，心血管疾病终身风险仅为 22%～41%。瑞典一项涉及百万男性青年（平均年龄 18.4 岁）的大样本队列研究平均随访 24 年发现，血压尤其是舒张压与中青年人群心血管疾病死亡及全因死亡密切相关，近 20%的死亡可归因于舒张压升高。虽然从短期看中青年高血压患者心血管疾病的风险不高，但是从长期甚至终身来看其风险并不低。

（三）高血压防治情况

对我国以患者为中心的心脏事件评估百万人项目（Patient-centered Evaluative Assessment of Cardiac Events Million Persons Project，PEACE MPP）的数据进行分析发现，中国青年、中年人群的高血压控制率和知晓率都很低[8]，45～59 岁男性患者中高血压的知晓率、治疗率和控制率分别为 44.2%、29.8%和 12.0%，18～44 岁男性患者中知晓率、治疗率和控制率分别为 11.7%、8.0%和 4.3%。

CHS 的结果显示农村地区的高血压患病率大于城市地区，前者的粗患病率为 28.8%，城市的高血压粗患病率为 26.9%[3]。我国农村、青年、男性高血压患者的高血压知晓率、治疗率、控制率都很低[9]。

中青年高血压患者的病史较短、血管弹性较好、对症状的耐受性好，很多患者并无明显的不适症状，缺乏高血压相关知识，对高血压造成的远期预后认识不足，对在较小年龄就开始服药治疗接受度差；中青年人还是社会生活的主体，工作和生活的压力较大，没有时间关注自己身体健康情况，对高血压不够重视，往往延误治疗时机，直到出现明显临床表现才就诊。因此目前对中青年高血压患者的管理刻不容缓，该人群早期防治高血压对降低心血管疾病的长期风险至关重要。值得我们高度重视。

二、其他心血管疾病危险因素及控制情况

目前我国的心血管疾病患病率仍处于不断上升的阶段，除了出血性脑卒中外各心血管疾病的患病人数和死亡人数每年仍在增加[10]：心血管疾病现患人数 3.3 亿，其中脑卒中 1300 万，冠状动脉粥样硬化性心脏病（简称冠心病）1139 万，心力衰竭 890 万，心房颤动 487 万，肺源性心脏病 500 万，风湿性心脏病 250 万，先天性心脏病 200 万，下肢动脉疾病 4530 万[10]。其与不良生活方式在我国流行有关，使得具有高血压、血脂异常和糖耐量异常

等其他心血管疾病危险因素的患者人数快速增加。除了需进行生活方式干预外，这类患者很多需要采取药物治疗，提高患者对心血管疾病危险因素的知晓率、治疗率和控制率是综合防控的关键。

除了上述介绍的我国中青年高血压的控制情况还存在一些不足外，其他心血管疾病危险因素的控制情况仍存在不足，本部分就列举血糖异常、血脂异常和吸烟的控制情况。

（一）血糖异常

糖尿病是心血管疾病的等危症，而糖耐量异常是心血管疾病危险因素。近年来我国糖尿病患病率在上升。2015～2017 年，对我国 31 个省（自治区、直辖市）进行的糖尿病患病率横断面研究发现，我国成人糖尿病患病率为 11.2%（WHO 诊断标准），糖尿病前期（糖耐量异常和空腹血糖受损）的检出率为 35.2%。

相比于前几次调查数据[11, 12]，这次 40 岁以上人群糖尿病患病率不断增加，但治疗率和控制率都不高；尤其是 50 岁以上的人群中糖尿病和糖尿病前期的患病率都很高。中青年人群中很多糖尿病前期患者将更多的精力集中于工作和家庭，健康意识有待提高。

（二）血脂异常

研究表明，血脂异常是心血管疾病独立且可改变的主要危险因素，血脂异常增加心血管疾病的发生率和死亡率。2012～2015 年研究显示[13]我国≥35 岁居民的血脂异常患病率为 34.7%，知晓率、治疗率、控制率仅为 16.1%、7.8%、4.0%。不健康的生活方式导致肥胖、超重人口占比不断增加，《中国居民营养与慢性病状况报告（2020 年）》显示我国成年居民超重肥胖率超过 50%，18 岁及以上的居民超重率和肥胖率分别为 34.4%、16.4%。超重、肥胖会增加血脂异常的患病率。

中青年人的血脂异常非常普遍，2013～2014 年中国慢病与危险因素监测报告显示[14]，低高密度脂蛋白胆固醇（HDL-C）血症的患病率在 30～39 岁达高峰，高甘油三酯（TG）血症的患病率在 50～59 岁达高峰，高总胆固醇（TC）血症和高低密度脂蛋白胆固醇（LDL-C）血症的患病率在 60～69 岁达高峰。西班牙一项涉及 6815 人的调查研究显示[15]，在年龄＜55 岁的中青年高血压患者中，80.4%合并血脂异常，45.8%存在向心性肥胖。

（三）吸烟

众所周知，吸烟有害健康。大量观察性研究显示，吸烟、二手烟暴露与心血管疾病、肺癌或慢性呼吸道疾病、肝癌及其他肿瘤发病和风险直接相关。吸烟不仅可以导致高血压，还可引起冠心病、脑卒中等严重心血管疾病。吸烟量越大、年限越长，发生冠心病、脑卒中的风险越高，死亡风险也越高[16, 17]。

我国是世界上最大的烟草生产国和消费国，也是最大的烟草受害国。我国吸烟人数超过 3 亿，其中成年男性吸烟率高达 50.5%[18]。我国 2005 年履行 WHO《烟草控制框架公约》并采取了一系列控烟措施，2018 年全国成人烟草流行调查与既往的调查相比，我国人群吸烟率有所下降，但仍然在较高水平。

第二节　中青年血压管理的内容与流程

我国中青年高血压患病人数仍在增长，控制情况不佳，同时其他心血管疾病危险因素也在增加，控制率低。这些情况影响中青年人的健康，必须要加强对中青年的管理，采取以高血压为重点，涉及其他心血管疾病危险因素的综合管理，最终目的就是控制心血管疾病危险因素，预防心血管疾病的发生发展，使中青年人健康。

一、健康生活方式是预防高血压的根本

落实健康的生活方式是心血管疾病危险因素防控的上游措施。在高血压、血糖代谢异常、超重或肥胖和血脂异常等发生之前就要开始积极调整生活方式，从而从根本上预防高血压和其他心血管疾病危险因素发生。在我国，不良生活方式仍普遍存在，《中国心血管健康与疾病报告 2020》[10]显示我国≥15 岁人群吸烟率在 2018 年为 26.6%，45～64 岁年龄组吸烟率最高，达 30.2%。2018 年我国非吸烟者的二手烟暴露率为 68.1%。2010～2012 年中国

居民营养与健康状况监测显示，钠摄入量高于预防非传染性慢病建议摄入量（2300mg/d）的比例为88.3%。中国健康与营养调查（CHNS）显示，1991～2009年我国成人平均身体活动总量从399MET·h/w下降至213MET·h/w；静态行为时间从1991年的平均每周15.1h增加至2009年的20.0h。上述这些不良生活习惯在中青年人中较普遍。中国急性心肌梗死注册（Chinese acute myocardial infarction，CAMI）研究的14 854例患者中，共2879例患者存在明确的心肌梗死诱因，<55岁的急性心肌梗死（AMI）患者中，20.8%的诱因为近期过度不良生活方式，14.6%为大量饮酒。

切实有效改善不良生活方式对中青人预防心血管疾病尤其重要。在中青年年龄段干预、改变不良生活方式更有利于在早期延缓高血压、心血管疾病等慢病的发生和发展。低盐、低脂、戒烟、限酒、适当运动等健康生活方式调整费用-效益比更符合疾病治疗经济学。

二、定期测血压是了解血压变化的途径

由于高血压的高患病率，建议在任何可以测量血压的情况下进行测量，如每年进行健康体检测量血压水平，因任何原因就医都进行血压测量，就算因擦伤或感冒就医，也建议各科室医生对患者进行血压测量。没有定期血压监测就无法判断疾病的发生和控制情况。

中青年人群因为工作忙、社交活动多、自我时间有限等在家庭中自测血压的比例较低，来自北京社区的一项调查显示，年龄<60岁的中青年高血压患者每周自测血压的比例为38.8%，而年龄≥60岁的老年高血压患者每周自测比例为46.1%。这种情况也间接降低了该人群高血压的治疗率和控制率。

目前血压测量主要分为3种方法：诊室血压测量、家庭自测血压和24h动态血压监测，近年各部高血压防治指南都强调了诊室外血压测量的重要性。在有条件的情况下，建议血压异常的患者都通过家庭自测血压和24h动态血压监测的方式确认高血压的诊断。高血压多是伴随终身的慢病，诊断确立、开始治疗后更需要长期定期监测血压变化，以便及时发现血压波动或升高、降低并调整治疗方案，很多患者通过是否出现不适症状判定血压的变化，无不适时就不测量血压，导致发现血压异常时没有日常的参照数值，不能确定不适症状与血压水平的相关性。除部分因头晕、头痛或其他症状就诊发现高血压外，多数中青年高血压患者并无明显自觉症状，这种情况下就更要强调养成日常定期测量血压的习惯，血压控制满意也建议每周测量2天血压。定期测量血压还有一个重要的意义，即让高血压患者早日进入诊疗途径，早期发现其他心血管疾病危险因素，如糖耐量异常、血脂异常、高同型半胱氨酸等，对这些其他心血管疾病危险因素进行早期积极干预，预防靶器官损害和心血管疾病发生发展。

三、监测中青年人健康状况

正如前述，由于中青年高血压、糖耐量异常或糖尿病、血脂异常的控制率低，从而各种心血管疾病患者还在增长，而且严重程度增加。不仅中青年高血压患者与老年高血压患者相比有很大的差异，而且中青年患者的心血管疾病与老年高血压患者的心血管疾病也有很大的差异，同样都是冠心病，老年冠心病患者建立了相对多的侧支循环，多以慢性冠脉综合征多见，如稳定型心绞痛、缺血性心肌病和无症状性心肌缺血；中青年患者由于吸烟、情绪激动等因素引起冠脉痉挛、不稳定斑块破裂等引起急性冠脉综合征，如不稳定型心绞痛、心肌梗死等，中青年患者中急性冠脉综合征的患者也不罕见。这种情况严重影响中青年的健康，所以监测中青年的健康状况尤为重要。

中青年的自我健康监测也非常重要。曾有一名近40岁的无高血压、冠心病病史的男性患者，在朋友聚会时突然感到胸闷、气短，便寻求硝酸甘油舌下含服。他自认为如果胸闷、气短症状缓解，就考虑冠心病发作，含服硝酸甘油几分钟后缓解，该患者马上到医院急诊科就医，心电图检查显示心肌梗死，与其料想的一样，故马上落实并接受溶栓治疗。还有一名患者，曾在高考体检时发现血压升高，当时已经有头晕、头痛、易疲劳的症状，但未引起重视，也未积极治疗；直到发现高血压22年后开始治疗，仅间断服药，治疗效果不理想

后停药，停药后仍剧烈体力运动、酗酒，最后发展为主动脉内膜血肿，危及生命，经过积极抢救，患者脱离危险，但患者仍继续吸烟、喝酒，血压控制不佳。设想如果当时及时对这名患者进行健康状况监测，患者的病情也不至于发展到如此严重的情况。

建议对中青年高血压患者进行监测，监测的内容如下。

（1）血压的情况：①如原本基础血压为 90/60mmHg 者血压升至 120/80mmHg，要考虑发展中高血压并动态观察评估血压值；②血压稳定的高血压患者突然血压波动大，或者出现顽固性高血压等情况。

（2）其他心血管疾病危险因素：①患者吸烟量是否增加；②体重增加，超重或肥胖；③出现血脂异常、糖耐量异常等。

（3）生活方式情况：①患者活动量减少；②饮酒量增多；③高脂、高盐饮食，膳食结构不合理等。

（4）症状情况：①高血压患者头晕的时间随血压的峰值出现，不是血压峰值的时间也出现了头晕等症状；②长期高血压患者近期内出现夜尿增多；③出现胸闷、气短等心血管疾病症状等。

（5）治疗的情况：①发现血压升高后有没有积极治疗；②有没有规律服药，服药后血压是否达标；③其他心血管疾病危险因素有没有进行干预，有没有定期复查相关指标。

第三节　中青年血压管理的实施

一、患者及其家属是血压管理的执行者

2017 年 1 月 22 日，国务院办公厅印发了《中国防治慢性病中长期规划（2017—2025 年）》倡导“每个人是自己健康第一责任人”的理念，促进群众形成健康的行为和健康生活方式。在中青年高血压、心血管疾病等慢病的管理中，患者本人扮演着非常重要的角色。中青年高血压患者由于工作忙，生活压力大，担心开始服用抗高血压药物就不能再停药及长期服药带来肝肾损害等不良影响等，对于控制血压不重视，无明显不适症状常自行减药停药，治疗依从性差，这也导致了中青年高血压患者控制率低，不及老年高血压患者。北京社区高血压患者的调查显示，年长人群高血压控制率高于青年人，年龄增长是高血压控制率提高的预测因素。建议中青年高血压患者本人和家人一起接受健康教育，认识血压控制的重要性和血压管理的长期性。有的中年高血压患者因平时工作繁忙而没有时间关注血压，要求每年住院 1 次进行全面检查治疗，但是没有日常的血压监测和长期血压达标管理，只能住院集中诊治也难以解决高血压的控制达标情况。在临床工作中常看到令人惋惜的病例：如有患者 10 年前发现血压升高，因无明显不适症状而忽略治疗，待出现胸闷憋气、乏力水肿或者肢体活动不利等心血管疾病症状再来就诊已为时已晚。高血压被称为无形的杀手，对于预防和控制高血压，患者本人和家人是最主要的责任人。

二、抓好和落实高血压早发现、早诊断、早治疗

我国患者心血管疾病的发病年龄较欧美发达国家更早。我国的脑卒中平均发病年龄为 63 岁，比欧美国家的平均发病年龄早了 10 年。针对心血管疾病发生年龄较低的情况，需要更早期发现、诊断和控制心血管疾病的危险因素，实践已经佐证了控制危险因素的重要性，一项回顾性分析显示，40%～70%的心血管疾病的死亡率下降归因于心血管疾病危险因素控制[19]。

而控制心血管疾病危险因素中减少心血管疾病发生的贡献度排名前三位的是控制血压、降低胆固醇和戒烟。另有研究显示[20, 21]控制血压可显著降低心血管疾病的风险，主要心血管事件的发生率降低 20%，总死亡率降低 10%～15%。

目前对于中重度高血压患者的积极管理是较明确的。而无心血管疾病的 1 级高血压患者，由于既往临床研究很少纳入低至中危险度的年轻高血压患者，是否启动抗高血压药物治疗仍存在一定的争议。但是临床流行病学研究已经显示，血压＞130/80mmHg 的年轻患者，血压升高与长期心血管疾病风险增加有明确关系。轻度高血压患者及早治疗可延缓或避免发展为重度高血压，从而减少靶器官损害的出现。与患者协商后也建议早期积

极控制和监测管理。

三、降压达标是改善预后的关键

中青年高血压患者的降压治疗原则和总体高血压人群相似，但更加强调早期干预，重视生活方式干预和药物治疗的执行。长期执行健康生活方式是控制高血压的基础，顽固性高血压的一大主要原因是不良生活方式。健康生活方式可以有效降低血压水平、增加抗高血压药物的敏感性和疗效，协助最终实现减少心血管疾病风险的目的。高血压患者一经确诊，所有患者均需立即采取生活方式干预，长期坚持执行健康生活方式。利用中青年高血压患者在网络使用方面的优势，对中青年高血压患者采取“互联网+”新型健康教育模式，可有效改善患者健康状况，提高执行健康生活方式和健康行为依从性，提高患者生活质量。

由于中青年高血压患者发病的病理生理机制和临床特点与老年高血压患者不同，中青年高血压患者的抗高血压药物的选择也与老年高血压患者不同。另外中青年高血压患者服药依从性差，选择药物时更需要强调选择长效抗高血压药物和固定复方制剂，尽量减少每日服药片数，且尽量每日服药一次，从而提高患者的服药依从性。

对于血压控制的目标值的探讨：ACCORD、SPRINT 和 SPS3 研究均是较近期有关强化降压（将收缩压降至 130mmHg 以下）的研究，入选人群分别为糖尿病、心血管疾病高危险度和腔隙性脑梗死患者。ACCORD 研究中强化降压组脑卒中发生率显著降低。SPRINT 研究显示进一步降低收缩压可显著降低心血管病风险。按照我国流行病学调查，处于心血管疾病预防黄金时间段的 35～55 岁人群，有近半数血压为 130～140/80～90mmHg，高于《中国高血压防治指南（2018 年修订版）》大多数可耐受患者的建议血压控制水平（＜130/80mmHg）。对于中青年高血压患者，强化降压的不良反应如直立性低血压、心脑肾等重要器官血液灌注不足等的发生率较低，更易耐受较低的血压水平，早期强化血压管理可将积极降压的获益发挥到最大程度。

（唐一平）

参 考 文 献

[1] 《中国心血管健康与疾病报告》编写组. 中国心血管健康与疾病报告 2019[J]. 心肺血管病杂志，2020，39（10）：1157-1162.

[2] Mahajan S，Feng F，Hu S，et al. Assessment of prevalence，awareness，and characteristics of isolated systolic hypertension among younger and middle-aged adults in China[J]. JAMA Netw Open，2020，3（12）：e209743.

[3] Wang Z，Chen Z，Zhang L，et al. Status of hypertension in China：Results from the China hypertension survey，2012—2015[J]. Circulation，2018，137（22）：2344-2356.

[4] Booth JR，Li J，Zhang L，et al. Trends in prehypertension and hypertension risk factors in US adults：1999-2012[J]. Hypertension，2017，70（2）：275-284.

[5] Qi Y，Han X，Zhao D，et al. Long-Term cardiovascular risk associated with stage 1 hypertension defined by the 2017 ACC/AHA Hypertension Guideline[J]. J Am Coll Cardiol，2018，72（11）：1201-1210.

[6] Yano Y，Stamler J，Garside DB，et al. Isolated systolic hypertension in young and middle-aged adults and 31-year risk for cardiovascular mortality：The Chicago Heart Association Detection Project in Industry study[J]. J Am Coll Cardiol，2015，65（4）：327-335.

[7] Luo D，Cheng Y，Zhang H，et al. Association between high blood pressure and long term cardiovascular events in young adults：Systematic review and meta-analysis[J]. BMJ，2020，370：m3222.

[8] Li X，Wu C，Lu J，et al. Cardiovascular risk factors in China：A nationwide population-based cohort study[J]. Lancet Public Health，2020，5（12）：e672-e681.

[9] 余振球. 村高血压防治点工作实施建议（上）[J]. 中国乡村医药，2021，28（13）：21-22.

[10] 《中国心血管健康与疾病报告》编写组. 中国心血管健康与疾病报告 2020[J]. 心肺血管病杂志，2021，40（10）：1005-1009.

[11] Xu Y，Wang L，He J，et al. Prevalence and control of diabetes in Chinese adults[J]. JAMA，2013，310（9）：948-959.

[12] Wang L，Gao P，Zhang M，et al. Prevalence and ethnic pattern of diabetes and prediabetes in China in 2013[J]. JAMA，2017，317（24）：2515-2523.

[13] 李苏宁，张林峰，王馨，等. 2012～2015 年我国≥35 岁人群血脂异常状况调查[J]. 中国循环杂志，2019，34（7）：681-687.

[14] Zhang M，Deng Q，Wang L，et al. Prevalence of dyslipidemia and achievement of low-density lipoprotein cholesterol targets in Chinese adults：A nationally

representative survey of 163，641 adults[J]. Int J Cardiol，2018，260：196-203.

[15] Martell-Claros N，Galgo-Nafria A. Cardiovascular risk profile of young hypertensive patients: The OPENJOVEN study[J]. Eur J Prev Cardiol，2012，19（3）：534-540.

[16] Lam TH，Li ZB，Ho SY，et al. Smoking，quitting and mortality in an elderly cohort of 56，000 Hong Kong Chinese[J]. Tob Control，2007，16（3）：182-189.

[17] Kelly TN, Gu D, Chen J, et al. Cigarette smoking and risk of stroke in the Chinese adult population[J]. Stroke，2008，39（6）：1688-1693.

[18] 王辰，肖丹，池慧.《中国吸烟危害健康报告 2020》概要[J]. 中国循环杂志，2021，36（10）：937-952.

[19] Ford ES，Ajani UA，Croft JB，et al. Explaining the decrease in U. S. deaths from coronary disease，1980-2000[J]. N Engl J Med, 2007, 356(23): 2388-2398.

[20] Ettehad D，Emdin CA，Kiran A，et al. Blood pressure lowering for prevention of cardiovascular disease and death：A systematic review and meta-analysis[J]. Lancet，2016，387（10022）：957-967.

[21] Thomopoulos C，Parati G，Zanchetti A. Effects of blood pressure lowering on outcome incidence in hypertension. 1. Overview, meta-analyses, and meta-regression analyses of randomized trials[J]. J Hypertens，2014，32（12）：2285-2295.

第124章

育龄期女性血压管理

妊娠期高血压疾病（HDP）是最常见的妊娠期并发症之一，是孕产妇与围生儿病死率升高的主要原因之一。HDP的危险因素中绝大多数是不能改变或不能选择的，加强对育龄期女性的血压监测与管理，特别是做好对HDP危险因素的筛查与处理，积极控制血压，最大限度预防HDP发生或减轻进展尤为重要。本章介绍育龄期女性血压管理的内容与具体实施细则，对育龄期女性高血压诊疗内容与流程进行明确规定，并通过建立专门的育龄期女性高血压保健门诊更好地实现育龄期女性血压管理，确保母婴安全。

第一节　育龄期女性血压管理的意义

对于女性而言，HDP是导致不良妊娠结局的主要原因之一。妊娠女性必须认真监测血压，及时发现高血压，并对高血压进行系统正规的检查与处理，明确病因，对因治疗，使高血压得到控制，顺利度过妊娠过程。因此，各级医疗机构的医师需做好育龄期女性各时期血压监测、管理与诊治工作，使高血压患者接受规范诊疗和专业的血压管理，合理控制母婴并发症，以便顺利完成妊娠。妊娠过程中如果能及时发现HDP并接受妇产科和高血压科医师的诊疗，就有可能保证母婴安全。育龄期女性血压管理最重要的意义是为孕妇创造良好的妊娠条件，生育健康婴儿，降低孕产妇与围生儿病死率。

一、妊娠期高血压疾病定义和分类

国际公认妊娠期高血压疾病是指妊娠与高血压并存的一组疾病。2013 年美国妇产科医师学会（American College of Obstetricians and Gynecologists，ACOG）妊娠期高血压疾病指南[1]将HDP分为四类，即妊娠期高血压、子痫前期/子痫、妊娠合并慢性高血压及慢性高血压伴发子痫前期。在我国近期的指南中，《妊娠期高血压疾病诊治指南（2020）》和《中国高血压防治指南（2018 年修订版）》也采用这一分类，具体分类与诊断标准详见表 6-90-1。

各类 HDP 既可以单独存在，也可以合并存在；既可以从妊娠期高血压发生子痫前期直至子痫，也可以直接表现为子痫。在实际的诊疗工作中，有时分类困难，如患者在妊娠前、妊娠早期从未测过血压，在妊娠 20 周以后首次测血压显示升高，就难以区分是慢性高血压还是 HDP。妊娠 20 周后首次发生高血压者，当时诊断为妊娠期高血压，于产后 12 周内恢复正常则继续该诊断，对产后 12 周及以上血压还未恢复正常者，要重新对其诊断分析判断。因此，及时、定期观察育龄期女性血压，在妊娠前、妊娠中、终止妊娠后，血压监测非常重要。

二、妊娠期高血压疾病流行病学

（一）妊娠期高血压疾病危险因素

HDP 危险因素包括普通人群共同的高血压危险因素（如高盐饮食、肥胖、精神紧张和吸烟等，发病机制在此处不赘述）及与妊娠有关的危险因素。后者分为可以改变与不可改变的危险因素两大类。与妊娠有关但可以改变的危险因素[2]：肥胖，妊娠前体重指数＞28kg/m^2；情绪因素，妊娠期精神紧张、负面情绪；膳食因素，低镁、低钙饮食；环境因素，吸烟、居住海拔、体力活动、工作压力。与妊娠有关但不能改变或不能选择的危险因素包括以下方面[3-5]：年龄≥35 岁；遗传，有 HDP 的家族史（尤其是母亲及姐妹）；既往 HDP 病史，既往有子痫前期、HELLP 综合征；既往妊娠期糖尿病；妊娠前合并疾病，合并抗磷脂综合征、系统性红斑狼疮、肾脏疾病、高血压、易栓症、妊娠前糖尿病、睡眠呼吸暂停低通气综合征等；子宫张力过高，羊水过多、双胎、多胎或巨大儿及葡萄胎等；初次妊娠；应用辅助生殖者；再次妊娠与上次妊娠间期＞10 年。

加强育龄期女性的血压监测和保健，特别是对慢性高血压患者进行血压监测和危险因素的处理，减少 HDP，有重要意义。

（二）妊娠期高血压疾病患病率

欧美国家孕妇中，HDP 发生率为 6%～10%[5, 6]。我国人群发生率与之相似，为 5%～9.4%[2]。我国部分地区监测资料表明，HDP 造成的孕产妇死亡率为 7.7/10 万，占死亡总数 10%，是造成孕产妇死亡的第二大原因[2]。轻度高血压发生子痫前期的风险为 10%～25%，重度慢性高血压患者子痫前期发生率接近 50%，同时胎盘早剥、胎儿生长受限的风险也随之增加[7]。慢性高血压患者妊娠前 20 周舒张压＞110mmHg，高血压病史＞4 年，子痫前期的发病风险明显增高，危及产妇和胎儿生命[7, 8]。妊娠合并慢性高血压的发生率随高龄产妇人数增加而呈升高趋势，一项基于美国人群的大规模研究结果显示，在过去 40 年中，妊娠期慢性高血压的患病率增加了 13 倍以上，随着年龄增加和时代发展，该发病率呈上升趋势[9]。随着我国 2013 年“单独两孩”和 2016 年“全面两孩”生育政策的实施，2016 年≥35 岁孕产妇的比例上升至 19.9%[10]，我国孕产妇的平均分娩年龄增至 28.2 岁[11]。随着我国“三孩”生育政策的实施，35 岁及以上孕产妇的比例上升，HDP 患者数也在上升。随着国家高血压诊疗水平的提高，高血压防治知识的普及，特别是高血压防治网络和体系建立健全，对每名育龄期女性血压进行监测和管理，为全民健康做出积极的努力。

三、妊娠期高血压疾病对母婴的危害

HDP 的风险大，可显著增加胎儿生长受限、胎盘早剥、弥散性血管内凝血、脑水肿、急性心力衰竭及急性肾衰竭的风险，HDP 是孕产妇和围生儿死亡的重要原因。其中与高血压密切相关的子痫前期/子痫是妇产科医师面临的急重症，要重视筛查育龄期女性高血压患者。妊娠合并慢性高血压最主要的危险在于发生子痫前期。研究表明，20%～50%的慢性高血压孕妇可以发展为慢性高血压伴子痫前期[12, 13]，其风险较妊娠期血压正常者至少增加 5 倍[12]，伴有高血压相关靶器官损害或继发性高血压的孕妇患子痫前期的风险进一步升高[14, 15]，子痫前期孕妇发生死亡风险较妊娠期血压正常者增加 3.73 倍[16]。也有研究表明，血压达标的慢性高血压孕妇的胎儿围生期的死亡风险增加 4.2 倍[17]。研究表明，患有妊娠期高血压的女性，再次妊娠时发生子痫前期的风险约为 4%，再次发生妊娠期高血压的风险为 25%[18, 19]。患有子痫前期的女性再次妊娠发生子痫前期的风险约为 15%，患妊娠期高血压风险为 15%[18]；患有妊娠期高血压或子痫前期的女性，即使子痫前期没有复发，也会增加胎儿生长受限的风险。有调查表明，HDP 产妇在分娩后 1 年内还会因心力衰竭、冠心病、产后高血压、原发性心肌病、颅内出血、深静脉血栓栓塞、2 型糖尿病、急性肾衰竭、产后高血压、原发性心肌病等住院[20]。

高血压合并妊娠不良结局风险增加的可能机制涉及内皮功能受损、免疫、应激和胰岛素抵抗等方面。氧自由基、肿瘤坏死因子、白细胞介素-6 及过氧化脂质等极低密度脂细胞毒性物质和炎性介质等都可能参与胎盘血管内皮损伤的发生。由于血管内皮受损会导致血管舒张因子前列环素、血管内皮源性舒张因子及一氧化氮分泌量下降，同时使血管内皮收缩因子血栓素 A_2 的量增加，进而导致收缩因子和舒张因子失调，最终导致胎盘功能障碍[21]。

第二节 育龄期女性血压管理的内容与流程

血压管理是 HDP 预防、发现和处理的关键。妊娠前测量血压就能发现慢性高血压；妊娠期通过测量血压就能及时发现绝大部分 HDP，这是各级医疗机构特别是乡镇与社区医疗机构进行基本公共卫生服务项目中的血压测量能发现的。慢性高血压合并妊娠者完全可以在妊娠前完成高血压的病因筛查，发现心血管疾病并及时处理，使育龄期女性调整好身体后再妊娠；妊娠期做好血压管理并及时发现 HDP，让患者及时就诊于妇产科或育龄期女性高血压保健门诊。

一、血压管理内容与分工

（一）血压管理的内容

育龄期女性血压管理包括非妊娠时期血压监测、妊娠期全程血压管理和发生 HDP 后血压监测与管理三部分。

1. 非妊娠时期血压监测 育龄期女性没有准备妊娠时期（简称妊娠前期）与妊娠结束后至更年期时期（简称分娩后期）是育龄期女性的非妊娠时间。这个时间段血压管理内容包括健康教育与健康生活方式指导，达到预防高血压发生发展的目的；定期监测血压以便及时发现高血压。对于发现高血压者，要进行确诊并控制血压，然后再决定是否妊娠。这项工作做得越早越好，尽早发现大动脉炎、甲状腺功能亢进症、原发性醛固酮增多症等继发高血压疾病，及时全程处理，可确保进入备孕期后能及时且安全妊娠。而分娩后的血压监测做得越细致越长久越好，一是因为很多疾病在分娩后还会发生，对保护女性终身健康有益；二是随着“三孩”政策开放，这些育龄期女性还可能会意外妊娠，血压管理能帮助其顺利完成妊娠。

2. 妊娠期全程血压管理 明确妊娠后，孕妇应立即到所在地区二、三级医院的妇产科进行立档建卡，由医务人员对其进行全程血压监测与管理。同时，孕妇可定期到乡镇与社区医疗机构进行血压测量，也可以在家中自测血压，注意血压动态变化，及时发现发展中高血压。有条件者可监测 24h 动态血压，筛查白大衣高血压、隐蔽性高血压等，降低妊娠风险。研究表明，白大衣高血压不是完全的高血压，但会增加先兆子痫的风险[22]。妊娠全程血压监测要从准备妊娠时就开始，特别在没有避孕情况下，停经者第一时间测血压，保证妊娠初期就能观察血压值。这里强调对血压值的记录，医务人员应告知备孕者具体血压值并嘱咐记录。妊娠早中期由于全身血管阻力下降，血压随之下降，使得部分慢性高血压患者诊断延误。有详细的血压值可以在妊娠 20 周前协助诊断高血压，这为发现早期高血压带来益处，也为母胎带来益处。研究表明，早期高血压（妊娠 20 周前出现）的治疗可延长妊娠期、增加新生儿出生体重并降低围生期死亡率[23]。对于血压正常者，也要观察到分娩或终止妊娠后 1 年，因为正如前述很多与妊娠有关的疾病可发生于妊娠期、分娩时或终止妊娠后。

3. 发生 HDP 后血压监测与管理　认真监测血压，管理诊疗过程。特别强调血压正常者，妊娠后一旦发现高血压，应及时记录，按诊疗流程进行处理，包括继续对妊娠合并慢性高血压的诊疗与管理和妊娠期高血压的诊断与处理。对于上述两种高血压患者，应做好鉴别诊断、尿常规检查、肝肾功能监测等，及时发现子痫前期/子痫，尽早处理。这些都是由专业妇产科诊疗机构如二、三级医院妇产科或妇幼保健院妇产科医师完成的，高血压科或心脏内科协助进行高血压的诊断与处理。国际妊娠期高血压研究学会（International Society for the Study of Hypertension in Pregnancy，ISSHP）的《妊娠期高血压疾病：国际妊娠期高血压研究学会分类、诊断和管理指南（2018）》[24]建议所有患有慢性高血压、妊娠期高血压或子痫前期的女性都需要终身随访，她们患心血管风险相对正常妊娠女性是增加的。

（二）血压管理的分工

明确做好 HDP 防治的各个环节，并落实到医疗机构完成预防很重要，血压管理是预防、发现和诊治的关键。各级医疗机构特别是乡镇与社区医疗机构，只需测量血压就能完成 HDP 筛查。降压治疗是重要部分，合理控制血压就能减少重度妊娠期高血压、子痫前期/子痫等发生。育龄期女性血压分级管理的内容与分工详见表 9-124-1。

表 9-124-1　育龄期女性血压管理与 HDP 管理内容及责任机构建议

措施	乡镇（社区）	县级	市（州）级	省级
健康教育	+++	+++	+++	+
指导健康生活方式	+++	+++	+++	+
血压监测	+++	++	+	+
发现高血压	+++	++	+	+
动员就诊	+++	++	+	+
确诊与控制血压	++	+++	+++	+++
判定能否妊娠		+++	+++	+++
妊娠期全程血压管理	+++	+++	++	+
妊娠合并慢性高血压管理	++	+++	++	+
妊娠期高血压管理	++	+++	++	+
子痫前期/子痫管理	++	++	+++	+++
慢性高血压伴发子痫前期管理	++	++	+++	+++

注：+++表示主要责任；+表示指导支持；++表示配合工作。

1. 乡镇与社区医疗机构　村卫生室或社区卫生服务站要对管辖区域内的育龄期女性进行宣传教育与健康生活方式指导；定期测血压，一旦发现血压升高，嘱其尽快到上级医疗机构查明高血压原因。乡镇卫生院与社区卫生服务中心要详细了解育龄期高血压患者的生活、饮食习惯的改变，工作强度的变化，高血压症状的有无及其特点，为诊断提供基本的资料，将患者转诊至县级医疗机构诊治，进一步落实上级医疗机构的处理意见，妊娠期全程行血压管理。

2. 县级医疗机构　是各地育龄期女性血压监测与 HDP 诊疗的骨干，主要责任是明确诊断与控制血压、判断能否妊娠和进行 HDP 患者管理。对于子痫前期/子痫、慢性高血压伴子痫前期的患者，县级医疗机构是发现、诊断和现场处理的首要责任单位。现场处理后，如果患者转危为安，需在本单位继续诊疗；如患者病情危重，或本单位诊疗技术水平和设备条件受限，及时转诊至上级医疗机构。

3. 市（州）级医疗机构 指导所属地区下级医疗机构做好妊娠期女性血压管理和 HDP 患者的诊疗工作。重点在于明确诊断与控制血压、判断能否妊娠，特别要担当子痫前期/子痫、慢性高血压伴子痫前期患者的救治任务。还应承担本单位所在地县级医疗机构开展的工作。

4. 省级医疗机构 省级医疗机构特别是省级专业高血压机构应担当指导全省育龄期女性血压监测管理与 HDP 患者的诊疗工作。制订育龄期女性血压管理制度，创建育龄期女性高血压保健门诊，积极救治来自全省各地的重度复杂的育龄期高血压患者。另外除了开展诊断明确与控制血压、判断能否妊娠及救治子痫前期/子痫、慢性高血压伴子痫前期患者等方面工作，还应承担本单位所在地县级医疗机构开展的工作。

二、各个时期的血压管理

（一）妊娠前血压管理

目前，经过对大量临床实践的钻研和探索，不仅原发性高血压患者可以顺利妊娠，部分继发性高血压患者也能妊娠。及早发现育龄期女性血压异常并在妊娠前控制好血压，是保证孕产妇安全和胎儿顺利出生的关键。因此，对于育龄期特别是有妊娠意愿的女性，应监测血压，及时发现血压异常，明确高血压原因并进行规范诊疗，达到妊娠要求后才能在医师指导下妊娠。充分利用高血压防治网络与体系、妇幼保健网，对高危因素多的育龄期妇女进行个体化管理，评估妊娠适宜时机及风险，采取孕前咨询、健康教育、合理营养补充、基础疾病控制等手段，减少 HDP 发生，特别是减少危重症孕产妇出现。育龄期女性高血压诊疗和决定妊娠流程见图 9-124-1。

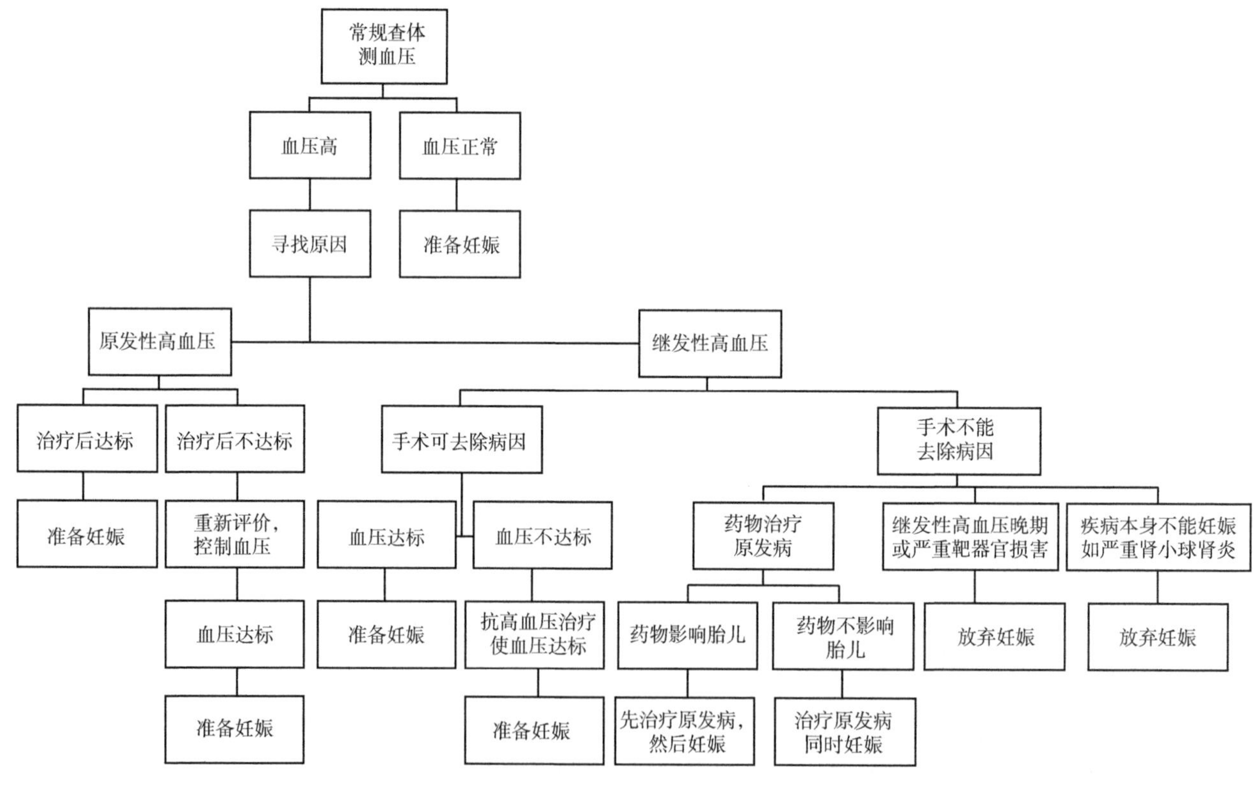

图 9-124-1 育龄期女性高血压诊疗和决定妊娠流程图

1. 明确高血压原因 对于妊娠前已有高血压的育龄期女性，进行高血压患者的 13 项常规检查，包括血常规、尿常规、血生化、餐后 2h 血糖、甲状腺功能、肾素-血管紧张素-醛固酮系统检测、心电图、超声心动图、四肢血压、24h 动态血压监测、腹部超声、肾动脉超声、颈动脉超声检查。并按继发性高血压思路分析判断，明确是否为继发性高血压及其病因，查出心血管疾病危险因素，判断有无靶器官损害及心血管疾病。

2. 高血压处理　对于原发性高血压患者，严格戒烟（包括主动、被动吸烟）及避免高盐高脂饮食、过度紧张劳累等不良的生活方式。育龄期女性常规服用硝苯地平和拉贝洛尔，经治疗后血压正常者可考虑妊娠，血压异常者再次寻找原因，调整治疗，待血压达标后才能考虑妊娠。有文献表明，妊娠期存在继发性高血压会带来严重的母婴不良结局，无论何种治疗方法都并未能改善母婴的不良结局。因此，如能通过手术方法去除原发病因，应积极手术治疗；术后根据血压情况，必要时可进行药物治疗，待血压达标后才能考虑妊娠。如无法通过手术去除病因，需应用药物治疗原发病，可根据药物对胎儿影响与否决定带药妊娠或待原发病控制后再考虑妊娠。对于继发性高血压原发疾病本身不允许妊娠者，应放弃妊娠。对于有靶器官损害和心血管疾病的育龄期女性，认真处理，根据具体病情和相应专科讨论研究能否妊娠等。

3. 选择最佳妊娠时间　控制血压后，备孕女性可选择温暖的季节受孕。这样不仅避免了妊娠早期经历寒冷季节中血压较高、用药量相对较大对胚胎的影响，为胚胎的早期形成创造良好的环境，而且可延长妊娠时间，提高胎儿存活的可能性。

（二）妊娠期血压管理

孕妇应及时建立健康档案，并严格登记，如贵州省卫生健康委员会制定了《贵州省母子健康手册》，要求对各个时期的血压都要准确记录。

1. 规范管理，顺利妊娠　在血压管理中发现高血压者，或者孕妇因高血压就诊于高血压专业诊疗机构，按图 9-124-2 流程进行诊疗。

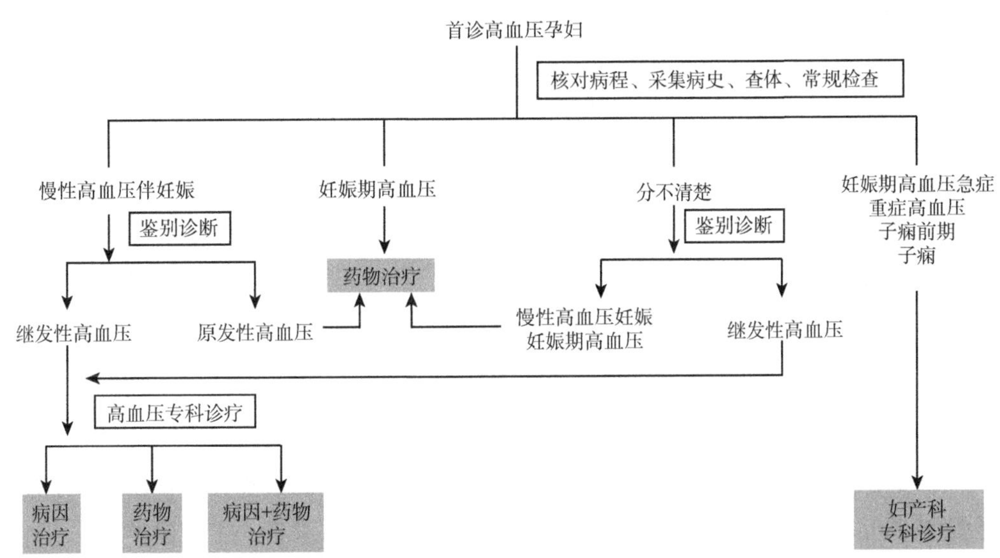

图 9-124-2　首诊高血压孕妇内科诊疗流程图

孕妇经过规范的高血压诊疗后，可接受早期、全面、全程的健康管理，保证妊娠顺利完成。妊娠期高血压管理的目的是规范管理、顺利妊娠，需要县级及以上医疗机构高血压科医师和妇产科医师共同指导。对于继发性高血压的患者，针对原发疾病病因积极治疗是控制血压的重要方法。妊娠前使血压控制在 140/90mmHg 以下，为顺利妊娠奠定良好的基础。从以下方面努力，如改善生活方式，营造和谐、健康的家庭气氛，树立信心，培养乐观心态，戒烟（包括主动和被动吸烟）、限酒，避免高盐高脂饮食、过度劳累的不良生活习惯，合理膳食，防止肥胖，坚持健康生活方式，能提高抗高血压药物治疗效果。

孕妇为满足胎儿生长发育需要，会不自觉进食过多盐、脂肪甚至糖类，从而诱发或加重高血压。如果孕妇只注意高血压，不敢进食，会影响胎儿发育。科学方法：尊重产科和营养科专家意见，膳食中保持高蛋白，足够热量，充分维生素和矿物质，进食注意限盐，特别是勿进食含盐高的零食和盐腌制品。

2. 合理运用抗高血压药物及观察

（1）降压目标及时机：HDP 患者降压治疗的目

的为延长孕龄，努力保证胎儿成熟。一般当患者血压≥140/90mmHg 时行非药物或药物干预[25]，妊娠前已接受抗高血压药物治疗的慢性高血压患者，应将血压控制在适当水平，避免低血压发生。

（2）合理选择药物[26]：钙拮抗剂硝苯地平可用于妊娠晚期。单纯β受体阻滞剂对外周血管扩张作用较弱，甚至收缩血管，故不适合。单纯α受体阻滞剂易引起直立性低血压、影响胎盘供血等，不适用。α兼β受体阻滞剂：拉贝洛尔降压作用显著、不良反应少，可优先选用。血管紧张素转换酶抑制剂（ACEI）/血管紧张素Ⅱ受体阻滞剂（ARB）：妊娠早期服用可显著增加胎儿严重先天性畸形（特别是心血管和神经系统）的风险，故孕妇禁用，正在服用此类药物的慢性高血压妇女在计划妊娠前停用。利尿剂可反射性兴奋交感神经致血管收缩、血液浓缩、有效循环血量减少、高凝倾向、胎盘供血不足等，故不适用。

（3）血压观察：妊娠早期血压升高相对不明显，可半个月测血压 1 次。妊娠 20 周后可每周测血压 1 次，建议孕妇在家自测血压，或到乡镇与社区医疗机构随诊，如无血压变化，可预约到县级医疗机构就诊 1 次。如有变化，随时就诊。妊娠晚期血压升高者可住院观察。妊娠前后有条件者，观察动态血压。

（4）基本实验室检查与安全监测：对孕妇来说，最方便、最无损害且最有价值的是尿常规检查。孕妇一旦发现尿常规异常，建议进行 24h 尿蛋白测定，能更好反映 HDP 情况[25]。

血糖监测同样重要，因为妊娠可引起血糖异常，而血糖异常会影响胎儿的生长发育及孕妇的身体健康。心电图也是常用检查项目，特别是血压持续升高和孕妇有心悸、胸闷时更有意义。当然，按时到产科检查更有必要。妊娠期高血压患者需严密监测血压，血压波动时建议行 24h 动态血压监测及家庭血压测量，每次产检时查尿常规，发生子痫前期和子痫时尽快就诊，在医师的共同协作下控制血压。同时，采取镇静止抽、促胎肺成熟等治疗手段，由产科医师依据指南和临床评估决定是否需要终止妊娠。在严密观察下，大多数高血压患者能顺利生产。

（三）终止妊娠后血压管理

1. 产褥期处理 子痫前期患者产后 3～6 天是产褥期血压高峰期，仍可能发生肺水肿、急性肾衰竭、子痫及心血管意外等，需严密监测，适宜治疗。因此，对于子痫前期患者，产后应监测血压及尿蛋白，如血压≥150/100mmHg，继续给予降压治疗，哺乳期仍禁用 ACEI 和 ARB 类降压药物，酌情使用低分子肝素等抗凝药物，预防血栓形成[25]。子痫前期女性应在重要器官功能恢复正常后才可出院。子痫可发生于产后，研究表明，约 50%的子痫发生于产后，约 26%发生于产后 48h 后[16]，较易发生于妊娠至足月、贫血、血小板减少症和肝功能障碍的经产妇，可无任何前驱症状及生化指标改变[27]，需严密观察，动态监测，以便及时治疗。

2. 远期随访及宣教指导 中华医学会妇产科学分会 HDP 学组在《妊娠期高血压疾病诊治指南（2020 版）》中建议[25]，产后 6 周血压仍未恢复正常者，应于产后 12 周再次复查血压排除慢性高血压。建议行尿液分析、血电解质等检查。重度子痫前期患者远期罹患心血管疾病、肾脏疾病、代谢性疾病、血栓性疾病等风险显著增加，再次妊娠时子痫前期发病风险、不良围生结局发生风险明显增高。充分告知患者上述风险，加强自我健康管理，以保护育龄期女性健康。

综上所述，建立健全的育龄期女性血压监测与 HDP 患者管理系统，对提高孕产妇及胎儿安全至关重要。积极开展健康教育，加强孕前和产前保健工作，定期进行产前检查，及时发现高危因素，做到早预防、早发现、早治疗，预防和管理子痫前期，延迟发病孕周，适时延长分娩孕周，积极进行产后管理，减轻并降低终末器官损害，不仅改善妊娠结局，而且事关女性一生健康。

第三节 育龄期女性高血压保健门诊的内容与流程

专业高血压诊疗机构对育龄期女性高血压诊疗工作开展应担当起组织、落实与管理的责任。医院高血压科（与高血压诊疗有关的心内科、神经内科、肾内科和妇产科等）应建立育龄期女性高血压保健门诊，搭建专门的诊疗平台。广大从事育龄期女性高血压诊疗与保健工作的各级医师应认真学习，要能掌握高血压诊疗规范，又要充分了解 HDP 的诊疗原则；特别是及时发现危及母婴健康安全的重度妊娠期高血压、子痫前期、子痫患者，并立即送往妇产科救治。这样就能真正落实好对各型育龄期女性高血压的诊断、治疗与预防工作，保护广大城乡母婴生命安全，为实现健康中国贡献力量。

一、妊娠前诊疗的内容与流程

针对准备妊娠（包括首次妊娠或再次妊娠）的育龄期女性，均按妊娠前诊疗的内容与流程进行检查。检查结果正常者仍需继续监测血压至妊娠；检查结果异常者到育龄期女性高血压保健门诊或高血压科进行诊疗并继续监测血压。

（一）从未妊娠者

从未妊娠的育龄期女性有妊娠计划者，可以找高血压医师进行高血压防治方面的咨询和必要的检查。充分了解自己的血压、血脂、血糖与心脑肾等重要器官的情况。

1. 血压正常者　建议所有育龄期女性都应该自行监测血压。监测血压正常者，在有生育计划后，准备妊娠前半年就要进行血压监测及合适的检查，包括血常规、尿常规、血生化、餐后 2h 血糖、甲状腺功能、心电图、超声心动图和腹部 B 超检查。如果监测收缩压≥140mmHg 和（或）舒张压≥90mmHg，连续监测非同日 3 次血压仍高者，或血压明显升高，复测未下降者，都需要及时找高血压医师进行诊疗。检查中发现其他问题时，应该到相应专科进一步诊疗与咨询。上述检查结果均正常者，可考虑备孕。这次检查后 1 年或以上还没有妊娠者需找高血压医师重新评估。

2. 高血压患者　已经患有高血压的育龄期女性，准备妊娠前都必须接受高血压医师系统规范的诊疗，包括详细的病史采集、系统的体格检查及规范的高血压患者 13 项常规检查，以便于明确高血压原因、筛查心血管疾病危险因素、查找靶器官损害和心血管疾病及指导治疗。对于怀疑继发性高血压的育龄期女性，还应接受相应的继发性高血压的特殊检查，直到诊断明确。上述检查结果均正常，诊断为原发性高血压者可考虑备孕。这次检查后 1 年或以上还没有妊娠者需重复上述检查。

对于年龄≥35 岁或肥胖者，在有生育计划后，除按上述高血压患者常规检查外，妊娠前半年就要进行血压、体重、腹围监测与抗磷脂抗体和 D-二聚体测定。检查中发现其他问题时，应该到相应专科进一步诊疗与咨询。糖尿病患者需进一步到内分泌科诊疗。上述检查结果均正常者，可考虑备孕。这次检查后 1 年或以上还没有妊娠者需重复上述检查。

对于继发性高血压的女性的处理参考前文。

对于育龄期女性特别是可以妊娠又有妊娠准备者，应使用不影响胚胎与胎儿发育的抗高血压药物，使血压控制达标后才可以准备妊娠；如果血压不能达标，重新评价，调整方案，直到血压控制达标后才可以准备妊娠。

3. 辅助生殖者　从计划进行辅助生殖起，就要监测血压，在术前准备 3 个月，需要完善高血压患者 13 项常规检查，以及风湿免疫相关检查（红细胞沉降率、C 反应蛋白、抗核抗体谱、抗环瓜氨酸肽抗体、抗中性粒细胞抗体、单项补体、类风湿因子、抗 ANA 抗体谱、抗溶性血链球菌素 O、白细胞介素-6）、凝血功能检查。上述检查结果均正常者，可考虑备孕。检查中发现其他问题时，应该到相应专科进一步诊治与咨询。这次检查后 1 年或以上还没有妊娠者需重复上述检查。

（二）有妊娠史者

对于有过妊娠经历的女性，高血压、血糖异常的概率会增加，高血压诊疗内容会更多，而且再次妊娠后发生 HDP 会变得严重且复杂，因此，高血压医师对她们的诊疗与保健工作要更加仔细和认真。

1. 血压正常者　对于有妊娠史的女性，不仅要观察自己的体重、腹围等变化，而且应在家或就近乡镇与社区医疗机构监测血压，并记录血压值，在就诊时告诉医师。医师重点了解与判断血压变化趋势，了解发展中高血压。对于体重、腹围与血压没有明显变化者，按血压正常者保健（见前文）。对于血压较基础血压值高出 20/10mmHg 以上者，按高血压患者准备。

2. 高血压患者　前次妊娠患有 HDP 的孕产妇再次妊娠时出现妊娠期高血压、子痫前期、子痫及 HELLP 综合征等并发症的风险增加[28]。前次妊娠患有 HDP 的女性应接受高血压患者 13 项常规检查，加强对 HDP 危险因素的发现与处理，做好再次妊娠后发生 HDP 进展的防治，做好健康教育，抗高血压药物治疗的要求和方法见前文。

3. 有子痫前期/子痫病史者 有子痫前期/子痫病史的女性，再次妊娠发生子痫前期/子痫的风险很大，母婴健康受到严重威胁。研究表明，经过积极预防，有效孕期保健，前次妊娠发生子痫前期/子痫的孕产妇可以取得良好的母婴结局[29]。准备再次妊娠前应做好详细诊疗：①按复杂、重度高血压患者诊疗检查、诊断与治疗，尽可能明确高血压病因，对因治疗；②筛查子痫前期的危险因素并进行相应处理；③可联合检测平均动脉压、胎盘生长因子、子宫动脉搏动指数，增强对子痫前期的预防[25]；④做好健康教育。

有子痫前期/子痫病史者能否再次妊娠，应由妇产科专家最终确定。

二、妊娠期诊疗的内容与流程

高血压是心血管疾病的重要危险因素，妊娠过程中的高血压还是危害孕产妇与胎儿的常见原因之一。及早发现孕产妇的血压异常，及时使血压得到有效控制，是提高妊娠质量及保证孕产妇安全和胎儿顺利出生的关键措施。

（一）血压正常者

妊娠早期血压升高相对不明显，可半个月测血压 1 次。妊娠 14～19^{+6} 周，需每周监测血压 1 次，妊娠 20 周及以后若未出现血压升高，还是每周测血压 1 次。建议孕妇在家自测血压，或者到乡镇与社区医疗机构、医院随诊测血压。如果出现血压逐渐升高或突然升高，虽未达到高血压诊断标准，仍需及时找高血压医师诊疗。妊娠期血压较妊娠前血压明显升高者，收缩压升高≥30mmHg 和（或）舒张压升高≥15mmHg 者，虽未达到高血压诊断标准，但仍需按高血压处理，进行高血压非药物治疗，高血压医师要为她们筛查妊娠期高血压危险因素，严格控制危险因素，避免发生 HDP。妊娠晚期有血压升高者可到妇产科门诊诊疗甚至住院观察、治疗。

（二）妊娠期高血压疾病患者

HDP 患者要经高血压医师规范诊疗、详细采集病史、系统体格检查，妊娠早期需完善高血压患者 13 项常规检查，评估心血管疾病危险因素、判断靶器官损害和心血管疾病，并和妇产科联合诊治，制订治疗方案。

1. 首诊 HDP 对于妊娠期首诊就是高血压的女性，在核对病程与孕周，详细问明高血压病史，进行系统体格检查，分析常规检查结果后，初步判断：①妊娠合并慢性高血压；②妊娠期高血压；③分类不清楚。对妊娠合并慢性高血压患者，必须判断是原发性高血压还是继发性高血压。对于妊娠后首次发现高血压者，由于原发疾病诊断不清楚，加上由于妊娠影响检查受限，导致诊断困难，一定要由有经验的高血压主治及以上职称医师诊疗。尽可能分析、判断高血压原因，针对病因处理，强调将血压控制在目标范围，观察 HDP 的进展。对于≥35 岁初产妇及超重、肥胖的孕妇与进行辅助生殖的孕妇，除需观察血压更细致、血压控制更严格外，还应监测尿蛋白、血糖、血脂、甲状腺功能和肾功能等变化，还要观察血液系统变化。

2. 妊娠期高血压 孕妇在妊娠前和妊娠早期有过系统正规的诊疗，观察血压不高，确定在妊娠 20 周后首次出现血压升高者，可确定为妊娠期高血压。对于妊娠期高血压患者，除了积极控制血压外，要定期观察尿蛋白情况，及时发现与处理子痫前期/子痫，立即让患者就诊妇产科甚至收入妇产科住院诊疗。同时向孕妇做好健康教育，指导患者合理营养、健康生活、控制血压，特别在分娩后要注意观察血压。如果在产后 12 周后血压不能恢复正常，要更正诊断为慢性高血压。高血压医师要及时为这些慢性高血压患者进一步查找原因。

对于收缩压≥160mmHg 和（或）舒张压≥110mmHg 重度妊娠期高血压患者，应立即到妇产科门诊诊治或送至妇产科急诊救治。

3. 子痫前期/子痫患者 对于子痫前期/子痫和慢性高血压伴子痫前期患者，应到妇产科门诊由妇产科专家诊疗。重度子痫前期/子痫、HELLP 综合征应立即收入妇产科住院救治。高血压医师只是协助妇产科专家对患者进行口服抗高血压药物治疗。

由于个别孕妇以前没有到医疗机构体检、诊疗，也未监测血压，甚至拒绝到妇产科接受产前检查，不了解自己血压情况，更没有接受抗高血压药物治疗，直接以子痫前期/子痫就诊。高血压医师遇到这类患者要第一时间发现和初步诊断，立即护送患者至妇产科进行救治，一定要督促患者及时住院。

三、妊娠终止后诊疗的内容与流程

高血压医师给终止妊娠后女性进行诊疗既是对各类 HDP 继续诊治，又是对患者的高血压进行全面检查，发现和处理异常健康情况；也是对再次生育意愿者的下次妊娠前的准备工作。

（一）妊娠终止后女性血压保健的内容

针对各种类型的 HDP 患者，在终止妊娠后，都建议由高血压医师诊疗，解决高血压的诊断、治疗与管理问题。对于非高血压原因引起的终止妊娠者，到妇产科就诊。

1. 继续做好 HDP 的诊疗 HDP 患者一定要查清楚高血压原因，才能对因治疗，但在妊娠期间进行高血压鉴别诊断困难，所以妊娠期重点放在做好高血压治疗方面，查找高血压原因放在妊娠终止后进行。对于鉴别出来的原发性高血压，继续对患者进行健康生活方式指导，通过合理应用抗高血压药物控制血压，继续进行血压监测与管理工作。对于发现的继发性高血压患者，转诊到医院相应专科或到高血压科专业学组继续进行原发疾病病因治疗和控制血压。

子痫前期/子痫特别是重度子痫前期与子痫会影响到人体更多系统，如心、肝、肺、肾等重要器官，甚至会导致很多疾病发生发展，要及时做好对这些系统与器官的保护，不仅恢复正常生理功能，而且要预防相应疾病发生发展，就要有专门的医疗机构和团队来担当与落实，所以高血压医师对这些有子痫前期/子痫病史的患者及时诊疗意义非常重大。

子痫前期/子痫既可以发生在产前，也可以发生在产时、产后；研究表明，子痫前期更容易发生于无其他明显危险因素的初次妊娠者[29]；子痫患者通过在子痫前期基础上发生，也可以无临床子痫前期表现。所以对每一位妊娠终止后的女性都要及时观察血压，进行尿常规检查等，使产后高血压、子痫前期、子痫能得到及时发现和处理。

2. 及时发现各种其他疾病 HDP 患者在分娩后 1 年内还会发生心肌病、心力衰竭、冠心病、颅内出血、急性肾衰竭、深静脉血栓等，高血压医师会从专科的角度系统观察这些疾病的发生、发展。

临床工作中也观察到有些高血压危险因素多的产妇或年龄≥35 岁、超重肥胖产妇，在产后可能发生高血压、糖尿病和甲状腺功能异常，所以要定期随诊。

有的产妇产后不仅要照顾孩子、承担家务，还要参加工作，或者放松健康饮食要求，会出现血压升高，特别要注意在这类人群中发现发展中高血压，并处理。

（二）各种人群的诊疗

1. 慢性高血压 部分女性在妊娠前没有进行体检，甚至血压也没有测量过，直到妊娠后进行产前检查才发现高血压；也有的高血压患者不找医师看病就直接妊娠，直到出现明显不适才重视高血压，对这些人，直接定义为妊娠合并慢性高血压。因为妊娠过程中进行高血压鉴别诊断的检查既不方便又影响胎儿发育，加上问不清楚病史，只能强调合理应用不影响胎儿生长发育的抗高血压药物控制血压，顺利度过妊娠期。

高血压医师对这些分娩后的慢性高血压患者应按高血压患者诊断思路、继发性高血压诊断思路及各种继发性高血压原发疾病的诊断原则明确诊断。同时，不管是原发性高血压，还是继发性高血压，都要查清心血管疾病危险因素，患者存在的各种靶器官损害和心血管疾病，并接受相应专科的诊疗。还要注意产后子痫前期/子痫及短期并发症的发现与及时处理。

2. 原发性高血压 妊娠前发现的高血压经过认真诊断，确定为原发性高血压患者，或者对上述妊娠合并慢性高血压患者在分娩后诊断为原发性高血压，高血压医师都要继续进行诊疗、监测与随诊，都要完善高血压患者的 13 项常规检查，按目标血压要求将血压控制在理想水平，对患者存在的其他心血管疾病危险因素同时进行处理，对高血压或者妊娠导致的心脑肾损害和心血管疾病认真检查、诊断与处理。

3. 妊娠期高血压 妊娠期高血压患者通常在产后 12 周内血压恢复正常，所以观察产后 12 周或以上血压不能恢复正常者，应按上述慢性高血压的诊断思路及时进一步检查。对于妊娠期高血压患者，在产后还要注意观察尿常规、血生化等以及时发现子痫前期/子痫的情况及各系统器官的功能损害情况。

4. 子痫前期/子痫 对于妊娠期发生子痫前期/子痫者，分娩后要按慢性高血压患者诊疗思路进行诊疗；特别注意血压控制、心脑肾的保护；还要注意血液、消化、呼吸和内分泌等系统疾病的监测、发现与处理。因此对于妊娠期有子痫前期/子痫患者，在接受高血压医师的诊疗时必须进行各系统全面病史询问和体格检查，完成高血压患者 13 项常规检查，对发现问题进行进一步检查，而且一年内坚持每月随诊 1 次并严格记录。对于发现的新问题，请相应内科或高血压科相应专业学组进行诊治。

5. 血压正常者 妊娠对母体全身各系统器官生理功能会产生一定影响和改变。即使妊娠期没有发生或出现高血压，也应接受高血压医师至少一次常规检查，包括病史采集、体格检查和血常规、尿常规、血生化、餐后 2h 血糖、甲状腺功能、心电图、超声心动图、肾动脉 B 超、四肢血压、动态血压，帮助发现某些异常指标，为做好防病保健提供依据。

对有再次生育意愿者，也能提供身体健康状况的依据。这些检查可以发挥健康咨询指导作用，让患者自愿做到坚持健康生活方式，每月自己或到当地乡镇与社区医疗机构测血压 1 次，发现血压变化，特别是达到高血压诊断标准，及时找高血压医师诊治。

终止妊娠的育龄期女性，按终止妊娠后诊疗的内容与流程进行诊疗，若检查无异常，需继续监测血压至少 1 年；若有异常，按相应专科进行诊疗。终止妊娠的育龄期女性如有再次妊娠计划，需按上述育龄期女性高血压诊疗内容与流程逐一进行。

（余振球）

第四节　育龄期女性高血压保健门诊案例

一例 HDP 患者，双胎妊娠，当时妊娠 30 周，服用拉贝洛尔、硝苯地平后血压控制不达标。2021 年 10 月 16 日，应约就诊育龄期女性高血压保健门诊。

一、临床资料

（一）病史

主诉：停经 31 周，水肿 37 天，活动时气促 13 天。

1. 现病史 2021 年 3 月 30 日，因“原发性不孕”于某市妇幼保健院（下文简称妇保院）移植两枚冻胚，当时未测血压。2021 年 4 月 26 日，于妇保院查妇科超声提示宫内早孕（双胎，双绒双羊）。妊娠 10 周首次产检测血压 102/82mmHg，查促甲状腺激素减低，无特殊处理。妊娠 13^{+5} 周产检测血压 116/81mmHg，查甲状腺抗体均阴性，尿常规正常。妊娠 15 周出现咽痛，无发热，当天自认为受凉感冒，未诊治，自行多喝热水，4 天后好转。妊娠 17^{+6} 周产检测血压 124/90mmHg，当时无头晕、头痛，夜尿 2～3 次，白昼尿 5～6 次，尿蛋白阴性，未就诊。妊娠 21 周产检测血压 119/63mmHg，尿蛋白阴性。妊娠 25^{+5} 周产检测血压 126/88mmHg，尿蛋白阴性。回家后发现双下肢轻度水肿，平卧休息后可自行消退，未诊治，在家自测血压 145～150/93～100mmHg。妊娠 29^{+1} 周，因双下肢水肿不能消退，伴左眼视物模糊，就诊于某三甲医院高血压科门诊，测血压左上肢 163/114mmHg，右上肢 167/111mmHg，查估算肾小球滤过率（eGFR）降低，血总蛋白、白蛋白降低，游离甲状腺素（FT_4）降低，血脂升高，血常规、电解质、尿常规、空腹血糖无明显异常，心电图提示偶发交界性早搏，眼底照相提示高血压视网膜病变，诊断高血压、晚期妊娠，给予口服拉贝洛尔 100mg 每天 3 次，服药后测血压 142/98mmHg，症状较前无明显好转。妊娠 29^{+6} 周测血压 164/119mmHg，给予拉贝洛尔 150mg 每天 3 次，硝苯地平片 10mg 每天 2 次，服药后测血压 147～172/91～116mmHg。妊娠 30^{+1} 周，再次就诊于高血压科门诊测血压 158/119mmHg，给予拉贝洛尔 200mg 每天 3 次，硝苯地平片 10mg 每天 3 次，服药后测血压 130～170/88～120mmHg。妊娠 30^{+4} 周就诊于产科，给予拉贝洛尔 100mg 每天 2 次，硝苯地平 20mg 每天 2 次，测血压升高，临时加用拉贝洛尔 50～100mg，服药后测血压 124～186/74～118mmHg。妊娠 30^{+6} 周就诊于妇保院，未测血压，查超声心动图提示心包中等量积液，左室射血分数（LVEF）46%，遂转至某三甲医院急诊分娩室，测血压 158/118mmHg，诊断妊娠 30^{+6} 周、重度子痫前期，查肌钙蛋白、肌红蛋白、脑钠肽（BNP），因结果未回，患者自行返回家中，出现头晕 1 次，坐位休息数分钟后好转。现平路行走 20m 即感气促、劳累，夜尿 3～4 次，白昼尿 6～7 次，肢体活动无障碍。大便如常，睡眠质量差，饮食如常，妊娠期体重增加 14kg。

2. 既往史　初中、高中测血压未被告知升高。22 岁入职体检测血压 110/70mmHg。25 岁测血压 113/83mmHg。26 岁患肺结核，已治愈，未测血压。29 岁于产前检查测血压 126/76mmHg。后至妊娠前未测血压。

3. 个人史及家族史　无吸烟史，无饮酒史，平素口味重，无打鼾史。祖父母、外祖父母高血压病史不详，父亲 60 岁患高血压，母亲 50 岁患高血压。

（二）查体

血压 170/119mmHg。全身水肿，左眼睑水肿较右侧明显，左眼 1m 内视物模糊。胸廓无畸形，肺部查体未见异常。心前区未见异常搏动，无隆起及凹陷，心尖波动位置、范围及强度正常，心浊音界不大，心律齐，心音稍低，心率 96 次/分，各瓣膜听诊区未闻及病理性杂音。腹部膨隆如孕周大小，腹部查体未见异常。双下肢凹陷性水肿中度。

（三）辅助检查

归纳总结患者既往检查结果，有助于病情分析、诊断及治疗。

1. 化验检查结果（入院前）

（1）血常规：血常规结果及变化见表 9-124-2。

表 9-124-2　患者血常规检查结果

时间	2021 年 10 月 3 日	2021 年 10 月 16 日	2021 年 10 月 22 日	2021 年 10 月 25 日	2021 年 11 月 18 日	2022 年 1 月 21 日	2022 年 4 月 22 日
白细胞（$\times10^9$/L）（3.5～9.5）	8.72	7.93	8.07	9.82↑	7.55	4.28	6.05
血红蛋白（g/L）（115～150）	130	127	114↓	101↓	128	133	121
红细胞（$\times10^{12}$/L）（3.8～5.1）	3.91	3.74↓	3.43↓	2.94↓	3.93	4.4	3.91
血小板（$\times10^9$/L）（125～350）	150	130	136	147	241	249	253

（2）尿常规：尿常规结果及变化见表 9-124-3。

表 9-124-3　患者尿常规检查结果

时间	2021 年 10 月 3 日	2021 年 10 月 17 日	2021 年 10 月 18 日	2021 年 10 月 23 日	2021 年 11 月 18 日	2022 年 1 月 21 日	2022 年 4 月 22 日
尿蛋白（–）	—	2+	2+	2+	3+	1+	—
尿隐血（–）	—	1+	1+	2+	1+	—	—
红细胞（个/μl）（0～7.5）	0	0	0	259↑	5	0	0
白细胞（个/μl）（0～13.5）	5	6	6	32	1	0	1.5
酸碱度（4.5～8）	6.5	6.5	6.5	6.5	6	6.5	5.5

（3）血生化：血生化提示血钾处于低值，估算肾小球滤过率（eGFR）降低，蛋白降低（表 9-124-4）。餐后 2h 血糖（妊娠 25^{+5} 周）5.36mmol/L。

表 9-124-4　患者血生化检查结果

时间	2021 年 10 月 3 日	2021 年 10 月 16 日	2021 年 10 月 19 日	2021 年 10 月 22 日	2021 年 10 月 25 日	2021 年 11 月 18 日	2022 年 1 月 21 日	2022 年 4 月 22 日
谷丙转氨酶（U/L）（7～40）	32.3	21.3	31.2	14.3	19.7	18.3	9.2	5.5
谷草转氨酶（U/L）（13～35）	31.5	37.2↑	49.2↑	20.7	27.5	21.1	20.1	14.1
总蛋白（g/L）（65～85）	59.9↓	49.41↓	41.89↓	45.2↓	44.09↓	73.3	70	70
白蛋白（g/L）（40～55）	36.2↓	30.28↓	25↓	25.8↓	25.3↓	47.3	46	45.1
球蛋白（g/L）（20～40）	23.7	19.13↓	16.89↓	19.4↓	18.79↓	26	24	24.9
钾（mmol/L）（3.5～5.5）	3.67	3.84	4.04	3.31↓	3.84	3.92	4.13	4.09

续表

时间	2021年10月3日	2021年10月16日	2021年10月19日	2021年10月22日	2021年10月25日	2021年11月18日	2022年1月21日	2022年4月22日
肌酐（μmol/L）（41～73）	61	77.7↑	70	76↑	74↑	75↑	72	63
eGFR[ml/（min・1.73m²）]（100～120）	66.83↓	46.65↓	51.32↓	51.59↓	62.27↓	62.89↓	85↓	86.23↓
尿酸（mmol/L）（155～357）	412↑	622↑	496↑	520↑	514↑	494↑	414↑	467
甘油三酯（mmol/L）（＜1.7）	4.82↑	4.17↑	/	/	/	3.22↑	1.39	2.89↑
总胆固醇（mmol/L）（0～5.18）	4.68	5.58↑	/	/	/	7.11↑	5.5↑	5.3↑
高密度脂蛋白（mmol/L）（1.29～1.55）	1.01↓	1.16	/	/	/	1.3	1.25↓	1.10↓
低密度脂蛋白（mmol/L）（正常人群＜3.37mmol/L，高危人群＜2.59mmol/L，极高危人群＜2.07mmol/L）	1.63	2.71	/	/	/	4.27↑	4.03↑	2.91↑
血糖（mmol/L）（3.9～6.1）	/	6.06	3.54↓	4.44	4.15	5.43	5.4	5.48
同型半胱氨酸（μmol/L）（0～15）	6.1	/	/	/	/	/	/	12.7
肌酸激酶（U/L）（40～200）	149	159	131	108	74	/	130	106
肌酸激酶同工酶（U/L）（0～25）	14	15.5	20.4	11.2	11.9	/	103	8.2
乳酸脱氢酶（U/L）（120～250）	321↑	306↑	333↑	345↑	327↑	/	/	/

（4）甲状腺相关检查：甲状腺功能异常（表9-124-5）。抗甲状腺抗体（妊娠17^{+2}周）提示抗甲状腺过氧化物酶抗体13.76IU/ml（0～34IU/ml），促甲状腺素受体抗体＜0.3IU/L（0～1.75IU/L）。

表 9-124-5 患者甲状腺相关检查结果

时间	2019年5月13日	2021年5月22日	2021年10月3日	2021年11月18日	2022年1月22日	2022年4月22日
促甲状腺激素（μIU/ml）（0.27～4.2）	3.2	0.048↓（0.1～2.5）	3.63	1.97	1.61	2.41
总三碘甲状腺原氨酸（ng/ml）（1.3～3.1）	2.06	/	2.48	1.59	/	1.85
总甲状腺素（μg/dl）（66～181）	103.00	/	112.4	82.91	/	80.24
游离三碘甲状腺原氨酸（pg/ml）（3.1～6.8）	/	/	4.31	4.19	4.48	4.23
游离甲状腺素（pg/ml）（12～22）	/	14.36	10.81↓	10.69↓	12.11	11.73↓

（5）心肌坏死标志物：肌红蛋白、脑钠肽明显升高（表9-124-6）。

表 9-124-6 患者肌钙蛋白、肌红蛋白、脑钠肽检查结果

时间	2021年10月15日	2021年10月17日	2021年10月19日	2021年10月25日	2021年11月18日	2022年1月21日	2022年4月22日
肌钙蛋白（ng/ml）（0～0.014）	0.014	0.017↑	0.019↑	0.009	0.006	＜0.003	/
肌红蛋白（ng/ml）（25～58）	76.91↑	90.99↑	54.7	29.55	53.86	/	/
脑钠肽（pg/ml）（41.4～153）	5013↑	5558↑	4545↑	896↑	1219↑	239.8↑	32.04↓

（6）凝血功能：提示异常（表 9-124-7）。

表 9-124-7　患者凝血功能检查结果

时间	2021 年 10 月 3 日	2021 年 10 月 16 日	2021 年 10 月 25 日	2021 年 11 月 18 日	2022 年 1 月 21 日	2022 年 4 月 22 日
PT（s）（10～15）	11.6	11.4	11.6	12.0	11.6	12.0
INR	0.87	0.85	0.86	0.91	0.86	0.91
纤维蛋白原（g/L）（2～4）	4.32↑	3.89	5.95↑	4.05↑	5.95↑	4.05↑
D-二聚体（μg/ml）（0～1）	1.17↑	1.17↑	2.11↑	0.66	2.11↑	0.66

（7）尿微量白蛋白/尿肌酐比值：2021 年 10 月 3 日，尿微量白蛋白 220.8mg/L，尿肌酐 8001μmol/L，尿微量白蛋白/尿肌酐比值 243.96mg/g↑（正常值 0～30mg/g）。

2. 心电图　妊娠 29^{+1} 周，窦性心律，心室率 78 次/分，偶发交界性早搏。具体详见图 9-124-3A。

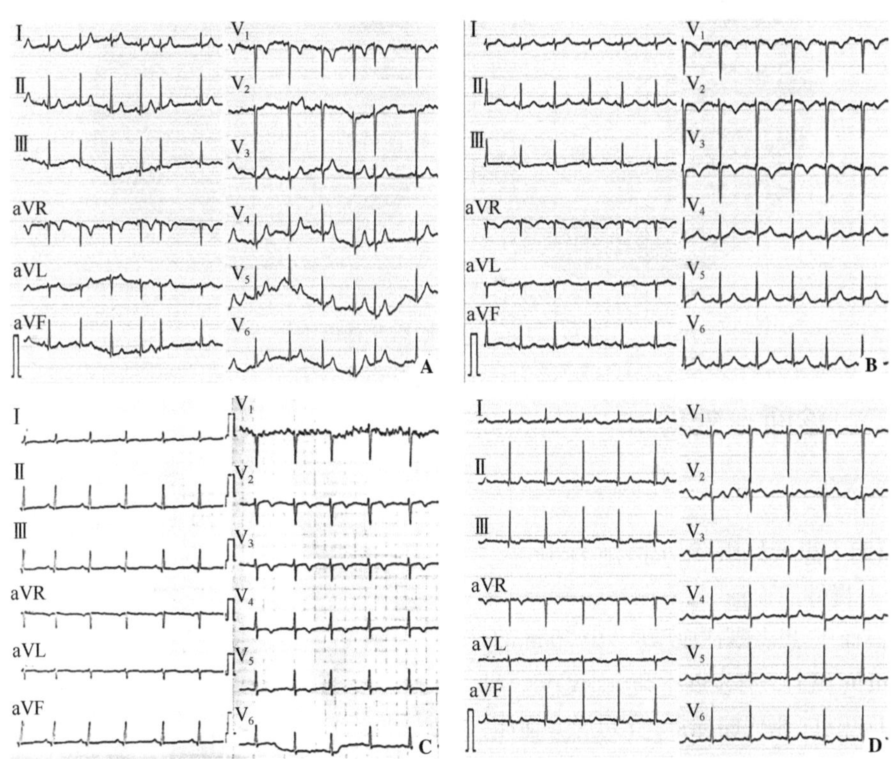

图 9-124-3　患者心电图检查

3. 超声检查　超声心动图提示心脏结构、功能异常（表 9-124-8）。腹部 B 超：胆囊多发息肉样病变。产科 B 超（妊娠 29^{+6} 周）：双绒毛膜双羊膜囊双胎妊娠，大小分别相当于妊娠 27^{+2} 周/妊娠 28^{+4} 周，胎儿脐带绕颈 1 周。

表 9-124-8　患者超声心动图检查结果

时间	2021 年 10 月 15 日	2021 年 10 月 18 日	2021 年 11 月 18 日	2022 年 1 月 22 日	2022 年 4 月 22 日
左心房前后径（mm）	28	38	28	29	28
左心室舒张末期内径（mm）	47	48	43	41	43
右心房径（mm）	26	33	31	/	34
右心室前后径（mm）	/	18	17	17	18
左心室后壁厚度（mm）	10	9	10	7	8

续表

时间	2021年10月15日	2021年10月18日	2021年11月18日	2022年1月22日	2022年4月22日
室间隔厚度（mm）	10	9	10	8	8
EF%	46	57	57	61	62
提示	左心功能降低，主动脉瓣轻度反流，心包腔中等量积液	左心房增大，二尖瓣、主动脉瓣、肺动脉瓣少量反流。心包腔少中量积液。左心室舒张功能降低	二尖瓣少量反流	二尖瓣、主动脉瓣、三尖瓣少量反流	二尖瓣、三尖瓣少量反流

4. 眼底检查 眼底照相（妊娠29^{+1}周）提示双眼高血压视网膜病变1级（图9-124-4）。

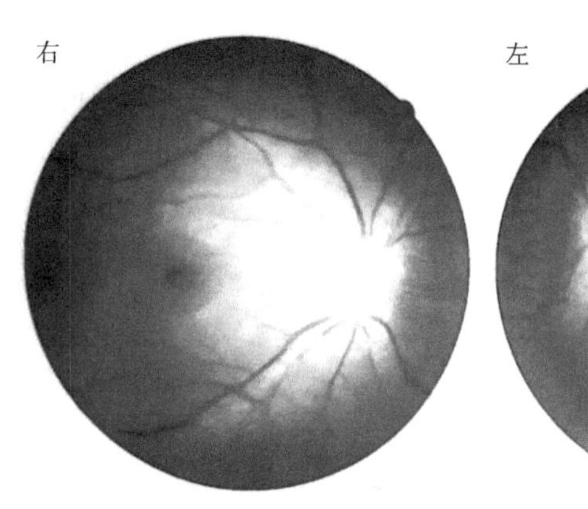

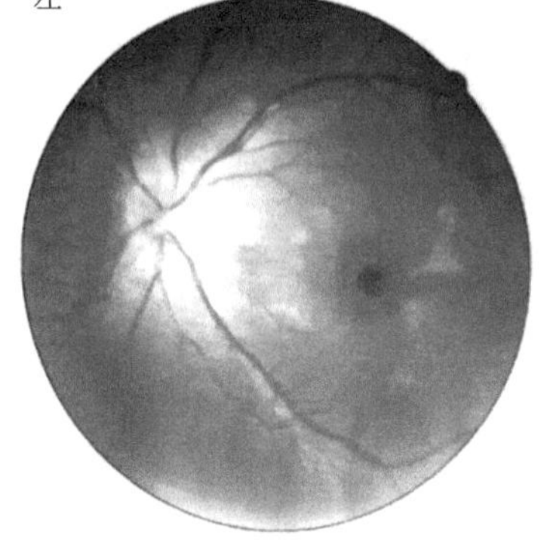

图9-124-4 患者眼底照相检查

二、诊断、处理

（一）病情分析

1. 高血压原因 患者妊娠17周测血压升高，故诊断为妊娠合并慢性高血压。

（1）原发性高血压：患者既往血压从110/70mmHg升高至120/80mmHg以上，有发展中高血压趋势，见表9-124-9。平素口味重，脂代谢异常，父母患高血压，故原发性高血压可能性大。需妊娠终止后进一步完善高血压患者常规13项检查并进行确诊。

表9-124-9 患者血压变化

时间	血压（mmHg）	备注
2012年	110/70	体检
2015年	113/83	体检
2019年	127/76	妊娠前体检
妊娠10周	102/82	感冒后26天
妊娠13^{+5}周	116/81	
妊娠17^{+6}周	124/90	
妊娠21周	119/63	
妊娠25周	145～165/93～113	出现双下肢轻度水肿，逐渐加重
妊娠29^{+1}周	163～167/111～114	拉贝洛尔 100mg tid，出现左眼视物模糊
妊娠30^{+5}周	124～186/74～118	拉贝洛尔 100mg bid+硝苯地平片 20mg tid
产后5天	149/108	拉贝洛尔 100mg tid+硝苯地平片 10mg tid
产后27天	119/81	拉贝洛尔 100mg tid+硝苯地平片 10mg tid
产后3个月	138/92	停药2天
产后半年	104/72	拉贝洛尔 50mg tid+硝苯地平片 10mg tid

注：tid. 每天3次；bid. 每天2次。

（2）继发性高血压：血压升高之前有咽痛病史，要进一步除外炎症相关高血压。血肌酐不断上升，eGFR不断下降，见表9-124-4，要警惕肾实质性高血压可能。

2. 慢性高血压伴子痫前期（重度） 妊娠合并慢性高血压，入院查尿常规，出现尿蛋白，血压持续升高不可控制；视觉障碍；心包积液；心力衰竭。

3. 心力衰竭原因分析

（1）心肌炎：患者既往有结核杆菌感染病史，以前无心脏疾病相关临床症状，目前有心肌坏死证据，需进一步完善相关炎症抗体。

（2）围生期心肌病：患者多胎妊娠，妊娠前无心脏疾病相关临床症状，妊娠晚期出现心脏扩大、心力衰竭症状，进行性加重的劳力性呼吸困难体征，出现偶发心律失常。

（3）高血压性心脏病：进展很快的妊娠期高血压疾病，血压不可控，出现左心室增大趋势，左室射血分数明显降低。

（二）诊断

1. 妊娠期高血压疾病　妊娠合并慢性高血压、慢性高血压伴子痫前期（重度）。

2. 心力衰竭原因待查　①心肌炎；②围生期心肌病；③高血压性心脏病，轻度主动脉瓣反流，心功能Ⅲ级（NYHA 心功能分级），心包积液中度。

（三）处理

（1）启动危重孕产妇救治流程，立即收入产科住院救治。

（2）拉贝洛尔 100mg 每天 3 次，硝苯地平缓释片 10mg 每天 3 次（晨起服药、午间服药、下午 5：00 服药）。

三、追踪随访

（一）入住产科后

1. 完善相关检查

（1）化验结果：血常规提示血红细胞减少，见表 9-124-2。尿常规提示尿蛋白、尿潜血，见表 9-124-3。血生化提示总蛋白降低，血肌酐较前升高，eGFR 降低，尿酸升高，血脂升高，乳酸脱氢酶、α 羟丁酸脱氢酶升高，见表 9-124-4。肌钙蛋白、脑钠肽明显升高，见表 9-124-7。纤维蛋白原、D-二聚体升高，见表 9-124-8。免疫球蛋白提示 IgG 4.91g/L↓（8.6～17.4g/L），余正常。红细胞沉降率 14mm/h（0～26mm/h）。抗血小板抗体、抗核抗体谱、血小板抗体均阴性。

（2）心电图：提示正常，具体详见图 9-124-3B。

（3）超声检查：超声心动图提示左心房增大，见表 9-124-8。双下肢动静脉 B 超未见明显异常。

（4）影像学检查：头颅 MRI 平扫未见异常。

2. 全院大会诊　请麻醉科、新生儿科、心血管内科、肾内科、综合 ICU、高血压科全院大会诊，决定治疗方案及终止妊娠时机等。

综合全院会诊意见：根据患者病史、辅助检查，目前妊娠合并慢性高血压，要警惕炎症相关高血压，待患者终止妊娠后查明高血压原因。现在最关键的问题就是心脏，左心房内径 3 天之内有增大，各项指标还在持续升高，考虑心肌疾病。孕妇如果继续妊娠，心脏负荷增加，心功能恶化，发生心源性猝死、远期心功能不能恢复等风险增加。另外胎儿在宫内出现胎儿窘迫、胎儿窒息，胎儿死亡风险增加，现胎儿有宫内生长受限，不排除胎儿在宫内存在慢性缺氧可能。若胎儿出现脐血流信号改变而明确宫内窘迫时急诊行剖宫产，则新生儿抢救成功率降低，远期预后更差，权衡利弊，建议择期终止妊娠。现分娩方式确定全身麻醉剖宫产终止妊娠。目前患者 24h 尿蛋白定量有升高趋势，需警惕肾功能损害，严重时会出现肾衰竭，肾内科可以进行透析治疗。综合 ICU 随时做好接诊准备，进行高级生命支持治疗。

与患者家属进行沟通，各科室告知相关风险。最后患者家属选择继续妊娠。

3. 终止妊娠至出院　入院第 6 天早晨，患者感恶心，出现呕吐，考虑病情加重，危及母婴安全。经与患者家属沟通后，立即在快诱特殊气管插管静吸复合全身麻醉下行“经腹子宫下段剖宫产术”，顺利娩出 1 活女婴、1 活男婴，转入新生儿科住院治疗。

术后胎盘病理诊断：胎盘 A、B 均倾向胎盘母体血管灌注不良。

术后复查患者血常规提示白细胞升高，红细胞、血红蛋白持续降低（表 9-124-2）。尿常规提示尿蛋白、尿潜血（表 9-124-3）。血生化提示总蛋白降低，血肌酐较前升高，eGFR 降低，尿酸升高，血脂升高，乳酸脱氢酶、α 羟丁酸脱氢酶升高，具体详见表 9-124-4。肌红蛋白、肌钙蛋白、脑钠肽明显降低，见表 9-124-6。纤维蛋白原、D-二聚体持续升高，见表 9-124-7。

终止妊娠后患者胸闷、气促、水肿等情况好转，产后 5 天出院。

（二）出院后复诊

1. 产后 27 天于育龄期女性高血压保健门诊复诊

（1）补充病史：患者产后居家未外出，生活自理，视物模糊逐渐好转，无胸闷、胸痛，无心悸、气促，无夜间阵发性呼吸困难，无乏力、大汗。夜尿 0 次，白昼尿 4～5 次。四肢活动无障碍。规律服用拉贝洛尔 100mg 每天 3 次、硝苯地平片 10mg 每天 3 次，自测血压 110～130/70～80mmHg。目前儿子 2150g，女儿 1950g，均体健，均已出院。

（2）查体：测血压 119/81mmHg（已服药），心率 96 次/分。双眼视物清晰，双肺呼吸音清，未闻及干湿性啰音，心律齐，未闻及心脏杂音。双下肢无水肿。

（3）辅助检查

化验：血常规正常，见表 9-124-2。尿蛋白、潜血仍阳性，见表 9-124-3。血生化：血肌酐、尿酸仍高，但较前稍降低，eGFR 仍低，甘油三酯、胆固醇、低密度脂蛋白升高，且较前明显，见表 9-124-4。餐后 2h 血糖 6.14mmol/L。甲状腺功能：FT_4 仍降低，见表 9-124-5。肌钙蛋白、肌红蛋白已正常，脑钠肽升高，但较前明显好转，见表 9-124-6。

心电图：提示窦性心律，心室率 78 次/分，V_4～V_6 导联 T 波倒置，见图 9-124-3C。

超声检查：超声心动图提示已无心包积液，心脏结构、功能正常，且较前明显好转，见表 9-124-8。腹部 B 超：胆囊多发息肉。颈动脉 B 超：未见异常。肾动脉 B 超：未见异常。

24h 动态血压：服药情况下，夜间平均血压未达标，见表 9-124-10A。动态血压波动图见图 9-124-5A。

表 9-124-10 患者 24h 动态血压检查结果

产后时间	27 天（A）	3 个月（B）	半年（C）
全天平均血压（mmHg）	115/79	127/89	108/71
白昼平均血压（mmHg）	115/80	128/91	111/75
夜间平均血压（mmHg）	114/77	127/86	102/64
昼夜节律	非杓型	非杓型	非杓型
平均心率（次/分）	97	72	78

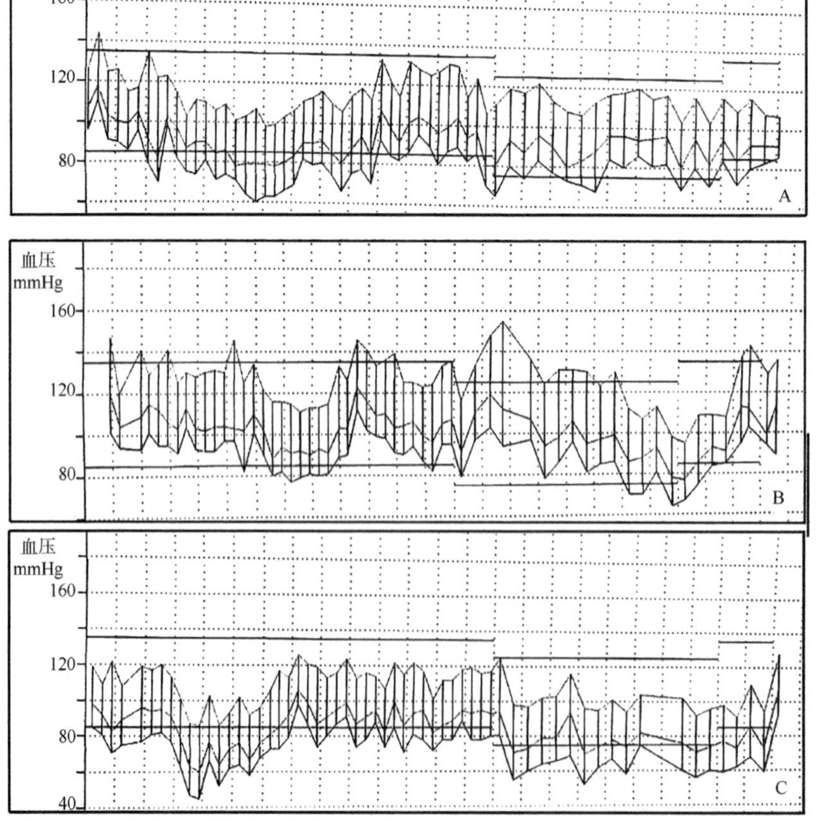

图 9-124-5 患者动态血压波动图

四肢血压：双侧、上下对称。

2. 产后 3 个月于育龄期女性高血压保健门诊复诊

（1）补充病史：患者目前居家照顾 2 个孩子，母乳+奶粉喂养，生活自理，无不适。夜尿 0 次，白昼尿 4～5 次。四肢活动无障碍。给予拉贝洛尔 100mg 每天 3 次、硝苯地平片 10mg 每天 3 次治疗，产后 2 个月开始每天服药 0～3 次，规律服药时间多，测血压 110～142/70～94mmHg。现已自行停药 2 天。

（2）查体：血压 138/92mmHg。心肺腹查体无特殊。

（3）辅助检查

化验：血常规正常，见表 9-124-2。尿常规尿蛋白阳性，见表 9-124-3。血生化：尿酸仍高，eGFR 仍低，血脂异常，见表 9-124-4。甲状腺功能正常，见表 9-124-5。肌钙蛋白、肌红蛋白已正常，脑钠肽升高，见表 9-124-6。

心电图：提示正常，见图 9-124-3D。

超声检查：超声心动图提示二尖瓣、主动脉瓣、三尖瓣少量反流，见表 9-124-8。

24h 动态血压监测：终止妊娠 12 周以后该项检查显示自然状态下患者仍诊断高血压明确，见表 9-124-10B。动态血压波动图，见图 9-124-5B。

（4）高血压的诊断：慢性高血压原因待查，原发性高血压可能性大。

3. 产后半年于育龄期女性高血压保健门诊复诊

（1）补充病史：患者目前无不适。给予拉贝洛尔 50mg 每天 3 次、硝苯地平片 10mg 每天 3 次治疗，每日服药 2～3 次，规律服药时间多，自测血压 110～145/70～95mmHg。

（2）查体：血压 104/72mmHg。心肺腹查体无特殊。

（3）辅助检查

化验：血常规正常，见表 9-124-2。尿蛋白/尿肌酐比值 95.53mg/g。尿常规尿蛋白正常，见表 9-124-3。血生化：尿酸高，eGFR 仍低，血脂异常，见表 9-124-4。甲状腺功能提示 FT_4 降低，见表 9-124-5。脑钠肽降低，见表 9-124-6。

心电图：提示正常。

超声检查：超声心动图提示二尖瓣、三尖瓣少量反流，见表 9-124-8。

24h 动态血压监测：提示服药状态下血压达标，见表 9-124-10（C）。动态血压波动图见图 9-124-5C。

（4）高血压的诊断：原发性高血压 1 级。

四、思考与建议

通过该病例发现，对育龄期女性进行血压监测与管理，及时发现疾病风险并积极预防，对疾病诊断、治疗具有重要意义。住院救治是对重度子痫前期患者母婴安全保障的具体体现，对于妊娠期高血压疾病患者合并多系统损害，且随孕龄增加持续性加重的情况下，建议与妇产科、新生儿科、麻醉科、ICU 等科室医师共同讨论终止妊娠时机及后续救治情况。

对于妊娠期高血压疾病患者，特别是重度子痫前期/子痫患者，需继续监测血压、血液系统、内分泌系统、肾脏、心脏、神经系统、血管等情况，至少监测到产后 1 年。开设育龄期女性高血压保健门诊，对育龄期女性进行持续血压监测与管理意义重大。

（余振球　吴冬菊）

参 考 文 献

[1] Gynecologists ACOO. Hypertension in pregnancy. Report of the American College of Obstetricians and Gynecologists' Task Force on Hypertension in Pregnancy[J]. Obstet Gynecol, 2013, 122（5）：1122-1131.

[2] 秦薇，余艳红. 妊娠期高血压疾病流行病学调查[J]. 实用医学杂志，2006，（23）：2697-2698.

[3] Bartsch E, Medcalf KE, Park AL, et al. Clinical risk factors For pre-eclampsia determined in early pregnancy：Systematic review and meta-analysis of large cohort studies[J]. BMJ，2016，353：i1753.

[4] Dayan N，Lanes A，Walker MC，et al. Effect of chronic hypertension on assisted pregnancy outcomes ：A population-based study in Ontario, Canada[J]. Fertil Steril, 2016，105（4）：1003-1009.

[5] Umesawa M，Kobashi G. Epidemiology of hypertensive disorders in pregnancy：Prevalence, risk factors, predictors and prognosis[J]. Hypertens Res，2017，40（3）：213-220.

[6] Gillon TE，Pels A，von Dadelszen P，et al. Hypertensive disorders of pregnancy：A systematic review of international clinical practice guidelines[J]. PLoS One，2014，9（12）：

e113715.

[7] Sibai BM. Chronic hypertension in pregnancy[J]. Obstet Gynecol, 2002, 100（2）: 369-377.

[8] Vigil-De GP, Lasso M, Montufar-Rueda C. Perinatal outcome in women with severe chronic hypertension during the second half of pregnancy[J]. Int J Gynaecol Obstet, 2004, 85（2）: 139-144.

[9] Ananth CV, Duzyj CM, Yadava S, et al. Changes in the prevalence of chronic hypertension in pregnancy, United States, 1970 to 2010[J]. Hypertension, 2019, 74（5）: 1089-1095.

[10] 赵捷，冯玲. 高龄孕妇的孕期管理[J]. 中国实用妇科与产科杂志，2017，33（1）：96-99.

[11] 刘晓莉，阮炎，刘亚君，等. 14省、市、自治区妇女妊娠年龄与妊娠期高血压疾病关系的探讨[J]. 中华医学杂志，2015，95（1）：19-22.

[12] No. APB. ACOG Practice Bulletin No. 203: Chronic hypertension in pregnancy[J]. Obstet Gynecol, 2019, 133（1）: e26-e50.

[13] Sibai BM, Stella CL. Diagnosis and management of atypical preeclampsia-eclampsia[J]. Am J Obstet Gynecol, 2009, 200（5）: 481.

[14] Vanek M, Sheiner E, Levy A, et al. Chronic hypertension and the risk for adverse pregnancy outcome after superimposed pre-eclampsia[J]. Int J Gynaecol Obstet, 2004, 86（1）: 7-11.

[15] Zetterstron K, Lindeberg SN, Haglund B, et al. Maternal complications in women with chronic hypertension: A population-based cohort study[J]. Acta Obstet Gynecol Scand, 2005, 84（5）: 419-424.

[16] Abalos E, Cuesta C, Carroli G, et al. Pre-eclampsia, eclampsia and adverse maternal and perinatal outcomes: A secondary analysis of the World Health Organization Multicountry Survey on Maternal and Newborn Health[J]. BJOG, 2014, 121（1）: 14-24.

[17] Bramham K, Parnell B, Nelson-Piercy C, et al. Chronic hypertension and pregnancy outcomes: Systematic review and meta-analysis[J]. BMJ, 2014, 348: g2301.

[18] van Oostwaard MF, Langenveld J, Schuit E, et al. Recurrence of hypertensive disorders of pregnancy: An individual patient data metaanalysis[J]. Am J Obstet Gynecol, 2015, 212（5）: 621-624.

[19] Brown MA, Mackenzie C, Dunsmuir W, et al. Can we predict recurrence of pre-eclampsia or gestational hypertension?[J]. BJOG, 2007, 114（8）: 984-993.

[20] Savitz DA, Danilack VA, Elston B, et al. Pregnancy-induced hypertension and diabetes and the risk of cardiovascular disease, stroke, and diabetes hospitalization in the year following delivery[J]. Am J Epidemiol, 2014, 180（1）: 41-44.

[21] 黄红英，黄素然. 妊娠期高血压疾病的危险因素分析[J]. 按摩与康复医学（中旬刊），2011，2（5）：37-38.

[22] Brown MA, Mangos G, Davis G, et al. The natural history of white coat hypertension during pregnancy[J]. BJOG, 2005, 112（5）: 601-606.

[23] Leather HM, Humphreys DM, Baker P, et al. A controlled trial of hypotensive agents in hypertension in pregnancy[J]. Lancet, 1968, 2（7566）: 488-490.

[24] Brown MA, Magee LA, Kenny LC, et al. The hypertensive disorders of pregnancy: ISSHP classification, diagnosis & management recommendations for international practice[J]. Pregnancy Hypertens, 2018, 13: 291-310.

[25] 中华医学会妇产科学分会妊娠期高血压疾病学组. 妊娠期高血压疾病诊治指南（2020）[J]. 中华妇产科杂志，2020，55（4）：227-238.

[26] 孟丹，李俊峡，曹雪滨，等. 妊娠期高血压治疗中降压药物的应用进展[J]. 中国循证心血管医学杂志，2021，13（2）：254-256.

[27] Berhan Y, Endeshaw G. Clinical and biomarkers difference in prepartum and postpartum eclampsia[J]. Ethiop J Health Sci, 2015, 25（3）: 257-266.

[28] 赫英东，陈倩. 复发性子痫前期[J]. 中国实用妇科与产科杂志，2021，37（2）：145-149.

[29] Poon LC, Shennan A, Hyett JA, et al. The International Federation of Gynecology and Obstetrics（FIGO）initiative on pre-eclampsia: A pragmatic guide for first-trimester screening and prevention[J]. Int J Gynaecol Obstet, 2019, 145（1）: 1-33.

彩图

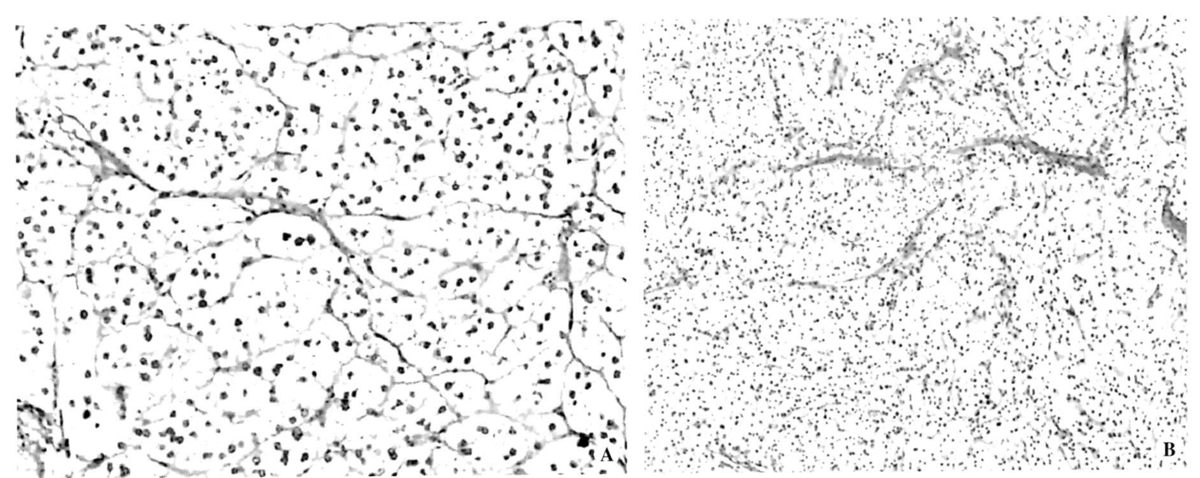

图1-6-5　患者的术后病理结果

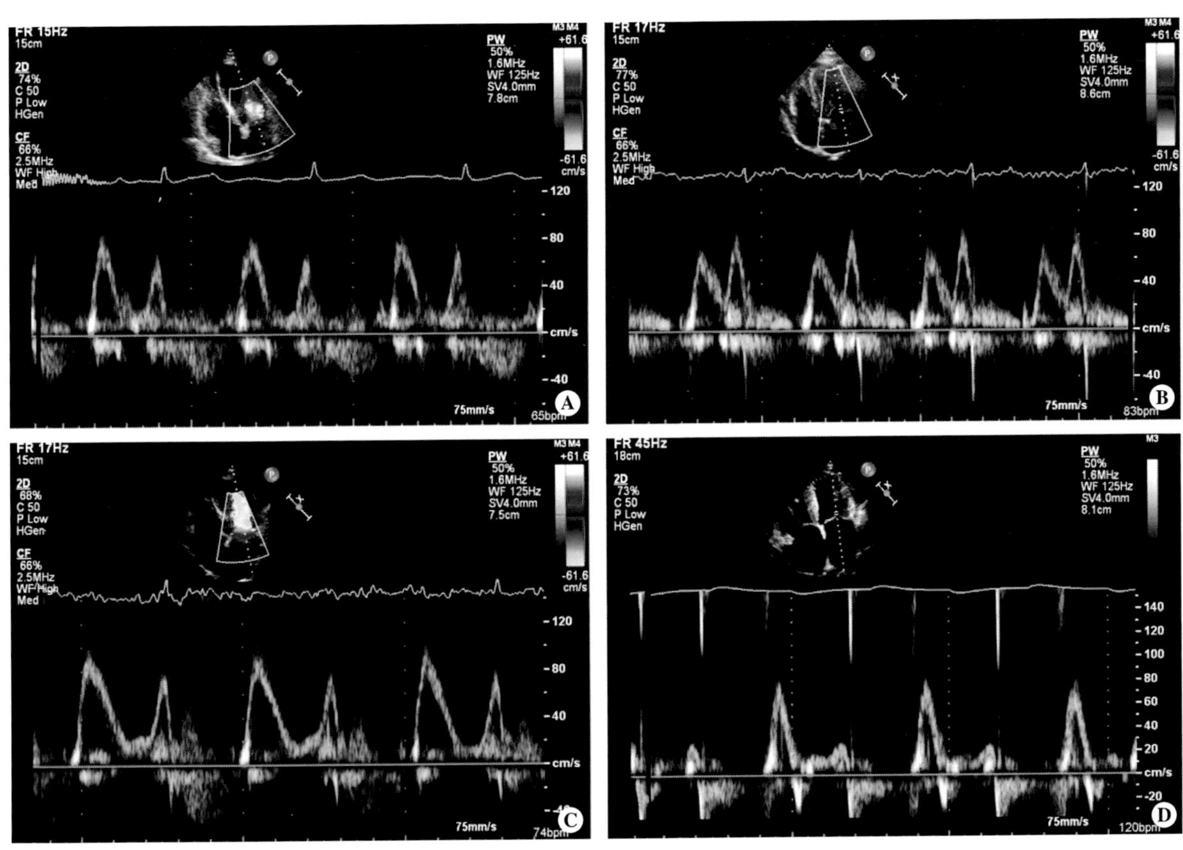

图3-27-2　左心室充盈类型

A.左心室充盈正常：E/A＞1；B.左心室松弛受损：E/A＜1；C.假性正常化：E/A＞1；D.限制性充盈异常：E/A＞2

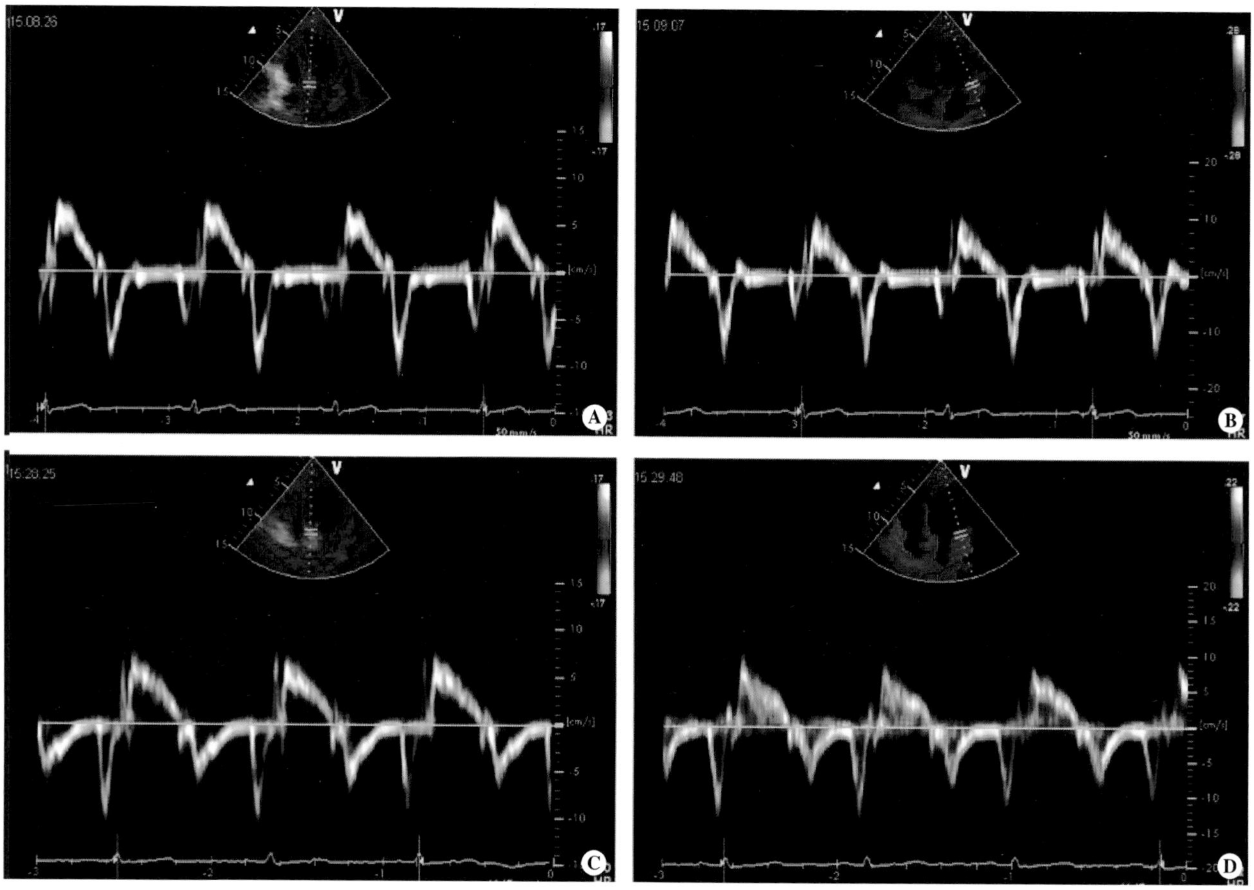

图3-27-3　组织多普勒（TDI）描记正常人和高血压患者室间隔侧和左心室侧壁二尖瓣瓣环运动速度

A. TDI描记正常人室间隔侧二尖瓣瓣环运动速度；B. TDI描记正常人左心室侧壁二尖瓣瓣环运动速度；C. TDI描记高血压患者室间隔侧二尖瓣瓣环运动速度；D. TDI描记高血压患者左心室侧壁二尖瓣瓣环运动速度

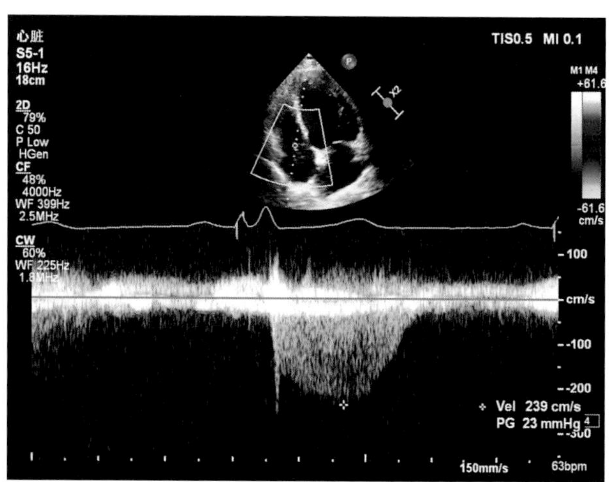

图3-27-5　连续多普勒测量三尖瓣反流

肺动脉收缩压（PAS）= 三尖瓣最大反流压差（$4V^2$）+右房压（RAP）

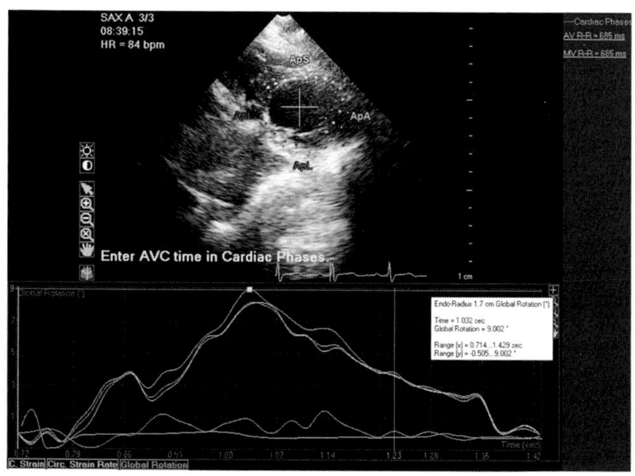

图3-27-6　斑点追踪解旋曲线

心尖部左心室短轴旋转-时间曲线，从心尖往心底方向看，收缩早期为顺时针方向旋转，为负值，显示在基线下方；收缩中晚期为逆时针方向旋转，为正值，显示在基线上方

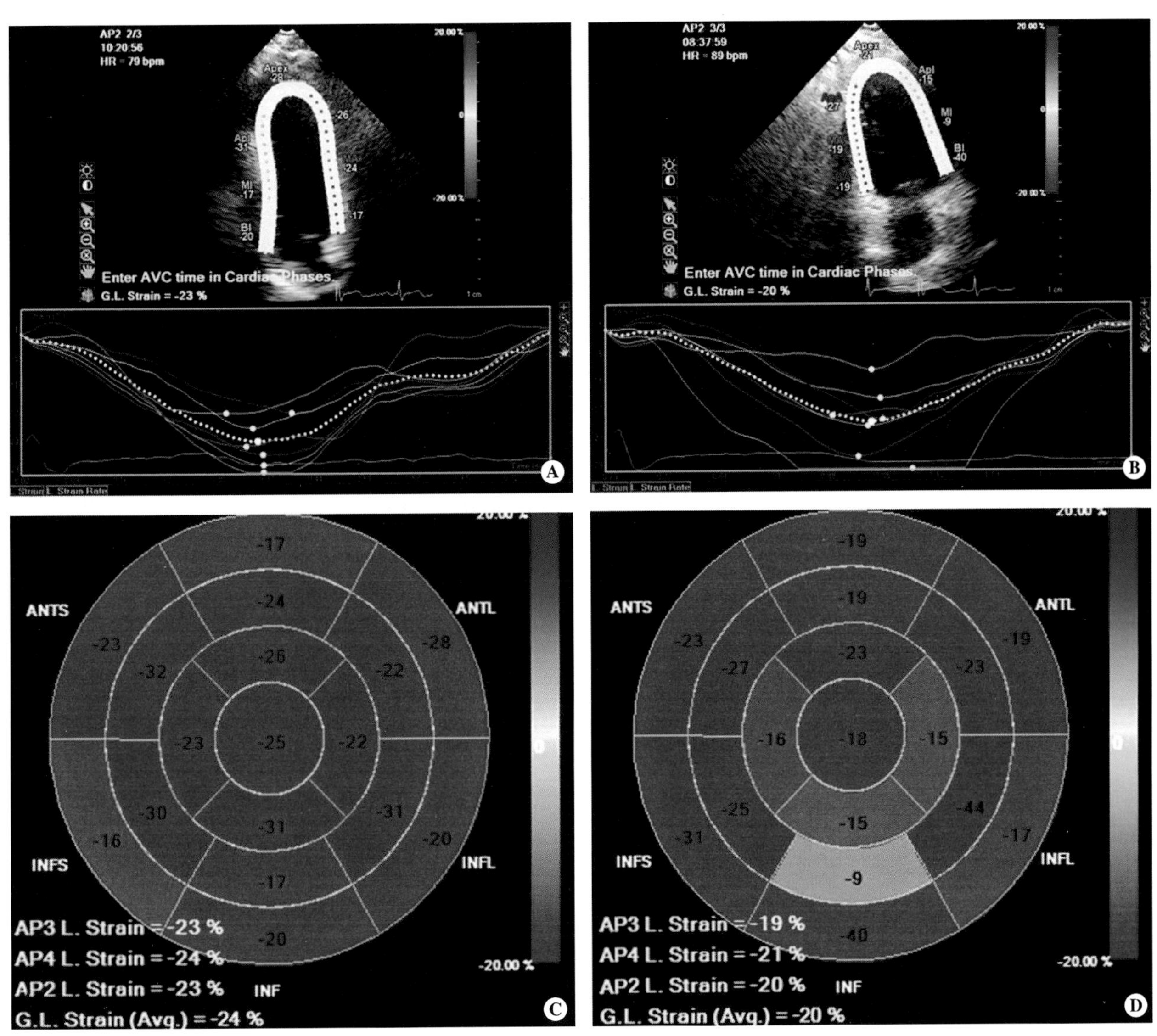

图 3-27-9　斑点跟踪技术评价左心室整体功能

A. 二维斑点追踪取样区置于高血压患者室壁心肌组织及获得的二维应变曲线；B. 二维斑点追踪取样区置于正常人室壁心肌组织及获得的二维应变曲线；C. 二维斑点追踪高血压患者心脏牛眼图及各节段收缩期峰值应变；D. 二维斑点追踪正常人心脏牛眼图及各节段收缩期峰值应变

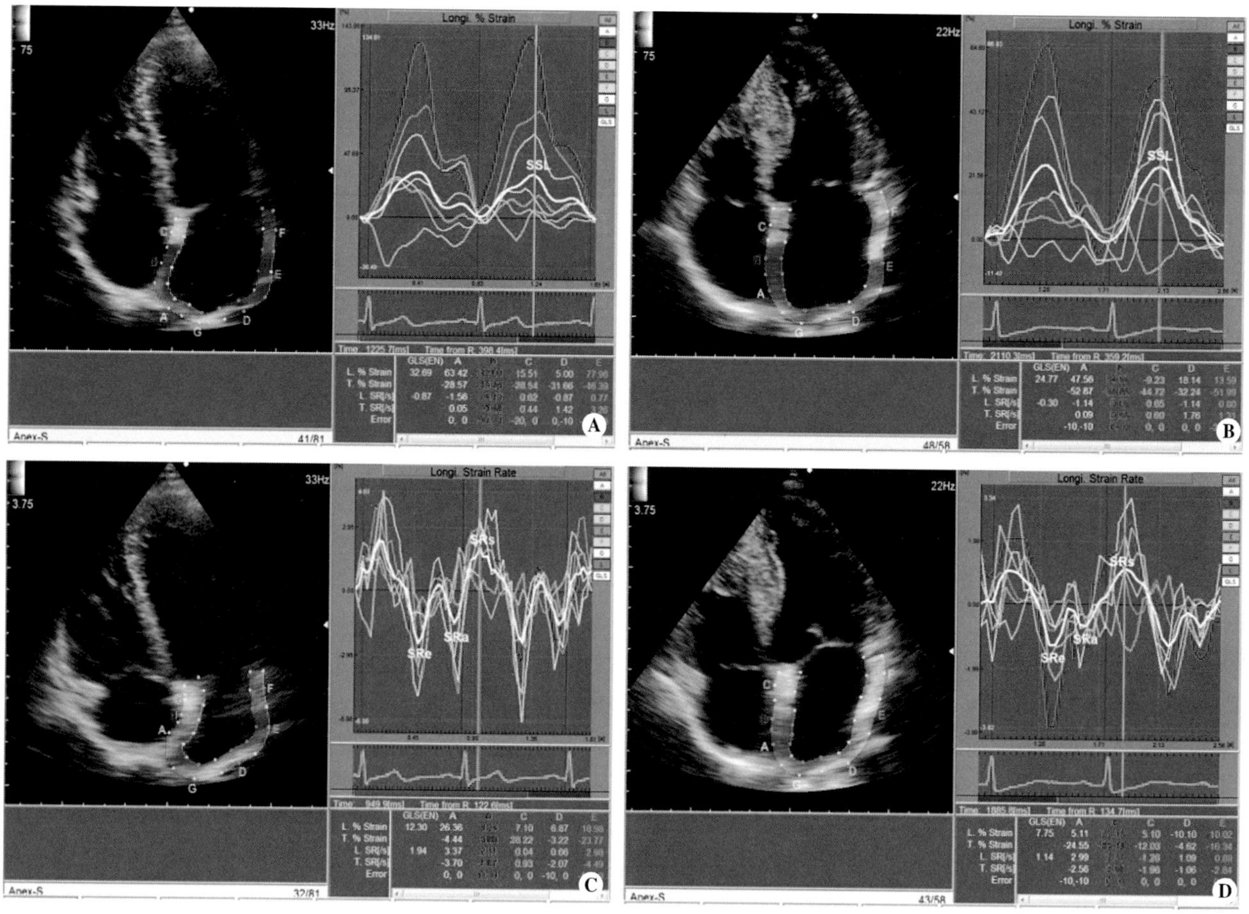

图3-27-11　斑点追踪技术评价左心房整体功能

A. 心尖四腔心切面正常人左心房纵向应变曲线；B. 心尖四腔心切面高血压患者左心房纵向应变曲线；C. 心尖四腔心切面正常人左心房纵向应变率曲线；D. 心尖四腔心切面高血压患者左心房纵向应变率曲线

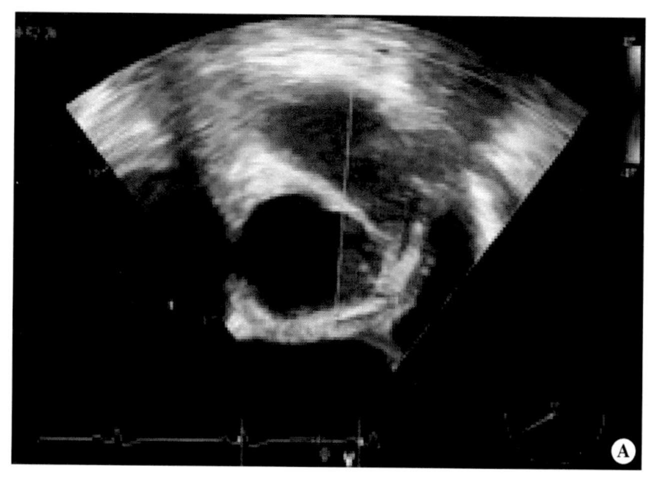

图3-27-12　冠状动脉左前降支TEE图像

A. 左前降支二维图像

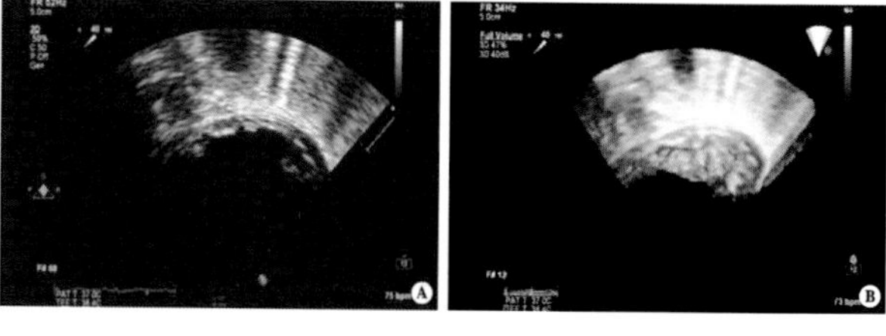

图3-27-14　颈动脉粥样硬化斑块

D. 颈动脉斑块的实时三维图像

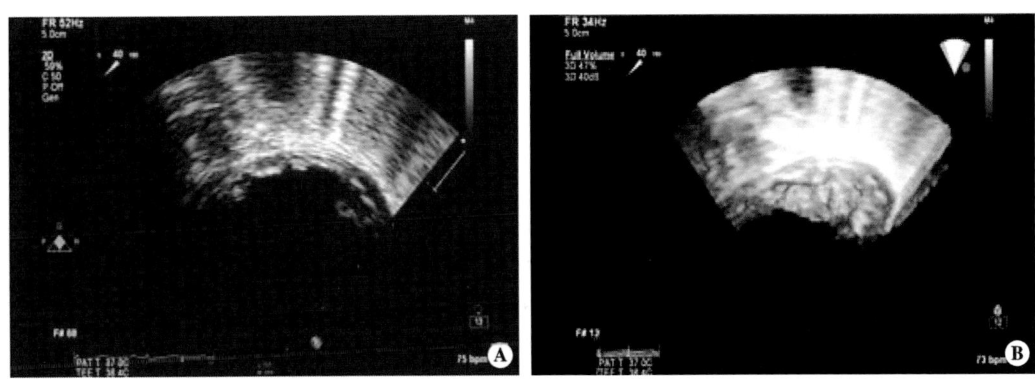

图3-27-16　主动脉粥样硬化斑块

A. 主动脉斑块的TEE二维图像；B. 主动脉斑块的TEE实时三维图像

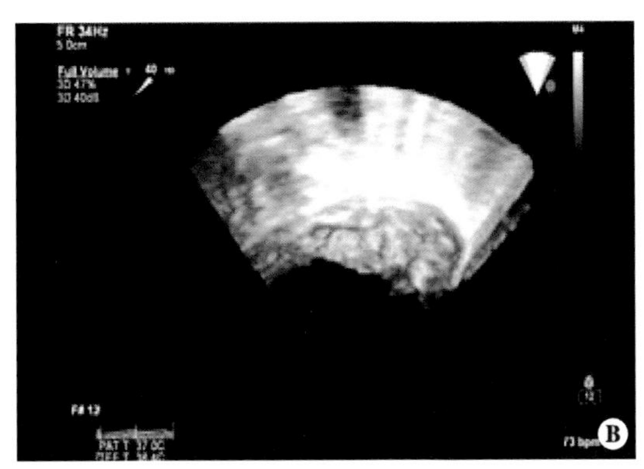

图3-27-17　主动脉粥样硬化斑块

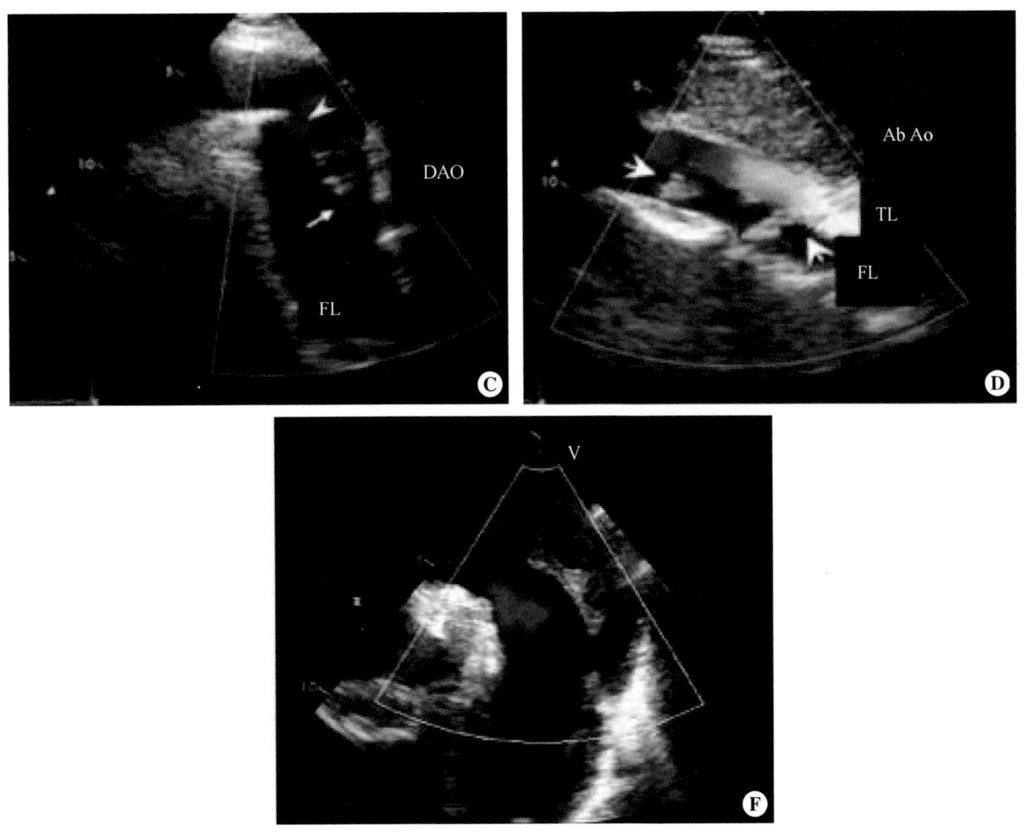

图3-27-18　主动脉夹层TEE图像

C. 主动脉夹层破裂口；D. 腹主动脉夹层、假腔及真腔内多普勒血流图像；F. 假腔内血栓形成及多普勒血流图像

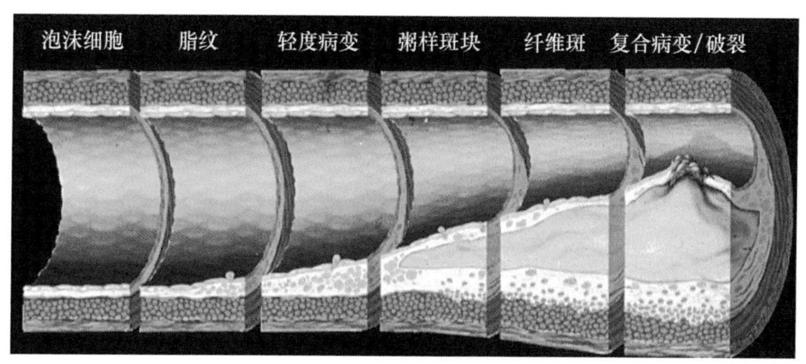

图 3-28-1　动脉粥样硬化的进展

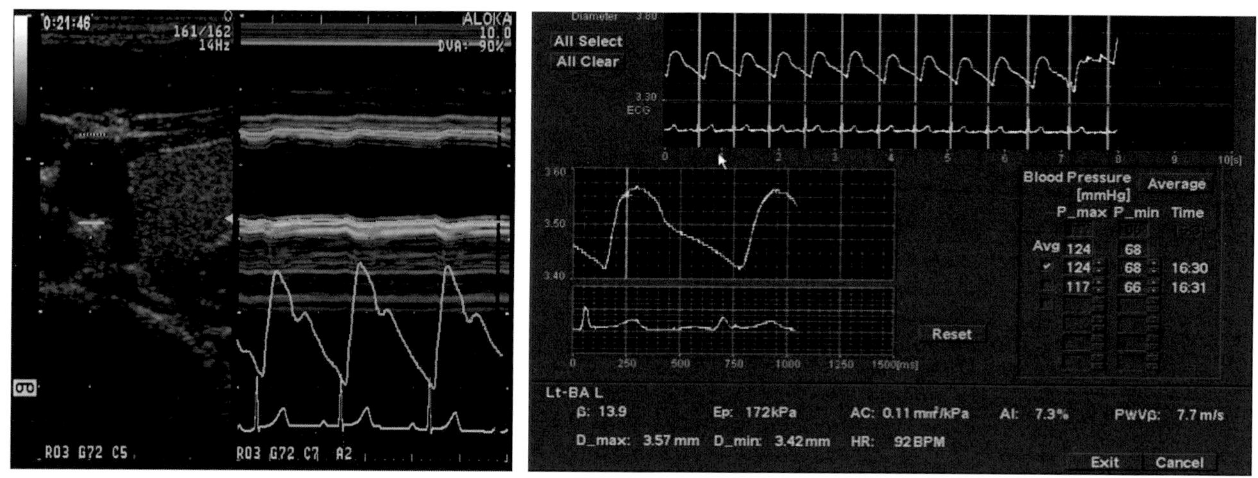

图 3-28-2　颈动脉 E-Tracking 检查超声图像

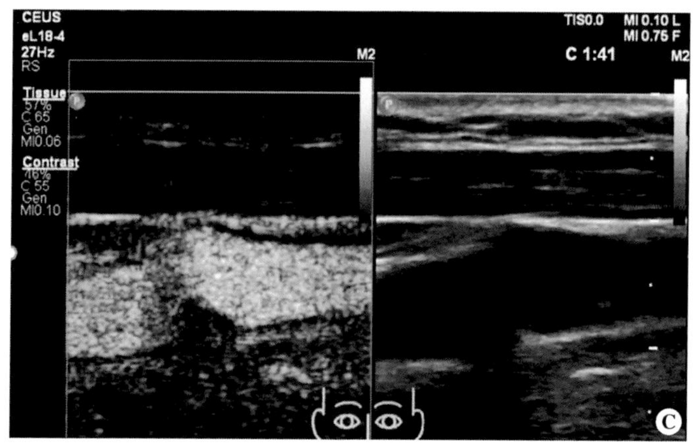

图 3-28-6　高度风险斑块超声图像

C. 颈动脉斑块内新生血管形成

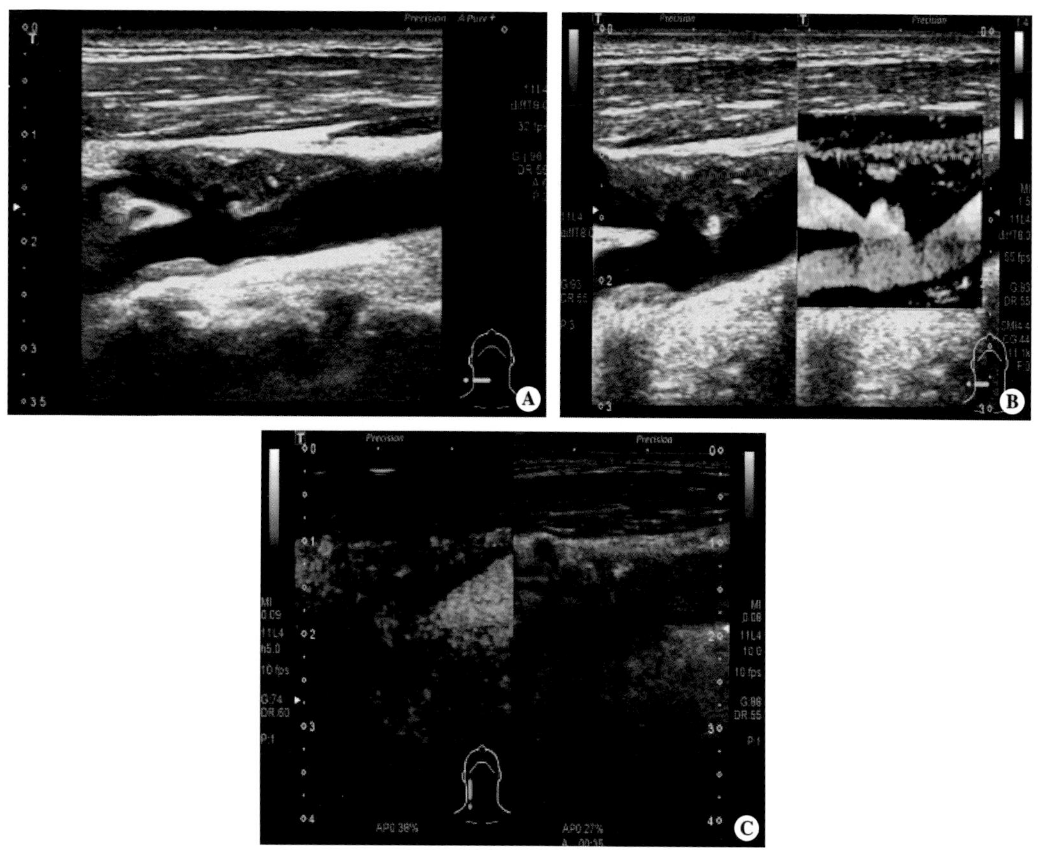

图 3-28-8　右侧颈总动脉分叉部前壁溃疡斑块灰阶、SMI、超声造影图像（患者，男，64 岁）

A．右侧颈总动脉分叉部前壁以低回声为主的混合回声斑块表面可见一个凹陷（溃疡），上述斑块致颈总动脉分叉部及颈内动脉起始段管腔变窄；B．右侧颈总动脉分叉部前壁溃疡斑纵切面显示斑块表面凹陷，上述凹陷内可见血流充盈；C．右侧颈总动脉分叉部前壁溃疡斑超声造影显示斑块内超声造影微气泡灌注（新生血管）

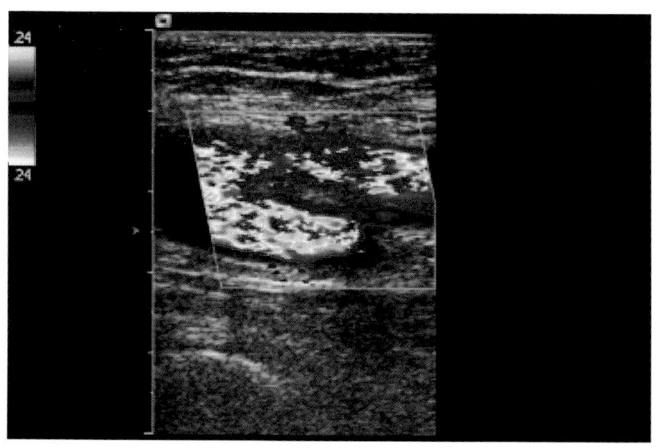

图 3-28-11　股浅动脉起始重度狭窄彩色多普勒超声图像

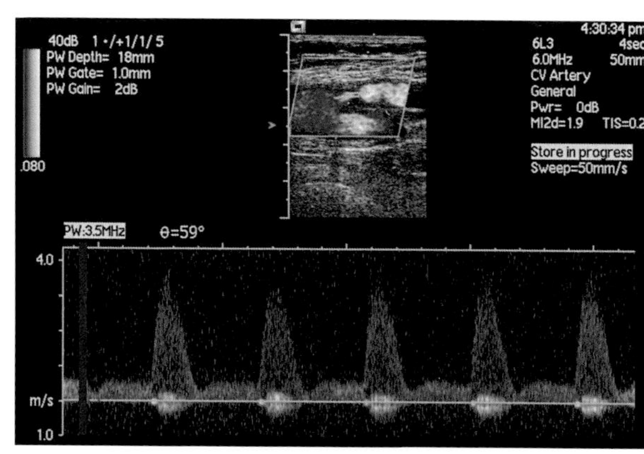

图 3-28-12　股浅动脉起始重度狭窄频谱多普勒超声图像

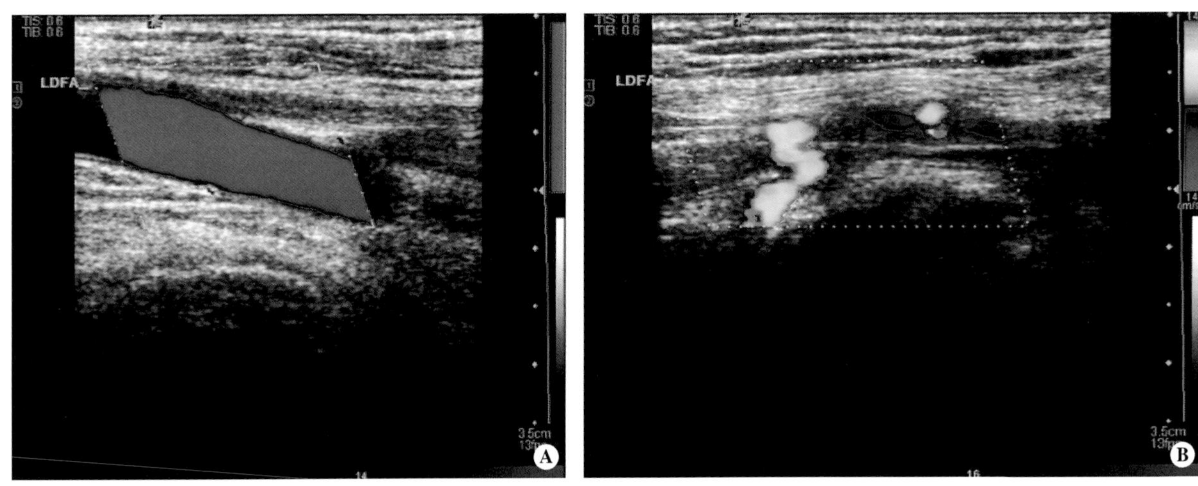

图3-28-13　左股浅动脉闭塞及侧支循环形成彩色多普勒超声图像

A. 左股浅动脉管腔内未见血流充盈；B. 左股浅动脉管腔外可见粗大侧支血管为闭塞动脉以远管腔供血

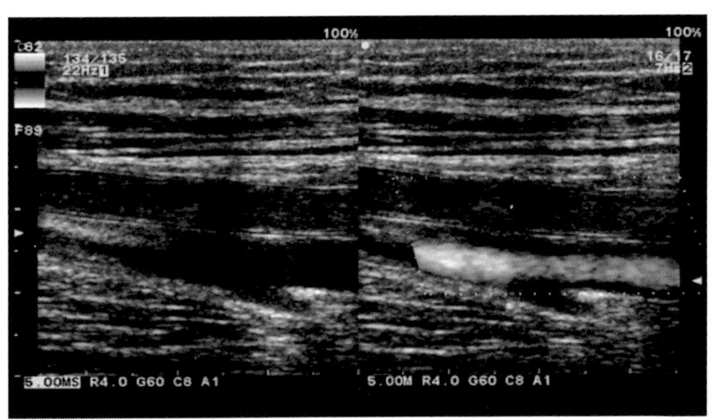

图3-28-15　左股浅动脉血栓多普勒超声图像

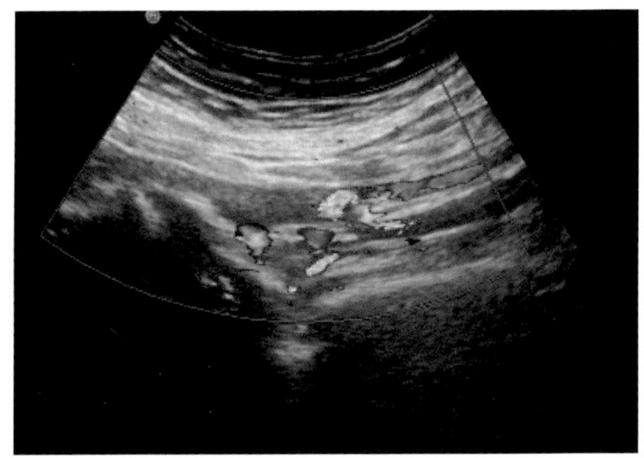

图3-28-17　左侧髂总动脉闭塞彩色多普勒超声图像

彩色多普勒超声显示左侧髂总动脉内无血流充盈，髂内动脉为髂外动脉供血

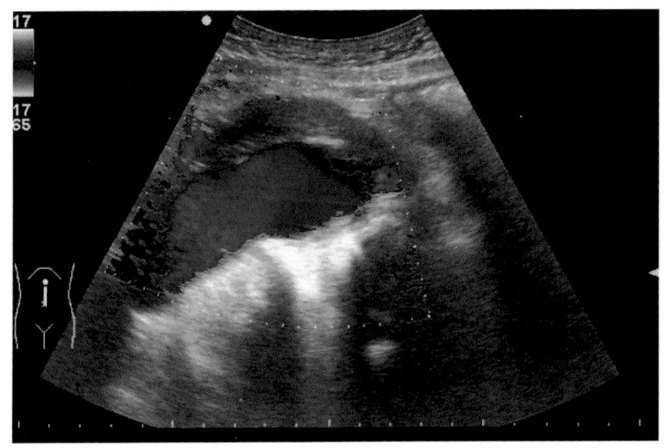

图3-28-20　腹主动脉瘤彩色多普勒超声图像

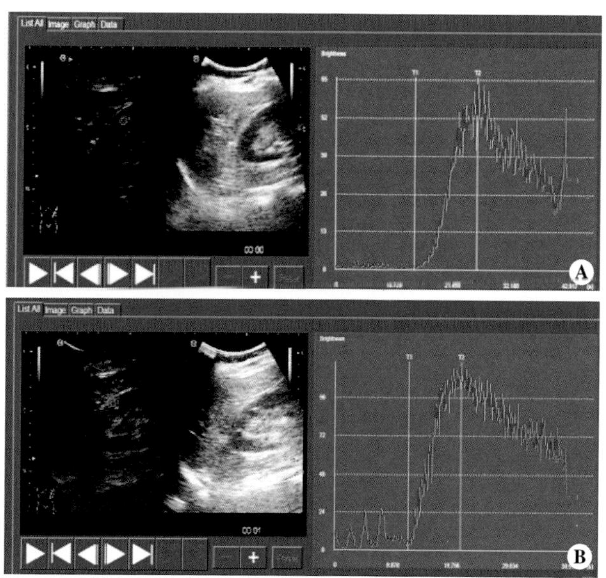

图3-28-28　肾动脉狭窄患者支架置入术前、术后超声造影TIC曲线分析图

A. 术前左侧肾脏超声造影剂出现时间14s，达峰时间25.8s，达峰时间差11.5s，达峰强度55.4dB，上升速率4.8dB/s。B. 术后左侧肾脏超声造影剂出现时间12.3s，达峰时间21.1s，达峰时间差8.8s，达峰强度110.2dB，上升速率12.5dB/s

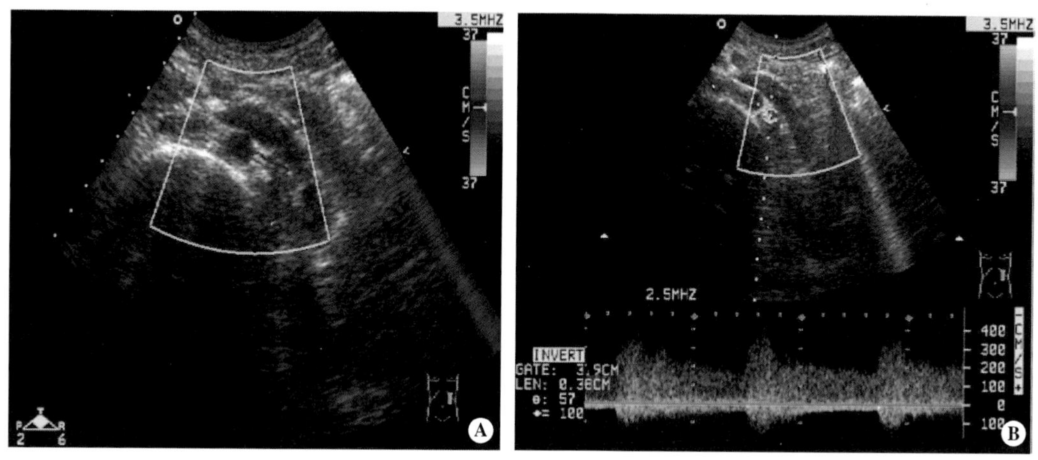

图3-28-29　左肾动脉起始段内膜中层增厚致管腔重度狭窄灰阶、彩色多普勒超声及DSA图像

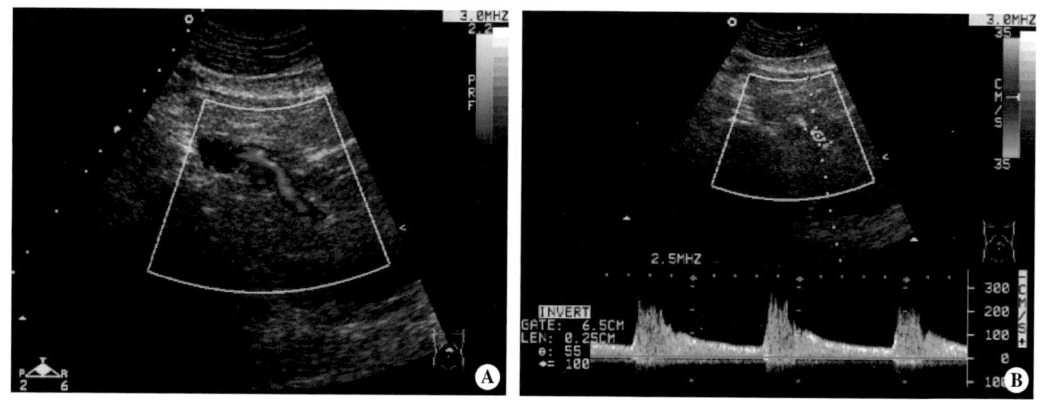

图3-28-30　左肾动脉起始段斑块形成致管腔重度狭窄灰阶、彩色多普勒超声及MRA图像

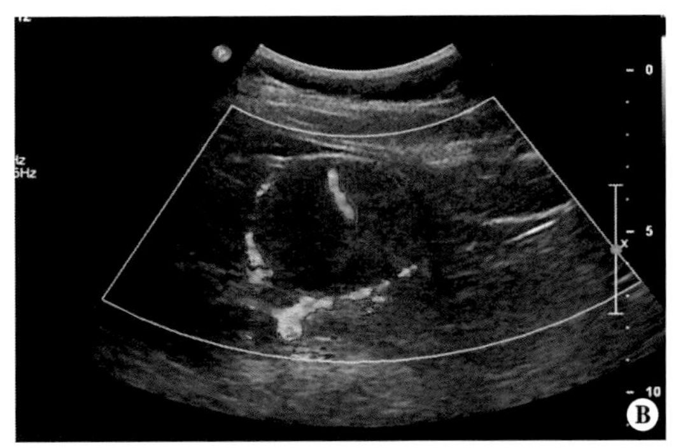

图3-28-32　肾细胞癌超声声像图表现

B. 左肾中下极实性低回声结节彩色多普勒超声图像（"抱球征"），术后病理为肾细胞癌

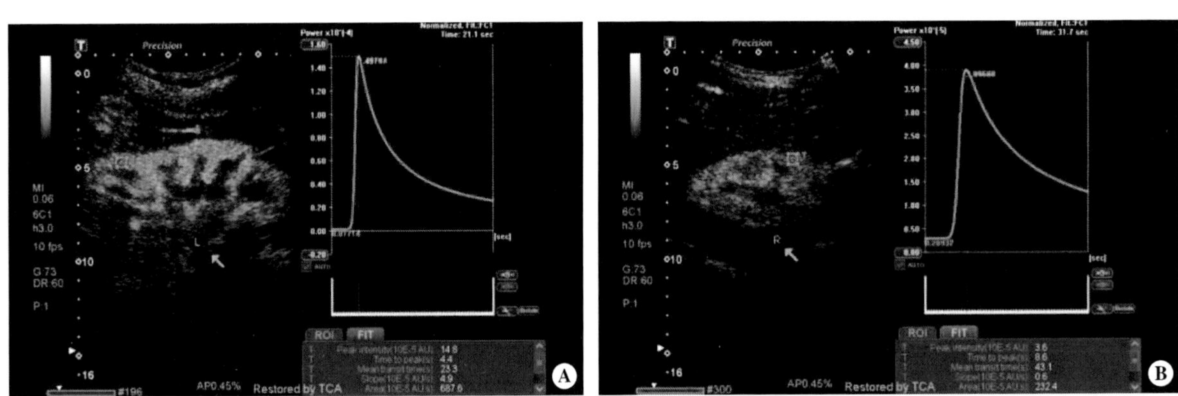

图3-28-36　正常肾脏及弥漫性肾病患者肾血流灌注TIC曲线分析图

A. 正常肾脏超声造影肾血流灌注TIC曲线（PI：14.8 10E-5AU；TTP：4.4s；MTT：23.3s；Grad：4.9 10E-5AU/s；AUC：687.6 10E-5AU/s）；B. 弥漫性肾病超声造影肾血流灌注TIC曲线（PI：3.6 10E-5AU；TTP：8.6s；MTT：43.1s；Grad：0.6 10E-5AU/s；AUC：232.4 10E-5AU/s）

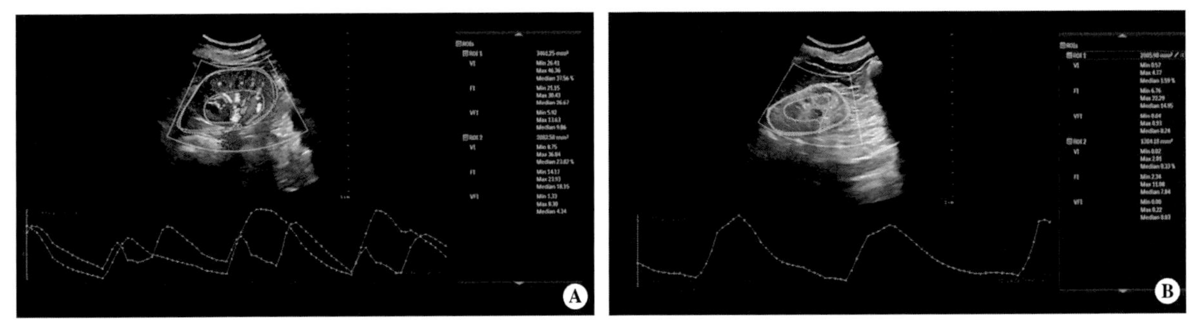

图3-28-37　彩色多普勒血流定量技术分析图像

A. 肾血流灌注正常（VI：37.56%；FI：26.67；VFI：9.86）；B. 肾血流灌注减低（VI：1.59%；FI：14.95；VFI：0.24）

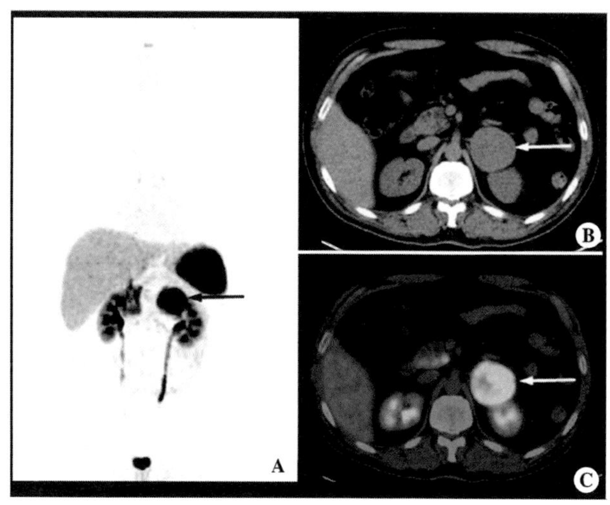

图3-29-15　68Ga-DOTANOC PET/CT 显像

A. 左肾上腺区放射性摄取浓聚病灶（箭头所示）；B. 横断位CT；C. PET/CT 图像

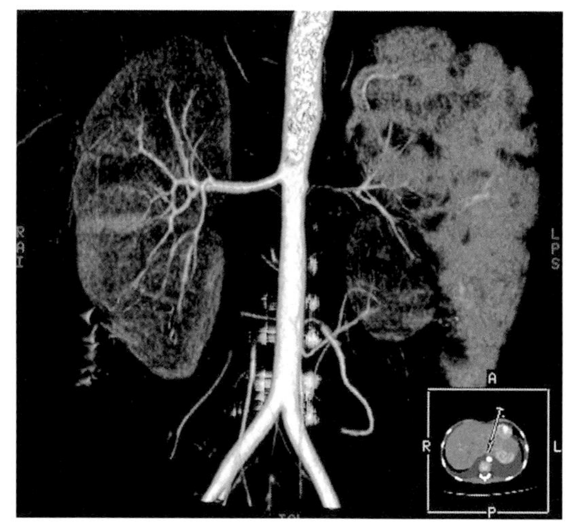

图3-30-1　肾动脉CTA检查

提示左肾动脉重度狭窄

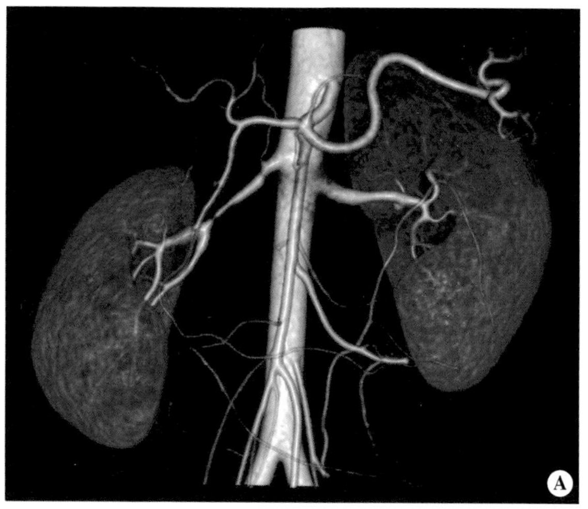

图3-30-2　纤维肌性发育不良右肾动脉的远段重度狭窄

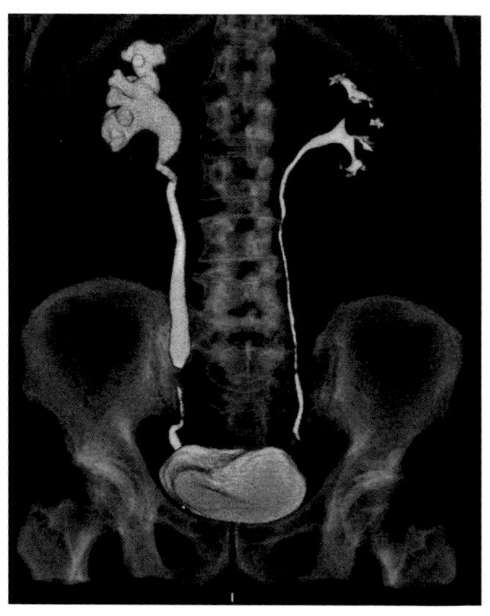

图3-30-3　泌尿系CT增强三维重建，右肾积水，右侧输尿管扩张

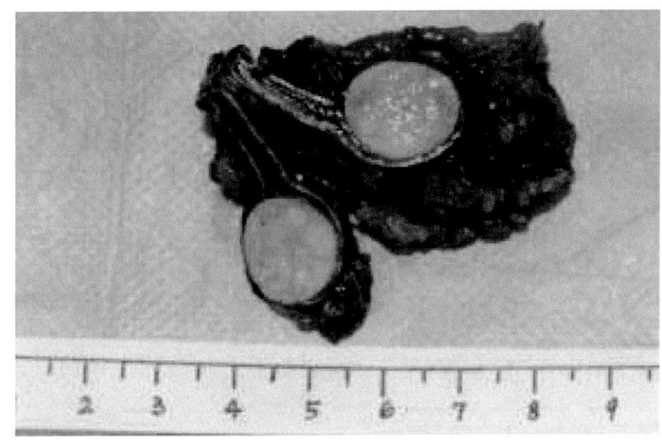

图3-30-8　原醛症肾上腺皮质腺瘤瘤体（1）

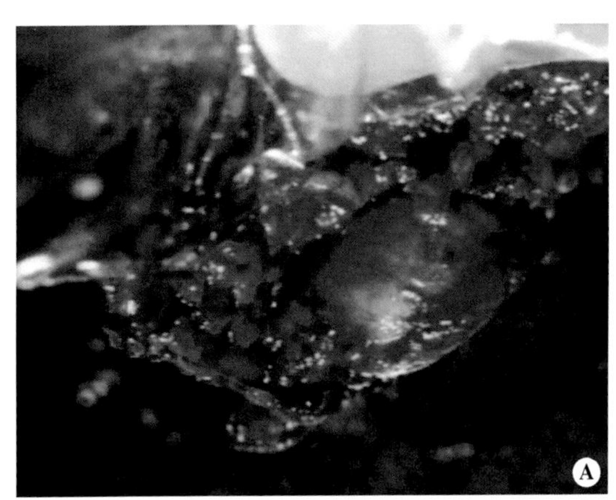

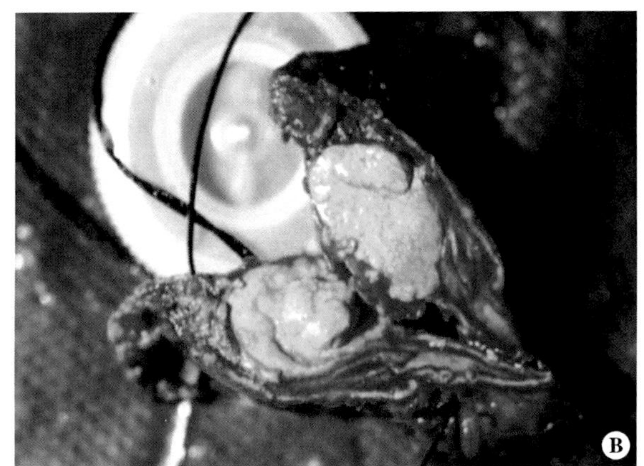

图3-30-9　原醛症肾上腺皮质腺瘤瘤体（2）

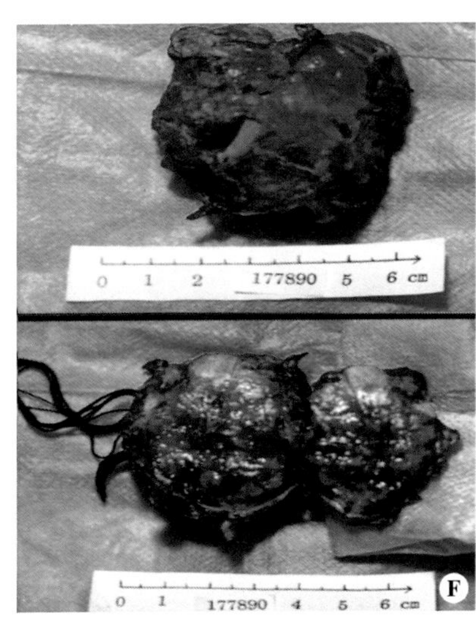

图3-30-19　异位嗜铬细胞瘤的MRI检查及术后大体标本

F. 嗜铬细胞瘤术后大体标本

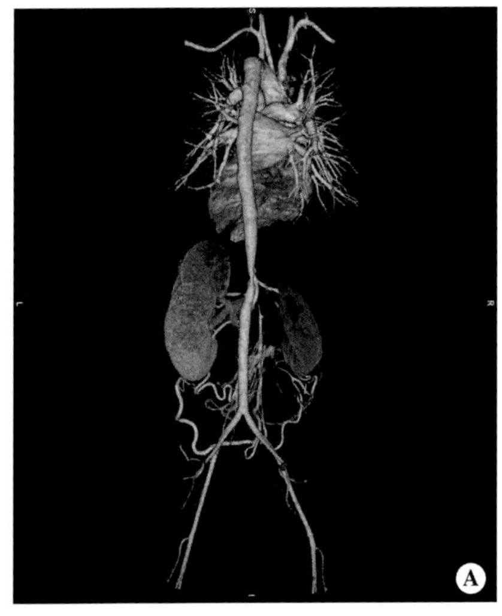

图3-30-26　大动脉炎CT检查

A. CTA三维重建腹主动脉管腔狭窄

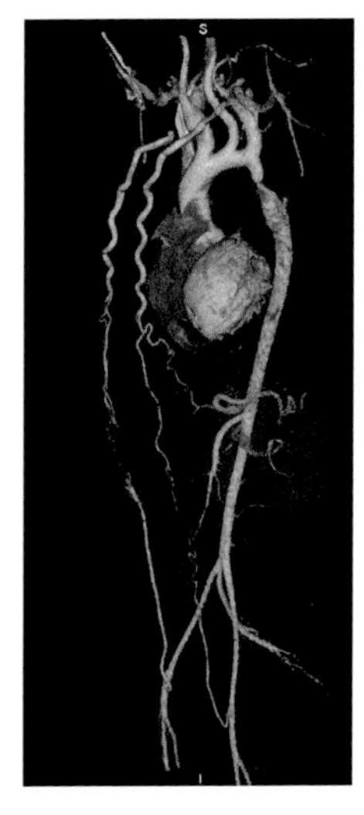

图3-30-28　主动脉CTA检查

主动脉局限性缩窄，位于动脉导管处，双侧乳内动脉扩张

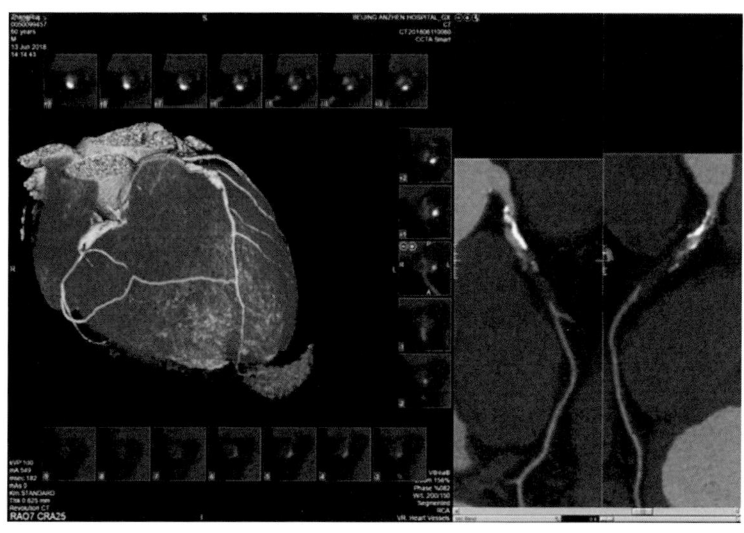

图3-30-33　冠状动脉CTA检查

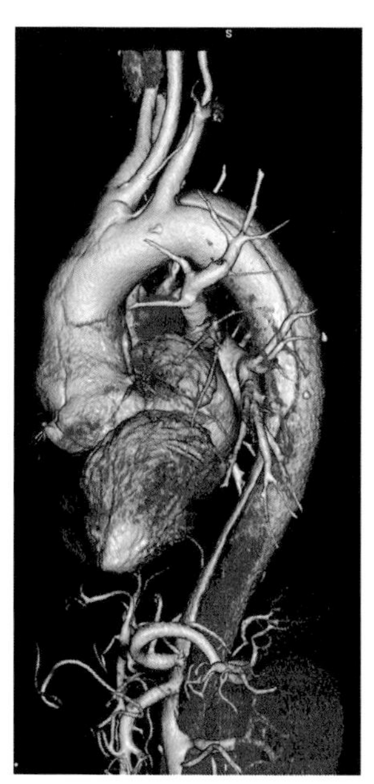

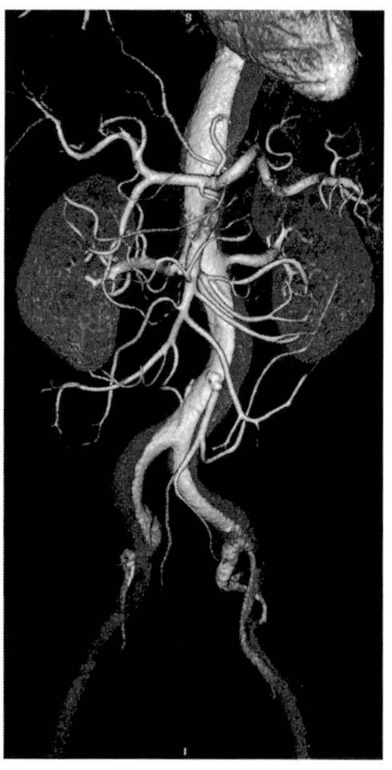

图3-30-37　主动脉CTA检查

提示Stanford A型主动脉夹层，升主动脉、主动脉弓、降主动脉至双侧髂总动脉、髂外动脉，管腔被撕裂的内膜分成真假两腔

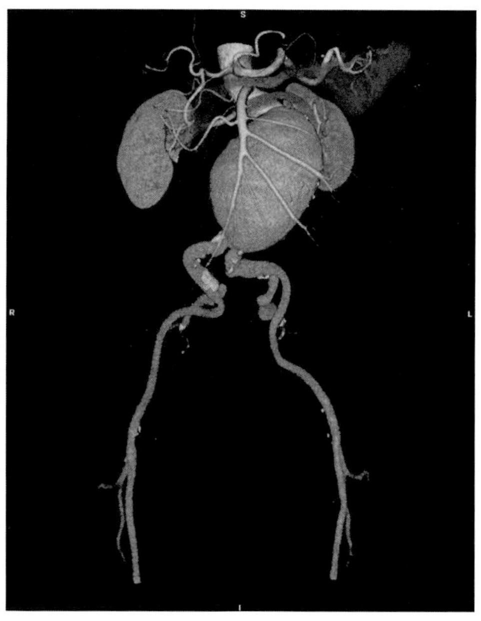

图3-30-38　腹主动脉瘤CT血管造影检查

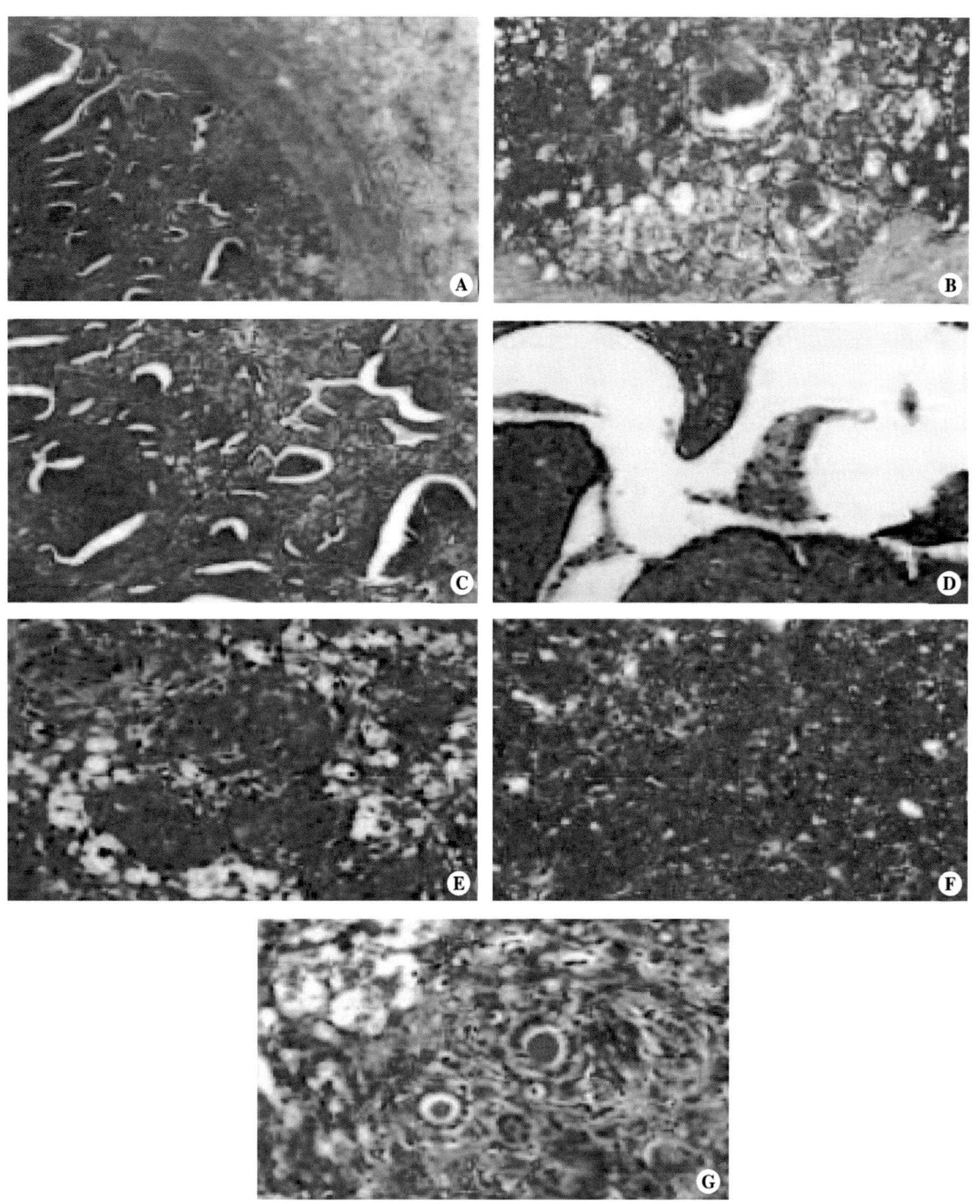

图6-79-1　部分肾脏切除JGCT标本病理图[11]

A.肿瘤边界清楚，有厚的纤维包膜（HE×40）；B.肿瘤细胞多呈片状分布。富含薄壁血管和血窦样结构，瘤细胞围绕薄壁血管及血窦分布（HE×100）；C.局部片状瘤细胞间可见不规则的鹿角样裂隙（HE×100）；D.部分裂隙内可见泡沫样细胞聚集（HE×400）；E.部分瘤细胞呈小簇状、洋葱皮样分布（HE×400）；F.瘤细胞大小一致，核淡染（HE×400）；G.瘤细胞间可见类似肾小管状结构